ECOENDOSCOPIA
NA PRÁTICA DA GASTROENTEROLOGIA

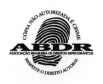

**ECOENDOSCOPIA
NA PRÁTICA DA GASTROENTEROLOGIA**
José Celso Ardengh

Sarvier, 1ª edição, 2007

Projeto Gráfico
CLR Balieiro Editores

Capa
Monica Mansur

Fotolitos/Impressão/Acabamento
Gráfica Ave-Maria

Direitos Reservados
Nenhuma parte pode ser duplicada ou
reproduzida sem expressa autorização do Editor

Sarvier

Sarvier Editora de Livros Médicos Ltda.
Rua dos Chanés 320 – Indianópolis
CEP 04087-031   Telefax (11) 5093-6966
E-mail: sarvier@uol.com.br
São Paulo – Brasil

**Dados Internacionais de Catalogação na Publicação (CIP)
(Câmara Brasileira do Livro, SP, Brasil)**

Ardengh, José Celso
    Ecoendoscopia : na prática da gastroenterologia /
José Celso Ardengh. -- São Paulo : SARVIER, 2007.

    Vários colaboradores.
    ISBN 978-85-7378-177-9

    1. Endoscopia 2. Gastroenterologia
3. Ultra-sonografia endoscópica I. Título.

	CDD-616.3307543
07-2421	NLM-WI-141

Índices para catálogo sistemático:

1. Ecoendoscopia : Gastroenterologia : Medicina
        616.3307543
2. Endoscopia digestiva : Medicina
        WI-141

ECOENDOSCOPIA

NA PRÁTICA DA GASTROENTEROLOGIA

JOSÉ CELSO ARDENGH

Professor do Setor de Endoscopia Digestiva da Disciplina de Anatomia e Cirurgia do Hospital das Clínicas da Faculdade de Medicina de Ribeirão Preto – Universidade de São Paulo.

Médico Colaborador do Centro de Endoscopia Digestiva e Respiratória da Universidade Federal de São Paulo (UNIFESP).

Médico do Setor de Endoscopia e Ecoendoscopia do Hospital 9 de Julho.

Membro Titular da Sociedade Brasileira de Endoscopia Digestiva (SOBED).

Membro Titular da Federação Brasileira de Gastroenterologia (FBG).

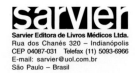

Sarvier Editora de Livros Médicos Ltda.
Rua dos Chanés 320 – Indianópolis
CEP 04087-031   Telefax (11) 5093-6966
E-mail: sarvier@uol.com.br
São Paulo – Brasil

COLABORADORES

Alexandre Maurano
Membro Titular do Colégio Brasileiro de Radiologia. Médico Assistente do Instituto de Radiologia do Hospital das Clínicas da FMUSP. Médico do Serviço de Diagnóstico por Imagem do Hospital Israelita Albert Einstein.
E-mail: amaurano@uol.com.br

Anapaula Hidemi Uema
Médica do Serviço de Diagnóstico por Imagem do Hospital Israelita Albert Einstein.
E-mail: anapaulauema@uol.com.br

Artur Adolfo Parada
Médico Chefe do Serviço de Endoscopia e Ecoendoscopia do Hospital 9 de Julho. Presidente da Sociedade Brasileira de Endoscopia Digestiva, gestão 2006 a 2008.

Carlos Alberto Malheiros
Professor Adjunto. Chefe do Departamento de Cirurgia da Faculdade CMSCSP.

Doryane M. Reis Lima
Mestre em Cirurgia pela Faculdade de Medicina da Universidade Federal do Ceará. Residência em Cirurgia Geral no Hospital Barão de Lucena, Recife-PE. Especialização em Coloproctologia no Centro de Coloproctologia e Gastroenterologia do Ceará. Hospital São Carlos, Fortaleza-CE.

Ênio David Mente
Médico Assistente da Divisão de Cirurgia do Aparelho Digestivo do Departamento de Cirurgia e Anatomia da Faculdade de Medicina de Ribeirão Preto – USP.

Eliane Teixeira Orsini
Assistente estrangeira em Gastroenterologia Clínica da Universidade de Paris V – René Descartes. Médica Assistente do Serviço de Endoscopia do Hospital Heliópolis.

Everson L.A. Artifon
Doutor e Mestre em Cirurgia pela Faculdade de Medicina da Universidade de São Paulo. Médico Assistente do Serviço de Endoscopia Gastrintestinal do Hospital das Clínicas da FMUSP. Responsável pela Unidade de Ecoendoscopia e Endoscopia Biliopancreática do Hospital Ana Costa de Santos (HAC).

Fares Rahal
Professor Titular e Livre-Docente do Departamento de Cirurgia da FCMSCSP.

Francisco Sérgio Pinheiro Regadas
Professor Titular e Coordenador da Disciplina de Cirurgia do Aparelho Digestivo da Faculdade de Medicina da Universidade Federal do Ceará. Mestre em Técnica Operatória e Cirurgia Experimental pela Escola Paulista de Medicina. Doutor em Cirurgia Digestiva pela Faculdade de Medicina da Universidade de São Paulo. Diretor da Unidade de Serviços Cirúrgicos do Hospital das Clínicas da UFC. Membro Titular da Sociedade Brasileira de Coloproctologia do Colégio Brasileiro de Cirurgiões e Colégio Brasileiro de Cirurgia Digestiva.

Frank Shigueo Nakao
Médico Assistente do Setor de Endoscopia da Disciplina de Gastroenterologia Clínica da Universidade de São Paulo – UNIFESP.

Geneviève Monges
Médica do Departamento de Biopatologia do Instituto Paoli-Calmettes. Marseilles, França.
E-mail: mongesg@marseille.fnclcc.fr

Giulio Fabio Rossini
Cirurgião e Colonoscopista do Hospital Sírio Libanês.

Giuseppe D'Ippolito
Professor Adjunto do Departamento de Diagnóstico por Imagem da Escola Paulista de Medicina (EPM)/Universidade Federal de São Paulo (UNIFESP). Coordenador do Serviço de Tomografia Computadorizada do Hospital São Paulo da EPM/UNIFESP. Responsável pelo Serviço de TC e RM do Hospital São Luiz, São Paulo.
E-mail: giuseppe_dr@uol.com.br

Gulshan Parasher
Médico da Divisão de Gastroenterologia da Universidade do Novo México, Albuquerque, NM.

Gustavo Andrade de Paulo
Médico do Setor de Endoscopia do Hospital Israelita Albert Einstein.
E-mail: gustavoap@usa.net

Jesse Lachter
Western Galilee and Rambam Medical Centers. Nahariya and Haifa, Israel, and Technion Israel Institute of Technology, Faculty of Medicine, Haifa, Israel.
E-mail: ramila@netvision.net.il

José Joaquim Ribeiro da Rocha
Professor Asssistente Doutor e Chefe da Divisão de Patologia do Departamento de Cirurgia e Anatomia da Faculdade de Medicina de Ribeirão Preto – USP.

Julia Kornizki
Departament of Gastroenterology and Liver Diseases. Tel Aviv Sourasky Medical Center, Tel Aviv.

Keneth Chang
Division of Gastroenterology, University of California, Irvine, Orange, CA.

Kleber Bianchetti de Faria
Endoscopista Assistente dos Serviços de Endoscopia Digestiva dos Hospitais Madre Teresa e São Francisco de Assis – Belo Horizonte. Membro Titular da Sociedade Brasileira de Endoscopia Digestiva.
E-mail: kleberfaria@uol.com.br

Luis Antonio de Castro
Membro Titular do Colégio Brasileiro de Radiologia.

Luiz Ernesto Caro
Professor de Gastroenterologia da Universidade Favaloro e da Faculdade El Salvador, Argentina. Chefe da Gastroenterologia do Instituto de Oncologia Alexander Fleming, Buenos Aires, Argentina.
E-mail: luiscaro@gedyt.com.ar

Luiz Felipe Pereira de Lima
Médico Endoscopista do Hospital 9 de Julho. Fellow do Departamento de Endoscopia do Instituto Paoli-Calmettes.
E-mail: ecoendoscopia@hotmail.com.br

Marc Giovannini
Chefe do Departamento de Endoscopia do Instituto Paoli-Calmettes. Marseilles, França.
E-mail: giovanninim@marseille.fnclcc.fr

Marcelo Averbach
Doutor em Cirurgia pela Faculdade de Medicina da Universidade de São Paulo. Cirurgião e Colonoscopista do Hospital Sírio Libanês.
E-mail: maverbach@uol.com.br

Maria Salete Trigueiro de Araújo
Serviço de Anatomia Patológica – Hospital Universitário Lauro Wanderley. Universidade Federal da Paraíba, João Pessoa, PB.

Maurício Simões Abrão
Professor Livre-Docente do Departamento de Ginecologia e Obstetrícia da Faculdade de Medicina da Univerdidade de São Paulo. Responsável pelo Setor de Endometriose do Hospital das Clínicas da Faculdade de Medicina da USP.

Miguel José Francisco Neto
Médico Assistente Doutor do Instituto de Radiologia do Hospital das Clínicas da FMUSP. Médico Coordenador do Serviço de Ultra-sonografia do Hospital Israelita Albert Einstein.
E-mail: mjfneto@ig.com.br

Reginaldo Ceneviva
Professor Titular Colaborador da Divisão de Cirurgia do Aparelho Digestivo do Departamento de Cirurgia e Anatomia da Faculdade de Medicina de Ribeirão Preto – USP.

Sérgio Kodaira
Doutor em Medicina pela Faculdade de Medicina da Universidade de São Paulo. Médico Assistente do Instituto de Radiologia do Hospital das Clínicas da FMUSP.

Simone Guaraldi da Silva
Médica do Instituto Nacional do Câncer (INCA). Médica do Hospital Municipal Miguel Couto (RJ).
E-mail: s.guaraldi@ecoendoscopia.com

Sthela Maria Murad Regadas
Professora Adjunta de Cirurgia do Aparelho Digestivo da Faculdade de Medicina da Universidade Federal do Ceará. Mestre e Doutora em Cirurgia pela Faculdade de Medicina da UFC. Diretora da Unidade de Fisiologia Anorretal do Hospital das Clínicas da UFC. Membro Titular da Sociedade Brasileira de Coloproctologia, Associada do Colégio Brasileiro de Cirurgiões e Colégio Brasileiro de Cirurgia Digestiva.

Victor Pereira
Professor Titular do Departamento de Cirurgia da FCMSCSP.

William Brugge
Massachusetts General Hospital, Boston, MA.

Dedico esta obra

À memória de meus pais
José Ardengh e **Helena Trevisan Ardengh**
pela orientação correta, segura e dedicada na tentativa
de determinar a trilha a ser seguida.

A minha esposa
Eliane,
Companheira, que me apóia nos momentos mais difíceis.

Aos pequenos Raphael, André e Celso
Minha maior satisfação em viver.

Agradecimentos

À Sra. Monica Mansur pela idealização da capa.

Ao pequeno Paulo Lopes pela Figura 9.6A.

A todos os autores e colaboradores que participaram da elaboração dos capítulos.

À equipe da Editora Sarvier e a Sra. Maria Regina Balieiro.

Aos pacientes autores anônimos dessa obra, sem os quais não se concretizaria.

J.C. Ardengh

PREFÁCIO

A ecoendoscopia permite a exploração da mucosa, mede e observa a espessura da parede digestória e examina órgãos vizinhos. O autor compreendeu de imediato o interesse da ecoendoscopia na prática da gastrenterologia e quer dividir isso com seus leitores. Tive o privilégio de poder apreciar suas qualidades durante estágio efetuado em Paris ao meu lado. Seu entusiasmo pelas novas técnicas, sem perder o espírito crítico, sua vontade em conseguir o que lhe permitiu suportar o rigor francês apesar de habituado ao paraíso brasileiro, sua discrição, que não excluiu nem mesmo reduziu sua eficácia. Ele utilizou todas essas qualidades para reunir colegas de reputação internacional a fim de escreverem um tratado completo e simples, onde o único objetivo é o de difundir as possibilidades diagnósticas e terapêuticas da ecoendoscopia.

A ecoendoscopia tem um lugar importante no diagnóstico das doenças do sistema digestório. Em um dos primeiros capítulos, o autor não esqueceu de descrever a ecoanatomia radial e setorial e de detalhar as indicações e complicações desse exame; de fato trata-se de uma técnica operador-dependente, o que implica o conhecimento perfeito da ecoanatomia e da semiologia ultra-sonográfica; trata-se igualmente de técnica invasiva realizada sob anestesia geral apresentando riscos. A ecoendoscopia não deve ser praticada sistematicamente para confirmar diagnósticos já conhecidos, mas ela deve ser posta em prática quando há possibilidade de mudar a estratégia terapêutica. Assim, um a um, os capítulos avaliam o lugar desse exame em comparação a outros métodos de imagem (ultra-sonografia abdominal, tomografia helicoidal, PET-scan e ressonância magnética...) na avaliação da extensão locorregional dos cânceres digestivos, o que evitaria o uso de exames onerosos porque as informações são idênticas. Vários capítulos são dedicados a doenças menos freqüentes, mas não menos interessantes, como os tumores neuroendócrinos, os linfomas, as pregas gigantes gástricas, a endometriose, os tumores císticos pancreáticos, os tumores subepiteliais, a hipertensão portal e o câncer da próstata. As possibilidades terapêuticas do exame são igualmente expostas com clareza e objetividade: punção aspirativa ecoguiada, drenagem de pseudocistos, neurólise do plexo celíaco e colangiopancreatografia ecoguiada terapêutica.

O autor, seus colegas brasileiros e estrangeiros escreveram um tratado que marcará data e contribuirá de forma marcante para clínicos, radiologistas, cirurgiões e futuros médicos, passando a mensagem de como a ecoendoscopia deve ser utilizada, para contribuir na elucidação de problemas dos doentes.

Eu desejo pessoalmente um enorme sucesso a essa obra.

Paris

Claude Liguory

PREFACE

L'echoendoscopie permet d'étendre les possibilités d'exploration de l'endoscopie au délà de la muqueuse digestive et de voir l'épaisseur de la paroi digestive et les organes voisins. José Celso Ardengh a compris immédiatement l'interêt de l'echoendoscopie dans la pratique gastro-entérologique et a voulu faire partager sa passion à ses lecteurs. J'ai eu le privilége de pouvoir apprécier les qualités de José Celso Ardengh lors du stage qu'il a effectué à Paris à mes côtés: son enthousiasme pour les techniques nouvelles sans perdre l'esprit critique, sa volonté de réussite qui lui a permis de supporter les rigueurs françaises alors qu'il était habitué au paradis brésilien, sa discrétion qui n'exclut pas une redoutable éfficacité. Il fallait toutes ces qualités pour réunir des experts de réputation internationale afin d'écrire un traité complet et simple dont le but est de diffuser les possibilités diagnostiques et thérapeutiques de l'echoendoscopie.

L'echoendoscopie a pris une place importante dans le diagnostic des maladies de l'appareil digestif. Dans un premier chapitre José Celso Ardengh n'a pas oublié de décrire l'echo-anatomie radiale et sectorielle et de détailler les indications et les complications de l'echo-endoscopie; en effet il s'agit d'une technique opérateur dépandante ce qui implique une connaissance parfaite de l'echo-anatomie et de la sémiologie ultra-sonore; il s'agit également d'une technique invasive réalisée sous anesthésie générale et comportant des risques. L'echoendoscopie ne doit donc pas être pratiquée systématiquement pour confirmer un diagnostic connu mais seulement si elle doit changer la stratégie thérapeutique. De même un un chapitre est consacré à la place de l'echoendoscopie par rapport aux autres méthodes d'imagerie (echographie per-cutanée, scanner hélicoidal, pet-scan, résonnance magnétique...) dans le bilan d'extension des cancers digestifs ce qui permet d'éviter des examens coûteux et inutiles car apportant des renseignements identiques. Plusieurs chapitres sont dédiés à des pathologies moins fréquentes mais intéressantes telles que: les tumeurs neuro-endocrines, les lymphomes, les gros plis gastriques, l'endometriose, les tumeurs kystiques, les tumeurs sous-muqueuses, l'hypertension portale e les cancer des prostate.

Les possibilités thérapeutiques de l'echo-endoscopie sont également exposées avec clarté et concision: ponction echoguidée, drainage des faux-kystes, neurolyse coeliaque. José Celso Ardengh et ses collégues brésiliens et étrangers ont donc écrit un traité qui fera date et contribuera largement à faire passer le message echoendoscopique parmi les cliniciens, les radiologues, les chirurgiens et également les futurs médecins.

Je souhaite personnellement un succés immense et mérité à cet ouvrage.

Paris

Claude Liguory

APRESENTAÇÃO

Durante a última década, no Hospital Albert Einstein e no setor de Endoscopia Digestiva da Disciplina de Gastroenterologia Clínica da UNIFESP, houve o desenvolvimento da ecoendoscopia radial e setorial com o incremento de razoável experiência do autor. Lembro-me que no início a introdução do aparelho, sua manipulação e a obtenção de imagens eram cansativas e enfadonhas. Com a ajuda imprescindível de cirurgiões, clínicos e gastroenterologistas, amigos acima de tudo, que confiaram em nosso trabalho, foi possível angariar dados fornecidos pela própria vivência clínica diária na realização dos exames ecoendoscópicos.

Nesse contexto, destaca-se a valiosa colaboração do Professor Doutor Joséf Feher (*in memoriam*), que, com seu espírito empreendedor, permitiu o desenvolvimento da ecoendoscopia no Brasil adquirindo o primeiro equipamento radial, e também à Escola Paulista de Medicina, cujo pioneirismo permitiu o desenvolvimento da intervenção com essa técnica em nosso país. Assim, a evolução, a emancipação e a migração desse método propedêutico, para outros centros de excelência nacionais, foram incontestes.

Surge então a necessidade de uma obra nacional que sirva, de forma simples e clara, como fonte de pesquisa a estudantes, clínicos e especialistas. O intuito é avaliar as principais aplicações do exame, qual seu lugar em relação a outros métodos propedêuticos, como ultra-sonografia, tomografia computadorizada helicoidal, mult-slice, PETscan e ressonância magnética, usados para o diagnóstico e quais as possibilidades diagnósticas e terapêuticas emergentes do método.

Em um contexto didático e prático, cada capítulo comporta a experiência de um colaborador convidado em relação a uma determinada doença, sempre comparando a ecoendoscopia com os métodos de imagem já citados. Destarte foram convidados renomados profissionais internacionais e nacionais e com reconhecido "saber" na área em questão.

Quem por inerência de seu estado de espírito assume a elevada missão de ensinar e que o queira fazer não como simples repetidor deste ou daquele tratado, vai, ao longo dos anos de trabalho, selecionando as idéias mais claras da maior parte da bibliografia consultada, com relevância para aqueles conceitos que se afiguram de bases mais sólidas. Para que algo perdure desse esforço, é necessário reunir o material acumulado, juntando as observações pessoais decorridas paralelamente com as atividades prática e universitária. Foi o que fiz! Este trabalho destina-se a estudantes, pós-graduandos, cirurgiões, gastroenterologistas, médicos generalistas e radiologistas, que cada vez mais lançarão mão dessa técnica para o auxílio no diagnóstico e terapêutica de doenças do sistema digestório e de outras especialidades nos anos vindouros. Espero também que a leitura deste livro possa ser útil para todos os interessados no diagnóstico das doenças do sistema digestório.

Boa leitura

O autor

ABREVIATURAS

2D: bidimensional
3D: tridimensional
AD: átrio direito
ADV: adventícia
AE: átrio esquerdo
AES: artéria esplênica
AGD: artéria gastroduodenal
AH: artéria hepática
AMS: artéria mesentérica superior
ANA: anastomose
AO: aorta
AOA: aorta ascendente
AOD: aorta descendente
APU: artéria pulmonar
AR: artéria renal
B: baço
BA: balão
CAM: cistoadenoma mucinoso
CAP: câncer de pâncreas
CAS: cistoadenoma seroso
CEXT: compressão extrínseca
COL: colédoco
CON: confluência esplenomesentérica
CPEE: colangiopancreatografia ecoguiada
CPER: colangiopancreatografia endoscópica retrógrada
CPGC: câncer de pulmão de grandes células
CPRM: colangiopancreatorressonância magnética
CTDE: colangiografia transduodenal ecoguiada

CTHE: colangiografia trans-hepática ecoguiada
DIA: diafragma
DPP: ducto pancreático principal ou Wirsung
DUO: duodeno
EE: ecoendoscopia
EE-DRN: ecoendoscopia associada à drenagem
EE-NPC: ecoendoscopia associada à neurólise do plexo celíaco
EE-PAAF: ecoendoscopia associada à punção aspirativa ecoguiada
ES: esôfago
ESP: espinha dorsal
EST: estômago
F: fígado
FL: fluido ou líquido
GA: glândula adrenal
HGEE: hepaticogastrostomia ecoguiada
IAF: injeção com agulha fina
ID: intestino delgado
L: lúmen
M: mucosa
MC: mediastinoscopia
MP: muscular própria
NIMP: neoplasia intraductal mucinosa papilífera
NIP: neoplasia intra-epitelial pancreática
NL: nódulo linfático ou linfonodo
P: pâncreas
PA: pancreatite aguda
PAAF: punção aspirativa com agulha fina
PC: pancreatite crônica
PEE: pancreatografia ecoguiada

PGEE:	pancreatogastrostomia ecoguiada		TUSE:	tumor subepitelial
PL:	pleura		US:	ultra-sonografia
PS:	pseudocisto		USID:	ultra-sonografia intraductal
RD:	rim direito		USTR:	ultra-sonografia transretal
RE:	rim esquerdo		VA:	válvula aórtica
RM:	ressonância magnética abdominal		VAZ:	veia ázigos
RVEE:	"rendez vous" ecoguiado		VB:	vesícula biliar
SE:	serosa		VCI:	veia cava inferior
SM:	submucosa		VD:	ventrículo direito
T:	tireóide		VE:	ventrículo esquerdo
TC:	tronco celíaco		VES:	veia esplênica
TCC:	tomografia computadorizada convencional		VH:	veia hepática
			VM:	válvula mitral
TCH:	tomografia computadorizada helicoidal		VMS:	veia mesentérica superior
TR:	traquéia		VP:	veia porta
TT:	toracotomia		VPU:	veia pulmonar
TU:	tumor		VR:	veia renal

CONTEÚDO

PARTE I – HISTÓRICO 1

1. História 3
José Celso Ardengh

PARTE II – PRINCÍPIOS DA ULTRA-SONOGRAFIA 9

2. Princípios básicos e físicos da ultra-sonografia 11
Sérgio Kodaira

3. Artefatos ultra-sonográficos e ecoendoscópicos 17
Miguel José Francisco Neto

4. Princípios físicos e indicações do Doppler e power Doppler 31
Sérgio Kodaira

5. Uso de contraste em ultra-sonografia 35
Luis Antonio de Castro

**PARTE III – CONCEITOS, PRINCÍPIOS E
NOVAS TÉCNICAS EM ECOENDOSCOPIA** 49

6. Equipamentos e acessórios 51
José Celso Ardengh

7. Indicações, contra-indicações tolerância e complicações 62
José Celso Ardengh

8. Performance da ecoendoscopia 71
José Celso Ardengh

9. Ecoanatomia radial, setorial e técnica do exame 84
José Celso Ardengh

10. Ecoendoscopia tridimensional 103
Marc Giovannini, Luiz Felipe Pereira de Lima e José Celso Ardengh

11. Elastografia ecoguiada – a biópsia virtual? 110
Marc Giovannini, Luiz Felipe Pereira de Lima e José Celso Ardengh

PARTE IV – PRINCÍPIOS DO ESTÁDIO TNM 119

12. Aplicação prática da classificação TNM nos tumores do sistema digestório 121

Reginaldo Ceneviva, José Joaquim Ribeiro da Rocha, Ênio David Mente e José Celso Ardengh

13. Ultra-sonografia no estádio TNM 153

Alexandre Maurano e Anapaula Hidemi Uema

14. Exames radiológicos avançados no estádio TNM 164

Giuseppe D'Ippolito

PARTE V – DOENÇAS DO ESÔFAGO, ESTÔMAGO E DUODENO.. 189

15. Câncer do esôfago 191

Marc Giovannini e José Celso Ardengh

16. Esôfago de Barrett 206

José Celso Ardengh e Artur Adolfo Parada

17. Adenocarcinoma gástrico 212

José Celso Ardengh, Carlos Alberto Malheiros, Victor Pereira e Fares Rahal

18. Linfoma gástrico 229

Luiz Ernesto Caro, Eliane Teixeira Orsini e José Celso Ardengh

19. Tumor carcinóide 247

José Celso Ardengh e Eliane Teixeira Orsini

PARTE VI – DOENÇAS DO PÂNCREAS 253

20. Adenocarcinoma ductal 255

José Celso Ardengh e Frank Shigueo Nakao

21. Tumores neuroendócrinos 291

José Celso Ardengh

22. Cistos neoplásicos 308

William Brugge

23. Neoplasia intraductal mucinosa papilífera 319

José Celso Ardengh e Luiz Felipe Pereira de Lima

24. Pancreatite crônica 335

José Celso Ardengh e Gustavo Andrade de Paulo

25. Pancreatite aguda sem causa aparente 345

José Celso Ardengh

PARTE VII – DOENÇAS BILIARES 363

26. Tumores da via biliar principal, papila e vesícula biliar 365

José Celso Ardengh

27. Cálculos da via biliar principal 382

Jesse Lachter, Julia Kornizki e José Celso Ardengh

PARTE VIII – DOENÇAS DO RETO E ÂNUS 403

28. Câncer do reto 405
Marc Giovannini

29. Doenças anorretais 412
José Celso Ardengh

30. Endometriose 423
Marcelo Averbach, Maurício Simões Abrão e Giulio Fabio Rossini

31. Ecodefecografia dinâmica nos distúrbios funcionais do assoalho pélvico 430
Sthela Maria Murad Regadas, Francisco Sérgio P. Regadas e
Doryane M. Reis Lima

PARTE IX – OUTRAS INDICAÇÕES 453

32. Hipertensão porta 455
Gustavo Andrade de Paulo, Luiz Felipe Pereira de Lima e
José Celso Ardengh

33. Tumores pulmonares e massas mediastinais 471
Frank Shigueo Nakao e José Celso Ardengh

34. Tumores subepiteliais e compressões extrínsecas 485
Simone Guaraldi da Silva e José Celso Ardengh

35. Câncer da próstata 519
Everson L.A. Artifon

PARTE X – ECOENDOSCOPIA INTERVENCIONISTA 525

36. Punção aspirativa ecoguiada 527
José Celso Ardengh, Gustavo Andrade de Paulo, Frank Shigueo Nakao e
Luiz Felipe Pereira de Lima

37. Tratamento ecoguiado do pseudocisto e abscesso pancreático 541
José Celso Ardengh, Gustavo Andrade de Paulo,
Frank Shigueo Nakao e Luiz Felipe Pereira de Lima

38. Neurólise do plexo celíaco 569
José Celso Ardengh, Gustavo Andrade de Paulo e Frank Shigueo Nakao

39. Colangiopancreatografia ecoguiada 582
José Celso Ardengh, Luiz Felipe Pereira de Lima e Marc Giovannini

PARTE XI – MISCELÂNEA 593

40. Ecoendoscopia com miniprobes de alta freqüência 595
Kleber Bianchetti de Faria e José Celso Ardengh

41. Papel da anatomia patológica no manejo das punções – biópsias aspirativas ecoguiadas 616
Geneviève Monges, Maria Salete Trigueiro de Araújo e
Simone Guaraldi da Silva

PARTE XII – FUTURO DA ECOENDOSCOPIA 627

**42. Perspectivas para o uso da ecoendoscopia
na prática clínica da gastroenterologia** 629
Gulshan Parasher e Keneth Chang

ÍNDICE REMISSIVO 649

PARTE **I**

HISTÓRICO DA ECOENDOSCOPIA

1

HISTÓRIA

José Celso Ardengh

INTRODUÇÃO

A ecoendoscopia (EE) também conhecida como ultra-sonografia endoscópica ou endossonografia foi desenvolvida inicialmente no Japão nas universidades de Sapporo, Nagoya e Kyoto[1]. Ela foi introduzida na prática clínica diária no início da década de 1980[2]. Primordialmente, a idéia que estimulou seu desenvolvimento foi diminuir a distância entre o transdutor e o pâncreas, na tentativa de diagnóstico do câncer precoce, evitando estruturas ósseas, tecido adiposo e artefatos gasosos, que até o momento são os maiores problemas impostos ao exame ultra-sonográfico do órgão[3-5].

A primeira tentativa de escaneamento ultra-sonográfico intraluminal foi feita por Wild e Reid[6], em 1957, com um transdutor radial mecânico inserido por via retal. A sua utilização com sucesso no sistema digestório alto foi retardado por alguns anos devido à dificuldade em construir um transdutor capaz de ser introduzido através do esôfago e chegar até o duodeno[7,8].

De forma experimental Lutz e Rösch[8] usaram um transdutor ecográfico introduzido pelo canal de trabalho de um endoscópio clássico. Em 1975, Rasmussen e col.[7] mensuraram a espessura da parede gástrica em 2mm de diâmetro, com uma sonda de 6MHz introduzida pelo canal de trabalho de um gastroscópio convencional. Em 1980, DiMagno e col.[3] introduziram o primeiro ecoendoscópio (ACMI, modelo FX-5) construído sob um endoscópio convencional de visão lateral, cuja extremidade distal foi incorporado a um transdutor ultra-sônico de escaneamento linear eletrônico com freqüência de 10MHz (Figuras 1.1 e 1.2). Quase ao mesmo tempo Hisanaga e col.[9] publicaram um dos primeiros trabalhos utilizando um ecoendoscópio, construído especialmente para a utilização em seres humanos.

Fukuda e col.[10] apresentaram o primeiro ecoendoscópio radial mecânico com freqüência de 5MHz; este, porém com uma janela de escaneamento limitada a 90°. Pouco depois a casa Olympus Co. Ltd. produziu um novo protótipo

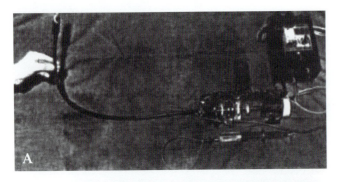
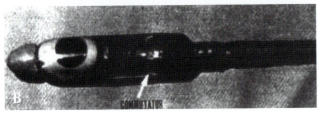

Figura 1.1. A) Imagem de um dos primeiros ecoendoscópios, usados com o sistema Toshiba SSL-51H. **B)** Em maior aumento, destaca-se a imagem da sonda (Hisanaga e col.[9]).

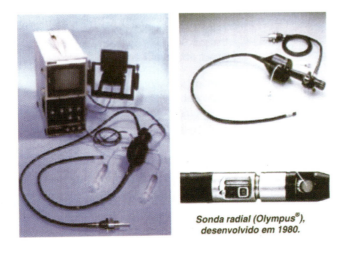

Figura 1.2. Protótipos de ecoendoscópio radial, construídos nos anos 80. A imagem foi cedida pela Olympus.

cujas imagens eram produzidas por cortes transversais em 180°, facilitando o reconhecimento anatômico dos órgãos vizinhos. Como conseqüência a EE passou a ser progressivamente utilizada de forma experimental, até o desenvolvimento de ecoendoscópios com janelas de visão mais ampliadas.

O desenvolvimento de freqüências mais elevadas e da ampliação da janela de escaneamento para 360° nos endoscópios radiais impulsionou a utilização deste tipo de instrumento e, conseqüentemente, sua popularização, principalmente devido à facilidade de orientação espacial anatômica quando comparado ao instrumento linear. Porém, por ser restrita ao diagnóstico iconográfico e limitada na distinção entre lesões benignas e malignas, a EE radial provocou grande discussão sobre o seu futuro[11-13].

Vários anos depois, inúmeros protótipos foram idealizados, entre os quais podemos destacar os criados pelas coalizões Machida/Toshiba, Olympus/Aloka com seus modelos experimentais (GF-EU1 e EU-M1) e Pentax/Hitachi[14].

Em meados de 1980, a casa Olympus Co. Ltd. desenvolveu o primeiro aparelho que acoplava um transdutor ultra-sonográfico a um endoscópio clássico. Esse protótipo tinha um transdutor setorial (freqüência de 5MHz) e ângulo de visão 90° e utilizava a fonte ultra-sonográfica da marca Aloka/OEM. Ele

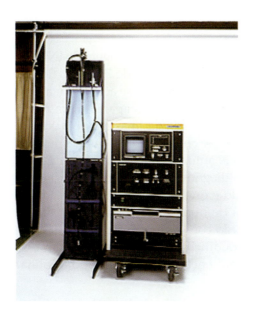

Figura 1.3. Console de ecografia usado no início da década de 1980 (GF-EUS-1).

apresentava comprimento exagerado da porção distal rígida e a utilização de transdutor linear dificultava a apresentação, definição e interpretação das imagens (Figura 1.3). Além disso, o difícil manuseio desse equipamento tornava sua introdução, posicionamento e o exame endoscópico uma árdua tarefa[1,11-15].

Pouco tempo depois a Olympus Co. Ltd. colocou à disposição outro protótipo que fornecia cortes transversais de 180°, comparáveis aos da tomografia computadorizada (TC), facilitando a localização espacial do operador (GF-UM1). Com o aperfeiçoamento constante, surgiu uma nova geração de aparelhos, onde o progresso residia na obtenção de cortes transversais de 360°. Esse aparelho (conhecido como GF-UM2) começou a ser comercializado em meados de 1986. Tratava-se de um endoscópio de visão oblíqua, equipado com uma sonda mecânica rotatória com freqüências de 7,5MHz ou 12MHz. Dois anos mais tarde, uma nova série (GF-UM3) passou a ser empregada, com o grande diferencial de apresentar duas freqüências comutáveis (7,5 e 12MHz). Seu calibre era de 13mm com extremidade distal rígida de 42mm (Figura 1.4). Em 1991, foi lançado outro modelo (Olympus GF UM-20) com 10,4mm, extremidade distal rígida de 42mm e duas freqüências comutáveis de 7,5 e 12MHz ou 20MHz, especialmente construído para o estudo da via biliopancreática[1,14-16].

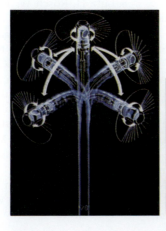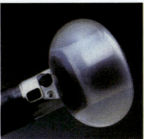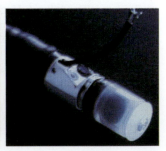

Figura 1.4. Extremidade distal do aparelho GF-UM3 (radial).

ECOENDOSCOPIA NO BRASIL

A técnica chegou em meados de 1990 no departamento de imagem do INCOR. O aparelho utilizado foi um transdutor linear eletrônico de 7,5MHz, fixo na extremidade distal do endoscópio, modelo Machida, que se acopla em aparelho de ultra-sonografia modelo Toshiba 250. A ponta do aparelho era rígida de 45mm de extensão e 12mm de diâmetro. Produzia imagens de 3,0cm de largura por 10cm de profundidade. Vezozzo e col.[17] em 1994 publicaram um estudo com esse tipo de equipamento. Os autores concluíram que a EE era um método sofisticado, sensível para o diagnóstico de doenças do sistema digestório, com campo de visão limitado e que ela deveria ser aplicada na fase final da investigação propedêutica de doenças do sistema digestório, necessitando a complementação do estudo com o transdutor radial (já existente à época). Além disso, o método era difícil de ser realizado e com esse tipo de equipamento era necessária a presença de equipe multidisciplinar para potencializar os resultados.

Em 1992, quando da atitude empreendedora e pioneira do Prof. Dr. Josef Feher, presidente do Hospital Israelita Albert Einstein houve a aquisição do primeiro equipamento radial da América Latina (GF UM-20). Em 1993, após um ano de experiências, um editorial foi publicado demonstrando as principais indicações desse método (radial) nas doenças do sistema digestório[18]. A partir daí outros centros hospitalares de igual importância começaram a adquirir o equipamento desenvolvendo-se assim a técnica radial diagnóstica.

Em 1996, os dirigentes do Hospital São Paulo da Escola Paulista de Medicina adquiriram para o Setor de Endoscopia da Disciplina de Gastroenterologia Clínica o primeiro equipamento setorial de toda a América Latina que contava com um transdutor Pentax FG-32UA e um sistema ultra-sonográfico Hitachi EUB-405. Assim, foi possível iniciarmos os procedimentos intervencionistas no Brasil[14,15].

A EE é uma técnica em evolução e tem se mostrado importante para a mudança da estratégia terapêutica em muitas doenças[16, 19]. Nesse contexto, o exame deve difundir-se rapidamente por outros centros de importância da América Latina, o que tem ocorrido apesar da exigüidade de centros formadores de especialistas e do alto custo dos aparelhos.

REFERÊNCIAS BIBLIOGRÁFICAS

1. Yasuda K. The handbook of endoscopic ultrasonography in digestive tract. 1ª ed. Oxford: Blackwell Science; 2000.
2. Yasuda K, Tanaka Y, Fujimoto S, Nakajima M, Kawai K. Use of endoscopic ultrasonography in small pancreatic cancer. Scand J Gastroenterol Suppl 1984;102:9-17.
3. DiMagno EP, Buxton JL, P.T. R, al. e. Ultrasonic endoscope. Lancet 1980;1:629-31.
4. Strohm WD, Phillip J, Hagenmuller F, Classen M. Ultrasonic tomography by means of an ultrasonic fiberendoscope. Endoscopy 1980;12:241-4.
5. Dimagno EP, Regan PT, Clain JE, James EM, Buxton JL. Human endoscopic ultrasonography. Gastroenterology 1982;83(4):824-9.
6. Wild J, Reid J. Ultrasound in Biology and Medicine. In: American Institute of Biological Sciences. New York: K.E.Editor; 1957. p. 30-45.
7. Rasmussen S, Riis P, Northeved A, Mölmann K, Hansen K. Ultrasonographic measurements of the rectal and gastric wall thickness. Scand J Gastroenterolol 1975;10:25.
8. Lutz H, Rösch W. Transgastroscopic ultrasonography. Endoscopy 1976;8:203-5.
9. Hisanaga K, Hisanaga A, Nagata K, Ichie Y. High speed rotating scanner for transgastric sonography. AJR Am J Roentgenol 1980;135(3):627-9.
10. Fukuda M, Nakano Y, Saito K, Hirata K, Terada S, Urushizaki I. Endoscopic ultrasonography in the diagnosis of pancreatic carcinoma. The use of a liquid-filled stomach method. Scand J Gastroenterol 1984;94:65-76.
11. Strohm WD, Classen M. [Endoscopic ultrasound tomography of the upper gastrointestinal tract]. Internist (Berl) 1982;23(10):556-64.
12. Strohm WD, Classen M. [Endoscopic-sonographic diagnosis of the stomach wall]. Dtsch Med Wochenschr 1983; 108(38):1425-7.

13. Strohm WD, Classen M. [Endoscopic ultrasonic tomography]. Z Gastroenterol Verh 1983;18:104-15.
14. Ardengh JC, Geocze S. Ecoanatomia setorial linear: ecoanatomia normal do trato digestivo superior. GED 1997; 16(6):237-40.
15. Ardengh JC, Triviño T, Del Grande JC, Nakao FS, Geocze S, Ferrari AP. Punção biópsia aspirativa com agulha fina guiada por ecoendoscopia no carcinoma pancreático. GED 1998;17:33-7.
16. Zuccaro G, Jr., Sivak MV, Jr. Endoscopic ultrasonography in the diagnosis of chronic pancreatitis. Endoscopy 1992;24 Suppl 1:347-9.
17. Vezozzo DP, Cerri GG, Andreolli JC, Nemoto S. [2-year pioneer experience with endoscopic ultrasonography, linear transducer]. Rev Assoc Med Bras 1994;40(1):5-9.
18. Ardengh JC, Phauphillet C. Ecoendoscopia uma nova opção propedêutica. GED 1993;12:32-36.
19. Goldberg S, Mallery S, Gazelle G, Brugge W. EUS-guided radiofrequency ablation in the pancreas: results in a porcine model. Gastrointest Endosc 1999;50:392-401.

PARTE **II**

PRINCÍPIOS DA ULTRA-SONOGRAFIA

- **PRINCÍPIOS BÁSICOS E FÍSICOS DA ULTRA-SONOGRAFIA**
- **ARTEFATOS ULTRA-SONOGRÁFICOS E ECOENDOSCÓPICOS**
- **PRINCÍPIOS FÍSICOS E INDICAÇÕES DO DOPPLER E POWER DOPPLER**
- **USO DE CONTRASTE EM ULTRA-SONOGRAFIA**

2

PRINCÍPIOS BÁSICOS E FÍSICOS DA ULTRA-SONOGRAFIA

Sérgio Kodaira

HISTÓRIA

A ultra-sonografia (US) é um método de obtenção de imagens através de ultra-sons. Como o próprio nome indica é técnica que utiliza ondas mecânicas para a produção de imagens. Também é chamada de ecografia, pois as informações processadas na forma de imagens geralmente são "ecos" gerados pelas estruturas corporais[1].

Ver com sons ou ecolocalização corresponde a uma das primeiras aplicações da biônica. A partir dos processos de ecolocalização biológicos dos morcegos e golfinhos, os primeiros sonares foram desenvolvidos no período entre as duas grandes guerras particularmente por Paul Langevin (1872-1946)[2].

Alguns de forma pioneira perceberam a possibilidade de utilizar as ultra-sonografias para o diagnóstico médico, particularmente os irmãos Karl e Frederik Dussik, que iniciaram estudos de aquisição de imagens por transmissão ultra-sônica (a que denominavam "hiperfonogramas"), também no período entre guerras. Após a Segunda Grande Guerra, vários pesquisadores como Kasai e Reid reiniciaram as pesquisas na obtenção de imagens ultra-sonográficas. Uma aplicação clínica bem definida foi estabelecer desvios do eco da pineal em relação à linha mediana para determinar hematomas intracranianos, desenvolvida por Lekssel nos anos 50. A partir da década de 1970 estabeleceram-se grandes avanços como a capacidade de aquisição de imagens bidimensionais, depois a introdução de tons de cinza nas imagens e posteriormente a aquisição de imagens em tempo real e introdução das técnicas de mapeamento por efeito Doppler[2,3].

Atualmente, a US é um método diagnóstico presente em todo o mundo dado a sua característica de alta definição de imagem, portabilidade, versatilidade diagnóstica, baixo custo operacional em relação a outros métodos de imagens. Entretanto, uma das características fundamentais da técnica é a de ser extremamente operador-dependente, pois a aquisição de imagens continua sendo um processo relativamente artesanal demandando a investigação ativa por parte do operador das possíveis alterações no paciente[1].

SOM E ULTRA-SOM

Som corresponde antropocentricamente a uma vibração mecânica na faixa audível do ser humano. Ultra-som corresponde às vibrações acima das faixas de freqüência audíveis por humanos, cerca de 20.000 ciclos por segundo de freqüência. Em US diagnóstica, habituamo-nos a trabalhar com faixas de freqüência entre 1MHz a 100MHz[4].

Os sons e ultra-sons correspondem à transmissão de vibrações num meio material em forma de ondas de compressão e rarefação do meio que se propagam de maneira longitudinal, isto é, a vibração se dá na mesma direção de propagação da onda[5].

Podemos representar uma onda sonora na forma de um gráfico senoidal onde as cristas correspondem às condições de maior compressão do meio e os vales às condições de rarefação do meio. A distância entre duas cristas corresponde ao comprimento de onda (λ). O número de cristas por unidade de tempo corresponde à freqüência, medida em ciclos por segundo (hertz-Hz). A velocidade varia de acordo com as características de transmissão do meio material. Depende de características específicas do meio transmissor, entre as quais devemos incluir: densidade, rigidez, temperatura, elasticidade e homogeneidade. Dizemos habitualmente que a velocidade do som no ar é cerca de 330m/s, porém este valor varia de acordo com a densidade e a temperatura do ar. Desta maneira, em outros corpos materiais como o aço e o corpo humano, as velocidades variam muito, de 1.540m/s no parênquima encefálico a 4.000m/s na cortical óssea[5-8].

A facilidade ou dificuldade de uma onda sonora ser transmitida por um meio é descrita em termos da maior ou menor velocidade de transmissão. A grandeza associada a este fenômeno é chamada impedância acústica. Ela determina interfaces entre os meios de transmissão que deverão ser superadas pela onda sonora, com alguns fenômenos associados: variação da velocidade, reflexão e refração. Analogamente à transmissão de ondas luminosas entre dois meios de índice de refração diferentes (lei de Snell), o feixe sonoro ao passar por uma interface entre dois meios de impedâncias acústicas diferentes poderá sofrer reflexão parcial de sua energia na forma de um eco que é o fenômeno utilizado para a reconstrução de imagens, como veremos a seguir. Quanto maior o degrau de impedância acústica entre dois meios fronteiriços, maior será a amplitude do eco gerado por esta interface. Estruturas que geram ecos de alta amplitude são chamadas de *hiperecogênicas*, estruturas com poucos ecos em relação ao meio circunjacente são chamadas *hipoecogênicas*, e estruturas que não geram ecos são chamadas *anecogênicas*[7,8].

Parte da energia acústica é transmitida para o meio subjacente e continua sua trajetória (normal ou alterada de acordo com o ângulo de incidência) até uma outra interface subseqüente que gerará novo eco ou até que toda a energia seja dissipada na forma de calor ou outras freqüências de dispersão num fenômeno denominado *atenuação*. A atenuação é responsável pela dissipação da energia ao longo da direção de propagação do feixe ultra-sônico. Ela depende não somente das características do meio transmissor, mas também da freqüência do feixe utilizado. Isto tem implicação prática fundamental na US diagnóstica: quanto maior a freqüência do feixe utilizado, menor será a profundidade alcançável pelo feixe[9].

Os equipamentos de US são calibrados para velocidade do som correspondente a 1.540m/s, uma média das velocidades entre os diversos meios biológicos[1].

ECOLOCALIZAÇÃO E INSTRUMENTOS

De posse desses conceitos podemos discutir a formação das imagens ultra-sonográficas. Os equipamentos de US são dotados de geradores de ultra-sons denominados *sondas* ou *transdutores*[4,10].

Transdutores são equipamentos que transformam um tipo de energia em outro, tais como microfones, alto-falantes, lâmpadas e células fotoelétricas. Na US os transdutores transformam pulsos elétricos em pulsos ultra-sônicos e vice-versa, através de um fenômeno conhecido como *piezoeletricidade* (do grego piezo – pressão). Descoberto por Jacques e Pierre Curie no final do século XIX, corresponde à propriedade de certos materiais (naturais e sintéticos) de transformar pulsos elétricos em deformações de seu retículo cristalino com a geração de uma onda mecânica e, quando submetidos a pressões, gerarem uma movimentação de cargas elétricas em seu retículo. Os transdutores ultra-sonográficos atuais são geralmente constituídos de titanato de gálio, titanato de bário, cerâmicas do tipo titanato-zirconato de chumbo (PZT) ou materiais compostos por polímeros. A freqüência de ressonância destes transdutores depende de sua constituição química e espessura do material. Quando submetidos a um pulso elétrico, geram um pulso ultra-sônico de duração e amplitude semelhantes. Também funcionam como receptores dos ecos gerados pelas estruturas corporais que ao encontrarem o material, geram uma pressão que é transformada em pulso elétrico a ser convertido em sinal da imagem[7-10].

Os ecos gerados pelas diversas interfaces do corpo geram sucessivamente ecos que chegam ao equipamento em momentos diferentes. Ecos mais superficiais chegam primeiro ao transdutor e ecos mais profundos chegam posteriormente. Assim podemos localizar a profundidade dos refletores ao longo da trajetória de propagação do feixe ultra-sônico. Entretanto, caso o feixe ultra-sônico seja contínuo, os ecos superficiais e profundos serão continuamente gerados e recebidos pelo equipamento, não podendo discriminá-los[4,11].

O feixe utilizado em US é, portanto, *pulsado*. Pulsos de curta duração são individualmente emitidos pelo transdutor e os ecos gerados por diferentes interfaces serão captados de maneira discreta ao longo do tempo. Assim, de acordo com o momento da recepção de um dado eco, podemos estimar a profundidade de sua interface produtora. Cada pulso ultra-sônico dura alguns microssegundos e sua duração determina a *resolução espacial axial do equipamento*. Cada pulso contém alguns ciclos de onda e quanto maior a freqüência utilizada, mais curto o pulso com o mesmo número de ciclos, aumentando a resolução espacial axial do sistema. Portanto, em termos práticos, quanto maior a freqüência ultra-sônica utilizada, melhor será a resolução espacial axial da imagem (ao longo da direção de propagação do feixe ultra-sônico), porém como já dissemos anteriormente, menor será a profundidade, que poderemos alcançar na imagem devido ao fenômeno de atenuação[4,11,12].

Devido a esse conjunto de fenômenos, os exames de US de rotina por via transabdominal são realizados com transdutores de 2,5 a 6MHz, enquanto os endocavitários, intra-operatórios, laparoscópicos e endoscópicos podem ser realizados a freqüências maiores (5,0 a 30MHz), com melhora da resolução espacial axial, pois os órgãos estão mais próximos dos transdutores e conseqüentemente a atenuação é menor[1].

Um exemplo: duas estruturas refletoras estão a profundidades de 5 e 10cm em relação ao equipamento: como a velocidade do som é estimada em 1.540m/s nos meios biológicos, o eco da estrutura mais superficial chegará ao equipa-

14 PARTE II – PRINCÍPIOS DA ULTRA-SONOGRAFIA

mento em cerca de 65s (32,5s como pulso e 32,5s como eco), enquanto que o eco mais profundo chegará ao equipamento em 130s, portanto de maneira discriminável pelo equipamento[13].

Destarte as imagens ultra-sonográficas são obtidas linha a linha ao longo da direção de propagação do feixe ultra-sônico e ao longo da direção de varredura do transdutor, formando uma imagem bidimensional das estruturas. Quanto maior a densidade de linhas da imagem na direção de varredura do transdutor, melhor será a resolução espacial lateral do equipamento[1,13].

Finalmente, podemos afirmar que o feixe ultra-sônico também tem uma espessura ao longo de sua propagação que é variável. O feixe ultra-sônico tem um comportamento ondulatório coerente (como um *laser*), porém essa coerência se perde ao longo de sua propagação. A coerência é maior na região proximal ao transdutor (chamada zona de Fresnel) e se perde nas porções mais distais à fonte do feixe (zona de Fraunhofer). A região de menor espessura do feixe, denominada *foco do feixe* corresponde exatamente à zona de transição entre as zonas de Fresnel e Fraunhofer. A espessura do feixe determina a nitidez da imagem no terceiro eixo do espaço, ou seja, quanto da espessura de um dado órgão corresponde à fatia representada na imagem, determinando a chamada *resolução espacial de elevação*, que, portanto, varia de acordo com a posição ao longo do feixe e é ótima na região de foco do transdutor.

Existem várias maneiras de focalizar um feixe ultra-sônico. Em geral utilizam-se lentes acústicas para focalização fixa e técnicas de *arranjo de fase* no disparo dos elementos piezoelétricos para focalização das frentes de onda ultra-sônica em profundidades variáveis.

Temos, portanto outras conseqüências práticas na formação de imagens: 1) quanto maior a freqüência da US, melhor a resolução espacial axial; 2) quanto maior o número de linhas da imagem, melhor a resolução espacial lateral; 3) quanto mais fino o feixe, melhor a resolução espacial de elevação, que será ótima na região focal do transdutor.

MODOS DE RECONSTRUÇÃO DA IMAGEM

Modo A

Corresponde a aquisição de uma imagem unidimensional do corpo a partir das amplitudes dos ecos gerados a diferentes profundidades, na forma de um gráfico de amplitude *versus* tempo. Ainda é muito utilizado em oftalmologia devido à sua ótima resolução espacial.

Modo B

É a transformação das diferentes amplitudes dos ecos em pontos de brilho variáveis numa tela de vídeo. Desta forma, ecos mais intensos são mais brilhantes e ecos menos intensos mais escuros. Colocando-se várias linhas de varredura lado a lado obtemos uma imagem bidimensional das estruturas refletoras que corresponde à imagem ultra-sonográfica a que estamos habituados.

Até a década de 1970, as imagens eram obtidas de maneira estática, uma a uma. Com o advento de transdutores compostos por elementos piezoelétricos em oscilação e depois de vários elementos encapsulados em um mesmo transdutor, tornou-se possível a aquisição de várias imagens por segundo.

Atualmente é comum obtermos imagens de 24 a 64 quadros por segundo, tornando a US o método por excelência na avaliação dinâmica das estruturas anatômicas móveis.

Modo M

Modo M ou de movimento corresponde ao mapeamento da posição dos refletores ao longo de uma única linha de propagação durante um intervalo prolongado de tempo. É técnica muito empregada na ecocardiografia e em obstetrícia para a avaliação da movimentação cardíaca.

RESOLUÇÃO TEMPORAL

Como discutimos em sessão anterior, em US convencional modo B podemos obter várias imagens por segundo, analisando a movimentação orgânica ou do transdutor ao longo da direção de varredura. Essa freqüência de obtenção de imagens depende de uma série de fatores tanto físicos quanto de processamento. Mesmo que um equipamento tenha processamento de sinal muito rápido, algumas limitações físicas impedem velocidades maiores de varredura: uma delas é o tempo intrínseco de propagação do pulso e do eco ultrasônico: quanto maior a profundidade da imagem a ser obtida, maior será o tempo de aquisição. Também a resolução lateral é fator limitante, pois quanto maior o número de linhas componentes da imagem, maior será o tempo para sua reconstrução e quanto maior for a necessidade de arranjos no disparo dos pulsos para focalização, também dilataremos o tempo de aquisição. Portanto, há sempre um jogo de adequação entre resolução espacial e resolução temporal, quanto maior uma menor a outra.

RESOLUÇÃO DE CONTRASTE

A capacidade de um equipamento em discriminar as diferentes amplitudes de sinal geradas pelas diversas estruturas é a *resolução de contraste*. Os primeiros equipamentos ultra-sonográficos discriminavam apenas a presença ou não de superfícies refletoras com imagens em preto e branco (eco/não eco, 1 bit de informação por ponto da imagem). Atualmente os equipamentos trabalham com a sensibilidade para analisar diferentes amplitudes de intensidade de sinal (em geral 256 tons de cinza, 8 bits podendo chegar a 1.024 bits). A variação de sinal dos ecos pode ser de 1V, uma variação de 10^6 valores. Estes valores deverão ser demonstrados em 256 tons de cinza e a forma como as diferentes amplitudes serão distribuídas pelos valores de cinza corresponde ao contraste. Diferentes distribuições de valores contribuirão para o maior ou menor contraste entre as diversas estruturas. Esta manipulação do contraste geral do sistema é feita através de um processo de adequação denominado *"dynamic range"*. *Dynamic range* estreito produz imagens muito contrastadas e *dynamic range* largo produz imagens mais cinzas, com menos contraste intrínseco. Podemos também alterar os contrastes por faixas de amplitude editando escalas de cinza com maior contraste em intensidades intermediárias ou com maior contraste em estruturas mais e menos ecogênicas, os valores intermediários comprimidos em poucos tons de cinza. Cada equipamento tem características específicas de manipulação e pós-processamento de imagens[14-16].

A ecogeneicidade tecidual dependerá, como já vimos do degrau de impedância acústica entre meios fronteiriços, da quantidade de refletores no meio de transmissão e da presença de refletores de pequeno tamanho, na mesma ordem de grandeza do comprimento de onda utilizado para a formação da imagem que não refletem os ecos de maneira preferencial, mas agem como novas fontes de ecos esféricos num fenômeno denominado difração ou *"scattering"* (espalhamento). Estes refletores de difração determinam a textura do órgão examinado, dando a impressão granular fina dos diferentes órgãos[17-19].

REFERÊNCIAS BIBLIOGRÁFICAS

1. Barnett SB, Kossoff G, ed. Safety of diagnostic ultrasound. 1 ed. New York: Parthenon Publishing Group; 1998.

2. Bathia AB, ed. Ultrasonic absorption: an introduction to the theory of sound absorption and dispersion in gases. Liquids and solids. 1 ed. New York: Dove Publications Inc.; 1967.

3. Davies P, ed. The new physics. Cambridge: Cambridge University Press; 1989.

4. Matras JJ, ed. O som. São Paulo: Martins Fontes; 1991.

5. Lighthill J, ed. Waves in fluids. Cambridge: Cambridge University Press; 1978.

6. Enciclopedia Labor. La materia y la energía. Barcelona: Editorial Labor; 1956.

7. Glasser O, ed. Medical Physics. Chicago: Year Book Publishers, Inc.; 1944.

8. Frisch U, ed. Turbulence: the legacy of A. N. Kolmogorov. Cambridge: Cambridge University Press; 1995.

9. Feynman RP, Leighton RB, Sands M, eds. The Feynman Lectures on Physics. Massachussets: Addison-Wesley Publishing co.; 1963.

10. Giancoli DC, ed. Physics: Principles with applications. 3 ed. New York: Hall International Inc.; 1991.

11. Massarini G. Fluidodinâmica em sistemas particulados. Rio de Janeiro: Editora UFRJ; 1997.

12. Icke V, ed. The force of simmetry. Cambridge: Cambridge University Press; 1995.

13. Batchelor GK, ed. An introdution to fluids dynamics. Cambridge: Cambridge University Press; 1967.

14. Goldberg BB, ed. Ultrasound contrast agents. Saint Louis: Mosby/Martin Dunitz; 1997.

15. Martinez P, Klotz A, eds. A practical guide to CCD astronomy. Cambridge: Cambridge University Press; 1998.

16. Baremblatt GI, ed. Saling, self-similarity, and intermediate asymptotics. Cambridge: Cambridge University Press; 1996.

17. Mazumdar J, ed. An introduction to mathematical physiology and biology. Cambridge: Cambridge University Press; 1989.

18. Peralta-Fabi R, ed. Fluidos: apellido de liquidos y gases. Mexico, D.F.: Fondo de Cultura Economica; 1993.

19. Slayter EM, Slayter HS, eds. Light and electron microscopy. Cambridge: Cambridge University Press; 1992.

3

ARTEFATOS ULTRA-SONOGRÁFICOS E ECOENDOSCÓPICOS

Miguel José Francisco Neto

INTRODUÇÃO

A ultra-sonografia (US) por ser dinâmica exige do examinador completo domínio dos fundamentos metodológicos. Isso implica em conhecimentos sólidos dos princípios físicos, anatômicos e dos artefatos ultra-sonográficos. Esses últimos podem representar armadilhas e motivos de erros grosseiros que devem ser evitados a todo custo para minimizar os resultados falso-positivos e negativos. A ecoendoscopia (EE) representa arma propedêutica importante na avaliação por imagem dos diversos segmentos do sistema digestório possibilitando o emprego de freqüências maiores e pela sua proximidade ao objeto a ser estudado tem como resultado uma melhor qualidade final da imagem. Como conseqüência desses aspectos a melhoria na resolução da imagem é enorme em relação à US. Assim, aumenta a responsabilidade do executor do exame, visto que tirar do método o máximo desempenho passa a ser obrigação e o conhecimento dos artefatos ajuda na obtenção deste objetivo. Há consenso entre os especialistas em endoscopia que a EE é o procedimento mais elaborado dentro da endoscopia digestiva. Este aspecto se dá tanto pela dificuldade de posicionamento do transdutor endoscópico, quanto pela complexidade na interpretação das imagens. Erros de interpretação durante a EE e artefatos devem ser evitados de forma sistemática[1,2].

CONCEITO

Definem-se artefatos ultra-sonográficos como erros na apresentação da imagem. Isso ocorre quando nem todos os pontos luminosos apresentam correspondência anatômica exata. Em outras palavras, consiste em algo visibilizado na imagem que não é real[3]. Esses erros na formação da imagem apresentam gênese variada e seu conhecimento envolve como pré-requisito a física de formação da imagem ultra-sonográfica.

CLASSIFICAÇÃO DOS ARTEFATOS

A importância da classificação reside no fato de os artefatos serem freqüentes na prática clínica diária[3]. Uma classificação geral e aceita divide os artefatos como aqueles relacionados à:

1. Geração da onda
   1.1. Equipamento
   1.2. Técnica utilizada
2. Interação da onda sonora com os tecidos

1. Geração da onda

1.1. Equipamento

Esse artefato tem sua origem no grau de interferência elétrica, conservação e manutenção dos equipamentos e podem ser subdivididos em duas categorias:

a) Inerentes aos aparelhos eletrônicos

Dentre as condições que determinam artefatos e são inerentes aos equipamentos, destaca-se o chamado **"ruído eletrônico"** que pode ter origem: no próprio equipamento e que é determinado pela movimentação desordenada dos elétrons. Esse artefato ocorre devido à interferência de monitores cardíacos (freqüentes em unidades de terapia intensiva) e de bisturis elétricos (freqüentes em centro cirúrgico) (Figura 3.1).

b) Transdutores

Os artefatos inerentes aos transdutores são variáveis podendo estar relacionados a problemas que afetam sua sensibilidade (característica da onda sonora e/ou padrão de focalização).

Jaffe e col.[4] concluíram que a simples obtenção de imagens clínicas não avalia corretamente o estado dos transdutores, sendo necessários testes com utilização de "phamtom" específico e que apenas testes físicos bem aplicados poderiam avaliar corretamente o desempenho dos mesmos. Assim sendo, para prevenir artefatos como esses, todos os serviços de US devem criar uma rotina específica de controle de qualidade dos equipamentos e ter atenção com os transdutores que devem ser testados periodicamente.

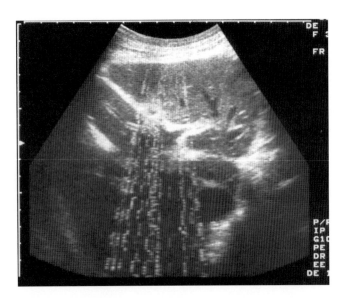

Figura 3.1. "Ruído eletrônico" determinado por monitor cardíaco durante a US realizada na unidade de emergência.

ARTEFATOS ULTRA-SONOGRÁFICOS E ECOENDOSCÓPICOS **19**

Os transdutores podem apresentar problemas gerados por impactos. Os cristais danificados criam **"zonas de sombra"** que prejudicam o desempenho impossibilitando análise precisa da imagem (Figuras 3.2A e 3.2B).

c) Defeitos de funcionamento ou calibragem

Os equipamentos de US podem apresentar problemas de funcionamento que afetam seu desempenho e que incluem: erros na calibragem de medidas, mau funcionamento do conversor de varredura (que responde pela recepção), arquivamento e leitura da informação resultante para o monitor.

Outros problemas de calibragem podem ocorrer também no sistema de fotografias quando ajustes inadequados de brilho e contraste prejudicam a reprodução da imagem (Figura 3.3).

1.2. Técnica utilizada

Os fatores técnicos influenciam no resultado final da US e podem gerar artefatos. A escolha correta do transdutor bem como a utilização correta da curva

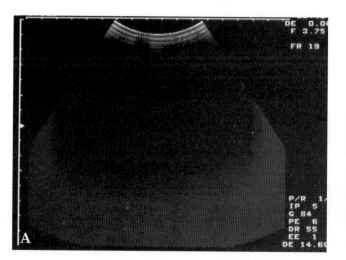 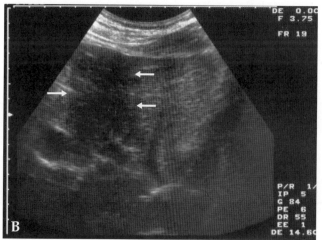

Figuras 3.2. A) Artefato determinado por danificação nos cristais do transdutor gerando "zona de sombra". **B)** Na região da sombra, há dificuldade de análise da textura do parênquima hepático (setas).

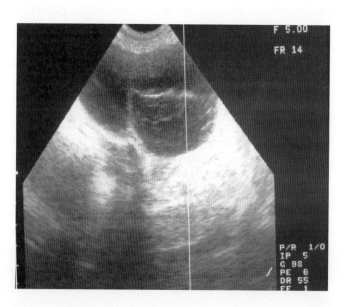

Figura 3.3. Artefato linear como resultado de avaria no sistema de documentação.

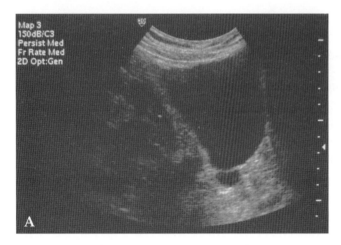 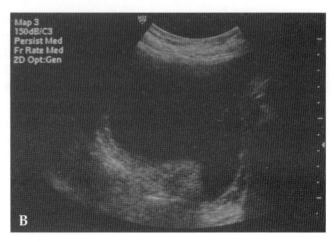

Figura 3.4. Artefatos por uso de técnica inadequada. **A)** Pseudo-septo grosseiro na bexiga urinária. **B)** Desaparecimento da imagem em outro plano de estudo adequado.

de ganho são fundamentos que devem ser cumpridos para o adequado nível de qualidade no diagnóstico final[5].

Como regra, durante prática ultra-sonográfica devemos utilizar a menor curva de ganho possível principalmente no estudo de estruturas com conteúdo líquido, como a bexiga e a vesícula biliar para evitar falsos ecos no seu interior (Figura 3.4).

A EE representa o mais difícil procedimento nesta área. Isso decorre do fato de haver muita exigência psicomotora no posicionamento do transdutor endoscópico e na interpretação das imagens[1,2]. No diagnóstico pela EE os mais importantes fatores técnicos relacionados com artefatos são os cortes executados de forma oblíqua/tangencial que podem levar a diagnóstico de "pseudotumores". No sistema digestório este aspecto fica destacado em áreas de difícil reparo como: a região da pequena curvatura, antro, fundo, cárdia e esôfago distal. Obstruções vasculares que ocorrem em casos de câncer pancreático somente devem ser diagnosticadas se a relação tumor/vaso for bem estudada em diferentes posições e quando disponível o estudo com Doppler deve ser realizado. Contrações musculares e espasmos especialmente da região pré-pilórica e esôfago distal podem gerar falsos espessamentos musculares e mesmo de toda a espessura parietal do segmento estudado com perda da estrutura anatômica. Esse aspecto fica amplificado pelos cortes oblíquos e tangenciais e pela dificuldade de conseguirmos a manutenção na prática da posição perpendicular do transdutor em relação ao objeto. Desta forma a observação contínua e a avaliação durante a introdução do equipamento passa a ser arma propedêutica fundamental na prevenção deste tipo de artefato[1].

Destaca-se, que na US modo B a melhor imagem é diretamente proporcional ao seno do ângulo formado pelo feixe sonoro e a estrutura estudada, ou seja, quanto mais próximo de 90 graus (ortogonal) para o ângulo de insonação, melhor a qualidade da imagem.

Observa-se que no modo Doppler, ao contrário, a melhor curva espectral é obtida quando o ângulo de insonação estiver entre 30 e 60 graus em relação ao vaso estudado, pois a velocidade é proporcional ao cosseno do ângulo e neste intervalo de angulação a variação do cosseno é menor, proporcionando menor variação nas medidas de velocidade. Neste contexto o conhecimento da anatomia ecoendoscópica e ultra-sonográfica das estruturas com transdutores endoluminares auxiliariam na interpretação correta das imagens o que possibilita inclusive uma correlação histológica das camadas da parede do sistema digestório. Com o Doppler colorido e pulsado é possível uma análise detalhada da parede da vesícula biliar, via biliar, do pâncreas, de nódulos linfáticos periféricos ao sistema digestório complementando o estudo do modo B[1,6-9].

2. Interação da onda sonora com os tecidos

Os artefatos que têm origem na interação das ondas sonoras com os tecidos têm importância destacada na prática clínica, pois alguns apresentam propriedades que as outras categorias não possuem. Alguns deles podem servir de auxílio para o diagnóstico como, por exemplo, a sombra acústica dos cálculos e o reforço posterior que caracteriza estruturas líquidas. Outros artefatos podem levar a erros catastróficos na interpretação das imagens, como por exemplo: o aparecimento de massas inexistentes (imagem em espelho), a criação de falsos ecos no interior de estruturas císticas ou a impossibilidade de acesso adequado a determinada estrutura (como, por exemplo, gás nas alças do sistema digestório).

Esses artefatos resultam do equipamento de US assumir como verdadeiros os seguintes parâmetros descritos a seguir[3]: a onda sonora tem propagação retilínea, os ecos que retornam ao equipamento são de estruturas localizadas somente no eixo do transdutor, a distância é proporcional ao tempo de emissão e recepção da onda sonora, devendo ser estimada a partir de velocidade média fixa para partes moles que é de 1.540 m/s e a intensidade do eco está diretamente relacionada à força de reflexão de determinada estrutura. A Tabela 3.1 resume os diferentes artefatos relacionados com a interação da onda sonora com os tecidos[3].

Tabela 3.1. Classificação dos artefatos relacionados à interação da onda sonora com os tecidos.

Artefatos de propagação
1. Interferência
2. Reflexão Reverberação Trajetória múltipla Imagem em espelho
3. Refração
4. Atenuação Sombra acústica Reforço posterior
5. Lobos laterais
Artefatos de resolução
6. Resolução axial e lateral
7. Espessura do feixe sonoro
Artefatos relacionados a erros de cálculos velocidade/distância
8. Erros de velocidade
9. Ambigüidade de profundidade

ARTEFATOS DE PROPAGAÇÃO

Interferência

A característica física desse tipo de artefato é que a textura homogênea dos tecidos proximais ao transdutor não representa a realidade. No denominado campo proximal cada ponto da imagem não representa um ponto anatômico, mas sim um padrão de interferência construtiva ou destrutiva da reflexão espalhada que ocorre nesta topografia[3,10]. Destaca-se que a representação mais próxima da realidade é a textura obtida na chamada zona focal do transdutor.

Reflexão

A imagem final resultante para análise, no monitor do equipamento de US, é determinada pela recepção e processamento dos ecos refletidos nas diversas interfaces teciduais. Diversos artefatos são resultantes da reflexão sonora como, por exemplo, reverberação, trajetória múltipla, imagem em espelho e suas variantes[11].

Reverberação

A leitura feita pelo equipamento é feita de forma que o feixe sonoro atravessa o tecido uma única vez e o cálculo da distância é feito de forma proporcional ao tempo gasto para a recepção do eco. Nas interfaces com meios que apresentam grande diferença de impedância acústica (tecido mole, ar e tecido mole e osso) a maioria do feixe sonoro é refletida e ao atingir o cristal com alta amplitude é parcialmente absorvida e convertida em imagem. Porém parte significativa foi refletida pelo próprio transdutor de volta ao tecido percorrendo outra vez a mesma trajetória. Assim, as múltiplas vezes que ocorre reflexão entre o transdutor e esta interface até a atenuação completa do feixe, são chamadas de reverberações[3,12]. Neste fenômeno o único fator que o equipamento leva em conta é o tempo de chegada dos sinais que são duas, três ou mais vezes o tempo do primeiro sinal, observando-se na imagem, linhas paralelas eqüidistantes, com as distâncias correspondentes ao tempo de recepção. O fenômeno de reverberação aparece com freqüência: em projeção da parede anterior da bexiga, de cistos e da vesícula biliar quando em grande repleção. Quando a interface está distante do transdutor, apenas uma reverberação ocorrerá, pois a segunda estará fora do alcance da imagem (este exemplo ocorre em falsas lesões posteriores ao útero quando a bexiga se encontra repleta). As Figuras 3.5A, B, C, D e E, 3.6 e 3.7 ilustram com pormenores esse artefato.

Na ecocardiografia transesofágica é freqüente a presença de artefatos de reverberação na porção ascendente da aorta que podem simular dissecação e neste aspecto o modo M é útil para o diagnóstico diferencial[13,14]. O artefato de reverberação denominado **"cauda de cometa"** acontece quando ocorre reverberação onde há grande diferença de impedância acústica entre um objeto e a estrutura adjacente, não sendo portanto conseqüência de múltiplas reflexões entre o transdutor e uma determinada interface. Característica desta modalidade de artefato é seu aspecto de ecos lineares muito próximos e distais à determinada estrutura com reflexão intensa e com característico afilamento da sua porção distal. Este tipo de artefato pode ocorrer em uma variedade de situações como, por exemplo: interfaces tecido e gás (parede de alça intestinal/gás, diafragma/pulmão aerado, parede torácica/pulmão aerado),

ARTEFATOS ULTRA-SONOGRÁFICOS E ECOENDOSCÓPICOS **23**

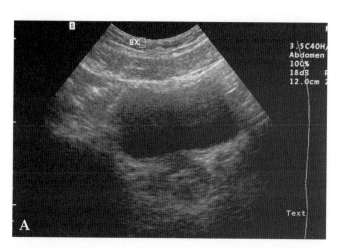
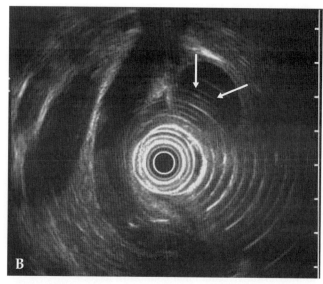

Figura 3.5. Artefatos de reverberação. **A)** Reverberação que ocorre na parede anterior da bexiga urinária. **B)** Fenômeno no interior da vesícula biliar (setas).

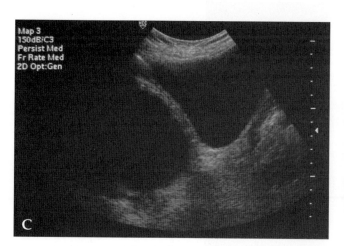
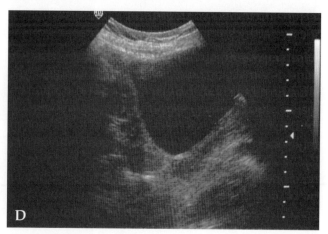

Figura 3.5. Outros artefatos de reverberação. **C)** Falsa lesão expansiva posterior à bexiga urinária determinada pela interface bexiga/alça colônica. **D)** Bexiga urinária da figura 5C com outro ângulo de insonação e desaparecimento da lesão "fantasma".

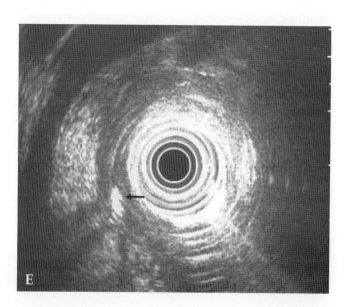

Figura 3.5. E) Reverberação por ar no interior da via biliar mimetizando cálculos (seta).

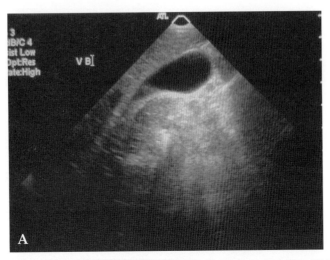 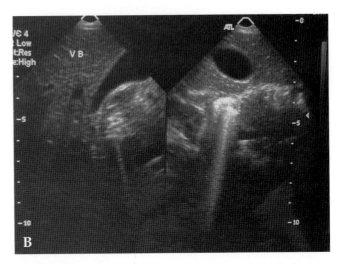

Figura 3.6. A) Artefato de reverberação na vesícula biliar. **B)** Desaparecimento dos ecos no interior da vesícula biliar com outra técnica.

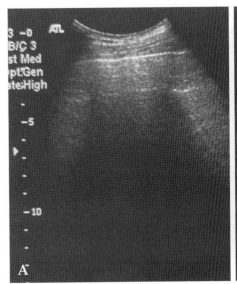 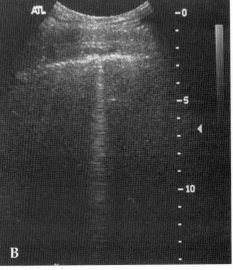

Figura 3.7. Artefatos na interface pleuropulmonar. **A)** Reverberação com linha paralela ao eco pleural. **B)** Artefato em cauda de cometa nesta interface.

tecido/corpos estranhos, interfaces com concreções cálcicas, interface líquido/colóide e presença de colesterol no sistema biliar (Figuras 3.8, 3.9, 3.10, 3.11 e 3.12)[15].

Trajetória múltipla

Esse tipo de artefato ocorre quando a incidência do feixe sonoro se dá sobre uma interface curvilínea ocorrendo trajetória múltipla dos ecos refletidos até atingir o cristal do transdutor[12].

Imagem em espelho

Na gênese desse artefato observa-se que ocorre em interface grande onde o feixe sonoro incide oblíquamente como, por exemplo, entre o diafragma e o pulmão aerado. Foi observada também na interface fígado/estômago distendido. Ocorre também na interface entre parede de alças e conteúdo gasoso (Figuras 3.13, 3.14, 3.15 e 3.16)[11].

ARTEFATOS ULTRA-SONOGRÁFICOS E ECOENDOSCÓPICOS **25**

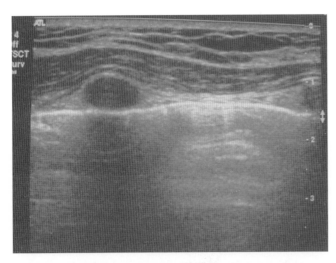

Figura 3.8. Artefato em "cauda de cometa" na interface pleuropulmonar. A ausência deste artefato é útil no diagnóstico do pneumotórax.

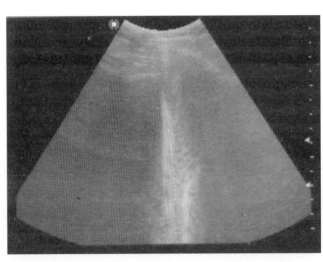

Figura 3.9. Artefato de reverberação por interface metal/partes moles (marcapasso cardíaco posicionado na parede torácica anterior).

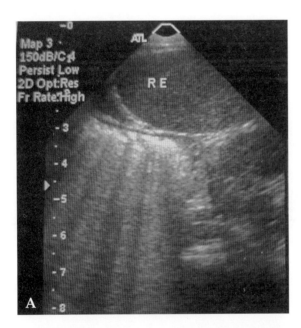

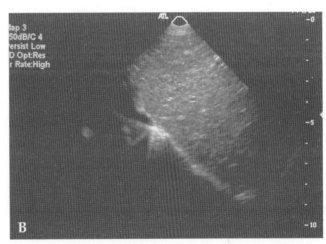

Figura 3.10. Cauda de cometa. **A)** Artefato em cauda de cometa na interface alça-gás. **B)** Mesma interface na interface diafragma-pulmão.

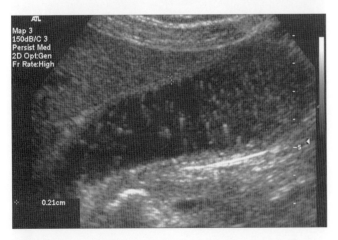

Figura 3.11. Artefato em cauda de cometa na parede da vesícula biliar e na bile.

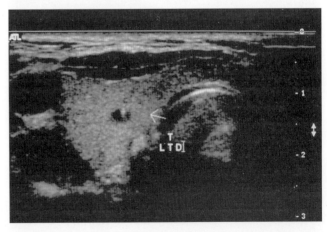

Figura 3.12. Cauda de cometa causado por cisto colóide na tireóide.

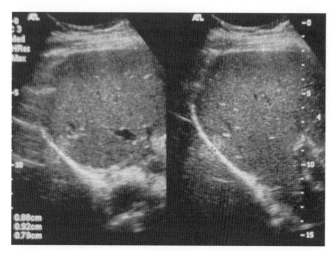

Figura 3.13. Artefato em espelho determinado pelo diafragma com visualização do nódulo em projeção supradiafragmática.

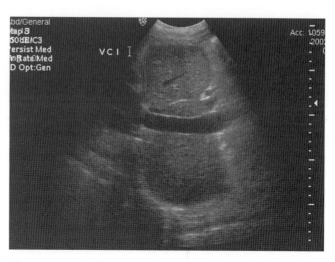

Figura 3.14. Artefato em espelho determinado por refletores vasculares, sendo o fígado visualizado posteriormente à veia cava inferior.

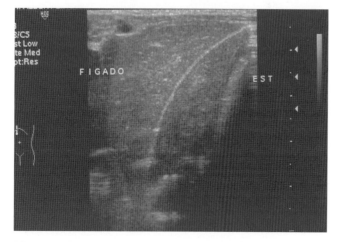

Figura 3.15. Imagem em espelho na interface fígado/câmara gástrica distendida.

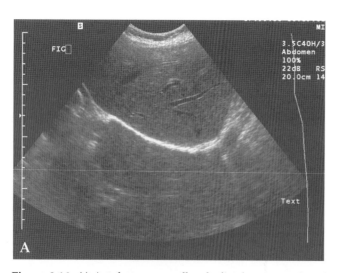
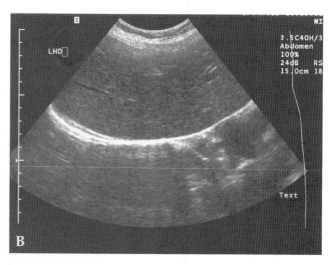

Figura 3.16. A) Artefato em espelho do fígado com parênquima hepático representado acima do diafragma. B) Imagem em espelho da interface diafragma-cápsula hepática.

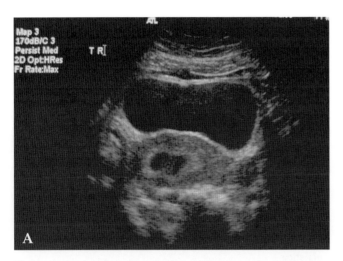 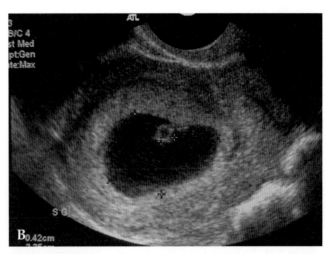

Figura 3.17. Artefato de refração. **A)** Imagem dupla do útero simulando gestação gemelar. **B)** Exame endovaginal demonstrando tratar-se de gestação única.

Refração

Artefato relacionado à mudança de direção do feixe sonoro à medida que passa de um meio a outro. Este fenômeno fará com que uma reflexão apareça impropriamente posicionada na imagem. Na US convencional do tórax e do abdome a cartilagem costal, funciona como lente acústica possibilitando a ocorrência deste fenômeno. Na pelve pode ocorrer a chamada imagem dupla da parede vesical, do útero e da próstata. A explicação está relacionada à refração da onda sonora na interface entre os músculos retoabdominais e a gordura parietal (Figura 3.17).

Atenuação

Na US em geral o fenômeno de atenuação do feixe sonoro nos tecidos fica compensado pelos controles de ganho de tal forma a preservar a homogeneidade da imagem. Na prática clínica, a obesidade e o aumento de tecido adiposo que pode ocorrer no mediastino, fígado, pâncreas, gordura retroperitoneal e parede abdominal prejudicam a observação de estruturas posteriores devido ao incremento da atenuação do feixe sonoro.

Sombra acústica

Estruturas que apresentam alta atenuação do feixe sonoro ou que tenham reflexão elevada do mesmo causam redução da amplitude dos ecos posteriores, sendo este fenômeno denominado sombra acústica posterior. Este artefato e útil para o diagnóstico de cálculos renais, biliares, calcificações parenquimatosas e de paredes de cistos. Destacamos que juntamente com a mobilidade e a definição do foco ecogênico a sombra acústica representa critério maior para o diagnóstico de litíase biliar (Figura 3.18). Estudos "in vitro" demonstram que todo cálculo apresenta sombra acústica o que pode não ocorrer com a análise "in vivo"[3].

Reforço posterior

O artefato denominado reforço acústico posterior é amplamente utilizado na prática para identificar formações líquidas que caracteristicamente apresentam baixa atenuação e podem apresentar o fenômeno físico de refração

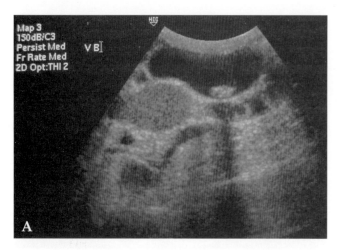
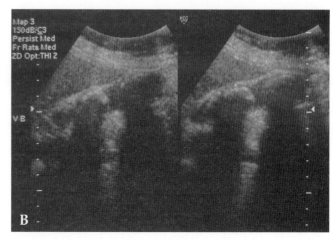

Figura 3.18. Imagens de sombra acústica. **A)** Presença de sombra acústica determinada por cálculo no interior da vesícula biliar que se encontra ocupada por líquido. **B)** Sombra acústica determinada por cálculo em vesícula biliar com conteúdo ecogênico.

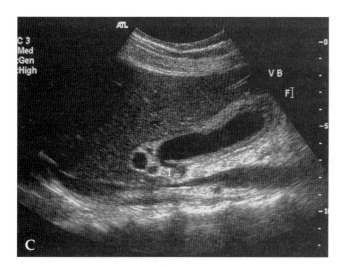
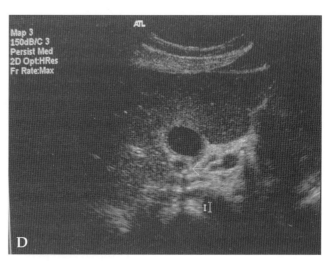

Figura 3.18. Imagens de sombra acústica. **C)** Sombra acústica posterior determinada por pequeno cálculo no infundíbulo da vesícula biliar. **D)** Imagem da figura 3.18c visibilizada em outro corte.

convergente. A explicação para este artefato vem do fato do líquido ter atenuação menor que as parte moles e conseqüentemente há compensação pelo aparelho que compensa a menor atenuação através de um reforço de ecos das estruturas que se posicionam de forma posterior as estruturas líquidas.

Particularmente é importante destacar que há aplicação prática no diagnóstico diferencial de estruturas de natureza líquida que apresentem seu conteúdo mais condensado: abscessos em geral, hematomas, biliomas e endometriomas. Na identificação do hemangioma hepático é importante destacar que o reforço acústico posterior caracteristicamente o diferencia de outras lesões hepáticas nodulares sólidas[3]. No tórax deve-se diferençar este fenômeno da interface refletora que existe entre as lesões pulmonares e pleurais com o pulmão aerado – neste segmento de aplicação da US esse dado deve ser considerado, para não haver falso-positivos de estruturas císticas[16].

Lobos laterais

Este artefato está relacionado ao fato de haver lateralmente ao feixe sonoro, lobos secundários o que determina reflexão em locais impróprios, fora do eixo da imagem. Geralmente encontrados em refletores como o diafragma, bexiga urinária e vesícula biliar, nesta última como resultado da reflexão dos chamados lobos laterais por gás em alça intestinal.

ARTEFATOS DE RESOLUÇÃO

Resolução axial e lateral

Representa este artefato a falha em distinguir dois pontos separados paralelos ao feixe (resolução axial) ou perpendiculares ao feixe (resolução lateral).

Espessura do feixe sonoro

O comportamento físico do feixe sonoro apresenta espessura variável de acordo com a distância da superfície do transdutor, sendo menor na zona focal, e está relacionado à formação de artefatos de imagem. Em estruturas como a vesícula biliar distendida, as grandes estruturas císticas e a bexiga ocorrerão fenômenos relacionados com a espessura do feixe. Como nestas estruturas não há reflexão e suas porções laterais são estruturas refletoras a leitura do equipamento será de uma área contendo ecos de baixa amplitude no seu interior (anecóica). A explicação física é que na zona central do feixe a intensidade da onda sonora é maior e quando a incidência sobre um refletor linear for oblíqua às reflexões provenientes das bordas dos feixes serão representadas na mesma imagem, porém com amplitudes mais baixas, determinando o aspecto dito de "falso resíduo".

A ausência de sombra acústica em alguns cálculos *in vivo* está relacionada à sua localização em uma porção do feixe sonoro cuja espessura é maior que o cálculo.

ARTEFATOS RELACIONADOS A ERROS DE CÁLCULOS VELOCIDADE/DISTÂNCIA

Erros de velocidade

Este fenômeno ocorre quando o valor de velocidade de propagação sonora assumido pela aparelhagem não corresponde à velocidade real da estrutura identificada. Não ocorre habitualmente nos tecidos moles, porém nos tecidos adiposos e no líquido a velocidade de propagação pode ser menor que a assumida ocorrendo à formação de imagem mais distante do transdutor, sendo exemplo deste tipo de artefato a maior distância do diafragma assumida quando há no fígado formações císticas interpondo-se na imagem.

Ambigüidade de profundidade

Os cálculos de distância de determinado refletor são feitos através do tempo de recepção do eco correspondente, dado que o equipamento assume quando os ecos produzidos por determinado pulso são recebidos antes da emissão seguinte. Ocorrerá este artefato quando a freqüência de repetição de pulso (FRP) for demasiadamente alta, fato esse que fará com que o equipamento ao receber o eco correspondente ao pulso anterior ao último, não tem capacidade para reconhecê-lo como tal. Neste cenário o referido refletor é posicionado mais próximo do transdutor do que realmente ocorre, pois o tempo de recepção que a aparelhagem assume está relacionado ao último pulso e não ao pulso imediatamente anterior que produziu o eco. Este tipo de artefato é facilmente encontrado em áreas líquidas como a bexiga e a vesícula biliar[3].

REFERÊNCIAS BIBLIOGRÁFICAS

1. Rosch T. Endoscopic ultrasonography artifacts and problems of interpretation. Gastrointest Endosc 1996;43(2 Pt 2):S10-2.

2. Boyce HW, Jr. Training in endoscopic ultrasonography. Gastrointest Endosc 1996;43(2 Pt 2):S12-5.

3. Resende CMC. Artefatos. In: Resende CMC, editor. Artefatos em ultra-sonografia e suas bases físicas. Rio de Janeiro: Revinter; 1988. p. 39-88.

4. Jaffe CC, Harris DJ, Taylor KJ, Viscomi G, Mannes E. Sonographic transducer performance cannot be evaluated with clinical images. AJR Am J Roentgenol 1981;137(6):1239-43.

5. Ardengh JC, Pauphilet C, Ganc AJ, Colaiacovo W. Endoscopic ultrasonography of the pancreas: technical aspects. GED 1994;13(2):61-68.

6. Snady H. Endoscopic ultrasonography images of the normal retroperitoneum. Gastrointest Endosc Clin North Am 1992;2:637-56.

7. Tio TL, Kallimanis GE. Endoscopic ultrasonography of perigastrointestinal lymph nodes. Endoscopy 1994;26(9):776-9.

8. Odegaard S, Nesje LB, Gilja OH, Hausken T, Berstad A, Eriksen R, e col. [High frequency ultrasonography of the gastrointestinal wall]. Tidsskr Nor Laegeforen 1996;116(12):1455-9.

9. Wiersema MJ, Wiersema LM. High-resolution 25-mega-hertz ultrasonography of the gastrointestinal wall: histologic correlates. Gastrointest Endosc 1993;39(4):499-504.

10. Jaffe CC, Harris DJ. Sonographic tissue texture: influence of transducer focusing pattern. AJR Am J Roentgenol 1980; 135(2):343-7.

11. Wilson SR, Burns PN, Wilkinson LM, Simpson DH, Muradali D. Gas at abdominal US: appearance, relevance, and analysis of artifacts. Radiology 1999;210(1):113-23.

12. Kremkau FW, Taylor KJ. Artifacts in ultrasound imaging. J Ultrasound Med 1986;5(4):227-37.

13. Evangelista A, Garcia-del-Castillo H, Gonzalez-Alujas T, Dominguez-Oronoz R, Salas A, Permanyer-Miralda G, e col. Diagnosis of ascending aortic dissection by transesophageal echocardiography: utility of M-mode in recognizing artifacts. J Am Coll Cardiol 1996;27(1):102-7.

14. Losi MA, Betocchi S, Briguori C, Manganelli F, Ciampi Q, Pace L, e col. Determinants of aortic artifacts during transesophageal echocardiography of the ascending aorta. Am Heart J 1999;137(5):967-72.

15. Lafortune M, Gariepy G, Dumont A, Breton G, Lapointe R. The V-shaped artifact of the gallbladder wall. AJR Am J Roentgenol 1986;147(3):505-8.

16. Francisco Neto MJ. Proposta de classificação ultra-sonográfica dos derrames pleurais [Doutorado]. São Paulo: Universidade de São Paulo; 1998.

4

PRINCÍPIOS FÍSICOS E INDICAÇÕES DO DOPPLER E POWER DOPPLER

Sérgio Kodaira

MAPEAMENTO DOPPLER

O princípio de mapeamento Doppler foi introduzido na ultra-sonografia (US) no início da década de 1980. Christian Andreas Doppler descobriu este princípio em 1841 quando professor de matemática aplicada na Universidade de Praga. Doppler estimou que numa situação hipotética em que uma estrela binária tivesse sua eclíptica no plano de visualização da Terra, a estrela orbital quando de sua aproximação teria sua luz desviada para o azul e quando se distanciasse, a luz seria desviada para o vermelho. Tudo ocorreria como se os comprimentos de onda de luz fossem "comprimidos" ou "esticados" proporcionalmente à direção e velocidade de movimento orbital da estrela. Na verdade, em cada uma destas situações parte da radiação infravermelha e ultravioleta até então invisíveis cairiam na faixa da luz visível, mantendo a luz da estrela constante. Entretanto, as faixas de absorção espectroscópicas seriam desviadas para o vermelho ou para o azul, conforme o esperado por Doppler[1].

Esse fenômeno foi então evidenciado para uma série de outras situações em que radiações periódicas, sejam eletromagnéticas ou mecânicas fossem emitidas ou recebidas por fontes ou observadores em movimento relativos entre si. Em qualquer dessas situações, se a fonte e os pontos observados estiverem em movimento relativo de aproximação, as freqüências percebidas, pelo observador serão maiores que as emitidas pela fonte e, quando o movimento for de distanciamento relativo, o observador perceberá freqüências menores que as realmente emitidas pela fonte. A diferença de freqüências entre a emissão e a detecção do fenômeno será proporcional à velocidade relativa entre fonte e observador[2,3].

32 PARTE II – PRINCÍPIOS DA ULTRA-SONOGRAFIA

No caso da US, fonte e observador (transdutor) são o mesmo objeto. Entretanto, estruturas internas em movimento podem refletir ecos ultra-sônicos que chegarão ao transdutor com freqüência diferente da emitida, diferença esta proporcional à velocidade relativa de deslocamento do refletor[2-4].

Utilizando o mapeamento Doppler pode-se observar e medir a velocidade de movimentação de estruturas corporais, notadamente o fluxo sangüíneo[5].

O equipamento de US emite um pulso ultra-sônico que será refletido por estruturas em movimento tais como grupamentos de hemácias. O eco gerado por esse tipo de reflexão terá uma freqüência ligeiramente diferente do pulso efetivamente emitido pelo equipamento, com sua variação proporcional à velocidade relativa entre o refletor e o transdutor. Segue a correspondência:

$$Fd = \frac{2 \ F0 \ v \ \cos \theta}{C}$$

Fd corresponde à freqüência do eco recebido, **F0** à freqüência original do pulso ultra-sônico, **v** à velocidade de deslocamento das hemácias, **c** à velocidade do som e θ ao ângulo formado entre o feixe ultra-sônico e o vetor de movimento das hemácias.

Na verdade, podemos considerar que apenas a componente vetorial que é paralela à direção de propagação do feixe ultra-sônico contribui para o efeito Doppler e esta é proporcional ao cosseno do ângulo formado. Isso tem implicações práticas importantes, pois se a direção de propagação do fluxo é perpendicular à propagação do feixe ultra-sônico, não ocorrerá efeito Doppler: o componente vetorial de velocidade é nulo e para o equipamento, não há deslocamento relativo dos refletores em relação ao transdutor. O cuidado ao observar o ângulo formado entre o feixe ultra-sônico e a direção de trajeto do vaso é fundamental para não subestimarmos ou superestimarmos a velocidade sangüínea[5]. Ângulos menores que 60° são ideais pois seus cossenos são maiores que 1/2, ou seja, mais de 50% do vetor de velocidades contribui para o efeito Doppler. Ângulos acima de 60° têm cossenos menores que 1/2, portanto com pequena contribuição para o efeito Doppler, aumentando a margem de erro nas estimativas de velocidade[2,3,5].

Os equipamentos de mapeamento Doppler podem trabalhar de diversos modos para obter as informações de velocidade. Nos equipamentos Doppler de onda contínua um feixe ultra-sônico é continuamente gerado e os ecos continuamente recebidos pelo equipamento. Assim, caso o feixe intercepte algum refletor em movimento, as diferenças de freqüência serão estimadas com velocidade de propagação. Infelizmente, como no caso da US convencional, a onda continuamente refletida chega também ao transdutor de forma constante, sendo impossível estimar a localização dos refletores[2,5]. Da mesma maneira se o feixe ultra-sônico interceptar mais de um vaso ao longo de sua trajetória de propagação, o efeito Doppler de todos estes vasos será registrado indiscriminadamente, não se podendo separar quais sinais se originam de profundidades diferentes. Mesmo assim, os sistemas de onda contínua ainda são amplamente utilizados em laboratórios vasculares para a avaliação da permeabilidade vascular, em obstetrícia para monitoragem cardíaca fetal e em cardiologia onde velocidades muito altas têm de ser amostradas sem ambigüidade[6,7].

Para solucionar o problema da falta de informação com respeito à profundidade do vaso que origina o sinal Doppler, aperfeiçoaram sistemas de Doppler pulsado em que pulsos ultra-sônicos de curta duração são emitidos e seus ecos recebidos apenas num intervalo discreto de tempo. Desta maneira, como na US convencional, cada intervalo de tempo entre a emissão de um pulso e a recepção de um eco corresponde a uma profundidade determinada ao longo da trajetória de propagação do pulso. Se o equipamento recebe sinais apenas num período curto de tempo pré-determinado e com intervalos determinados, ele pode estimar o tamanho da região amostrada e sua profundidade. Obtemos assim um ganho substancial em resolução espacial. Entretanto, a simples estimativa de deslocamento de freqüência Doppler não nos assegura o conhecimento da velocidade de deslocamento: é necessário também a estimativa do ângulo formado entre o feixe ultra-sônico e o vetor de fluxo. Nos sistemas pulsados simples, esta estimativa de ângulo é realizada puramente em uma base anatômica padrão que nem sempre reflete de forma acurada a anatomia particular de um indivíduo ou de um dado leito vascular[8,9].

SISTEMA DUPLEX

Um dos avanços mais significativos em relação ao mapeamento Doppler foi a introdução do **sistema Duplex** em que simultaneamente são obtidas informações a respeito das velocidades de fluxo e imagens ultra-sonográficas em modo B[5,9]. Desta maneira, avaliando-se simultaneamente o deslocamento de freqüências Doppler e a imagem do vaso analisado, podemos estimar com fidelidade a direção de propagação das hemácias, conhecendo-se o ângulo θ e corrigindo-se os valores de maneira a obter a velocidade das hemácias[5,8,9].

O sistema de Doppler pulsado, devido a características inerentes à sua tecnologia ao mesmo tempo em que melhora a resolução espacial com respeito à informação produz dados de freqüência com uma faixa de ambigüidade (ver "Artefatos", capítulo 3)[8,9].

MAPEAMENTO DOPPLER COLORIDO

Nos sistemas de mapeamento Doppler colorido, uma segunda matriz de dados bidimensional é apresentada sobre a imagem modo B, codificando o movimento. Este segundo mapa é produzido a partir dos dados coletados num segundo mapeamento pulsado em que são amostrados os deslocamentos Doppler numa região de interesse (*color box*). Os pontos onde o deslocamento Doppler é detectado são codificados em relação à sua velocidade e direção de fluxo, obtendo-se assim um mapa bidimensional da distribuição de velocidades dentro da região de interesse. Cada "pixel" é codificado de acordo com um grupo de pulsos. Para obtermos as informações de movimento e velocidade de maneira rápida é utilizada uma "propriedade transformada de Fourier", denominada autocorrelação. Essa propriedade revela que toda vez que um pulso ultra-sônico é refletido por um objeto em movimento, o deslocamento de freqüências gerado causa também um deslocamento da fase do sinal. Medindo-se dois ou mais pulsos, a diferença de fase acumulada entre o pulso emitido e o eco recebido é proporcional ao deslocamento de freqüências. Assim, no mapeamento colorido, ao invés de calcularmos seguidamente a "propriedade transformada de Fourier" para cada ponto, apenas comparamos a fase dos ecos recebidos com os pulsos emitidos, estabelecendo-se uma estimativa da velocidade média em cada "pixel"[8,10]. É importante ressaltar que como a velocidade amostrada é a média, não se pode fazer estimativa segura quanto ao diagnóstico clínico, nas situações em que a velocidade absoluta é o critério diagnóstico[8].

34 PARTE II – PRINCÍPIOS DA ULTRA-SONOGRAFIA

Um exame que simultaneamente são amostradas as imagens modo B, o mapeamento colorido e a aquisição das formas de onda pelo Doppler pulsado são denominados estudo Triplex[11].

As velocidades são amostradas em mapas coloridos com escala específica de acordo com dois parâmetros fundamentais: velocidade e direção de fluxo. Alguns sistemas permitem a obtenção da variação da velocidade ao longo da amostra obtida (mapas de variância) o que ajuda na avaliação semiquantitativa da distribuição das lâminas de fluxo intravascular[12,13].

MAPEAMENTO DOPPLER DE AMPLITUDE

Outra forma de amostrar a movimentação sangüínea é o mapeamento Doppler de amplitude, em que ao invés de apresentar as imagens coloridas dos pontos onde há movimento detectável pela distribuição de velocidade, pontos coloridos representam apenas as regiões onde há movimento, não importando sua velocidade ou direção. Isso aumenta a sensibilidade do método em velocidades menores e vasos pequenos que apresentam baixa amplitude do sinal. Além dessas características, também são otimizados os parâmetros de aquisição como: o número de pulsos para cada amostra colorida, o aumento da persistência do sinal e o número de interpolações de pontos por amostragem[8,10-13]. Imagina-se que haja aumento da sensibilidade para a identificação de vasos de pequeno calibre, mas a resolução espacial desse mapeamento é muito menor se comparada ao mapeamento em modo B.

REFERÊNCIAS BIBLIOGRÁFICAS

1. Martinez P, Klotz AA, ed. Practical guide to CCD astronomy. Cambridge: Cambridge University Press; 1998.

2. Kremkau FW, ed. Doppler ultrasound principles and instruments. 2 ed Philadelphia: W.B. Saunders; 1995.

3. Icke V, ed. The force of simmetry. Cambridge: Cambridge University Press; 1995.

4. Barnett SB, Kossof G, ed. Safety of diagnostic ultrasound. 1 ed New York: Parthenon Publishing Group; 1998.

5. Lanzer P, Lipton M, ed. Diagnostics of vascular diseases: principles and technologies. Berlin: Springer; 1997.

6. Baba K, Jurkovic D, ed. Three-dimensional ultrasound in obstetrics and gynecology. New York: Parthenon Publishing Group; 1997.

7. Kurjak A, ed. Three-dimensional power Doppler in obstetrics & gynecology. New York: Parthenon Publishing Group; 2000.

8. Giancoli DC, ed. Physics: Principles with applications. 3 ed. New York: Hall International Inc.; 1991.

9. Strandness Jr DE, ed. Duplex scanning in vascular disorders. 2 ed. New York: Raven Pres; 1993.

10. Nanda N, Schlief R, Goldberg BB, ed. Advances in echo imaging using contrast enhancement. 2 ed. Dordrecht: Kluwer Academic Publishers; 1993.

11. Bogdahn U, Becker G, ed. Echoenhancers and transcranial color duplex sonography. 1 Berlin: Blackwell Science; 1998.

12. Goldberg BB, ed. Ultrasound contrast agents. Saint Louis: Mosby/Martin Dunitz; 1997.

13. Bolondi L, Gandolfi L, Labó G, ed. Diagnostic ultrasound in gastroenterology. 1 ed Butterworths: Piccin; 1984.

5

USO DE CONTRASTE EM ULTRA-SONOGRAFIA

LUIS ANTONIO DE CASTRO

INTRODUÇÃO

Wilhelm Conrad Roentgen não imaginava que sua descoberta, o raio X, seria modelo de desenvolvimento e criação de outros métodos de imagem, e que esses métodos influenciariam a prática médica de forma tão intensa, interagindo em diferentes situações diagnósticas, terapêuticas e no prognóstico das diferentes doenças.

Sua penetração na prática médica é função da simplicidade, reprodutibilidade, grau de salubridade e custo. Nesse sentido, a ultra-sonografia (US) tornou-se um dos métodos de imagem mais difundidos.

O modo B em tempo real é o atual padrão da formação de imagem ultrasonográfica, caracterizada pela emissão de pulsos de ultra-sonografia que interagem com o tecido, retornando ecos de mesma freqüência, esses ecos são interpretados segundo o tempo de aquisição e a amplitude do sinal acústico. Se por um lado a imagem em tempo real melhorou em muito a resolução temporal dos aparelhos de US, por outro não houve melhora significativa da resolução de contraste e da relação sinal/ruído.

A resolução de contraste à US é de moderado grau em relação aos exames de tomografia computadorizada (TC) e de ressonância magnética (RM), assim doenças com propriedades acústicas semelhantes terão a diferenciação do tecido comprometida.

Técnicas como o Doppler espectral colorido e de amplitude (power Doppler) acrescentaram informações referentes a alterações hemodinâmicas, caracterizando a velocidade de fluxo, resistência e pulsatilidade vascular, contudo mostram-se pouco eficientes para caracterizar lesões em órgãos parenquimatosos, quer pela baixa especificidade, querem pelas dificuldades técnicas inerentes ao método como a variação da freqüência Doppler, a atenuação do feixe sonoro, a amplitude do eco e os artefatos de movimentação[1,2].

A TC e a RM possuem resolução de contraste superiores à US e isso deve-se em grande parte à capacidade desses métodos de utilizarem meios de contraste.

36 PARTE II – PRINCÍPIOS DA ULTRA-SONOGRAFIA

Os primórdios da pesquisa envolvendo meios de contraste à US são de 1968, quando Gramiak e Shah[3] injetaram solução salina agitada mecanicamente na aorta e notaram a formação de ecos que foram explicados como bolhas de gás causando maior reflexão do sangue. Essas bolhas não ultrapassavam a barreira pulmonar e rapidamente desapareciam. Alguns anos se passaram para que as pesquisas com meios de contraste ultra-sonográficos evoluíssem efetivamente, os fatores que influenciaram esse período de latência foi o desenvolvimento de substâncias estáveis, que ultrapassassem a barreira pulmonar; não produzissem artefatos; fossem de fácil utilização e desprovidos de toxicidade[4].

Assim sendo, a efetividade dos agentes de contraste depende dos seus componentes e do processamento do sinal acústico.

CONTRASTE

Farmacocinética e os agentes de contraste

Após as constatações de Gramiak e Shah[3], diferentes substâncias foram testadas como meios de contraste (verde de indometacina, dextrose e sorbitol), elas não ultrapassavam a barreira pulmonar devido às suas dimensões e tampouco seus efeitos eram duradouros[5]. A partir dos anos 80, o Echovist (Shering, Germany) foi a primeira substância comercializada e apesar de mais estável não ultrapassava a barreira pulmonar.

Diminuir a dimensão da microbolha e aumentar a estabilidade dos agentes de contraste foi o principal objetivo para melhorar o seu desempenho. A estabilidade dos agentes de contraste depende dos componentes capsulares e do seu conteúdo.

Diferentes componentes capsulares foram desenvolvidos a base de galactose, albumina desnaturada, lipídeo, surfactante ou polímero, que impedem de diferentes formas a eficiência desses agentes. Os gases têm melhor dispersão acústica que os líquidos, devido a sua densidade e compressibilidade.

Os agentes de primeira geração são constituídos por ar que apresentam curta duração vascular, já os de segunda geração são gases de maior peso molecular que reduzem o coeficiente de difusão e conseqüentemente aumentam a longevidade, melhorando sua resposta na fase vascular.

Curvas de intensidade em função do tempo, comparando microbolhas de gás e glóbulos vermelhos marcados, demonstraram comportamentos semelhantes. Assim, os agentes de contraste além de realçarem o leito vascular, permitem auferir sobre o comportamento do sangue[6].

Após 5 minutos da injeção endovenosa de contraste, alguns agentes como o Levovist e Sonovist, não são mais detectados na corrente sangüínea, eles permanecem represados nos sinusóides hepáticos e são fagocitados pelas células de Kuppfer, contribuindo efetivamente para diferenciar o tecido hepático normal do patológico, como por exemplo nas metástases onde não há sinusóides[7,8].

O Levovist (SH U 508 A, Shering, Germany) é constituído por microbolhas de ar que aderem as partículas capsulares quando dissolvidas em água estéril[9] diâmetro médio de 2μm e são mais estáveis que o seu predecessor, o Echovist, devido ao invólucro ser composto pela combinação de 0,1% de ácido palmítico e 99,9% de galactose. O ácido palmítico age como surfactante, dando maior estabilidade as microbolhas e permitindo que ultrapassem a barreira pulmonar. Atualmente, o uso do Echovist está restrito ao contraste da permeabilidade tubária (trompa de Falópio) e estudos de refluxo vesico-ureteral em crianças[10,11].

O Albunex contém microbolhas de ar envolvidas por albumina humana sonicada, que rapidamente se difundem para o sangue, tempo insuficiente para um estudo adequado[12]. A substituição do ar por um gás de alto peso molecular melhorou seu desempenho, surge Optison (FS 069, Mallinkrodt Medical, St Luis, MO) constituído por microesferas de albumina humana contendo octafluoropropano, um gás inerte cujo diâmetro médio é de 3,5µm. O gás é eliminado pelo pulmão quase que completamente em 10 minutos e tem meia-vida de 1,3 minutos, não havendo reação imune associada ao uso de albumina sérica humana[12].

O sonovue contem hexafluorido de enxofre (SF6, Bracco, Milão), estabilizado por membrana de fosfolipídio,[13] metabolizado pelo pulmão, onde 40 a 50% da dose administrada é eliminada no primeiro minuto e 80 a 90% eliminada após 11 minutos da sua administração[14]. Cerca de 80% da ecogeneicidade é proveniente de bolhas cujo diâmetro varia entre 3 a 9µm[15].

O Definity (DMP115,DU Pont Merck, Billerica, Mass.) é composto por perfluoropropano, estabilizado por fosfolipídios. O Echogen (QW3600, Abbott, Chicago, IL) é uma emulsão líquida que contém dodecafluoropentano, um perfluorocarbono que tem ponto de ebulição de 28,5ºC, baixa difusão e solubilidade em plasma, o diâmetro varia entre 2 e 8µm.

Interação das microbolhas com as ondas sonoras

Após penetrarem na corrente sangüínea, através da circulação periférica, as microbolhas expostas ao feixe acústico são excitadas, essa interação ocorre desde o coração até a microcirculação. Devido ao diâmetro das microbolhas, elas permanecem somente na circulação sangüínea, diferentemente dos meios de contraste da TC e RM que se difundem para o espaço extravascular.

É admirável observar como pequena quantidade de microbolhas, com dimensões inferiores aos glóbulos vermelhos, são muito mais refringentes que o sangue em aproximadamente 25dB[16]. A explicação para esse fato advém dos movimentos oscilatórios das bolhas submetidas a alterações pressóricas das ondas sonoras, que criam uma grande variação de impedância acústica agindo como forte refletor. Porém a intensidade do sinal acústico recebido é desproporcionalmente maior que o previsto, sendo uma função da freqüência e da variação do raio da bolha, o que sugere a existência de fenômenos de ressonância, onde grande parte do movimento cinético é transformado em sinal acústico, com incremento acentuado da intensidade de dispersão do gás (Figura 5.1).

O sinal acústico recebido torna-se também qualitativamente diferente, na medida em que deixa de conter somente a freqüência emitida pelo transdutor (resposta linear) para conter freqüências maiores, iguais e menores que essa freqüência (reposta não linear).

A freqüência emitida pelo transdutor é chamada de freqüência fundamental e as demais são freqüências harmônicas, o dobro da freqüência fundamental é a segunda harmônica e corresponde ao maior pico de intensidade sonora após a freqüência fundamental (Figuras 5.2 e 5.3).

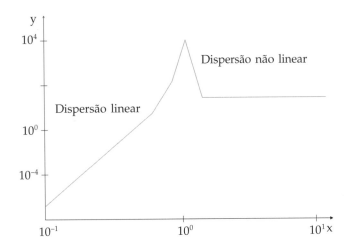

Figura 5.1. Relação entre a dispersão das microbolhas e freqüência. A proporção da secção transversa do dispersor/secção transversa física da bolha (y) varia em função da razão entre a freqüência acústica e a freqüência de ressonância (x). Observe que quando a freqüência acústica é igual à freqüência de ressonância (10^0) há aumento significativo da dispersão acústica. Abaixo da freqüência de ressonância, a força da dispersão do eco é proporcional à sua quarta potência e acima da freqüência de ressonância é proporcional às características físicas das bolhas, sofrendo pequenas variações quantitativas.

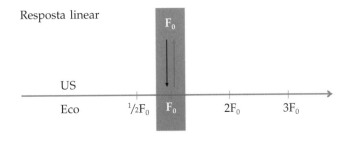

Figura 5.2. Relação entre a freqüência do som emitido pelo transdutor e a recebida pela reflexão do tecido. Na US convencional, o transdutor emite ondas com freqüência única (F_0) e retornam ecos do tecido (Eco) na mesma freqüência.

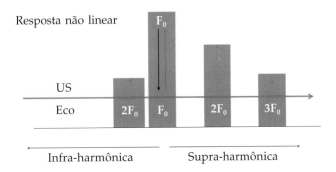

Figura 5.3. Ondas harmônicas. Relação entre a freqüência do som emitido pelo transdutor e a recebida pela reflexão do tecido. Após a emissão da freqüência fundamental (F_0), os ecos que retornam ao transdutor têm diferentes freqüências. A segunda harmônica tem freqüência igual ao dobro da freqüência fundamental ($2F_0$) e uma amplitude menor. A terceira harmônica corresponde a $3F_0$ com amplitude menor que a segunda harmônica.

A eficiência das microbolhas de contraste à US depende das propriedades físicas dos agentes e do processamento do sinal acústico. A potência acústica emitida é indicada pelo índice mecânico (IM), que juntamente com a freqüência acústica transmitida e a atenuação do feixe sonoro, representam a pressão acústica local (PAL)[17].

As microbolhas são mais sensíveis aos movimentos de expansão que contração devido a sua fragilidade capsular. Aumentando-se progressivamente a PAL, os movimentos oscilatórios simétricos passam a assimétricos e finalmente entram em colapso. A resposta não linear também aumenta progressivamente, sendo máxima, porém fugaz, quando as bolhas se rompem (Figura 5.4).

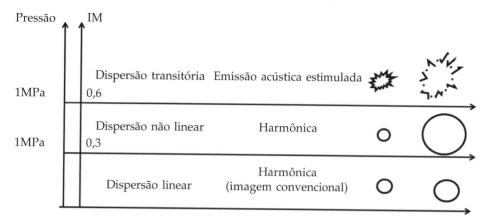

Figura 5.4. Influência da pressão acústica sobre o movimento oscilatório das microbolhas. Esse movimento é simétrico quando a pressão acústica é baixa (IM < 0,3) o que causa uma dispersão linear. O não linear apresenta pequeno número de harmônicas. Quando a pressão acústica é intermediária (0,3 < IM < 0,6), o movimento das bolhas deixa de ser simétrico e passa a produzir maior número de harmônicas. Pressão acústica elevada (IM > 0,6) estimula a ruptura das bolhas o que gera grande dispersão acústica. Note que as bolhas são mais sensíveis ao movimento de expansão que a contração quando a pressão acústica é maior que 100KPa.

Baixa potência acústica

Com o índice mecânico (IM) inferior a 0,1 poucas microbolhas são destruídas e seu efeito é secundário a resposta linear, com movimentos (vibratórios) simétricos. O coeficiente de dispersão é proporcional a sexta potência do raio da bolha. Úteis para estudos com Doppler da vascularização perilesional[17].

Potência acústica intermediária

A potência acústica intermediária ou IM entre 0,1 e 0,5 associa-se à freqüência acústica adequada, produzindo uma resposta não linear com movimentos oscilatórios simétricos e assimétricos. Rico em ondas harmônicas.

Alta potência acústica

O IM maior que 0,6 produz intensa resposta não linear, com movimentos preferencialmente assimétricos. O aumento progressivo do IM produz destruição maciça e súbita das bolhas, de tal forma que após um curto pulso à US gerando um sinal acústico intenso e transitório, rico em harmônica, que pode ser detectado pelo modo B, Doppler colorido e power Doppler. Úteis para estudo da microcirculação hepática.

TÉCNICAS E SEQÜÊNCIAS ULTRA-SONOGRÁFICAS

A aplicação dos meios de contraste em imagens da US utilizam técnicas convencionais, técnicas harmônicas associadas ou não ao Doppler colorido e de amplitude. A escolha de uma técnica ou sua associação permitirá observar os eventos em diferentes fases, maximizando os seus resultados.

Imagem convencional

A imagem em modo B convencional com contraste não produz intensificação significativa do sinal acústico, isso porque essa técnica utiliza IM alto que destrói as bolhas e capturam somente a freqüência fundamental. O sinal acústico produzido tem intensidade semelhante ao tecido ao seu redor, não melhorando a acurácia do método.

O Doppler colorido e em especial o power Doppler aumentam a sensibilidade de detecção das microbolhas, porém produz artefatos de vivacidade de cor (*color blooming*) e artefatos secundários a movimentação[18].

Emissão acústica estimulada

Durante exames utilizando imagens contrastadas com Doppler colorido convencional e alto IM, observou-se que o sinal Doppler era de maior amplitude quanto maior o intervalo de tempo sem exposição das bolhas ao feixe acústico, e aproximadamente após cinco minutos, somente existiam bolhas no parênquima hepático. Contrastes com o Levovist e o Sonovist demonstram claramente essa propriedade, sendo específica para o território hepatoesplênico[7,8].

O sinal intenso no modo B e o aspecto em mosaico característico no Doppler colorido e power Doppler, foi associado a ruptura das microbolhas recebendo o nome de emissão acústica estimulada (EAE),[19] porém o principal efeito não era causado pela sua ruptura e sim pela súbita perda de sinal, decorrente do colapso das microbolhas, causando uma descontinuidade entre pulsos sucessivos de Doppler. Essa descontinuidade, captada pelo circuito de autocorrelação, produz uma variação de freqüência que gera o sinal em mosaico no Doppler colorido, chamado de efeito de perda de correlação de sinal (Figura 5.5)[20]. O efeito de perda de correlação de sinal é observado em imagens tardias onde o contraste encontra-se na microcirculação (sinusóides).

Esse método possui alta sensibilidade, onde cada microbolha, que produz um sinal acústico é visível no monitor. Além disso, não são necessários transdutores e softwares específicos. Todavia, existem algumas desvantagens relacionadas ao método de EAE, que são o próprio efeito transitório, dificuldade em avaliar lesões profundas, maiores que 10cm; dependência da zona focal; resolução espacial e temporal inferiores ao modo B e dificuldade em realizar biópsias concomitantemente[21].

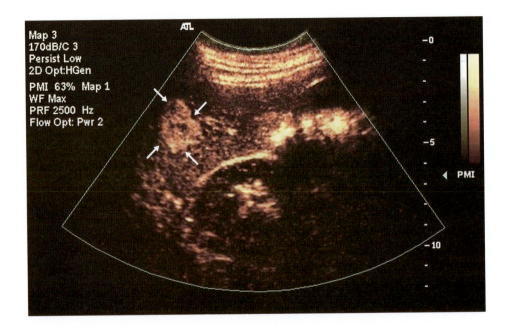

Figura 5.5. Emissão Acústica Estimulada. O IM > 0,6 causa a ruptura das microbolhas e perda de correlação de sinal, criando um forte sinal dependente da sua concentração. No caso, a HNF tem maior sinal acústico que o parênquima adjacente durante a fase tardia. Note a definição da cicatriz central (setas) característica da HNF.

Imagens harmônicas convencionais com e sem Doppler

A imagem harmônica convencional foi a primeira modalidade de imagem a reconhecer as propriedades não lineares das microbolhas[22].

O sinal Doppler harmônico tem a freqüência igual ao dobro da freqüência fundamental; a velocidade do sangue, por não se modificar, tem a mesma variação de freqüência Doppler, desse modo a variação de cor e o espectro Doppler são praticamente iguais entre o método convencional e harmônico. Já a intensidade da cor e do espectro são maiores devido a maior amplitude do sinal.

O método harmônico é menos sensível aos artefatos de sombra acústica posterior e movimentação, a relação sinal/ruído é superior às imagens em modo B convencional, além do tempo de ação ser maior[23].

Apesar desse método aumentar significativamente o sinal acústico proveniente de pequenos vasos, a interferência de ondas fundamentais e harmônicas provenientes do tecido adjacente, tornam necessárias a utilização de filtros, diminuindo a resolução do sistema.

Imagens com pulso invertido

Os ventos sopram na direção em que possam existir imagens contrastadas com alta sensibilidade em modo B e livres dos artefatos de movimentação das imagens coloridas. O dilema das imagens harmônicas convencionais reside na deterioração da resolução do método ora causado pela sobreposição entre sinais lineares e não lineares ora pela utilização de filtros.

No modo de pulso invertido, dois sinais consecutivos são produzidos, sendo um deles fora de fase (defasados em 180°). O sinal que retorna para o transdutor é composto por ecos lineares e não lineares. Os ecos lineares, provenientes do tecido, por serem simétricos e de fase invertida, são cancelados. Os ecos não lineares, gerados pelos movimentos vibratórios das bolhas, produzem um sinal acústico de forte intensidade rico em harmônicas[24]. A resultante, portanto é uma forma harmônica produzida por subtração de imagem e não pela utilização de filtros (Figuras 5.6 e 5.7).

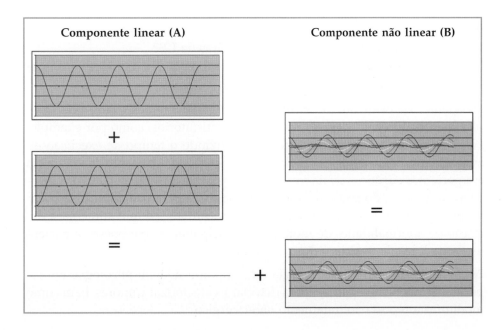

Figura 5.6. Imagem com pulso invertido. **A)** Componente linear. Dois pulsos de fase invertida se anulam.
B) Componente não linear. Microbolhas após serem excitadas produzem um pool de freqüências, com amplitude menor que o componente linear.

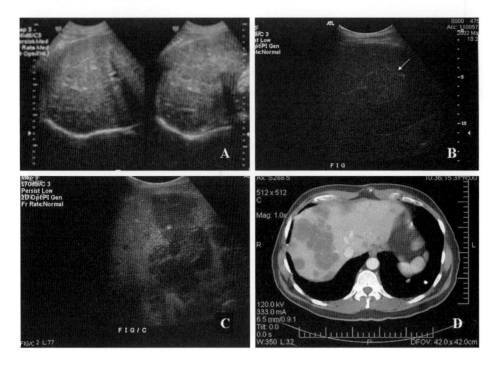

Figura 5.7. US com pulso invertido e contraste. **A)** Imagem em modo B convencional mostra alterações do tecido de limites imprecisos no lobo direito hepático. **B)** Modo com pulso invertido na fase arterial precoce. Observe a perda de definição dos limites do fígado e da textura hepática, devido o cancelamento de dois pulsos lineares fora de fase, As finas imagens hiperecogênicas representam o início da fase arterial (seta). **C)** Fase portal: hiperecogeneicidade do parênquima hepático normal e uma grande lesão hipoecogênica, devido a ausência de sinusóides hepáticos, sugestivo de metástase. **D)** TC na fase portal confirma os achados ultra-sonográficos.

Outra diferença importante, na imagem com pulso invertido, é que o transdutor envia e recebe uma banda larga de freqüências e na imagem harmônica convencional é selecionada somente a segunda harmônica[25].

A imagem com pulso invertido tem ótima resolução de contraste e espacial. A resolução temporal é um pouco prejudicada, devido à redução da freqüência de quadros, causada pela utilização de dois pulsos consecutivos, fato que não prejudica a qualidade da imagem, pois são úteis na avaliação da microcirculação. Não há também os artefatos de vivacidade de cor e são praticamente abolidos os artefatos de movimentação.

USO CLÍNICO

Os agentes de contraste já foram utilizados em mais de 60 países e após anos de pesquisa e desenvolvimento estão em diferentes fases de testes clínicos, porém algumas questões são pertinentes:

1) Os agentes de contraste alteram as fronteiras da US?
2) Até que ponto os agentes de contraste se sobrepõem a métodos consagrados como TC e RM?

Os agentes de contraste foram utilizados inicialmente nos exames de Doppler de difícil execução ou de resultados insatisfatórios, como por exemplo, no estudo Doppler das artérias renais, reduzindo o tempo de execução ou evitando estudos arteriográficos desnecessários[26]; no fluxo lento da veia porta em pacientes cirróticos ou na avaliação da estenose carotídea. Uma das principais aplicações do método é em ecocardiografia para opacificação do ventrículo esquerdo e delineação da borda endocardial[12], o que aumenta a detecção de anormalidades de motilidade principalmente em obesos e pacientes portadores de doença pulmonar crônica.

Atualmente essa nova metodologia tem sido aplicada em oncologia, em especial nas doenças hepáticas, para detectar e caracterizar tumores, bem como monitorar a reposta ao tratamento não-cirúrgico[27].

Os principais fatores que diminuem a acurácia da US convencional, para detectar lesões hepáticas focais, são as lesões com propriedades acústicas semelhantes e a necessidade de uma janela acústica adequada limitada pela zona focal, onde o campo é mais estreito, além disso, a US convencional é um método operador dependente[28]. Desse modo, lesões pequenas, situadas nas extremidades do fígado, pacientes cirróticos, com esteatose ou aqueles em quimioterapia, poderão ter o diagnóstico comprometido.

O Doppler colorido aumenta a sensibilidade e especificidade do método para caracterizar as lesões focais[1,29], porém lesões de pequenas dimensões localizadas profundamente ou que tenham fluxo lento não são capazes de produzir sinal Doppler suficiente para serem separadas de artefatos da movimentação respiratória e cardíaca ou dos ruídos acústicos e elétricos do sistema.

A US com contraste e pulso invertido permite a identificação de vasos com diâmetros inferiores a 40μm e velocidade de aproximadamente 1mm/s ou praticamente estacionária, isto é, não são dependentes da velocidade do sangue e sim da concentração do contraste, são quase que totalmente independentes dos artefatos de movimentação, tendo ótima relação sinal/ruído.

A sensibilidade da US convencional em detectar lesões hepáticas malignas, inferiores a 1cm de diâmetro é menor que 20%[28,30,31] e a nova técnica permite detectar lesões com até 0,3cm de diâmetro[32].

Estudo comparativo entre a US convencional, a US com contraste, a US com pulso invertido e a TC bifásica, para avaliar a detecção de lesões metastáticas, mostrou que a US convencional detectou 59% das lesões e a US com contraste e pulso invertido detectou 97% em relação à TC[31]. Tendo em vista que nenhum dos métodos de imagem, até o momento é capaz de identificar todas as lesões presentes no ato cirúrgico[33], a sensibilidade da US com contraste e pulso invertido foi considerada superior à US convencional e semelhante à TC bifásica.

A sensibilidade desse novo método aumentou em especial para lesões menores que 2cm, possibilitando o diagnóstico precoce, aumentando a taxa de sobrevida; a possibilidade de ressecção cirúrgica e o sucesso de tratamentos alternativos. As imagens contrastadas com pulso invertido e IM baixo assemelham-se as imagens da TC e RM nas fases arterial e portal. Exemplo disso são os hemangiomas (Figura 5.8) que apresentam na fase arterial intensificação do sinal acústico de forma descontínua, globular e periférica, com progressão centrípeta na fase portal. Na fase arterial precoce da hiperplasia nodular focal (HNF) ocorre a intensificação dos vasos arteriais centrais, que se ramificam para a periferia, tornando-a hiperecogênica tanto na fase arterial como portal (Figura 5.9).

O hepatocarcinoma torna-se hiperecogênico precocemente e rapidamente iso/hipoecogênico na fase portal (Figura 5.10); já as metástases apresentam nutrição quase que exclusivamente arterial, com intensificação do sinal acústico de aspecto anelar, por não apresentarem sinusóides, as metástases são hipoecogênicas na fase portal (Figura 5.10).

A fase tardia, útil para quantificar lesões focais, difere das imagens em TC e RM, pois não há difusão do meio de contraste para o espaço extravascular, caracterizando uma verdadeira fase sinusoidal. Como lesões metastáticas não apresentam sinusóides, estas são hipoecogênicas em relação ao parênquima adjacente onde ocorre intensificação importante do sinal acústico.

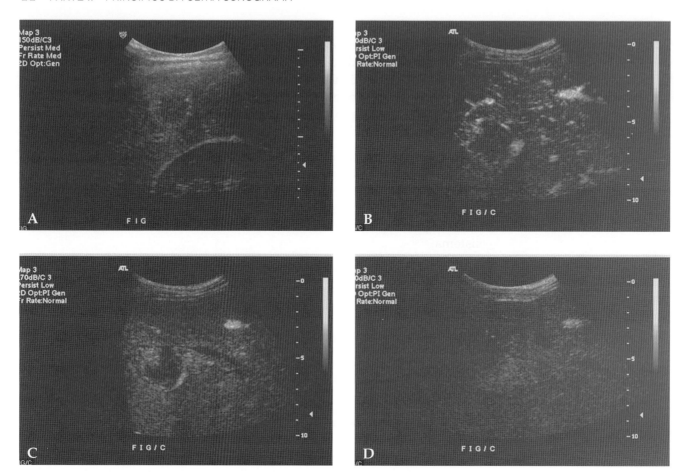

Figura 5.8. Hemangioma hepático. **A)** Lesão isoecóica com halo de maior ecogenicidade no lobo hepático direito de aspecto inespecífico. **B)** US com contraste durante a fase arterial, intensificação do sinal acústico de aspecto globular e descontínuo. **C e D)** Fase portal e tardia demonstra progressão centrípeta da intensificação do sinal acústico.

A possibilidade de uso desse tipo de técnica é infindável. Giovannini e col.[34] em estudo prospectivo demonstraram a utilidade do Sonovist pela ecoendoscopia para caracterizar massas sólidas pancreáticas. Estudaram 57 pacientes com tumores sólidos pancreáticos e concluíram que a injeção do Sonovist permite diferenciar o adenocarcinoma pancreático de outros tumores com sensibilidade e especificidade de 93,5% e 96,5%, respectivamente. A injeção desse tipo de contraste diferencia pacientes portadores de nódulos de pancreatite crônica daqueles com adenocarcinoma, mas por outro lado não foi possível diferenciar o adenocarcinoma de metástases pancreáticas e tumores neuroendócrinos.

A US com contraste estabelece novos critérios diagnósticos baseados na perfusão dos órgãos. A eficiência na utilização desses critérios está definindo sua tendência. Atualmente ela é a extensão do método para diferentes órgãos; a utilização de meios de contraste órgãos-específicos; o aumento da longevidade desses agentes e a possibilidade de utilizá-los de forma terapêutica, onde as bolhas gasosas são substituídas por drogas como agentes quimioterápicos e trombolíticos.

USO DE CONTRASTE EM ULTRA-SONOGRAFIA **45**

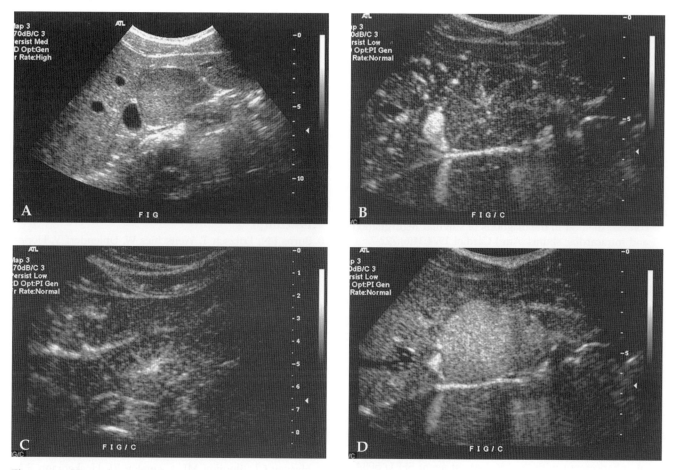

Figura 5.9. Hiperplasia nodular focal. **A)** US convencional – lesão hipoecóica no lobo esquerdo hepático com pequeno efeito compressivo sobre a veia cava inferior. **B)** US com pulso invertido e contraste endovenoso durante a fase arterial, observe artéria central com prolongamentos de aspecto estrelar. **C)** Outro paciente, durante a fase arterial, mostra o mesmo padrão vascular que em "B". **D)** Durante a fase portal, a HNF tem maior intensificação do sinal acústico que o parênquima adjacente.

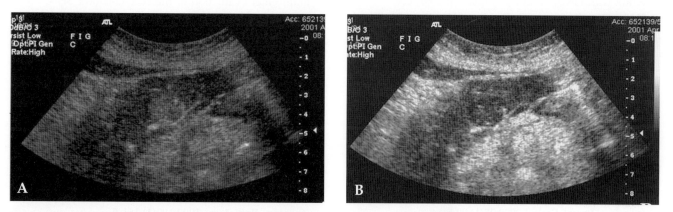

Figura 5.10. Cirrose hepática e hepatocarcinoma durante uso de contraste. **A)** Imagem nodular hipoecogênica que se torna hiperecogênica na fase arterial, com intensificação do sinal acústico, maior que o parênquima adjacente. **B)** Fase portal precoce. Nódulo com intensificação do sinal acústico menor que o parênquima adjacente.

REFERÊNCIAS BIBLIOGRÁFICAS

1. Reinhold C, Hammers L, Taylor CR, Quedens-Case CL, Holland CK, Taylor KJ. Characterization of focal hepatic lesions with duplex sonography: findings in 198 patients. AJR Am J Roentgenol 1995;164(5):1131-5.

2. Bartolozzi C, Lencioni R. Contrast-specific ultrasound imaging of focal liver lesions. Prologue to a promising future. Eur Radiol 2001;11 Suppl 3:E13-4.

3. Gramiak R, Shah PM. Echocardiography of the aortic root. Invest Radiol 1968;3(5):356-66.

4. Rumack CM, Wilson SR, Charboneau W. Diagnostic ultrasound. 1 ed. Missouri: Mosby-Year Book, Inc.; 1998.

5. Kerber RE, Kioschos JM, Lauer RM. Use of an ultrasonic contrast method in the diagnosis of valvular regurgitation and intracardiac shunts. Am J Cardiol 1974;34(6):722-7.

6. Jayaweera AR, Edwards N, Glasheen WP, Villanueva FS, Abbott RD, Kaul S. In vivo myocardial kinetics of air-filled albumin microbubbles during myocardial contrast echocardiography. Comparison with radiolabeled red blood cells. Circ Res 1994;74(6):1157-65.

7. Blomley M, Albrecht T, Cosgrove D, Jayaram V, Patel N, Butler-Barnes J, e col. Stimulated acoustic emission imaging ("sono-scintigraphy") with the ultrasound contrast agent Levovist: a reproducible Doppler ultrasound effect with potential clinical utility. Acad Radiol 1998;5 Suppl 1: S236-9; discussion S252-3.

8. Blomley MJ, Albrecht T, Cosgrove DO, Patel N, Jayaram V, Butler-Barnes J, e col. Improved imaging of liver metastases with stimulated acoustic emission in the late phase of enhancement with the US contrast agent SH U 508A: early experience. Radiology 1999;210(2):409-16.

9. Schlief R. Developments in echo-enhancing agents. Clin Radiol 1996;51 Suppl 1:5-7.

10. Ayida G, Chamberlain P, Barlow D, Koninckx P, Golding S, Kennedy S. Is routine diagnostic laparoscopy for infertility still justified? A pilot study assessing the use of hysterosalpingo-contrast sonography and magnetic resonance imaging. Hum Reprod 1997;12(7):1436-9.

11. Darge K, Troeger J, Deuttong T. Detection of vesicoureteric reflux with Levovist. Eur J Ultrasound 1997;6:24.

12. Skyba DM, Camarano G, Goodman NC, Price RJ, Skalak TC, Kaul S. Hemodynamic characteristics, myocardial kinetics and microvascular rheology of FS-069, a second-generation echocardiographic contrast agent capable of producing myocardial opacification from a venous injection. J Am Coll Cardiol 1996;28(5):1292-300.

13. Schneider M, Arditi M, Barrau MB, Brochot J, Broillet A, Ventrone R, e col. BR1: a new ultrasonographic contrast agent based on sulfur hexafluoride-filled microbubbles. Invest Radiol 1995;30(8):451-7.

14. Morel DR, Schwieger I, Hohn L, Terrettaz J, Llull JB, Cornioley YA, e col. Human pharmacokinetics and safety evaluation of SonoVue, a new contrast agent for ultrasound imaging. Invest Radiol 2000;35(1):80-5.

15. Gorce JM, Arditi M, Schneider M. Influence of bubble size distribution on the echogenicity of ultrasound contrast agents: a study of SonoVue. Invest Radiol 2000;35(11):661-71.

16. Frush DP, Babcock DS, White KS, Barr LL. Quantification of intravenous contrast-enhanced Doppler power spec-
trum in the rabbit carotid artery. Ultrasound Med Biol 1995; 21(1):41-7.

17. Correas JM, Bridal L, Lesavre A, Mejean A, Claudon M, Helenon O. Ultrasound contrast agents: properties, principles of action, tolerance, and artifacts. Eur Radiol 2001; 11(8):1316-28.

18. Forsberg F, Liu JB, Burns PN, Merton DA, Goldberg BB. Artifacts in ultrasonic contrast agent studies. J Ultrasound Med 1994;13(5):357-65.

19. Kamiyama N, Moriyasu F, Kono Y, Mine Y, Nada T, Yamazaki N. Investigation of the "Flash echo" signal associated with an ultrasound contrast agent. Radiology 1996;201(p).

20. Burns PN, Fritzsch T, Weitschies W, Uhlendorf V, Hope-Simpson D, Powers JE. Pseudo-Doppler shifts from stationary tissue due to the stimulated emission of ultrasound from a new microsphere contrast agent. Radiology 1995; 197(p):402.

21. Harvey CJ, Blomley MJ, Eckersley RJ, Cosgrove DO. Developments in ultrasound contrast media. Eur Radiol 2001; 11(4):675-89.

22. Burns PN, Powers JE, Hope Simpson D, Uhlendorf V, Fritsch T. Harmonic Imaging: principles and preliminary result. Angiology 1996;47:S63-S74.

23. Fosberg F, Goldberg BB, Liu JB, Merton DA, Rawool NM. On the feasibility of real-time, in vivo harmonic imaging with proteinaceous microspheres. J Ultrasound Med 1996; 15:853-60.

24. Harvey CJ, Blomley MJ, Eckersley RJ, Heckemann RA, Butler-Barnes J, Cosgrove DO. Pulse-inversion mode imaging of liver specific microbubbles: improved detection of subcentimetre metastases. Lancet 2000;355(9206):807-8.

25. Albrecht T, Hoffmann CW, Schettler S, Overberg A, Ilg M, von Behren PL, e col. B-mode enhancement at phase-inversion US with air-based microbubble contrast agent: initial experience in humans. Radiology 2000;216(1):273-8.

26. Claudon M, Plouin PF, Baxter GM, Rohban T, Devos DM. Renal arteries in patients at risk of renal arterial stenosis: multicenter evaluation of the echo-enhancer SH U 508A at color and spectral Doppler US. Levovist Renal Artery Stenosis Study Group. Radiology 2000;214(3):739-46.

27. Spinazzi A. Emerging clinical applications for contrast-enhanced ultrasonography. Eur Radiol 2001;11 Suppl 3: E7-12.

28. Wernecke K, Rummeny E, Bongartz G, Vassallo P, Kivelitz D, Wiesmann W, e col. Detection of hepatic masses in patients with carcinoma: comparative sensitivities of sonography, CT, and MR imaging. AJR Am J Roentgenol 1991;157(4):731-9.

29. Tanaka S, Kitamra T, Fujita M, Kasugai H, Inoue A, Ishiguro S. Small hepatocellular carcinoma: differentiation from adenomatous hyperplastic nodule with color Doppler flow imaging. Radiology 1992;182(1):161-5.

30. Bennett GL, Krinsky GA, Abitbol RJ, Kim SY, Theise ND, Teperman LW. Sonographic detection of hepatocellular carcinoma and dysplastic nodules in cirrhosis: correlation of pretransplantation sonography and liver explant pathology in 200 patients. AJR Am J Roentgenol 2002;179(1):75-80.

31. Bernatik T, Strobel D, Hahn EG, Becker D. Detection of

liver metastases: comparison of contrast-enhanced wide-band harmonic imaging with conventional ultrasonography. J Ultrasound Med 2001;20(5):509-15.

32. Forsberg F, Goldberg BB, Liu JB, Merton DA, Rawool NM, Shi WT. Tissue-specific US contrast agent for evaluation of hepatic and splenic parenchyma. Radiology 1999;210(1): 125-32.

33. Hagspiel KD, Neidl KF, Eichenberger AC, Weder W, Marincek B. Detection of liver metastases: comparison of superparamagnetic iron oxide-enhanced and unenhanced MR imaging at 1.5 T with dynamic CT, intraoperative US, and percutaneous US. Radiology 1995;196(2):471-8.

34. Giovannini M, Henrion S, Bories S, Monges G, Pesenti CH, Delpero JR. Etude prospective evaluant l'utilization d'um produit de contrate pour ultrasons (Sonovue) em échoendoscopie pour la caractérisation dês masses solides du pâncreas. Resultats chez 57 patients. Endoscopy 2005; 37(3):AB34.

PARTE **III**

CONCEITOS, PRINCÍPIOS E NOVAS TÉCNICAS EM ECOENDOSCOPIA

- EQUIPAMENTOS E ACESSÓRIOS
- INDICAÇÕES, CONTRA-INDICAÇÕES, TOLERÂNCIA E COMPLICAÇÕES
- PERFORMANCE DA ECOENDOSCOPIA
- ECOANATOMIA RADIAL, SETORIAL E TÉCNICA DO EXAME
- ECOENDOSCOPIA TRIDIMENSIONAL
- ELASTOGRAFIA ECOGUIADA – A BIÓPSIA VIRTUAL?

6
EQUIPAMENTOS E ACESSÓRIOS

José Celso Ardengh

INTRODUÇÃO

Até recentemente os ecoendoscópios com transdutores radiais mecânicos foram os modelos mais usados na prática clínica diária, porém com a evolução da punção aspirativa e de manobras terapêuticas ecoguiadas, esses equipamentos foram colocados em segundo plano e estão sendo usados apenas em algumas situações. Apesar disso, muitos serviços pela força do hábito localizam lesões com os equipamentos radiais para depois puncionarem com o aparelho setorial. Para o autor essa é uma manobra onerosa e totalmente desnecessária para quem domina a técnica setorial. Além do mais, eles apresentam visão endoscópica lateral e não frontal, impedindo o exame pormenorizado de toda a mucosa do sistema digestório.

Como a evolução é patente na área da ecoendoscopia (EE) surgem os primeiros equipamentos eletrônicos radiais com visão frontal que permitem durante uma endoscopia convencional o exame da mucosa de todo o sistema digestório sob o alcance dos olhos e também de regiões periféricas aos órgãos examinados (esôfago, estômago, duodeno e cólon). Não restam dúvidas de que esse é um enorme avanço para a propedêutica das doenças do sistema digestório. Atualmente com esse novo aparelho, pode-se dizer que o exame se chama ultra-sonografia endoscópica ou ecoendoscopia, pois antes a visão endoscópica parcial permitia apenas o posicionamento do transdutor, sem a possibilidade de exame completo da mucosa.

ECOENDOSCÓPIOS

São comercializados hoje em dia, os seguintes tipos de ecoendoscópios:

a) Mecânico radial (MR)

Fornece cortes circulares de 360° e perpendiculares ao eixo do endoscópio. Como exemplo: Olympus GF-UM1, GF-UM2, GF-UM3 (Figura 6.1), CF-UM3,

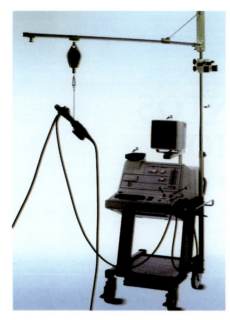

Figura 6.1. Processadora e endoscópio Olympus GF-UM3 (com permissão).

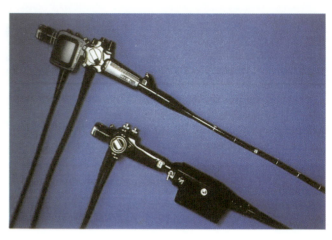

Figura 6.2. A caixa de controle do Olympus GF-UM20 (acima), comparada à caixa do GF-UM3 (abaixo) (com permissão).

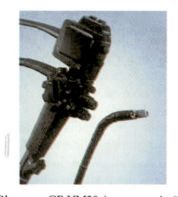

Figura 6.3. Olympus GF-UM30 (com permissão).

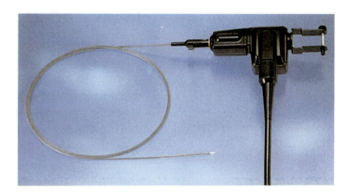

Figura 6.4. Miniprobe (UM-S30-25R) (com permissão).

JF-UM20, CF-UM20, GF-UM20 (Figura 6.2), JF-UM30, CF-UM30 e GF-UM30 (Figura 6.3) e os miniprobes (Figura 6.4) para uso pelo canal de trabalho dos endoscópios clássicos UM-S30-25R, UM-BS20-26R e a sonda retal UM30R, além de outros modelos, alguns com balão acoplado e outros que permitem a passagem de fio-guia pela ponta[1]. A BK idealizou um transdutor rígido MR (Figura 6.5), acoplado a um console ultra-sonográfico chamado MERLIN, que permite a obtenção de imagens em 3D.

Os primeiros modelos citados eram de fácil manuseio e os que ofereciam melhor definição de imagem, sendo que os da última geração permitem o acoplamento de duas freqüências (7,5 e 12MHz)[1]. Atualmente há miniprobes que utilizam freqüências de 30MHz (UM-S30-25R), permitindo a subdivisão da parede gástrica em nove camadas (Figura 6.4).

Os primeiros aparelhos da casa Olympus/Aloka em 1980, apresentavam problemas, como o comprimento exagerado da porção distal rígida e a utilização de transdutores lineares (dificultando a apresentação, definição e interpretação das imagens)[1,2].

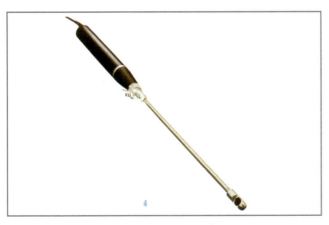 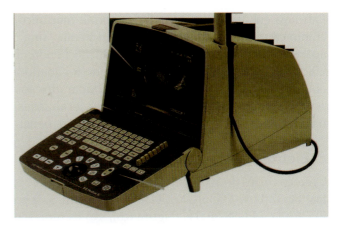

Figura 6.5. Transdutor rígido com freqüências comutáveis de 5, 7 e 10MHz e console de ultra-sonografia portátil com aproximadamente 12kg (com permissão).

Logo após a Olympus colocou à disposição um protótipo que fornecia cortes transversais de 180°, comparáveis aos da tomografia, facilitando a localização espacial do operador (GF-UM1). Com o aperfeiçoamento constante, surgiu uma nova geração de aparelhos, onde o principal progresso residiu na obtenção de cortes transversais de 360°[1-3]. Esse aparelho (GF-UM2) começou a ser comercializado em meados de 1986. Tratava-se de um endoscópio de visão oblíqua, equipado com uma sonda mecânica rotatória com freqüência de 7,5MHz ou 12MHz. Dois anos mais tarde, uma nova série (GF-UM3) passou a ser empregada, com o diferencial de apresentar duas freqüências comutáveis (7,5 e 12MHz)[2-4]. Seu calibre era de 13mm com extremidade distal rígida de 42mm (Figura 6.1).

Em 1991, foi lançada uma série de aparelhos onde o principal representante era o GF-UM20 com 10,4mm, extremidade distal rígida de 42mm e duas freqüências comutáveis de 7,5 e 12MHz ou 20MHz, especialmente construído para o estudo da via biliopancreática (Figura 6.2)[4-6].

b) Mecânico setorial (MS)

Oferece cortes de 250° paralelos ao eixo do aparelho com freqüência de 7,5MHz. O representante único desse tipo de aparelho foi o Olympus modelo GF-UM30P (Figura 6.6)[1].

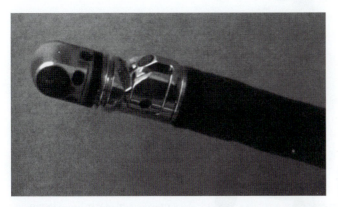 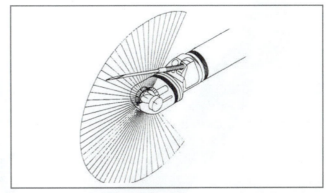

Figura 6.6. Ecoendoscópio Olympus, mecânico setorial criado em 1997 para a realização de punção biópsia aspirativa ecoguiada onde era possível usar o mesmo console do Olympus GF-UM20 (com permissão).

Lançado em 1997 esse aparelho, setorial, mecânico, com rotação no sentido crânio-caudal, permitia a punção com agulha fina de forma semelhante aos aparelhos setoriais eletrônicos da coalizão Pentax/Hitachi (FG32-UA, FG34-UX, FG36-UX e FG38-UX). Esse aparelho foi abandonado, pois não conseguia obter imagens com boa resolução, se comparados aos aparelhos eletrônicos, da porção cefálica do pâncreas e em lesões localizadas nessa região era praticamente impossível reparar a agulha de punção, penetrando a região desejada[1].

c) Eletrônico linear e setorial (ELS)

Oferece cortes de 100° paralelos ao eixo do endoscópio[7]. Os fibroscópios Pentax FG32-UA, FG36-UX, FG38-UX (Figura 6.7) e os videoecoendoscópios EG3630U e EG3870UTK (Figura 6.8), são os representantes desse tipo de sonda. Em 2000, a Olympus lançou os modelos GF-UC160P-OL5 e GF-UCT160-OL5, cuja diferença é o diâmetro do canal de trabalho do aparelho (Figura 6.9).

Em 1999, a Pentax lançou o modelo FG38-UX com canal de trabalho que permite a passagem de prótese de 8,5F (Figura 6.7). O maior problema desse equipamento é a falta do elevador, importante para alavancar próteses durante sua introdução, para a drenagem de cistos pancreáticos. Esses aparelhos podem ser acoplados a diversas fontes ultra-sonográficas Hitachi entre outras, permitindo o uso com o sistema Doppler e power Doppler.

Mais recentemente a Pentax lançou o modelo EG3870UTK, que substitui o FG38-UX e o EG363OU, esse aparelho tem canal de trabalho de 3,8mm, permitindo a passagem de prótese de 10F, possui elevador, apresenta ângulo de visão maior do que o anterior em mais de 20% e o transdutor rígido é menor, facilitando a sua inserção, além de apresentar duas freqüências comutáveis de 5-10MHz (Figura 6.8).

A Olympus lançou o GF UCT160-OL5 com canal operatório que permite a passagem de próteses de 10F (Figura 6.9). Ele é setorial eletrônico e possui elevador sendo considerado um aparelho terapêutico para a inserção de próteses durante a drenagem de pseudocistos pancreáticos e/ou abscessos. Além disso, é acoplado a uma fonte ultra-sonográfica de pequenas dimensões (EU-C60) que permite o uso do power Doppler (Figura 6.9) como os modelos anteriores já descritos.

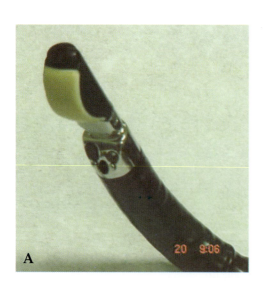
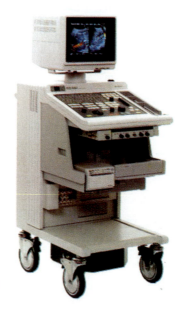

Figura 6.7. A) Pentax FG38-UX. **B)** Hitachi EUB 515 (com permissão).

EQUIPAMENTOS E ACESSÓRIOS **55**

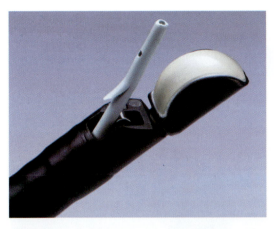
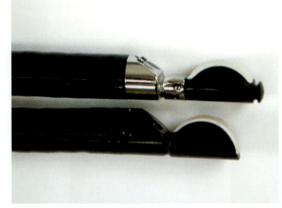

Figura 6.8. Modelo Pentax EG3830UTK, considerado como um aparelho setorial eletrônico linear terapêutico. No momento ele está substituindo o aparelho Pentax FG38-UX (com permissão).

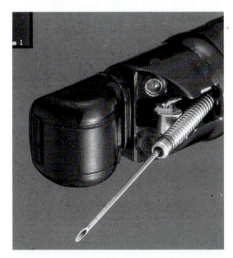
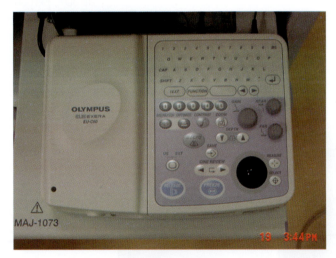

Figura 6.9. Modelo Olympus UCT160-OL5 e console EU-C60. Equipamento terapêutico, que permite a passagem de próteses de 10F (com permissão).

Em 2001 tivemos a oportunidade de usá-lo em 84 pacientes. Em 27 realizamos a punção (*power shot gun*) ecoguiada para o diagnóstico e usamos o power Doppler para o estádio vascular em 15 lesões pancreáticas, 5 nódulos linfáticos, 3 massas abdominais, 3 tumores subepiteliais e um tumor mediastinal. Foi possível obter 96,2% de bons espécimes para histopatologia. A sensibilidade para o diagnóstico de malignidade foi de 87,5% e a acurácia usando-se o power Doppler para a análise da invasão vascular foi de 70%, semelhante a todos os outros equipamentos, com boa imagem dos vasos periféricos e também boa visão da agulha de biópsia durante os procedimentos[8,9].

A casa Fujinon acaba de lançar o modelo EG-530UT que tem canal de trabalho de 3,8mm, possui elevador e apresenta ângulo de visão de 140°. Além disso, permite freqüências de 5, 7,5, 10 e 12MHz (Figura 6.10).

d) Eletrônico radial (ER)

Circular, fornece cortes de 360°, perpendiculares ao eixo do endoscópio. Evolução natural das sondas MR essa sonda eletrônica radial com visão frontal, permite seu uso durante uma endoscopia diagnóstica comum. Esse equipamento

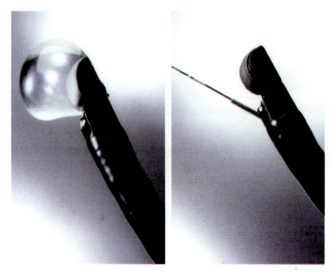

Figura 6.10. Modelo terapêutico Fujinon EG 530UT (com permissão).

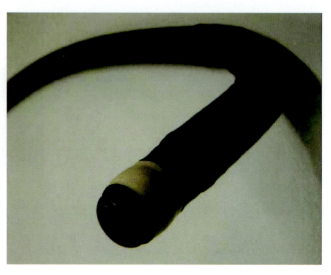

Figura 6.11. Aparelho radial de visão frontal, com imagens de 360°, perpendiculares ao eixo do Pentax EG 3670URK (com permissão).

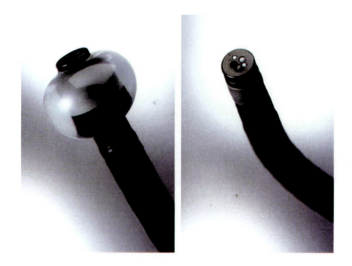

Figura 6.12. Aparelho radial eletrônico de visão frontal, que permite cortes de 360° perpendiculares ao eixo do Fujinon EG 530UR (com permissão).

utiliza freqüências de 5, 7,5 e 10MHz, o tubo tem diâmetro de 12,1mm, a insuflação e desinsuflação do balão é controlada pela manopla de comando, o canal de trabalho tem 2,4mm e faz uso do sistema Doppler e power Doppler (Figura 6.11).

Outro equipamento semelhante ao anterior e mais compacto da casa Fujinon é o EG-530UR, que apresenta calibre de 11,4mm e canal de biópsia de 2,2mm. Esse equipamento tem freqüências comutáveis de 5MHz, 7,5MHz, 10 e 12MHz (Figura 6.12).

PROCESSADORAS ULTRA-SONOGRÁFICAS

As principais processadoras ultra-sonográficas dividem-se em: as desenvolvidas pela Olympus, representadas pelos tipos EUM-20 (Figura 6.13) e EUM-30 (Figura 6.14). Nessas fontes é possível acoplar os ecoendoscópios MR e MS da mesma marca, sem o sistema Doppler ou power Doppler. A outra processadora que permite acoplar o videoecoendoscópio ES é a EU-C60 (Figura 6.9). Essa processadora utiliza o sistema power Doppler, tem memória para guardar e mensurar imagens e é fácil de operar.

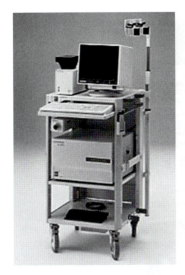
Figura 6.13. Processadora ultra-sonográfica EUM-20 (com permissão).

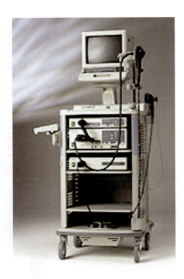
Figura 6.14. Processadora ultra-sonográfica Olympus EUM-30 (com permissão).

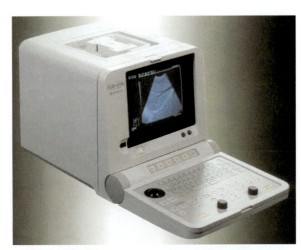
Figura 6.15. Processadora Hitachi portátil EUB-405 (com permissão).

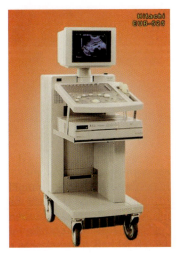
Figura 6.16. Console Hitachi EUB-525 (com permissão).

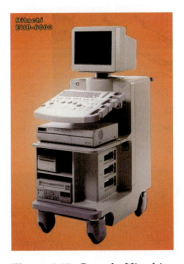
Figura 6.17. Console Hitachi EUB-6000 (com permissão).

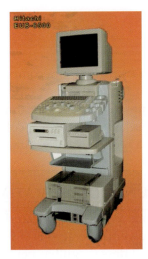
Figura 6.18. Console Hitachi EUB-6500 (com permissão).

A Hitachi, que faz parte da coalizão Pentax/Hitachi, oferece vários modelos, desde a processadora portátil EUB-405, onde é possível acoplar a grande maioria das sondas Pentax. Ela tem como mensurar de várias maneiras as lesões, captura imagens e possui sistema Doppler modo B (Figura 6.15).

Outros modelos oferecidos pela Hitachi são os modelos EUB-525, EUB-6000, EUB-6500 e HIVISION-8500. O primeiro modelo possui o sistema de Doppler colorido pulsado e o power Doppler e é possível o acoplamento de videoecoendoscópios ES, ER e de miniprobes, com interface Fujinon SP711 para o sistema Hitachi. Ela armazena imagens e é fácil de operar (Figura 6.16). A EUB-6000 têm todas as características da anterior e a possibilidade de operar em sistema Windows, possui software para o tratamento de imagens, tecnologia digital, imagem de Doppler mais evoluída e compatibilidade com o sistema em 3 dimensões (Figura 6.17). O modelo EUB 6500 apresenta todas as características das anteriores com maior resolução de imagens (Figura 6.18). Recentemente a Hitachi lançou o modelo EUB 8500 (Figura 6.19), que permite além de todas as outras funções dos equipamentos anteriores a realização da elastografia (capítulo 11).

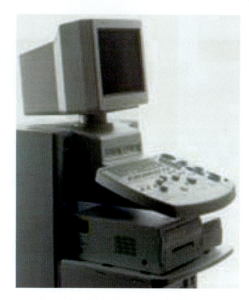

Figura 6.19. Console EUB-8500 (com permissão).

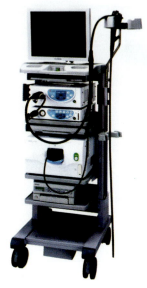

Figura 6.20. Console único para a prática de todas as modalidades endoscópicas e ecoendoscópicas (Fujinon SU-7000) (com permissão).

Por fim, a Fujinon lançou a processadora compacta, modelo SU-7000 (Figura 6.20), que permite acoplar tanto o sistema radial como setorial. Essa processadora tornou possível em um único compartimento, acoplar todas as modalidades de exame, quais sejam: endoscopia, colonoscopia, CPER, cromoscopia digital, ecoendoscopia radial e setorial alta e baixa.

AGULHAS PARA PUNÇÃO ASPIRATIVA ECOGUIADA

Um acessório fundamental para a realização da EE é a agulha de punção. Várias empresas desenvolvem esse acessório fundamental para o exame. É interessante que o material dessas agulhas permita um excelente reparo pela ultra-sonografia, durante a execução da punção. Além disso, o calibre é de fundamental importância para que possamos conseguir microfragmentos, possíveis em até 80% dos casos, sem aumentar o risco de complicações[10]. Sabe-se, que quanto maior o calibre das agulhas maior o risco de complicações como: perfuração, hemorragia, infecção e pancreatite. No mercado hoje existem agulhas que variam de 19 (mais grossas) a 25G (mais finas).

Agulhas de 19G

Com esse calibre a **Wilson-Cook (Winston-Salem, N.C.)**, produziu dois tipos de agulha, muito utilizadas a EUSN-19, com comprimento que varia de 138 a 140cm. Essa agulha permite melhor aspiração do conteúdo de cistos e a obtenção de material para citologia e histologia é praticamente semelhante às agulhas mais finas. A **GIP** também possui agulha semelhante.

A EUSN-19-QC (Wilson-Cook "Quick-Core," Winston-Salem, N.C.), com 140cm de comprimento, permite a obtenção de fragmentos de biópsia, tipo "core biopsy", maiores que os outros tipos de agulha (Figura 6.21). O sistema dessa agulha é o mesmo desenvolvido para biópsias hepáticas percutâneas.

EQUIPAMENTOS E ACESSÓRIOS **59**

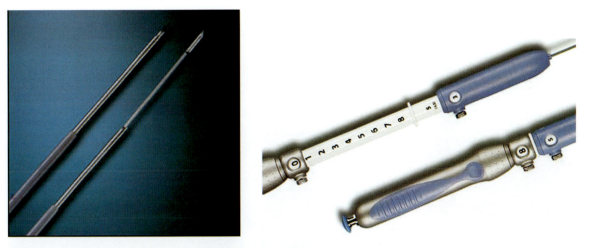

Figura 6.21. Agulha de 19G para a obtenção de filetes de biópsia (com permissão).

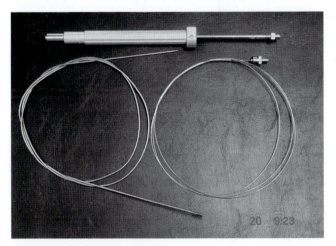

Figura 6.22. Conjunto para punção aspirativa com agulha fina **GIP** (MEDIZINTECHNIK GMBH, GRASSAU/GERMANY) tipo "HANCKE/VILMANN" (com permissão).

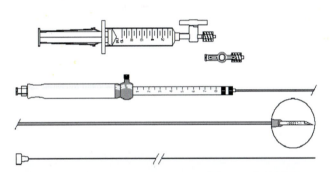

Figura 6.23. Conjunto para punção aspirativa com agulha fina Wilson Cook EUSN-1 (com permissão).

Agulhas de 22G e 25G

Normalmente com comprimento que varia de 138 a 145cm, essas agulhas (22G) são as mais utilizadas pelos praticantes da EE intervencionista e punção aspirativa ecoguiada. Vários modelos podem ser encontrados dentre os mais utilizados temos os da marca **GIP** (MEDIZINTECHNIK GMBH, GRASSAU/GERMANY) tipo "HANCKE/VILMANN" (Figura 6.22), os modelos EUSN-1 (Figura 6.23), EUSN-1-T, EUSN-1-CS, EUSN-3, da **Wilson-Cook (Winston-Salem, N.C.)** e os modelos NA-10J-1 e NA-10J11 KB (Powershot Gun – Figura 6.24), da marca **Olympus Optical Co**. (Melville, New York). Todas apresentam diâmetro externo de 0,7mm e interno de 0,5mm. A extremidade das agulhas tem corte cônico de 50°. Elas ultrapassam de 6 a 12cm a bainha metálica protetora do canal operatório do ecoendoscópio. Um estilete de 0,4mm de diâmetro é introduzido através das agulhas, para evitar o acúmulo no seu lume de tecido do trajeto (Figura 6.25). O modelo Shot Gun foi especialmente desenhado para poder penetrar tumores endurecidos localizados na glândula pancreática, através de um sistema de disparo da agulha em direção a massa. Esse sistema é muito interessante, pois pode coletar mais microfragmentos que o habitual[11].

60 PARTE III – CONCEITOS, PRINCÍPIOS E NOVAS TÉCNICAS EM ECOENDOSCOPIA

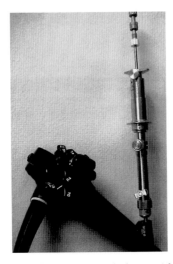

Figura 6.24. Power shot gun, acoplada ao videoecoendoscópio.

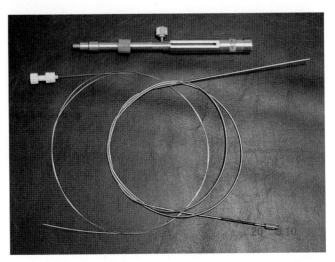

Figura 6.25. Conjunto para punção aspirativa com agulha fina **Olympus Optical Co**. (Melville, New York) modelo NA-10J-1 (com permissão).

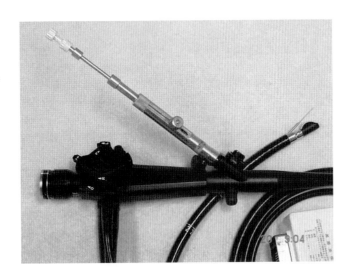

Figura 6.26. Conjunto para punção aspirativa **Olympus Optical Co**. (Melville, New York) modelo NA-10J-1, com exposição da agulha, com a manopla acoplada ao transdutor Pentax FG 36-UX (com permissão).

Em comunicação pessoal, publicada por Binmoeller em 2002, nós tivemos a oportunidade de usar a agulha *power shot gun* em 59 lesões incluindo 42 massas sólidas pancreáticas, obtivemos sensibilidade de 91%, especificidade de 90% e acurácia de 90,5%[11]. Ao compararmos os modelos manuais citados anteriormente (Olympus NA-10J-1 e agulha da GIP) em 16 pacientes onde 13 apresentavam massa pancreática, a agulha *power shot gun* conseguiu maior quantidade de material para análise (87,5% *vs.* 62,5% para a NA-10J-1 e 43,8% para a GIP, sem diferença estatística) e maior quantidade de microfragmentos teciduais (81,2% *vs.* 50% para a NA-10J-1, sem diferença estatística)[10].

As de 25G são bem mais finas e podem ser usadas com muita segurança. A bainha metálica é acoplada a uma manopla e a agulha inserida no conjunto. Este é introduzido pelo canal operatório do ecoendoscópio e atarraxado à parte superior externa do canal operatório (Figura 6.26).

KIT PARA DRENAGEM DE PSEUDOCISTOS PANCREÁTICOS

Giovannini idealizou um sistema para a inserção de próteses guiada pela EE em uma única sessão, sobre pseudocistos[12,13] e na criação de anastomose biliduodenais ecoguiadas[14]. Esse sistema é produzido pela **Wilson Cook Medical** (ProAct, Ltd. State College) e tem acoplado próteses de 8,5F e mede 188cm de comprimento. Através desse sistema é possível a punção eletrocirúrgica da parede duodenal ou gástrica em direção ao pseudocisto e uma vez no seu interior há a possibilidade de introduzir o fio-guia e um cateter introdutor e sobre esse migrar a prótese para que a mesma fique posicionada entre o cisto e a parede do sistema digestório.

REFERÊNCIAS BIBLIOGRÁFICAS

1. Yasuda K. Endoscopic ultrasonography. In: Yasuda K, editor. The handbook of endoscopic ultrasonography in digestive tract. 1 ed. Tokio: Blackwell Science; 2000. p. 1-20.

2. Amouyal G, Amouyal P. Matériel. In: Amouyal G, Amouyal P, editors. Echoendoscopie digestive. 1 ed. Paris: Editions Medicales; 1992. p. 8-12.

3. Nakazawa S, Sugiyama H, Kimoto E, Naito Y. Specifications of endoscopic ultrasonography. Scand J Gastroenterol Suppl 1984;94:1-6.

4. Rosch T, Classen M. A new ultrasonic probe for endosonographic imaging of the upper GI-tract. Preliminary observations. Endoscopy 1990;22(1):41-6.

5. Takemoto T, Aibe T, Fuji T, Okita K. Endoscopic ultrasonography. Clin Gastroenterol 1986;15(2):305-19.

6. Tio TL, Tytgat GNJ. Atlas of transintestinal ultrasonography. Murkost-Verloren, Aalsmeer: Smith Kline French; 1986.

7. Rösch T, Classen M. Instruments, preparation, and general aspects of the endosonographic examination. In: Rösch T, Classen M, editors. Gastroenterologic Endosonography – Textbook and Atlas. New York: Thieme Medical Publishers, Inc.; 1992. p. 1-12.

8. Ardengh JC. Ecoendoscopia associada à punção aspirativa para avaliar o estádio (TN) e a invasão vascular do carcinoma pancreático [Tese de Doutorado]. São Paulo: Faculdade de Ciências Médicas da Santa Casa de São Paulo; 2002.

9. Ardengh JC, Paulo GA, Ferrari A. Clinical evaluation of a new generation therapeutic video echoendoscope and EUS fine-needle aspiration in the staging of abdominal lesions. Gastrointest Endosc 2002;56(4):AB132.

10. Ardengh JC, Paulo GA, Ferrari A. Comparative study of 3 systems for endoscopic ultrasound guided fine needle aspiration (EUS-FNA). Gastrointest Endosc 2001;53(5): AB168.

11. Binmoeller KF, Rathod VD. Difficult pancreatic mass FNA: Tips for success. Gastrointest Endosc 2002;56:pS86-pS91.

12. Giovannini M. Cystogastrostomy entierely performed under endosonography guidance for pancreatic pseudocyst and pancreatic abscess. Endoscopy 2000;32:A38(p101).

13. Giovannini M, Pesenti C, Rolland AL, Moutardier V, Delpero JR. Endoscopic ultrasound-guided drainage of pancreatic pseudocysts or pancreatic abscesses using a therapeutic echo endoscope. Endoscopy 2001;33(6):473-7.

14. Giovannini M, Pesenti CH, Rolland AL, Moutardier V, Delpero JR. Endoscopic ultrasound guided bilioduodenal anastomosis: a new technique for biliary drainage. Endoscopy 2002;33:898-900.

7

INDICAÇÕES, CONTRA-INDICAÇÕES, TOLERÂNCIA E COMPLICAÇÕES

José Celso Ardengh

INTRODUÇÃO

Apontada como inovação diagnóstica e terapêutica, a ecoendoscopia (EE) permite realizar desde o diagnóstico até o estádio de massas peridigestórias. Além das lesões do sistema digestório, esse método avalia de forma criteriosa o pâncreas e as vias biliares, na maioria das vezes, com sensibilidade e especificidade superiores à tomografia (TC) e ressonância magnética abdominal (RM)[1]. As indicações da EE dividem-se em diagnósticas e intervencionistas (Tabela 7.1)

Tabela 7.1. Indicações da EE.

Diagnóstico

Estádio dos tumores do esôfago, estômago, pâncreas, reto e pulmão
Compressões extrínsecas *versus* tumores subepiteliais
Tumores sólidos e císticos do pâncreas
Massa mediastinal, abdominal e perirretal
Coledocolitíase e microlitíase
Infecção em coleções abdominais e perirretais
Insucesso da cateterização da via biliar e pancreática pela CPER

Terapêutica ecoguiada

Injeção

Neurólise do plexo celíaco
Toxina botulínica
Intratumoral de agentes citotóxicos
Alcoolização de cistos neoplásicos pancreáticos e tumores estromais

Drenagem

Necrosectomia ecoguiada
Tratamento dos pseudocistos pancreáticos
Tratamento de abscessos pélvicos
Derivações wirsungástricas, hepatogástricas e coledocoduodenais

DIAGNÓSTICO

Estádio dos tumores do esôfago, estômago, pâncreas, reto e pulmão

Apesar de não ser ideal para dizer se uma lesão é benigna ou maligna apenas pelas imagens ela é sensível para o estádio do câncer, tanto para avaliar a profundidade do acometimento da parede, como para prever a invasão nodular linfática[1]. Dessa forma, ela auxilia na decisão do tipo de tratamento a ser imposto: a) coadjuvante – radioterapia e/ou quimioterapia; ou b) tratamento definitivo – clínico x cirúrgico, com a intenção de cura[2].

Estudos demonstram a superioridade da EE em relação aos demais métodos diagnósticos na avaliação do câncer do esôfago, chegando a 90% contra 50% se comparada à TC na avaliação do comprometimento da parede e de 70 a 50% na avaliação do comprometimento ganglionar[3,4]. Têm indicação no estádio pré-operatório dessa doença, para avaliar o envolvimento submucoso e realizar biópsias de nódulos linfáticos (NL) mediastinais ou abdominais suspeitos de metástases.

No câncer do estômago ela define muitas vezes a conduta pré-operatória (mucosectomia) com acurácia de 93,3% e 96,7% para a classificação (T1) e (T2), respectivamente e de 86,7% no comprometimento NL (N0), em comparação ao estádio operatório e TC[2,5-7]. Pode ser usada para o adenocarcinoma e o linfoma, porém não superará jamais os resultados da anatomia patológica[7,8].

A EE é excelente para o estádio do câncer do pâncreas (CAP). Assim, como para a lesão neoplásica do esôfago e estômago o estádio do CAP pode se definir entre uma conduta cirúrgica (paliativa ou radical curativa) e o tratamento endoscópico. Sua sensibilidade nesse caso encontra-se em torno de 90%[9]. A acurácia global desse exame para a classificação T, N e TN é de 84,7%, 67,3% e 55,8%, respectivamente e a sensibilidade e valor preditivo positivo para identificar a invasão do sistema porta é de 82,4% e 96,6%, respectivamente, evidenciando elevada acurácia para o estádio locorregional[9].

Para o câncer do reto a acurácia para a classificação T é de 80 a 90% semelhante a do câncer gástrico e esofágico[10]. Ela permite não só avaliar o estádio pré-operatório como identificar o comprometimento da parede intestinal, realizar biópsias de NL supostamente acometidos e avaliar a evolução de doenças pélvicas (endometriose) e perineais.

O câncer de pulmão (*non-small cell carcinoma*) apresenta NL metastáticos em mais de 50% dos casos. O prognóstico desse tumor se relaciona com a presença ou não de NL mediastinais metastáticos. Tumores com NL subcarinais do mesmo lado da massa são classificados como N2 e IIIA (ressecáveis). No estádio N3 ou IIB existem NL metastáticos mediastinais contralaterais a massa pulmonar[11]. NL presentes no mediastino inferior e posterior (cadeias 8 e 9), na janela aortopulmonar (cadeias 5 e 6), e subcarinais (cadeia 7) podem ser estudados pela EE-PAAF para avaliação da presença ou não de metástases. A EE-PAAF tem sensibilidade de 90%, especificidade de 83%, valor preditivo positivo de 100% e valor preditivo negativo de 83% na detecção de NL metastáticos mediastinais[12-14]. A EE têm acurácia de 84%, que aumenta para 96% com a PAAF na identificação de metástases se comparada a TC, que apresenta acurácia de apenas 49%. A citologia positiva para a presença de metástases NL previne o paciente de uma cirurgia desnecessária em até 58% dos casos, mudando dessa maneira a conduta a ser adotada em até 95% dos pacientes[15]. Assim a EE-PAAF é segura e minimamente invasiva como método de diagnóstico e estadiamento de tumor pulmonar do tipo "non-small cell carci-

64 PARTE III – CONCEITOS, PRINCÍPIOS E NOVAS TÉCNICAS EM ECOENDOSCOPIA

noma" e comparável às técnicas mais invasivas como a mediastinoscopia, mediastinostomia e toracoscopia. Esse exame associado à punção pode complementar os achados de uma mediastinoscopia, pois ela tem acesso aos NL do mediastino posterior[16].

Compressões extrínsecas *versus* tumores subepiteliais

A EE permite distinguir de forma segura uma lesão sólida intramural de uma compressão extrínseca (sólida, cística ou vascular), podendo apontar não só as características como também a consistência, a origem e o tamanho da lesão. A EE é excelente para o diagnóstico diferencial entre um tumor subepitelial e uma compressão extrínseca. Com esse exame é possível demonstrar com clareza se o abaulamento observado durante uma endoscopia se origina da parede do sistema digestório ou está fora da mesma comprimindo-a. Além disso, a EE pode em ambos os casos fazer o diagnóstico histológico através da punção aspirativa ecoguiada com elevada acurácia, principalmente para o GIST[17].

Tumores sólidos e císticos do pâncreas

A EE avalia de forma detalhada a cabeça, corpo e cauda do pâncreas, permitindo reparar seu parênquima e determinar o diâmetro do ducto. Por esta razão, ela identifica com relativa facilidade cistos, tumores sólido-císticos e sólidos às vezes menores que 5mm[18]. Na pancreatite crônica (PC) há necessidade de maiores estudos para avaliar sua real utilidade, mas estudos recentes demonstram o forte papel no diagnóstico e controle dessa doença, principalmente quando existem dúvidas a respeito de um tumor ou de uma pancreatite crônica focal em exames de imagem[19].

Por serem pequenos, os insulinomas e os gastrinomas, tornam-se difíceis de identificar na fase inicial. Com o advento da EE estas lesões passaram a ser diagnosticadas quando ainda apresentam diâmetro inferior a 1cm, com sensibilidade em torno de 90%[20,21].

Os cistos neoplásicos do pâncreas podem ser identificados com relativa facilidade e estudados quanto aos componentes de sua estrutura interna e de sua parede, além de obter material do conteúdo líquido. Possui acurácia em torno de 84% no diagnóstico do cistoadenoma, permitindo diferenciar o cistoadenoma seroso do mucinoso, em relevante parcela dos casos[22].

Massa mediastinal, abdominal e perirretal

A EE permite o diagnóstico preciso através da punção aspirativa ecoguiada de massas abdominais, mediastinais e perirretais. É possível a distinção entre massas sólidas e císticas com extrema facilidade, além da possibilidade de coletar material para exame anátomo-patológico.

Ademais a EE pode sugerir a presença de NL metastáticos mediastinais, abdominais e perirretais, sugerindo sua malignidade ao serem encontradas as seguintes características: diâmetro maior ou igual a 1cm, ecotextura hipoecóica, forma regular e bordas bem definidas. Além disso, a PAAF pode aumentar a acurácia diagnóstica de NL metastáticos[23].

Coledocolitíase e microlitíase

A EE pode ser útil na detecção de cálculos no colédoco em pacientes com colelitíase em que a US não detecta nenhuma alteração, com sensibilidade de até 95%. Há a necessidade de definir sua real utilidade na coledocolitíase, uma vez que durante o exame é possível o tratamento dessa doença. Na microlitíase sua acurácia está em torno de 83,2% para a detecção de cálculos menores que 3mm no interior da vesícula biliar[24].

Infecção em coleções mediastinais, abdominais e perirretais

É possível fazer o diagnóstico de coleções infectadas mediastinais, abdominais e perirretais, através da EE-PAAF. A grande responsável pela alta mortalidade da pancreatite aguda necrosante é a infecção local, que pode se manifestar de três maneiras: como necrose infectada, abscesso pancreático e pseudocisto infectado. Assim, o diagnóstico precoce desse tipo de situação é fundamental para a adoção de uma estratégia terapêutica adequada. Na maioria dos casos é possível obter com segurança material da região suspeita de infecção pela EE-PAAF e fazer o diagnóstico até mesmo do agente etiológico envolvido[25].

Insucesso da cateterização da via biliar e pancreática pela CPER

A colangiopancreatografia ecoguiada (CPEE) é técnica que consiste em puncionar a via biliopancreática por via transduodenal e/ou transgástrica. Ela permite a opacificação da via biliar principal quando existe insucesso na tentativa de cateterização pela endoscopia convencional (CPER). A técnica consiste em puncionar a via biliar principal pela segunda porção duodenal, transpancreática, acima da papila duodenal. Assim, evita-se a realização de précorte, sobretudo quando a via biliar é fina, fator que pode complicar um exame puramente diagnóstico. Até o momento apenas três publicações relatam essa técnica, com uma taxa de sucesso bem elevada[26-28].

TERAPÊUTICA ECOGUIADA

A realização de biópsias ecoguiadas foi o primeiro passo para a EE intervencionista. Sua evolução permitiu o desenvolvimento de ecoendoscópios com canal de trabalho mais calibroso, o que permitiu a inserção de próteses de 10F. A intervenção ecoguiada se baseia em dois conceitos: a injeção de agentes para analgesia e destruição celular (agentes citotóxicos) e a drenagem de coleções intra-abdominais (inserção de próteses), ou de derivações entre órgãos vizinhos.

Injeção

Neurólise do plexo celíaco

A alcoolização do plexo celíaco é eficaz para o tratamento de dores relacionadas à infiltração neoplásica dos nervos supra-abdominais por NL metastáticos, câncer do pâncreas, estômago ou por pancreatite crônica. Ela era realizada até bem pouco tempo sob o controle fluoroscópico ou tomográfico, mas com uma morbidade relativamente alta (lesão do baço ou paraplegia ligada ao traumatismo arterial da região).

A alcoolização ecoguiada é simples, pois a região do tronco celíaco é facilmente reparada pela EE transgástrica. Usamos para a injeção a mesma agulha de punção biópsia com 22 gauges e injetamos cerca de 20 a 30ml de álcool absoluto em uma única aplicação.

Wiersema e col.[29] relataram sua experiência sobre 45 pacientes que apresentavam dores de origem neoplásica. Após a alcoolização 52% deles não precisaram aumentar a dose de morfina e 30% diminuíram suas doses.

Gress e col.[30] em doentes com pancreatite crônica realizaram estudo randomizado e comparativo entre a alcoolização do plexo celíaco ecoguiada com a

66 PARTE III – CONCEITOS, PRINCÍPIOS E NOVAS TÉCNICAS EM ECOENDOSCOPIA

TC. O critério de julgamento foi a diminuição significativa da dor numa escala analógica. No grupo tratado pela EE houve redução significativa da dor em 43% dos pacientes contra 25% daqueles tratados pela TC (p = 0,008).

As duas principais complicações descritas foram: aumento transitório da dor e diarréia com início 24 a 48 horas após a alcoolização. Houve dois casos de abscesso retroperitoneal e um caso de hemorragia por ruptura de pseudo-aneurisma após a alcoolização. Nesses dois casos foi feita a injeção de corticóide. Nós acreditamos que é melhor a utilização de álcool absoluto ao invés de corticóide[29,30].

A mesma técnica pode ser utilizada para realizar a alcoolização do plexo sacral. O ecoendoscópio é colocado junto da junção retossigmoideana e a injeção é realizada na região pré-sacral[31].

Toxina botulínica

Alguns estudos na literatura têm demonstrado a possibilidade de injetar toxina botulínica diretamente na muscular própria graças ao posicionamento da agulha pela EE em casos de acalasia idiopática e na doença de chagas. O direcionamento preciso da injeção de toxina botulínica na muscular própria permite, pelo menos teoricamente, melhorar os resultados, porém o seguimento de longo prazo sobre essa técnica ainda é uma incógnita[32-34].

Intratumoral de agentes citotóxicos

A punção ecoguiada tem sido utilizada por certos grupos de pesquisa para a injeção de produtos citotóxicos (álcool ou quimioterápicos) no interior de tumores, com o intuito de destruí-los, principalmente no pâncreas. De qualquer forma se essa técnica é sedutora, os resultados até o momento são decepcionantes.

Alcoolização de cistos neoplásicos do pâncreas e de tumores subepiteliais

Gan e col.[35] demonstraram a possibilidade de lavagem de cistos pancreáticos em 8 pacientes com a finalidade de destruí-los. Desses 5/8 (62,5%), tiveram resolução total dos cistos. Os demais pacientes foram operados e a histologia revelou denudação total das células epiteliais, demonstrando que o álcool atua na destruição desses elementos celulares. Esse método é seguro e não causa pancreatite ou dor abdominal após a injeção.

Outra possibilidade que se descortina é a alcoolização de tumores estromais e subepiteliais como opção de tratamento em doentes que não apresentam condições para o tratamento cirúrgico. Günter e col.[36] relataram um caso de tumor estromal, que foi tratado sem complicações pela injeção de 1,5cc de álcool absoluto. No acompanhamento endoscópico e ecoendoscópico houve desaparecimento completo da lesão.

Drenagem

Necrosectomia

O tratamento endoscópico da necrose pancreática foi realizado de forma pioneira por Baron e col.[37]. Essa técnica é controversa e deve ser tentada apenas por médicos com muita vivência endoscópica. Com o advento da EE é possível de forma segura mesmo sem a evidência de abaulamentos a abordagem de áreas de necrose peripancreática, para a realização da necrosectomia endoscópica e a possibilidade de colocação de drenos para a lavagem da cavidade, possivelmente com os mesmos resultados da técnica endoscópica pura[38].

Tratamento dos pseudocistos pancreáticos

A realização de drenagens de abscessos e de pseudocistos por via transduodenal e transgástrica é muito interessante, pois ela pode ser realizada mesmo sem abaulamento da parede do sistema digestório[39]. Além disso, essa técnica é segura, pois permite o controle da drenagem pela endoscopia, ultra-sonografia e fluoroscopia. Ela pode usar o Doppler colorido e mais recentemente do angio-power Doppler para escolher a melhor área de drenagem, fugindo dos vasos. A primeira drenagem ecoguiada de pseudocistos foi relatada em 1992. Várias séries foram publicadas mostrando que a técnica é segura com alta taxa de sucesso e baixa taxa de complicações (Tabela 7.2).

Tabela 7.2. Drenagem ecoguiada de pseudocistos pancreáticos.

Drenagem – Autor	Nº de pacientes	Taxa de sucesso
Wiersema[40]	1	1/1
Giovannini[41]	6	5/6
Giovannini[25]	35	31/35
Ardengh[42]	12	8/12
O'Toole[43]	2	2/2

Tratamento de abscessos pélvicos

A cirurgia pélvica ginecológica pode complicar com abscessos perirretais profundos. A drenagem dessas cavidades deve ser feita pela cirurgia, por uma drenagem percutânea guiada pela radiologia ou transcavitária (reto ou vagina), utilizando-se para isso sondas rígidas, mas na maioria das vezes é mais freqüente a punção aspiração sem uma drenagem propriamente dita.

Giovannini e col.[31] realizaram a drenagem ecoguiada de coleções pélvicas e perirretais pós-operatórias. Doze pacientes com coleções perirretais foram submetidos a drenagem ecoguiada. Dez tinham abscessos após ressecção anterior do reto por câncer, 1 após histerectomia e outro com leucemia aguda em fase de indução terapêutica (aplasia profunda) apresentou coleção abscedada após crise de diverticulite. Nenhuma complicação foi observada (perfuração ou hemorragia). Uma prótese transretal foi colocada em 9 pacientes e em 3 casos apenas uma aspiração simples com lavagem foi proposta. Nesses casos 2 tiveram recidiva rápida sendo reoperados. Dos nove restantes com prótese a coleção desapareceu completamente em 8. Em um caso foi necessária uma nova drenagem ecoguiada. A prótese transretal foi mantida por um período médio de 3 meses (1-6 meses) e foi retirada endoscopicamente sem qualquer complicação.

Derivações wirsungástricas, hepatogástricas e coledocoduodenais

A colocação de próteses sob controle ecoendoscópico transgástrica no ducto pancreático principal para o tratamento de pancreatites crônicas obstrutivas após a duodenopancreatectomia cefálica foi tentada em 9 pacientes com uma eficácia de 89%, para diminuição do quadro álgico. Nenhuma complicação foi observada por causa dessa drenagem[44].

É possível também a colocação de próteses bilioduodenais e hepaticogástricas em pacientes com tumores pancreáticos, que impedem a abordagem da papila duodenal pela CPER e também em pacientes com tumor de Klatzkin[45].

68 PARTE III – CONCEITOS, PRINCÍPIOS E NOVAS TÉCNICAS EM ECOENDOSCOPIA

CONTRA-INDICAÇÕES DA ECOENDOSCOPIA

As contra-indicações (Tabela 7.3) da EE podem ser absolutas ou relativas.

Tabela 7.3. Contra-indicações da EE diagnóstica e terapêutica.

Absolutas
Paciente não cooperativo
Suspeita de perfuração visceral
Diverticulite aguda
Colite aguda
Relativas
Inexperiência do ecoendoscopista
Estenose esofágica
Instabilidade cardíaca ou pulmonar

TOLERÂNCIA DO PACIENTE À ECOENDOSCOPIA

É fundamental o esclarecimento, por parte da equipe de saúde (enfermagem e médico), que atende o enfermo antes e depois do exame. Essas informações de esclarecimento devem ser ministradas em primeiro lugar pela enfermeira e em seguida pelo médico assistente. Normalmente a EE quer seja diagnóstica ou intervencionista é bem tolerada pelo paciente quando bem explicada.

Mortensen e col.[46] em estudo prospectivo demonstraram em 300 pacientes que a tolerância foi boa, com alto nível de satisfação, baixo nível de dor, desconforto e ansiedade. Eles relataram a baixa ocorrência de intercorrências durante o exame, destacando-se a aspiração (0,3%), vômitos (0,3%) e intubação traqueal que ocorreu em 5% dos casos. Todas essas intercorrências não necessitaram de intervenção. Mais de 90% dos pacientes ficaram satisfeitos com as informações fornecidas antes e depois do exame e um número grande deles estavam preparados para serem submetidos a um novo exame ecoendoscópico sem hesitar[47].

COMPLICAÇÕES DA ECOENDOSCOPIA

Experiência mundial

Em geral a EE é segura e com baixa taxa de complicação, comparando-se ao exame endoscópico digestivo alto e à colonoscopia. Um estudo retrospectivo e multicêntrico envolvendo centros americanos, europeus e japoneses relataram 19 complicações graves em 37.915 exames (0,05%). Incluíram-se 13 perfurações associadas a estenoses malignas (11) e benignas (2). Houve um óbito decorrente dessas complicações (0,003%). Outras complicações foram perfurações faríngeas (2), uma duodenal e dois episódios de sangramento, que necessitaram de transfusões sangüíneas. Em 4.190 exames gastrintestinais baixos, relataram-se dois casos de sangramento importante (0,05%), sem mortalidade, devido a introdução do aparelho[47].

A EE associada à punção aspirativa com agulha fina (EE-PAAF) é segura com baixa taxa de complicações. São descritos casos de perfuração, hemorragia e um caso de implantação de células tumorais após a EE-PAAF em um tumor de pâncreas[48]. As taxas de complicações variam de 0,3 a 5%. Recentemente, O'Toole e col. avaliaram as complicações da EE-PAAF em 322 pacientes. Após 345 punções eles observaram uma taxa de complicação geral de 1,6%, sem qualquer caso de complicação grave ou óbito[49]. Mortensen e col.[46] em 3.324

INDICAÇÕES, CONTRA-INDICAÇÕES, TOLERÂNCIA E COMPLICAÇÕES **69**

pacientes submetidos a EER e a EE-PAAF tiveram complicações relacionadas ao procedimento em 10 pacientes (0,3%) e óbito (0,06%). Não houve diferença estatística entre a EE diagnóstica e a EE-PAAF.

Experiência pessoal

De março de 1992 a dezembro de 2006, realizamos 4.678 ecoendoscopias radiais (ER), 2.468 setoriais simples (ES), 1.193 EE-PAAF, 56 EE com neurólise do plexo celíaco e 47 drenagens (EE+DD) de pseudocistos pancreáticos, num total de 8.442 procedimentos ecoendoscópicos. Nossa taxa global de morbidade foi de 0,1% e de mortalidade de 0,05%.

Durante a EE diagnóstica tivemos 3 casos de perfuração esofageana: um com o ES no cricofaríngeo, um com a ER sobre uma estenose maligna junto a TEG e outro após dilatação de uma estenose benigna com Savary-Guilliard na tentativa de realizar a ER.

Durante a EE-PAAF tivemos 13 (1,08%) complicações: 7 leves (3 episódios de febre, 3 de dor abdominal e 1 de sangramento), contornados clinicamente, 5 moderadas (4 casos de pancreatite aguda e 1 de coleperitônio), que necessitou de internação e outra grave (coleperitônio), que necessitou ser abordada cirurgicamente, indo a óbito 2 dias após a EE-PAAF.

A drenagem ecoguiada de pseudocistos foi a técnica que mais apresentou complicações. A taxa de morbidade foi de 8,5% (3 casos de sangramento) e 1 caso de óbito (3,2%) após a tentativa de drenagem com perfuração da parede do estômago..

REFERÊNCIAS BIBLIOGRÁFICAS

1. Tio TL. Gastrointestinal TNM cancer staging by endosonography. New York: Igaku-Shoin; 1995.
2. Yanai H, Matsumoto Y, Harada T, Nishiaki M, Tokiyama H, Shigemitsu T, e col. Endoscopic ultrasonography and endoscopy for staging depth of invasion in early gastric cancer: a pilot study. Gastrointest Endosc 1997;46(3): 212-6.
3. Botet JF, Lightdale CJ, Zauber AG, Gerdes H, Urmacher C, Brennan MF. Preoperative staging of esophageal cancer: comparison of endoscopic US and dynamic CT. Radiology 1991;181(2):419-25.
4. Ziegler K, Sanft C, Zeitz M, Friedrich M, Stein H, Haring R, e col. Evaluation of endosonography in TN staging of oesophageal cancer. Gut 1991;32(1):16-20.
5. Malheiros CA, Ardengh JC, Ganc AJ, Rahal F. Endoscopic ultrasound (EUS) in the preoperative staging of gastric cancer: correlation with the surgical and/or pathological findings. Digestion 1998;59(3):201.
6. Ziegler K, Sanft C, Zimmer T, Zeitz M, Felsenberg D, Stein H, e col. Comparison of computed tomography, endosonography, and intraoperative assessment in TN staging of gastric carcinoma. Gut 1993;34(5):604-10.
7. Caletti G, Ferrari A, Brocchi E, Barbara L. Accuracy of endoscopic ultrasonography in the diagnosis and staging of gastric cancer and lymphoma. Surgery 1993; 113(1):14-27.
8. Palazzo L, Roseau G, Ruskone-Fourmestraux A, Rougier P, Chaussade S, Rambaud JC, e col. Endoscopic ultrasonography in the local staging of primary gastric lymphoma. Endoscopy 1993;25(8):502-8.
9. Ardengh JC, Paulo GA, Ferrari A. Endoscopic ultrasonography-guided fine-needle aspiration for TN staging and vascular injury in patients with pancreatic carcinoma. Gastrointest Endosc 2002;56(4):AB92.
10. Shimizu S, Tada M, Kawai K. Use of endoscopic ultrasonography for the diagnosis of colorectal tumors. Endoscopy 1990;22(1):31-4
11. Mountain CF. Revisions in the International System for Staging Lung Cancer. Chest 1997;111(6):1710-7.
12. Silvestri GA, Hoffman BJ, Bhutani MS, Hawes RH, Coppage L, Sanders-Cliette A, e col. Endoscopic ultrasound with fine-needle aspiration in the diagnosis and staging of lung cancer. Ann Thorac Surg 1996;61(5):1441-5; discussion 1445-6.
13. Hunerbein M, Ghadimi BM, Haensch W, Schlag PM. Transesophageal biopsy of mediastinal and pulmonary tumors by means of endoscopic ultrasound guidance. J Thorac Cardiovasc Surg 1998;116(4):554-9.
14. Fritscher-Ravens A, Petrasch S, Reinacher-Schick A, Graeven U, Konig M, Schmiegel W. Diagnostic value of endoscopic ultrasonography-guided fine-needle aspiration cytology of mediastinal masses in patients with intrapulmonary lesions and nondiagnostic bronchoscopy. Respiration 1999;66(2):150-5.
15. Gress FG, Savides TJ, Sandler A, Kesler K, Conces D, Cummings O, e col. Endoscopic ultrasonography, fine-needle aspiration biopsy guided by endoscopic ultrasonography, and computed tomography in the preoperative staging of non-small-cell lung cancer: a comparison study. Ann Intern Med 1997;127(8 Pt 1):604-12.

16. Fritscher-Ravens A, Soehendra N, Schirrow L, Sriram PV, Meyer A, Hauber HP, e col. Role of transesophageal endosonography-guided fine-needle aspiration in the diagnosis of lung cancer. Chest 2000;117(2):339-45.

17. Yamazaki Y, Kida M, Kikuchi H, Yorozuya M, Takezawa M, Araki M, e col. Follow-up study of GIST by EUS. Gastrointest Endosc 2002;564:A5.

18. Howard TJ, Chin AC, Streib EW, Kopecky KK, Wiebke EA. Value of helical computed tomography, angiography, and endoscopic ultrasound in determining resectability of periampullary carcinoma. Am J Surg 1997;174(3):237-41.

19. Hollerbach S, Klamann A, Topalidis T, Schmiegel WH. Endoscopic ultrasonography (EUS) and fine-needle aspiration (FNA) cytology for diagnosis of chronic pancreatitis. Endoscopy 2001;33(10):824-31.

20. Zimmer T, Stolzel U, Bader M, Koppenhagen K, Hamm B, Buhr H, e col. Endoscopic ultrasonography and somatostatin receptor scintigraphy in the preoperative localisation of insulinomas and gastrinomas. Gut 1996;39(4):562-8.

21. Ardengh JC, Valiati LH, Geocze S. [Identification of insulinomas by endoscopic ultrasonography]. Rev Assoc Med Bras 2004;50(2):167-71.

22. Ardengh JC, Paulo GA, Ferrari A. Value of endoscopic ultrasound-guided fine-needle aspiration in the management of patients with pancreatic neoplastic cysts. Gastrointest Endosc 2002;56(4):AB75.

23. Bhutani MS, Hawes RH, Hoffman BJ. A comparison of the accuracy of echo features during endoscopic ultrasound (EUS) and EUS-guided fine-needle aspiration for diagnosis of malignant lymph node invasion. Gastrointest Endosc 1997;45(6):474-9.

24. Ardengh JC, Malheiros CA, Ganc AJ, Ferrari A. Endoscopic ultrasound (EUS) in the diagnosis of gallbladder microlithiasis in patients with idiopathic acute pancreatitis. Digestion 1998;59(3):40(136).

25. Giovannini M, Pesenti C, Rolland AL, Moutardier V, Delpero JR. Endoscopic ultrasound-guided drainage of pancreatic pseudocysts or pancreatic abscesses using a therapeutic echo endoscope. Endoscopy 2001;33(6):473-7.

26. Harada N, Kouzu T, Arima M, Asano T, Kikuchi T, Isono K. Endoscopic ultrasound-guided pancreatography: a case report. Endoscopy 1995;27(8):612-5.

27. Gress F, Ikenberry S, Sherman S, Lehman G. Endoscopic ultrasound-directed pancreatography. Gastrointest Endosc 1996;44(6):736-9.

28. Wiersema MJ, Sandusky D, Carr R, Wiersema LM, Erdel WC, Frederick PK. Endosonography-guided cholangiopancreatography. Gastrointest Endosc 1996;43(2 Pt 1):102-6.

29. Wiersema LM. Endosonography-guided celiac plexus neurolisis. In: Bhutani MS, editor. Interventional Endoscopic Ultrasonography. New York: Harwood Academic Publishers; 1999. p. 117-23.

30. Gress F, Schmitt C, Sherman S, Ciaccia D, Ikenberry S, Lehman G. Endoscopic ultrasound-guided celiac plexus block for managing abdominal pain associated with chronic pancreatitis: a prospective single center experience. Am J Gastroenterol 2001;96(2):409-16.

31. Giovannini M, Bories E, Moutardier V, Pesenti CH, Lelong B, Delpero JR. Drainage sous échoendoscopie de collections pelviennes péri-rectales. Gastroenterol Clin Biol 2002; 26:A48.

32. Hoffman BJ, Knapple WL, Bhutani MS, Verne GN, Hawes RH. Treatment of achalasia by injection of botulinum toxin under endoscopic ultrasound guidance. Gastrointest Endosc 1997;45(1):77-9.

33. Knapple WL, Hoffman BJ. Endosonography guided injection of Botulinum toxin for achalasia. In: Bhutani MS, editor. Interventional Endoscopic Ultrasonography. New York: Harwood Academic Publishers; 1999. p. 125-30.

34. Brant CQ, Nakao F, Ardengh JC, Nasi A, Ferrari AP, Jr. Echoendoscopic evaluation of botulinum toxin intrasphincteric injections in Chagas' disease achalasia. Dis Esophagus 1999;12(1):37-40.

35. Gan I, Bounds B, Brugge WR. EUS-guided Ethanol lavage of cystic lesions of the pancreas is feasible and safe. Gastrointest Endosc 2004;59:AB94(260).

36. Gunter E, Lingenfelser T, Eitelbach F, Muller H, Ell C. EUS-guided ethanol injection for treatment of a GI stromal tumor. Gastrointest Endosc 2003;57(1):113-5.

37. Baron TH, Harewood GC, Morgan DE, Yates MR. Outcome differences after endoscopic drainage of pancreatic necrosis, acute pancreatic pseudocysts, and chronic pancreatic pseudocysts. Gastrointest Endosc 2002;56(1):7-17.

38. Seifert H, Schmidt-Lauber M, Schuette A, Widjaja A. Endoscopic retroperitoneal necrosectomy for infected peripancreatic necrosis. Gastrointest Endosc 2003;57:A228.

39. Ardengh JC, Della Libera E, Ferrari AP. Endosonography-guided drainage of pancreatic pseudocyst without gastric or duodenal compression. Endoscopy 1998;30(6):S71-2.

40. Wiersema MJ. Endosonography-guided cystoduodenostomy with a therapeutic ultrasound endoscope. Gastrointest Endosc 1996;44(5):614-7.

41. Giovannini MCepuegfpp-capaEAP. Cystogastrostomy entierely performed under endosonography guidance for pancreatic pseudo-cyst and pancreatic abscess. Endoscopy 2000;32:A38(p101).

42. Ardengh JC, Ferrari A, Libera ED. Endosonography-guided treatment of pancreatic pseudocysts. Endoscopy 2000; 32(2):A38(p100).

43. O'Toole D, Palazzo L, Ponsot PH, Ruzniewski PH. Cystogastrostomy with 10 french stent entierely performed under endosonography guidance for pancreatic pseudocyst. Endoscopy 2000;32:A6(010).

44. Francois E, Kahaleh M, Giovannini M, Matos C, Deviere J. EUS-guided pancreaticogastrostomy. Gastrointest Endosc 2002;56(1):128-33.

45. Giovannini M, Pesenti CH, Rolland AL, Moutadier V, Delpero JR. Endoscopic ultrasound guided bilioduodenal anastomosis: a new technique for biliary drainage. Endoscopy 2002;33:898-900.

46. Mortensen MB, Fristrup C, Holm FS, Pless T, Durup J, Ainsworth AP, e col. Prospective evaluation of patient tolerability, satisfaction with patient information, and complications in endoscopic ultrasonography. Endoscopy 2005;37(2):146-53.

47. Jacobson BC, Adler DG, Davila RE, Hirota WK, Leighton JA, Qureshi WA, e col. ASGE guideline: complications of EUS. Gastrointest Endosc 2005;61:8-12.

48. Paquin SC, Chua TS, Tessier G, Gariepy G, Raymond G, Bourdages R. A first report of tumor seeding by EUS-FNA. Gastrointest Endosc 2004;59:AB235.

49. O'Toole D, Palazzo L, Arotcarena R, Dancour A, Aubert A, Hammel P, e col. Assessment of complications of EUS-guided fine-needle aspiration. Gastrointest Endosc 2001; 53(4):470-4.

8

PERFORMANCE DA ECOENDOSCOPIA

José Celso Ardengh

INTRODUÇÃO

A resolução axial das sondas de 5, 7,5, 10 e 12MHz varia de 0,2 a 0,1mm podendo examinar a parede do sistema digestório, NL adjacentes e órgãos vizinhos, com uma profundidade de campo que varia de 6 a 9cm. A morfologia das imagens ecoendoscópicas das diferentes estruturas e órgãos examinados permite diferenciar com precisão as estruturas que seguem um padrão de ecos bem estabelecido. Assim é importante conhecê-los para que se possa chegar ao diagnóstico de anormalidades dos órgãos ou estruturas examinadas[1].

O desempenho da ecoendoscopia (EE) pode ser avaliado no exame da parede do sistema digestório, na identificação de NL e no exame de órgãos adjacentes ao esôfago, estômago, duodeno e reto. Assim, o objetivo desse capítulo é familiarizá-lo com os aspectos normais das estruturas identificadas e examinadas. Na prática é importante conhecer o padrão de ecos de todas essas estruturas para que se consiga distinguir o normal do patológico[2].

PAREDE DO SISTEMA DIGESTÓRIO

De modo geral a parede dos órgãos (esôfago, estômago, duodeno e reto) contém cinco camadas ecográficas[1]. Vários trabalhos procuram estabelecer a correlação precisa entre essas camadas com aquelas descritas pela anatomia. Atualmente admite-se que exista a seguinte relação[3-5]:

1) primeira camada (hiperecóica): onde encontramos o epitélio superficial mucoso com a interface do balão insuflado;
2) segunda camada (hipoecóica): é a mucosa profunda e a *muscularis mucosae*;

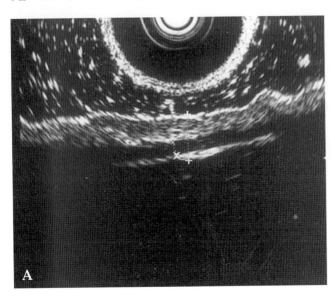 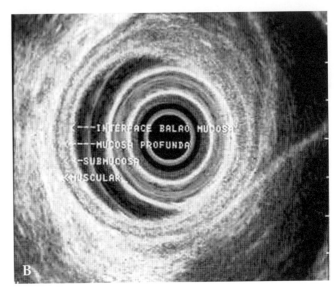

Figura 8.1. Aspecto ecográfico com sonda de 7,5MHz demonstrando as cinco camadas descritas acima.

3) terceira camada (hiperecóica): é a submucosa com a camada superficial da *muscularis propria*;
4) quarta camada (hipoecóica): é a *muscularis propria*;
5) quinta camada (hiperecóica): é a serosa, adventícia ou a gordura adjacente (dependendo da estrutura de cada órgão). Figura 8.1.

NÓDULOS LINFÁTICOS (NL)

Os critérios para determinar se um NL é metastático ou não, baseiam-se principalmente na forma (arredondada ou alongada), característica dos ecos (hipoecóica, isoecóica ou hiperecóica), ecotextura (homogênea ou heterogênea), borda (nítida ou não) e tamanho[6-8]. NL arredondados, hipoecóicos, com bordas nítidas e maiores que 10mm são quase sempre malignos. Mas é importante ressaltar que apenas 40% dos nódulos metastáticos apresentam essas características. Quando apenas os 3 primeiros parâmetros estão presentes, estes costumam ser metastáticos em até 85% dos casos. Por outro lado, NL que preenchem apenas dois dos critérios de malignidade são considerados duvidosos, visto que 20% deles correspondem a NL inflamatórios. Nos casos em que os NL preenchem apenas um dos caracteres devem ser considerados benignos (Figura 8.2)[6-8].

A utilização dos critérios descritos permite o diagnóstico de metástases linfonodais regionais no câncer de esôfago com uma sensibilidade de aproximadamente 90%, com especificidade que varia de 56 a 77% (Figura 8.3)[9,10]. Resultados semelhantes foram relatados no câncer gástrico e de pâncreas, onde NL regionais são diagnosticados com uma sensibilidade ao redor de 85% e com especificidade variando de 45 a 85%[9-11].

NL de até 3mm podem ser identificados por essa técnica. Infelizmente o diagnóstico diferencial entre maligno e benigno, mesmo respeitando os parâmetros acima descritos, têm sido um enorme desafio. Em parte, esse problema foi resolvido, com o advento da EE-PAAF, para o diagnóstico histológico. A sensibilidade, especificidade, valor preditivo positivo e negativo dessa técnica é de 93%, 100%, 100% e 86%, respectivamente. Assim, conclui-se que a EE-

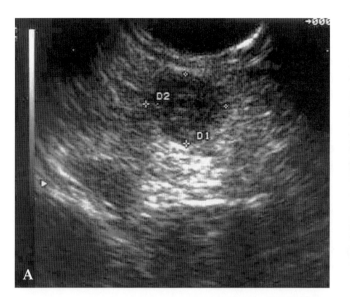
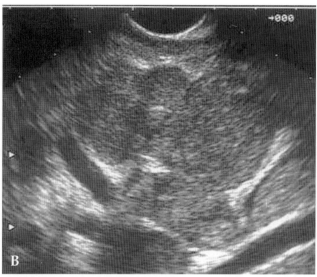

Figura 8.2. A) Nódulo linfático hipoecóico, arredondado, de limites precisos. A PAAF revelou NL inflamatório confirmado pela cirurgia. **B)** Agregado nodular linfático com características de metástases, confirmada pela PAAF.

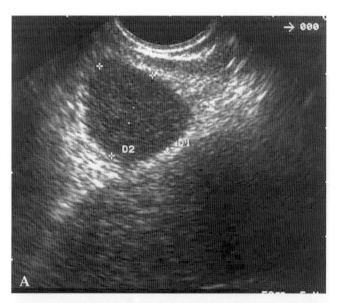
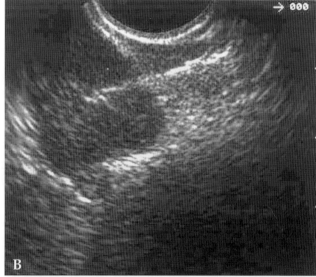

Figura 8.3. A) Nódulo metastático confirmado pela EE-PAAF em CEC de esôfago. **B)** Momento da PAAF.

PAAF para obter tecido de NL, é um enorme avanço para o estádio locorregional dos tumores gastrintestinais[8,12]. O'Toole e col..[13] não observaram qualquer tipo de complicação após EE-PAAF sobre NL supostamente metastáticos em 62 pacientes.

ÓRGÃOS VIZINHOS

A ecografia endocavitária encontrou espaço no estudo de certos órgãos peridigestórios como: as cavidades cardíacas, a próstata, as vesículas seminais e os órgãos genitais femininos[3,5]. No sistema digestório a exploração pela EE desses órgãos apresenta interesse sob dois aspectos: excelente observação do confluente biliopancreático (pouco acessível a outras técnicas de imagem) e o diagnóstico de invasão por um câncer a um órgão vizinho classificando-o como T4, o que modificaria a atitude terapêutica a ser adotada.

Para conseguirmos compreender as imagens geradas pela ultra-sonografia devemos estudar as características ecográficas de cada um dos órgãos reparados durante o exame ecoendoscópico, quer seja alto ou baixo. No exame alto é possível reparar o fígado, o colédoco, a vesícula biliar, a papila duodenal (confluente biliopancreático), o pâncreas, os rins direito e esquerdo, a adrenal esquerda, o baço, o coração, as válvulas cardíacas, a tireóide, o pulmão, a traquéia e as estruturas vasculares. A próstata, a bexiga e as vesículas seminais no homem, o útero e os ovários na mulher podem ser estudados, no exame baixo. Todas essas estruturas apresentam padrões de ecos que devem ser diferenciados do restante das outras estruturas.

Fígado

O aspecto do parênquima hepático é tão típico nos pacientes normais, que costuma ser usado como padrão para estabelecer todos os parâmetros de exame para o abdome inteiro e até mesmo para o mediastino[14,15]. O parênquima do fígado é moderadamente ecogênico e tem ecotextura fina, que supondo haver um ajuste de compensação ganho-tempo (TGC), deve ser homogêneo em toda sua extensão. O fígado é isoecóico (ou quase) com o baço mais ecogênico que o parênquima renal e menos ecogênico que o pâncreas[16]. Esparsos no interior do parênquima ficam os vasos bem definidos cheios de líquido (Figura 8.4).

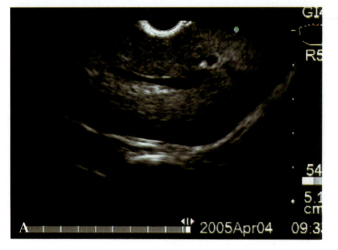 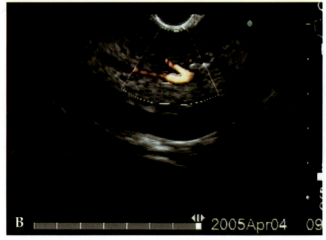

Figura 8.4. A) A ecogeneicidade hepática normal é maior que a do parênquima renal, homogênea e de textura interna fina. **B)** Note o sinal positivo do Doppler da tributária da veia porta.

Colédoco

O colédoco é examinado na sua porção suprapancreática ao lado do tronco porta, com o transdutor colocado na região do bulbo duodenal. Identifica-se essa estrutura ao longo do transdutor, que pode ser seguida em direção ao hilo hepático ou em direção a papila duodenal[17]. O colédoco é uma estrutura tubular com conteúdo anecóico e paredes hiperecóicas (Figura 8.5). É possível numa parcela não desprezível de casos observarmos a presença do ducto cístico, mas isso se torna mais fácil quando o colédoco está dilatado (Figura 8.6)[17,18]. O colédoco intrapancreático tem diâmetro que gira em torno de 4mm.

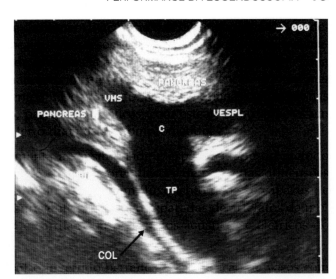

Figura 8.5. Note o colédoco como estrutura tubular alongada e fina distante do transdutor, pois a obtenção das imagens nesse caso se deu através do estômago.
COL: colédoco, TP: tronco porta, VESPL: veia esplênica, C: confluência esplenomesentérica e VMS: veia mesentérica superior.

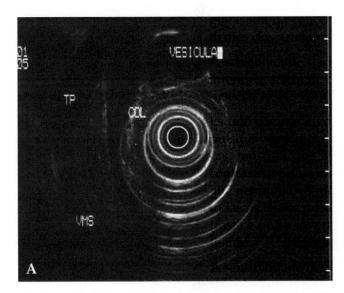
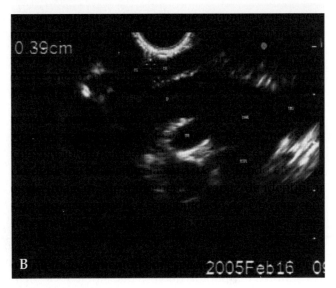

Figura 8.6. Colédoco e ducto cístico reparado com o transdutor radial (**A**) e setorial (**B**) com freqüência de 7,5MHz.

Vesícula biliar

A vesícula é vista como estrutura elipsóide cheia de líquido, anecóica, adjacente ao transdutor, junto ao lobo direito (Figura 8.7). Situa-se ao longo da junção do segmento medial do lobo esquerdo e o lobo direito[19,20]. O colo da vesícula geralmente está em contato com o segmento principal da veia porta direita, que é reparado à EE mais distante do transdutor, ou também da veia porta principal, perto da origem da veia porta esquerda[21]. Um colo da vesícula dobrado pode ser facilmente identificado pela EE enquanto à US comum é possível confundí-lo com o colédoco dilatado[22]. Mais de 98% das vesículas podem ser reparadas pela EE.

Em seu estado distendido a vesícula tem parede lisa geralmente não mensurável. A parede anterior (estrutura aderida ao leito hepático) é reparada como estrutura fina fortemente reflexiva, enquanto a parede posterior (próxima ao transdutor), é muito fácil de ser avaliada, diferentemente da US convencional onde devido ao contato com os intestinos existe dificuldade para exami-

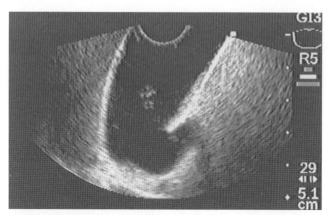

Figura 8.7. Imagem ecoendoscópica do infundíbulo da vesícula biliar, aproximando-se do ducto cístico.

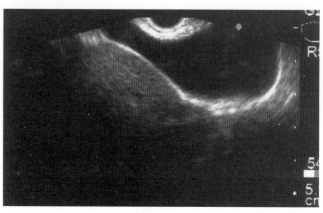

Figura 8.8. Imagem ecoendoscópica com transdutor setorial de 7,5MHz, do corpo da vesícula aderido ao lobo direito do fígado.

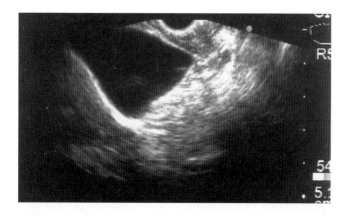

Figura 8.9. Imagem do fundo da vesícula reparada pela via transgástrica.

ná-la[23,24]. A parede jamais tem mais de 3mm de espessura mesmo em crianças[24,25]. A medida deve ser obtida no ponto mais perpendicular entre os feixes sonoros e a parede da vesícula. Ademais é melhor medir a parede adjacente ao transdutor e depois a parede aderida à borda hepática. A vesícula pode variar em tamanho e forma. Geralmente tem 8cm de comprimento e 3,5cm de diâmetro[19,24,25]. É fundamental lembrar que a vesícula pode estar dilatada e distendida em diabéticos, em pacientes restritos a leitos hospitalares por longos períodos, pacientes com pancreatite aguda, jejum prolongado ou naqueles que usam anticolinérgicos (Figuras 8.7, 8.8 e 8.9)[19].

Papila duodenal

Essa estrutura pode ser identificada como área hipoecóica de limites mal definidos, que mede nos maiores eixos 0,5 x 0,5cm. É possível identificar o ducto pancreático principal e o colédoco se encontrando no interior dessa região. Um seguindo ao contrário do outro[26]. No caso de papila duodenal protrusa para o lume do duodeno é possível repará-la com facilidade (Figura 8.10).

Pâncreas e ducto pancreático principal

Numerosos investigadores avaliaram o eco padrão normal ou a textura do pâncreas[27]. O grau de ecogeneicidade é determinado, em grande escala, pela quantidade de gordura depositada entre os lóbulos e, em menos grau, por tecido fibroso interlobular[28]. Os ecos internos do pâncreas se constituem de

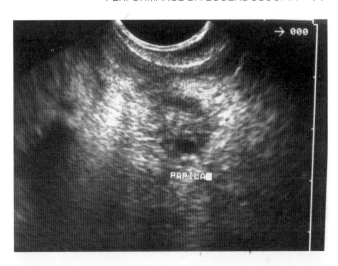

Figura 8.10. Papila duodenal reparada com o ecoendoscópio setorial.

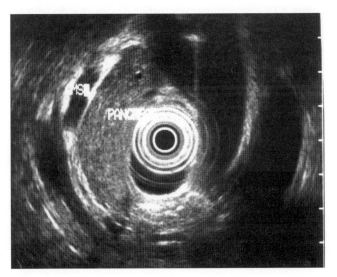

Figura 8.11. Transdutor radial onde é possível reparar a porção cefálica do pâncreas. Note o padrão de ecos. Essa região é hipoecóica, homogênea e de limites precisos. O aspecto é de hipoecogeneidade com diminutos pontos hiperecóicos tipo "sal e pimenta".

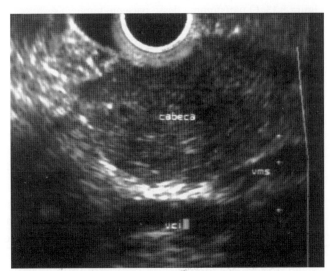

Figura 8.12. O mesmo aspecto de um pâncreas normal. Nesse caso o parênquima pancreático tem menos deposição de gordura sendo mais hipoecóico que o anterior.

elementos regulares e intimamente espaçados de intensidade uniforme com variação uniformemente distribuída por toda a glândula[29]. Normalmente ao comparar o padrão de ecos do pâncreas com o fígado, aquele é isossônico (tão denso quanto o fígado) (Figuras 8.11 e 8.12) ou hiperecóico, mais denso que o fígado (Figuras 8.13 e 8.14)[30-33]. Diversos estudos têm demonstrado que o padrão isossônico representa 46 a 48% dos indivíduos normais e que o padrão hiperecóico representa 49 a 52% dos indivíduos normais[28,34]. Todos concordam que o pâncreas normal não é menos denso que o fígado[34]. Essa designação de padrão baseia-se na suposição de que o fígado seja normal, usando-o como padrão interno de ecos. Se houver doença hepatocelular significativa e o fígado for anormalmente denso, o pâncreas normal pode nos parecer menos denso que o fígado.

Sabe-se que com o aumento da idade existe uma deposição maior de gordura no corpo com aumento das quantidades de gorduras no pâncreas, contribuin-

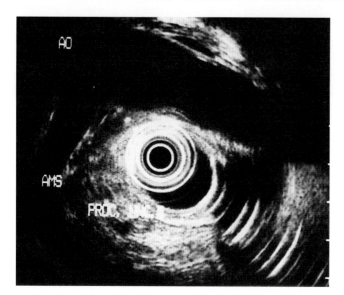

Figura 8.13. O parênquima desse paciente também é normal, porém os ecos são mais densos que os casos anteriores. Uma porcentagem razoável de pacientes apresenta esse padrão de ecogeneicidade do parênquima pancreático, principalmente no processo unciforme.

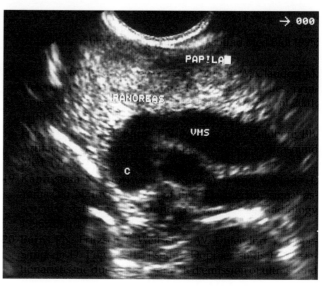

Figura 8.14. Parênquima pancreático da cabeça e do colo com aspecto hiperecóico na maior parte dele. Veia mesentérica superior (VMS) e confluência esplenomesentérica (CC)

do para o aumento da ecodensidade[35]. Um estudo histológico demonstrou que após os 60 anos existe depósito elevado de gordura nas células acinares do pâncreas. Isso contribui para alguns problemas de reparo da glândula pancreática. À medida que o pâncreas se torna mais ecodenso tende a se confundir com a gordura do retroperitônio. O pâncreas normalmente é menos ecogênico que a gordura retroperitoneal[33]. No entanto, a ecogeneicidade do pâncreas pode não ser totalmente devida à gordura; o tecido fibroso pode contribuir por uma parte do aumento da ecogeneicidade[32]. Quando o pâncreas é suficientemente denso, para que não possa ser distinguido da gordura, ele poderá ser identificado pela anatomia vascular[28].

Quanto às formas, várias foram atribuídas ao pâncreas. Mais comumente o pâncreas é descrito como em forma de vírgula, sendo a maior parte a cabeça (Figura 8.15).

PORÇÕES PANCREÁTICAS

Cabeça

É a parte do órgão à direita da veia mesentérica superior (Figuras 8.11, 12, 13, 14, 15). Sua borda lateral direita é a segunda porção duodenal, que se encontra junto ao transdutor (Figura 8.15), a veia cava posterior está posterior à cabeça do pâncreas[33]. Muitas vezes pode-se identificar junto ao transdutor a artéria gastroduodenal (primeiro ramo da artéria hepática comum) (Figura 8.14). O colédoco pode ser visto junto ao transdutor, lateral à artéria gastroduodenal e perpendicular à veia mesentérica superior na porção intrapancreática[36]. Normalmente a cabeça mede 2,08 ± 0,4cm transversalmente e 2,01 ± 0,39cm longitudinalmente[28,37,38].

Colo ou istmo

É a porção diretamente anterior à veia mesentérica superior[36]. A veia porta é formada atrás dessa região pela junção da veia mesentérica superior e veia

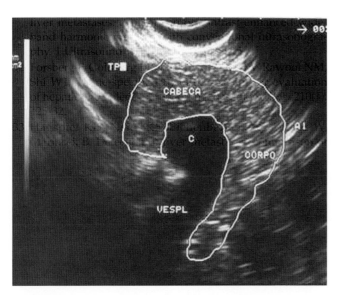 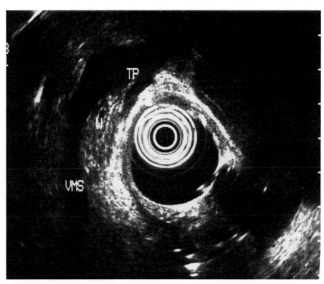

Figura 8.15. Note a forma de vírgula da glândula pancreática com os seus reparos vasculares. Esses são fundamentais para o reconhecimento completo de toda a glândula.

Figura 8.16. Note a imagem do colo do pâncreas, que é a porção bem em frente a VMS indicada na imagem.

esplênica, bem junto na zona de confluência, encontramos o colo do pâncreas (Figuras 8.14 e 8.16)[36]. Essa região diferentemente da US convencional pode ser medida em conjunto com a porção cefálica do pâncreas[27].

Corpo

Embora as dimensões anteroposteriores do corpo sejam pequenas ela ainda representa a seção mais larga do pâncreas. Pode ser visto anteriormente à artéria mesentérica superior. Sua borda anterior está próxima ao transdutor e a posterior pode ser vista às vezes depositada sobre as vértebras da coluna (Figura 8.17). A veia esplênica cursa sobre a superfície posterior do corpo[36]. O corpo mede 1,18 ± 0,36cm no plano longitudinal e 1,16 ± 0,29cm no plano transverso quando medido sobre a artéria mesentérica superior na projeção anteroposterior[27].

Cauda

A cauda do pâncreas é a porção mais difícil de reparar. Identifica-se com maior facilidade o hilo esplênico onde se deposita a maior parte da cauda[36]. Tem a forma ovóide e em alguns casos elíptica, apresentando a mesma ecogeneicidade do corpo, diferente do baço. Mede nos maiores eixos uma variação de 0,7 a 2,8cm (Figuras 8.18 e 8.21)[28,37,38].

RIM

O direito pode ser reparado próximo a porção cefálica do pâncreas e o esquerdo junto a região da transição entre o corpo e cauda do pâncreas[35]. Os cortes são geralmente sagitais. As pirâmides renais são vistas como áreas hipoecóicas triangulares mal definidas na região da medula. O seio renal é a área mais ecodensa. O córtex renal, entre a medula e a cápsula renal é menos denso que o fígado[39]. Não cabe ao exame ecoendoscópico fazer o diagnóstico de doenças renais, mas é de extrema importância o reconhecimento dessa estrutura para que não seja confundida durante o exame (Figura 8.19).

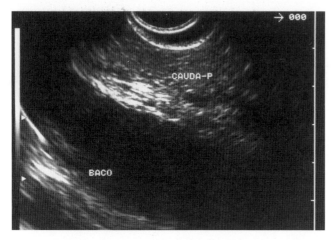

Figura 8.17. Imagem ecoendoscópica do corpo do pâncreas. Notamos a esquerda o início dos vasos esplênicos.

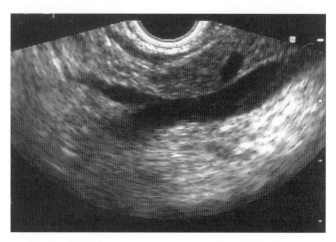

Figura 8.18. Observe a forma ovóide da cauda do pâncreas reparado sobre o baço.

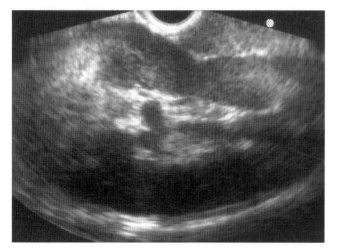

Figura 8.19. Imagem do rim esquerdo em cortes sagitais. As pirâmides renais são vistas como áreas hipoecóicas triangulares e mal definidas na região medular. O córtex renal entre a medula e a cápsula é discretamente menos densa que o fígado. O seio renal é a área central ecogênica.

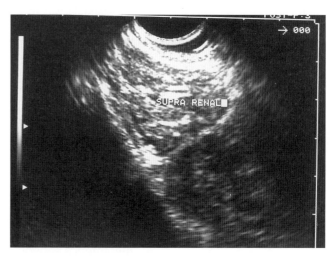

Figura 8.20. Note a forma triangular da supra-renal esquerda e seu aspecto altamente ecogênico.

SUPRA-RENAL

Apenas a supra-renal esquerda pode ser reparada pelo exame, pois aquela localizada à direita fica em posição muito distante do transdutor. Normalmente a supra-renal aparece como estrutura hipoecóica distinta; em outras ocasiões, apenas se vê a gordura altamente ecogênica (Figura 8.20)[39]. A textura interna tem consistência intermediária. O córtex e a medula geralmente não são distinguidos. Por vezes podem ser vistos alguns ecos de nível mais alto dispostos ao longo de uma linha fina no centro da glândula, sugerindo um padrão em três camadas[39]. A medula da supra-renal pode ser vista como estrutura linear altamente ecogênica na glândula. A supra-renal normal é linear, curvilínea, triangular, trapezóide, como um V ou Y. À esquerda ela se parece mais como um Y ou um Z. Ela geralmente é menor que 3cm, tendo a supra-renal normal 3 a 6cm de comprimento, 3 a 6mm de espessura e 2 a 4mm de largura[39].

BAÇO

O eco padrão do órgão pode variar entre fracamente ecogênico (hipoecóico), homogêneo e hiperecogênico similar ao fígado. O controle de ganho é usualmente estabelecido para obtermos ecos adequados do fígado em comparação ao baço (Figura 8.21)[40].

CORAÇÃO

O coração e as válvulas cardíacas podem ser facilmente reparados pela ecoendoscopia. Pois se trata de uma estrutura anecóica com paredes hiperecóicas em constante movimentação dinâmica[39].

TRAQUÉIA

É possível repararmos apenas os anéis hiperecóicos da traquéia por alguns centímetros, localizados na região anterior do esôfago[39].

TIREÓIDE

Assim como pela US convencional a tireóide pode ser reparada pela ecoendoscopia como uma glândula homogênea, hiperecóica, que se localiza anterior à traquéia. Os seus lobos podem ser observados se estendendo bilateralmente de cada lado do esôfago, sendo limitados pela artéria carótida[39].

BEXIGA

Durante o exame ecoendoscópico baixo é possível reparar a bexiga como estrutura triangular, com conteúdo anecóico, que se encontra acima da próstata no homem e bem junto ao útero na mulher. A parede mede em média 0,3cm em todas as regiões (Figura 8.22)[39].

ÚTERO

O útero pode ser facilmente identificado pela ecoendoscopia, quando em retroversoflexão. Em posição normal observamos apenas o cérvice e a parte distal do endométrio. O miométrio mostra dependendo da fase de prolifera-

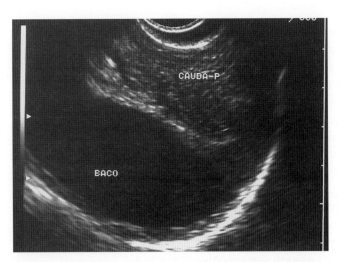

Figura 8.21. Observe o baço bem junto à cauda do pâncreas.

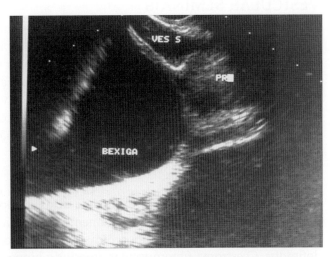

Figura 8.22. Transdutor setorial posicionado na ampola retal. A esquerda notamos área triangular com conteúdo anecóico. Pouco acima bem junto ao transdutor notamos a vesícula seminal e ao lado a próstata.

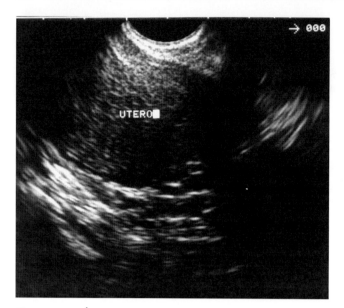

Figura 8.23. Útero reparado pelo transdutor setorial posicionado no reto.

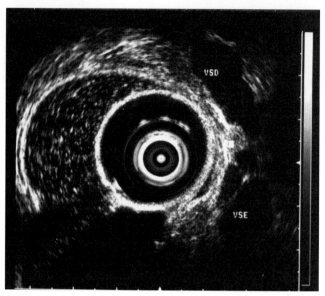

Figura 8.24. Transdutor radial posicionado na ampola retal. Note as duas vesículas seminais com seu aspecto típico, lobulado, hipoecóico e homogêneo, com limites bem definidos.

ção uma área linear hiperecóica (canal endometrial), o endométrio secretor é ecogênico, delimitado por uma fina lâmina interna hiperecóica do miométrio, que é hipoecóico, homogêneo e regular, por todo o órgão (Figura 8.23)[40].

OVÁRIOS

São elipsóides na forma e se localizam na fossa ovariana de Waldeyer, um de cada lado do útero próximos à parede lateral da pelve. Eles apresentam-se com uma ecotextura semelhante ao do miométrio, sendo freqüente a presença de pequenos folículos císticos em várias fases de desenvolvimento. Nem sempre os ovários são reparados pela ecoendoscopia transanal, mas quando isso acontece devem ser identificados[40].

VESÍCULAS SEMINAIS

São um par de estruturas que ficam acima da próstata e posteriores à bexiga, medindo cerca de 5cm de comprimento por 1,5cm de largura. Em seus aspectos mediais, as vesículas seminais se fundem com os vasos deferentes ipsilaterais para formar o ducto ejaculatório, que passa através da parte central da próstata para emergir na uretra, no veromontano. A vesícula seminal é hipoecóica apresenta estrutura alongada com áreas anecóicas, anelares, que podem variar dependendo do período do exame em diâmetro (Figura 8.24)[40].

PRÓSTATA

É uma estrutura cônica firme localizada atrás da borda inferior da sínfise púbica, anteriormente ao reto, diretamente inferior à bexiga. A sua forma é piramidal e é uma estrutura hipoecóica, homogênea com padrão de ecos bem definidos. O estroma fibromuscular anterior é hipoecóico e pode ser anecóico. Os tecidos periuretrais são hipoecóicos. O restante da próstata tem sido descrito como tecido hipo ou isoecóico homogêneo e, em muitos casos, a anatomia zonal não é reconhecida[39,40].

REFERÊNCIAS BIBLIOGRÁFICAS

1. Ardengh JC, Pauphilet C, Ganc AJ. Ecoendoscopia uma nova opção propedêutica. GED 1993;12(1):32-6.
2. Ganc AJ, Ardengh JC. [Digestive echoendoscopy]. Rev Assoc Med Bras 1994;40(1):1-3.
3. Catalano MF. Normal structures on endoscopic ultrasonography: visualization measurement data and interobserver variation. Gastrointest Endosc Clin N Am 1995; 5(3):475-86.
4. Vilmann P, Hancke S. Endoscopic ultrasound scanning of the upper gastrointestinal tract using a curved linear array transducer: "the linear anatomy". Gastrointest Endosc Clin N Am 1995;5(3):507-21.
5. Hawes RH. Normal endosonographic findings. Gastrointest Endosc 1996;43(2 Pt 2):S6-10.
6. Catalano MF, Sivak MV, Jr., Rice T, Gragg LA, Van Dam J. Endosonographic features predictive of lymph node metastasis. Gastrointest Endosc 1994;40(4):442-6.
7. Heintz A, Mildenberger P, Georg M, Garcia A, Junginger T. In vitro studies of lymph node analysis. Gastrointest Endosc Clin N Am 1995;5(3):577-86.
8. Hoffman BJ, Hawes RH. Endoscopic ultrasonography-guided puncture of the lymph nodes: first experience and clinical consequences. Gastrointest Endosc Clin N Am 1995;5(3):587-93.
9. Tio TL, Coene PP, Schouwink MH, Tytgat GN. Esophagogastric carcinoma: preoperative TNM classification with endosonography. Radiology 1989;173(2):411-7.
10. Grimm H, Binmoeller KF, Hamper K, Koch J, Henne-Bruns D, Soehendra N. Endosonography for preoperative locoregional staging of esophageal and gastric cancer. Endoscopy 1993;25(3):224-30.
11. Tio TL, Tytgat GN, Cikot RJ, Houthoff HJ, Sars PR. Ampullopancreatic carcinoma: preoperative TNM classification with endosonography. Radiology 1990;175(2):455-61.
12. Vilmann P. Endoscopic ultrasonography-guided fine-needle aspiration biopsy of lymph nodes. Gastrointest Endosc 1996;43(2 Pt 2):S24-9.
13. O'Toole D, Palazzo L, Arotcarena R, Dancour A, Aubert A, Hammel P, e col. Assessment of complications of EUS-guided fine-needle aspiration. Gastrointest Endosc 2001; 53(4):470-4.
14. Grant EG. Seção 3: Abdominal – Peritonial. Fígado. In: Mittelstaedt CA, editor. Ultra-sonografia geral. Rio de Janeiro: Revinter; 2000. p. 173 -248.
15. Standards and Guidelines for Performance of the Abdominal and Retroperitoneal Examination: American Institute of Ultrasound in Medicine; 1990.
16. Kane RA. Sonographic anatomy of the liver. Semin Ultrasound CT MR 1981;2:190.
17. Mittelstaedt CA. Seção 3: Abdominal – Peritonial. Sistema biliar. In: Mittelstaedt CA, editor. Ultra-sonografia geral. Rio de Janeiro: Revinter; 2000. p. 249-370.
18. Parulekar SG. Evaluation of the prone view for cholecystosonography. J Ultrasound Med 1986;5(11):617-24.
19. Kane RA. Ultrasonography anatomy of the liver and biliary tree. Semin Ultrasound CT MR 1980;1:87.
20. Cooperberg PL. Real-time ultrasonography of the gallbladder. In: Winsberg F, Cooperberg PL, editors. Clinics and Diagnostic Ultrasound: Real-time Ultrasonography. New York: Churchill Livingstone; 1982. p. 49.
21. Callen PW, Filly RA. Ultrasonographic localization of the gallbladder. Radiology 1979;133(3 Pt 1):687-91.
22. Laing FC, Jeffrey RB. The pseudo-dilated common bile duct: ultrasonographic appearance created by the gallbladder neck. Radiology 1980;135(2):405-7.
23. Birnholz JC. Population survey: ultrasonic cholecystography. Gastrointest Radiol 1982;7(2):165-7.
24. Marchal G, Van de Voorde P, Van Dooren W, Ponette E, Baert A. Ultrasonic appearance of the filled and contracted normal gallbladder. J Clin Ultrasound 1980;8(5): 439-42.
25. McGahan JP, Phillips HE, Cox KL. Sonography of the normal pediatric gallbladder and biliary tree. Radiology 1982; 144:873.
26. Ardengh JC, Geocze S. Ecoanatomia setorial linear: ecoanatomia normal do trato digestivo superior. GED 1997; 16(6):237-40.
27. Mittelstaedt CA. Seção 3: Abdominal – Peritonial. Pâncreas. In: Mittelstaedt CA, editor. Ultra-sonografia geral. Rio de Janeiro: Revinter; 2000. p. 371-448.
28. Hill MC. Pancreatic sonography: an update. In: Sanders RC, editor. Ultrasound Annual. New York: Raven Press; 1982. p. 1.
29. Kunzmann A, Bowie JD, Rochester D. Texture patterns in pancreatic sonograms. Gastrointest Radiol 1979;4(4): 353-7.
30. Crade M, Taylor KJ. Ultrasound diagnosis of pancreatic pathology. J Clin Gastroenterol 1979;1(2):171-81.
31. Taylor KJ. Anatomy of the pancreas by grey scale ultrasonography. J Clin Gastroenterol 1979;1(1):67-75.
32. Marks WM, Filly RA, Callen PW. Ultrasonic evaluation of normal pancreatic echogenicity and its relationship to fat deposition. Radiology 1980;137(2):475-9.
33. Weinstein BJ, Weinstein DP. Sonographic anatomy of the pancreas. Semin Ultrasound CT MR 1980;1:156.
34. Filly RA, London SS. The normal pancreas: acoustic characteristics and frequency of imaging. J Clin Ultrasound 1979;7(2):121-4.
35. Worthen NJ, Beabeau D. Normal pancreatic echogenicity: relation to age and body fat. AJR Am J Roentgenol 1982; 139(6):1095-8.
36. Ardengh JC, Pauphilet C, Ganc AJ, Colaiacovo W. Endoscopic ultrasonography of the pancreas: technical aspects. GED 1994;13(2):61-68.
37. de Graaff CS, Taylor KJ, Simonds BD, Rosenfield AJ. Gray-scale echography of the pancreas. Re-evaluation of normal size. Radiology 1978;129(1):157-61.
38. Niederau C, Sonnenberg A, Muller JE, Erckenbrecht JF, Scholten T, Fritsch WP. Sonographic measurements of the normal liver, spleen, pancreas, and portal vein. Radiology 1983;149(2):537-40.
39. Mittelstaedt C. Ultra-sonografia geral. Rio de Janeiro 2000: Revinter; 2000.
40. Lees WR, Lyons EA. Ultra-sonografia endocavitária e Técnicas avançadas. Rio de Janeiro 1998: Revinter; 1998.

9

ECOANATOMIA RADIAL, SETORIAL E TÉCNICA DO EXAME

José Celso Ardengh

INTRODUÇÃO

A ecoendoscopia (EE) é útil para o estádio do câncer do esôfago, estômago, pâncreas, via biliar principal (VBP), papila, reto e canal anal[1-3]. Permite o diagnóstico tão preciso quanto a colangiopancreatografia endoscópica retrógrada (CPER) ou ultra-sonografia transparietal (US) na litíase da via biliar principal e da vesícula biliar, além de fornecer o diagnóstico precoce de pancreatite crônica, antes do aparecimento de sinais radiológicos patognomônicos[3-6]. A grande maioria dos trabalhos que permitem tais afirmações, foi realizada com aparelhos radiais[1-3,5]. No início da década de 1990, um novo sistema foi lançado no mercado[4]. Ele permite a realização de intervenções ecoguiadas e o estudo de estruturas vasculares através do Doppler colorido[4,7]. Pode-se com este sistema, obter imagens tão boas dos órgãos retroperitoneais (estudados por via transduodenal e transgástrica) e dos componentes do mediastino (estudados por via transesofagiana), quanto aquelas do sistema radial[4,7].

É fundamental para aquele que deseje iniciar a prática da EE conhecer a ecoanatomia radial e setorial, para se orientar de forma precisa no interior do sistema digestório. Esse capítulo foi preparado para que você localize as estruturas periféricas ao sistema digestório; lembre-se que os cortes radiais são semelhantes aos cortes transversais da tomografia computadorizada. Com as imagens do sistema setorial, a borda direita aponta para a porção cranial e a esquerda para a porção caudal do paciente. A ecoanatomia requer conhecimento da anatomia supramesocólica e mediastinal e somente um exame rigoroso e sistemático poderá garantir resultados confiáveis.

ECOANATOMIA MEDIASTINAL

O exame pelo esôfago do mediastino é relativamente simples, pois sua estrutura tubular permite fácil obtenção de imagens. No entanto é de fundamental importância o reconhecimento das estruturas periféricas. O exame do mediastino se inicia na junção gastresofagiana, retirando-se o aparelho lentamente em direção ao cricofaríngeo. Dessa forma podemos obter imagens de todas as estruturas mediastinais que tem relação com o órgão[8].

Radial

Na região da junção gastresofagiana é possível observar à aorta. A posição do aparelho deve ser mantida dessa forma para que possamos correlacionar às imagens do mediastino anterior e posterior. Dessa forma é possível a identificação da maioria das estruturas que se localizam ao redor do esôfago. Assim como a aorta, a espinha dorsal, a veia ázigos e a traquéia, podem ser estudadas (Figuras 9.1 e 9.2)[8].

Se o objetivo é o exame da parede não devemos instilar muita água no balão, pois essa manobra comprime a parede dificultando a identificação das camadas ultra-sonográficas do órgão. Para o exame das estruturas mediastinais a instilação de água é menos importante. Na porção mais distal do esôfago é possível reconhecer o lobo esquerdo do fígado, encontrando-o entre a posição 6 e 12h (Figura 9.2)[8].

O fundo gástrico deve ser encontrado entre 1 e 5h. A veia cava inferior e as supra-hepáticas podem ocasionalmente ser reparadas pela técnica radial. Ao removermos a sonda vagarosamente é possível reparar o átrio esquerdo na posição 12h. A coluna vertebral se encontra às 7h se a aorta está às 5h. No esôfago médio, os brônquios direito e esquerdo podem ser reparados. Identificamos essas estruturas como anéis hiperecóicos localizados na posição 12 e 1h. Nódulos linfáticos podem freqüentemente ser identificados nessa região (subcarinal). É mais fácil sua observação com freqüência de 12MHz. O pulmão direito pode ser reparado e a forma de conseguir imagens é seguir os anéis hiperecóicos do brônquio fonte direito, na posição 9h (borda esquerda)

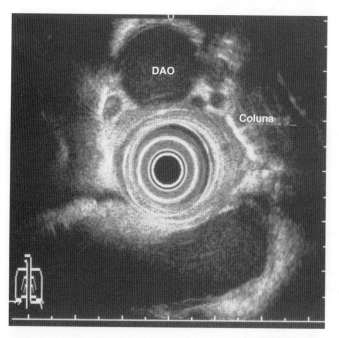

Figura 9.1. Imagem radial obtida junto à junção gastroesofageana a 40cm da ADS. Às 12h nota-se estrutura circular bem delimitada que corresponde a aorta. Às 2h notamos área arciforme circular com enorme sombra acústica posterior que representa a coluna vertebral.

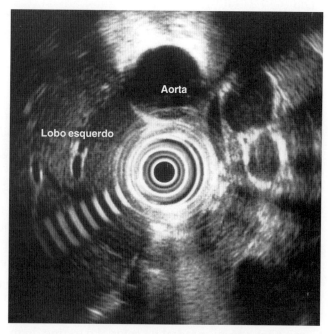

Figura 9.2. Na borda esquerda notamos o lobo hepático esquerdo. No alto a aorta e na posição 6h observamos o fundo gástrico, com ar e líquido no seu interior.

86 PARTE III – CONCEITOS, PRINCÍPIOS E NOVAS TÉCNICAS EM ECOENDOSCOPIA

até a origem de uma área hipoecóica, quase anecóica. Um pouco acima se observa a convergência do brônquio fonte direito e esquerdo para formar a traquéia. Na posição de convergência dos brônquios fonte na traquéia, é possível percebermos o arco da aorta, estendendo-se pela posição 2h, ao longo do lado direito do visor até a posição 5h. A veia ázigos pode ser cortada inicialmente no esôfago distal, anterior a veia cava superior. Essa é uma área difícil de ser reparada pela EE[8].

A região subcarinal é importante área de drenagem linfática para doenças pulmonares e esse local deve sempre ser estudado para a pesquisa de NL metastáticos. Abaixo do arco da aorta existe outra área não menos importante chamada de janela aortopulmonar, nessa área também é possível o encontro de NL metastáticos em pacientes com doenças pulmonares ou mediastinais[2]. No carcinoma espinocelular do esôfago a invasão da traquéia é a razão mais importante para o estádio da doença e classificá-la como T4. Por isso é essencial encontrarmos os anéis ecogênicos que representam a traquéia para identificar se esses anéis foram destruídos pelo tumor. Próximo ao arco da aorta, grandes vasos emergem dessa região e a traquéia se situa às 12h. O esfíncter esofagiano superior se localiza normalmente a 18cm dos dentes incisivos e nessa região os pacientes tornam-se intolerantes ao exame[8].

No exame do mediastino é imprescindível a observação de dois pontos: Entre 27 e 30cm dos incisivos (o arco da aorta, o curso da veia ázigos, a veia cava superior e a convergência dos brônquios fonte direito e esquerdo em direção à traquéia) e o exame do mediastino para a identificação de NL. Essa manobra é particularmente melhor realizada quando usamos freqüência de 12MHz[8,9].

Essa técnica cria um contraste eficiente para o reconhecimento dos NL. Entretanto ao identificarmos NL com essa freqüência eles tendem a ter bordas nítidas e serem mais hipoecóicos que o normal. A maioria das características ecoendoscópicas de malignidade descritas, são baseadas com o scanner de 7,5MHz. Assim é necessário cautela ao estudarmos as características ultrasonográficas de NL com a freqüência de 12MHz[2,8].

Setorial

O estudo das estruturas mediastinais e da parede esofagiana deve ser sistemático. Necessita de amplo conhecimento da anatomia do mediastino posterior e da periferia do esôfago, nos seus diferentes segmentos[4,7]. Os reparos anatômicos são diferentes ao estudar o esôfago cervical, torácico ou ao posicionar o transdutor sobre o curto segmento do esôfago abdominal[4].

O esôfago abdominal corresponde a um curto trajeto do órgão que atravessa o diafragma. A esse nível a parede esofagiana se espessa correspondendo à junção esofagogástrica. Os reparos anatômicos nesta posição são: atrás a aorta abdominal e à direita a veia ázigos. É extremamente útil, neste nível, introduzir levemente o aparelho pela pequena curvatura, para que possamos visualizar o lobo esquerdo do fígado, parte do diafragma e das câmaras cardíacas (Figura 9.3). Nessa região é possível o encontro de NL próximos à cárdia. Como para a técnica radial na setorial o exame do mediastino deve se iniciar no estômago (exploração das cadeias ganglionares), retirando-se, o aparelho em direção ao cricofaríngeo. O balão deve ser moderadamente inflado com água a fim de evitar a tração da mucosa esofagiana responsável por falsas imagens de espessamento parietal[4,7,10].

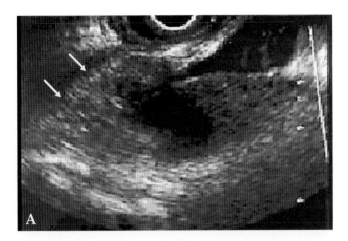
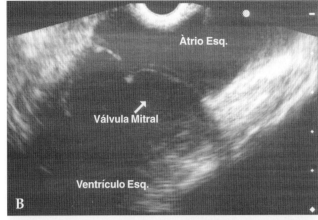
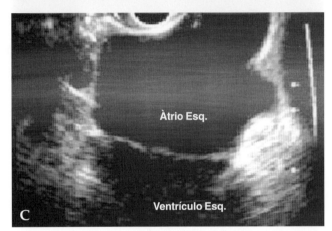

Figura 9.3. O posicionamento do transdutor na cárdia (**A**), fornece imagens do lobo esquerdo hepático, da veia cava inferior e do diafragma (setas), pouco acima nota-se o ventrículo esquerdo, a válvula mitral e o átrio esquerdo (**B**) e em (**C**) observe o átrio esquerdo bem junto à parede do esôfago.

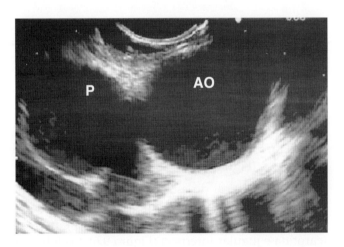

Figura 9.4. Janela aortopulmonar. Aorta (AO) e Pulmonar (P).

Na porção média do esôfago é importante a individualização de duas regiões: a zona dos arcos (arco aórtico, arco da ázigos e a bifurcação traqueal); região situada entre 23 e 25cm da arcada dentária superior e o mediastino posterior médio e inferior situado de 26 a 40cm da arcada dentária superior[4,7,10].

O arco aórtico é reparo anatômico essencial, sendo facilmente observado sob a forma arqueada em cortes sagitais. É observado na face anterior do esôfago e na região intertraqueobrônquica, freqüente local de encontro de adenopatias antracósicas (Figura 9.4). A direita encontra-se nesta mesma posição o arco da ázigos e na face anterolateral esquerda o brônquio fonte esquerdo e atrás a coluna vertebral[10].

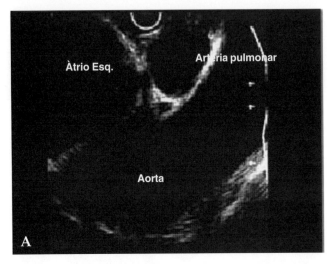 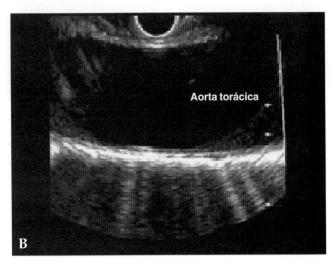

Figura 9.5. A) Notamos o átrio esquerdo acolado ao esôfago junto a aorta e a artéria pulmonar. **B)** Mais acima notamos a presença da aorta torácica.

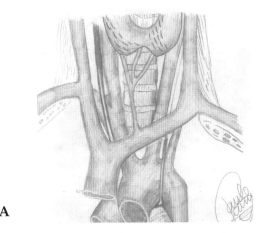 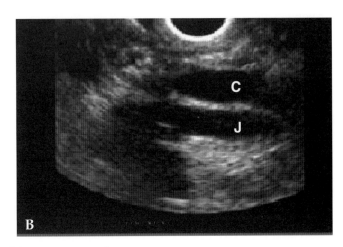

Figura 9.6. A) Esquema do posicionamento do transdutor setorial para o exame da carótida e jugular. **B)** O posicionamento do transdutor na parede lateral direita ou esquerda, do esôfago cervical, evidencia a carótida (C) e jugular interna (J).

Nesse nível é possível observar com precisão as cavidades cardíacas, o átrio esquerdo, a artéria pulmonar atrás, e à esquerda a aorta torácica, e à direita a veia ázigos (Figura 9.5).

Na porção cervical do esôfago o principal reparo é a traquéia que pode ser reconhecida por uma linha hiperecóica (anéis traqueais) além do ar traqueal. As faces laterais direita e esquerda apresentam os grandes vasos do pescoço (carótida e jugular internas) (Figura 9.6). Os lobos da tireóide podem ser observados, bem como a coluna vertebral[4,10].

ECOENDOSCOPIA GÁSTRICA

É relativamente fácil obter imagens da parede gástrica. Duas técnicas são geralmente usadas: insuflação do balão com remoção do ar do interior da câmara gástrica e a injeção de água desaerada dentro do estômago, com o intuito de distendê-lo. O ponto focal da freqüência de 7,5MHz é de 2 a 2,5cm. As melhores imagens da parede do estômago são obtidas com o transdutor a 1,5 ou 2,5cm da parede. Quanto mais distendido se encontra o estômago, melhor é a imagem obtida e mais fácil é a detecção de anormalidades da parede[8,10].

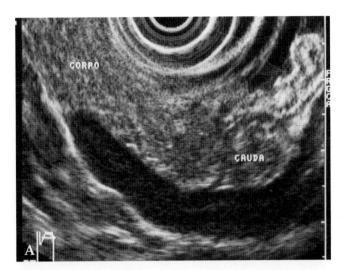 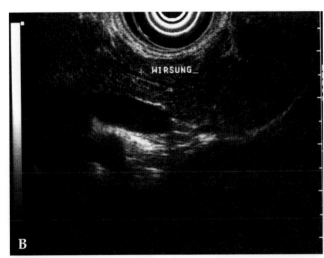

Figura 9.7. A) O posicionamento do transdutor na parede posterior do estômago mostra a artéria e a veia esplênica, junto à região de transição corpo e cauda.
B) Notamos a veia esplênica, próxima a sua emergência, onde reparamos com maiores detalhes o corpo do pâncreas e do ducto pancreático principal.

Radial

Pelo fato do estômago ser muito grande o médico examinador facilmente pode se perder. Ao usar o aparelho radial lembre-se que as imagens obtidas são semelhantes aos cortes transversais da tomografia computadorizada[9].

No estômago proximal, o baço, o lobo esquerdo do fígado o plexo celíaco e os vasos do hilo esplênico (artéria e veia esplênica) podem ser examinados. O baço é uma estrutura homogênea, hipoecóica e se encontra ao lado do fundo gástrico (Figura 9.7). Uma vez identificado o baço, a manipulação vagarosa do transdutor permite a identificação do hilo. O hilo é identificado por múltiplas estruturas serpiginosas convergindo para o mesmo ponto[8].

Do outro lado na mesma posição podemos encontrar o fígado (lobo esquerdo). No espaço entre o fígado e o estômago, há outro espaço importante de drenagem linfática que deve ser examinado, pois NL metastáticos podem ser identificados. O tronco celíaco é a terceira importante estrutura que deve ser examinada no estômago proximal. Normalmente essa estrutura pode ser reparada identificando-se inicialmente a aorta e descendo pela mesma até encontrarmos o tronco celíaco (Figuras 9.8A e B)[4,8,11].

O tronco celíaco tem a forma de "Y" os braços do "Y" correspondem: a emergência da artéria hepática e esplênica. Uma das opções para conseguirmos identificar o tronco celíaco é a identificação da artéria esplênica e segui-la até a aorta[8].

O corpo do pâncreas é identificado pela parede posterior do corpo gástrico médio. No antro o pâncreas pode ser identificado, porém essas imagens são mais difíceis de identificar, pois nessa região os cortes são sagitais (Figura 9.7). A vesícula biliar é estudada pelo antro (corpo e fundo) e duodeno (cístico e infundíbulo). Nesse ponto examina-se a parede e o conteúdo da vesícula biliar[8].

Setorial

Na câmara gástrica, o balão deve ser insuflado com 20 a 30ml de água sem ar para que haja melhor propagação dos feixes de ultra-sonografia. O exame da câmara gástrica deve ser metódico e sistemático, inicia-se pela pequena cur-

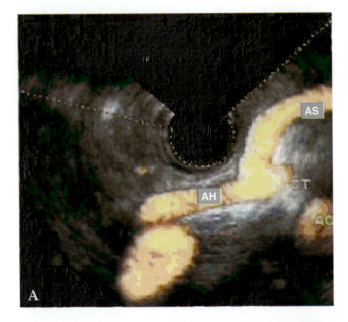
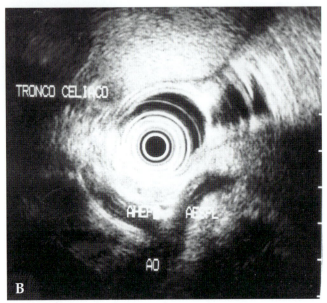
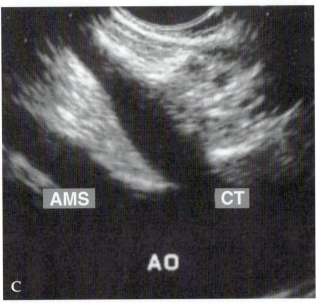

Figura 9.8. A) Ecoendoscopia radial visão do tronco celíaco sob o efeito Doppler, onde é possível reparar a artéria hepática (AH) e a artéria esplênica (AS) à direita. **B)** Outra imagem sem o efeito do Doppler do tronco celíaco. **C)** Ecoendoscopia setorial, note a emergência do tronco celíaco (CT) e da artéria mesentérica superior (AMS).

vatura, onde os reparos anatômicos são: o lobo esquerdo, o hilo hepático e o tronco celíaco (Figura 9.8C). O exame da parede posterior do estômago e da grande curvatura permite o reparo de pontos anatômicos essenciais, tais como: parte da cabeça, o corpo, a cauda do pâncreas, os NL gastroepiplóicos esquerdos e todas as estruturas que compõem o sistema venoso portal (Figura 9.9). Termina-se o estudo da câmara gástrica examinando a cárdia onde é possível obter imagens do baço, rim esquerdo e NL justacárdicos. A injeção de 100 a 150ml de água se faz, quando se deseja examinar a grande curvatura e o fundo gástrico. A duração do exame é de aproximadamente 20 a 30 minutos[4,7,10,12].

ECOANATOMIA RETROPERITONEAL

A demonstração da anatomia retroperitoneal é a técnica ecoendoscópica mais difícil. Infelizmente não há formas milagrosas para o aprendizado e instrução. O processo de aprendizado pode ser facilitado através da disciplina no

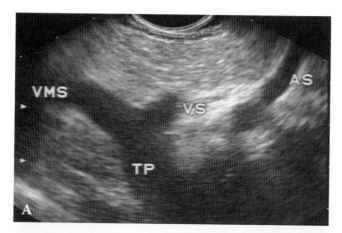 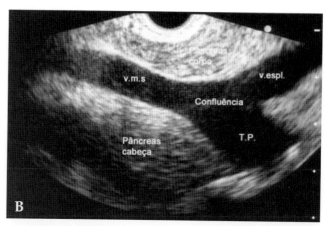

Figura 9.9. A) Estudo ecoendoscópico das estruturas vasculares que estão em íntimo contato com a glândula pancreática. **B)** Observe os detalhes que podem ser notados pela ecoendoscopia setorial de todo o sistema venoso portal.

posicionamento do transdutor para a obtenção de posições e imagens sempre convencionais. A repetição dessas imagens permite o aprendizado e a sedimentação da ecoanatomia quer seja ela radial ou setorial[10].

Radial

O pâncreas é uma estrutura homogênea de limites precisos mais hiperecóica que o fígado. O órgão e o ducto pancreático principal podem ser facilmente reparados, desde que os pontos anatômicos relevantes para sua identificação sejam identificados. 75% dos pacientes com pâncreas normal apresentam tênue diferença da ecotextura entre o pâncreas ventral e dorsal. Essa diferença pode ser reparada com o transdutor posicionado sobre a região cefálica da glândula. Nessa posição o pâncreas ventral é mais hipoecóico, se comparado ao pâncreas dorsal. A porção ventral tem forma triangular[8].

Para obtermos imagens completas do pâncreas, posiciona-se o transdutor na segunda porção do duodeno. O balão é inflado e removemos o ar do interior do duodeno. Vagarosamente retiramos o ecoendoscópio e com a manopla de comando vamos afastando e aproximando o transdutor das estruturas que desejamos avaliar. A primeira estrutura a ser examinada é a veia cava inferior ao lado da aorta. Inicialmente reparamos a aorta como uma estrutura longitudinal, mas com a retirada do aparelho ela começa a ser cortada transversalmente, onde é possível reparar a emergência da artéria mesentérica superior e a veia renal e mais abaixo o processo unciforme. Assim que essa imagem começa a aparecer, a sua direita é possível reparar o processo unciforme (Figura 9.10)[8].

Em seguida a secção da cabeça pancreática é observada com a leve remoção do aparelho, como uma estrutura de forma crescente ao lado do duodeno. Nessa posição a veia e a artéria mesentérica superior são freqüentemente reparadas junto à cabeça do pâncreas. Nessa posição examina-se toda a cabeça do pâncreas (Figura 9.11)[8,13].

Com o aparelho no bulbo duodenal e o balão inflado, observa-se uma leve resistência do balão em contato com o piloro. Algumas vezes é necessário a desinsuflação do mesmo para passar o piloro. Antes de passar o piloro, posi-

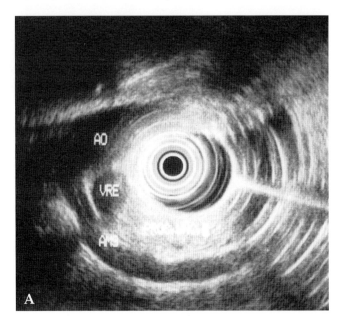 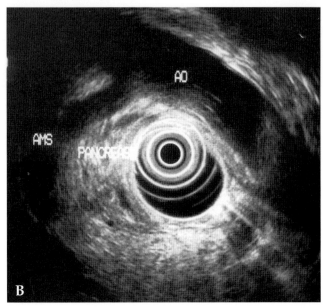

Figura 9.10. Transdutor mecânico radial posicionado na segunda porção. **A)** Nota-se a emergência da artéria mesentérica superior, a veia renal esquerda e o processo unciforme. **B)** Observe todo o processo unciforme e parte do ducto pancreático secundário.

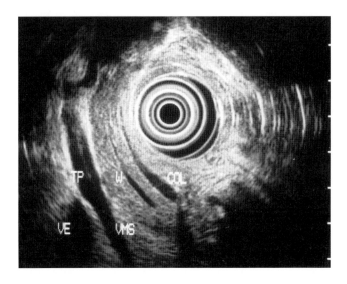

Figura 9.11. Posicionamento do transdutor radial, onde é possível observar a cabeça do pâncreas em quase toda sua extensão. Notar os reparos vasculares: TP: tronco porta, VMS: veia mesentérica superior, VE: veia esplênica, Col: colédoco e W: ducto pancreático principal.

ciona-se o transdutor no ápice do bulbo para reparar o colédoco ao lado do tronco porta, a vesícula biliar (Figura 9.12) e às vezes o ducto pancreático principal junto a papila duodenal (Figura 9.13)[9].

Nesse ponto roda-se a imagem para observar o fígado na porção superior esquerda do visor e o colédoco descendo do fígado às 6h. Assim que a visão longitudinal do colédoco é obtida, avança-se o aparelho de forma leve com mínima deflexão para cima para obtermos o colédoco próximo à papila duodenal e também o ducto pancreático principal (Figuras 9.12, 9.13 e 9.14)[8].

Uma vez reparada a papila desliza-se o transdutor para cima, para baixo e à direita de forma leve para reparar o DPP da papila até a região da transição entre a cabeça e o corpo do pâncreas (Figuras 9.13 e 9.14B). Nessa mesma posição reparam-se parte do tronco porta, com a confluência da veia mesentérica superior e a veia esplênica (Figura 9.15). Essa posição é essencial para o

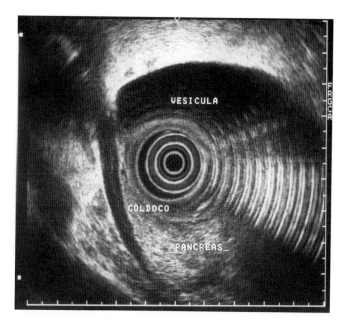

Figura 9.12. Estudo ecoendoscópico da vesícula biliar (corpo e infundíbulo) e colédoco, que é realizado na região do bulbo duodenal.

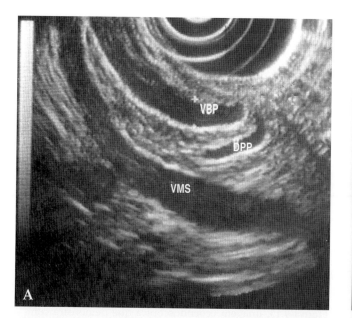
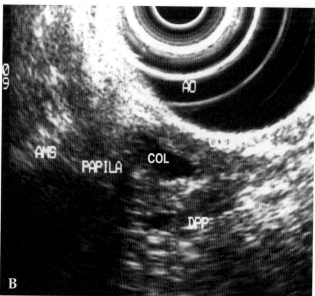

Figura 9.13. A) Imagem com transdutor radial mostrando com detalhes a região da papila duodenal. É possível reparar a confluência da via biliar principal (VBP) e do ducto pancreático principal e o detalhe da veia mesentérica superior. **B)** Nessa posição notamos o colédoco junto ao transdutor e o DPP pouco abaixo.

exame do pâncreas, pois fica fácil obter imagens do colédoco com cálculos no seu interior e é um excelente acesso para a porção cefálica do pâncreas particularmente nos casos de invasão da veia porta por tumores dessa região[8].

Após o exame da cabeça do pâncreas o balão é desinsuflado e o ecoendoscópio posicionado no antro gástrico. Novamente inflamos o balão e removemos o ar residual do interior do estômago. O aparelho é tracionado e posicionado na parede posterior do estômago e com a manopla fazemos movimentos para cima e para baixo. Com essa manobra observa-se a veia esplênica que pode ser reparada com o instrumento a 45 ou 50cm da arcada dentária superior. O pâncreas é reparado em frente à veia esplênica, em seguida repa-

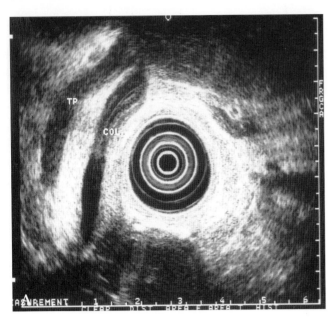 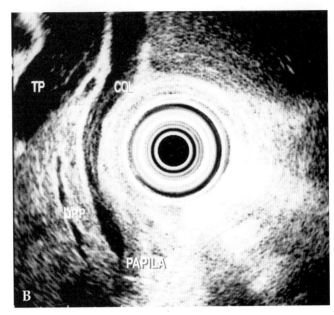

Figura 9.14. A) Visão longitudinal do colédoco (COL) ao lado do tronco porta (TP). **B)** Após movermos o transdutor em direção a papila notamos a presença do ducto pancreático principal (DPP) e da papila duodenal.

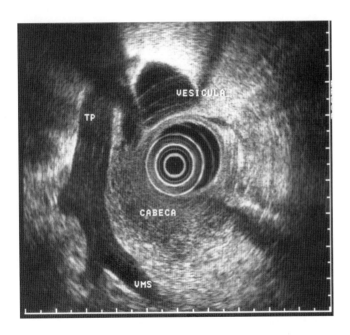

Figura 9.15. Imagem ecoendoscópica que demonstra com precisão toda a estrutura vascular vizinha da porção cefálica do pâncreas.

ra-se o corpo. Ao introduzir o aparelho sobre a veia esplênica é possível chegar até a confluência (área anecóica vascular) e reparar o istmo do pâncreas (Figura 9.7B)[8,9].

Essa área conhecida como "clava" indica a confluência da veia esplênica e da veia mesentérica superior que forma a veia porta. Uma vez sobre esse ponto de referência, o ecoendoscópio é tracionado para o exame completo do corpo do pâncreas e a cauda do mesmo[8].

A veia esplênica cursa posteriormente ao corpo e cauda do pâncreas. Próximo à veia esplênica é possível observar uma estrutura serpiginosa e anecóica (artéria esplênica). Próximo à região de transição entre o corpo e a cauda, observa-se o baço, freqüentemente reparado junto à cauda do pâncreas. Logo abaixo do baço e profundamente ao pâncreas reparamos o rim esquerdo, caracterizado como uma concha hipoecóica no exterior (córtex renal) e hiperecóica no centro (medula renal). O rim esquerdo é facilmente estudado em pacientes magros. Nesses doentes repara-se a artéria e veia renal esquerda bem junto ao hilo do rim. Faz parte do exame do pâncreas o exame do tronco celíaco já descrito anteriormente[8].

Setorial

A passagem do aparelho se faz sob visão direta até ultrapassar o músculo cricofaríngeo e progressão às cegas pelo esôfago. Insuflação leve da câmara gástrica e passagem para o duodeno buscando-se o posicionamento ideal, no final da segunda porção, abaixo da papila duodenal maior. Obtenção de cortes (hemi-hexágono vermelho) seqüenciais retirando lentamente o aparelho e posicionando-o em pontos específicos obedecendo à padronização dos mesmos descrita por Giovannini e Perrier[4] e Ardengh e Geocze[10], para qualquer exame ecoendoscópico.

Após o posicionamento do aparelho, na terceira porção duodenal, abaixo da papila principal e insuflando-se o menos possível a cavidade gástrica, inicia-se a obtenção iconográfica. A primeira imagem corresponde à aorta abdominal, a veia cava inferior, parte do processo unciforme do pâncreas e o rim direito. Em seguida o balão deve ser inflado com água (20 a 30ml), e instilados 50 a 100ml de água no interior do duodeno. A partir deste momento, traciona-se o aparelho vagarosamente. A primeira imagem a ser fixada no monitor é a veia cava inferior, veia mesentérica superior e parte da cabeça do pâncreas (Figura 9.16). Tracionando-se mais um pouco, posiciona-se próximo a papila duodenal, que aparece com forma arredondada geralmente hipoecóica. Neste ponto ainda é possível visualizar em cortes transversais a via biliar e o ducto pancreático principal (Figura 9.17). Esta imagem se torna factível quando nos colocamos pouco acima da papila e a sonda é orientada para trás e para a esquerda. Pouco depois, pode-se visualizar o colédoco e o tronco porta em cortes longitudinais (Figura 9.18). Mantendo-se a sonda nesta posição e retirando-se a tensão do balão é possível observar o colédoco em toda sua extensão, diferenciando-se o colédoco intrapancreático, a cabeça do pâncreas, o istmo, o ducto pancreático principal em corte longitudinal e o confluente esplenomesentérico em corte transversal (Figura 9.19)[10].

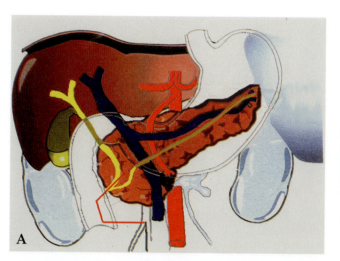 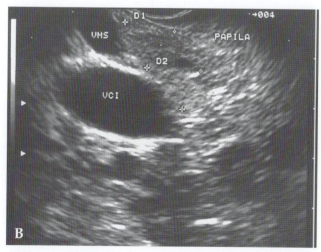

Figura 9.16. A) Ilustração do campo de estudo do transdutor posicionado abaixo da papila duodenal maior. **B)** Nesse corte identifica-se o processo uncinado, a VMS, a veia cava inferior (VCI) e parte da papila.

96 PARTE III – CONCEITOS, PRINCÍPIOS E NOVAS TÉCNICAS EM ECOENDOSCOPIA

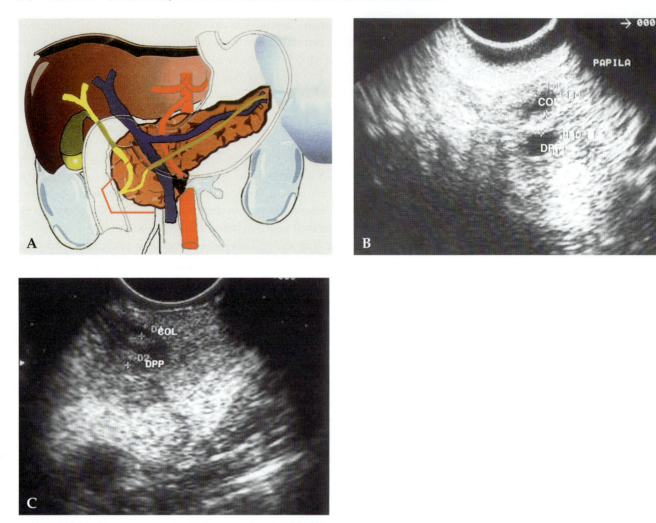

Figura 9.17. A) Ilustração do campo de estudo do aparelho posicionado em frente à papila duodenal maior. **B**) Nesse corte ecoendoscópico identifica-se o DPP e COL (mais próximo do transdutor) em corte sagital, bem próximo a papila. **C**) Demonstra a região da desembocadura de ambos os canais.

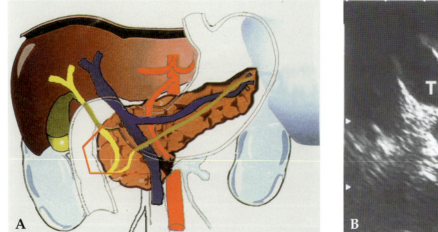
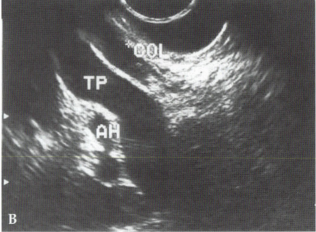

Figura 9.18. A) Ilustração do campo de estudo do ecoendoscópio posicionado logo acima da papila duodenal maior. **B**) O corte identifica o colédoco (COL), o tronco porta (TP), parte da cabeça do pâncreas e a artéria hepática (AH).

ECOANATOMIA RADIAL, SETORIAL E TÉCNICA DO EXAME 97

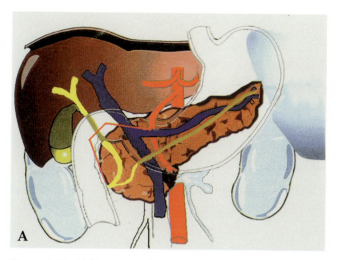
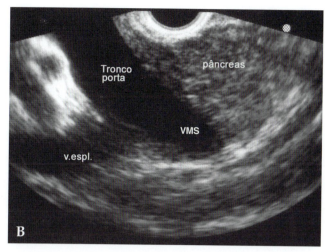

Figura 9.19. A) Ilustração do campo de estudo do aparelho posicionado no bulbo duodenal. **B)** Nesse ponto observa-se o cajado formado pela veia mesentérica superior, veia esplênica para formar o tronco porta. Tracionando-se levemente o transdutor contra o piloro, observa-se a confluência esplenomesentérica, a cabeça do pâncreas e parte da transição entre a cabeça e o corpo.

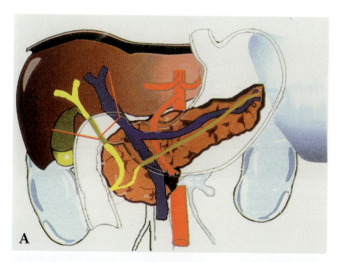
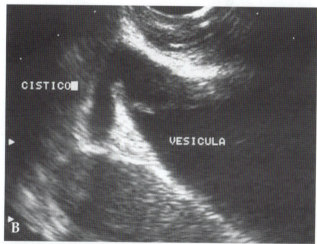

Figura 9.20. A) Ilustração do campo de estudo do aparelho posicionado no bulbo duodenal, após rotação de 180 graus. **B)** Identifica-se a vesícula biliar, o infundíbulo, o corpo, o ducto cístico e parte do fígado.

A sonda retirada sob leve tensão é posicionada no bulbo duodenal e dirigida à parede posterior. Neste momento, examina-se o istmo do pâncreas com maior perfeição, parte do corpo e o confluente esplenomesentérico. Girando-se a sonda 180 graus, é possível o estudo do ducto cístico e da vesícula biliar (Figura 9.20). O exame do corpo e da cauda do pâncreas já foi descrito anteriormente, pois se faz através da câmara gástrica e está ilustrado nesse capítulo pelas Figuras 9.21, 9.22, 9.23. e 9.24, passo a passo cada um dos cortes que devem ser realizados[10].

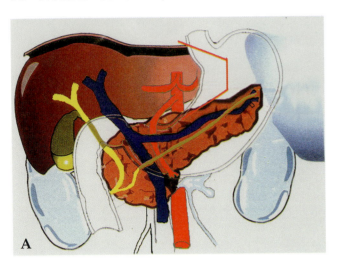 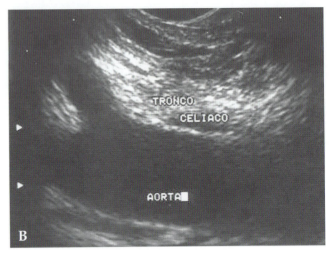

Figura 9.21. A) Ilustração do campo de estudo do transdutor posicionado a 45cm da arcada dentária superior. **B)** Vê-se a aorta, a emergência do tronco celíaco.

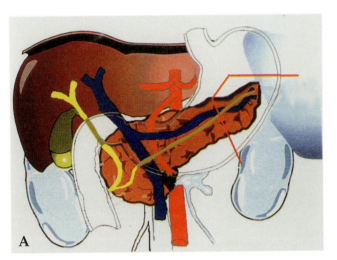 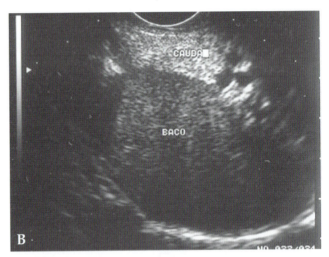

Figura 9.22. A) Ilustração do campo de estudo do ecoendoscópio posicionado entre 45 e 50cm da arcada dentária superior. **B)** Nesse local identifica-se a cauda do pâncreas e sua relação com o baço e hilo esplênico.

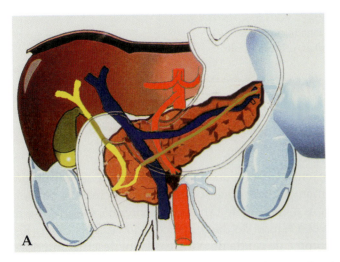 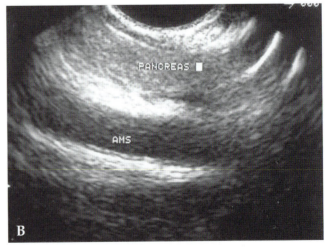

Figura 9.23. A) Ilustração do campo de estudo do ecoendoscópio posicionado a 50cm da arcada dentária superior. **B)** Observa-se a AMS atrás do pâncreas.

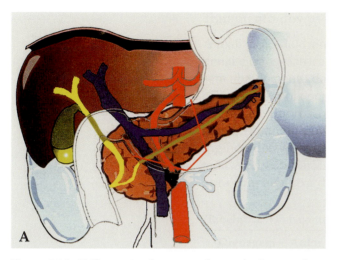
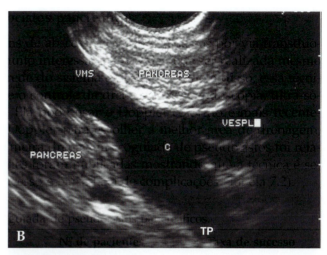

Figura 9.24. A) Ilustração do campo de estudo do transdutor posicionado a 60cm da arcada dentária superior. **B)** Identifica-se a VMS, a veia esplênica, TP e a relação desse sistema venoso com o pâncreas.

ECOANATOMIA RETAL

A ecoendoscopia retal (Er) tem-se desenvolvido desde 1952, mas a partir da década de 1980 passou a ter aplicação clínica[14], com o uso de sondas rígidas e cegas no estádio do câncer retal, de lesões do esfíncter que provocam incontinência fecal e mais recentemente na avaliação de abscessos e fístulas anais. Normalmente são empregadas sondas mecânicas e radiais de até 10MHz recobertas por um balão. Lesões do reto proximal podem ser difíceis de examinar, especialmente com sondas rígidas[15,16]. Por outro lado, o exame é tecnicamente fácil se comparado aos ecoendoscópios flexíveis, especialmente no exame do canal anal[17]. Assim essa estrutura deve ser sempre examinada por sondas radiais e de preferência rígidas[17]. Os ecoendoscópios proporcionam exames com imagens endoscópicas e ultra-sonográficas. Os aparelhos disponíveis no mercado contam com transdutores dos tipos radial e linear. Os miniprobes são transdutores radiais de alta freqüência que podem ser passados através do canal de biópsia de endoscópios comuns[5] sendo também usados para a avaliação das doenças anorretais[16,18].

PAREDE RETAL NORMAL

A parede do reto ao ser estudada com sondas rotatórias mecânicas (Figura 9.25), setoriais eletrônicas ou lineares eletrônicas de 5-7,5 ou 12MHz, é dividida naturalmente em 5 camadas:

a) **hiperecóica** – interface entre o balão e a mucosa;
b) **hipoecóica** – mucosa e parte da submucosa;
c) **hiperecóica** – submucosa e a interface com a muscular mucosa;
d) **hipoecóica** – muscular própria; e
e) **hiperecóica** – corresponde a interface entre a muscular própria e gordura perirretal no reto baixo (abaixo da flexura peritoneal) e a serosa no reto alto (acima da flexura peritoneal)[14,18,19].

Essa configuração anatômica determina o aparecimento de alguns problemas de interpretação no caso de tumores localizados no reto médio e baixo, pois a ausência de serosa nessa região explicaria o comprometimento freqüente mesmo que mínimo da gordura perirretal, assim a identificação precisa da quinta camada hiperecóica é de extrema importância. Os tumores

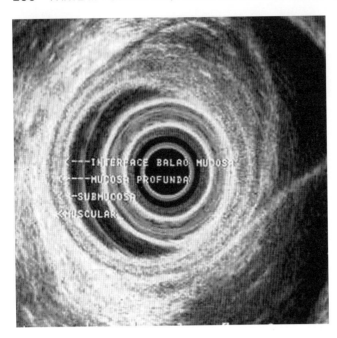

Figura 9.25. Parede do reto dividida em 5 camadas com sonda rotatória mecânica de 7,5MHz.

serão classificados em função de sua extensão, profundidade e a existência ou não de comprometimento ganglionar[20-22].

Recentemente estudos com miniprobes de alta freqüência têm sido usados para o exame dessa doença. A parede do reto pode aparecer com sete camadas ao utilizarmos sondas de 15MHz (desdobramento da muscular em longitudinal interna e externa) e em 9 camadas se as sondas utilizadas forem de 20-25MHz (diferençando a mucosa, da *muscularis mucosae* e submucosa). O interesse dessas mini-sondas reside nos casos de pequenos tumores bem diferenciados de menos de 3cm para se escolher entre um tratamento local (ressecção transanal ou mucosectomia endoscópica) de uma cirurgia convencional[20-22].

ECOANATOMIA DO CANAL ANAL

A ecoanatomia do canal anal é complexa e alguns aspectos ainda são de difícil compreensão. É de fundamental importância para o entendimento da ecoanatomia a descrição detalhada de todas as estruturas anatômicas normais. As camadas anatômicas do canal anal estudadas pelo transdutor correspondem: camada de tecido subepiteliais (hiperecóica); esfíncter anal interno (EAI) – hipoecóico; musculatura longitudinal – hiperecóica; esfíncter anal externo (EAE) – hiperecóico (Figura 9.26)[23].

O canal anal é formado por estruturas musculares que são divididas em pubo retal (Figura 9.27), esfíncter anal interno e esfíncter anal externo (Figura 9.26)[23].

O EAI circunda o subepitélio e é identificado à ultra-sonografia como um anel hipoecóico, bem definido, de musculatura lisa, que termina bem junto a linha pectínea. Essa estrutura mede aproximadamente 1,8 ± 0,5mm (Figura 9.28)[23].

O EAE é uma estrutura de musculatura estriada, que se deriva do elevador do ânus e se encontra anexo ao puborretal. Ele se divide em três camadas (profunda, superficial e subcutânea). Nas mulheres essa estrutura mede aproximadamente 7,7 ± 1mm e nos homens essa estrutura é um pouco mais espessa medindo 8,6 ± 1mm. Em 60% das mulheres o aspecto ultra-sonográfico é de hiperecogeneicidade, enquanto 40% o aspecto é hipoecogênico (Figura 9.28A)[14,23].

ECOANATOMIA RADIAL, SETORIAL E TÉCNICA DO EXAME **101**

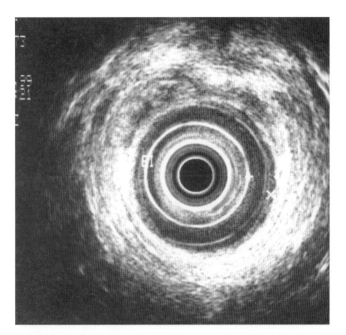

Figura 9.26. Note todas as camadas que são formadas no canal anal normal. O subepitélio nada mais é do que a interface do balão com a mucosa superficial (hiperecóica), o esfíncter anal interno (EAI) é hipoecóico e o esfíncter anal externo (EAE) é mais espesso e hiperecóico.

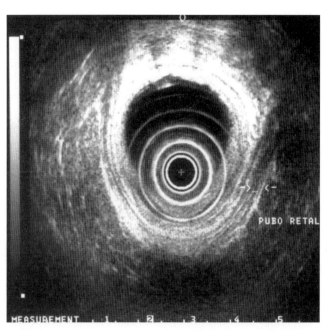

Figura 9.27. Observe a estrutura muscular com várias áreas que variam de hiperecóicas a hipoecóicas, que circundam a parede retal.

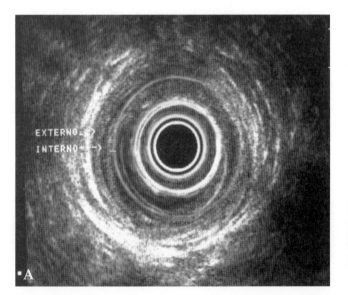

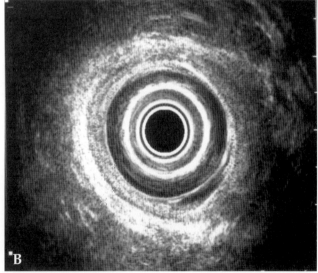

Figura 9.28. **A)** Transdutor rígido posicionado no canal anal superior. Notamos o EAI e parte do EAE, mas quase não conseguimos reparar o subepitélio. **B)** Trasdutor posicionado no canal anal médio notamos a presença do subepitélio, do EAI e parte do EAE.

REFERÊNCIAS BIBLIOGRÁFICAS

1. Aibe T, Fujimura H, Noguchi T. Endosonography detection and staging of early gastric cancer. In: 5th International Symposium on Endoscopic Ultrasonography. 1 ed. Munich: Demeter Verlag; 1989. p. 71-78.
2. Catalano MF, Sivak MV, Jr., Rice T, Gragg LA, Van Dam J. Endosonographic features predictive of lymph node metastasis. Gastrointest Endosc 1994;40(4):442-6.
3. Giovannini M, Seitz JF. Endoscopic ultrasonography with a linear-type echoendoscope in the evaluation of 94 patients with pancreatobiliary disease. Endoscopy 1994;26(7): 579-85.
4. Giovannini M. Endoscopic ultrasonography with a curved array transducer: normal echoanatomy of retroperitoneum. Gastrointest Endosc Clin N Am 1995;5(3):523-8.

5. Rosch T, Braig C, Gain T, Feuerbach S, Siewert JR, Schusdziarra V, e col. Staging of pancreatic and ampullary carcinoma by endoscopic ultrasonography. Comparison with conventional sonography, computed tomography, and angiography. Gastroenterology 1992;102(1):188-99.

6. Sahai AV. EUS and chronic pancreatitis. Gastrointest Endosc 2002;56(4 Suppl):S76-81.

7. Vilmann P, Hancke S. Endoscopic ultrasound scanning of the upper gastrointestinal tract using a curved linear array transducer: "the linear anatomy". Gastrointest Endosc Clin N Am 1995;5(3):507-21.

8. Hawes RH. Normal endosonographic findings. Gastrointest Endosc 1996;43(2 Pt 2):S6-10.

9. Ardengh JC, Phauphillet C. Ecoendoscopia uma nova opção propedêutica. GED 1993;12:32-36.

10. Ardengh JC, Geocze S. Ecoanatomia setorial linear: ecoanatomia normal do trato digestivo superior. GED 1997; 16(6):237-40.

11. Yasuda K. The handbook of endoscopic ultrasonography in digestive tract. 1 ed. Oxford: Blackwell Science; 2000.

12. Kimmey MB, Martin RW, Silverstein FE. Clinical application of linear ultrasound probes. Endoscopy 1992;24 Suppl 1:364-9.

13. Dimagno EP, Regan PT, Clain JE, James EM, Buxton JL. Human endoscopic ultrasonography. Gastroenterology 1982;83(4):824-9.

14. Beynon J, Morgan AR. Transrectal scanning: The rectun and its surroundings. In: Lees WR, Lyons EA, editors. Invasive Ultrasound. London: Martin Dunitz; 1996. p. 55-72.

15. Van Outryve M. Endoscopic ultrasonography in inflammatory bowel disease, paracolorectal inflammatory pathology, and extramural abnormalities. Gastrointest Endosc Clin N Am 1995;5(4):861-7.

16. Paolucci V, Luther C, Staib-Sebler E, Montori A. Endorectal ultrasonography: Theoretical principles, in vitro trials, clinical applications. In: Dancyger H, Lightdale CJ, editors. Endosonography in gastroenterology. Stuttgart – New York: Thieme-Verlag; 1999. p. 175-210.

17. Lambert R, Caletti G, Cho E, Chang KJ, Fusaroli P, Feussner H, e col. International Workshop on the clinical impact of endoscopic ultrasound in gastroenterology. Endoscopy 2000;32(7):549-84.

18. Rasmussen S, Riis P, Northeved A, Mölmann K, Hansen K. Ultrasonographic measurements of the rectal and gastric wall thickness. Scand J Gastroenterolol 1975;10:25.

19. Kimmey MB, Martin RW, Haggitt RC, Wang KY, Franklin DW, Silverstein FE. Histologic correlates of gastrointestinal ultrasound images. Gastroenterology 1989;96(2 Pt 1):433-41.

20. Cho E, Nakajima M, Yasuda K, Ashihara T, Kawai K. Endoscopic ultrasonography in the diagnosis of colorectal cancer invasion. Gastrointest Endosc 1993;39(4):521-7.

21. Burtin P, Rabot AF, Heresbach D, Carpentier S, Rousselet MC, Le Berre N, e col. Interobserver agreement in the staging of rectal cancer using endoscopic ultrasonography. Endoscopy 1997;29(7):620-5.

22. Nielsen MB, Qvitzau S, Pedersen JF, Christiansen J. Endosonography for preoperative staging of rectal tumours. Acta Radiol 1996;37(5):799-803.

23. Bartram CI, Frudinger A. Normal anatomy of the anal canal. In: Bartram CI, Frudinger A, editors. Handbook of Anal Endosonography. Guildford: Wrightson Biomedical Publishing Ltd; 1997. p. 21-41.

10

ECOENDOSCOPIA TRIDIMENSIONAL

Marc Giovannini
Luiz Felipe Pereira de Lima
José Celso Ardengh

INTRODUÇÃO

A EE tradicionalmente reproduz imagens reconstruídas de forma bidimensional (2D). Atualmente já é possível realizar a reconstrução de imagens bidimensionais em imagens tridimensionais (3D) sem a necessidade de novas sondas ecoendoscópicas, necessitando-se realizar a conexão do aparelho de EE a um computador munido de um programa de reconstrução 3D. A aquisição de imagens 3D não fica fixa, como nas imagens 2D, o que permite visualizá-las em diferentes planos de corte e sob diferentes ângulos. Além disso, as imagens podem ser facilmente armazenadas, revistas e estudadas[1]. A vantagem da reconstrução 3D nas doenças retais consiste em: a) melhor visualização da região perirretal e do mesorreto, b) reparar uma infiltração perirretal de um tumor estenosante[2] e c) melhorar a sensibilidade da biópsia transretal ecoguiada[3].

A ecoendoscopia retal (Er) é atualmente exame indispensável no estádio dos cânceres anorretais e na avaliação das doenças anais benignas (lesões esfincterianas, abscessos e fístulas). O surgimento, mais recentemente, da ultra-sonografia tridimensional, notadamente em obstetrícia, cardiologia, angiologia e ginecologia, permitiu o desenvolvimento de sistemas de informática com capacidade de reconstruir imagens ecográficas endocavitárias (esofagianas e biliares) em 3D[4].

O objetivo deste capítulo é informar o estado atual do conhecimento em matéria de Er tridimensional e, sobretudo precisar se esta nova técnica poderá ter, futuramente, impacto direto sobre a decisão terapêutica nas doenças anorretais e se essa técnica é superior à da Er tradicional (2D).

MATERIAL

Não é necessária a utilização ou o desenvolvimentos de novas sondas ecoendoscópicas para a realização da Er 3D, mas sim, conectá-las a um computador com programa de reconstrução 3D[5]. A sonda endorretal deve ser munida de um capturador de imagens que é fixado ao nível do corpo e conectado ao computador, permitindo registrar o movimento da sonda. Esse movimento é feito sob rotação de 360° no caso das sondas lineares e sob remoção da mesma, do reto proximal para o orifício anal, no caso de sondas radiais circulares ou eletrônicas de 220°. A fim de obter imagens, é necessário posicionar próximo ao paciente e à sonda (distância inferior a 60cm) um eletrodo-imantado, também conectado ao computador[1,3-6].

TÉCNICA

A aquisição de imagens 3D leva cerca de 10 a 15 segundos. Para isso, necessita-se de um preparo prévio do paciente ao exame e de ter realizado um exame 2D completo. A sonda é posicionada na região do reto ou ânus, região que se pretende estudar em 3D. O movimento (rotação ou retirada) é então realizado uma ou duas vezes sem, contudo lançarmos a aquisição das imagens 3D. Assim que o movimento da sonda se definir, podemos lançar mão da aquisição 3D. Deve-se, realizar o movimento de rotação ou retirada sem pausas ou movimentos bruscos ou trêmulos, o que poderia interferir na captura das imagens em 3D (Figura 10.1).

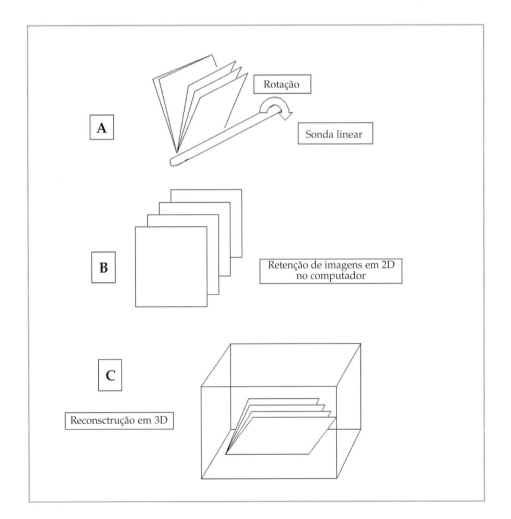

Figura 10.1. Esquema mostrando as diferentes etapas da reconstrução 3D de imagens 2D. **A)** Obtenção das imagens em 2D (partição da região por planos). **B)** Preparo plano a plano de estratificação pelo computador. **C)** Formação das imagens 3D a partir do conjunto de imagens 2D.

ECOENDOSCOPIA TRIDIMENSIONAL **105**

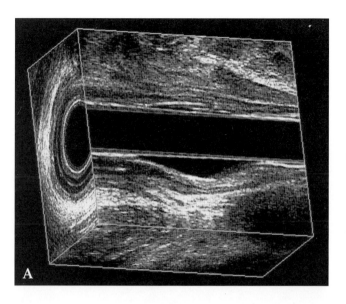
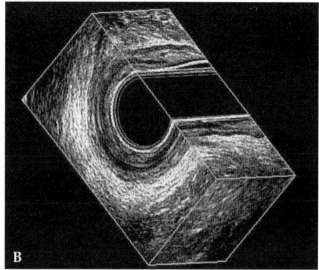
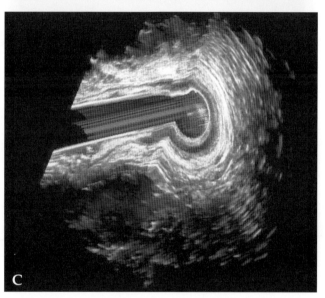

Figura 10.2. Er 3D do canal anal. **A** e **B**) Imagem permite identificar o esfíncter anal interno (estrutura hipoecóica) e o esfíncter anal externo (estrutura hiperecóica). **C**) Mudança do ângulo de visão do canal anal.

A obtenção dessas imagens (3D) ocorrerá após a retirada da sonda do paciente. As imagens são adquiridas em 2 planos, um longitudinal e outro transversal, variando de acordo com a sonda utilizada (220° ou 360°). A reconstrução 3D pode ser feita clicando-se sobre o ícone 3D do programa. O tempo de reconstrução é variável de acordo com o número de imagens registradas, podendo variar de 30 a 60 segundos. Neste momento podemos ter no monitor 2 volumes 3D, um longitudinal e outro transversal. Neste momento o operador irá intervir e recombinar esses 2 volumes escolhendo os planos de corte que mais interessarem (espessura do tumor, porção inferior do tumor em relação aos músculos elevadores do ânus, porção superior de um tumor estenosante). A aquisição de imagens 3D não são fixas, permitindo-nos alterar os planos de corte e visualizar a região estudada sob diferentes ângulos. (Figuras 10.2 e 10.3). A anatomia de toda a região retal e perirretal, principalmente do mesorreto pode ser apreciada com extrema precisão (Figura 10.4).

Assim, podemos arquivá-las facilmente, revê-las e estudá-las em função dos resultados anátomo-patológicos da peça operatória, principalmente no câncer retal (Figuras 10.5 e 10.6) e nas doenças benignas como, por exemplo, as fístulas (Figura 10.7).

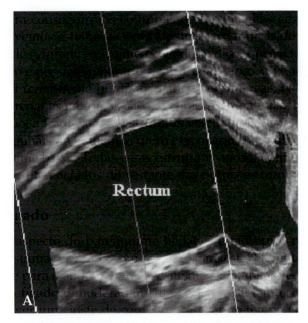
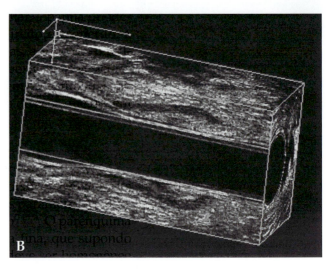

Figura 10.3. Er 3D do reto normal. **A)** Cortes sagital e transversal. **B)** Visão por outro ângulo do reto normal.

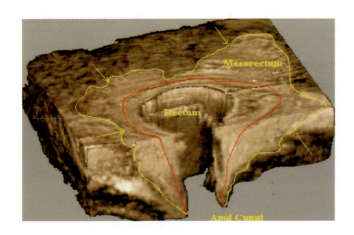

Figura 10.4. Reconstrução 3D do reto e do mesorreto com seus limites passíveis de delimitação pelo método.

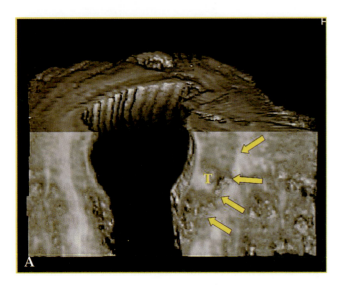
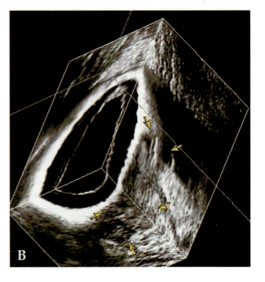

Figura 10.5. A) Reconstrução em 3D de um tumor retal (T) e sua extensão sem invadir o mesorreto (setas grossas). **B)** Extensão 3D de um tumor retal (setas pequenas) de outro tumor retal com invasão da gordura periférica.

ECOENDOSCOPIA TRIDIMENSIONAL 107

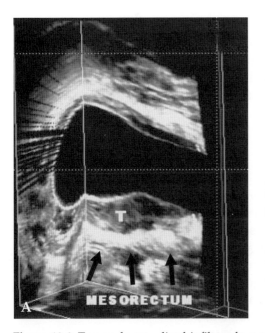
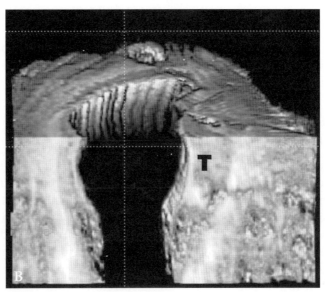

Figura 10.6. Tumor do reto distal infiltrando o mesorreto.

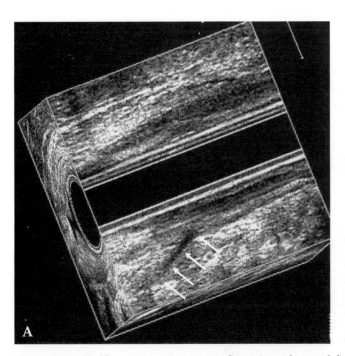
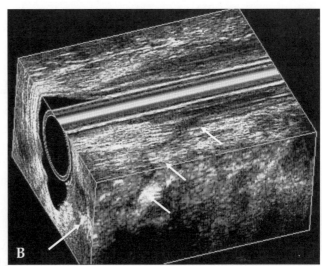

Figura 10.7. A) Observe o trajeto transesfincteriano do canal fistuloso (setas).
B) As setas indicam todo o trajeto do início na ampola retal até a formação de pequena coleção na porção externa da região perianal (seta longa).

DADOS DA LITERATURA

Se existem inúmeras publicações sobre ecografia 3D, sobretudo em obstetrícia e cardiologia, o mesmo não ocorre com as doenças do sistema digestório. Os primeiros estudos sobre tumores de esôfago utilizaram sondas mecânicas rotatórias que tornaram difícil a aquisição de imagens[7-9]. Outras aplicações estão ainda em estado embrionário, como a ecografia 3D "intraductal" das vias biliares[10]. Os dados mais recentes referem-se à Er 3D com algumas séri-

PARTE III – CONCEITOS, PRINCÍPIOS E NOVAS TÉCNICAS EM ECOENDOSCOPIA

es publicadas[3,11,12]. A obtenção de imagens torna-se fácil ao se utilizar sondas rígidas eletrônicas lineares ou radiais mecânicas[13]. Hunerbein e col.[3] possuem atualmente a maior experiência no assunto. A vantagem da reconstrução 3D nas doenças retais consiste em: melhor visualização da região perirretal e mesorreto; visualizar a infiltração perirretal de um tumor estenosante e facilitar a realização da biópsia transretal ecoguiada[2].

Melhorar a visualização da região perirretal e do mesorreto

Se por um lado a definição 3D da parede retal pode se mostrar inferior à 2D, por outro podemos distinguir de forma mais precisa os limites do mesorreto, o que pode no futuro ser de relevante importância, principalmente se os resultados de Heald e col.[14] sobre ressecção completa do mesorreto no câncer retal (recidiva inferior a 3%) se confirmarem pelos estudos randomizados europeus (ressecção do mesorreto *versus* radioterapia pré-operatório + ressecção do mesorreto). De fato, a Er 3D permitirá selecionar os pacientes que apresentam um tumor não invasivo do mesorreto (Figura 10.5B). Também, na nossa experiência, a avaliação do acometimento nodular linfático mostra-se mais preciso em 3D que em 2D.

Possibilidade de avaliar a infiltração local de um tumor retal estenosante

Hunerbein e col.[2] relataram em 21 pacientes com tumor retal estenosante onde a avaliação 2D não revelou qualquer tipo de informação adicional. O estudo 3D permitiu avaliar corretamente a infiltração local do tumor em 15 dos 21 pacientes.

Melhor obtenção da biópsia guiada por Er 3D

Hunerbien e col.[11] relataram sucesso da biópsia ecoguiada 3D em 98% dos casos. A técnica consiste em posicionar a agulha dentro da lesão sob controle ecográfico e realizar uma reconstrução 3D da lesão com a agulha no seu interior. Pode-se então visualizar a agulha no interior da lesão, assim como no plano longitudinal e transversal, aumentando a sensibilidade da técnica.

CONCLUSÃO

A Er 3D é uma técnica em avaliação, mas os primeiros estudos mostram que não se trata de um simples "gadget" mas que ela poderá trazer informações adicionais não obtidas com a Er 2D, principalmente no que diz respeito à visualização do mesorreto, do acometimento nodular linfático e a realização de biópsias transretais ecoguiadas.

REFERÊNCIAS BIBLIOGRÁFICAS

1. Hashimoto H, Mitsunaga A, Suzuki S, Kurokawa K, Obata H. Evaluation of endoscopic ultrasonography for gastric tumors and presentation of three-dimensional display of endoscopic ultrasonography. Surg Endosc 1989;3(4): 173-81.
2. Hunerbein M, Below C, Schlag PM. Three-dimensional endorectal ultrasonography for staging of obstructing rectal cancer. Dis Colon Rectum 1996;39(6):636-42.
3. Hunerbein M, Schlag PM. Three-dimensional endosonography for staging of rectal cancer. Ann Surg 1997;225(4): 432-8.
4. Kallimanis G, Garra BS, Tio TL, Krasner B, al-Kawas FH, Fleischer DE, e col. The feasibility of three-dimensional endoscopic ultrasonography: a preliminary report. Gastrointest Endosc 1995;41(3):235-9.
5. Hamper UM, Trapanotto V, Sheth S, DeJong MR, Caskey

CI. Three-dimensional US: preliminary clinical experience. Radiology 1994;191(2):397-401.

6. Hunerbein M, Ghadimi BM, Gretschel S, Schlag PM. Three-dimensional endoluminal ultrasound: a new method for the evaluation of gastrointestinal tumors. Abdom Imaging 1999;24(5):445-8.

7. Lux G, Heyder N, Lutz H, Demling L. Endoscopic ultrasonography—technique, orientation and diagnostic possibilities. Endoscopy 1982;14(6):220-5.

8. Sivak MV, Jr., George C. Endoscopic ultrasonography: preliminary experience. Scand J Gastroenterol Suppl 1984; 94:51-9.

9. Tio TL, Tytgat GN. Endoscopic ultrasonography in the assessment of intra- and transmural infiltration of tumours in the oesophagus, stomach and papilla of Vater and in the detection of extraoesophageal lesions. Endoscopy 1984; 16(6):203-10.

10. Kanemaki N, Nakazawa S, Inui K, Yoshino J, Yamao J, Okushima K. Three-dimensional intraductal ultrasonography: preliminary results of a new technique for the diagnosis of diseases of the pancreatobiliary system. Endoscopy 1997;29(8):726-31.

11. Hunerbein M, Dohmoto M, Haensch W, Schlag PM. Evaluation and biopsy of recurrent rectal cancer using three-dimensional endosonography. Dis Colon Rectum 1996; 39(12):1373-8.

12. Ivanov KD, Diavoc CD. Three-dimensional endoluminal ultrasound: new staging technique in patients with rectal cancer. Dis Colon Rectum 1997;40(1):47-50.

13. Calleja JL, Albillos A. Three-dimensional endosonography for staging of rectal cancer. Gastrointest Endosc 1998;47(3): 317-8.

14. Heald RJ, Daniels I. Rectal cancer management: Europe is ahead. Recent Results Cancer Res 2005;165:75-81.

11

ELASTOGRAFIA ECOGUIADA – A BIÓPSIA VIRTUAL?

Marc Giovannini
Luiz Felipe Pereira de Lima
José Celso Ardengh

INTRODUÇÃO

A introdução da ecoendoscopia (EE) nos últimos 20 anos representou o maior avanço no diagnóstico e estádio dos tumores do sistema digestório, e com o surgimento da EE associada à punção aspirativa ecoguiada (EE-PAAF), a acurácia do método no diagnóstico dos tumores do sistema digestório, principalmente os pancreáticos, aumentou consideravelmente se comparada aos demais métodos existentes.

A detecção precoce de tumores de pequenas dimensões aumenta consideravelmente a taxa de remissão. Porém, sua apresentação pode ser semelhante à textura tecidual normal o que prejudica o diagnóstico aumentando consideravelmente os índices de falso-negativos das várias modalidades diagnósticas por imagem, assim como da EE.

A EE-PAAF obtém material para estudo anátomo-patológico de forma segura e eficaz, tanto de lesões pequenas[1] quanto daquelas de grandes dimensões, mas apresenta resultados falso-negativos, como por exemplo, nas lesões maiores que 3cm onde há material necrótico no interior do tumor ou naqueles com múltiplos nódulos linfáticos o que torna muitas vezes, difícil a decisão de qual nódulo puncionar[2]. Alguns critérios ultra-sonográficos de malignidade linfonodal (nódulo redondo, hipoecóico, bordas nítidas e maiores que 1cm) são úteis no momento do diagnóstico, mas apresentam resultados conflitantes quanto a especificidade em relação às lesões benignas[3,4].

Sabe-se, porém que o câncer, altera a elasticidade dos tecidos (*elasticity modulus*), e o cálculo dessa alteração tem a capacidade de fornecer importantes informações as quais podem ser aplicadas no diagnóstico dessa doença[5,6].

Sendo assim, novos métodos têm sido utilizados juntamente com a EE no intuito de auxiliar no diagnóstico, tanto na localização, quanto na caracterização histopatológica, evitando-se muitas vezes a PAAF, aumentando não só a acurácia, mas também diminuindo os falso-negativos, principalmente naquelas lesões clínica e morfologicamente diagnosticadas, mas com resultados histopatológicos negativos e conflitantes[7].

Neste capítulo abordaremos uma técnica já empregada no diagnóstico de tumores de outros órgãos como, por exemplo, tireóide, mama e próstata e que começa a ser utilizada no auxílio diagnóstico de tumores do sistema digestório, principalmente pancreáticos, e na diferenciação entre a presença ou não de malignidade de massas e nódulos linfáticos avaliados, com resultados promissores[8].

PRINCÍPIO FÍSICO

A elastografia é um método de imagem, elaborado pelo radiologista professor Jonathan Ophir, Ph.D., que permite mensurar a elasticidade dos tecidos a partir da compressão externa ou interna exercida sobre o mesmo, pelo transdutor (Figura 11.1)[5,7-9].

A elasticidade dos tecidos depende da extensão de suas moléculas formando blocos (gordura e colágeno) e de sua organização micro e macroscópica em blocos[9]. No pâncreas, por exemplo, as estruturas glandulares devem ser mais firmes que o tecido conjuntivo adjacente que por sua vez é mais firme que a gordura subcutânea. A elastografia permite estimar a elasticidade desses tecidos biológicos utilizando imagens ultra-sonográficas habituais adicionadas a softwares[9]. Essa caracterização tissular é realizada por uma imagem ultra-sonográfica que consiste em estabelecer uma cartografia do tecido em questão[10].

A técnica repousa sobre o princípio de se avaliar a alteração da elasticidade sofrida pelo tecido ao ser submetido a uma compressão e comparar essas características antes e após a compressão. Essa deformidade pode ser calculada a partir das modificações captadas pelos sinais ultra-sonoros de radiofrequência proveniente desta compressão utilizando equações próprias para análise da elasticidade (*modulus Young*) sendo representada no monitor ultra-sonográfico em colorações distintas, variando do vermelho (baixa densidade) ao azul escuro (alta densidade) e comparando-se as imagens pré e pós-

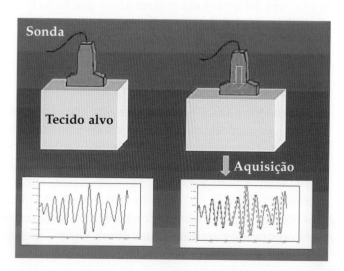

Figura 11.1. A determinação da elasticidade tecidual é fundamental para o diagnóstico uma vez que depende de maneira significativa do estado são ou patológico do tecido analisado.

compressão[6,7,11]. Porém, a compressão de estruturas rígidas promove o deslocamento lateral desta, o qual é impossível de mensurar com os métodos convencionais bidimensionais, mas este cálculo é indispensável para a avaliação acurada da elasticidade do tecido. Para sanar este problema um método de autocorrelação foi desenvolvido, o qual permite a reconstrução da elasticidade das estruturas examinadas baseado no modelo tridimensional (*Three-Dimensional Finite Element Model*), permitindo avaliar, de forma acurada, a deformidade do tecido e seu deslocamento lateral[10].

MODULUS YOUNG

Em estruturas sólidas o *modulus Young*, também denominado módulo de elasticidade ou módulo elástico funciona como um mensurador da consistência de um dado material. Ele pode ser determinado de forma experimental a partir da intensidade da curva de compressão criada durante um teste de tensão conduzida sobre uma amostra do material[5].

Unidade

O Sistema Internacional de Unidade do *modulus Young* é o Pascal. Dado o grande valor existente para os diversos tipos de materiais, estas são cotadas freqüentemente em megapascal ou gigapascal. Mas também pode ser mensurado em outra medida, como por exemplo, *pounds per square inch* (psi)[9,10].

Aplicação

O *modulus Young* permite analisar o comportamento de um material sobre pressão e avaliar a capacidade de um fio metálico se esticar sobre uma determinada pressão, ou a pressão suportada por uma estreita coluna até o momento de se inclinar. Alguns cálculos requerem o uso de outras propriedades materiais como o *Shear modulus ou Poisson's ratio*[9,10].

Linear *versus* não linear

Para muitos materiais o *modulus Young* é uma constante sobre uma média de compressão. Desta forma, os materiais são chamados de lineares e obedecem à lei de Hooke que diz: "Toda vez que tentamos tirar um sistema estático do ponto zero, há uma força restauradora que tenta trazê-lo de volta a situação inicial". Exemplos de materiais lineares: o aço, a fibra de carbono e o vidro. A borracha por sua vez é um exemplo de material não linear[9,10].

Direção dos materiais

A maioria dos metais e cerâmicas, assim como outros materiais, é isotrópico, ou seja, sua propriedade mecânica é a mesma em todas as direções. Mas isto não ocorre para todos os casos. Alguns materiais, particularmente aqueles que são compostos por dois ou mais ingredientes, têm uma estrutura mecânica similar. Como resultado, esses materiais anisotrópicos têm diferentes propriedades mecânicas quando uma pressão é aplicada em diferentes direções. Por exemplo, a fibra de carbono tem mais resistência quando comprimida no sentido paralelo às suas fibras. Outros exemplos incluem a madeira e o concreto[9,10].

Cálculo

O módulo de elasticidade, λ, pode ser calculado dividindo o estresse sofrido pela compressão, pela seguinte fórmula:

$$\lambda = \frac{estresse}{strain} = \frac{F/A}{x/l} = \frac{Fl}{Ax}$$

λ = modulo de elasticidade (pascal)
strain = compressão
F = força (newtons)

A = area sobre a qual a força é aplicada (m^2)
x = extensão (metros)
l = comprimento (metros)

Tensão

O módulo de elasticidade de um material pode ser usado para calcular a força de tensão que ele exerce sobre uma determinada extensão:

$$T = \frac{\lambda Ax}{l}$$

T = tensão (newtons)

Energia elástica potencial

A energia elástica potencial armazenada é dada pela integrante desta expressão com respeito ao x e é representada por:

$$E = \frac{\lambda Ax^2}{2l}$$

E = energia elástica potencial (joules)

Valores aproximados

O *modulus Young* pode variar dependendo da exata composição do material. Por exemplo, o valor para a maioria dos metais é 5% ou mais. A Tabela 11.1 mostra o valor aproximado do *modulus Young* para as diversas variações sólidas.

MATERIAL

Para esta técnica em tempo real utilizamos o módulo Sonoelastography, um software, acoplado a plataforma HITACHI EUB-8500 (Hitachi Medical Systems Europe, Zug, Swizerland) e uma sonda ecoendoscópica convencional, sem a necessidade de instrumentos adicionais.

APLICAÇÃO NA MEDICINA

Apesar de já ser usada na avaliação da próstata e ossos, a grande maioria dos estudos sobre a elastografia se fez sobre massas mamárias. Três diferentes características têm sido identificadas na elastografia de massas da mama e próstata. Uma lesão bem definida, de consistência endurecida (Figura 11.2), lesão de consistência moderadamente endurecida, contendo múltiplos focos de consistência endurecida dentro da lesão, lesão extremamente endurecida ou com área central, extremamente endurecida, circundada por componentes menos densos perifericamente (Figura 11.3).

Embora o aspecto ultra-sonográfico da fibrose seja hiperecóica com sombra acústica posterior, na elastografia ela se apresenta como região uniforme, de consistência endurecida e sem focos distintos com aumento da densidade

Tabela 11.1. *Modulus Young* dos diversos materiais em duas medidas GPa e psi.

Material	Modulus Young (GPa)	Modulus Young – lbf/in² (psi)
Borracha de pouca elasticidade	0.01-0.1	1,500-15,000
Polietileno rígido	0.2	30,000
Polipropileno	1.5-2	217,000-290,000
Polietileno flexível	2-2,5	290,000-360,000
Poliéster	3-3.5	435,000-505,000
Náilon	2-4	290,000-580,000
Madeira	11	1,600,000
Concreto (comprimido)	30	4,350,000
Magnésio (Mg)	45	6,500,000
Alumínio	69	10,000,000
Vidro (todos os tipos)	72	10,400,000
Bronze	103-124	17,000,000
Titânio (Ti)	105-120	15,000,000-17,500,000
Fibra plástica de carbono	150	21,800,000
Aço	190-210	30,000.000
Tungstênio (W)	400-410	58,000,000-59,500,000
Silicone (SiC)	450	65,000,000
Tungstênio (WC)	450-650	65,000,000-94,000,000
Single Carbon nanotube [1]	1,000	145,000,000
Diamante (C)	1,050-1,200	150,000,000-175,000,000

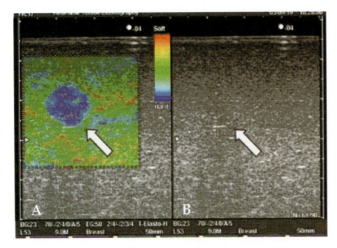

Figura 11.2. Mamografia suspeita de lesão mamária de pequenas proporções. A) Elastografia revelou presença de lesão nodular de coloração azul escura. B) O exame ultra-sonográfico foi normal.

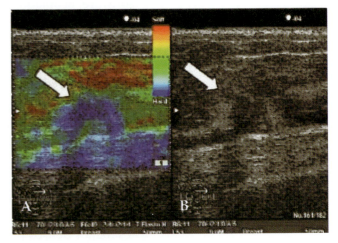

Figura 11.3. Tumor maligno mamário. A) Imagem elastográfica área nodular azulada (tecido duro).
B) Ultra-sonografia nódulo hipoecóico, irregular de limites imprecisos (seta branca).

(Figura 11.4). As primeiras publicações sobre elastografia na avaliação dessas massas têm demonstrado que esta pode corretamente diferenciar tumores benignos de malignos, além de demonstrar com precisão áreas normais de tecido elástico (Figura 11.5).

No sistema digestório, assim como na mastologia e na urologia, a elastografia tem o objetivo de diferenciar, de forma não invasiva, as lesões benignas das malignas. Apesar disso, os primeiros passos da utilização dessa técnica no sistema digestório ainda estão sendo dados. Dentre os pioneiros nos estudos elastográficos do sistema digestório destaca-se a equipe do autor, no estudo de lesões pancreáticas e das vias biliares.

No estudo das doenças pancreáticas é freqüente o encontro durante a EE de um nódulo homogêneo, regular de limites precisos. Ao repararmos um nódulo com essas características em qualquer porção do pâncreas, várias hipóteses podem ser levantadas, tais como: tumor neuroendócrino, nódulo linfático ou de pancreatite crônica (Figura 11.6B). A PAAF pode fazer o diagnóstico de um tumor neuroendócrino com sensibilidade de 82,6% e acurácia de 83,3% (Figura 11.7B)[12]. Nesses casos a elastografia pode auxiliar de forma evidente o diagnóstico como podemos apreciar nas Figuras 11.6A e 11.7A.

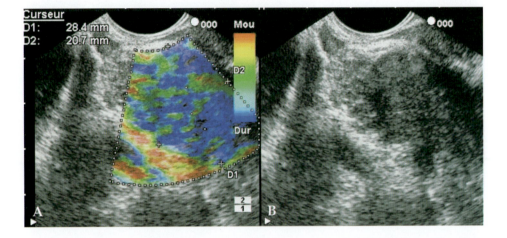

Figura 11.4. Adenocarcinoma com áreas de fibrose confirmada em peça cirúrgica.
A) Elastografia azul escuro, com áreas esverdeadas e traços amarelo-avermelhados (fibrose). **B)** Área hipoecóica, irregular e heterogênea.

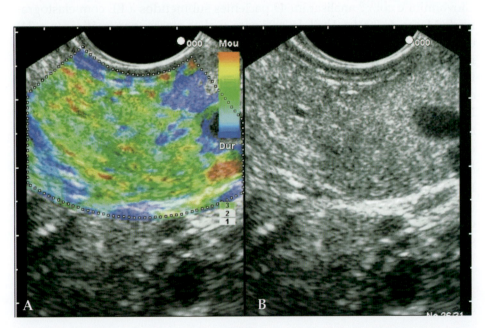

Figura 11.5. A) Aspecto elastográfico esverdeado.
B) Janela pancreática normal.

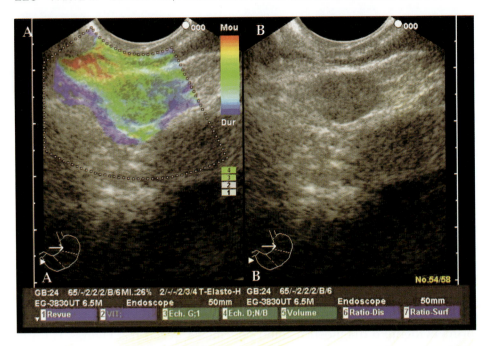

Figura 11.6. Nódulo pancreático de tecido normal.
A) Imagem elastográfica de nódulo esverdeado.
B) Aspecto a EE de nódulo hipoecóico, regular e homogêneo no corpo de pâncreas.

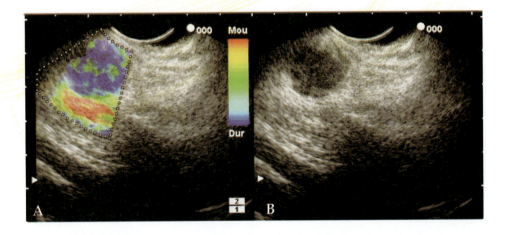

Figura 11.7. Tumor neuroendócrino indiferenciado.
A) Imagem elastográfica de nódulo de coloração azul escura e áreas esverdeadas (fibrose). **B)** Área hipoecóica, regular e heterogênea.

Giovannini e col.[13] analisaram 49 pacientes submetidos à EE com elastografia de Março de 2004 a Abril de 2005 para avaliar massas pancreáticas (n = 24) e NL suspeitos de malignidade (n = 25). A elasticidade do tecido em tempo real foi obtida com o módulo Sonoelastography integrado a plataforma HITACHI EUB 8500. Como nos exames com Doppler, a imagem da elasticidade dos tecidos foi obtida com o ecoendoscópio modelo EG38-UT (Pentax Europe Gmbh, Hamburg, Germany), não necessitando de ferramentas adicionais. Os resultados foram representados em cores pelo método convencional de imagem (B-mode) sendo as estruturas malignas representadas em azul, a fibrose em verde, o tecido normal em amarelo e a gordura em vermelho.

Em todos os casos foram utilizadas agulhas para punção ecoguiada de 22G (Wilson-Cook Medical, Winston-Salem, North Carolina). As massas e os nódulos linfáticos azuis foram considerados malignos enquanto os demais resultados foram considerados benignos. O padrão-ouro foi à histologia da EE-PAAF ou o resultado do exame da peça ressecada em ato cirúrgico. Das 24 lesões diagnosticadas pela PAAF e pela cirurgia, a elastografia interpretou 20 lesões como malignas, 2 como benignas e erroneamente 2 como malignas sendo um tumor neuroendócrino (Figura 11.7B) e um tumor fibromioblástico, obtendo sensibilidade de 100% e especificidade de 67%. Já nos 25/31 pacientes submetidos à EE-PAAF para avaliar nódulos linfáticos suspeitos de malignidade, a histologia obtida pela PAAF mostrou 14 nódulos benignos e 17 malignos, sendo que o método da elastografia identificou 22 nódulos malignos (Figura 11.8), 7 benignos e indeterminado em 2 casos, sendo 2 falso-positivos e nenhum falso-negativo. Os casos indeterminados pela elastografia foram confirmados como benignos pela histologia final. A sensibilidade e especificidade da elastografia em avaliar comprometimento maligno linfonodal foram de 100% e 50% respectivamente. Não houve complicações durante o estudo[13].

Atualmente aplica-se um *score* que varia de 1 a 5 para a diferenciação das diferentes imagens elastográficas, que pode ser apreciada na Tabela 11.2.

Imagens esverdeadas (*score* 1) representam áreas homogêneas, com elasticidade normal, que corresponde a tecido pancreático normal (Figuras 11.5 e 11.6). Imagens verdes, amarelas ou vermelhas (*score* 2) representam áreas heterogêneas e semi-elásticas, que correspondem a fibrose (Figura 11.4). Imagens elastográficas azuis claras (*score* 3), representam áreas levemente heterogêneas, irregulares e hipoecóicas, que correspondem a adenocarcinomas

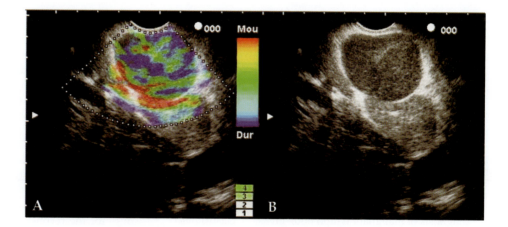

Figura 11.8. Nódulo linfático metastático confirmado pela PAAF. **A**) Elastografia demonstrou área azul escura e amarelo-esverdeada.
B) Grande nódulo linfático supostamente metastático.

Tabela 11.2. Scores elastográficos para diferenciar os tecidos pancreáticos.

Score	1	2	3	4	5
Cor	Verde	Verde/amarelo/vermelho	Azul	Verde/rodeada por azul	Azul
Intensidade	+	+/+/+	++	+/++	+++
Homogeneidade	Sim	Não	Não	Não	Não
Heterogeneidade	Não	Sim	Sim	Sim	Sim
Hipoecóica	Sim ou não	Não	Sim	Sim	Sim
Hiperecóica	Não	Sim	Não	Não	Não
Vascularização	Não	Não	Não	Sim	Não
Regular	Sim	Não	Não	Sim	Não
Irregular	Não	Sim ou não	Sim	Não	Sim
Diagnóstico	**Normal**	**Fibrose**	**Câncer precoce**	**Tumor neuroendócrino**	**Câncer**

+ = leve; ++ = moderada; +++ = intensa.

PARTE III – CONCEITOS, PRINCÍPIOS E NOVAS TÉCNICAS EM ECOENDOSCOPIA

precoces do pâncreas. Por sua vez imagens esverdeadas rodeadas por focos azuis (*score* 4), corresponderiam a áreas hipoecóicas no centro do tumor (verde), rodeada por tecido endurecido (azul), correspondendo a uma lesão hipervascularizada como um tumor neuroendócrino ou pequena metástase pancreática (Figura 11.7). Imagens azuis (*score* 5) representam áreas hipoecóicas, associadas às áreas de necrose (verde ou vermelho), imagens que podem corresponder a um adenocarcinoma avançado do pâncreas.

CONCLUSÃO

De acordo com estudos urológicos, mastológicos e mais recentemente na área da gastroenterologia, a elastografia mostra-se como uma nova arma no campo da EE e parece ser capaz de diferenciar áreas de fibrose e lesões benignas de áreas de tecido maligno.[13] Embora os resultados dos estudos sejam animadores, futuros trabalhos serão necessários para definir o lugar desta nova modalidade diagnóstica. Ao que tudo indica a EE associada à elastografia tem potencial para futuramente guiar o diagnóstico e a terapêutica dos tumores gastrintestinais evitando biópsias e punções desnecessárias para a confirmação histológica[13].

REFERÊNCIAS BIBLIOGRÁFICAS

1. Ardengh J, Paulo G, Ferrari A. Pancreatic carcinomas smaller than 3.0cm: endosonography (EUS) in diagnosis, staging and prediction of ressectability. A World Journal of Hepatic, Pancreatic and Biliary Surgery 2003;5(4):226-30.
2. Chang KJ, Nguyen P, Erickson RA, Durbin TE, Katz KD. The clinical utility of endoscopic ultrasound-guided fine-needle aspiration in the diagnosis and staging of pancreatic carcinoma. Gastrointest Endosc 1997;45(5):387-93.
3. Bhutani MS, Hawes RH, Hoffman BJ. A comparison of the accuracy of echo features during endoscopic ultrasound (EUS) and EUS-guided fine-needle aspiration for diagnosis of malignant lymph node invasion. Gastrointest Endosc 1997;45(6):474-9.
4. Tamerisa R, Irisawa A, Bhutani MS. Endoscopic ultrasound in the diagnosis, staging, and management of gastrointestinal and adjacent malignancies. Med Clin North Am 2005;89(1):139-58, viii.
5. Ophir J, Cespedes I, Ponnekanti H, Yazdi Y, Li X. Elastography: a quantitative method for imaging the elasticity of biological tissues. Ultrason Imaging 1991;13(2):111-34.
6. Gao L, Parker KJ, Lerner RM, Levinson SF. Imaging of the elastic properties of tissue–a review. Ultrasound Med Biol 1996;22(8):959-77.
7. Ophir J, Cespedes I, Garra B, Ponnekanti H, Huang Y, Maklad N. Elastography: Ultrasonic imaging of the tissue strain and elastic modulus in vivo. Eur J Ultrasound 1996;3(1):49-70.
8. Ophir J, Alam SK, Garra B, Kallel F, Konofagou E, Krouskop T, e col. Elastography: ultrasonic estimation and imaging of the elastic properties of tissues. Proc Inst Mech Eng [H] 1999;213(3):203-33.
9. Ophir J, Garra B, Kallel F, Konofagou E, Krouskop T, Righetti R, e col. Elastographic imaging. Ultrasound Med Biol 2000;26 Suppl 1:S23-9.
10. Frey H. [Realtime elastography. A new ultrasound procedure for the reconstruction of tissue elasticity]. Radiologie 2003;43(10):850-5.
11. Evans DH, McDiken WN. Doppler ultrasound: Physics, instrumentation and signal procesing. 2nd ed. New York: Wiley and Sons; 1999.
12. Ardengh JC, de Paulo GA, Ferrari AP. EUS-guided FNA in the diagnosis of pancreatic neuroendocrine tumors before surgery. Gastrointest Endosc 2004;60(3):378-84.
13. Giovannini M, Bories E, Pesenti C, Mourtadier V, LeLong B, Delpero J. Sonoelastography guided by endoscopic ultrasound: The first step for virtual biopsy? Results in 14 patients with pancreatic mass. Endoscopy 2004;36(1):A43.

PARTE **IV**

PRINCÍPIOS DO ESTÁDIO TNM

- APLICAÇÃO PRÁTICA DA CLASSIFICAÇÃO TNM NOS TUMORES DO SISTEMA DIGESTÓRIO
- ULTRA-SONOGRAFIA NO ESTÁDIO TNM
- EXAMES RADIOLÓGICOS AVANÇADOS NO ESTÁDIO TNM

12

APLICAÇÃO PRÁTICA DA CLASSIFICAÇÃO TNM NOS TUMORES DO SISTEMA DIGESTÓRIO

REGINALDO CENEVIVA
JOSÉ JOAQUIM RIBEIRO DA ROCHA
ÊNIO DAVID MENTE
JOSÉ CELSO ARDENGH

INTRODUÇÃO

A prática de estadiar os tumores malignos surgiu da observação da maior sobrevida dos doentes em que a doença era localizada em relação à daqueles onde o tumor se estendia além do órgão de origem. O sistema TNM para a classificação dos tumores malignos foi desenvolvido por Pierre Denoix entre os anos de 1943 e 1952[1]. Essa classificação é usada universalmente para definir a extensão da doença maligna e constitui um indicador prognóstico fundamental na evolução dos doentes com câncer. Os objetivos para o estadiamento do câncer foram definidos pela União Internacional Contra o Câncer (UICC) há quase 50 anos e é ainda aplicada[1]. Com o propósito de atualização e aprimoramento, em consonância com os avanços dos métodos diagnósticos, a UICC estruturou um processo dinâmico para introduzir mudanças na classificação TNM. A comunicação entre oncologistas e aqueles envolvidos nessa classificação, tem sido essencial para a evolução do processo. Com o tempo a classificação TNM tem envolvido e acomodado novos conhecimentos. As publicações da classificação TNM foram formuladas pela UICC em conjunto com o *American Joint Committee on Cancer* (AJCC)[2], mas, embora sejam idênticas, aparecem em livros distintos nomeados UICC Classification of Malignant Tumors e AJCC Cancer Staging Manual na 6ª edição, editada em 2003[2]. Os objetivos para o estadiamento do câncer definidos pela UICC há quase 50 anos são: auxiliar o planejamento do tratamento, fornecer algu-

121

122 PARTE IV – PRINCÍPIOS DO ESTÁDIO TNM

ma indicação sobre o prognóstico, auxiliar na avaliação dos resultados do tratamento, facilitar a troca de informações entre centros de tratamento e contribuir para a investigação continuada de doenças malignas.

Esse capítulo tem por objetivo tornar prático o uso da classificação TNM para os endoscopistas e para os que se familiarizam com a ecoendoscopia, de forma consciente, favorecendo a compreensão dessa sistemática relacionada aos métodos de diagnóstico e de estadiamento dos tumores do sistema digestório.

REGRAS GERAIS DO SISTEMA TNM[1]

O sistema TNM para descrever a extensão anatômica da doença está baseado na avaliação de três componentes: **T (T0, T1, T2, T3, T4):** extensão do tumor primário; **N (N0, N1, N2, N3):** presença ou não de nódulos linfáticos (NL) regionais metastáticos; e **M (M0, M1):** presença ou não de metástase à distância. A adição de números a esses três componentes indica a extensão da doença. Na verdade, o sistema é uma "anotação taquigráfica" criada para descrever a extensão clínica de um determinado tumor maligno[1].

REGRAS APLICÁVEIS A TODOS OS LOCAIS ANATÔMICOS

Todos os casos devem ser confirmados microscopicamente. Duas classificações são descritas para cada localização anatômica, a saber: a) **classificação clínica** (pré-tratamento), designada cTNM: baseada nas evidências conseguidas antes do tratamento. Tais evidências surgem do exame físico, diagnóstico por imagem (US, TC, RM, endoscopia e ecoendoscopia) e exploração cirúrgica; b) **classificação patológica** (histopatológica pós-operatória), designada pTNM – baseia-se nas evidências conseguidas antes do tratamento, modificadas pela evidência da cirurgia e do exame histopatológico. A avaliação histopatológica do tumor primário (pT) exige sua ressecção ou biópsia adequada para avaliar a maior categoria pT. A avaliação histopatológica dos NL regionais (pN) exige a remoção representativa de NL para comprovar a ausência de metástase em NL regionais (pN0) e suficiente para avaliar a maior categoria pN. A investigação histopatológica de metástase à distância (pM) exige o exame microscópico dessas supostas lesões[1].

Após definir as categorias T, N e M ou pT, pN e pM, elas podem ser agrupadas em estádios. A classificação TNM e o grupamento por estádios, uma vez estabelecidos, devem permanecer inalterados no prontuário médico. O estadiamento clínico é essencial para selecionar e avaliar o tratamento, enquanto que o estádio histopatológico fornece dados mais precisos para avaliar o prognóstico e os resultados finais[1].

Se houver dúvida no que concerne à correta categoria T, N ou M em que um determinado caso deva ser classificado, dever-se-á escolher a categoria inferior (menos avançada). Isso também será válido para o grupamento por estádios.

TNM: CLASSIFICAÇÃO CLÍNICA#[1]

As definições gerais utilizadas podem ser apreciadas na Tabela 12.1.

SUBDIVISÕES DO TNM[1]

As subdivisões de algumas categorias principais estão disponíveis para aquelas que necessitam maior especificidade (por exemplo: T1a, T1b, ou N2a, N2b).

APLICAÇÃO PRÁTICA DA CLASSIFICAÇÃO TNM NOS TUMORES DO SISTEMA DIGESTÓRIO **123**

Tabela 12.1. Definições gerais TNM para a utilização clínica e por exames complementares[1].

T = Tumor primário

Tx = o tumor primário não pode ser avaliado

T0 = não há evidência de tumor primário

Tis = carcinoma *in situ*

T1, T2, T3, T4 = tamanho crescente e/ou extensão local do tumor primário

N = Nódulos linfáticos regionais

Nx = os NL regionais não podem ser avaliados

N0 = ausência de metástase em NL regionais

Nl, N2, N3 = comprometimento crescente dos NL regionais

Nota: A extensão direta do tumor primário para os NL é classificada como metástase. Metástase em qualquer NL que não seja regional é classificada como metástase a distância (M).

M = Metástase à distância

Mx = a presença de metástase à distância não pode ser avaliada

M0 = ausência de metástase à distância

Ml = metástase à distância

uTNM – Classificação ecoendoscópica[3]

Essa classificação é semelhante à classificação clínica e deve ser utilizada de acordo com as seguintes definições gerais (Tabela 12.2).

Tabela 12.2. Classificação geral TNM ecoendoscópica.

uT = Tumor primário

uTx = tumor primário não pode ser avaliado

uT0 − não há evidência de tumor primário

uTis = carcinoma *in situ*

uT1, uT2, uT3, uT4 = tamanho crescente e/ou extensão local do tumor primário

uN = NL regionais

uNx = NL regionais não podem ser avaliados

uN0 = ausência de metástase em NL regionais

uNl, uN2, uN3 = comprometimento crescente dos NL regionais

Nota: A extensão direta do tumor primário para os NL é classificada como metástase, quando o NL apresenta características de imagem que permita classificá-los como tal. Metástase em qualquer NL que não seja regional é classificada como metástase à distância (M).

uM = Metástase à distância

uMx = presença de metástase à distância não pode ser avaliada

uM0 = ausência de metástase à distância

uMl = metástase à distância

124 PARTE IV – PRINCÍPIOS DO ESTÁDIO TNM

pTNM – Classificação patológica[1]

As seguintes definições gerais são utilizadas para as conclusões do exame anátomo-patológico da peça operatória (Tabela 12.3).

Tabela 12.3. Classificação geral anátomo-patológica TNM.

pT = Tumor primário

    PTx = tumor primário não pode ser avaliado histologicamente

    PT0 = não há evidência histológica de tumor primário

    PTis = carcinoma *in situ*

    PTl, pT2, pT3, pT4 = aumento crescente e/ou extensão local do tumor primário, comprovado histologicamente

pN = Nódulos linfáticos regionais

    PNx = os NL regionais não podem ser avaliados histologicamente

    PN0 = não há, histologicamente, metástase em NL regionais

    PN1, pN2, pN3 = comprometimento crescente dos NL regionais, comprovado histologicamente

Notas: A extensão direta do tumor primário para os NL é classificada como metástase. Um nódulo tumoral maior que 3mm, no tecido conjuntivo de uma área de drenagem linfática, sem evidência histológica de NL residual, é classificado na categoria pN como uma metástase regional linfonodal. Um nódulo tumoral com até 3mm é classificado na categoria pT, isto é, extensão descontínua. Quando o tamanho for um critério para classificação pN, por exemplo, no carcinoma da mama medir-se-á a metástase e não todo o NL.

pM = Metástase à distância

    PMx = presença de metástase à distância não pode ser avaliada microscopicamente

    PM0 = ausência de metástase à distância, microscopicamente

    PM1 = metástase à distância, microscopicamente

A categoria pM1 pode ser especificada do mesmo modo que a M1.

GRADAÇÃO HISTOPATOLÓGICA

Na maioria das localizações anatômicas, informações posteriores, relativas ao tumor primário podem ser registradas sob os títulos relacionados no Quadro 12.1.

O estadiamento clínico baseia-se no exame físico do paciente, nos resultados dos exames complementares (estadiamento pré-operatório) e nos achados

---

Quadro 12.1. Gradação histopatológica dos tumores do sistema digestório.

G	Gradação histopatológica
Gx	Grau de diferenciação não pode ser avaliado
Gl	Bem diferenciado
G2	Moderadamente diferenciado
G3	Pouco diferenciado
G4	Indiferenciado

intra-operatórios durante a exploração visceral metódica mediante laparoscopia ou laparotomia (estadiamento cirúrgico ou per-operatório). O estadiamento clínico permite ao médico definir a técnica cirúrgica para cada paciente e pode ser modificada ou substituída de acordo com a tática a ser seguida frente aos achados intra-operatórios relacionados ao tumor primário e sua disseminação. No sistema digestório, o fator de maior impacto é o comprometimento da serosa e da adventícia dos órgãos envolvidos.

CÂNCER DO ESÔFAGO

A classificação é aplicável somente para os carcinomas e a avaliação das categorias T, N e M baseia-se no exame físico, diagnóstico por imagem e/ou exploração cirúrgica. As sub-regiões anatômicas do esôfago são: esôfago cervical e esôfago intratorácico (com três porções: torácica superior, média e inferior, esta incluindo o esôfago abdominal) (Figura 12.1).

Os NL regionais para o esôfago cervical são os cervicais incluindo os supraclaviculares e para o esôfago intratorácico são os mediastínicos e perigástricos, excluindo os NL celíacos (Figura 12.2).

Classificação TNM

A classificação TNM[1] para os cânceres do esôfago pode ser apreciada na Tabela 12.4. O Quadro 12.2 mostra como são agrupados os tumores classificados em TNM nos diferentes estágios da doença para avaliação prognóstica.

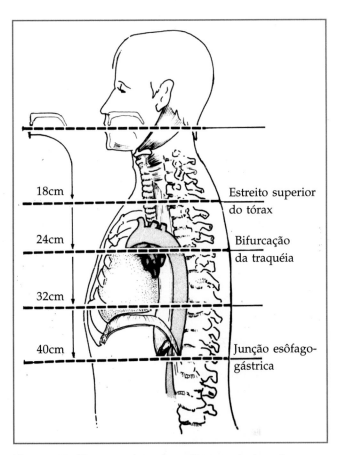

Figura 12.1. Esquema das sub-regiões anatômicas do esôfago a partir da cavidade oral ou dos incisivos superiores (com permissão).

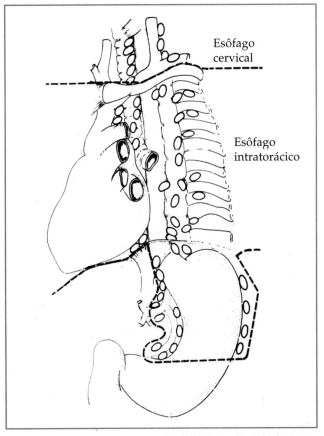

Figura 12.2. Esquema da disposição dos NL mediastinais, celíacos e perigástricos (com permissão).

126 PARTE IV – PRINCÍPIOS DO ESTÁDIO TNM

Tabela 12.4. Classificação TNM para os cânceres do esôfago[1].

Tis = corresponde a carcinoma *in situ*

T1 = tumor que invade a lâmina própria ou a submucosa

T2 = tumor que invade a muscular própria

T3 = tumor que invade a adventícia

T4 = tumor que invade estruturas adjacentes

N1 = corresponde à metástase em NL regionais e

M1 = metástase à distância. As subdivisões de M1 são:

Para os tumores do esôfago torácico inferior

M1a = metástase em NL celíacos

M1b = outra metástase à distância

Para os tumores do esôfago torácico superior

M1a = metástase em NL cervicais

M1b = outra metástase à distância

Para os tumores do esôfago torácico médio

M1a = não aplicável

M1b = metástase em NL não regional ou outra metástase à distância

Quadro 12.2. Grupamento por estádios do câncer do esôfago.

Estádio	T	N	M
0	Tis	N0	M0
I	T1	N0	M0
II A	T2	N0	M0
	T3	N0	M0
II B	T1	N1	M0
	T2	N1	M0
III	T3	N1	M0
	T4	Qualquer N	M0
IV	Qualquer T	Qualquer N	M1
IV A	Qualquer T	Qualquer N	M1a
IV B	Qualquer T	Qualquer N	M1b

O paciente com carcinoma escamoso do esôfago é geralmente do sexo masculino, fumante e alcoolista, na sexta ou sétima década, com queixas de disfagia e perda significante de peso. A perda de peso e o abuso de fumo e de bebidas alcoólicas são menos freqüentes nos portadores de adenocarcinoma do esôfago.

Diagnóstico e estádio

A queixa de disfagia motivará a solicitação de endoscopia digestiva alta ou de estudo radiológico contrastado do esôfago. O estreitamento irregular do esôfago induz geralmente ao diagnóstico de neoplasia, mas a endoscopia e a biópsia são necessárias para o diagnóstico histopatológico. A biópsia e a escovação endoscópica da lesão levam ao diagnóstico correto em mais de 90% dos casos.

Após o diagnóstico histológico avalia-se a extensão da doença. A definição do estádio do câncer do esôfago envolve a investigação de infiltração local ou locorregional por contigüidade, do comprometimento das cadeias de NL periesofágica e regional, e nos órgãos parenquimatosos de possíveis metástases à distância.

Os dados de **exame físico** servem apenas para reconhecer a fase avançada da doença. O comprometimento de NL da cadeia supraclavicular é passível de ser detectado clinicamente pela palpação cervical. O mau estado geral do paciente pode estar relacionado mais com a contra-indicação de cirurgia radical do que propriamente com o estádio da doença.

Quanto aos **exames complementares** a **esofagoscopia** é um dos primeiros a serem realizados e têm bom rendimento diagnóstico, sobretudo porque permite o exame histológico e/ou citológico mediante biópsias e/ou escovação do tumor, esta quando há estenose não permite a passagem do aparelho. Dos exames endoscópicos também a broncoscopia e a mediastinoscopia podem ser consideradas para o estádio. A **traqueobroncoscopia** identifica e avalia a invasão traqueal ou brônquica por tumores do esôfago torácico superior e médio.

A **radiografia simples do tórax** é de baixo custo e de fácil realização, definindo a fase avançada da doença pela demonstração da eventual presença de metástases pulmonares.

A **ultra-sonografia** (US) é fácil de realizar, de baixo custo e pode ser utilizada na determinação de metástases em órgãos parenquimatosos e no tronco celíaco, porém não tem a precisão de outros exames de imagem como a TC e o PET.

Após o diagnóstico histológico a avaliação para determinar a extensão da doença deve incluir a **tomografia computadorizada** (TC) **do tórax e do abdome**. A TC de tórax presta-se à avaliação do parênquima pulmonar e de estruturas mediastinais. NL maiores que 1cm de diâmetro com centro necrótico sugerem envolvimento metastático. A TC de tórax pode sugerir invasão tumoral da aorta e/ou do pericárdio, que é contra-indicação formal para esofagectomia A identificação de metástases hepáticas e do tronco celíaco depende do tamanho das metástases. Pequenas metástases no fígado, nos NL abdominais ou no peritônio podem freqüentemente ser indetectáveis e, assim, a ausência de alterações linfonodais não traduz obrigatoriamente a presença de doença curável. Para o câncer escamoso do esôfago torácico superior e médio a TC de abdome superior, que inclui o fígado e adrenais, é suficiente; ao contrário, no adenocarcinoma do esôfago distal ou da cárdia é necessária a TC de todo o abdome para visualizar potenciais áreas de metástases linfonodais, incluindo as de localização periaórtica.

A **tomografia por emissão de positrons** (PET) tem demonstrado metástases não identificadas em até 15% dos pacientes submetidos a todos os outros exames comumente usados para estadiamento[4,5].

O **mapeamento ósseo** é recomendado para pacientes com dor nos ossos ou com níveis sangüíneos altos de fosfatase alcalina, sobretudo nos adenocarcinomas, embora os ossos sejam raramente locais de metástases.

128 PARTE IV – PRINCÍPIOS DO ESTÁDIO TNM

A determinação precisa da extensão da doença é fundamental na definição do tipo de tratamento, se uni ou multiforme, se com intuito curativo ou simplesmente paliativo, o que justifica para casos selecionados a utilização de métodos de estadiamento mais agressivos.

A **ecoendoscopia** (EE) é método que, aliando potencialidades da endoscopia e da ultra-sonografia, pode, quando feita por profissionais experientes, definir a profundidade de infiltração do tumor primário e o envolvimento de NL regionais com bom rendimento, embora não raramente o exame seja impedido pela impossibilidade de passagem do aparelho por eventual estenose do esôfago pelo tumor. A biópsia aspirativa com agulha fina guiada por EE permite a distinção entre NL com e sem metástase em 92% dos pacientes[6]. A EE não é exame preciso na avaliação de NL à distância em função da limitada penetração da ultra-sonografia.

Apesar da precisão do estadiamento pela **laparoscopia** e **toracoscopia** para o comprometimento linfonodal ser de 95%[7-11], a sua utilização tem sido restrita a pacientes nos quais o estádio não foi obtido com os outros estudos de imagem convencionais. A laparoscopia pode reconhecer lesões não suspeitadas, como metástases hepáticas e peritoneais, que alteram a opção de tratamento e evitam que a esofagectomia ocorra em 12 a 17% dos pacientes estudados[7,9,10]. A utilidade maior da laparoscopia parece ser a avaliação da disseminação neoplásica no abdome de tumores T3 ou T4 da junção gastresofágica. Por outro lado, metástases nos locais de inserção dos trocarteres têm sido descritas na laparoscopia e na toracoscopia, que ainda requerem hospitalização e anestesia geral, pelo que essas modalidades permanecem ainda em investigação.

São muitos os exames passíveis de utilização no estabelecimento do estádio dos tumores do esôfago, porém do ponto de vista de precisão diagnóstica e custo-benefício os mais indicados após a confirmação histológica são a TC (de preferência a espiral ou a PET), a EE e a laparoscopia.

O câncer do esôfago é altamente agressivo e freqüentemente letal. O diagnóstico precoce e sua extirpação completa melhoram significativamente a sobrevida, mas, apesar dos recentes avanços no diagnóstico, na definição do estádio e no tratamento, o prognóstico para a maioria dos pacientes com câncer esofágico permanece ruim[12].

A definição do estádio do tumor e a avaliação das condições físicas do paciente permitem para cada caso estabelecer o planejamento do tipo e do propósito da cirurgia, se curativo ou apenas paliativo.

Na ausência de contra-indicações a ressecção cirúrgica é o principal suporte de tratamento do câncer esofágico localizado, com mortalidade operatória menor que 5% em instituições com cirurgiões experimentados[13].

A classificação TNM pode não ser suficientemente precisa. Tumores T1 limitados à mucosa (< 10%) são raramente associados a metástases linfonodais e altamente curáveis, mas aproximadamente 30% dos pacientes com tumores T1 invadindo a submucosa têm freqüentemente metástases nodais e cursam com correspondente decréscimo na sobrevida[14]. Os atuais conceitos da classificação TNM são abrangentes demais para serem úteis na determinação apropriada do tratamento e do prognóstico para todos os portadores de câncer do esôfago. Tem-se demonstrado que a classificação TNM falha em discriminar diferenças na sobrevida de 5 anos entre os estágios IIA e IIB e entre IIB e III dos carcinomas esofágicos[15,16].

Mesmo os melhores exames complementares para o estadiamento pré-operatório, como a TC, EE e laparoscopia têm limitações[17,18]. A análise imunohistoquímica revela metástases em NL histologicamente negativos em 30% dos pacientes com câncer de esôfago; entretanto seu uso é limitado por poder ser realizada somente no pós-operatório[19,20].

Apesar dessas deficiências uma abordagem sistemática para diagnóstico e estadiamento é mandatória. O estabelecimento pré-operatório do estádio deveria idealmente definir se o câncer é localizado, se há metástases regionais ou se a doença é sistêmica. A maior falha no estádio tem sido definir a doença de abrangência apenas regional.

Em princípio, a ressecção cirúrgica cura a doença localizada (estágio I e IA), pode curar ou aumentar a sobrevida de pacientes com doença regional, porém tem pouco efeito na sobrevida na doença sistêmica. O problema para identificar no pré-operatório uma parcela relativamente pequena de pacientes com doença regional resulta na dificuldade de se estabelecer eventual benefício de cirurgia mais extensa.

O estadiamento TNM pré-operatório, embora quase sempre impreciso em função de falhas intrínsecas e da limitação própria dos exames complementares de imagem, é crucial para um tratamento mais racional.

As técnicas de ressecção curativa variam da ablação endoscópica da mucosa à esofagectomia radical com linfadenectomia em três campos (cervical, torácico e abdominal). Para tumores pequenos que a EE demonstre ser limitados à mucosa, técnicas endoscópicas de ablação mucosa mediante eletrocirurgia, laser e argônio, e terapia fotodinâmica têm sido advogadas, mas a taxa de risco-benefício desses procedimentos precisa ainda ser adequadamente avaliada em pesquisa clínica[21,22]. Para pacientes em que o tumor invade a submucosa, com possibilidade de apresentar NL regionais com metástases, a melhor terapêutica é a esofagectomia, aparentemente de preferência a transhiatal com linfadenectomia mediastinal e de abdome superior. Pacientes com tumor atingindo a muscular própria e sem contra-indicações devem ser tratados com esofagectomia radical. Casos com metástases à distância diagnosticadas podem ser colocados em estudos clínicos com radioquimioterapia neoadjuvante e esofagectomia; se o risco cirúrgico é grande ou se a doença é muito avançada a terapêutica pode-se resumir às modalidades paliativas não-cirúrgicas. Para a doença metastática e sintomas obstrutivos o tratamento endoscópico é geralmente apropriado para o alívio dos sintomas.

A cirurgia permanece como tratamento padrão para os tumores ressecáveis em pacientes adequados. Alguma sugestão, ainda sem evidência definitiva, há de que a radioquimioterapia pré-operatória pode melhorar os resultados da cirurgia de ressecção. Por outro lado, a evolução favorável com cirurgia para lesões T1N0M0 não recomenda terapia neoadjuvante quando o estadiamento com EE sugere esse tipo de lesão precoce.

Estudos casualizados apontam diferenças apenas marginais entre os resultados dos diferentes tipos de tratamento do câncer do esôfago[23]. A alta taxa de imprecisão no estádio resulta na dificuldade em se determinar o melhor tratamento para parcela significativa de pacientes com câncer de esôfago. É importante continuar os estudos, incluindo os relacionados à biologia e ao genoma do tumor, visando o aprimoramento do estádio e a definição do tratamento mais adequado para cada paciente quanto à taxa e à qualidade de sobrevida.

CÂNCER DO ESTÔMAGO

Classificação TNM

A classificação TNM é aplicável somente para carcinomas. As sub-regiões anatômicas do estômago são: cárdia, fundo (terço superior), corpo (terço médio), antro e piloro (terço inferior) (Figura 12.3).

Na avaliação das categorias T, N e M tem-se a classificação que pode ser analisada na Tabela 12.5.

Tabela 12.5. Classificação TNM para o câncer do estômago[1].

T = Tumor primário
    Tis = carcinoma *in situ:* tumor intra-epitelial sem invasão da lâmina própria
    T1 = tumor que invade a lâmina própria ou a submucosa
    T2 = tumor que invade a muscular própria ou a subserosa
    T3 = tumor que penetra a serosa (peritônio visceral) sem invadir as estruturas adjacentes
    T4 = tumor que invade as estruturas adjacentes

N = Nódulos linfáticos regionais
    N1 = metástase em 1 a 6 nódulos linfáticos regionais
    N2 = metástase em 7 a 15 nódulos linfáticos regionais
    N3 = metástase em mais de 15 nódulos linfáticos regionais

M = Metástase à distância
    Mo = ausência de metástase à distância
    M1 = metástase à distância

Os NL regionais são os perigástricos ao longo das curvaturas menor[24-26] e maior (2, 4a, 4b, 6) e os localizados ao longo das artérias gástrica esquerda (7), hepática comum (8a), esplênica (10), hilo esplênico (11) e tronco celíaco (9) (Figura 12.4). O comprometimento de outros NL abdominais tais como os hepatoduodenais posteriores (12p), retropancreáticos (13), mesentéricos (14) e paraórticos (16), é classificado como metástase a distância (Figura 12.5)[24].

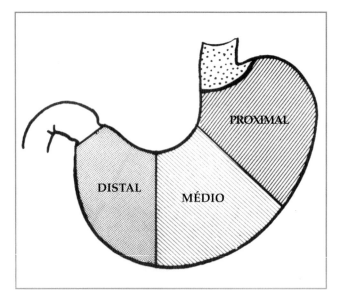

Figura 12.3. Esquema da dicotomização gástrica em regiões bem definidas.

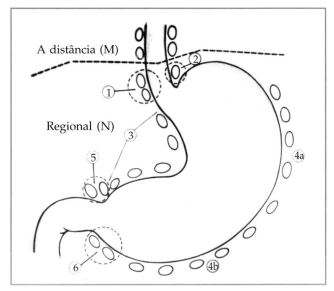

Figura 12.4. Imagem esquemática dos NL e das respectivas cadeias nodulares ao redor do estômago (com permissão).

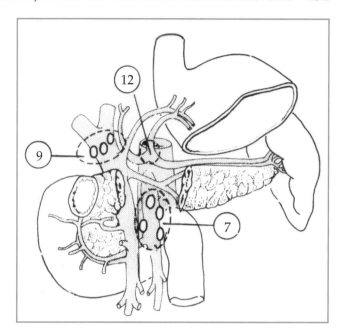

Figura 12.5. Imagem esquemática dos NL retroperitoneais. Cadeia da artéria gástrica esquerda[7].

Diagnóstico e estádio

O mais importante determinante da sobrevida de pacientes com câncer gástrico é o estádio da doença por ocasião do diagnóstico; portanto, é essencial que o médico suspeite do diagnóstico quando há sintomas dispépticos por mais de duas semanas, sobretudo em pacientes com mais de 40 anos de idade. Na sua maioria, por serem diagnosticados já na fase avançada, os carcinomas do estômago têm mau prognóstico.

O paciente com adenocarcinoma do estômago não apresenta **sintomas** típicos na fase inicial da doença, mas na avançada pode, além da dor, exibir perda de peso, anorexia, fadiga ou vômito. Hemorragia significativa é rara, mas 40% dos pacientes são anêmicos. Os achados do **exame físico** desenvolvem-se tardiamente e, em princípio, traduzem doença avançada local ou metastática, manifestada por tumor palpável no epigástrio, NL palpável na região supraclavicular (Virchow) ou periumbilical (Sister Mary Joseph), tumor ovariano palpável (Krukenberg) e metástases peritoneais palpáveis no toque retal (prateleira de Blumer). Nas fases mais avançadas pode haver hepatomegalia por metástases, icterícia, ascite e caquexia.

Para a confirmação diagnóstica o exame complementar de eleição é a endoscopia digestiva alta, que com múltiplas biópsias tem precisão diagnóstica em mais de 90%. Muitos sistemas de estadiamento têm sido propostos para o adenocarcinoma do estômago. O sistema mais aceito universalmente para o estádio patológico é o TNM. A 5ª edição da classificação TNM da UICC é, em relação a critérios, notações e agrupamentos, idêntica à publicada pela AJCC em 1997[1]. Em 1997 a AJCC mudou a estratificação do estado nodal de **localização** para **número** de NL com metástases. No sistema de estádio atual um mínimo de 15 NL precisa ser avaliado para estadiamento preciso. O estádio nodal é determinado pelo número de NL regionais positivos, com N1 refletindo 1 a 6 NL positivos, N2 de 7 a 15 NL positivos e N3 mais de 15 NL positivos. Este sistema de estadiamento não considera o prognóstico pior para os portadores de carcinomas gástricos proximais como sugerido em alguns estudos[24].

132 PARTE IV – PRINCÍPIOS DO ESTÁDIO TNM

Tratamento

A escolha do procedimento cirúrgico adequado baseia-se na localização e extensão do tumor primário e no padrão de disseminação. A localização do tumor pode ser perfeitamente definida pela **endoscopia digestiva alta**, que ainda fornece a possibilidade da colheita de material, mediante biópsias dirigidas, para o diagnóstico do tipo histológico do tumor. A extensão em profundidade do tumor na parede gástrica é grosseiramente avaliada pela EDA, que consegue definir com acerto considerável a existência de tumores avançados, sobretudo T3 e T4, e sugerir a presença de tumores precoces. A profundidade de invasão do tumor na parede gástrica pode ser melhor avaliada pela EE, que também se presta para avaliar o envolvimento dos NL regionais. A precisão global da EE para o estádio do câncer do estômago é de 75%. O diagnóstico correto do estádio do tumor pela EE, segundo a AJCC, é pobre sobretudo para as lesões T2 (38%) e melhor para T1 (80%) e para T3 (90%). A precisão do estádio linfonodal pela EE é cerca de 77% e, embora possa ser melhorada pela biópsia de aspiração colhida com agulha fina, a sua aplicação é limitada a centros de referência regionais[25]. A EE não tem bom rendimento diagnóstico para as metástases à distância.

A **TC** helicoidal tem precisão de cerca de 60% no diagnóstico do envolvimento de NL, e melhor no diagnóstico de metástases pulmonares e hepáticas, nestas de 90%. Os tumores precoces do tipo I (protuso), IIA (discretamente elevado) e IIB (plano) com menos de 2cm de extensão e os tumores precoces tipo IIC (levemente deprimido) com menos de 1,5cm sem úlcera, se bem diferenciados, são tratados, em centros especializados, mediante ressecção endoscópica; se o exame histopatológico do tecido retirado demonstrar que o tumor se restringe à mucosa, sem qualquer dúvida quanto à ausência de invasão da lâmina própria e da submucosa, o paciente pode permanecer em observação com controle endoscópico periódico; caso contrário, o paciente deverá ser tratado cirurgicamente, com gastrectomia e linfadenectomia. Se a avaliação histopatológica do material resultante da ressecção endoscópica do tumor precoce revelar invasão limitada à submucosa (sm1) e a **laparoscopia** não mostrar envolvimento linfonodal, a ressecção endoscópica poderia ser o único tratamento; são necessários, entretanto, estudos prospectivos com seguimento a longo prazo[26]. A invasão da submucosa, sexo feminino, tamanho do tumor igual ou maior que 2cm e envolvimento de vaso linfático foram independente e significantemente relacionados à presença de NL metastáticos em câncer gástrico precoce deprimido, o que justifica tratamento cirúrgico complementar à ressecção endoscópica da mucosa[26]. O estádio pré-operatório pode, com base nos dados de exame físico e de exames complementares, auxiliar na definição do tipo de tratamento cirúrgico, particularmente nos pacientes em fase avançada onde a opção pela paliação é evidente; nesses casos a TC e a laparoscopia são os exames complementares de eleição. A laparoscopia é mais precisa para o diagnóstico de metástases hepáticas e peritoneais para os tumores T3 e T4, com resultados falso-negativos em menos de 5% dos casos, demonstrando metástases não suspeitadas em 34% dos casos e evitando laparotomia desnecessária em até 20% dos pacientes.

O tratamento cirúrgico constitui a única chance de cura. A cirurgia está indicada, em princípio, para todos os pacientes com carcinoma do estômago, exceto para os com disseminação à distância. São considerados inoperáveis os com contra-indicação clínica formal e os com sinais da doença à distância, como metástases hepáticas, carapaça de Blumer, ascite neoplásica, mas mesmo na evidência de disseminação a cirurgia pode ser feita em função da necessidade de paliação, por exemplo, uma gastrojejunostomia ou uma jejunostomia para a desobstrução do estômago.

O estadiamento TNM intra-operatório nem sempre coincide com o estadiamento pré-operatório, que não raramente está subestimado ou superestimado. A proposta pré-operatória do tipo de tratamento cirúrgico, se com objetivo curativo ou paliativo, se mais ou menos extenso, muda freqüentemente de acordo com os achados cirúrgicos, eventualmente complementados com o resultado histológico de biópsias de congelação colhidas por ocasião da cirurgia.

O estádio intra-operatório complementa, modificando ou não o estádio pré-operatório e é fundamental para a determinação definitiva do tratamento mais adequado. A escolha do procedimento cirúrgico adequado baseia-se na localização e extensão do tumor primário e no padrão de disseminação. Na ausência de disseminação metastática à distância a ressecção é justificada. Sobrevida longa após cirurgia somente pode ser esperada com ressecção R0. Esforços devem ser feitos para evitar ressecções R1 ou R2 que indicam, respectivamente, presença micro ou macroscópica de doença residual. A extensão da gastrectomia é determinada pelas dimensões e pela localização do tumor primário, além do estado evolutivo (precoce ou avançado), de características macroscópicas (demarcado ou infiltrativo) e tipo histológico (intestinal ou difuso). Assim, a gastrectomia pode ser até econômica para tumores precoces, mas, sobretudo para tumores avançados deve ser subtotal ou total; a linha de secção, na dependência da avaliação de cada caso, pode estar de 3 a 8cm distante da margem do tumor. Em princípio, para os tumores avançados uma linha de ressecção a mais de 6cm das margens do tumor é necessária para assegurar uma baixa taxa de recorrência na anastomose.

O sistema de estadiamento da Classificação Japonesa para o Carcinoma Gástrico (JCGC) baseou-se em observações constatadas principalmente no Japão, fundamentadas em pesquisas em anatomia, histopatologia, linfografia, injeções de corantes e incidência de metástases ganglionares, e determinando as estações linfonodais e o fluxo linfático do estômago, em condições normais e também nos tumores malignos. Assim, determinou-se, o padrão de disseminação linfática de acordo com a localização do tumor no estômago. Com base nesses estudos, a Japanese Research Society for Gastric Cancer (JRSGC) sugeriu a sistematização da dissecção linfonodal em doentes portadores de câncer gástrico como método alternativo para melhor estadiamento e prognóstico dessa afecção[24]. O avanço no estadiamento do câncer gástrico, obtido pela análise dos NL retirados nas linfadenectomias sistematizadas, tem permitido a análise mais adequada de estudos comparativos entre diferentes terapêuticas nas diversas partes do mundo.

As estações pertencentes aos grupos N1 e N2 são consideradas regionais, enquanto o comprometimento de NL dos grupos N3 e N4 são considerados como metástase à distância. A JRSGC considera a dissecção D2, que corresponde à remoção dos NL dos grupos N1 e N2, como requisito essencial e operação padrão no tratamento curativo do câncer gástrico[24].

Câncer do terço distal

Para o câncer dessa localização (35% dos cânceres gástricos) uma gastrectomia subtotal (75 a 90%) é recomendada, com margem proximal de 6 a 8cm, e

134 PARTE IV – PRINCÍPIOS DO ESTÁDIO TNM

a distal incluindo 3 a 4cm do duodeno, com reconstrução em Y de Roux ou gastrojejunoanastomose à Billroth II. Esplenectomia usualmente não é realizada, mas linfadenectomia adequada deve complementar a gastrectomia se o propósito for curativo. Para fins descritivos, uma linfadenectomia D1 padrão inclui os NL até 3cm do tumor: usualmente os NL ao longo das curvaturas maior e menor do estômago e aqueles supra e infrapilóricos, respectivamente de números 3, 4, 5 e 6 da classificação das estações linfonodais definida pela JRSGC. Uma linfadenectomia D2 (extensa) inclui, além da estação N1, os NL pericárdicos direitos e aqueles ao longo das artérias gástrica esquerda, face anterior da hepática comum e tronco celíaco, respectivamente de números 1, 7, 8a e 9. A realização da linfadenectomia da estação 12 (ligamento hepatoduodenal) é controversa. Para a classificação TNM da UICC (1997) os NL metastáticos dessa região são locorregionais enquanto para a classificação TNM da AJCC (2002) esses NL são metástases à distância. A classificação japonesa (JGCA – 1998) considera os NL metastáticos 12a (anteriores à artéria hepática própria) como locorregionais nos cânceres dos terços médio e distal, pelo que recomenda sua inclusão na dissecção D2. A dissecção do território posterior ao ligamento hepatoduodenal (12p), dos NL retropancreáticos (13) e dos paraórticos à direita e paracavais (16a2, 16b1) pode vir a se constituir em uma padronização amplamente aceitável frente aos padrões de recidiva observados nesses territórios quando se aplica o descritor D2[27].

Câncer do terço médio

O câncer do terço médio ou do corpo do estômago (10 a 30% dos cânceres gástricos) é tratado preferencialmente com gastrectomia total, esplenectomia e linfadenectomia. Uma linfadenectomia D1 envolve a retirada dos NL pericárdicos direitos e ao longo das curvaturas maior e menor do estômago e os supra e infrapilóricos, respectivamente de números 1, 3, 4, 5 e 6. A linfadenectomia D2 envolve, além dos nódulos linfáticos N1, a remoção dos **NL** pericárdicos esquerdos, das artérias gástrica esquerda, anterior à hepática comum, tronco celíaco e dos NL do hilo esplênico e da artéria esplênica, respectivamente de números 1, 2, 3, 4, 5, 6 e 7, 8a, 9, 10, 11 e 12a. A esplenectomia deve ser aplicada no câncer localmente avançado da curvatura maior, do terço superior do estômago e da cárdia, de preferência com preservação do pâncreas[28,29].

Câncer do terço proximal

Para esse tipo (mais de 30%) a cirurgia de eleição é a gastrectomia total, com esplenectomia e linfadenectomia. A linfadenectomia D1 inclui os NL pericárdicos direitos e esquerdos e aqueles ao longo das curvaturas maior e menor do estômago, respectivamente de números 1, 2, 3 e 4. A linfadenectomia D2 inclui, além da estação N1, os NL supra e infrapilóricos, os NL ao longo das artérias gástrica esquerda, anterior à hepática comum, e tronco celíaco, do hilo esplênico e da artéria esplênica, respectivamente de números 5, 6, 7, 8a, 9, 10 e 11. Para os cânceres da cárdia e do esôfago distal indica-se a esofagogastrectomia.

A linfadenectomia D3 para câncer gástrico do terço distal, do médio ou do proximal envolve a remoção dos NL correspondentes aos grupos N1, N2 e N3, ou seja, das estações 1, 2, 3, 4, 5, 6, 7, 8a, 8p, 9, 10, 11, 12a, 12p, 13, 14, 17 e 18.

Embora o padrão de disseminação linfonodal tenha sido bem demonstrado por pesquisadores japoneses, o papel da linfadenectomia extensa no tratamento cirúrgico do câncer gástrico permanece controverso. A linfadenectomia extensa D2 é realizada rotineiramente no Japão onde tem sido demonstrada, em muitos estudos, com resultados de sobrevida maior do que a da linfadenectomia D1; entretanto, estudos comparativos casualizados no ocidente têm falhado em demonstrar maior sobrevida com a dissecção D2 que com a D1 no tratamento do câncer gástrico[30,31]. Algumas pesquisas resultaram em aumento da morbidade e da mortalidade operatória após linfadenectomia D2, sem aumento da sobrevida[32-34], enquanto outras demonstram aumento da sobrevida com D2, sem diferença significativa das taxas de morbidade e de mortalidade em relação à D1[35-39].

A influência da linfadenectomia extensa D2 é controversa, sobretudo quando aplicada de maneira generalizada nos tumores avançados; entretanto, pode ser fator decisivo na cura de casos individualizados. Há relatos de resultados em que as linfadenectomias ampliadas se acompanham de reais benefícios em determinados estádios da doença, enquanto que em outros a remoção sistemática das cadeias linfonodais não apresenta vantagens[40-44].

Deve-se entender, portanto, que após linfadenectomia ampliada e exame anátomo-patológico adequado dos NL haja correta definição do estádio da doença, o que não ocorre nas operações em que não há ressecção de grupos linfonodais de forma sistematizada como proposta inicialmente pelos japoneses, fato esse que permite a manutenção de NL comprometidos e subestadiamento da doença e que pode acarretar erro quando se estudam comparativamente diferentes casuísticas[45,46].

Persistem, portanto, dúvidas sobre o melhor tipo de tratamento cirúrgico, em particular porque geralmente não existe precisão absoluta no estadiamento pré-operatório, o que, aliado à preferência do médico que trata e às características individuais do paciente que incluem o seu estado físico e o risco cirúrgico correspondente, explica a diversidade de opções para uma mesma doença; por exemplo, para o câncer precoce as opções variam desde a gastrectomia com linfadenectomia D2 como preferência de alguns cirurgiões até mucosectomia endoscópica ou ressecção gástrica laparoscópica para outros, ambas sem remoção de NL como tratamento definitivo para esses tumores com determinadas características específicas. Por outro lado, existe a proposição de ampliação da linfadenectomia até D4 não somente para tumores no estádio 4, mas também para neoplasias não tão avançadas[40,47,48].

Linfadenectomia extensa para o câncer gástrico permanece uma opção de tratamento experimental e deveria ser realizada em centros especializados de pesquisa clínica. A sobrevida global de cinco anos após o diagnóstico do câncer gástrico é de 10 a 21%. Pacientes que se submetem a uma ressecção potencialmente curativa têm um melhor prognóstico, com taxa de sobrevida de 24 a 57%. As taxas de recorrência após gastrectomia permanecem altas, entre 40 e 80%, dependendo das séries. A maior parte da recorrência ocorre nos três primeiros anos, sendo a peritoneal mais freqüente (38 a 45%) que a locorregional (54%)[49].

O perfeito conhecimento do paciente com câncer favorece a opção pelo melhor tratamento e, por conseqüência, a indicação de melhor prognóstico. Dos objetivos da classificação TNM apenas o primeiro – auxiliar o planejamento do tratamento tem importância prática inicial ou primária porque os demais resultam naturalmente do tratamento definido pelo estádio pré e intra-ope-

136 PARTE IV – PRINCÍPIOS DO ESTÁDIO TNM

ratório. O estadiamento TNM preciso e o tratamento adequado correspondente, em consonância com as condições físicas do paciente, resultariam obviamente na melhor assistência e no melhor prognóstico possíveis para cada caso em particular.

A classificação TNM como outros sistemas não é precisa em função de falhas intrínsecas e da impossibilidade de ser aproveitada na sua potencialidade pela limitação da precisão diagnóstica dos exames complementares pré-operatórios e, em menor proporção, da exploração cirúrgica. Essa imprecisão não deve, em princípio, prejudicar o paciente, pelo que na dúvida sobre qual o real estádio da doença, o cirurgião deve, desde que não haja contra-indicações formais executar o procedimento que teoricamente melhor beneficie o paciente quanto à sobrevida. A gastrectomia combinada com linfadenectomia extensa e/ou ressecção de órgãos adjacentes é recomendada para pacientes com câncer gástrico sem metástases à distância, aumentando a sobrevida mesmo quando a operação é histologicamente não curativa[50].

A principal modificação do sistema TNM nas suas duas últimas versões (5ª e 6ª edições) refere-se ao estadiamento da categoria N, com a substituição da localização de NL com metástase pelo número total de NL com metástases ressecadas.

Apesar de alguns pesquisadores julgarem o número de NL ressecados não essencial para o estadiamento e não melhor que a localização de NL metastáticos porque depende da extensão da linfadenectomia[51,52], outros o definem como critério reprodutível, mais confiável e de melhor valor prognóstico[53-57].

A localização dos NL de drenagem preferencial do câncer gástrico estabelecido pela JCGC, sem dúvida, é um guia lógico para o cirurgião, enquanto o número de gânglios ressecados fornece uma fácil e mais precisa estratificação do prognóstico[55].

A ressecção de um número maior que 30 NL foi citada como desejável[56] e um número menor que 10 como não confiável[57]. Parece que a razão entre o número de NL metastáticos e o número de NL ressecados tem o melhor valor prognóstico[58].

Apesar das imperfeições o sistema de estádio TNM tem servido para disciplinar e padronizar condutas terapêuticas, incluindo técnicas cirúrgicas. Pacientes podem se beneficiar, sem dúvida alguma, do estadiamento, feito antes e complementado durante a operação cirúrgica, para o estabelecimento da terapia individualizada.

Assim, exames macro e microscópicos e a avaliação da extensão do tumor primário em superfície e em profundidade pela EDA e EE com biópsias dirigidas definindo características tumorais como localização, estádio evolutivo (precoce ou avançado), infiltração (demarcado ou infiltrativo) e tipo histológico (difuso ou intestinal), aliados aos sinais de exame físico e aos resultados da TC e da laparoscopia, sobretudo relacionados ao estado linfonodal e metástases à distância, auxiliam na proposição inicial da terapêutica (tratamento paliativo ou com intuito curativo, conservador ou cirúrgico, se cirúrgico com intuito curativo qual é o tipo de gastrectomia, qual é o nível de secção). A análise dos achados cirúrgicos pode referendar ou modificar a proposta inicial. O aprimoramento da capacitação dos profissionais responsáveis pela realização e interpretação dos exames complementares aliado aos avanços tecnológicos, e o melhor adestramento dos cirurgiões nos vários procedimentos cirúrgicos envolvidos no tratamento do câncer gástrico, incluindo as dissecções linfonodais extensas, estudo anátomo-patológico rigoroso do material retirado cirurgicamente, estudos prospectivos comparativos casualizados de séries grandes e seguidas por tempo longo serão importantes para melhor definir a importância dos sistemas de estadiamento no câncer do estômago.

CÂNCER DA VESÍCULA BILIAR

Classificação TNM

A classificação TNM do câncer da vesícula biliar pode ser apreciada na Tabela 12.6.

Tabela 12.6. Classificação TNM[1].

T1 = parede da vesícula biliar

    T1a = lâmina própria

    T1b = muscular

T2 = tecido conjuntivo perimuscular

T3 = serosa e/ou um órgão, fígado $\leq$ 2cm

N1 = ligamento hepatoduodenal

N2 = outros nódulos linfáticos regionais

Grupamento por estádios

O agrupamento por estádios pode ser analisado no Quadro 12.3.

Quadro 12.3. Grupamento por estádios de pacientes com câncer da vesícula biliar[1].

Estádio	T	N	M
0	Tis	N0	M0
I	T1	N0	M0
II	T2	N0	M0
III	T1	N1, N2	M0
	T2	N1, N2	M0
IVA	T3	Qualquer N	M0
IVB	Qualquer T	Qualquer N	M1

O câncer da vesícula biliar é a 5ª causa de neoplasia maligna gastrintestinal, mais prevalente em idosos (75% em pacientes com mais de 65 anos) e 2 a 3 vezes mais freqüentes nas mulheres, possivelmente como conseqüência da maior incidência de cálculos vesiculares. A manifestação clínica mais comum é dor no quadrante superior direito do abdome, podendo se acompanhar de perda de peso, anorexia, icterícia e menos freqüentemente massa palpável[59].

Diagnóstico e estádio

O câncer de vesícula biliar é raramente diagnosticado no pré-operatório em função de sua apresentação clínica inespecífica. Na quase totalidade dos pacientes o diagnóstico é feito incidentalmente ou eu em estágio avançado da doença, quando geralmente já há invasão do parênquima hepático. Os exames quase sempre são normais, com alteração mais precoce quando aparece colestase por obstrução da via biliar[59]. Alterações como anemia e elevação das bilirrubinas e das enzimas canaliculares (fosfatase alcalina e gamaglutamiltransferase) são geralmente tardias.

A suspeita diagnóstica de câncer de vesícula é feita não raramente com base nos resultados da ultra-sonografia solicitada para investigação de dor no andar superior do abdome. A sensibilidade de exame varia de 70 a 100% na detecção de lesões na vesícula biliar[60]. A complementação diagnóstica e o estadiamento são feitos através de TC ou RM para avaliar a extensão do tumor, invasão do parênquima hepático, NL do hilo hepático e acometimento das estruturas do pedículo hepático. A colangiopancreatografia endoscópica retrógrada pode ajudar no diagnóstico de câncer de vesícula em pacientes com colestase e também no tratamento paliativo[60].

A definição do tratamento mais adequado e o prognóstico dos pacientes com câncer de vesícula biliar estão diretamente relacionados ao estádio do tumor. Quarenta por cento dos pacientes apresentam metástases à distância na época do diagnóstico, 35% têm metástase para NL regionais ou invasão de órgãos vizinhos e apenas 25% dos tumores estão localizados na parede da vesícula. A sobrevida dos pacientes com câncer de vesícula está diretamente relacionada ao estádio da lesão na época do diagnóstico. Os pacientes com tumor no estádio I são identificados geralmente após colecistectomia por doença calculosa; para o câncer de vesícula biliar no estádio I a colecistectomia simples é indicada, com sobrevida em 5 anos de 85 a 100%. Os tumores nos estádios II e III apresentam maior incidência de acometimento de NL regionais e devem ser submetidos à colecistectomia estendida com remoção dos NL ducto cístico, portais, tronco celíaco e pancreatoduodenais posteriores, com margem de ressecção operatória de 2cm. Para tumores maiores recomenda-se ressecção segmentar hepática. A taxa de sobrevida de 5 anos para pacientes assim tratados (59 a 61%) é maior do que a dos tratados por colecistectomia simples (17 a 19%)[59]. Para pacientes com tumor inextirpável por ocasião do diagnóstico a sobrevida em 5 anos é menor que 15% e para pacientes no estádio IV a média de sobrevida é de 1 a 3 meses[61].

Nos casos de tumor inextirpável a paliação não-cirúrgica deve ser considerada. A resolução da colestase mediante colocação de endopróteses biliares (percutâneas ou por endoscopia) é uma opção razoável para esses doentes. O controle da dor é importante para a melhora da qualidade de vida; o bloqueio do gânglio celíaco, durante cirurgia ou percutâneo ou ecoguiado, pode diminuir a necessidade de drogas narcóticas. O tratamento pode ser complementado com quimioterapia e radioterapia, com resultados ainda pobres[59].

CÂNCER DO PÂNCREAS

Classificação TNM

As regras para a classificação TNM são aplicáveis somente para carcinomas do pâncreas exócrino (Tabela 12.7). As sub-regiões anatômicas do pâncreas para fins de estádio são: cabeça, corpo, cauda e todo o pâncreas (Figura 12.6).

Os NL regionais são os peripancreáticos que podem ser assim subdivididos (Figuras 12.6, 12.7 e 12.8):

a) *Superiores* à cabeça (1) e ao corpo (2);
b) *Inferiores* à cabeça (3) e ao corpo (4);

Tabela 12.7. Classificação TNM para o câncer do pâncreas[1].

T = Tumor primário

    TX = o tumor primário não pode ser avaliado

    T0 = não há evidência de tumor primário

    Tis = carcinoma *in situ*

    T1 = tumor limitado ao pâncreas, com 2cm ou menos em sua maior dimensão

    T2 = tumor limitado ao pâncreas, com mais de 2cm em sua maior dimensão

    T3 = tumor que se estende diretamente a qualquer das seguintes estruturas: duodeno, ducto biliar, tecidos peripancreáticos

    T4 = tumor que se estende diretamente a qualquer das seguintes estruturas: estômago, baço, cólon, grandes vasos adjacentes

N = Nódulos linfáticos regionais

    NX = nódulos linfáticos regionais não podem ser avaliados

    N0 = ausência de metástase em nódulos linfáticos regionais

    N1 = metástase em nódulos linfáticos regionais

    N1a = metástase em um único nódulo linfático regional

    N1b = metástase em múltiplos nódulos linfáticos regionais

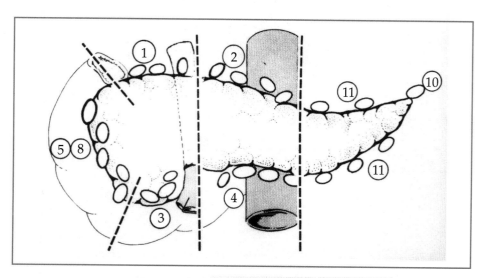

Figura 12.6. Esquema das sub-regiões anatômicas pancreáticas (com permissão).

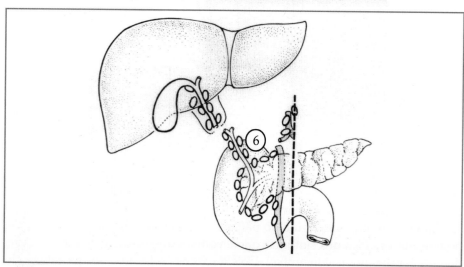

Figura 12.7. Esquema das cadeias de NL peripancreáticos e sua subdivisão.

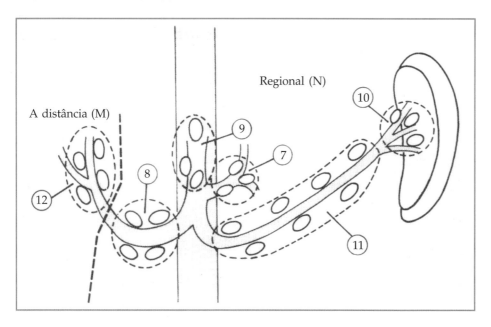

Figura 12.8. Esquema da cadeia de NL (12) somente para os tumores da cabeça do pâncreas.

c) *Pancreaticoduodenais anteriores* (5), pilóricos (6) (somente para os tumores da cabeça) e mesentéricos proximais (7);
d) *Pancreaticoduodenais posteriores* (8), do ducto biliar comum (9) e mesentéricos proximais (7);
e) *Esplênicos* NL do hilo esplênico (10) e da cauda do pâncreas (11) (somente para os tumores do corpo e da cauda);
f) *Celíacos* (12) (somente para os tumores da cabeça do pâncreas).

Grupamento por estágios

O agrupamento por estádios pode ser analisado no Quadro 12.4.

Quadro 12.4. Grupamento por estádios de pacientes com câncer pancreático[1].

Estádio	T	N	M
0	Tis	N0	M0
I	T1	N0	M0
	T2	N0	M0
II	T3	N0	M0
III	T1	N1	M0
	T2	N1	M0
	T3	N1	M0
IVA	T4	Qualquer N	M0
IVB	Qualquer T	Qualquer N	M1

Diagnóstico e estádio

Noventa por cento dos cânceres pancreáticos são adenocarcinomas. O carcinoma do pâncreas exócrino é uma das neoplasias mais letais, sendo a quarta causa de morte por câncer para homens e mulheres. A maioria dos pacientes com adenocarcinoma exócrino do pâncreas apresenta mal estar vago durante poucos meses antes dos sintomas que levam ao diagnóstico, quando então a doença geralmente já é incurável. Dois terços estão localizados na cabeça do pâncreas e a apresentação clínica inclui dor vaga no abdome superior, perda de peso e icterícia. O terço restante está no corpo ou na cauda do pâncreas, com apresentação que inclui dor epigástrica e/ou lombar, perda de peso e geralmente evidência de doença metastática[62].

Os achados do exame físico são inespecíficos: icterícia, usualmente com colúria e acolia fecal; massa pancreática palpável é rara, mas vesícula biliar palpável (sinal de Courvoisier) é relativamente comum, principalmente em pacientes magros. A hepatomegalia conseqüente à estase biliar é freqüente em relação à hepatomegalia por metástases hepáticas[62].

O estádio pré-operatório é feito simultaneamente com o diagnóstico e baseia-se em dados do exame físico e nos achados de exames complementares. O aumento das bilirrubinas, mais acentuado da direta, da fosfatase alcalina e da gama-glutamiltransferase é inespecífico para colestase em pacientes com carcinoma da cabeça do pâncreas. O marcador CA 19-9 tem pouca utilidade no diagnóstico do câncer pancreático, porque apenas grandes aumentos (acima de 1.000 unidades/ml) sugerem fortemente a doença que, nesses casos, está avançada, geralmente com o paciente muito sintomático e com tumor não extirpável[63].

Na presença de icterícia colestática, com dor no abdome superior direito em paciente do sexo feminino, com menos de 50 anos e sem perda de peso, a investigação diagnóstica por imagem inicia-se geralmente por ultra-sonografia que é útil na demonstração de dilatação dos dutos biliares e da presença eventual de cálculos na via biliar principal e de massa tumoral, principalmente na cabeça do pâncreas; é, porém, menos sensível e fornece menos informação do que a TC quanto à disseminação neoplásica local e regional[63].

Pacientes com suspeita de tumor pancreático são, de início, submetidos a uma TC, de preferência espiral, que é um bom exame para identificar o tumor e a extensão proximal da obstrução biliar, como também metástases à distância como as hepáticas, e ainda demonstrar envolvimento da veia mesentérica superior, veia porta, artéria mesentérica superior e tronco celíaco e de órgãos adjacentes como estômago e cólon. Metástases à distância e/ou comprometimento vascular e de órgãos adjacentes são indicativos de inextirpabilidade. Não há provas suficientes para afirmar que a ressonância abdominal e a PET são mais úteis no diagnóstico ou no estadiamento do câncer do pâncreas do que a TC espiral[63].

A precisão da TC para determinar a extirpabilidade (50 a 75%) é menor que para determinar inextirpabilidade (100%). As causas mais comuns de tumor irressecável não determinadas pela TC são invasão vascular pelo tumor e presença de pequenas metástases hepáticas[63].

A ressonância magnética não é mais específica nem mais sensível que a TC helicoidal, é mais cara e mais demorada, mas os resultados da colangiopancreatorressonância são semelhantes aos da CPER na avaliação do ducto pancreático para a identificação do câncer pancreático. A angiorressonância (arterial e venosa) pode ser fundamental na determinação da ressecabilidade do tumor.

A CPER tem sido substituída no diagnóstico do carcinoma pancreático pela TC ou pela RM. Tem sido utilizada, raramente, em pacientes ictéricos na eventualidade de dúvida diagnóstica em que a TC ou RM não demonstra massa tumoral, e mais freqüentemente com finalidade terapêutica mediante colocação de próteses biliares para aliviar a icterícia ou de próteses gastroduodenais expansíveis para aliviar obstrução gastroduodenal por tumor inextirpável[62].

Pacientes com massa pancreática demonstrada na TC e sem evidência de doença metastática ou de envolvimento vascular não necessitam mais exa-

142 PARTE IV – PRINCÍPIOS DO ESTÁDIO TNM

mes complementares e podem ser tratados cirurgicamente, em princípio, com ressecção[63]. Uma avaliação laparoscópica da ressecabilidade do tumor pode ser feita antes da cirurgia.

Pelo custo elevado e pela possibilidade de complicações, a laparoscopia não precisa ser realizada nos casos em que o tratamento cirúrgico curativo ou paliativo estiver indicado. Vinte a 30% dos pacientes que parecem ter câncer pancreático ressecável com base na TC espiral mostram à laparoscopia ter a doença avançada localmente ou pequenas metástases hepáticas ou peritoneais não detectáveis em exames radiológicos e que contra-indicam a ressecção cirúrgica; o tratamento paliativo, se indicado, pode ser feito mediante técnicas endoscópicas em parcela significativa de pacientes[64].

A principal indicação da laparoscopia é para pacientes com carcinoma do corpo ou cauda do pâncreas em que os demais exames pré-operatórios indicam lesão localizada e aparentemente ressecável. A identificação de metástases pela laparoscopia pode evitar laparotomia desnecessária, ainda mais que os tumores do corpo e da cauda, ao contrário do tumor da cabeça do pâncreas, geralmente não causam obstrução da via biliar ou do duodeno e portanto prescindem de operações paliativas[64].

A EE tem grande precisão no diagnóstico do tumor pancreático. É um exame complementar importante da TC helicoidal, sendo melhor na detecção de tumores pequenos (menores que 3cm), na avaliação das veias porta e mesentérica superior e NL regionais, enquanto a TC é superior no diagnóstico de comprometimento arterial e de metástases à distância[62,63]; permite a obtenção de amostras teciduais virtualmente de todo o pâncreas e de NL juntos do estômago e do duodeno. O encontro de metástases desses NL pode modificar o plano terapêutico. A EE é importante quando há dúvida nos achados da TC, sobretudo quando há forte suspeita de câncer pancreático não confirmada pela TC, e em pacientes com alto risco cirúrgico.

Se a EE sugere ressecabilidade do tumor, em princípio, não há necessidade de punção aspirativa com agulha fina que, apesar de vantagens relacionadas ao diagnóstico de doenças alternativas (linfoma, tumores de células das ilhotas, tuberculose, sarcoidose), inclui riscos de pancreatite, hemorragia e disseminação tumoral[65].

A biópsia de tumor pancreático está indicada em: 1) pacientes com doença avançada e em mau estado geral, de modo que operação curativa e paliativa não estão indicadas; nesse caso a comprovação histológica através da biópsia é importante se terapêutica neo-adjuvante estiver sendo contemplada; 2) pacientes com massa pancreática localizada com possibilidade de linfoma, tuberculose, sarcoidose e outras doenças incomuns. A biópsia pancreática é desnecessária nos pacientes em que se objetiva realizar procedimento cirúrgico curativo ou paliativo[66].

Embora muitos exames complementares possam ser utilizados para o diagnóstico e o estadiamento do câncer pancreático, apenas poucos são geralmente necessários para definir a conduta terapêutica. Pacientes idosos e debilitados não são candidatos à ressecção cirúrgica, em função da mortalidade operatória expressiva que pode atingir até 40%. Assim, uma investigação ampla para diagnóstico e estádio é dispensável nesses pacientes[64].

A TC espiral é o exame fundamental para o diagnóstico e para o estadiamento. Pode ser complementada pela CPER e/ou pela EE se, apesar da suspeita, não demonstrar tumor pancreático. Se a TC não demonstrar a extensão proximal da obstrução biliar pode-se indicar a CPER ou de preferência, a colangiopancreatorressonância magnética. A CPER fornece adicionalmente a avaliação da papila de Vater e da mucosa duodenal. O algoritmo que se segue mostra os procedimentos para o diagnóstico e o estadiamento na vigência de suspeita de carcinoma do pâncreas (Quadro 12.5)[64].

Quadro 12.5. Algoritmo para diagnóstico e estadiamento de pacientes com suspeita de câncer de pâncreas.

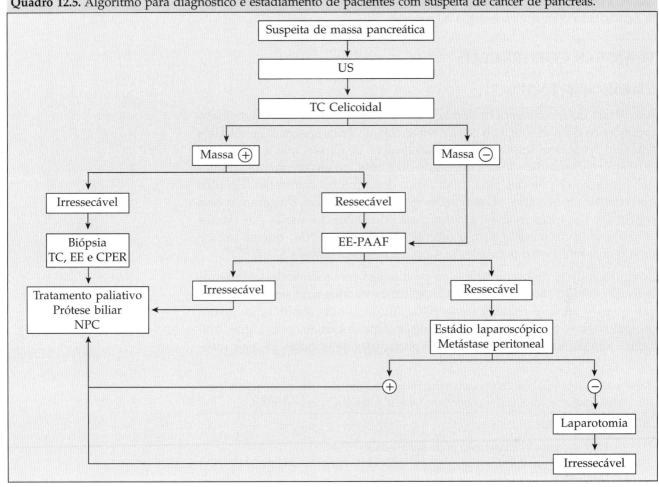

Tratamento

Para pacientes com câncer pancreático potencialmente ressecável, definido como o que não tem metástase à distância, comprometimento das veias porta e mesentérica superior ou invasão das artérias do tronco celíaco ou mesentérica superior, a ressecção cirúrgica permanece a melhor chance para sobrevida maior. A taxa de ressecabilidade está em torno de 20% dos casos. A maior parte dos tumores ressecáveis são os localizados na cabeça do pâncreas e a operação indicada é a duodenopancreatectomia cefálica (procedimento de Whipple). Esses pacientes devem ser operados por cirurgiões com experiência em operações pancreáticas, capazes de realizar ressecções com mortalidade menor que 10%. A mortalidade após a ressecção tem declinado de 20% a menos de 5% em muitos centros especializados, chegando a alguns a 2% ou menos[64].

O câncer localizado no corpo e/ou na cauda do pâncreas raramente é ressecável porque o diagnóstico é feito geralmente em fase avançada da doença, já com invasão de órgãos vizinhos e com metástases à distância. Atualmente a ressecção (pancreatectomia distal e esplenectomia) é possível em somente 10% dos tumores do corpo e da cauda do pâncreas[63].

O tratamento paliativo para o câncer da cabeça do pâncreas visa geralmente aliviar a colestase, a obstrução duodenal e a dor, o que pode ser feito por

144 PARTE IV – PRINCÍPIOS DO ESTÁDIO TNM

laparotomia respectivamente mediante anastomose biliodigestiva, gastroje-
nunostomia e alcoolização dos gânglios celíacos. O tratamento pode ser feito
de maneira menos agressiva mediante a colocação endoscópica de próteses
biliar e duodenal e alcoolização percutânea ou ecoguiada dos gânglios celíacos. A sobrevida dos pacientes com câncer irressecável pode ser discretamente aumentada com quimioterapia adjuvante[63,64].

TUMORES COLORRETAIS

Classificação TNM

A extensão do crescimento tumoral é a variável que melhor ajuda a definir o
prognóstico do paciente com câncer colorretal, e vários sistemas de estádios
têm sido propostos nesse sentido. A classificação de Dukes, que leva em consideração a profundidade de penetração do tumor e o envolvimento linfonodal, preenche os critérios para prognóstico dos tumores colorretais. Estudos
que comparam as várias classificações do estádio também chegaram a essa
conclusão. Por esses motivos a classificação de Dukes foi usada por muitos
anos e serviu de modelo para a recente classificação TNM, que se tornou
uma marca referencial para adoção na prática clínica (Tabela 12.8)[1,2,67-69].

É imprescindível que no relatório do patologista constem os dois primeiros
itens da classificação (T e N). A avaliação de metástases nem sempre é possível, quando então é referida como pMx. Algumas subclassificações anáto-
mo-patológicas do sistema TNM são atualmente opcionais, pois alguns trabalhos têm demonstrado que pacientes portadores de tumores T3 mais inva-

---

Tabela 12.8. Classificação TNM para os carcinomas colorretais (American Joint Committee on Cancer – AJCC/Union Internationale Contre le Cancer – UICC).

T = Tumor primário

  TX = o tumor primário não pode ser avaliado

  T0 = nenhuma evidência de tumor

  Tis = *carcinoma in situ* intra-epitelial ou invasão da lâmina própria
  (intramucoso)

  T1 = o tumor invade a submucosa

  T2 = tumor invade a muscular própria

  T3 = tumor invade a muscular própria e alcança a subserosa, os tecidos
  pericólicos ou perirretais não peritonizados

  T4 = tumor invade diretamente outros órgãos ou estruturas e/ou
  perfura o peritônio visceral

N = Nódulos linfáticos regionais

  Nx = nódulos linfáticos regionais não podem ser avaliados

  N0 = ausência de metástases para nódulos linfáticos regionais

  N1 = presença de metástase em 1-3 nódulos linfáticos regionais

  N2 = presença de metástase em 4 ou mais nódulos linfáticos regionais

M = Metástase à distância

  Mx = presença de metástase à distância não pode ser avaliada

  M0 = ausência de metástase à distância

  M1 = presença de metástase à distância

sivos, mesmo sem invasão linfonodal, têm um pior prognóstico que os demais tumores T3, menos invasivos. Em função disso, nova subclassificação dos tumores T3 foi proposta (Quadro 12.6)[70,71].

Os NL regionais são gânglios pericólicos e perirretais e os gânglios ao longo das artérias ileocólica, cólica direita, cólica média, mesentérica inferior, cólica esquerda e retal superior e artérias ilíacas internas (Figura 12.9)[1].

Quadro 12.6. Expansão dos tumores T3.

pT3a = presença de invasão mínima: < 1mm além da borda da camada muscular própria

pT3b = presença de invasão discreta: > 1-5mm além da borda da camada muscular própria

pT3c = presença de invasão moderada: > 5-15mm além da borda da camada muscular própria

pT3d = presença de invasão extensa: > 15mm ale da borda da camada muscular própria

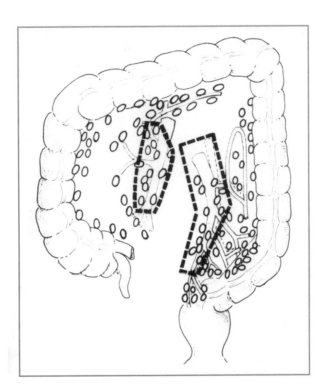

Figura 12.9. Imagem esquemática de todas as cadeias de NL pericólicos e retais (com permissão).

O número de NL em uma ressecção cirúrgica não é constante, pois depende das variações anatômicas e mesmo da técnica cirúrgica realizada. A UICC e o AJCC consideram que para uma avaliação satisfatória, no mínimo, 12 NL sejam examinados. Em virtude disso, a última edição da classificação TNM (6ª edição, 2002) orienta: *"... pNo: exame histológico de linfadenectomia regional deve incluir 12 NL ou mais..."*; se os NL são negativos para metástases, mas numericamente menor que 12, deve-se classificar como pNx[2,72].

Em função de suas mudanças, a classificação TNM tem-se tornado mais confiável como fator prognóstico na evolução dos pacientes. A questão apresentada é: até que ponto essa classificação norteia ou modifica a conduta terapêutica nos tumores de cólon, reto e canal anal?

146 PARTE IV – PRINCÍPIOS DO ESTÁDIO TNM

TUMORES COLÔNICOS

A cirurgia é a única modalidade terapêutica capaz de curar o paciente de uma neoplasia maligna colônica. Portanto, os tumores classificados de T1 a T4, de N1 a N2 e M0 ou M1, na sua imensa maioria serão submetidos à exploração cirúrgica para complementação da avaliação da extensão do tumor e realização de ressecções possíveis, mesmo que haja uma abordagem apenas paliativa ou parcial das lesões. O exemplo típico dessa última situação é a ressecção de um tumor de cólon e a programação, para um segundo tempo, da ressecção de metástases hepáticas, pulmonares ou de outros locais.

Uma minoria dos pacientes terá prognóstico definido como ruim, sem alternativas terapêuticas; são os casos avançados T4N2M1, em que as condições clínicas, mais que a classificação, contra-indica a cirurgia.

Há que se ponderar sobre as situações de tumores (T4) com metástases à distância (M1) considerados irressecáveis. Nesses casos a classificação norteia e modifica a conduta cirúrgica, que será, então, mais econômica, de caráter paliativo e com ressecções menos extensas e agressivas que o preconizado nas excisões com margens de segurança oncológicas.

Nem todos os serviços dispõem de exames complementares especializados, alguns de qualidade aceitável. Esse fato leva a estádios tumorais subestimados ou superestimados. Nesse contexto a classificação TNM é incorreta pela falta ou pela má qualidade dos exames e, como conseqüência, condutas cirúrgicas inadequadas poderão ser realizadas.

As taxas de sobrevida habitualmente correlacionam-se com a extensão do comprometimento linfonodal. Há estudos que avaliam e comparam o número de NL positivos com a extensão da sobrevida; com mais de 3 NL positivos a taxa de sobrevida global em 5 anos foi de apenas 18%. O número de nódulos positivos na peça parece ser tão importante quanto o nível de nódulos envolvidos pelo tumor[73-75].

A invasão extracapsular em metástases linfonodais tem um efeito negativo na sobrevida quando comparada com a invasão linfonodal que não se estende para fora da cápsula[76,77].

A combinação de comprometimento linfonodal e invasão dos vasos sangüíneos estão associadas a prognóstico pior do que de situações com apenas comprometimento linfonodal[68].

TUMORES RETAIS

Pode-se considerar que a conduta para o adenocarcinoma do reto alto e reto médio (terço médio e terço superior) obedece aos mesmos critérios utilizados para os adenocarcinomas colônicos. Para adenocarcinomas do reto médio (entre 5 e 10cm da margem anal), na dependência do seu tamanho e classificados como T1 ou T2, No, Mo, mediante avaliação por toque retal, endoscopia, ecoendoscopia, TC e RM, a conduta pode variar de ressecções endoscópicas por colonoscopia ou por acesso transanal até excisões mais amplas com acesso abdômino-perineal.

Para o câncer do reto baixo (terço inferior), situado até 5cm da margem anal, considerando sua extensão e o grau de invasão, a radioterapia com ou sem quimioterapia pré-operatória é consenso entre a maior parte dos serviços. A resposta à radioterapia é extremamente eficaz para o câncer nessa localização retal, podendo fazer desaparecer as lesões ou abaixar o grau de invasão tumoral em estádios posteriores. Nessa situação há autores que consideram então a classificação após a radioterapia para programar sua conduta cirúrgica (radical ou conservadora)[78-82]. O tratamento pré-operatório dos tumores retais tem-se tornado uma prática freqüente, levando-se em conta a classificação TNM baseada na extensão do crescimento do tumor, sem tratamento prévio; torna-se necessária uma classificação, levando em conta a avaliação do tumor após o uso de radioterapia e/ou quimioterapia; em seguida a esse tratamento o tumor pode demonstrar vários aspectos de regressão, tornando difícil a avaliação da doença residual pelo patologista[75,83].

Atualmente, os tumores tratados com radio e quimioterapia previamente à cirurgia, após ressecção e análise anátomo-patológica, são avaliados quanto às margens proximal, distal ou radial da ressecção cirúrgica (Quadro 12.7)[84]. A taxa de sobrevida em 5 anos aproxima-se de 90% para pacientes T1 e T2 N0, cai para 65% para os T3 N0 e 23% para os T2 e T3 N1 ou N2. A recorrência local aparece mais precocemente em pacientes com T2 e T3 N1 ou N2 do que nos com T3 N0[68].

Quadro 12.7. Avaliação histopatológica dos tumores retais submetidos à rádio e quimioterapia.

RX = presença do tumor não pode ser avaliada
R0 = ausência de tumor residual
R1 = presença de tumor à microscopia
R2 = presença de tumor residual à macroscopia

TUMOR DO CANAL ANAL

O canal anal corresponde à parte final do trato intestinal, tem cerca de 3cm, seu limite superior é o fim da mucosa retal e o inferior o início da pele perianal. Entre esses extremos está a junção mucocutânea, representada pela zona de transição proximal e a zona do epitélio escamoso distal (Figura 12.10)[85].

O carcinoma do canal anal é uma doença predominantemente locorregional e os fatores clínicos que mais influenciam na sobrevida dos pacientes são o tamanho do tumor e a disseminação linfática.

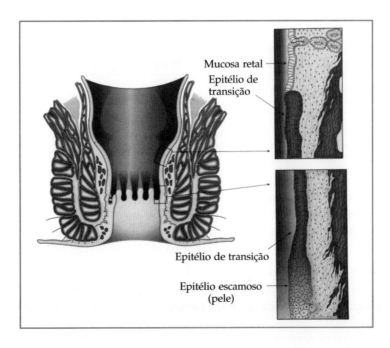

Figura 12.10. Aspectos anatômicos e histológicos do canal anal.

148 PARTE IV – PRINCÍPIOS DO ESTÁDIO TNM

O tumor primário é classificado de acordo com seu maior diâmetro e com a extensão para estruturas adjacentes; pode disseminar tanto para NL inguinais (10 a 15%) como para NL pélvicos (perirretais, no mesorreto ou ilíacos internos). Metástases viscerais são raras e ocorrem em cerca de 5 a 10%, sendo os locais mais freqüentes o fígado e o pulmão[84].

Um dos mais importantes exames para estádio é o exame físico. A extensão do tumor é determinada pelo toque retal e anuscopia. Os NL inguinais são avaliados pela palpação. Métodos de imagem como a TC e a RM podem ser usados no estadiamento, permitindo avaliação da extensão do tumor primário, de metástases linfáticas maiores e do fígado. A ecoendoscopia retal (EEr) também é um método adequado para o estádio locorregional. Radiografia simples de tórax é suficiente para avaliação pulmonar. A Tabela 12.8 mostra a classificação TNM para estadiamento dos carcinomas do canal anal, segundo o AJCC[2].

Tabela 12.8. Definições para classificação quanto ao tumor primário (T), NL regionais (N) e metástases à distância (M).

Tx = Tumor primário não pode ser avaliado

T0 = Sem evidência de tumor primário

Tis = *Carcinoma in situ*

    T1 = tumor mede 2cm ou menos

    T2 = tumor maior que 2cm e menos ou igual a 5cm

    T3 = tumor maior que 5cm

    T4 = tumor de qualquer tamanho, mas que invade órgãos adjacentes*

* Tumores com invasão direta da parede do reto, da pele perianal, tecido subcutâneo ou da musculatura esfincteriana não são considerados T4.

Nx = Nódulos linfáticos regionais não podem ser avaliados

N0 = Ausência de metástases para nódulos linfáticos regionais

    N1 = metástases para nódulos linfáticos perirretais

    N2 = metástases para nódulos linfáticos ilíacos internos ou inguinais unilaterais

    N3 = metástases para nódulos linfáticos perirretais e inguinais/ilíacos; ou para nódulos linfáticos ilíacos internos ou inguinais bilateralmente

Mx = Metástases à distância não avaliadas

    M0 = ausência de metástases à distância

    M1 = presença de metástases à distância

Essa classificação é somente aplicável aos carcinomas. Estas lesões são conduzidas de maneira semelhante às do reto inferior, são neoplasias que também respondem favoravelmente à radioterapia e quimioterapia, podem desaparecer ou reduzir a tal ponto a favorecer cirurgia mais conservadora.

Atualmente, o papel da cirurgia no carcinoma de canal anal está restrito às recidivas locais e aos tumores residuais, após tratamento inicial com rádio e quimioterapia, que pode ser o suficiente para tumores superficiais (T1) e carcinomas *in situ* (Tis)[86].

APLICAÇÃO PRÁTICA DA CLASSIFICAÇÃO TNM NOS TUMORES DO SISTEMA DIGESTÓRIO **149**

Se houver envolvimento de órgãos vizinhos poderá ser necessária ressecção ampliada, incluindo estruturas como o útero, próstata, bexiga, vesícula seminal ou vaginal. A avaliação e estádio locorregionais (para órgãos vizinhos e NL) e avaliação sistêmica são fundamentais para indicação e planejamento cirúrgico. Para isso, são necessários, entre outros, exames de imagem, exame proctológico e toque vaginal[84].

Após o diagnóstico de recidiva ou de tumor residual, é preciso afastar a presença de doença linfonodal ou de metástases hematogênicas que podem ocorrer em até 36% dos casos[87]. Esta avaliação e estadiamento são necessários para definir se a cirurgia terá intuito curativo, e ainda se há ou não condições de ressecabilidade cirúrgica.

A ressecção local para o tratamento de tumor de canal anal residual tem aplicação restrita. Mesmo assim, alguns pequenos tumores selecionados são passíveis desse tratamento[88].

Estudos de peças resultantes de amputação abdômino-perineal mostram taxa de NL comprometidos no mesorreto e mesocólon em torno de 22%, em correlação com o estádio T da lesão. Nos tumores T3 e T4 o risco de comprometimento linfonodal é de 45%, enquanto para os tumores T1 e T2 o risco é de 9%[89].

O envolvimento linfonodal em tumores de canal anal é relativamente comum, podendo ocorrer em 15 a 25 % das situações ao longo da evolução[90]. O índice de metástases linfonodais metacrônicas pode chegar a 15,6%[91]. O comprometimento linfonodal sincrônico é indicativo de pior prognóstico, com sobrevida em 5 anos de 14%. No comprometimento metacrônico a sobrevida é de 50 a 83% após tratamento com esvaziamento linfonodal[92,93].

CONSIDERAÇÕES FINAIS

Naturalmente, nem todos os exames complementares, nem a mais minuciosa exploração cirúrgica e a mais detalhada avaliação histopatológica poderão excluir metástases microscópicas, chamadas ocultas, sejam linfonodais ou à distância. É por essa razão que a classificação e o estádio dessas neoplasias são momentâneos. Ao longo do seguimento clínico, após terapias neo-adjuvantes, adjuvantes e cirurgias, novos estadiamentos são realizados e a classificação pode, então, ser modificada. Nessas situações a definição do estádio é extremamente útil para a conduta terapêutica.

REFERÊNCIAS BIBLIOGRÁFICAS

1. Atlas TNM (UICC). 2 ed. São Paulo: Springer-Varlag; 1997.
2. American Joint Comittee of Cancer (AJCC). Staging Handbook. 6 ed. New York: Springer; 2002.
3. Tio TL. The TNM staging system. Gastrointest Endosc 1996;43(2 Pt 2):S19-24.
4. Flamen P, Lerut A, Van Cutsem E, Cambier JP, Maes A, De Wever W, e col. The utility of positron emission tomography for the diagnosis and staging of recurrent esophageal cancer. J Thorac Cardiovasc Surg 2000;120(6):1085-92.
5. Meltzer CC, Luketich JD, Friedman D, Charron M, Strollo D, Meehan M, e col. Whole-body FDG positron emission tomographic imaging for staging esophageal cancer comparison with computed tomography. Clin Nucl Med 2000; 25(11):882-7.
6. Wiersema MJ, Vilmann P, Giovannini M, Chang KJ, Wiersema LM. Endosonography-guided fine-needle aspi-

ration biopsy: diagnostic accuracy and complication assessment. Gastroenterology 1997;112(4):1087-95.
7. Bemelman WA, van Delden OM, van Lanschot JJ, de Wit LT, Smits NJ, Fockens P, e col. Laparoscopy and laparoscopic ultrasonography in staging of carcinoma of the esophagus and gastric cardia. J Am Coll Surg 1995; 181(5):421-5.
8. Krasna MJ, Flowers JL, Attar S, McLaughlin J. Combined thoracoscopic/laparoscopic staging of esophageal cancer. J Thorac Cardiovasc Surg 1996;111(4):800-6; discussion 806-7.
9. Rau B, Hunerbein M, Reingruber B, Hohenberger P, Schlag PM. Laparoscopic lymph node assessment in pretherapeutic staging of gastric and esophageal cancer. Recent Results Cancer Res 1996;142:209-15.
10. Luketich JD, Schauer P, Landreneau R, Nguyen N, Urso

K, Ferson P, e col. Minimally invasive surgical staging is superior to endoscopic ultrasound in detecting lymph node metastases in esophageal cancer. J Thorac Cardiovasc Surg 1997;114(5):817-21; discussion 821-3.

11. Luketich JD, Schauer PR, Meltzer CC, Landreneau RJ, Urso GK, Townsend DW, e col. Role of positron emission tomography in staging esophageal cancer. Ann Thorac Surg 1997;64(3):765-9.

12. Steup WH, De Leyn P, Deneffe G, Van Raemdonck D, Coosemans W, Lerut T. Tumors of the esophagogastric junction. Long-term survival in relation to the pattern of lymph node metastasis and a critical analysis of the accuracy or inaccuracy of pTNM classification. J Thorac Cardiovasc Surg 1996;111(1):85-94; discussion 94-5.

13. Whooley BP, Law S, Murthy SC, Alexandrou A, Wong J. Analysis of reduced death and complication rates after esophageal resection. Ann Surg 2001;233(3):338-44.

14. Hagen JA, DeMeester SR, Peters JH, Chandrasoma P, DeMeester TR. Curative resection for esophageal adenocarcinoma: analysis of 100 en bloc esophagectomies. Ann Surg 2001;234(4):520-30; discussion 530-1.

15. Ellis FH, Jr., Watkins E, Jr., Krasna MJ, Heatley GJ, Balogh K. Staging of carcinoma of the esophagus and cardia: a comparison of different staging criteria. J Surg Oncol 1993; 52(4):231-5.

16. Ellis FH, Jr., Heatley GJ, Krasna MJ, Williamson WA, Balogh K. Esophagogastrectomy for carcinoma of the esophagus and cardia: a comparison of findings and results after standard resection in three consecutive eight-year intervals with improved staging criteria. J Thorac Cardiovasc Surg 1997;113(5):836-46; discussion 846-8.

17. Lightdale CJ. Staging of esophageal cancer. I: Endoscopic ultrasonography. Semin Oncol 1994;21(4):438-46.

18. Rosch T. Endosonographic staging of esophageal cancer: a review of literature results. Gastrointest Endosc Clin N Am 1995;5(3):537-47.

19. Bonavina L, Ferrero S, Midolo V, Buffa R, Cesana B, Peracchia A. Lymph node micrometastases in patients with adenocarcinoma of the esophagogastric junction. J Gastrointest Surg 1999;3(5):468-76.

20. Glickman JN, Torres C, Wang HH, Turner JR, Shahsafaei A, Richards WG, e col. The prognostic significance of lymph node micrometastasis in patients with esophageal carcinoma. Cancer 1999;85(4):769-78.

21. Overholt BF, Panjehpour M. Barrett's esophagus: photodynamic therapy for ablation of dysplasia, reduction of specialized mucosa, and treatment of superficial esophageal cancer. Gastrointest Endosc 1995;42(1):64-70.

22. Sibille A, Lambert R, Souquet JC, Sabben G, Descos F. Long-term survival after photodynamic therapy for esophageal cancer. Gastroenterology 1995;108(2):337-44.

23. Kleinberg LR, Forastiere AA, Heitmiller RF. Cancer of the esophagus. In: Abeloff, editor. Clinical Oncology. 3 ed. Paris: Elsevier; 2004. p. 1787-1814.

24. Japanese Classification of Gastric carcinoma – Japanese Research Society for Gastric Cancer. 1 ed. Tokio: Kanehara e Co., LTD; 1995.

25. Willis S, Truong S, Gribnitz S, Fass J, Schumpelick V. Endoscopic ultrasonography in the preoperative staging of gastric cancer: accuracy and impact on surgical therapy. Surg Endosc 2000;14(10):951-4.

26. Abe N, Sugiyama M, Masaki T, Ueki H, Yanagida O, Mori T, e col. Predictive factors for lymph node metastasis of differentiated submucosally invasive gastric cancer. Gastrointest Endosc 2004;60(2):242-5.

27. Lopasso FP. Sistematização do tratamento cirúrgico do câncer gástrico avançado. In: Habr-Gama A, Gama-Rodrigues J, Bresciani C, ed. Atualização em Cirurgia do Aparelho Digestivo e Coloproctologia. São Paulo: Frontis Editorial; 2004. p. 59-63.

28. Maruyama K, Sasako M, Kinoshita T, Sano T, Katai H, Okajima K. Pancreas-preserving total gastrectomy for proximal gastric cancer. World J Surg 1995;19(4):532-6.

29. Kitamura K, Nishida S, Ichikawa D, Taniguchi H, Hagiwara A, Yamaguchi T, e col. No survival benefit from combined pancreaticosplenectomy and total gastrectomy for gastric cancer. Br J Surg 1999;86(1):119-22.

30. Cuschieri A, Fayers P, Fielding J, Craven J, Bancewicz J, Joypaul V, e col. Postoperative morbidity and mortality after D1 and D2 resections for gastric cancer: preliminary results of the MRC randomised controlled surgical trial.The Surgical Cooperative Group. Lancet 1996;347(9007):995-9.

31. Cuschieri A, Weeden S, Fielding J, Bancewicz J, Craven J, Joypaul V, e col. Patient survival after D1 and D2 resections for gastric cancer: long-term results of the MRC randomized surgical trial. Surgical Co-operative Group. Br J Cancer 1999;79(9-10):1522-30.

32. Robertson CS, Chung SC, Woods SD, Griffin SM, Raimes SA, Lau JT, e col. A prospective randomized trial comparing R1 subtotal gastrectomy with R3 total gastrectomy for antral cancer. Ann Surg 1994;220(2):176-82.

33. de Manzoni G, Verlato G, Guglielmi A, Laterza E, Genna M, Cordiano C. Prognostic significance of lymph node dissection in gastric cancer. Br J Surg 1996;83(11):1604-7.

34. Hundahl SA, Phillips JL, Menck HR. The National Cancer Data Base Report on poor survival of U.S. gastric carcinoma patients treated with gastrectomy: Fifth Edition American Joint Committee on Cancer staging, proximal disease, and the "different disease" hypothesis. Cancer 2000;88(4):921-32.

35. Kodama Y, Sugimachi K, Soejima K, Matsusaka T, Inokuchi K. Evaluation of extensive lymph node dissection for carcinoma of the stomach. World J Surg 1981;5(2):241-8.

36. Korenaga D, Tsujitani S, Haraguchi M, Okamura T, Tamada R, Sugimachi K, e col. Long-term survival in Japanese patients with far advanced carcinoma of the stomach. World J Surg 1988;12(2):236-40.

37. Noguchi Y, Imada T, Matsumoto A, Coit DG, Brennan MF. Radical surgery for gastric cancer. A review of the Japanese experience. Cancer 1989;64(10):2053-62.

38. Degiuli M, Ponzetto A, Allone T, al. e. Postoperative morbidity and mortality of extended lymphnode dissection for gastric cancer interim results of a prospective multicenter analisis. In: Siewert JR, Roder JD, editors. Progress in Gastric Cancer Research. Bologna: Monduzzi Ed.; 1997. p. 1187-91.

39. Jatzko GR, Lisborg P, Denk H, Klimpfinger MISJ, Roder JD. Progress in Gastric Cancer Research. Bologna: Monduzzi Ed. 1997;1155-8. Long term survival analysis of radical lymph node dissection for gastric cancer outside Japan. In: Siewert JR, Roder JD, editors. Progress in Gastric Cancer Research. Bologna: Monduzzi Ed.; 1997. p. 1155-8.

40. Aizawa K, Suzuki T, Kuwabara S, al. e. Para-aortic lymph node dissection for gastric carcinoma. In: Siewert JR, Roder JD, editors. Progress in Gastric Cancer Research. Bologna: Monduzzi Ed.; 1997. p. 1871167-71.

41. Bonenkamp JJ, Songun I, Hermans J, Sasako M, Welvaart K, Plukker JT, e col. Randomised comparison of morbidity after D1 and D2 dissection for gastric cancer in 996 Dutch patients. Lancet 1995;345(8952):745-8.

42. Pacelli F, Doglietto GB, Bellantone R, Alfieri S, Sgadari A, Crucitti F. Extensive versus limited lymph node dissection for gastric cancer: a comparative study of 320 patients. Br J Surg 1993;80(9):1153-6.

43. Piso P, Jähne J, Pichilmayr R. D2 lymphadenectomy improved prognosis in pN1 and stage II gastric carcinoma. In: Siewert JR, Roder JD, editors. Progress in Gastric Cancer Research. Bologna: Monduzzi Ed.; 1997. p. 147-50.

44. Siewert JR, Bottcher K, Roder JD, Busch R, Hermanek P, Meyer HJ. Prognostic relevance of systematic lymph node dissection in gastric carcinoma. German Gastric Carcinoma Study Group. Br J Surg 1993;80(8):1015-8.

45. Fass J, Hungs M, Reinicke T, Schumpelick V. The impact of D2-lymphadenectomy on staging and prognosis of gastric-carcinoma. In: Siewert JR, Roder JD, editors. Progress in Gastric Cancer Research. Bologna: Monduzzi Ed.; 1997. p. 1141-6.

46. Del Grande JC, Lourenço LG, Haddad CM. Linfadenectomia no câncer gástrico. In: Petroianu A, editor. Terapêutica Cirúrgica. Rio de Janeiro: Guanabara Koogan; 2001.

47. Sasako M. The extended lymph node dissection. In: Abstract 12th International Seminar – 6th General Assembly of WHO Coloborating Center Gastric Cancer. Seul; 1996. p. 77.

48. Wu CC, Yeh HS, Wu WL, al. e. Surgical results of D4 subtotal gastrectomy for carcinoma of the distal stomach. In: Siewert JR, Roder JD, editors. Progress in Gastric Cancer Research. Bologna: Monduzzi Ed.; 1997. p. 1035-47.

49. Baba H, Maehara Y, Inutsuka S, Takeuchi H, Oshiro T, Adachi Y, e col. Effectiveness of extended lymphadenectomy in noncurative gastrectomy. Am J Surg 1995;169(2):261-4.

50. Kikuchi S, Nemoto Y, Katada N, Sakuramoto S, Kobayashi N, Shimao H, e col. Clinical evaluation of pN-stage (TNM) in gastric cancer: an analysis of distribution of regional lymph nodes in node-positive patients. Anticancer Res 2002;22(2B):1141-4.

51. Lee WJ, Hong RL, Lai IR, Chen CN, Lee PH, Chung KC. Reappraisal of the new UICC staging system for gastric cancer: problem in lymph node stage. Hepatogastroenterology 2002;49(45):860-4.

52. Ichikawa D, Kurioka H, Ueshima Y, Shirono K, Kan K, Shioaki Y, e col. Prognostic value of lymph node staging in gastric cancer. Hepatogastroenterology 2003;50(49):301-4.

53. Abbas SM, Booth MW. Correlation between the current TNM staging and long-term survival after curative D1 lymphadenectomy for stomach cancer. Langenbecks Arch Surg 2005;390(4):294-9.

54. D'Ugo D, Pacelli F, Persiani R, Pende V, Ianni A, Papa V, e col. Impact of the latest TNM classification for gastric cancer: retrospective analysis on 94 D2 gastrectomies. World J Surg 2002;26(6):672-7.

55. Del Rio P, Dell'Abate P, Soliani P, Arcuri MF, Tacci S, Ziegler S, e col. Old and new TNM in carcinoma of the gastric antrum: analysis of our personal experience. J Gastrointest Surg 2003;7(7):912-6.

56. Mullaney PJ, Wadley MS, Hyde C, Wyatt J, Lawrence G, Hallissey MT, e col. Appraisal of compliance with the UICC/AJCC staging system in the staging of gastric cancer. Union Internacional Contra la Cancrum/American Joint Committee on Cancer. Br J Surg 2002;89(11):1405-8.

57. Sayegh ME, Sano T, Dexter S, Katai H, Fukagawa T, Sasako M. TNM and Japanese staging systems for gastric cancer: how do they coexist? Gastric Cancer 2004;7(3):140-8.

58. Ichikura T, Ogawa T, Chochi K, Kawabata T, Sugasawa H, Mochizuki H. Minimum number of lymph nodes that should be examined for the International Union Against Cancer/American Joint Committee on Cancer TNM classification of gastric carcinoma. World J Surg 2003;27(3): 330-3.

59. de la Parra-Marquez ML, Martinez-Garza H, Sanchez-Antunez D, Cabanas-Lopez A, Ramirez-Garza M, Gonzalez-Quintanilla A. [Adenocarcinoma of the gallbladder as a histopathological finding after cholecystectomy]. Cir Cir 2005;73(2):97-100.

60. Wiedmann M, Schoppmeyer K, Witzigmann H, Hauss J, Mossner J, Caca K. [Current diagnostics and therapy for carcinomas of the biliary tree and gallbladder.]. Z Gastroenterol 2005;43(5):473-5.

61. Krishnan R. Gall bladder cancer. Med J Malaysia 2005;60 Suppl B:139.

62. Baron TH, Mallery S. The role of endoscopy in the evaluation and management of patients with suspected pancreatic malignancy. Clinical Update (ASGE) 2003;11(2):1-4.

63. Allema JH, Gouma DJ, Obertop H. Tumores exócrinos do pâncreas. In: JCU C, ed. Aparelho Digestivo. Clínica e Cirurgia. 3 ed. São Paulo: Atheneu; 2005. p. 1867-78.

64. Sarr MG. Diagnóstico e estádio do câncer pancreático. In: Habr-Gama A, Gama-Rodrigues J, Bresciani C, Zilberstein B, Kiss DR, Ceconello I, e col., editors. Atualização em Cirurgia do Aparelho Digestivo. São Paulo: Frontis Editorial; 2003. p. 473-85.

65. Hunt GC, Faigel DO. Assessment of EUS for diagnosing, staging, and determining resectability of pancreatic cancer: a review. Gastrointest Endosc 2002;55(2):232-7.

66. Lai R, Stanley MW, Bardales R, Linzie B, Mallery S. Endoscopic ultrasound-guided pancreatic duct aspiration: diagnostic yield and safety. Endoscopy 2002;34(9):715-20.

67. Nathanson SD, Schultz L, Tilley B, Kambouris A. Carcinomas of the colon and rectum. A comparison of staging classifications. Am Surg 1986;52(8):428-33.

68. Corman ML. Colon e Rectal Surgery. 5 ed. New York: Lippincott Willians e Wilkins; 2005.

69. Dukes CE. The surgical pathology of rectal cancer. Am J Surg 1950;79(1):66-71, illust; Disc, 94.

70. Shepherd NA, Baxter KJ, Love SB. The prognostic importance of peritoneal involvement in colonic cancer: a prospective evaluation. Gastroenterology 1997;112(4):1096-102.

71. Ratto C, Sofo L, Ippoliti M, Merico M, Doglietto GB, Crucitti F. Prognostic factors in colorectal cancer. Literature review for clinical application. Dis Colon Rectum 1998; 41(8):1033-49.

72. Cianchi F, Palomba A, Boddi V, Messerini L, Pucciani F, Perigli G, e col. Lymph node recovery from colorectal tu-

mor specimens: recommendation for a minimum number of lymph nodes to be examined. World J Surg 2002; 26(3):384-9.

73. Shida H, Ban K, Matsumoto M, Masuda K, Imanari T, Machida T, e col. Prognostic significance of location of lymph node metastases in colorectal cancer. Dis Colon Rectum 1992;35(11):1046-50.

74. Walker J, Quirke P. Prognosis and response to therapy in colorectal cancer. Eur J Cancer 2002;38(7):880-6.

75. Lindmark G, Gerdin B, Pahlman L, Bergstrom R, Glimelius B. Prognostic predictors in colorectal cancer. Dis Colon Rectum 1994;37(12):1219-27.

76. Komuta K, Okudaira S, Haraguchi M, Furui J, Kanematsu T. Identification of extracapsular invasion of the metastatic lymph nodes as a useful prognostic sign in patients with resectable colorectal cancer. Dis Colon Rectum 2001; 44(12):1838-44.

77. Malassagne B, Valleur P, Serra J, Sarnacki S, Galian A, Hoang C, e col. Relationship of apical lymph node involvement to survival in resected colon carcinoma. Dis Colon Rectum 1993;36(7):645-53.

78. Habr-Gama A, Souza PMSB, Ribeiro Jr U, Campos F, al. e. Low rectal cancer: Impact of pre-operative radiation and chemotherapy on surgical treatment. In: Reis Neto JA, editor. New trends in Coloproctology. São Paulo: Revinter; 2000. p. 423-29.

79. Chari RS, Tyler DS, Anscher MS, Russell L, Clary BM, Hathorn J, e col. Preoperative radiation and chemotherapy in the treatment of adenocarcinoma of the rectum. Ann Surg 1995;221(6):778-86; discussion 786-7.

80. Pahlman L, Glimelius B. The value of adjuvant radio(chemo)therapy for rectal cancer. Eur J Cancer 1995; 31A(7-8):1347-50.

81. Improved survival with preoperative radiotherapy in resectable rectal cancer. Swedish Rectal Cancer Trial. N Engl J Med 1997;336(14):980-7.

82. Rossi BM, Nakagawa WT, Lopes A. Tratamento cirúrgico do adenocarcinoma do reto em 354 pacientes. Rev Col Bras Cir 1996;23:197-201.

83. Jass JR. Future role of the pathologist in reporting colorectal cancer. World J Surg 1997;21(7):688-93.

84. Rossi BM. Câncer do Cólon, Reto e Ânus. In: Nakagawa WT, F.O. F, Aguiar Jr S, Lopes A, editors. Câncer. São Paulo: Editora Lomar TecMed; 2005.

85. Rocha JJR. Coloproctologia – Princípios e Práticas. São Paulo: Editora Atheneu; 2005.

86. Clark MA, Hartley A, Geh JI. Cancer of the anal canal. Lancet Oncol 2004;5(3):149-57.

87. Allal AS, Laurencet FM, Reymond MA, Kurtz JM, Marti MC. Effectiveness of surgical salvage therapy for patients with locally uncontrolled anal carcinoma after sphincter-conserving treatment. Cancer 1999;86(3):405-9.

88. Miller EJ, Quan SH, Thaler HT. Treatment of squamous cell carcinoma of the anal canal. Cancer 1991;67(8):2038-41.

89. Wade DS, Herrera L, Castillo NB, Petrelli NJ. Metastases to the lymph nodes in epidermoid carcinoma of the anal canal studied by a clearing technique. Surg Gynecol Obstet 1989;169(3):238-42.

90. Mistrangelo M, Mobiglia A, Mussa B, Bello M, Pelosi E, Goss M, e col. The sentinel node in anal carcinoma. Tumori 2002;88(3):S51-2.

91. Gordon PH. Squamous-cell carcinoma of the anal canal. Surg Clin North Am 1988;68(6):1391-9.

92. Stearns MW, Jr., Urmacher C, Sternberg SS, Woodruff J, Attiyeh F. Cancer of the anal canal. Curr Probl Cancer 1980; 4(12):1-44.

93. Nakagawa WT, Vieira RAC, Rossi BM, Lopes A. Carcinoma do canal anal: análise de 69 pacientes. Rev Col Bras Cir 1996;23:89-92.

13
ULTRA-SONOGRAFIA NO ESTÁDIO TNM

Alexandre Maurano
Anapaula Hidemi Uema

INTRODUÇÃO

A ultra-sonografia (US) tem sido utilizada como primeiro método diagnóstico na avaliação das lesões primárias e também no estádio das lesões neoplásicas gastrintestinais, tendo em vista sua ampla disponibilidade, baixo custo e alta sensibilidade. Entretanto, ressalta-se que a US é um método cujo resultado depende da experiência do examinador e apresenta sensibilidade limitada em pacientes obesos e com intenso meteorismo intestinal (Figura 13.1), dificultando a análise da presença e da extensão de lesões tumorais. A sensibilidade do método está limitada também nos pacientes com esteatose hepática, onde a atenuação do feixe sonoro dificulta a caracterização de lesões nodulares focais (Figura 13.2).

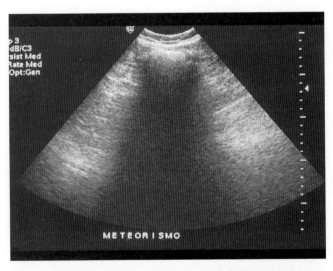

Figura 13.1. Meteorismo intestinal determinando reverberação acústica e limitando o exame do retroperitônio.

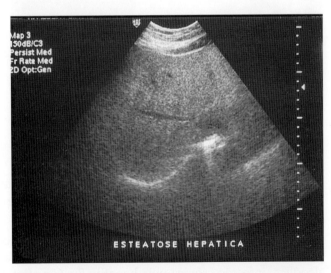

Figura 13.2. Esteatose hepática determinando atenuação do feixe sonoro e limitando a pesquisa de lesões nodulares focais no fígado.

No estudo do fígado, trato biliar e pâncreas a US é utilizada como primeiro passo no diagnóstico. Pode-se identificar uma lesão neoplásica e realizar o estádio inicial da lesão, que será posteriormente complementado com outros métodos de diagnóstico por imagem como a tomografia computadorizada (TC), a ressonância magnética (RM) e a ecoendoscopia (EE). A US é utilizada também para excluir lesões secundárias a tumores malignos do estômago e das alças intestinais, uma vez que é conhecida a dificuldade de estudar lesões primárias em tais órgãos por esse método[1].

Outra limitação da US é a caracterização de nódulos linfáticos (NL) localizados profundamente, pois depende de fatores como meteorismo intestinal, biótipo do paciente e habilidade do operador[2]. Os NL comprometidos por doença metastática geralmente são maiores que 1cm, tem forma arredondada e não apresentam o centro hiperecogênico habitual (Figura 13.3)[2].

O estadiamento dos tumores está baseado na sua extensão anatômica, determinando o prognóstico da doença e orientando a estratégia terapêutica. Para o sistema TNM é relevante o tamanho da lesão primária (T), o envolvimento de NL (N) e a presença de metástases à distância (M). A US colabora em graus variados, dependendo da origem da lesão primária, na avaliação dos três parâmetros desse sistema de estádio[3].

Neste capítulo, abordaremos os aspectos ultra-sonográficos das principais lesões neoplásicas que acometem o sistema digestório e a avaliação dos principais sítios metastáticos.

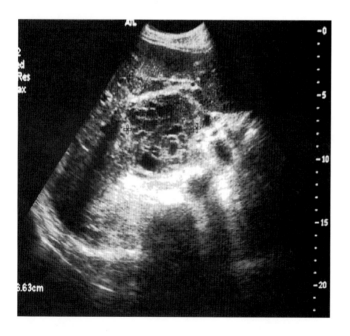

Figura 13.3. Massa epigástrica. Linfonodomegalias confluentes, metástase de adenocarcinoma gástrico avançado.

FÍGADO

A acurácia da US na avaliação do fígado tem aumentado com o advento dos transdutores multifreqüenciais, da utilização da segunda harmônica e dos meios de contraste[1].

O carcinoma hepatocelular é um dos tumores malignos mais comuns, principalmente em indivíduos do sexo masculino. Encontra-se relação com cirrose alcoólica, infecção crônica pela hepatite B e C e aflotoxinas. Os sintomas são tardios e incluem dor abdominal, perda de peso e aumento do volume abdominal se ocorrer ascite.

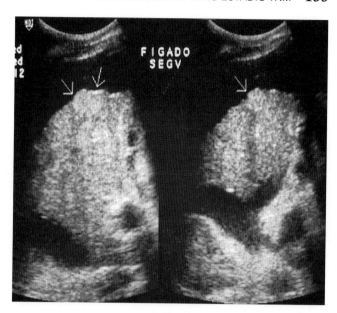

Figura 13.4. Nódulos hiperecóicos na superfície de fígado cirrótico. Carcinoma hepatocelular.

O aspecto ultra-sonográfico é variável, podendo apresentar-se como tumor solitário, nódulos múltiplos ou infiltração difusa, sendo possível a invasão vascular, principalmente a da veia porta. Os tumores podem ser hipoecóicos quando pequenos e ainda sem necrose, tendendo a lesões complexas e menos homogêneas quando maiores. A calcificação pode ser usualmente encontrada (Figura 13.4)[4].

O estudo com Doppler colorido mostra vascularização anormal, de disposição anárquica, com sinais arteriais de alta velocidade e fina rede de fluxo com padrão ramificado. Não é possível, distinguir com certeza o carcinoma hepatocelular de lesões metastáticas. A especificidade é de cerca de 95% e a sensibilidade de 70%. O uso do Doppler colorido associado aos meios de contraste possibilita uma melhor caracterização de lesões nodulares, especialmente em fígados cirróticos[4-6].

A US permite o estádio do tumor pela avaliação do tamanho da massa, a presença de pseudocápsula, a identificação de nódulos satélites e a relação com estruturas vasculares e do sistema biliar[7]. A sensibilidade desse método em identificar lesões primárias e metastáticas é diretamente proporcional ao tamanho do tumor, podendo ser otimizada com a introdução da segunda harmônica e dos meios de contraste (ver capítulo 5)[4,7].

A invasão vascular com a caracterização de infiltração da parede do vaso é por vezes difícil, sendo que, a presença de trombo no seu interior pode ser a única forma de diagnóstico[4,7]. O acometimento extra-hepático do carcinoma hepatocelular é raro e a US tem uma capacidade limitada para tal avaliação. Quando a doença hepática já é difusa, é freqüente a descrição de envolvimento de cadeias linfonodais e ascite. A US intra-operatória é considerada o padrão ouro na detecção de nódulos hepáticos, mudando o prognóstico e a condução do tratamento.

Doença metastática

As lesões metastáticas do fígado são 18 a 20 vezes mais freqüentes que o carcinoma hepatocelular, segundo estatísticas nos EUA. Sua detecção altera diretamente o prognóstico e tratamento da doença.

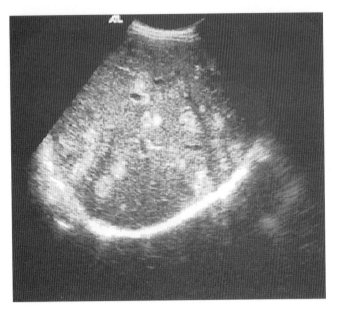

Figura 13.5. Metástases hepáticas de adenocarcinoma gástrico avançado. Múltiplos nódulos hiperecogênicos.

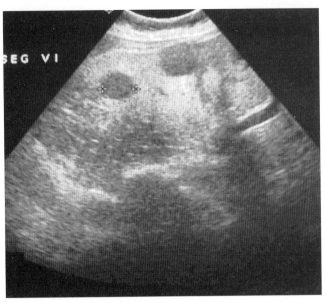

Figura 13.6. Metástases hepáticas de neoplasia da vesícula biliar. Lesão perivesicular por extensão local e comprometimento secundário no segmento VI. O padrão é de nódulos sólidos hipoecogênicos.

A incidência de metástases hepáticas depende do tipo histológico do tumor e de seu estádio, sendo pior o prognóstico nas metástases de carcinoma hepatocelular, pâncreas, estômago e esôfago e melhor o prognóstico nas lesões metastáticas de carcinomas de cabeça e pescoço e de cólon.

A ultra-sonografia é um método importante de diagnóstico e acompanhamento nas lesões metastáticas do fígado, pois possui a característica de ter precisão relativa, rapidez, ausência de radiação ionizante e fácil disponibilidade. Quando em mãos hábeis, a ultra-sonografia alcança precisão diagnóstica comparável à tomografia computadorizada e à ressonância magnética na detecção de lesões metastáticas do fígado (Figura 13.5)[8]. A dificuldade de identificação de tais lesões depende da sua ecogenicidade e não do seu tamanho. Como muitas metástases são hipo ou hiperecóicas, um exame cuidadoso deve possibilitar sua detecção, bem como o envolvimento e relação com estruturas vasculares adjacentes. As lesões isoecóicas ao parênquima adjacente são de difícil detecção.

O acometimento do fígado pode ocorrer como lesão hepática única, porém mais comumente se dá por múltiplas massas hepáticas focais. A presença de halo hipoecóico circundando uma massa tumoral hepática foi considerada como sinal típico, com elevada associação com malignidade, especialmente o carcinoma hepatocelular e doença metastática, porém inespecífica. Embora não seja indicação absoluta de malignidade, esse halo é observado em lesões que exigem investigação adicional, sendo caracterizado como parênquima hepático normal comprimido pelo tumor em expansão ou vascularização periférica própria da lesão.

Os padrões ultra-sonográficos descritos para o acometimento metastático do fígado são: hiperecogeneicidade ou hipoecogeneicidade, "em alvo", calcificado, cístico e difuso (Figura 13.6). As metástases hiperecogênicas correspondem a lesões hipervascularizadas, originando-se do sistema digestório ou de carcinoma hepatocelular[9].

As metástases hipoecóicas são em geral pouco vascularizadas, sendo observadas em câncer metastático de mama ou pulmão não tratados, acometimento linfomatoso do fígado, em especial o tipo não-Hodgkin e o relacionado com a síndrome de imunodeficiência adquirida (SIDA). Outras metástases que assumem aspecto hipoecóico são as relacionadas ao carcinoma de células renais, carcinóides, coriocarcinomas e carcinomas de células das ilhotas pancreáticas[9].

O padrão de olho de boi ou alvo corresponde a nódulo ecogênico com halo hipoecóico periférico. É inespecífico, porém freqüente nas metástases de carcinoma broncogênico[9].

As metástases calcificadas apresentam-se ecogênicas, acompanhadas de sombra acústica posterior. O adenocarcinoma mucinoso do cólon é o sítio primário mais freqüente, seguido pelos tumores pancreáticos endócrinos, leiomiossarcomas, adenocarcinomas do estômago, neuroblastomas, sarcomas osteogênicos, condroblastomas e tumores de ovário[10].

As metástases císticas são raras, podendo-se diferenciá-las das lesões hepáticas císticas benignas pela presença de nódulos murais, paredes espessas, níveis líquidos e septações internas. O cistadenocarcinoma de ovário e pâncreas e o carcinoma mucinoso de cólon são exemplos desse tipo de metástase. Tal aspecto pode ser decorrente de necrose e liquefação central de um nódulo sólido.

O padrão de desorganização difusa da arquitetura do parênquima hepático caracteriza uma forma infiltrativa de envolvimento e também a mais difícil de ser diagnosticada. Os carcinomas da mama, pulmão e o melanoma maligno são os tumores primários que mais comumente manifestam-se dessa maneira.

A possibilidade de realização de biópsia orientada pela US permite o estabelecimento de diagnóstico tecidual de certeza frente a uma lesão suspeita e indeterminada. Além disso, a US tem sido cada vez mais utilizada como controle de resposta à quimioterapia[9].

VESÍCULA BILIAR

A US é consagrada como o método de escolha para a avaliação da vesícula e do trato biliar. É possível a identificação de três tipos diferentes de apresentação da neoplasia vesicular: massa sólida na loja da vesícula biliar; espessamento difuso ou localizado da parede vesicular ou lesão vegetante no interior da luz do órgão[11].

A presença de cálculos no interior da vesícula biliar está comprovadamente relacionada à malignidade, podendo até mesmo, serem encontrados no interior das massas neoplásicas (Figura 13.7). Atenção especial com a sombra acústica posterior deve ser tomada na avaliação da parede vesicular, pois pode haver obscurecimento de espessamentos focais[11].

O achado de massa sólida na fossa vesicular é usualmente diagnóstico, porém uma vegetação neoplásica no lume deve ser diferenciada de pólipos de colesterol e adenomas. A acurácia da ultra-sonografia permite o diagnóstico de neoplasia da vesícula biliar de maneira incidental, ainda em fase totalmente assintomática ou com clínica de litíase biliar[11].

O processo metastático do carcinoma da vesícula biliar pode ocorrer como extensão direta para órgãos adjacentes, por drenagem linfática ou lesões secundárias à distância. O fígado pode ser envolvido tanto por extensão direta (nesse caso os segmentos IV e V serão acometidos), ou por lesões metastáticas à distância, de maneira randomizada e difusa.

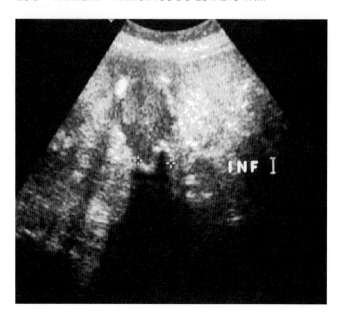

Figura 13.7. Neoplasia de vesícula biliar. Massa sólida com limites imprecisos ocupando a luz do órgão e calcificação infundibular sugerindo cálculo.

A caracterização de NL metastáticos é freqüente e pode ser realizada em estágios precoces da doença. É mais comum o envolvimento de NL no ligamento hepatoduodenal, na cadeia pancreatoduodenal e na cadeia retroportal.

O estudo ultra-sonográfico é utilizado com eficiência comprovada na detecção de massas neoplásicas, litíase, infiltração hepática, metástases e ascite. Quanto à visibilização de NL, infiltração de estruturas biliares e disseminação peritoneal faz-se necessária a complementação com métodos diagnósticos como a TC, RM e EE.

VIAS BILIARES

O colangiocarcinoma é uma neoplasia rara, com origem no epitélio do trato biliar, podendo ser subdividido em duas formas principais, conforme o local de origem: periférico, quando dos pequenos ductos biliares e centrais ou hilares, quando de ducto biliar ao nível do hilo (tumor de Klatskin).

O aspecto à US pode variar desde lesão nodular com limites bem definidos até outras associadas a pequenas áreas císticas. O tumor de Klatskin é caracterizado pela marcada dilatação do trato biliar intra-hepático[12].

Quando a lesão tem pequenas dimensões, a identificação pela US é possível em somente pequena porcentagem dos casos. O método é mais sensível nas lesões de maiores dimensões e principalmente nas neoplasias obstrutivas[13].

O colangiocarcinoma hilar tem tendência a invadir precocemente estruturas vasculares adjacentes. A US possui sensibilidade limitada na caracterização de metástases linfonodais, peritoneais e hepáticas. Sinais dos mais variados permitem a avaliação de acometimento das paredes vasculares tais como: ausência de plano de clivagem entre o tumor e a parede ecogênica do vaso, desaparecimento focal da interface ecogênica da parede do vaso e estreitamento focal ou extenso e aspecto irregular do trajeto vascular[14]. A acurácia da US é alta na avaliação de envolvimento metastático portal, porém a avaliação da artéria hepática tem sensibilidade de apenas 43%, devido sua pequena dimensão e tortuosidade[12,13].

PÂNCREAS

A US tem papel fundamental como primeiro método diagnóstico nos pacientes com icterícia obstrutiva, sendo possível a caracterização de massas tumorais na cabeça pancreática, a dilatação da árvore biliar e a realização de um estadiamento inicial. A sensibilidade é fortemente dependente das condições do paciente, como obesidade, distensão gasosa de alças intestinais e pacientes não cooperativos, prejudicando a detecção de massas neoplásicas[15].

A neoplasia da cabeça pancreática é geralmente diagnosticada tardiamente, pois se torna sintomática somente quando volumosa e muitas vezes com metástases. Caracteriza-se por lesão primária fixa no epigástrio, podendo ocorrer invasão vascular e acometimento do tecido adiposo retroperitoneal, envolvimento dos órgãos adjacentes, linfonodomegalias e nódulos hepáticos secundários. Quando esses parâmetros não são adequadamente avaliáveis pela US, deve-se complementar o estudo com outros métodos de imagem como a TC, a RM e a EE, antes da intervenção cirúrgica[15]. O envolvimento de estruturas vasculares pode ser corretamente diagnosticado em 85% dos casos pela US. Com o estudo Dopplerfluxométrico identifica-se compressão, encarceramento e trombose de grandes vasos pancreáticos, definindo o prognóstico da doença e a ressecabilidade da lesão[16].

A avaliação da veia esplênica assume papel importante na determinação da invasão neoplásica. A não visibilização da mesma, a esplenomegalia e a formação de vasos colaterais nas regiões peripancreática, periportal e ao longo da parede gástrica, são fortes indicadores de oclusão ou trombose tumoral[16].

O encarceramento do tronco celíaco ou da artéria mesentérica superior devido ao envolvimento linfonodal pode ser o único indício de doença metastática. Os tumores pancreáticos no momento do diagnóstico ultra-sonográfico medem, em média, mais de 2cm e costumam ser ainda maiores à cirurgia e à necropsia, devido à presença de infiltração microscópica dos tecidos adjacentes, não detectável pelo exame[17].

A US é limitada para avaliar a infiltração dos planos gordurosos entre a cabeça pancreática e as estruturas vasculares adjacentes, do envolvimento de NL retroperitoneais e na demonstração de carcinomatose peritoneal se a ascite estiver ausente.

Uma massa hipoecóica mal definida no pâncreas ou na loja pancreática, homogênea ou não e com necrose central são sinais diretos da existência de um tumor pancreático (Figura 13.8).

Constituem sinais indiretos a dilatação das vias biliares nos tumores cefálicos, dilatação do ducto pancreático e atrofia glandular proximal ao tumor (Figura 13.9).

SISTEMA DIGESTÓRIO

A US não é usualmente indicada para o estudo do sistema digestório em vista da presença de reverberações produzidas pelos gases intestinais, o que impede a avaliação adequada da presença e extensão da doença metastática. Nos casos de tumores que se manifestam como massa palpável a US é o exame diagnóstico de primeira escolha, mostrando-se altamente capaz de identificar, de maneira satisfatória, a origem e a natureza da lesão.

Os transdutores endocavitários otimizam a US realizada pela via abdominal na avaliação da extensão transmural das malignidades gastrintestinais. Outra aplicabilidade do método é a realização de biópsias sob visão direta, de maneira a confirmar e detalhar o achado. Se identificado fluido livre perito-

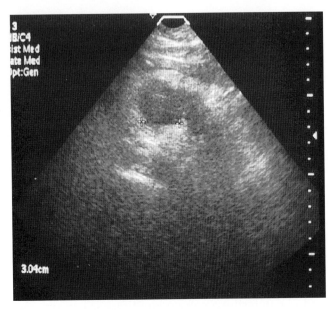

Figura 13.8. Neoplasia do pâncreas. Nódulo hipoecóico parcialmente delimitado na região cefálica.

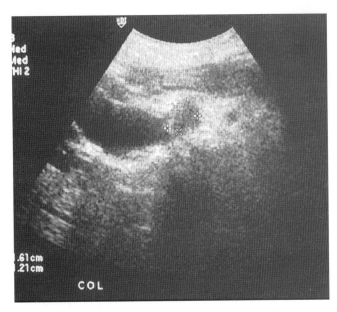

Figura 13.9. Neoplasia do pâncreas. Importante dilatação do colédoco secundária a nódulo hipoecóico na região cefálica.

neal, o mesmo pode ser puncionado e analisado, confirmando o envolvimento peritoneal da doença metastática.

Na tentativa de se deslocar os gases intestinais e distender as paredes das alças, desenvolveu-se uma manobra que consiste em preencher a luz das vísceras ocas com uma solução aquosa (hidrosonografia) para avaliar de forma adequada as alterações neoplásicas da mucosa e dessa forma identificar e estadiar com maior acurácia as lesões intestinais e gástricas[18].

A hidrosonografia do estômago é realizada introduzindo por via oral 500ml de solução isotônica a qual reduz a absorção e a formação de bolhas. Lesões da cárdia e região fúndica permanecem em posição profunda dificultando o diagnóstico, mesmo por esse método[18].

Para o estudo do intestino delgado, a solução é administrada via oral ou por sonda nasojejunal. O cólon é avaliado com edema de solução aquosa, ocorrendo limitação importante na detecção de lesões do reto distal[18].

ESTÔMAGO

O tumor maligno mais comum no estômago é o adenocarcinoma (90-95%), seguido pelo do linfoma (3%). O adenocarcinoma acomete mais freqüentemente a pequena curvatura e a região antropilórica (50-60%), podendo ser identificado a US como lesão em "alvo", que corresponde ao espessamento parietal difuso, concêntrico, freqüentemente assimétrico, hipoecogênico, e heterogêneo, de contornos irregulares e lobulados. Muitas vezes é possível observar perda da estratificação parietal habitual. A redução da motilidade, associada ao espessamento parietal hipoecóico e ao conteúdo gasoso hiperecóico intraluminal sugerem o aspecto de "pseudo-rim".

O linfoma costuma infiltrar de forma difusa, principalmente a submucosa, causando espessamento do pregueado mucoso. À US observa-se lesão em "alvo" ou em "pseudo-rim" e ainda a imagem em "roda raiada" que corresponde ao corte transversal do antro gástrico evidenciando o conteúdo intraluminal em meio ao pregado mucoso espessado.

INTESTINO DELGADO

As neoplasias do intestino delgado são raras, correspondendo a 5% das lesões malignas do trato gastrintestinal. O adenocarcinoma, seguido pelo tumor carcinóide, linfoma e o tumor estromal são os tumores primários mais freqüentes. O adenocarcinoma localiza-se no duodeno em 50% dos casos, principalmente na papila de Vater, podendo também acometer o jejuno e o íleo. Os aspectos predominantes são o de espessamento parietal anelar e massa complexa, que ocorrem nos segmentos mais distais do intestino delgado e no duodeno, respectivamente. A forma anelar apresenta contornos irregulares, lobulados, sendo que o espessamento parietal pode ser assimétrico, com perda da estratificação parietal. As massas complexas são hipoecogênicas, heterogêneas, lobuladas e irregulares. É possível a identificação de adenopatia regional, com metástases para o fígado.

O tumor carcinóide envolve principalmente o apêndice cecal e o íleo distal. São geralmente assintomáticos, sendo que lesões sintomáticas decorrem de quadros obstrutivos secundários ao espessamento parietal com conseqüente estreitamento luminal, à fibrose e calcificação do mesentério e ainda, em apenas 10% dos casos, à síndrome carcinóide. O potencial metastático destas lesões é tamanho dependente, sendo que lesões maiores que 2cm já apresentam metástases em 95% dos casos.

O estudo ultra-sonográfico é limitado, sendo melhor caracterizado quando no íleo distal. Apresentam-se como lesões ovaladas, hipoecogênicas, homogêneas bem delimitadas, predominantemente intraluminais, com base de implantação larga na parede da alça, notando-se interrupção da submucosa e espessamento da muscular própria adjacente e, nas lesões maiores, retração parietal no local da implantação.

O linfoma envolve principalmente o íleo, seguido pelo jejuno e duodeno, sendo o tipo histológico mais comum o linfoma não-Hodgkin. À US o aspecto predominante é o de espessamento parietal segmentar, hipoecogênico, de contornos irregulares, podendo haver dilatação da alça, denominado dilatação aneurismática ou imagem em "pseudo-rim hidronefrótico" que corresponde à alça com espessamento parietal associada à distensão luminal com conteúdo líquido. Conglomerados de NL retroperitoneais formando massas hipoecogênicas, lobuladas e envolvendo várias estruturas podem ser identificadas.

Os tumores do estroma, os leiomiomas e os lipomas originam-se na maioria das vezes na camada muscular. A diferenciação entre lesões benignas e malignas pode ser difícil apenas pelo aspecto da imagem, porém, a agressividade do tumor é caracterizada pela invasão local ou pela presença de metástases. Geralmente crescem de forma extrínseca, extraluminal formando grandes massas intraperitoneais. Os achados ultra-sonográficos correspondem à massa hipoecogênica predominantemente exofítica, por vezes heterogênea quando ocorrem necrose, ulcerações e sangramentos. Nota-se pequena área de contato com a alça que a originou, preservando o aspecto normal da camada muscular adjacente. Metástases e invasão local podem ser ocasionalmente identificadas.

O lipoma apresenta-se como lesão fortemente hiperecogênica, intramural ou intraluminal (pedunculado).

INTESTINO GROSSO

O adenocarcinoma é o tipo histológico mais comum, sendo o retossigmóide e os segmentos proximais os locais mais freqüentes. Espessamento parietal segmentar e massa sólida heterogênea intraluminal ou extrínseca são os achados à US. As lesões do cólon esquerdo são geralmente anelares e as do direito vegetantes. Importante lembrar, também, que a transição abrupta entre o segmento normal e o patológico é uma característica fortemente indicativa. Espessamentos difusos e graduais são mais sugestivos de envolvimento inflamatório (Figura 13.10)[3].

Quando o espessamento parietal é segmentar e anelar, nota-se lesão em "alvo" de formato assimétrico e contornos irregulares, estreitando da luz da alça e abolindo o peristaltismo (Figuras 13.11 e 13.12). A detecção de metástases hepáticas do carcinoma colorretal tem aumentado sua sensibilidade diagnóstica após a introdução do estudo da taxa de perfusão arterial do fígado através do Doppler colorido[10]. Mesmo os nódulos de pequenas dimensões, os isoecogênicos e os denominados ocultos (não caracterizados à laparotomia exploradora) podem ser caracterizados[8]. O estudo conjunto da US convencional, com contraste e intra-operatória e mais recentemente o estudo da alteração do fluxo arterial hepático têm permitido uma avaliação prévia mais acurada para a ressecção das metástases hepáticas, com conseqüente melhora da terapia.

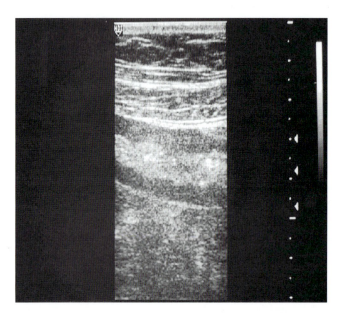

Figura 13.10. Diverticulite aguda. Espessamento difuso e regular das paredes do cólon sigmóide.

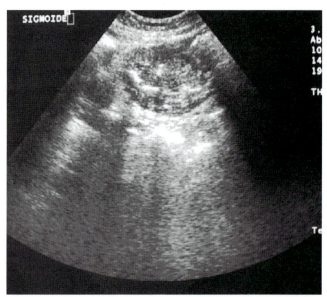

Figura 13.11. Neoplasia do sigmóide. Espessamento focal e irregular das paredes do órgão com início abrupto, presença de gás no interior da lesão.

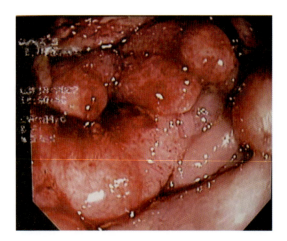

Figura 13.12. Neoplasia de cólon sigmóide. Imagem endoscópica mostrando lesão vegetante e ulcerada.

Para finalizar, alguns aspectos devem ser lembrados. A US é freqüentemente utilizada como método diagnóstico inicial na detecção e estadiamento de doenças hepatobiliares, podendo ser necessária a complementação com outros métodos de imagem. A avaliação de pacientes obesos ou com importante distensão gasosa de alças intestinais e a esteatose hepática são fatores que reduzem a acurácia da US, bem como o fato de ser um método operador dependente. Nas lesões primárias de vísceras ocas e na detecção de NL, a US é um método limitado.

A US vem cada vez mais sendo utilizada na avaliação do fígado, na detecção de ascite, de lesões primárias em estádio inicial, pois ainda é um exame de baixo custo, inócuo e de boa sensibilidade, com grandes perspectivas de avanço com o auxílio do Doppler colorido, da segunda harmônica, dos meios de contraste e da elastografia, melhorando a sensibilidade e especificidade do método.

REFERÊNCIAS BIBLIOGRÁFICAS

1. Burns PN. Harmonic imaging with ultrasound contrast agents. Clin Radiol 1996;51 Suppl 1:50-5.
2. Akahoshi K, Misawa T, Fujishima H, Chijiiwa Y, Nawata H. Regional lymph node metastasis in gastric cancer: evaluation with endoscopic US. Radiology 1992;182(2):559-64.
3. Neumaier CE, Cittadini G, Grasso A, Dahmane M. Role of ultrasonography in the staging of gastrointestinal neoplasms. Semin Surg Oncol 2001;20(2):86-90.
4. Kim AY, Choi BI, Kim TK, Han JK, Yun EJ, Lee KY, e col. Hepatocellular carcinoma: power Doppler US with a contrast agent—preliminary results. Radiology 1998;209(1):135-40.
5. Pennisi F, Farina R, Politi G, Lombardo R, Puleo S. [Hepatic focal lesions: role of color Doppler ultrasonography with contrast media]. Radiol Med (Torino) 1998;96(6):579-87.
6. Hosten N, Puls R, Lemke AJ, Steger W, Zendel W, Zwicker C, e col. Contrast-enhanced power Doppler sonography: improved detection of characteristic flow patterns in focal liver lesions. J Clin Ultrasound 1999;27(3):107-15.
7. Wilson SR, Burns PN, Muradali D, Wilson JA, Lai X. Harmonic hepatic US with microbubble contrast agent: initial experience showing improved characterization of hemangioma, hepatocellular carcinoma, and metastasis. Radiology 2000;215(1):153-61.
8. Leen E, Angerson WJ, Wotherspoon H, Moule B, Cook TG, McArdle CS. Detection of colorectal liver metastases: comparison of laparotomy, CT, US, and Doppler perfusion index and evaluation of postoperative follow-up results. Radiology 1995;195(1):113-6.
9. Robinson PJ. Imaging liver metastases: current limitations and future prospects. Br J Radiol 2000;73(867):234-41.
10. Leen E. The detection of occult liver metastases of colorectal carcinoma. J Hepatobiliary Pancreat Surg 1999;6(1):7-15.
11. Pandey M, Sood BP, Shukla RC, Aryya NC, Singh S, Shukla VK. Carcinoma of the gallbladder: role of sonography in diagnosis and staging. J Clin Ultrasound 2000;28(5):227-32.
12. Colli A, Cocciolo M, Mumoli N, Cesarini L, Prisco A, Gaffuri I, e col. Peripheral intrahepatic cholangiocarcinoma: ultrasound findings and differential diagnosis from hepatocellular carcinoma. Eur J Ultrasound 1998;7(2):93-9.
13. Bloom CM, Langer B, Wilson SR. Role of US in the detection, characterization, and staging of cholangiocarcinoma. Radiographics 1999;19(5):1199-218.
14. Neumaier CE, Bertolotto M, Perrone R, Martinoli C, Loria F, Silvestri E. Staging of hilar cholangiocarcinoma with ultrasound. J Clin Ultrasound 1995;23(3):173-8.
15. Choudhry S, Gorman B, Charboneau JW, Tradup DJ, Beck RJ, Kofler JM, e col. Comparison of tissue harmonic imaging with conventional US in abdominal disease. Radiographics 2000;20(4):1127-35.
16. Ricci P, Cantisani V, Biancari F, Drud FM, Coniglio M, Di Filippo A, e col. Contrast-enhanced color Doppler US in malignant portal vein thrombosis. Acta Radiol 2000;41(5):470-3.
17. Angeli E, Venturini M, Vanzulli A, Sironi S, Castrucci M, Salvioni M, e col. Color Doppler imaging in the assessment of vascular involvement by pancreatic carcinoma. AJR Am J Roentgenol 1997;168(1):193-7.
18. Kuntz C, Dux M, Pollock A, Buhl K, Herfarth C. [Hydrosonography as an alternative or supplement to endosonography in stomach carcinoma]. Chirurg 1998;69(4):438-42.

14

EXAMES RADIOLÓGICOS AVANÇADOS NO ESTÁDIO TNM

GIUSEPPE D'IPPOLITO

CÂNCER DE ESÔFAGO

O sistema TNM tem sido adotado para o estádio dos tumores de esôfago há mais de 20 anos[1] e desde então tem utilizado métodos não invasivos de diagnóstico por imagem para a sua implementação[2-7]. Neste sistema é importante estabelecer a extensão de penetração da neoplasia esofágica através das diversas camadas parietais (T); comprometimento de nódulos linfáticos (NL) regionais (N), que incluem não somente os gânglios mediastinais, mas também aqueles em abdome superior, em pacientes com câncer de esôfago distal; e finalmente a presença de metástases à distância (M)[1]. Ver Tabela 12.4 para maiores detalhes.

As metástases por carcinoma espinocelular do esôfago (CEC) são freqüentes, acometendo cerca de 20% dos pacientes no momento do diagnóstico e freqüentemente localizadas em NL abdominais, no fígado e pulmão[8].

A importância do estádio tumoral adequado está relacionada não somente à escolha da opção terapêutica[9-11], mas também a fatores prognósticos, entre os quais citamos o tipo do tumor, seu grau de diferenciação, extensão parietal, infiltração linfonodal e presença de metástases à distância[11].

A identificação do tumor, sua localização, estádio e orientação terapêutica dependem também de um precisa segmentação do esôfago. Neste sentido, o esôfago pode ser divido em três segmentos: cervical, intratorácico e subdiafragmático ou intra-abdominal. O esôfago intratorácico pode ser subdividido em três segmentos: o superior, que se estende do ápice torácico até o nível do arco aórtico; o médio, que se estende do arco aórtico até o nível da bifurcação da carina; e o inferior, da carina até o diafragma. O CEC de esôfago acomete freqüentemente o terço médio e inferior do órgão[12], enquanto o adenocarcinoma é predominante no terço inferior e esôfago infradiafragmático[11].

O CEC do esôfago intratorácico é considerado irressecável com intuito curativo quando apresenta uma ou mais das seguintes características: 1) infiltração dos tecidos e órgãos adjacentes; 2) NL regional; e 3) metástases à distância[9,10,13]. Nestes pacientes a radioterapia e a quimioterapia podem ter um papel primordial no controle da doença buscando o aumento da sobrevida[11,14]. Por outro lado, a realização da cirurgia em pacientes considerados irressecáveis com intuito curativo, aumenta desnecessariamente a morbidade e mortalidade da doença[11].

A tomografia computadorizada (TC) e a ressonância magnética (RM) têm sido bastante utilizadas na avaliação pré-operatória da neoplasia de esôfago, desde os primórdios dos anos oitenta[4-6,12,15-17]. Os diversos trabalhos publicados na literatura demonstraram que estes métodos são limitados no estadiamento do câncer de esôfago, quando se utiliza o sistema TNM, pela sua incapacidade de distinguir as diversas camadas parietais e portanto de diferençar tumores que invadem apenas a submucosa (T1) ou a adventícia (T2)[5,16-18]. No entanto, estes métodos podem ser úteis para o planejamento cirúrgico, visto que permitem estabelecer com bastante precisão a invasão do tecido adiposo periesofágico, árvore traqueobrônquica (ATB) e aorta descendente; comprometimento de gânglios mediastinais; e presença de metástases à distância[3,4,12,19]. Desta forma, a TC e a RM utilizada na avaliação de pacientes com CEC de esôfago podem evitar cirurgias desnecessárias e sugerir tratamentos adjuvantes. A ecoendoscopia (EE), por sua vez é considerada o método de escolha para o estadiamento local da neoplasia de esôfago, principalmente no que se refere ao parâmetro T[3].

Um estudo recente, comparando a eficácia da TC, RM e EE na avaliação de pacientes com neoplasia de esôfago, demonstrou que a última é superior para estimar a infiltração parietal, semelhante aos outros métodos para a análise de comprometimento linfonodal regional e inferior para a detecção de metástases à distância[20]. No entanto, é importante observar que apesar da adoção de sondas de fino calibre, não é possível ao ecoendoscópio ultrapassar neoplasias infiltrativas em até 20% dos casos[9]. Por outro lado, têm sido desenvolvidos protótipos de novas bobinas de RM que permitem realizar RM endoscópica, com resultados iniciais semelhantes à EE no estádio de tumores de esôfago[21]. Os sinais observados na TC e RM, utilizados para estimar a extensão da neoplasia de esôfago, são descritos à seguir.

Extensão extraparietal e invasão da gordura mediastinal (T3)

Tumores com diâmetro transversal superior à 4cm ou com apagamento da gordura no plano do tumor e aspecto preservado imediatamente abaixo e acima da lesão (Figura 14.1). Estes sinais têm respectivamente acurácia, sensibilidade e especificidade de 90%, 84,6%, 94% e 84,4%, 69,2%, 94,7%[12]. Um dos limites deste sinal está relacionado ao fato de alguns pacientes apresentarem-se bastante emagrecidos e com pouca gordura mediastinal, dificultando a adoção de um destes parâmetros.

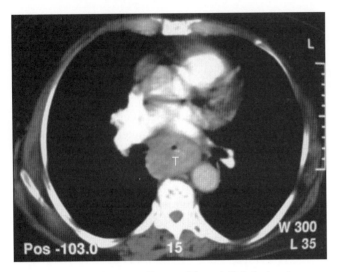 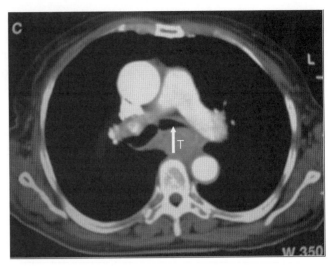

Figura 14.1. TC de tórax: Tumor (T) no 1/3 inferior do esôfago intratorácico, com diâmetro transversal superior à 4cm, indicando invasão da gordura mediastinal.

Figura 14.2. TC de tórax. Tumor de esôfago (T) comprimindo a parede posterior do brônquio fonte esquerdo (seta) e indicando invasão tumoral.

Invasão da árvore traqueobrônquica

Em pacientes normais o contorno posterior da ATB é plano ou convexo em toda a sua extensão, em 100% dos casos[15]. Quando o contorno posterior da ATB é côncavo e em contigüidade com a lesão tumoral, deve-se considerar infiltrado (Figura 14.2). Este sinal tem acurácia, sensibilidade e especificidade de respectivamente 87,5%, 100% e 84%[12].

Invasão da aorta descendente

Em pacientes normais é comum identificar um ângulo de contato entre o esôfago e a aorta descendente (AD) e que pode medir até 67 graus[15]. Picus e col.[6] sugeriram como sinal de invasão da AD um ângulo de contato com o tumor de esôfago superior à 90 graus. Este sinal tem sido adotado para a TC e RM. A eficácia, sensibilidade e especificidade deste sinal varia respectivamente entre 67 a 90%, 50 a 60% e de 76 a 96,4%, respectivamente[12,16-18]. Este critério é amplamente aceito até hoje, não tendo sido apresentados outros parâmetros confiáveis para o diagnóstico pré-operatório de infiltração da AD (Figura 14.3).

Linfonodopatia mediastinal

Este é um dos parâmetros de mais difícil avaliação por qualquer método não invasivo, pelo fato do critério de avaliação ser unicamente dimensional. Freqüentemente, NL considerados com diâmetro normal encontram-se infiltrados e outros aumentados não apresentam comprometimento tumoral mas apenas hiperplasia inflamatória reacional (Figura 14.4).

Desta forma, a TC e a RM, utilizando como limite superior da normalidade o diâmetro de 10mm, apresentam acurácia, sensibilidade e especificidade bastante limitada de 78%, 33% e 88%, respectivamente[12]. Outros autores adotando limites inferiores (7mm)[6] ou superiores (15mm)[5] à 10mm aumentaram o índice de falso-positivos ou negativos, sem afetar significativamente a acurácia global dos métodos. Mais recentemente alguns autores têm sugerido a análise morfológica do NL e seu padrão de realce após a injeção de contraste paramagnético em estudos de RM, apresentando resultados mais animadores e com sensibilidade e especificidade de até 85% e 97%[22].

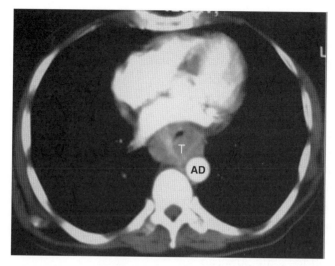

Figura 14.3. TC de tórax. O tumor de esôfago (T) apresenta um ângulo de contato com a aorta descendente (AD) maior que 90 graus, indicando infiltração tumoral.

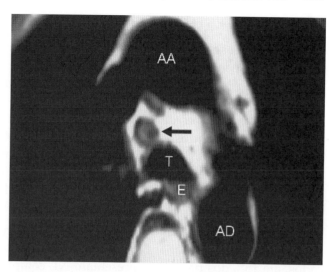

Figura 14.4. RM de tórax (plano axial). NL maior que 10mm, na cadeia pré-traqueal (seta). Traquéia (T). Aorta ascendente (AA). Aorta descendente (AD). Esôfago (E).

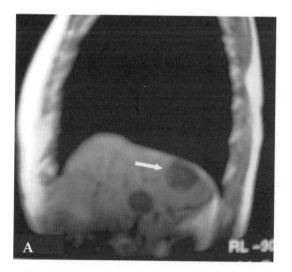
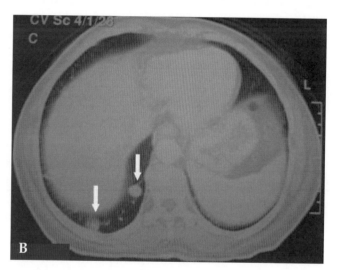

Figura 14.5. RM de tórax (**A**) e TC de tórax (**B**) mostrando respectivamente metástases hepáticas (seta) e pulmonares (setas).

Metástases à distância

Considerando que os sítios anatômicos mais freqüentemente acometidos por metástases de neoplasia de esôfago são os NL abdominais, pulmão e fígado[8] e que já comentamos os limites dos diversos métodos de diagnóstico por imagem na avaliação do comprometimento linfonodal, comentaremos oportunamente o papel da TC e RM na detecção de metástases pulmonares e hepáticas, uma vez que são comuns em todos os tumores malignos do tubo digestório (Figura 14.5).

A eficácia global da TC e RM para a avaliação pré-operatória da neoplasia de esôfago varia respectivamente entre 84 a 88%[23-25] e 78 a 91%[12,16]. Até o presente momento não há referências na literatura relacionadas ao impacto da TC "mult-slice" no estádio da neoplasia de esôfago.

168 PARTE IV – PRINCÍPIOS DO ESTÁDIO TNM

CÂNCER DE ESTÔMAGO

Seu estádio baseia-se na: a) extensão de penetração através da parede gástrica; b) número e localização de NL comprometidos; e c) presença de metástases à distância[1]. O estádio tumoral eficaz é extremamente importante porque permite não somente um melhor planejamento terapêutico, mas também possibilita comparações de resultados de tratamento e evolução da doença entre os diversos centros oncológicos. Até o advento do sistema TNM, estas comparações eram difíceis e bastante discutíveis. Com a adoção do sistema TNM, o estádio do câncer gástrico pode ser feito de maneira reprodutível e bastante precisa. Ver Tabela 12.5 – classificação TNM para o câncer do estômago no capítulo 12.

Alguns fatos são importantes para compreender a importância de um eficiente estádio pré-operatório. Em cânceres gástricos precocemente diagnosticados, até 15% dos pacientes apresentam NL comprometidos e até 30% são multicêntricos[26]. Até 80% dos pacientes com neoplasia gástrica maligna não são considerados candidatos à cirurgia radical com intuito curativo e destes, 25% já apresentam metástases hepáticas[27].

O papel dos diversos métodos de diagnóstico por imagem é ainda bastante controverso para o estádio pré-operatório do câncer gástrico. A importância dessa avaliação depende da conduta adotada em determinado serviço; e a avaliação pré-cirúrgica somente terá valor quando puder trazer impacto na escolha terapêutica. Ainda procura-se estabelecer qual será o método de diagnóstico mais eficiente e eficaz, com melhor relação custo-benefício na avaliação deste grupo de pacientes.

Atualmente, a TC é provavelmente o método mais difundido[28-31], apesar do uso da EE estar se popularizando. Mais recentemente, inúmeros trabalhos têm demonstrado o potencial e a utilidade da RM na avaliação de pacientes com câncer gástrico[32-38]. É oportuno também lembrar que a ultra-sonografia laparoscópica tem demonstrado resultados animadores, principalmente no diagnóstico de disseminação peritoneal e de NL da doença[39,40].

Apesar de largamente utilizada a TC tem apresentado resultados bastante discrepantes no estadiamento pré-operatório do câncer gástrico e com acurácia que varia entre 20 e 80%[28-31,41], com os melhores resultados obtidos em pacientes com neoplasia avançada[29]. Os resultados também dependem da técnica tomográfica implementada. O advento da TC helicoidal e mais recentemente da TC mult-slice tem melhorado o desempenho deste método, também potencializado pelo uso sistemático de técnicas dedicadas ao estudo de pacientes portadores de câncer gástrico.

Assim, alguns cuidados técnicos devem ser adotados para garantir os melhores resultados ao se utilizar a TC abdominal (Figura 14.6). Entre eles citamos: a) adequada distensão gástrica que pode ser obtida através da ingestão de 300-500ml de contraste iodado diluído à 5% ou água, alguns minutos antes da realização do exame; b) uso de antiespasmódicos endovenosos (ex: butilbrometo de hioscina), para reduzir o peristaltismo gastrintestinal potencial fonte de artefatos; c) mudanças de decúbito dependendo da posição do tumor na parede gástrica, pois lesões localizadas na parede anterior e pequena curvatura são melhor estudadas no decúbito ventral e quando na parede posterior e grande curvatura, no decúbito dorsal; d) cortes axiais finos e contíguos com 3-5mm de espessura; e e) realizar a fase portal, 60-70 segundos após o início da injeção de contraste endovenoso na dose de 2ml/kg[42].

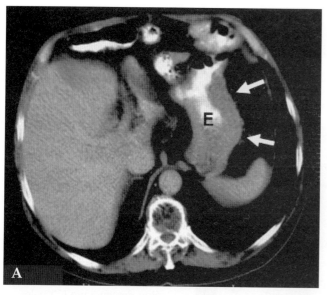 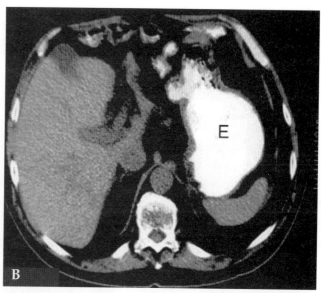

Figura 14.6. TC de abdome, sem distensão gástrica adequada (**A**) e com boa distensão gástrica (**B**) através do uso de contraste por via oral. Note o falso espessamento da parede da grande curvatura gástrica (setas) que se desfez após a distensão gástrica adequada. Estômago (E).

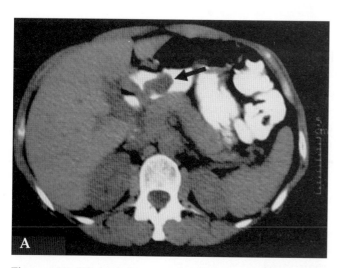 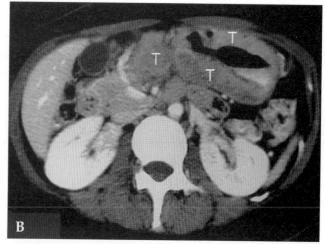

Figura 14.7. TC de abdome revelando massa polipóide (seta) em antro gástrico (**A**). Em (**B**) nota-se infiltração tumoral difusa (T) da parede gástrica.

Avaliação do parâmetro T (tumor)

Quando se distende o lúmen do órgão, a parede gástrica normal mede até 5mm de espessura na região da pequena curvatura e até 10mm na grande curvatura. Geralmente é possível identificar as diversas camadas que compõem a parede gástrica, porém é indispensável uma técnica tomográfica adequada, que inclui como dito anteriormente uma boa distensão gástrica (preferencialmente com água), cortes finos e o uso de contraste endovenoso com volume e velocidade adequadas. Utilizando esta técnica é possível identificar até 50 e 100% dos tumores gástricos incipientes e avançados, respectivamente[28,30,43]. A lesão neoplásica pode apresentar-se de diversas formas nos exames tomográficos (Figura 14.7), e entre elas citam-se: a) espessamento parietal focal; b) espessamento parietal difuso (linite plástica); c) massa infiltrativa e estenosante; d) massa vegetante; e e) interrupção do padrão de realce parietal em camadas.

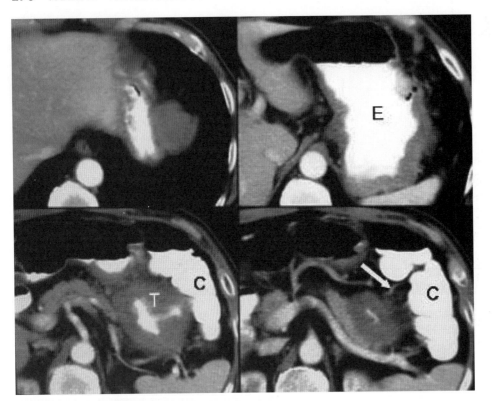

Figura 14.8. A infiltração do cólon descendente (C) pelo tumor do corpo gástrico (T) é caracterizada pela heterogeneidade e perda do plano de clivagem entre estas estruturas (seta). Estômago (E).

A eficácia da TC para estabelecer o grau de profundidade de invasão parietal é reduzido para tumores T1 e T2 e melhor para os mais avançados (T3 e T4), chegando à 82% (Figura 14.8)[42]. Os principais sinais tomográficos indicativos de invasão da serosa (T3) são os contornos externos da lesão irregulares ou espiculados e a heterogeneidade e o apagamento dos planos adiposos perigástricos[44]. Os sinais de invasão dos órgãos adjacentes (T4) são: a obliteração do plano de clivagem adiposo entre a lesão neoplásica e a estrutura vicinal e o realce heterogêneo deste órgão[44,45].

É importante lembrar que nem sempre a perda de definição de um plano de clivagem adiposo entre o estômago e o pâncreas indica infiltração do órgão, uma vez que em certos casos alterações inflamatórias são responsáveis por este sinal[45]. A TC tende à subestimar a infiltração da serosa quando ocorre microinvasão[42]; ao contrário, casos de superestima são mais raros.

Quando a TC é comparada com a EE e a US laparoscópica a primeira apresenta melhores resultados para a avaliação de lesões mais avançadas (T3 e T4)[40]. É também interessante observar que a TC apresenta elevada reprodutibilidade, com uma substancial concordância interobservador na avaliação da classificação T[42].

Ao avaliar a infiltração peritoneal a TC apresenta elevada sensibilidade, porém baixa especificidade, principalmente na ausência de ascite e espessamento peritoneal[28,45]. A disseminação peritoneal é caracterizada pela presença de ascite; espessamento peritoneal noduliforme e irregular; e pela densificação do mesentério (Figura 14.9)[28].

Avaliação do parâmetro N (NL)

O diagnóstico de comprometimento neoplásico sobre os NL é baseado apenas em parâmetro dimensional, considerando-se o limite superior da normalidade para o menor diâmetro do NL "short axis" o valor de 5-8mm, segundo diversos autores[28,45]. Ao se utilizar limites mais baixos aumenta-se o número de

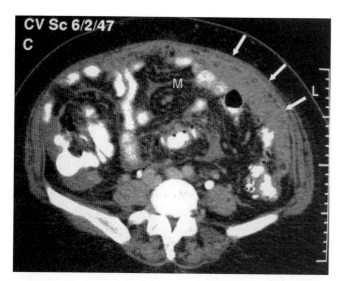

Figura 14.9. TC de abdome demonstrando carcinomatose peritoneal caracterizada por acentuado espessamento do peritôneo (setas) e densificação do mesentério (M).

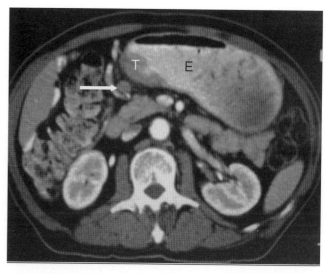

Figura 14.10. TC de abdome. Tumor em antrogástrico (T). NL aumentado, localizado a menos de 3cm da borda do tumor (seta). Estômago (E).

falso-positivos; ao contrário, ao adotar limites mais altos (ex: 8-10mm), corre-se o risco de aumentar a freqüência de falso-negativos. Independentemente do critério dimensional adotado a eficácia da TC na detecção do comprometimento de NL pela neoplasia gástrica tem variado entre 50 e 87% (Figura 14.10)[28,45,46].

A dificuldade de um diagnóstico preciso reside no fato de existirem freqüentemente NL metastáticos com diâmetro normal e reação inflamatória em NL aumentados. No entanto, é fato que quanto maior o NL, maior será o risco de infiltração tumoral. Em um trabalho realizado com 1082 NL ressecados em pacientes com neoplasia gástrica, 21% apresentavam infiltração em NL menores que 10mm e 82% em NL maiores que 14mm[47]. Sabe-se que é mais difícil avaliar NL localizados próximos ao tumor, pois podem ser freqüentemente englobados pela massa tumoral, quando volumosa, não permitindo sua identificação.

Avaliação do parâmetro M (metástase)

A TC helicoidal com cortes finos (5mm), injeção endovenosa do meio de contraste e aquisição das imagens na fase de contrastação portal do fígado, tem demonstrado ser o método de escolha para a detecção de metástases hepáticas[28,29,42,45], competindo mais recentemente com a RM[48-52] e perdendo apenas para a ultra-sonografia intra-operatória (Figura 14.11)[53].

Outro método que vem despontando como interessante alternativa no diagnóstico de metástases é o PET scan com FDG (fluorodesoxiglucose), tendo sido demonstrados resultados superiores àqueles obtidos com TC e RM[54-56]. Em uma recente metanálise, comparando-se artigos publicados na literatura, apresentando especificidade de no mínimo 85% e utilizando US, TC, RM e PET no diagnóstico de metástases hepáticas por tumores do sistema digestório, o PET com FDG demonstrou ser o método mais sensível[56]. A TC, assim como a RM, apresenta elevada sensibilidade (superior a 85%) e especificidade (superior a 95%) na detecção de metástases hepáticas maiores que 10mm[28,45] e com resultados mais limitados para lesões subcentimétricas[57]. A presença de um nódulo hepático identificado na TC, apresentando realce anelar (denominado "sinal do halo" ou "sinal do alvo" ou "olho de boi") após a injeção do contraste é altamente indicativo de lesão de origem secundária (Figura 14.12)[58,59]. Aspecto semelhante pode ser observado à US e à RM.

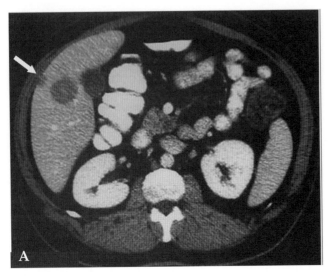 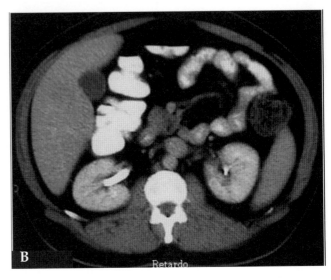

Figura 14.11. TC de abdome (**A**) na fase portal (obtida 60 segundos após o início da injeção IV do contraste) mostra 2 lesões no segmento V do LHD (seta). A TC (**B**) obtida na fase de equilíbrio ou de retardo (entre 3 e 5 minutos após o início da injeção de contraste) não permite identificar claramente as lesões.

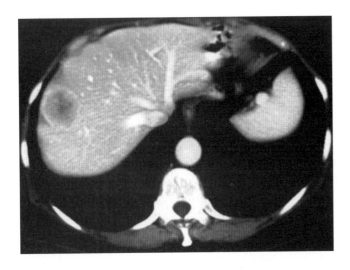

Figura 14.12. TC de abdome com contraste obtido na fase portal. Nota-se lesão nodular em "alvo" localizada no lobo hepático direito.

A TC e a RM também têm sido utilizadas para o diagnóstico de metástases de neoplasia gástrica para anexos (tumor de Krukenberg), demonstrando elevada eficácia[43,60]. Nos exames de TC e RM o tumor de Krukenberg apresenta-se como massa sólida, cística ou complexa, com comprometimento unilateral ou bilateral[61-63].

Finalmente, apesar do amplo uso da TC na avaliação de pacientes com neoplasia gástrica, a RM tem sido cada vez mais utilizada devido às vantagens relacionadas à sua capacidade multiplanar, elevada resolução espacial[36], capacidade de diferenciar as camadas da parede gástrica[35], rapidez e por permitir estudos dinâmicos[32,37], com resultados bastante animadores[34,35].

CÂNCER DE RETO

À semelhança do câncer de esôfago e estômago, seu estádio tem como principais objetivos estabelecer o grau de penetração do tumor na parede retal, a presença ou ausência de infiltração em NL e metástases sistêmicas[1]. O primeiro sistema de estádio do câncer colorretal amplamente difundido foi o de

Dukes, com as suas diversas modificações, posteriormente adotadas. Recentemente o American College of Surgeon's Comission on Cancer adotou o sistema TNM[1,64]. Este sistema pode ser apreciado no capítulo 12 (Tabela 12.8)

A sobrevida e a escolha do tratamento são fortemente influenciadas pelo estádio tumoral[65,66]. A cirurgia é ainda o tratamento de escolha em pacientes portadores de neoplasia colorretal[65], porém não é desprovida de morbimortalidade[67,68]. Neste sentido, devemos procurar por um método que permita, ao mesmo tempo, evitar cirurgias desnecessárias, determinar o planejamento cirúrgico e estabelecer a necessidade de terapias adjuvantes.

A colonoscopia e o enema opaco são os métodos utilizados para o diagnóstico do câncer colorretal[69]. Por outro lado, a TC abdominal tem sido o método mais usado para o estádio e avaliação pré-operatória[69-74]. Entre as diversas vantagens da TC, podemos citar sua capacidade de avaliar de forma panorâmica a cavidade abdominal, diagnosticar não somente a extensão local do tumor, mas também a sua disseminação à distância (ex: pulmão, fígado e adrenal), rapidez de execução e ampla disponibilidade, além de ser considerado um método bastante reprodutível e com elevada concordância interobservador (Figura 14.13).

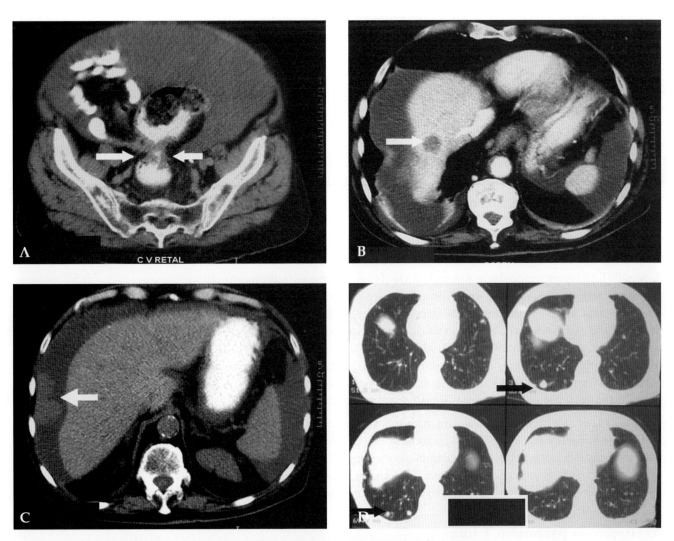

Figura 14.13. TC de abdome em paciente com lesão estenosante em retosigmóide (setas em **A**); metástase hepática (seta em **B**); implantes peritoneais (seta em **C**); e metástases pulmonares (setas em **D**).

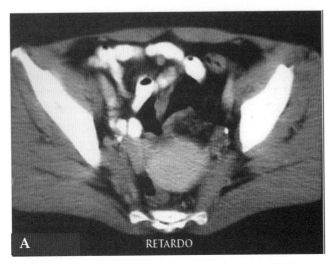
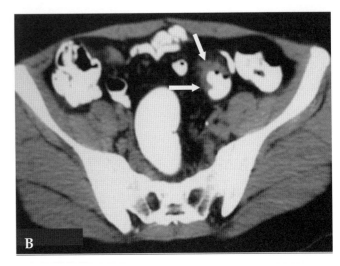

Figura 14.14. TC de pelve sem contraste endorretal (**A**) e com contraste endorretal (**B**). A lesão no sigmóide é claramente visível apenas após a introdução do contraste (setas).

De maneira análoga à avaliação da neoplasia gástrica, bons resultados decorrentes do uso da TC no estádio do câncer retal dependem de uma técnica apurada. Entre os cuidados que devem ser adotados citamos: a) distensão do reto com contraste iodado diluído a 5% ou soro fisiológico; b) cortes axiais finos e contíguos, com 3 a 5mm de espessura; c) uso de contraste endovenoso; e d) avaliação de toda a cavidade abdominal, do diafragma até a sínfise púbica (Figura 14.14).

Como dito anteriormente, a utilização de técnica helicoidal, volume adequado de contraste e velocidade de aquisição das imagens são fatores cruciais para a identificação de metástases hepáticas[75,76]. Apesar da superioridade da TC, o RX simples de tórax tem sido usado na avaliação pulmonar destes pacientes, com resultados práticos bastante satisfatórios e com custos reduzidos.

Mais recentemente, a RM também tem sido utilizada, competindo com a TC como método de escolha na avaliação abrangente de pacientes portadores de câncer colorretal e com resultados superponíveis[71,77-79]. As vantagens da RM são aquelas já previamente citadas.

A sensibilidade, especificidade e acurácia da TC e RM no estadiamento do câncer de reto têm oscilado respectivamente entre 74 e 85% para a TC e entre 85 e 84% para a RM[80]. São poucos os trabalhos prospectivos, randomizados e duplo-cegos que tenham comparado os dois métodos, tendo apresentado resultados bastante semelhantes[71,78]. A RM com contrastes hepáticos específicos e com afinidade com o sistema reticuloendotelial tem demonstrado resultados animadores e superiores aos obtidos com a TC helicoidal[81-83], no entanto sem um consenso que justificasse o seu uso prático[84].

Por outro lado, assim como em outros tumores primários, a ultra-sonografia intra-operatória (USIO) também é o método mais sensível de detecção de metástases hepáticas por neoplasia colorretal, com sensibilidade acima de 98% (Figura 14.15)[85,86]. É importante observar, que a USIO apresenta como principal limitação o fato de depender do ato cirúrgico para ser implementada.

Avaliação do parâmetro T (tumor)

A EE é o método mais eficaz para avaliar a penetração tumoral na parede retal. No entanto é limitada nos tumores avançados (T4) e naqueles esteno-

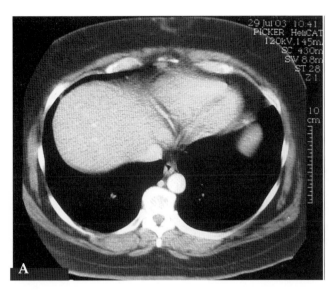
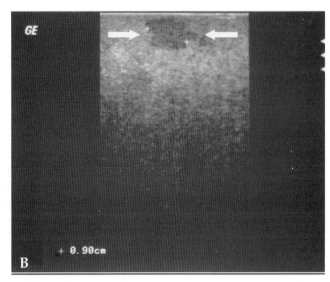

Figura 14.15. TC de abdome com contraste (**A**) não evidencia nódulos hepáticos. A ultra-sonografia intra-operatória (**B**) permite identificar nódulo superficial medindo cerca de 9mm de diâmetro (setas).

santes, quando não é possível ultrapassar a lesão com o ecoendoscópio. Apesar da TC e RM não serem capazes de discriminar as diversas camadas parietais, são métodos úteis para avaliar a extensão de tumores mais invasivos (T3 e T4) com eficácia que se encontra ao redor de 70%. A principal limitação relacionada a estes métodos na avaliação da invasão da gordura perirretal está relacionada à sua incapacidade em diferenciar microinvasão tumoral de reação desmoplásica. Os sinais observados na TC e RM para o diagnóstico de invasão da gordura perirretal (T3) e estruturas adjacentes (T4) são: a) contornos espiculados; b) massa perirretal adjacente à lesão primária; c) heterogeneidade da gordura perirretal; e d) indefinição da estrutura adjacente (Figuras 14.16 e 14.17)[87]. Utilizando-se estes sinais é possível obter uma eficácia da TC para infiltração tumoral local de até 74%[78]. Resultados semelhantes são obtidos distendendo-se o reto com água ou ar[78,87].

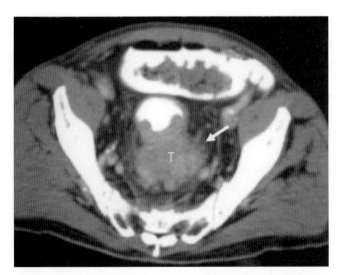

Figura 14.16. TC de pelve com contraste endorretal. Nota-se lesão tumoral (T) no reto, com contornos espiculados e heterogeneidade da gordura regional (seta) indicando invasão extraparietal.

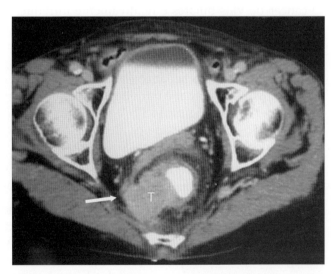

Figura 14.17. TC de pelve com contraste endorretal. Nota-se massa tumoral (T) invadindo a gordura perirretal e o m elevador do ânus à direita (seta).

Avaliação do parâmetro N (NL)

A análise dos NL regionais presentes em pacientes portadores de neoplasia colorretal é bastante limitada através da TC e RM pelas mesmas razões previamente citadas. A sensibilidade e a eficácia da TC e RM são de respectivamente 48% e 62% para a TC e 22% e 64% para a RM, quando apenas o parâmetro dimensional é utilizado (Figura 14.18).

Mais recentemente, um estudo foi publicado avaliando a eficácia da RM com contraste endovenoso e cortes finos (3mm), na avaliação de NL perirretais, considerando o tipo de realce e aspecto dos contornos dos NL como indicadores de infiltração tumoral. Foram estudados 284 NL em 42 pacientes submetidos à ressecção tumoral e esvaziamento ganglionar. Utilizando o critério de contornos espiculados e realce heterogêneo do NL para infiltração tumoral, os autores obtiveram uma sensibilidade e especificidade de 85% e 97%, respectivamente[88]. Ulteriores estudos serão necessários para validar estes resultados.

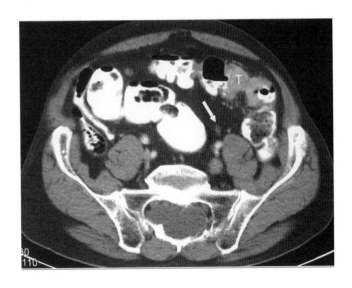

Figura 14.18. TC de abdome. Nota-se lesão estenosante e infiltrativa no cólon transverso (T) e NL regional com cerca de 5mm de diâmetro (seta).

COLANGIOCARCINOMA

O câncer de vias biliares é relativamente infreqüente e geralmente consiste no colangiocarcinoma (adenocarcinoma). Esse tumor origina-se do epitélio de revestimento dos ductos biliares e é mais freqüentemente extra-hepático (90%), principalmente originando-se na confluência dos ductos biliares, ou seja na região do hilo hepático (denominado tumor de Klatskin); mais raramente este tipo de tumor é intra-hepático e também chamado de colangiocarcinoma periférico (Figura 14.19)[89]. Algumas condições predispõem ao aparecimento do colangiocarcinoma, dentre elas podemos citar os cistos de colédoco[90], a colangite esclerosante[91] e a clonorquíase.

Devido às características deste tratado, focaremos as nossas atenções no estádio do colangiocarcinoma extra-hepático, através da TC e RM.

A precisa definição do nível de implantação do tumor, bem como o aspecto da via biliar a jusante, invasão vascular e grau de extensão local é crucial no planejamento cirúrgico do colangiocarcinoma[92-95]. A TC permite identificar com grande precisão a presença de dilatação das vias biliares, que nestes casos é muito pronunciada, e o nível da obstrução em até 90-100% dos casos[96]; no entanto a exata causa da obstrução, bem como a distribuição das vias biliares é melhor estudada (Figura 14.20) através da colangiopancreatorressonância magnética (CPRM).

EXAMES RADIOLÓGICOS AVANÇADOS NO ESTÁDIO TNM **177**

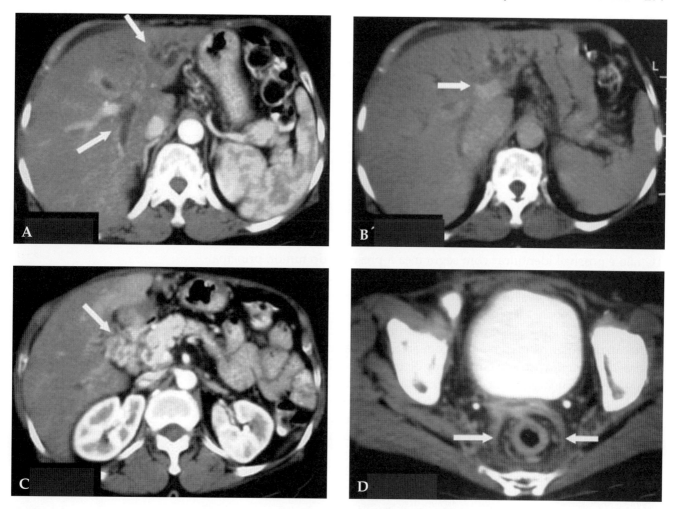

Figura 14.19. TC de abdome com contraste demonstrando colangiocarcinoma central em paciente com retocolite ulcerativa. Nota-se dilatação das vias biliares (setas em **A**); nódulo na confluência dos ramos biliares principais, com realce tardio (seta em **B**); invasão do hilo hepático, com transformação cavernomatosa da veia porta (seta em **C**) e espessamento circular da parede do reto (setas em **D**).

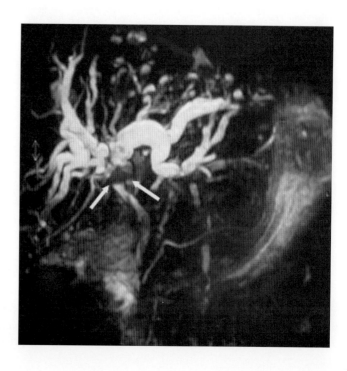

Figura 14.20. CPRM. Note a acentuada dilatação das vias biliares intra-hepáticas e estenose abrupta na confluência dos ramos principais (setas).

Na TC o colangiocarcinoma central ou periférico geralmente se apresenta-se como pequena lesão nodular, inferior à 1,5cm no momento do diagnóstico e é possível observar realce tardio, até 20 minutos após a injeção do contraste, em virtude do componente fibrótico[97]; outra apresentação que pode ser apreciada, principalmente quando utilizam-se cortes helicoidais finos (2-3mm)[98] é um espessamento circunferencial, segmentar e abrupto da parede do hepatocolédoco. Na RM com contraste estes achados também podem ser observados[99] e complementados com a CPRM que demonstrará a dilatação da árvore biliar e a obstrução abrupta[100], bem como usando a angiografia por RM (angio-RM), que permite complementar a avaliação vascular pré-operatória, substituindo com vantagens a angiografia digital (Figura 14.21)[101].

É importante observar que em um número substancial de exames de RM e TC não é possível identificar com segurança a presença do tumor, principalmente na sua forma infiltrativa[96]; no entanto, com o uso da TC mult-slice quase todos os tumores hilares podem ser detectados com precisão[102]. Esses métodos são também úteis para verificar a presença de colangite esclerosante. As principais alterações identificadas através da TC, RM e CPRM são: a dilatação irregular da árvore biliar, com áreas intercaladas de dilatação e estenoses, assumindo aspecto em "contas de rosário"; cálculos intra-hepáticos; fibrose periportal; hipertrofia do lobo caudado; e áreas de alteração perfusional e hiperintensidade nas imagens de RM ponderadas em T2[103-105]. A CPRM tem sido apresentada como método com resultados superponíveis à colangiopancreatografia endoscópica retrógrada, no diagnóstico da colangite esclerosante[106,107].

O estádio do colangiocarcinoma extra-hepático obedece a sistemática da classificação TNM[64], como está exemplificado na Tabela 14.1. O estádio do colangiocarcinoma segue o mesmo sistema do hepatocarcinoma.

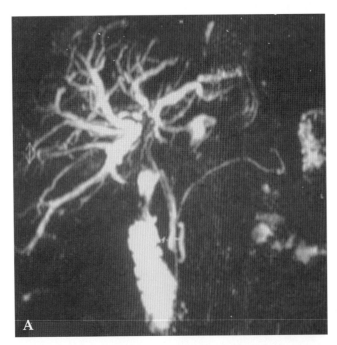
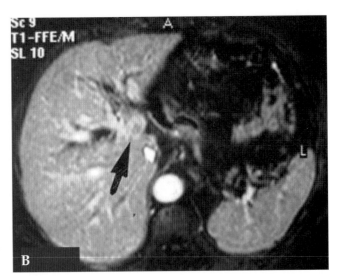

Figura 14.21. CPRM (**A**) e RM (**B**) com contraste endovenoso demonstram a acentuada dilatação das vias biliares intra-hepáticas e a estenose abrupta no hilo hepático provocada por nódulo sólido na confluência dos ductos biliares principais (seta).

EXAMES RADIOLÓGICOS AVANÇADOS NO ESTÁDIO TNM **179**

Tabela 14.1. Classificação clínica TNM para o carcinoma de ductos biliares extra-hepáticos[64].

T1	Tumor invade a mucosa ou a camada muscular
T2	Tumor invade o tecido conjuntivo perimuscular
T3	Tumor invade estruturas adjacentes: fígado, pâncreas, duodeno, vesícula biliar, cólon, estômago
N0	Ausência de metástase em NL regionais
N1a	Metástase em NL do ligamento hepatoduodenal
N1b	Metástase em NL peripancreático, periduodenal, periportal, celíaco ou em cadeia mesentérica superior
M0	Ausência de metástases à distância
M1	Presença de metástases à distância

A avaliação do parâmetro T através da TC e RM é limitada, devido à sua incapacidade de diferençar as diversas camadas parietais; no entanto estes métodos são úteis para avaliar a infiltração das estruturas adjacentes[98], NL regionais e metástases à distância, considerando-se as limitações e as vantagens, como citado para os tumores previamente discutidos. De maneira análoga, a invasão de estruturas vasculares, como a veia porta, pode também ser avaliada pela TC e RM com eficácia que varia entre 60 e 80%, orientando desta forma o planejamento terapêutico[108]. Apesar da EE ser considerada superior à TC e RM para o estádio do T nos tumores hilares e periampulares, os últimos métodos são mais eficientes para a avaliação de metástases em NL[109] e à distância[110]. A eficácia global da TC helicoidal na avaliação da ressecabilidade da neoplasia hilar é de cerca de 60%, tendendo a subestimar a lesão com certa freqüência[102].

CÂNCER DO PÂNCREAS

Apesar dos avanços diagnósticos obtidos nas últimas décadas, não parece que tenham influenciado em um aumento da sobrevivência dos pacientes com adenocarcinoma ductal de pâncreas[111]. No entanto, a adoção de uma criteriosa avaliação pré-operatória pode evitar cirurgia desnecessária bem como orientar a melhor alternativa terapêutica[112,113]. Entre os diversos métodos diagnósticos disponíveis, a TC helicoidal[114] e mais recentemente a TC mult-slice[115,116] tem sido apontados como os métodos mais abrangentes na avaliação pré-operatória, competindo diretamente com a RM, a CPRM e a EE.

O estádio do adenocarcinoma de pâncreas segue a orientação do American Joint Committee for Câncer (AJCC), como é demonstrado na Tabela 12.7, encontrada no capítulo 12. Os critérios de ressecabilidade são bastante variáveis entre diversas instituições, mas existe tendência a considerar irressecáveis os tumores com infiltração substancial de grandes vasos peripancreáticos e metástases hepáticas[111,114]. Em grandes séries de pacientes com câncer de pâncreas, até 80-90% são considerados irressecáveis com intuito curativo[117].

Os melhores resultados obtidos com a TC helicoidal estão relacionados com uma técnica orientada para a detecção e definição da extensão da neoplasia pancreática[115]. Neste sentido, alguns cuidados devem ser seguidos: 1) realizar cortes axiais finos e contíguos com 2-3mm de espessura (até 1mm, quando se usa TC mult slice)[118]; 2) dose de contraste endovenoso ao redor de 2ml/kg de

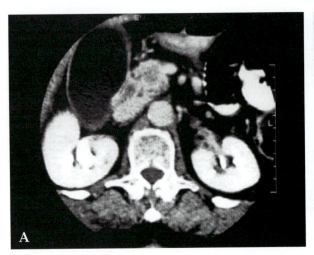
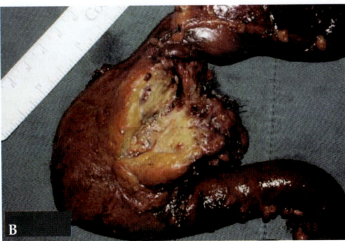

Figura 14.22. TC helicoidal com cortes finos na região pancreática. Nota-se pequena lesão hipovascularizada na cabeça do pâncreas, medindo cerca de 1,5cm e confirmada na ressecção cirúrgica (**B**).

peso; 3) adquirir imagens na fase de contraste pancreática, ou seja cerca de 40 segundos após o início da injeção (para detecção do tumor) e na fase portal, cerca de 60-70 segundos após o início da injeção (para detecção de metástases hepáticas)[118]; e d) distender o estômago e duodeno com água ou leite (contrastes negativos) ao invés de iodo ou bário (contrastes positivos) (Figura 14.22).

A obtenção de angiografia por TC (angio-TC) pode contribuir de maneira decisiva na avaliação dos vasos mesentéricos, junção esplenoportal e tronco celíaco[119], com resultados semelhantes aos obtidos com a angiografia digital. A sensibilidade e o valor preditivo negativo são de 97% para a angio-TC e 95% para a angiografia digital[120].

De maneira semelhante, a técnica de RM adotada é crucial para se obter resultados satisfatórios; entre os cuidados que devem ser tomados podemos citar: a) realizar o exame em equipamentos de RM operando em alto campo magnético (1-1,5T); b) usar seqüências rápidas que possam ser realizadas em uma única apnéia; c) obter fase contrastada, com técnica dinâmica, à semelhança da TC helicoidal; d) fazer cortes finos (3-5mm); e e) complementar o exame com CPRM e angio-RM, sempre que possível (Figura 14.23 e 14.24)[121,122].

A neoplasia pancreática é hipovascularizada em relação ao parênquima do órgão (principalmente durante a fase de contraste arterial), permitindo destacar a lesão como área hipodensa (TC) ou hipointensa (RM) após a injeção do contraste. Em alguns casos não é possível identificar a lesão, porém pode-se apreciar a dilatação dos ductos biliares e pancreáticos, com estenose abrupta na região da cabeça do pâncreas.

Avaliação do parâmetro T (tumor)

Os principais sinais utilizados através da TC e RM para indicar invasão de estruturas adjacentes são: a) perda de um plano de clivagem adiposo; b) indefinição dos contornos do órgão adjacente; e c) presença de massa envolvendo a estrutura vizinha. O envolvimento de vasos peripancreáticos é considerado a causa mais comum de irressecabilidade do carcinoma de pâncreas[123]. Entre os principais sinais de invasão vascular podemos citar: a) perda de um plano de clivagem adiposo ao redor do vaso por uma extensão superior a 180 graus[123]; b) sinal da "gota", que consiste na retração do contorno vascular por iniltração tumoral; e c) presença de trombo ou alteração de fluxo no interior do vaso (Figura 14.25).

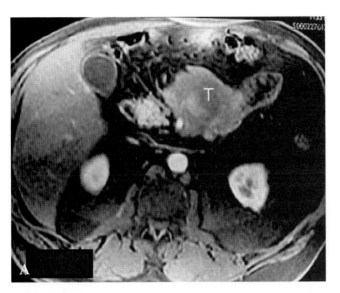 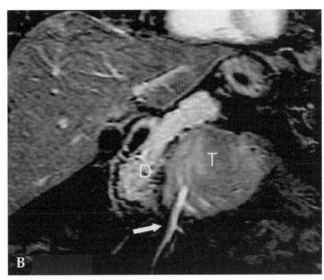

Figura 14.23. RM com contraste EV demonstrando grande massa tumoral (T) no corpo do pâncreas (**A**). A angio-RM com contraste demonstra o envolvimento da AMS (seta em **B**). (Figura gentilmente cedida pelo Dr. Dario Tíferes).

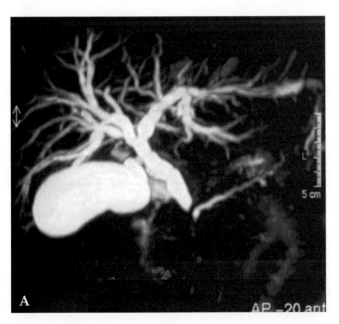 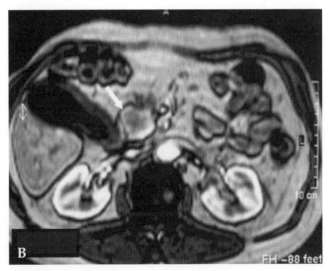

Figura 14.24. CPRM (**A**) e RM (**B**) com contraste EV demonstrando dilatação das vias biliares e pancreáticas por obstrução abrupta na região da cabeça do pâncreas, onde nota-se nódulo hipovascularizado (seta) medindo menos que 2cm de diâmetro.

É importante lembrar que ao contrário das artérias, a veia porta, mesentérica superior e esplênica não são envolvidas por gordura e, portanto sua ausência não pode ser considerada critério de invasão. Nestes casos é útil identificar vasos colaterais peripancreáticos como indicadores de invasão venosa[124].

Avaliação do parâmetro N (NL)

A avaliação dos NL peripancreáticos através da TC e RM apresenta as mesmas limitações que em outros sítios abdominais[125]. É interessante observar que existem 11 cadeias de drenagem linfonodal peripancreática, o que permite uma ampla distribuição das células neoplásicas, diminuindo a oportu-

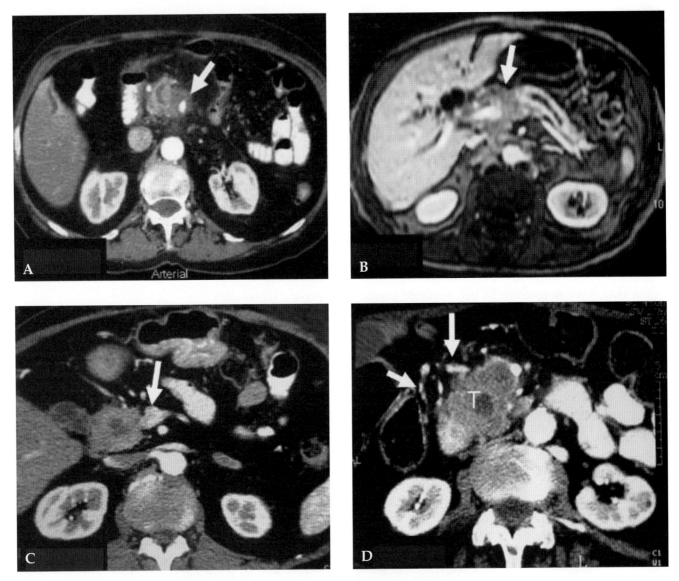

Figura 14.25. TC com contraste demonstra completo envolvimento da AMS (seta em A). A RM com contraste demonstra infiltração da confluência porto-mesentérica (seta em B). Na TC com contraste é possível identificar retração e deformidade da VMS, assumindo aspecto "em gota" (seta em C). (D) TC com contraste note a circulação colateral ao redor do tumor (T) decorrente de invasão vascular (setas).

nidade de surpreender NL aumentados em um determinado local. Porém, quando infiltrados, os NL peripancreáticos são geralmente ressecados junto com o tumor primário, não consistindo em critério de irressecabilidade[125].

Avaliação do parâmetro M (metástase)

O fígado é o principal sítio de metástases do carcinoma do pâncreas. Quando presentes são geralmente múltiplas, pequenas e hipovascularizadas. A TC helicoidal e a RM com contraste apresentam sensibilidade semelhante na detecção de metástases hepáticas[126].

Apesar da superioridade da EE no diagnóstico e avaliação da extensão tumoral regional da neoplasia de pâncreas[127,128], a TC e a RM têm um papel fundamental na avaliação da disseminação metastática da doença, bem como no estudo de tumores volumosos ou localizados na cauda do pâncreas.

A TC helicoidal apresenta eficácia semelhante à RM com contraste na avaliação da ressecabilidade tumoral do carcinoma pancreático[121], com elevada especificidade e valor preditivo positivo (95% e 97%, respectivamente) e baixa sensibilidade e valor preditivo negativo (68% e 56%, respectivamente)[129]. Até recentemente a RM apresentava como vantagem sobre a TC o uso de contraste não nefrotóxico e a possibilidade de realizar o exame no plano axial e complementá-lo com a CPRM e angio-RM[126]. No entanto, com o advento da TC mult-slice e reconstruções angiográficas, este método está surgindo como principal opção na avaliação pré-operatória neste grupo de pacientes (Figura 14.26)[118,130].

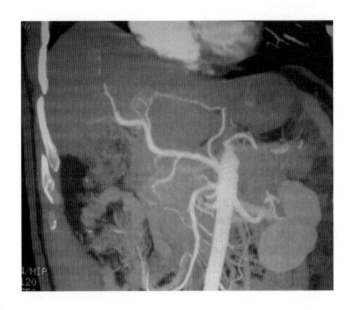

Figura 14.26. Angio-TC realizada com equipamento mult-slice. Notar o elevado detalhamento anatômico dos vasos mesentéricos e tronco celíaco. (Figura gentilmente cedida pelo Dr. Rogério P. Caldana).

REFERÊNCIAS BIBLIOGRÁFICAS

1. Beahrs OH, Henson DE, Hutter RVP. Manual for Staging Cancer, 3 ed. Philadephia: JB Lippincott, 1988.
2. Daffner RH. Computed tomography of the esophagus. Crit Rev Diagn Imaging 1981;14:191-242.
3. Meyenberger C, Fantin AC. Esophageal carcinoma: current staging strategies. Recent Results Cancer Res 2000;155: 63-72.
4. Hansen CP, Oskarsson K, Mortensen D. Computed tomography for staging of oesophageal cancer. Ann Chir Gynaecol 2000;89:14-8.
5. Halvorsen RA, Jr., Thompson WM. CT of esophageal neoplasms. Radiol Clin North Am 1989;27:667-85.
6. Picus D, Balfe DM, Koehler RE, Roper CL, Owen JW. Computed tomography in the staging of esophageal carcinoma. Radiology 1983;146:433-8.
7. Balzarini L, Ceglia E, D'Ippolito G, Petrillo R, Tess JD, Musumeci R. Local recurrence of rectosigmoid cancer: what about the choice of MRI for diagnosis? Gastrointest Radiol 1990;15:338-42.
8. Quint LE, Hepburn LM, Francis IR, Whyte RI, Orringer MB. Incidence and distribution of distant metastases from newly diagnosed esophageal carcinoma. Cancer 1995;76: 1120-5.
9. Peters JH, Hoeft SF, Heimbucher J, e col. Selection of patients for curative or palliative resection of esophageal cancer based on preoperative endoscopic ultrasonography. Arch Surg 1994;129:534-9.
10. Orringer MB, Marshall B, Iannettoni MD. Transhiatal esophagectomy for treatment of benign and malignant esophageal disease. World J Surg 2001;25:196-203.
11. Daly JM, Fry WA, Little AG, e col. Esophageal cancer: results of an American College of Surgeons Patient Care Evaluation Study. J Am Coll Surg 2000;190:562-72; discussion 572-563.
12. Petrillo R, Balzarini L, Bidoli P, e col. Esophageal squamous cell carcinoma: MRI evaluation of mediastinum. Abdom Imaging 1990;1990:275-8.
13. Lee SH. The role of oesophageal stenting in the non-surgical management of oesophageal strictures. Br J Radiol 2001;74:891-900.
14. Bidoli P, Vesusio C, Santoro A. Progressi nel trattamento del carcinoma spinocellulare dell'esofago localmente avanzato. Argomenti in oncologia 1989;1989:219-30.
15. D'Ippolito G, Borri AM, Borri ML, Petrillo R, Musumeci R. Ressonância magnética do esôfago: aspecto normal. Radiol Bras 1990;23:165-70.
16. Quint LE, Glazer GM, Orringer MB. Esophageal imaging by MR and CT: study of normal anatomy and neoplasms. Radiology 1985;156:727-31.
17. Quint LE, Glazer GM, Orringer MB, Gross BH. Esoph-

ageal carcinoma: CT findings. Radiology 1985;155:171-5.

18. Lehr L, Rupp N, Siewert JR. Assessment of ressectability of esophageal cancer by CT and MRI. Surgery 1988;103:344-50.

19. Kumbasar B. Carcinoma of esophagus: radiologic diagnosis and staging. Eur J Radiol 2002;42:170-80.

20. Wu LF, Wang BZ, Feng JL, e col. Preoperative TN staging of esophageal cancer: comparison of miniprobe ultrasonography, spiral CT and MRI. World J Gastroenterol 2003;9:219-24.

21. Dave UR, Williams AD, Wilson JA, e col. Esophageal Cancer Staging with Endoscopic MR Imaging: Pilot Study. Radiology 2004;230:281-6.

22. Brown G, Richards CJ, Bourne MW, e col. Morphologic predictors of lymph node status in rectal cancer with use of high-spatial-resolution MRI with histopathologic comparison. Radiology 2003;227:371-7.

23. Takashima S, Takeuchi N, Shiozaki H, e col. Carcinoma of the esophagus: CT vs MR imaging in determining resectability. AJR Am J Roentgenol 1991;156:297-302.

24. Thompson WM, Trenkner S. Gastrointestinal malignancies: radiologic staging and follow-up. Int J Radiat Oncol Biol Phys 1991;21:1367-71.

25. Thompson WM, Trenkner SW. Staging colorectal carcinoma. Radiol Clin North Am 1994;32:25-37.

26. Coit DG, Brennan MF. Surgical treatment of digestive disease. Chicago: Year-book Medical Publishers Inc, 1990:215-6.

27. Allen WH, Powell DJ, McConkie CC, Fielfing JWL. Gastric cancer. Br J Surg 1989;76:535-40.

28. D'Elia F, Zingarelli A, Palli D, Grani M. Hydro-dynamic CT preoperative staging of gastric cancer: correlation with pathological findings. A prospective study of 107 cases. Eur Radiol 2000;10:1877-85.

29. Kim HS, Han HY, Choi JA, e col. Preoperative evaluation of gastric cancer: value of spiral CT during gastric arteriography (CTGA). Abdom Imaging 2001;26:123-30.

30. Lee DH, Seo TS, Ko YT. Spiral CT of the gastric carcinoma: staging and enhancement pattern. Clin Imaging 2001;25:32-7.

31. Mani NB, Suri S, Gupta S, Wig JD. Two-phase dynamic contrast-enhanced computed tomography with water-filling method for staging of gastric carcinoma. Clin Imaging 2001;25:38-43.

32. Bilecen D, Scheffler K, Seifritz E, Bongartz G, Steinbrich W. Hydro-MRI for the visualization of gastric wall motility using RARE magnetic resonance imaging sequences. Abdom Imaging 2000;25:30-4.

33. Kang BC, Kim JH, Kim KW, e col. Value of the dynamic and delayed MR sequence with Gd-DTPA in the T-staging of stomach cancer: correlation with the histopathology. Abdom Imaging 2000;25:14-24.

34. Kim AY, Han JK, Kim TK, Park SJ, Choi BI. MR imaging of advanced gastric cancer: comparison of various MR pulse sequences using water and gadopentetate dimeglumine as oral contrast agents. Abdom Imaging 2000;25:7-13.

35. Wang CK, Kuo YT, Liu GC, Tsai KB, Huang YS. Dynamic contrast-enhanced subtraction and delayed MRI of gastric tumors: radiologic-pathologic correlation. J Comput Assist Tomogr 2000;24:872-7.

36. Yamada I, Saito N, Takeshita K, e col. Early gastric carcinoma: evaluation with high-spatial-resolution MR imaging in vitro. Radiology 2001;220:115-21.

37. de Zwart IM, Mearadji B, Lamb HJ, e col. Gastric motility: comparison of assessment with real-time MR imaging or barostat measurement initial experience. Radiology 2002;224:592-7.

38. Lauenstein TC, Vogt FM, Herborn CU, DeGreiff A, Debatin JF, Holtmann G. Time-resolved three-dimensional MR imaging of gastric emptying modified by IV administration of erythromycin. AJR Am J Roentgenol 2003;180:1305-10.

39. Conlon KC. Staging laparoscopy for gastric cancer. Ann Ital Chir 2001;72:33-7.

40. Wakelin SJ, Deans C, Crofts TJ, Allan PL, Plevris JN, Paterson-Brown S. A comparison of computerised tomography, laparoscopic ultrasound and endoscopic ultrasound in the preoperative staging of oesophago-gastric carcinoma. Eur J Radiol 2002;41:161-7.

41. Sussman SK, Halvorsen RA, Jr., Illescas FF, e col. Gastric adenocarcinoma: CT versus surgical staging. Radiology 1988;167:335-40.

42. Rossi M, Broglia L, Graziano P, e col. Local invasion of gastric cancer: CT findings and pathologic correlation using 5-mm incremental scanning, hypotonia, and water filling. AJR Am J Roentgenol 1999;172:383-8.

43. Tsuda K, Hori S, Murakami T. Intramural invasion of gastric cancer: evaluated by CT with water-filling method. J Comput Assist Tomogr 1995;19:941-7.

44. Cho JS, Kim JK, Rho SM, Lee HY, Jeong HY, Lee CS. Preoperative assessment of gastric carcinoma: value of two-phase dynamic CT with mechanical iv. injection of contrast material. AJR Am J Roentgenol 1994;163:69-75.

45. Adachi Y, Sakino I, Matsumata T, e col. Preoperative assessment of advanced gastric carcinoma using computed tomography. Am J Gastroenterol 1997;92:872-5.

46. Ziegler K, Sanf GC, Zimmer T. Comparision of CT, endosonography and intraoperative assessment in TN staging of gastric carcinoma. Gut 1993;34:603-10.

47. Fukuya T, Honda H, Hayashi T. Limph node metastases: efficacy of detection with helical CT in patients with gastric cancer. Radiology 1995;197:705-11.

48. Low RN. MR imaging of the liver using gadolinium chelates. Magn Reson Imaging Clin N Am 2001;9:717-43, vi.

49. Ward J, Robinson PJ. Combined use of MR contrast agents for evaluating liver disease. Magn Reson Imaging Clin N Am 2001;9:767-802, vi.

50. Vilgrain V. [Multidetector CT and MRI of malignant liver tumors]. J Radiol 2003;84:459-70; discussion 471-452.

51. Ward J, Naik KS, Guthrie JA, Wilson D, Robinson PJ. Hepatic lesion detection: comparison of MR imaging after the administration of superparamagnetic iron oxide with dual-phase CT by using alternative-free response receiver operating characteristic analysis. Radiology 1999;210:459-66.

52. Semelka RC, Shoenut JP, Ascher SM, e col. Solitary hepatic metastasis: comparison of dynamic contrast-enhanced CT and MR imaging with fat-suppressed T2-weighted, breath-hold T1-weighted FLASH, and dynamic gadolinium-enhanced FLASH sequences. J Magn Reson Imaging 1994;4:319-23.

53. Conlon R, Jacobs M, Dasgupta D, Lodge JP. The value of intraoperative ultrasound during hepatic resection compared with improved preoperative magnetic resonance imaging. Eur J Ultrasound 2003;16:1-216.

54. Rankin SC, Taylor H, Cook GJ, Mason R. Computed tomography and positron emission tomography in the preoperative staging of oesophageal carcinoma. Clin Radiol 1998;53:659-65.

55. Bombardieri E, Aliberti G, de Graaf C, Pauwels E, Crippa F. Positron emission tomography (PET) and other nuclear medicine modalities in staging gastrointestinal cancer. Semin Surg Oncol 2001;20:134-46.

56. Kinkel K, Lu Y, Both M, Warren RS, Thoeni RF. Detection of hepatic metastases from cancers of the gastrointestinal tract by using noninvasive imaging methods (US, CT, MR imaging, PET): a meta-analysis. Radiology 2002;224:48-756.

57. van Erkel AR, Pijl ME, van den Berg-Huysmans AA, Wasser MN, van de Velde CJ, Bloem JL. Hepatic metastases in patients with colorectal cancer: relationship between size of metastases, standard of reference, and detection rates. Radiology 2002;224:404-9.

58. Wernecke K, Henke L, Vassallo P, e col. Pathologic explanation for hypoechoic halo seen on sonograms of malignant liver tumors: an in vitro correlative study. AJR Am J Roentgenol 1992;159:1011-6.

59. Wernecke K, Vassallo P, Bick U, Diederich S, Peters PE. The distinction between benign and malignant liver tumors on sonography: value of a hypoechoic halo. AJR Am J Roentgenol 1992;159:1005-9.

60. Cho KC, Gold BM. Computed tomography of Krukenberg tumors. AJR Am J Roentgenol 1985;145:285-8.

61. Kuhlman JE, Hruban RH, Fishman EK. Krukenberg tumors: CT features and growth characteristics. South Med J 1989;82:1215-9.

62. Mata JM, Inaraja L, Rams A, Andreu J, Donoso L, Marcuello G. CT findings in metastatic ovarian tumors from gastrointestinal tract neoplasms (Krukenberg tumors). Gastrointest Radiol 1988;13:242-6.

63. Ha HK, Baek SY, Kim SH, Kim HH, Chung EC, Yeon KM. Krukenberg's tumor of the ovary: MR imaging features. AJR Am J Roentgenol 1995;164:1435-9.

64. (UICC) IUAC. TNM classification of malignant tumours, 5th ed. New York: Wiley-Liss, 1997:197.

65. Dorudi S, Steele RJ, McArdle CS. Surgery for colorectal cancer. Br Med Bull 2002;64:101-18.

66. Ruers T, Bleichrodt RP. Treatment of liver metastases, an update on the possibilities and results. Eur J Cancer 2002; 38:1023-33.

67. Quirke P. Training and quality assurance for rectal cancer: 20 years of data is enough. Lancet Oncol 2003;4:695-702.

68. Urbach DR, Bell CM, Austin PC. Differences in operative mortality between high- and low-volume hospitals in Ontario for 5 major surgical procedures: estimating the number of lives potentially saved through regionalization. Cmaj 2003;168:1409-14.

69. Elmas N, Killi RM, Sever A. Colorectal carcinoma: radiological diagnosis and staging. Eur J Radiol 2002;42:206-223.

70. Tan AG, Thng CH. Current status in imaging of colorectal liver metastases. Ann Acad Med Singapore 2003;32: 185-90.

71. Blomqvist L. Preoperative staging of colorectal cancer— computed tomography and magnetic resonance imaging. Scand J Surg 2003;92:35-43.

72. Dobos N, Rubesin SE. Radiologic imaging modalities in the diagnosis and management of colorectal cancer. Hematol Oncol Clin North Am 2002;16:875-95.

73. Morrin MM, Farrell RJ, Raptopoulos V, McGee JB, Bleday R, Kruskal JB. Role of virtual computed tomographic colonography in patients with colorectal cancers and obstructing colorectal lesions. Dis Colon Rectum 2000;43: 303-11.

74. Horton KM, Abrams RA, Fishman EK. Spiral CT of colon cancer: imaging features and role in management. Radiographics 2000;20:419-30.

75. Valls C, Andia E, Sanchez A, e col. Hepatic metastases from colorectal cancer: preoperative detection and assessment of resectability with helical CT. Radiology 2001;218:55-60.

76. Scott DJ, Guthrie JA, Arnold P, e col. Dual phase helical CT versus portal venous phase CT for the detection of colorectal liver metastases: correlation with intra-operative sonography, surgical and pathological findings. Clin Radiol 2001;56:235-42.

77. Luboldt W, Hoepffner N, Holzer K, e col. [Early detection of colorectal tumors: CT or MRI?]. Radiologe 2003;43: 136-50.

78. Zerhouni EA, Rutter C, Hamilton SR, e col. CT and MR imaging in the staging of colorectal carcinoma: report of the Radiology Diagnostic Oncology Group II. Radiology 1996;200:443-51.

79. Thoeni RF, Rogalla P. Current CT/MRI examination of the lower intestinal tract. Baillieres Clin Gastroenterol 1994; 8:765-96.

80. Low RN, McCue M, Barone R, Saleh F, Song T. MR staging of primary colorectal carcinoma: comparison with surgical and histopathologic findings. Abdom Imaging 2003;28:784-93.

81. van Etten B, van der Sijp J, Kruyt R, Oudkerk M, van der Holt B, Wiggers T. Ferumoxide-enhanced magnetic resonance imaging techniques in pre-operative assessment for colorectal liver metastases. Eur J Surg Oncol 2002;28:45-651.

82. Ward J, Guthrie JA, Wilson D, e col. Colorectal hepatic metastases: detection with SPIO-enhanced breath-hold MR imaging–comparison of optimized sequences. Radiology 2003;228:709-18.

83. Lencioni R, Donati F, Cioni D, Paolicchi A, Cicorelli A, Bartolozzi C. Detection of colorectal liver metastases: prospective comparison of unenhanced and ferumoxides-enhanced magnetic resonance imaging at 1.5 T, dual-phase spiral CT, and spiral CT during arterial portography. Magma 1998;7:76-87.

84. Said B, McCart JA, Libutti SK, Choyke PL. Ferumoxide-enhanced MRI in patients with colorectal cancer and rising CEA: surgical correlation in early recurrence. Magn Reson Imaging 2000;18:305-9.

85. Cervone A, Sardi A, Conaway GL. Intraoperative ultrasound (IOUS) is essential in the management of metastatic colorectal liver lesions. Am Surg 2000;66:611-5.

86. Schmidt J, Strotzer M, Fraunhofer S, Boedeker H, Zirngibl H. Intraoperative ultrasonography versus helical computed tomography and computed tomography with arterioportography in diagnosing colorectal liver metastases: lesion-by-lesion analysis. World J Surg 2000;24:43-7; discussion 48.

186 PARTE IV – PRINCÍPIOS DO ESTÁDIO TNM

87. Angelelli G, Macarini L, Lupo L. Rectal carcinoma CT staging with water as contrast medium. Radiology 1990; 177:511-4.

88. Brown G, Richards CJ, Bourne MW, e col. Morphologic predictors of lymph node status in rectal cancer with use of high-spatial-resolution MR imaging with histopathologic comparison. Radiology 2003;227:371-7.

89. Charnsangavej C, Loyer EM, Iyer RB, Choi H, Kaur H. Tumors of the liver, bile duct, and pancreas. Curr Probl Diagn Radiol 2000;29:69-107.

90. Tseng JH, Pan KT, Hung CF, Hsieh CH, Liu NJ, Tang JH. Choledochal cyst with malignancy: magnetic resonance imaging and magnetic resonance cholangiopancreatographic features in two cases. Abdom Imaging 2003;28: 838-41.

91. Jarnagin WR. Cholangiocarcinoma of the extrahepatic bile ducts. Semin Surg Oncol 2000;19:156-76.

92. Hirai I, Kimura W, Fuse A, Suto K, Sakurai F, Ishiyama S. Surgical management of hilar bile duct cancer. Preoperative diagnosis, selection of treatment options and clinical outcome. Hepatogastroenterology 2003;50:629-35.

93. Gazzaniga GM, Filauro M, Bagarolo C, Mori L. Surgery for hilar cholangiocarcinoma: an Italian experience. J Hepatobiliary Pancreat Surg 2000;7:122-7.

94. Khan SA, Davidson BR, Goldin R, e col. Guidelines for the diagnosis and treatment of cholangiocarcinoma: consensus document. Gut 2002;51 Suppl 6:VI1-9.

95. Jarnagin WR, Fong Y, DeMatteo RP, e col. Staging, resectability, and outcome in 225 patients with hilar cholangiocarcinoma. Ann Surg 2001;234:507-17; discussion 517-509.

96. Freeny PC. Computed tomography in the diagnosis and staging of cholangiocarcinoma and pancreatic carcinoma. Ann Oncol 1999;10 Suppl 4:12-7.

97. Soyer P, Bluemke DA, Reichle R, e col. Imaging of intrahepatic cholangiocarcinoma: 1. Peripheral cholangiocarcinoma. AJR Am J Roentgenol 1995;165:1427-31.

98. Ochotorena IJ, Kiyosue H, Hori Y, Yokoyama S, Yoshida T, Mori H. The local spread of lower bile duct cancer: evaluation by thin-section helical CT. Eur Radiol 2000;10: 1106-13.

99. Lee MG, Park KB, Shin YM, e col. Preoperative evaluation of hilar cholangiocarcinoma with contrast-enhanced three-dimensional fast imaging with steady-state precession magnetic resonance angiography: comparison with intraarterial digital subtraction angiography. World J Surg 2003;27:278-83.

100. Soto JA, Alvarez O, Lopera JE, Munera F, Restrepo JC, Correa G. Biliary obstruction: findings at MR cholangiography and cross-sectional MR imaging. Radiographics 2000;20:353-66.

101. Kim JH, Kim TK, Eun HW, e col. Preoperative evaluation of gallbladder carcinoma: efficacy of combined use of MR imaging, MR cholangiography, and contrast-enhanced dual-phase three-dimensional MR angiography. J Magn Reson Imaging 2002;16:676-84.

102. Tillich M, Mischinger HJ, Preisegger KH, Rabl H, Szolar DH. Multiphasic helical CT in diagnosis and staging of hilar cholangiocarcinoma. AJR Am J Roentgenol 1998; 171:651-8.

103. Fulcher AS, Turner MA, Franklin KJ, e col. Primary scle-

rosing cholangitis: evaluation with MR cholangiography-a case-control study. Radiology 2000;215:71-80.

104. Revelon G, Rashid A, Kawamoto S, Bluemke DA. Primary sclerosing cholangitis: MR imaging findings with pathologic correlation. AJR Am J Roentgenol 1999;173: 1037-42.

105. Ito K, Mitchell DG, Outwater EK, Blasbalg R. Primary sclerosing cholangitis: MR imaging features. AJR Am J Roentgenol 1999;172:1527-33.

106. Vitellas KM, Enns RA, Keogan MT, e col. Comparison of MR cholangiopancreatographic techniques with contrast-enhanced cholangiography in the evaluation of sclerosing cholangitis. AJR Am J Roentgenol 2002;178:327-34.

107. Vitellas KM, El-Dieb A, Vaswani KK, e col. MR cholangiopancreatography in patients with primary sclerosing cholangitis: interobserver variability and comparison with endoscopic retrograde cholangiopancreatography. AJR Am J Roentgenol 2002;179:399-407.

108. Munoz L, Roayaie S, Maman D, e col. Hilar cholangiocarcinoma involving the portal vein bifurcation: long-term results after resection. J Hepatobiliary Pancreat Surg 2002;9:237-41.

109. Cannon ME, Carpenter SL, Elta GH, e col. EUS compared with CT, magnetic resonance imaging, and angiography and the influence of biliary stenting on staging accuracy of ampullary neoplasms. Gastrointest Endosc 1999;50: 27-33.

110. Chen CH, Tseng LJ, Yang CC, Yeh YH. Preoperative evaluation of periampullary tumors by endoscopic sonography, transabdominal sonography, and computed tomography. J Clin Ultrasound 2001;29:313-21.

111. Park DI, Lee JK, Kim JE, e col. The analysis of resectability and survival in pancreatic cancer patients with vascular invasion. J Clin Gastroenterol 2001;32:231-4.

112. Yeo CJ, Cameron JL. The treatment of pancreatic cancer. Ann Chir Gynaecol 2000;89:225-33.

113. Cooperman AM, Kini S, Snady H, Bruckner H, Chamberlain RS. Current surgical therapy for carcinoma of the pancreas. J Clin Gastroenterol 2000;31:107-13.

114. Megibow AJ, Zhou XH, Rotterdam H, e col. Pancreatic adenocarcinoma: CT versus MR imaging in the evaluation of resectability—report of the Radiology Diagnostic Oncology Group. Radiology 1995;195:327-32.

115. Merkle EM, Boll DT, Fenchel S. Helical computed tomography of the pancreas: potential impact of higher concentrated contrast agents and multidetector technology. J Comput Assist Tomogr 2003;27 Suppl 1:S17-22.

116. Nino-Murcia M, Jeffrey RB, Jr. Multidetector-row CT and volumetric imaging of pancreatic neoplasms. Gastroenterol Clin North Am 2002;31:881-96.

117. Warshaw AL, Fernandez-del Castillo C. Pancreatic carcinoma. N Engl J Med 1992;326:455-65.

118. Fletcher JG, Wiersema MJ, Farrell MA, e col. Pancreatic malignancy: value of arterial, pancreatic, and hepatic phase imaging with multi-detector row CT. Radiology 2003;229:81-90.

119. Fishman EK, Horton KM, Urban BA. Multidetector CT angiography in the evaluation of pancreatic carcinoma: preliminary observations. J Comput Assist Tomogr 2000;24:849-53.

120. Squillaci E, Fanucci E, Sciuto F, e col. Vascular involve-

ment in pancreatic neoplasm: a comparison between spiral CT and DSA. Dig Dis Sci 2003;48:449-58.

121. Arslan A, Buanes T, Geitung JT. Pancreatic carcinoma: MR, MR angiography and dynamic helical CT in the evaluation of vascular invasion. Eur J Radiol 2001;38:151-9.

122. Vahldiek G, Broemel T, Klapdor R. MR-cholangiopancreaticography (MRCP) and MR-angiography: morphologic changes with magnetic resonance imaging. Anticancer Res 1999;19:2451-8.

123. Nakayama Y, Yamashita Y, Kadota M, e col. Vascular encasement by pancreatic cancer: correlation of CT findings with surgical and pathologic results. J Comput Assist Tomogr 2001;25:337-42.

124. Yamada Y, Mori H, Kiyosue H, Matsumoto S, Hori Y, Maeda T. CT assessment of the inferior peripancreatic veins: clinical significance. AJR Am J Roentgenol 2000; 174:677-84.

125. Roche CJ, Hughes ML, Garvey CJ, e col. CT and pathologic assessment of prospective nodal staging in patients with ductal adenocarcinoma of the head of the pancreas. AJR Am J Roentgenol 2003;180:475-80.

126. Gorelick AB, Scheiman JM, Fendrick AM. Identification of patients with resectable pancreatic cancer: at what stage are we? Am J Gastroenterol 1998;93:1995-6.

127. Wiersema MJ. Identifying contraindications to resection in patients with pancreatic carcinoma: the role of endoscopic ultrasound. Can J Gastroenterol 2002;16:109-14.

128. Hunt GC, Faigel DO. Assessment of EUS for diagnosing, staging, and determining resectability of pancreatic cancer: a review. Gastrointest Endosc 2002;55:232-7.

129. Procacci C, Biasiutti C, Carbognin G, e col. Spiral computed tomography assessment of resectability of pancreatic ductal adenocarcinoma: analysis of results. Dig Liver Dis 2002;34:739-47.

130. Prokesch RW, Chow LC, Beaulieu CF, e col. Local staging of pancreatic carcinoma with multi-detector row CT: use of curved planar reformations initial experience. Radiology 2002;225:759-65.

PARTE **V**

DOENÇAS DO ESÔFAGO, ESTÔMAGO E DUODENO

- CÂNCER DO ESÔFAGO
- ESÔFAGO DE BARRETT
- ADENOCARCINOMA GÁSTRICO
- LINFOMA GÁSTRICO
- TUMOR CARCINÓIDE

15

CÂNCER DO ESÔFAGO

Marc Giovannini
José Celso Ardengh

INTRODUÇÃO

A maioria dos pacientes apresenta-se ao médico em estádio avançado e para eles a cirurgia com ou sem quimioterapia ou radioterapia (QT/RT) pré-operatória, oferece a única esperança de cura[1]. É fundamental para o gerenciamento posicionarmos com precisão o valor da EE. O tratamento do carcinoma de esôfago depende do estádio tumoral[2]. A cirurgia é o tratamento ideal, porém é contra-indicada nos casos de comprometimento de nódulos linfáticos (NL) e metástases à distância. A EE está indicada no estádio locorregional do câncer esofágico e da junção gastresofágica, permitindo análise acurada do comprometimento da parede esofágica e de NL em 85% e 75% dos casos, respectivamente[3-10], mas com baixa especificidade para distinguir NL inflamatórios de neoplásicos[11-13].

As principais indicações para a realização da EE nas neoplasias esofágicas são: avaliar o comprometimento parietal e NL; classificar o N através da punção aspirativa com agulha fina (EE-PAAF) de NL; avaliar a resposta pós-tratamento quimiorradioterápico (QT/RT) e determinar a presença de neoplasias esofágicas superficiais com miniprobes de alta freqüência.

COMPROMETIMENTO PARIETAL E NODULAR LINFÁTICO

A classificação TNM é o melhor sistema de classificação pré-operatória dos tumores do esôfago (capítulo 12)[14]. A EE mostra detalhes da parede do esôfago e da maioria das cadeias de NL do mediastino, perigástricos, do tronco celíaco e metástases localizadas no lobo direito do fígado . Ela tem potencial para fornecer de forma precisa a classificação tumoral (T) e de NL (N). Por outro lado a TCH apresenta melhores resultados na identificação de metástases à distância (M). Assim, a utilização desses dois métodos tem sido a melhor forma de estadiar a doença, sendo útil na maioria dos doentes[18,19].

O prognóstico do câncer do esôfago está relacionado ao estádio da doença. Apesar dos protocolos de tratamento depender do estádio, até o momento não existem informações conclusivas dos benefícios da terapia neoadjuvante como a QT ou QT/RT, sobre esses doentes[20-23]. Mesmo assim, esse tipo de protocolo tem sido usado em pacientes com doença localmente avançada como nos estádios IIB e III, ou quando a cirurgia não é curativa (Figura 15.1 e 15.2).

O estádio pré-operatório acurado é fundamental para a adoção da melhor forma de tratamento e determinação do prognóstico desses pacientes.

Numerosos estudos demonstram a superioridade da EE em relação à TCH, com uma acurácia para o estádio T de 85 a 90% e de 75% para o estádio N[5,24]. Essa superioridade foi confirmada em uma revisão sistemática e cuidadosa da literatura[5]. Estudos recentes com esse objetivo embora menos numerosos confirmam a superioridade da EE. Um número cada vez maior de casos relatados detecta NL no tronco celíaco e também o envolvimento hepático por metástases, causando impacto maior no tratamento desses pacientes[6,7].

Os poucos estudos comparativos entre a EE e o PET scan para essa doença são conflitantes, apesar de Lerut e col.[25] terem relatado acurácia de 86%, para o PET scan, bem superior à TCH e à EE (63%) para o diagnóstico de NL. Apesar disso o entusiasmo não é grande e estudos com metodologia mais rigorosa têm sido aguardados para confirmar tais afirmações.

Recentemente Lowe e col.[26] em estudo prospectivo e comparativo sobre 75 doentes com câncer do esôfago compararam os resultados do PET scan, TCH e EE no estádio inicial dessa doença. Eles determinaram a sensibilidade e a especificidade de cada teste, para identificar a classificação N e a presença de metástases. Os autores concluíram que houve diferença estatística a favor da

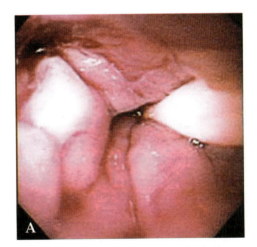
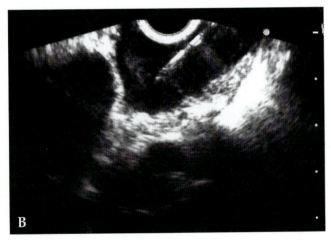

Figura 15.1. A) Visão endoscópica de lesão estenosante, com várias biópsias negativas para a presença de neoplasia de esôfago. **B)** A EE revelou a presença de massa hipoecóica, de limites imprecisos, heterogênea, que acomete em profundidade toda parede do órgão até tecidos adjacentes (uT3NxMx). A PAAF confirmou CEC de esôfago (imagens do Dr. José Celso Ardengh).

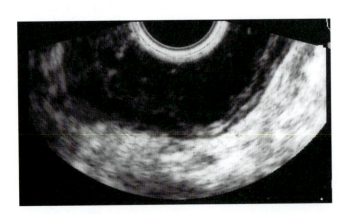

Figura 15.2. Outro paciente com as mesmas características estenosantes (uT3NxMx), cuja biópsia confirmou a hipótese de CEC de esôfago (imagem do Dr. José Celso Ardengh).

CÂNCER DO ESÔFAGO **193**

EE em relação à TC e à PET scan na determinação do estádio T (p > 0,14) e resultados semelhantes para a avaliação do estádio N e na identificação de metástases, ocorrendo certa tendência para melhores resultados com o uso da EE em pacientes com tumores de esôfago[26].

Pacientes submetidos à cirurgia do tipo R0 (ausência de doença residual macroscópica ou microscópica na área primária do tumor ao final da operação) é um importante fator de prognóstico. As ressecções R0 estão associadas a taxas de sobrevida de cinco anos de 20 a 35% em comparação com as ressecções R1/R2 (tumor residual microscópico ou macroscópico). Nesses casos, a taxa de sobrevida está em torno de 0 a 10% em 5 anos[27]. Até o momento as pesquisas se focam de forma exaustiva em resultados para o estádio da doença pela TC, EE ou ambos, mas estudos com a finalidade de prever a ressecabilidade do tipo R0 seriam bem vindos[24].

Assim sendo, a EE pode ser aplicada no estádio pré-operatório do carcinoma esofágico, porém, com resultados conflitantes apresentados na literatura. Para identificar e sintetizar todos os artigos relatando o desempenho da EE no estádio do câncer esofágico, dados sobre esse tema, publicados em inglês ou outras línguas foram analisados de 1981 a 1996. A metodologia característica percebida pelo operador foi usada para sintetizar o desempenho estimado, que foi obtido pelo Q.

A análise retrospectiva foi aplicada para avaliar o estudo e as razões pelas quais os desempenhos se mostraram diferentes. Dezessete artigos foram analisados detalhadamente, sendo treze para o estadiamento do câncer esofágico e quatro para cânceres da junção gastresofágica. Para o estádio esofágico T, Q = 0,89 (95% CI 0,88-0,92). Para o estádio gastresofágico, incluindo cânceres da junção gastresofágica, Q = 0,91 (95% CI 0,89-0,93). A inclusão de casos com estenose não transponível reduziu claramente o desempenho do estadiamento. Para o estádio N, Q = 0,79 (95% CI 0,75-0,83). Em estudos onde se comparou a EE com a tomografia computadorizada (TC), os resultados mostraram-se piores para a TC. Nenhuma das variáveis analisadas em estudos retrospectivos foi significativa utilizando-se a correção Bonferroni. Três variáveis (localização, transposição e acesso a lesão) mostraram forte relação para pesquisas futuras e validação. A EE é efetiva para a discriminação dos estádios T1 e T2 dos estádios T3 e T4 para os carcinomas esofágicos primários. As estenoses não transponíveis podem apresentar-se como uma limitação em alguns pacientes.

Pacientes classificados como T4 à EE têm péssimo prognóstico, independente da possibilidade ou não de serem submetidos à cirurgia[28-30], e é geralmente aceito como uma indicação para o tratamento paliativo (Figura 15.3).

Embora o envolvimento N geralmente esteja correlacionado com um estádio avançado da doença ele é excelente fator para prever um prognóstico sombrio, num doente com essas características e apesar da EE estar longe da perfeição para identificar NL metastáticos ela ainda é o melhor método disponível para detectá-los[31,32]. Apesar de a EE ser relativamente sensível para a identificação de NL, características como tamanho, critérios morfológicos (forma, bordas, características ecográficas) apresentam baixa especificidade[33]. Nódulos linfáticos com as quatro características acima (tamanho maior que 1cm, arredondados, bordas bem delimitadas, ecotextura hipoecóica e homogênea) pressupõem a presença de metástases em até 80% das vezes, mas é preciso ressaltar que apenas 20 a 40% dos NL malignos apresentam tais características[12,33]. Nódulos linfáticos reacionais ou inflamatórios podem ser encontrados adjacentes a tumores na região subcarinal (Figuras 15.4, 15.5 e 15.6), particularmente em fumantes, considerando-se ainda que uma diminuta minoria deles possa conter sítios de micrometástases[34,35].

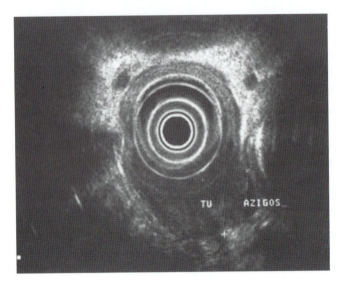

Figura 15.3. Carcinoma do esôfago uT4N0Mx. Note a invasão da veia ázigos, pela massa hipoecóica de limites e contornos imprecisos (imagem do Dr. José Celso Ardengh).

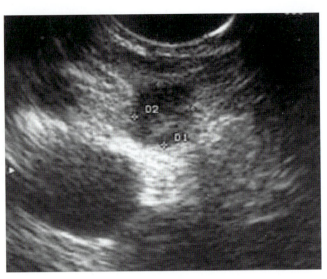

Figura 15.4. Nódulo linfático infracarinal com características inflamatórias (NL < 1cm, limites imprecisos e bordas irregulares) (imagem do Dr. José Celso Ardengh).

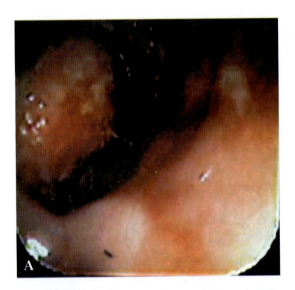

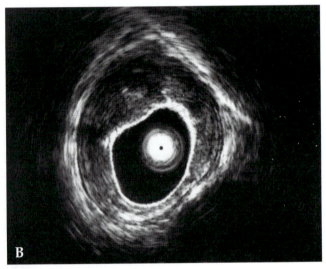

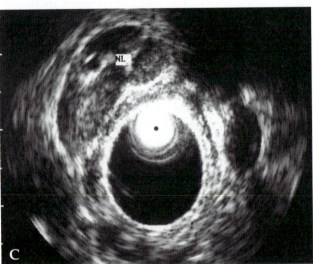

Figura 15.5. A) Visão endoscópica de massa vegetante localizada no terço médio do esôfago, biópsia endoscópica revelou CEC. **B)** EE mostrou lesão de grandes proporções que invadia em profundidade todas as camadas da parede (uT3N0Mx). **C)** Observe a esquerda no alto nódulo linfático com características inflamatórias e abaixo a direita outro nódulo com característica neoplásicas. Achados confirmados pela cirurgia (imagens do Dr. José Celso Ardengh).

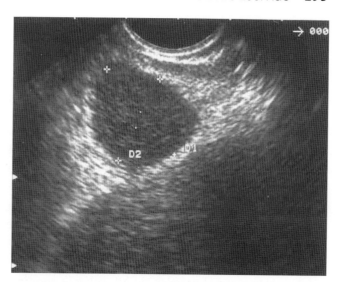

Figura 15.6. Nódulo linfático no tronco celíaco em paciente com CEC de terço médio de esôfago classificado pela EE em uT2N1Mx. A PAAF revelou a presença de metástase (imagem do Dr. José Celso Ardengh).

APLICAÇÃO DA BIÓPSIA ECOGUIADA EM NÓDULOS LINFÁTICOS SUSPEITOS

Dadas as importantes implicações prognósticas a respeito do envolvimento N[34] e o seu impacto na seleção de pacientes para a terapia neoadjuvante, é essencial aumentar a modesta acurácia das imagens ecoendoscópicas no que diz respeito à classificação sobre o estádio N. Na verdade o aumento dessa acurácia é mais importante que o estádio pré-terapêutico, pois sabe-se que a morbidade associada a esse tipo de tratamento não é desprezível, bem como os resultados da cirurgia para o estádio estarem distorcidos após a terapia neoadjuvante. De qualquer forma, a EE-PAAF é a única forma que resta para aumentar a acurácia do exame e determinar com precisão a especificidade e a acurácia da classificação N, mas apesar dos relatos a respeito dessa prerrogativa, a maioria dos trabalhos não são randomizados nem prospectivos, comparando imagens ecoendoscópicas com os resultados da EE-PAAF. Nesse contexto poucos são os trabalhos que demonstram o impacto clínico da EE-PAAF sobre os NL no câncer de esôfago[36,37]. Vazquez-Sequerios e col.[38] em estudo retrospectivo demonstraram o impacto da EE-PAAF em 64 pacientes com câncer de esôfago (Tabela 15.1).

Nesse estudo a simples aplicação da PAAF aumentou a acurácia do estádio N para 93% aumentando também a sensibilidade e em menor grau a especifi-

Tabela 15.1. Resultados da EE e EE-PAAF no diagnóstico de metástases linfonodais.

%	Estádio (N) global		Estádio (N) celíaco	
	EE	EE-PAAF	EE	EE-PAAF
Sensibilidade	63	93	75	93
Specificidade	81	100	100	–
Acurácia	70	93	97	93
VPN	53	33	96	0
VPP	87	100	100	100

Adaptado de Vazquez-Sequerios e col.[38].
VPN = valor preditivo negativo; VPP = valor preditivo positivo.

cidade. Os benefícios por sua vez não foram tão grandes para os NL encontrados no tronco celíaco, provavelmente porque eles são quase todos metastáticos quando diagnosticados, o que foi comprovado em outros estudos[2,39-41].

Outro estudo retrospectivo avaliou os resultados da EE associada à punção aspirativa com agulha fina (EE-PAAF) sobre NL em pacientes com câncer de esôfago, Eloubeidi e col.[39] examinaram 89 NL removidos pela cirurgia no tronco celíaco de 14 pacientes onde a EE não os havia identificado. Trinta e nove desses NL estavam envolvidos pelo tumor (44%). Desses 39% tinham envolvimento microscópico (foco tumoral de 1mm) e o tamanho médio dos 89 NL foi de 5mm (extremos de 1 a 15mm).

Os dados analisados desses e de outros estudos demonstram que a EE-PAAF reduz a taxa de falso-positivo e de falso-negativo, assim a utilização dessa manobra diagnóstica, tem sido defendida por muitos autores, como de rotina, inclusive os autores desse capítulo (Figuras 15.6 e 15.7).

Certamente o envolvimento de NL celíacos tem impacto no tratamento curativo desses pacientes. Embora um tumor estenosado possa impedir o exame da região do tronco celíaco, alguns autores têm preconizado a dilatação para poder examinar essa área por completo e estadiar de forma completa a doença[7].

Além disso, para aqueles que não tem acesso a EE-PAAF, dados coletados por um estudo japonês demonstraram que a documentação de imagens de NL identificados pela EE pode nos fornecer informações sobre o prognóstico dos doentes[42]. Nesse interessante estudo a taxa de sobrevida em cinco anos para pacientes com 0, 1 a 3, 4 a 7 e 8 ou mais NL diagnosticados pela EE foram de 53,3%, 33,8%, 17%, e 0%, respectivamente. Esses dados foram coletados em pacientes com CEC, mas se esses dados puderem ser utilizados em doentes com adenocarcinoma, isso pode se tornar um fator importante, nos países onde o adenocarcinoma é predominante[42].

Recentes estudos publicados sobre a biópsia ecoguiada mostram que essa técnica atinge especificidade de 95% na diferenciação de NL malignos de inflamatórios[23,43-48].

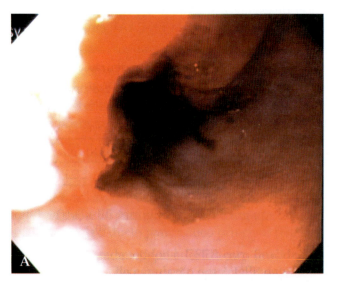 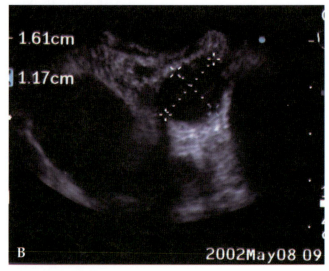

Figura 15.7. A) Imagem endoscópica de lesão ulcerada e friável localizada no terço médio. **B)** EE revelou NL no tronco celíaco, de 1,6 x 1,1cm, com características metastáticas confirmada por PAAF (imagens do Dr. José Celso Ardengh).

Hiele e col.[31] publicaram seus resultados sobre a relação entre os achados ecoendoscópicos e o seguimento de pacientes com tumor de esôfago ou da transição gastresofágica. Oitenta e seis pacientes foram avaliados em estudo prospectivo e 78 foram operados. Os autores mostraram que a diferença na sobrevida dos pacientes foi significativamente relatada para o estádio ecoendoscópico T (T1 + T2 *vs.* T3 + T4, p = 0,05), estádio ecoendoscópico N (p = 0,02), detecção de metástases nos NL celíacos (p = 0,0027), e a presença de estenoses (p = 0,02). Esses resultados confirmam o impacto dos achados ecoendoscópicos, principalmente na avaliação da presença de NL malignos no tronco celíaco em pacientes com carcinoma esofágico. Existem alguns estudos na literatura mostrando a aplicação pré-operatória da EE no estádio do câncer esofágico. Siemsen e col.[32] avaliaram 130 pacientes com câncer esofágico por EE utilizando sonda linear e realizaram biópsias ecoguiadas dos NL do tronco celíaco. A EE encontrou 39 casos uT4 não visualizados pela cirurgia e 28 pacientes com NL malignos no tronco celíaco demonstrado pela EE-PAAF.

Em resumo, de acordo com os resultados da EE e da EE-PAAF a cirurgia deixou de ser realizada em 20% dos 130 pacientes. Binmoeller e col.[33] estudaram a aplicabilidade de EE-PAAF em 35 pacientes com câncer esofágico ou da cárdia. Os autores concluíram que nenhum dos aspectos morfológicos ecoendoscópicos dos NL foram preditivos de malignidade e a correlação da EE-PAAF com a patologia cirúrgica em 24 pacientes (36 NL) revelou sensibilidade e especificidade de 97 e 100%[33].

NOSSA EXPERIÊNCIA COM A EE-PAAF EM NL DE PACIENTES COM CÂNCER ESOFÁGICO[12]

Cento e noventa e oito pacientes foram submetidos à EE para o estádio locorregional do câncer do esôfago (121 escamosos e 77 adenocarcinomas) antes do tratamento. Todos foram submetidos à endoscopia digestiva, TC de tórax, broncoscopia flexível e ultra-sonografia abdominal e foram considerados aptos para o procedimento cirúrgico após esses exames não terem demonstrado qualquer contra-indicação para a cirurgia. A lesão encontrava-se no esôfago cervical em 11 casos, no mediastino superior em 67, no médio em 36 e no inferior em 84[12].

O envolvimento da parede esofágica foi avaliado de acordo com a classificação ecoendoscópica uTN e os NL foram considerados metastáticos se três dos quatro critérios clássicos fossem encontrados (redondo, hipoecóico, com bordas bem definidas e diâmetro > 1cm). Mas quando os NL foram considerados metastáticos a distância (NL mediastinais e do tronco celíaco para o câncer de esôfago cervical ou cervical e celíaco para o câncer de esôfago distal) a EE-PAAF era aplicada mesmo se o NL não apresentasse critério de malignidade a EE. Em 40/198 pacientes (20,2%) a biópsia ecoguiada foi realizada. A indicação da EE-PAAF nos NL foi: tumor de localização mediastinal com NL cervicais (19 casos), no câncer esofágico com NL de tronco celíaco (2 casos), nos tumores de esôfago superior com NL celíacos (9 casos) e no adenocarcinoma de esôfago distal com NL no mediastino superior (10 casos)[12].

A média de tamanho dos NL biopsiados foi de 8,6mm. A média de punções foi de 1,3. A punção não pôde ser obtida de forma adequada em 1 caso (NL celíaco). A sensibilidade, especificidade, valor preditivo positivo e negativo para o diagnóstico de malignidade linfonodal foram de 96,8%, 100%, 100% e 88,8%, respectivamente. Nenhuma diferença foi encontrada entre o diâmetro dos NL (menor ou maior que 9mm), a localização (cervical ou celíaca) e a

198 PARTE V – DOENÇAS DO ESÔFAGO, ESTÔMAGO E DUODENO

positividade da EE-PAAF. Células malignas foram encontradas em 31 casos e linfócitos normais com células inflamatórias (antracose) em 8. Não houve diferença entre os resultados das punções ecoguiadas de carcinomas escamosos e adenocarcinomas. A cirurgia foi realizada em pacientes com biópsias não contributivas e em 8 pacientes que apresentavam suspeita de NL inflamatórios. A histologia confirmou os resultados de NL inflamatórios obtidos pela EE-PAAF, mas mostrou um NL maligno onde a EE-PAAF não havia sido efetiva. Por outro lado, a cirurgia foi contra-indicada em 24/31 pacientes com EE-PAAF positiva. Esses 24 pacientes foram tratados por QT/RT. Para os 7 pacientes restantes, a QT/RT pré-operatória foi aplicada, porém NL malignos foram encontrados na peça operatória em todos os casos. A cirurgia foi aplicada porque os pacientes eram jovens (idade < 55 anos). Os resultados das punções ecoguiadas linfonodais modificaram o estadiamento do tumor em 31/40 casos, e esses tumores esofágicos com envolvimento linfonodal cervical ou celíaco foram considerados metastáticos de acordo com a classificação UICC. Somente 1 paciente foi subestimado. Dos demais se obteve a classificação N de forma correta pela EE-PAAF. A EE-PAAF modificou a decisão terapêutica em 24/40 pacientes (60%)[12].

APLICAÇÃO DA ECOENDOSCOPIA NA AVALIAÇÃO PÓS-QUIMIORRADIOTERAPIA

Os estudos iniciais sobre a acurácia da EE no estádio após terapia neoadjuvante foram desapontadores e mostrou o limite do exame em diferençar tumor residual de regiões com processo inflamatório ou fibrótico[49]. Estes estudos relataram taxas de classificação T e N animadoras. Como sugerido, em um estudo recente que após o tratamento neoadjuvante processaram as imagens ecoendoscópicas, para verificar se havia ou não tumor residual e se ele era ressecável ou não (menor que T4). Nesse estudo, a EE apresentou acurácia de 84% em prever a ressecabilidade após a quimioterapia[50].

Talvez a documentação ecoendoscópica na avaliação de uma redução máxima da área do tumor pudesse ser a melhor forma de prever a resposta da terapia imposta. Vários estudos relataram que uma redução de 50% ou mais da área tumoral é relativamente precisa em predizer uma boa resposta a terapia[28,51].

Em um recente estudo de Cleveland, a EE mostrou uma boa resposta da doença a QT/RT em 20 de 23 pacientes (87%) que apresentaram regressão do tumor[52]. Globalmente o VPP da EE para avaliar a regressão da doença foi de 80%. Isto provavelmente tornar-se-á mais importante no futuro quando a terapia neoadjuvante se tornar mais difundida e adotada, além do desenvolvimento de novas substâncias e protocolos para o tratamento dessa doença. Além disso, o desenvolvimento da EE tridimensional será uma ferramenta importante para estimar de forma correta o volume tumoral e avaliar com mais precisão a resposta desse tipo de tratamento[52].

Quanto ao envolvimento N, alguns casos relatados têm chamado a atenção para o real valor da EE-PAAF na documentação do estádio depois da terapia. Na verdade a utilidade desse tipo de abordagem permanece incógnita devendo ser largamente explorada[53].

Analisar os resultados da resposta ao câncer esofágico obtidos pela QT/RT é difícil. A endoscopia gastrintestinal permite, somente, avaliar o lume. A TC de tórax não é capaz de fazer distinção entre o espessamento parietal secundário à radiação e o tumor residual e os resultados iniciais com a EE têm sido contraditórios (Figuras 15.8 e 15.9)[34-37,49,54,55].

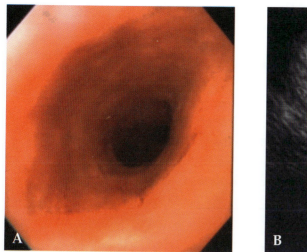 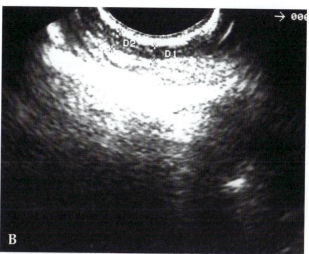

Figura 15.8. A) Imagem endoscópica de cicatriz de esôfago após braquiterapia.
B) Observe a imagem ecoendoscópica com completa restituição das camadas da parede (uT0).

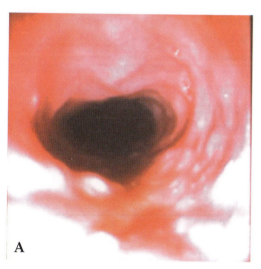 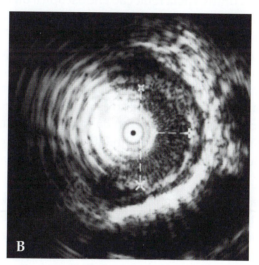

Figura 15.9. A) Imagem endoscópica de lesão de esôfago (CEC), após QT/RT.
B) Observe a imagem ecoendoscópica com espessamento hipoecóico ou heterogêneo da parede, sem distinção das camadas, ultrapassando a quinta camada hiperecóica (classificação T2).

Giovannini e col.[55] avaliaram 32 pacientes com câncer esofágico (T3 ou T4) pela EE. Todos foram tratados por QT/RT e em seguida submetidos à ressecção cirúrgica. Em 25 o diagnóstico foi de CEC e em 7 ADC. Após 2 sessões de QT/RT, o envolvimento da parede esofágica foi reclassificado utilizando uma classificação modificada (pós-QT/RT). Essa classificação pode ser apreciada na Tabela 15.2.

Usando essa classificação (pós-QT/RT), a sensibilidade, especificidade e acurácia da EE para a detecção de tumor residual (T0 + Tw *vs*. T2-T3-T4) foram respectivamente 91,3%, 77,7% e 77,7%. A acurácia da EE, endoscopia digestiva e TC para avaliar a resposta parietal foram respectivamente 81,2%, 56,2% e 59,3%. Completa restituição da parede esofágica (T0) e estádio Tw foram encontrados em 78% dos casos e corresponderam em todos os casos à parede esofágica livre de tumor ou tumor residual microscópico na mucosa. Nenhuma conclusão pode ser obtida em outra categoria (T2-4), mas tumor residual foi detectado em 87% dos casos[55].

200 PARTE V – DOENÇAS DO ESÔFAGO, ESTÔMAGO E DUODENO

Tabela 15.2. Classificação modificada para avaliação de pacientes após QT/RT[55].

T0	Completa restituição das camadas da parede
Tw	Alguns nódulos localizados em submucosa/muscular própria, mas com discernimento das camadas da parede
T2	Discreto espessamento da parede sem distinção das camadas, mas sem ultrapassar a quinta camada hiperecóica
T3	Espessamento hipoecóico ou heterogêneo da parede, sem distinção das camadas, ultrapassando a quinta camada hiperecóica
T4	Persistência de massa hipoecóica ou heterogênea em contato com as estruturas mediastinais

APLICAÇÃO DO MINIPROBE DE ALTA FREQÜÊNCIA NOS CARCINOMAS SUPERFICIAIS DE ESÔFAGO

Tumores T0 e T1 não devem penetrar à submucosa e podem ser efetivamente tratados de forma curativa pela remoção endoscópica da mucosa também conhecida por mucosectomia endoscópica (ME), pela terapia fotodinâmica ou pelo uso do plasma de argônio. Tumores precoces (Figura 15.10) podem invadir a mucosa e a mucosa profunda (primeira e segunda camadas), podendo se estender até a submucosa, mas não tocando a quarta camada (muscular própria)[21]. A dificuldade básica está em se ter certeza de que a lesão é superficial (Figura 15.11). O risco está no envolvimento de NL. A ME está indicada nos casos de lesão limitada à mucosa ou ao primeiro terço da submucosa (sm1), sendo o envolvimento de NL uma contra-indicação à ME. A aplicação da EE para essa diferenciação é importante (Figura 15.12).

Em primeiro lugar é necessário aplicar a EE com uma sonda convencional (5, 7,5 ou 12MHz) para estadiamento parietal (T) e linfonodal (N). Em segundo lugar se a lesão é classificada como uT0 ou uT1N0, recomenda-se realizar outra EE com miniprobe de alta freqüência (20 ou 30MHz) que permite avaliar a infiltração tumoral na mucosa e submucosa[56-58]. A realização da ME é possível nos casos onde o tumor infiltra até o primeiro terço da submucosa (sm1), mas não nas infiltrações sm2 e sm3. A média de envolvimento linfonodal é muito alta, de 30 a 50% para um câncer esofágico[59]. A acurácia dos miniprobes no estádio T do carcinoma espinocelular (Figura 15.13) precoce está em torno de 71 a 92% (71 a 86% para os T1 mucosos e de 78 a 94% para os T1 submucosos)[60].

EE E A QUALIDADE DE VIDA DE DOENTES COM CÂNCER DE ESÔFAGO

A cirurgia para o câncer prejudica a qualidade de vida desses pacientes se eles sobreviverem menos que dois anos após a ressecção[61]. Avaliar a influência de um exame de imagem como a EE na qualidade de vida em uma doença tão complexa é difícil e poucos dados existem a esse respeito, mas os médicos que se dedicam a esse estudo devem focar suas intenções sobre esse tema em projetos futuros de pesquisa. Na verdade a possibilidade da EE prever potenciais candidatos à ressecção R0 poderia ser uma maneira que a EE têm de minimizar a deterioração da qualidade de vida associada à ressecção cirúrgica[61].

CÂNCER DO ESÔFAGO **201**

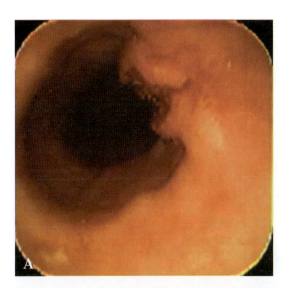
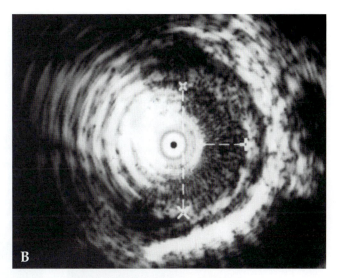

Figura 15.10. A) Imagem endoscópica de lesão de esôfago (CEC) em paciente de 57 anos. **B**) Observe a imagem ecoendoscópica com área hipoecóica, que invade em profundidade a mucosa e parte da submucosa, sem invadir a muscular própria (uT1N0Mx?) (imagens do Dr. José Celso Ardengh).

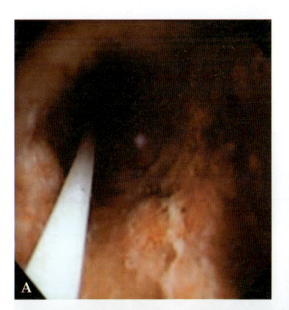
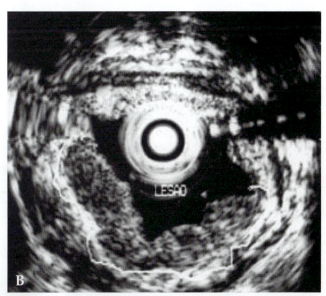

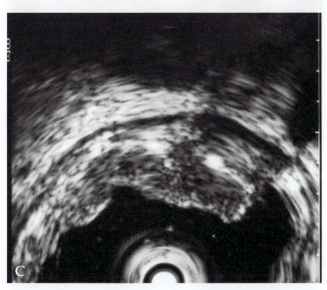

Figura 15.11. A) Imagem endoscópica de lesão de esôfago ulcerada (CEC) em paciente de 78 anos. **B** e **C**). A imagem ecoendoscópica com área hipoecóica, que invade em profundidade a mucosa e em alguns pontos parece invadir a submucosa, chegando até a muscular própria. A EE classificou-se como (uT2N0Mx). A cirurgia revelou se tratar de T1N0Mx) (imagens do Dr. José Celso Ardengh).

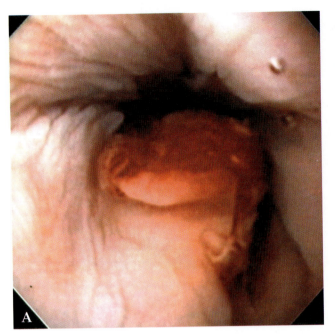
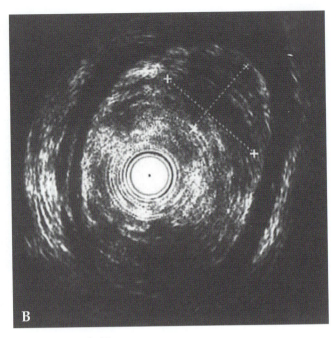

Figura 15.12. A) Imagem endoscópica de lesão de esôfago (CEC) em paciente de 72 anos. **B)** Observe a imagem ecoendoscópica com miniprobe hipoecóica, ovalar, heterogênea de limites precisos, que invade em profundidade até sm3, sem invadir a muscular própria (uT1N0Mx?) (imagens do Dr. José Celso Ardengh).

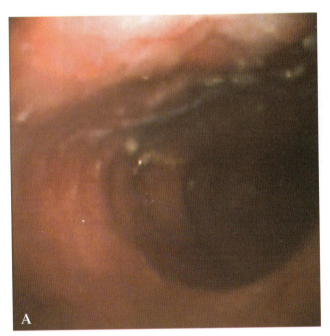
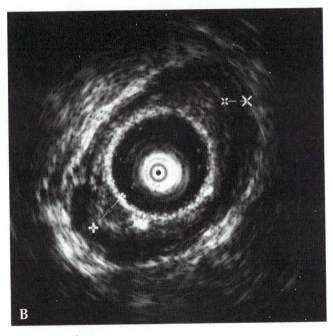

Figura 15.13. A) Paciente com lesão superficial à endoscopia (ap = CEC). **B)** À EE observa-se área hipoecóica, que acomete dois terços da circunferência e invade a muscular própria e tecidos adjacentes (acima a direita da foto). Classificação (uT3N0Mx) (imagens do Dr. José Celso Ardengh).

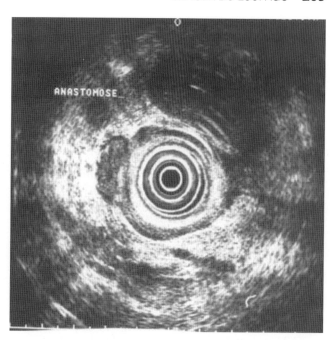

Figura 15.14. Paciente com neoplasia de esôfago operada. O controle endoscópico foi normal e a EE revelou a presença de área hipoecóica ovalar submucosa, confirmado pela biópsia ecoguiada como recidiva local.

DETECÇÃO PRECOCE DA RECIDIVA OU CÂNCER DO ESÔFAGO RESIDUAL

Em um recente estudo japonês prospectivo sobre 51 pacientes avaliados com miniprobes de alta freqüência (20 e 30MHz) depois da mucosectomia ou tratamento radioquimioterápico, sete casos de câncer residual ou recidivado (submucosa) foram detectados na lâmina própria pela EE e confirmado pela biópsia endoscópica e PAAF. Em 5 de 7 casos, a malignidade foi comprovada e adicionais tratamentos foram impostos. Esses resultados preliminares demonstram a possibilidade do diagnóstico precoce do câncer residual ou da recidiva desses tumores (Figura 15.14)[62].

CONCLUSÃO

EE é atualmente a melhor técnica para estádio locorregional do câncer esofágico. EE-PAAF dos NL aumenta a especificidade do exame ecoendoscópico e permite selecionar melhor os pacientes candidatos à cirurgia.

REFERÊNCIAS BIBLIOGRÁFICAS

1. Palazzo L, Gayet B, Vilgrain V, Molas G, Amouyal P, Roseau G, e col. Endoscopic ultrasonic diagnosis and cancer of the esophagus. Results of a prospective comparative study with x-ray computed tomography in 51 surgically treated patients. Gastroenterol Clin Biol 1990;14(5):428-36.
2. Hosch SB, Stoeckleim NH, Pichlmeier U, Rehders A, Scheunemann P, Niebdorf A, e col. Esophageal cancer: the mode of lymphatic tumor cell spread and its prognostic significance. J Clin Oncol 2001;19:1970-5.
3. Mallery S, Van Dam J. EUS in the evaluation of esophageal carcinoma. Gastrointest Endosc 2000;52:S6-11.
4. Van Dam J. Endosonographic evaluation of the patient with esophageal cancer. Chest 1997;112(4 Suppl):184S-190S.
5. Rosch T. Endosonographic staging of esophageal cancer: a review of literature results. Gastrointest Endosc Clin N Am 1995;5(3):537-47.
6. Nguyen P, Feng JC, Chang KJ. Endoscopic ultrasound (EUS) and EUS-guided fine-needle aspiration (FNA) of liver lesions. Gastrointest Endosc 1999;50(3):357-61.
7. Wallace MB, Hawes RH, Sahai AV, Van Velse A, Hoffman BJ. Dilation of malignant esophageal stenosis to allow EUS guided fine-needle aspiration: safety and effect on patient management. Gastrointest Endosc 2000;51(3):309-13.
8. Group MUGTC. MRC randomised phase III trial of surgery with or without preoperative chemotherapy in resectable cancer of the esophagus. BJC 2000;83:1.
9. Kelsen D, Ginsberg RJ, Pajak T, Sheahan DG, Gunderson

L, Mortimer J, e col. Chemotherapy followed by surgery compared with surgery alone for localized esophageal cancer. N Engl J Med 1998;339:1979-84.

10. Walsh TN, Noonan N, Hollywood D, Kelly A, Keeling N, Hennessy TP. A comparison of multimodality therapy and surgery for esophageal adenocarcinoma. N Engl J Med 1996;335:462-7.

11. Binmoeller KF, Seifert H, Soehendra N. Endoscopic ultrasonography-guided fine-needle aspiration biopsy of lymph nodes. Endoscopy 1994;26(9):780-3.

12. Giovannini M, Monges G, Seitz JF, Moutardier V, Bernardini D, Thomas P, e col. Distant lymph node metástases in esophageal cancer: impact of endoscopic ultrasound-guided biopsy. Endoscopy 1999;31(7):536-40.

13. Catalano MF, Sivak MV, Jr., Rice T, Gragg LA, Van Dam J. Endosonographic features predictive of lymph node metastasis. Gastrointest Endosc 1994;40(4):442-6.

14. Atlas TNM (UICC). 2 ed. São Paulo: Springer-Varlag; 1997.

15. Tio TL, Cohen P, Coenne PP, Udding J, e col. Endosonography and computed tomography of esophageal carcinoma. Preoperative classification compared to the new (1987) TNM system. Gastroenterology 1989;96:1478-86.

16. Nattermann C, Dancygier H. [Endoscopic ultrasound in preoperative TN staging of esophageal cancer. A comparative study between endosonography and computerized tomography]. Ultraschall Med 1993;14(3):100-5.

17. Dittler HJ, Siewert JR. Role of endoscopic ultrasonography in esophageal carcinoma. Endoscopy 1993;25(2):156-61.

18. Hordijk ML, Zander H, Van Blankenstein M, Tilanus HW. Influence of tumor stenosis on the accuracy of endosonography in preoperative T staging of esophageal cancer. Endoscopy 1993;25:171-5.

19. Van Dan J, Rice TW, Catalano MF, Kirby T, e col. High-grade malignant stricture is predictive of esophageal tumor stage. Risks of endosonographic evaluation. Cancer 1993;71:2910-7.

20. Grimm H, Binmoeller KF, Hamper K, Koch J, Henne-Bruns D, Soehendra N. Endosonography for preoperative locoregional staging of esophageal and gastric cancer. Endoscopy 1993;25(3):224-30.

21. Palazzo L, Gayet B, Roseau G, Chaussade S, e col. Superficial esophageal cercinoma (EC), the role of endoscopic ultrasonography (EUS): results of a prospective study. Gastroenterology 1992;102:A385a.

22. Tio TL, den Hartog Jager FC, Tytgat GN. The role of endoscopic ultrasonography in assessing local resectability of oesophagogastric malignancies. Accuracy, pitfalls, and predictability. Scand J Gastroenterol Suppl 1986;123: 78-86.

23. Giovannini M, Seitz JF, Monges G, Perrier H, Rabbia I. Fine-needle aspiration cytology guided by endoscopic ultrasonography: results in 141 patients. Endoscopy 1995; 27(2):171-7.

24. Bosset J-FB, Gignoux M, Triboulet J-P, Tiret E, Mantion G, Elias D, e col. Chemoradiotherapy followed by surgery compared with surgery alone in squamous-cell cancer of the esophagus. N Engl J Med 1997;337:161-7.

25. Lerut T, Flamen P, Ectors N, Van Cutsem E, Peeters M, Hiele M, e col. Histopathological validation of lymph node staging with FDG-PET in cancer of the esophagus and gastro-esophageal junction. Ann Surg 2000;232:743-52.

26. Lowe AS, Kay CL. Noninvasive competition for endoscopic ultrasound. Gastrointest Endosc Clin N Am 2005;15(1): 209-24, xi.

27. Lerut T, Coosemans W, Decker G, De Leyn P, Nafteux P, Van Raemdonck D. Cancer of the esophagus and gastroesophageal junction: potentially curative therapies. Surg Oncol 2001;10(3):113-22.

28. Chak A, Canto M, Gerdes H, Lightdale CJ, Hawes RH, Wiersema MJ, e col. Prognosis of esophageal cancers preoperatively staged to be locally invasive (T4) by endoscopic ultrasound (EUS): a multicenter retrospective cohort study. Gastrointest Endosc 1995;42(6):501-6.

29. Fockens P, Kisman K, Merkus MP, van Lanschot JJ, Obertop H, Tytgat GNJ. The prognosis of esophageal carcinoma staged irresectable (T4) by endosonography. J Am Coll Surg 1998;186:17-23.

30. Binmoeller KF, Seifert H, Seitz U, Izbicki JR, Kida M, Soehendra N. Ultrasonic esophagoprobe for TNM staging of highly stenosing esophageal carcinoma. Gastrointest Endosc 1995;41(6):547-52.

31. Hiele M, De Leyn P, Schurmans P, Lerut A, Huys S, Geboes K, e col. Relation between endoscopic ultrasound findings and outcome of patients with tumors of the esophagus or esophagogastric junction. Gastrointest Endosc 1997;45(5):381-6.

32. Siemsen M, Jensen DB, Rasch L, Skov Olsen P, Svendsen LB. Endosonography in the preoperative staging in oesophageal cancer. Endoscopy 1997;29:E8.

33. Binmoeller K, Rathod VD, Rey M, Brand B, Seitz U, Bohnacker S, e col. EUS-guided FNAB for N and M staging of lymph nodes associated with esophageal and cardia malignancies. Endoscopy 1997;29:24 (E9).

34. Roubein LD, DuBrow R, David C, Lynch P, Fornage B, Ajani J, e col. Endoscopic ultrasonography in the quantitative assessment of response to chemotherapy in patients with adenocarcinoma of the esophagus and esophagogastric junction. Endoscopy 1993;25(9):587-91.

35. Hordijk ML, Kok TC, Wilson JH, Mulder AH. Assessment of response of esophageal carcinoma to induction chemotherapy. Endoscopy 1993;25(9):592-6.

36. Tio TL, Blank LECM, Den Hartog Jager FC, e col. Endosonography in the clinical TNM staging and follow-up after combined radiotherapy of inoperable esophageal carcinoma. Gastrointest Endosc 1991;37:A 242.

37. Nousbaum JB, Robaszkiewicz M, Cauvin JM, Calament G, Gouerou H. Endosonography can detect residual tumour infiltration after medical treatment of oesophageal cancer in the absence of endoscopic lesions. Gut 1992; 33(11):1459-61.

38. Vazquez-Sequerios E, Norton ID, Clain JE, Wang KK, Affi A, Deschamps C, e col. Impact of EUS-guided fine needle aspiration on lymph node staging in patients with esophageal carcinoma. Gastrointest Endosc 2001;53:751-7.

39. Eloubeidi MA, Wallace MB, Hoffman BJ, Leveen MB, Van Velse A, Hawes RH, e col. Predictors of survival for esophageal cancer patients with and without celiac axis lymphadenopathy: impact of staging endosonography. Ann Thorac Surg 2001;72(1):212-9; discussion 219-20.

40. Natsugoe S, Mueller J, Stein HJ, Feith M, Hofler H, Siewert JR. Micrometástases and tumor cell microinvolvement of lymph nodes from squamous cell carcinoma: frequen-

cy, associated tumor characteristics, and impact on prognosis. Cancer 1998;83:858-66.

41. Reed CE, Mishra G, Sahai AV, Hoffman BJ, Hawes RH. Esophageal cancer staging: improved accuracy by endoscopic ultrasound of celiac lymph nodes. Ann Thorac Surg 1999;67(2):319-21; discussion 322.

42. Natsugoe S, Yoshinaka H, Shimada M, Sakamoto F, Morinaga T, Nakano S, e col. Number of lymph node metastases determined by presurgical ultrasound and endoscopic ultrasound is related to prognosis in patients with esophageal carcinoma. Ann Surg 2001;234(5):613-8.

43. Giovannini M, Seitz JF, Perrier H, Monges G, Rabbia I. Endosonography guided fine needle aspiration biopsy in submucosa and extrinsic tumors of gastrointestinal tract. Preliminary results in 31 patients. Gastroenterology 1993; 104:A 405.

44. Wegener M, Adamek RJ, Wedmann B, Pfaffenbach B. Endosonographically guided fine-needle aspiration puncture of paraesophagogastric mass lesions: preliminary results. Endoscopy 1994;26(7):586-91.

45. Chang KJ, Katz KD, Durbin TE, Erickson RA, Butler JA, Lin F, e col. Endoscopic ultrasound-guided fine-needle aspiration. Gastrointest Endosc 1994;40(6):694-9.

46. Wiersema MJ, Vilmann P, Giovannini M, Chang KJ, Wiersema LM. Endosonography-guided fine-needle aspiration biopsy: diagnostic accuracy and complication assessment. Gastroenterology 1997;112:1087-95.

47. Vilmann P, Hancke S. A new biopsy handle instrument for endoscopic ultrasound-guided fine-needle aspiration biopsy. Gastrointest Endosc 1996;43(3):238-42.

48. Chang KJ, Wiersema M, Giovannini M, Vilmann P, Erickson RA. Multicenter collaborative study on endoscopic ultrasound (EUS) guided fine needle aspiration (FNA) of the pancreas. Gastrointest Endosc 1996;43:417 (AB507).

49. Zuccaro G, Jr., Rice TW, Goldblum J, Medendorp SV, Becker M, Pimentel R, e col. Endoscopic ultrasound cannot determine suitability for esophagectomy after aggressive chemoradiotherapy for esophageal cancer. Am J Gastroenterol 1999;94(4):906-12.

50. Meenan JK, Prasad BP, Antoniou A. What is the role of endoscopic ultrasound (EUS) following chemotherapy for esophageal cancer: are we asking the right questions? Gastrointest Endosc 2001;53:AB145.

51. Hirata N, Kawamoto K, Ueyama T, Masuda K, Utsunomiya T, Kuwano H. Using endosonography to assess the effects of neoadjuvant therapy in patients with advanced esophageal cancer. AJR Am J Roentgenol 1997; 169:485-91.

52. Willis J, Cooper GS, Isenberg G, Sivak MVJ, Levitan N, Clayman J, e col. Correlation of EUS measurement with pathologic assessment of neoadjuvant therapy response in esophageal carcinoma. Gastrointest Endosc 2002;55: 655-61.

53. Penman ID, Williams DB, Sahai AV, Hoffman BJ, Hawes RH. Ability of EUS with fine-needle aspiration to document nodal staging and response to neoadjuvant chemoradiotherapy in locally advanced esophageal cancer: a case report. Gastrointest Endosc 1999;49:783-6.

54. Giovannini M, Seitz JF, Thomas P, e col. Apport de l'échoendoscopie dans l'évaluation de la réponse des cancers de l'oesophage traités par radio-chimiothérapie. Résultats chez 101 patients. Gastroenterol Clin Biol 1994; 18:A 142.

55. Giovannini M, Seitz JF, Thomas P, Hannoun-Levy JM, Perrier H, Resbeut M, e col. Endoscopic ultrasonography for assessment of the response to combined radiation therapy and chemotherapy in patients with esophageal cancer. Endoscopy 1997;29(1):4-9.

56. Yanai H, Yoshida T, Harada T, Matsumoto Y, Nishiaki M, Shigemitsu T, e col. Endoscopic ultrasonography of superficial esophageal cancers using a thin ultrasound probe system equipped with switchable radial and linear scanning modes. Gastrointest Endosc 1996;44(5):578-82.

57. Yanai H, Tada M, Karita M, Okita K. Diagnostic utility of 20-megahertz linear endoscopic ultrasonography in early gastric cancer. Gastrointest Endosc 1996;44(1):29-33.

58. Murata Y, Suzuki S, Ohta M, Mitsunaga A, Hayashi K, Yoshida K, e col. Small ultrasonic probes for determination of the depth of superficial esophageal cancer. Gastrointest Endosc 1996;44(1):23-8.

59. Mitomi TM, H. Lymph node dissection for T1 esophageal cancer. J of Japan Surgical Society 1997;98:727-732.

60. Hasegawa N, Niwa Y, Arisawa T, Hase S, Goto H, Hayakawa T. Preoperative staging of superficial esophageal carcinoma: comparison of an ultrasound probe and standard endoscopic ultrasonography. Gastrointest Endosc 1996;44(4):388-93.

61. Blazeby JM, Farndon JR, Donovan JL, Alderson D. A prospective longitudinal study examining the quality of life of patients with esophageal cancer. Cancer 2000;88: 1781-7.

62. Murata Y, Ohta M, Hayashi K, Takayama Y, Ohi I. The role of EUS in early detection of a residual or recurrent mass after treatment of superficial esophageal cancer. Gastrointest Endosc 2002;55:AB 227.

16

ESÔFAGO DE BARRETT

José Celso Ardengh
Artur Adolfo Parada

INTRODUÇÃO

A terapêutica endoscópica pode ser curativa para o esôfago de Barrett (EB) com displasia de alto grau (DAG) ou adenocarcinoma precoce (ADP) confinado a mucosa (T1m). O risco de nódulos linfáticos (NL) metastáticos aumenta proporcionalmente ao grau de invasão em profundidade da lesão na parede do esôfago e é maior com a invasão da submucosa (T1sm). Apesar disso a EE é um excelente método para o diagnóstico da classificação T, porém ainda seus resultados são imperfeitos[1].

A EE utiliza um transdutor colocado na ponta de um endoscópio clássico. O material atualmente disponível permite o estudo do esôfago, estômago, duodeno, ânus, reto, todos os segmentos cólicos e estruturas adjacentes. O exame possui numerosas aplicações clínicas, dominadas principalmente pelo estádio (TNM) dos tumores (capítulo 12)[2].

Este capítulo tem por objetivo mostrar a real contribuição a clínicos e médicos em geral desse exame no paciente com EB de forma rápida e sucinta, sempre se baseando em evidências dos relatos da literatura.

ECOENDOSCOPIA NO CÂNCER PRECOCE

Estádio do câncer precoce do esôfago

A EE é o melhor método para o estádio de tumores do sistema digestório. O estádio é importante no câncer precoce do esôfago, pois apresenta um enorme impacto clínico e terapêutico.

Tumores T0 e T1 não devem penetrar à submucosa e podem ser efetivamente tratados de forma curativa pela remoção endoscópica da mucosa também conhecida por mucosectomia, pela terapia fotodinâmica ou pelo uso do plasma de argônio. Tumores precoces (Figura 16.1) podem invadir a mucosa e a mucosa profunda (primeira e segunda camadas), podendo se estender até a submucosa, mas não tocando a quarta camada (muscular própria).

A acurácia para o estádio nos casos de tumores T1 e T2 é baixa. O uso de miniprobes de alta freqüência têm sido usados na tentativa de melhorar a acurácia em pacientes com câncer precoce[3]. A acurácia dos miniprobes no estádio T do carcinoma espinocelular precoce está em torno de 71 a 92% (71 a 86% para os T1 mucosos e de 78 a 94% para os T1 submucosos)[3]. Entretanto

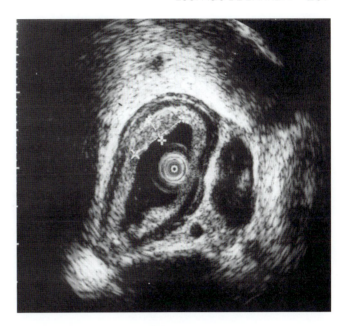

Figura 16.1. Paciente com EB e ADP à endoscopia. À EE observa-se área ovalada, hipoecóica, homogênea, que mede 0,8 x 0,3cm. Nota-se ao lado nódulo linfático provavelmente inflamatório. A cirurgia classificou como estádio I (T1N0M0).

existem poucos dados publicados a respeito da acurácia da EE em pacientes com adenocarcinoma precoce sobre o EB. Alguns estudos realizados com a primeira e a segunda geração de ecoendoscópios dedicados radiais sugerem baixa acurácia para o estádio[4,5]. Entretanto outro estudo relatou alta sensibilidade (100%), especificidade (94%) e valor preditivo positivo (100%) na detecção pré-operatória da invasão submucosa pelo tumor à EE[6]. Preliminarmente dados desses estudos, com miniprobes de alta freqüência, indicam que a presença de interrupções na terceira camada sugere invasão submucosa e a sua ausência não exclui essa possibilidade[7]. Realmente em uma larga série de doentes (n = 130) da Clínica Mayo[5], a taxa de acurácia global para o estádio T pela EE foi de 61% (43% para o T1 e 70% para T0) por causa do super e subestadiamento das lesões. A acurácia do estádio T não teve nenhum aumento com o uso de miniprobes de 20MHz (Figura 16.2).

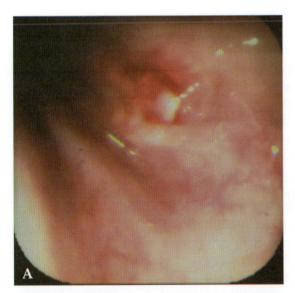
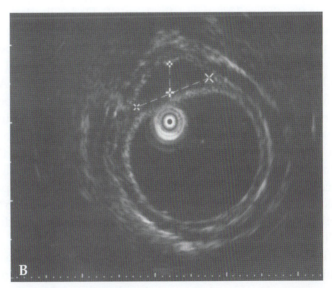

Figura 16.2. A) Diminuta lesão friável, elevada e irregular à endoscopia. Biópsia revelou ADP sobre EB. **B)** Lesão hipoecóica, homogênea e regular, que mede 1,0 x 0,4cm. Realizada remoção da lesão por mucosectomia (T1smN0Mx?). Cirurgia = T0N0M0.

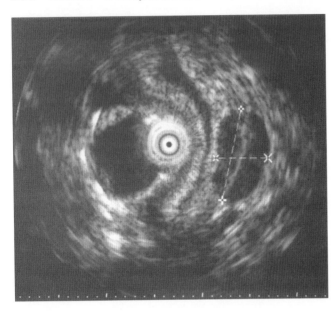

Figura 16.3. Paciente com EB, note a presença de NL infracarinal com características inflamatórias.

O risco de metástase em NL se aproxima a 40% em pacientes com tumores T1 com invasão da submucosa. Conseqüentemente o estádio (N) ecoendoscópico é importante para selecionar pacientes passíveis de terapia curativa. Quando os resultados da EE no estádio (N) são comparados aos resultados de uma meticulosa dissecção linfonodal cirúrgicas a acurácia global para o estádio N se encontra em torno de 87 a 88%[8], mas a maioria dos pacientes relatados nesses estudos têm doença avançada. Existem poucos trabalhos determinando a acurácia da EE em detectar ou não o envolvimento linfonodal em pacientes com adenocarcinoma precoce. Nódulos linfáticos mediastinais podem ser encontrados em pacientes com esôfago de Barrett (Figura 16.3).

Em uma série de pacientes operados, com displasia de alto grau, submetidos à EE pré-operatória, a prevalência de NL malignos, benignos e indeterminados foi de 0%, 25% e 12%, respectivamente[9]. Dados limitados indicam que a acurácia da EE para detectar NL ou excluir sua presença é elevada. Uma série pequena de doentes submetidos à EE pré-operatória, revelou a presença de metástases em NL em 1 de 17 pacientes (esse paciente tinha T3N1) e de outro lado a EE previu a presença do estádio N1 em 4 doentes[6]. A especificidade da EE foi de 81% e a sensibilidade de 100%. Um estudo prospectivo realizado no Johns Hopkins[9] sobre 27 pacientes com Barrett associado a displasia de alto grau ou adenocarcinoma precoce que, foram submetidos a EE pré-operatória demonstrou a prevalência de NL malignos de 3,7% (1 paciente com câncer submucoso T1N1 corretamente diagnosticado pela EE). Nesse estudo a detecção de NL metastáticos apresentou sensibilidade, especificidade, valor preditivo positivo, negativo e acurácia de 100%, 88%, 25%, 100% e 89%, respectivamente[9]. Os resultados preliminares de um estudo desenvolvido pela Clínica Mayo mostram acurácia global de 88%[10], mas a sensibilidade, especificidade, valor preditivo positivo e negativo não foram relatados. Conseqüentemente a sensibilidade e o valor preditivo negativo devem ser altos, para que a terapia endoscópica possa ser levada a cabo, quando uma EE não detecta a presença de NL metastáticos. Além disso, estudo com seguimento de longo prazo devem ser realizados após a terapia endoscópica curativa, para obtermos resultados definitivos.

Nós acreditamos que a EE apresente impacto clínico evidente em pacientes com câncer precoce do esôfago e naqueles com esôfago de Barrett acompanhados por displasia de alto grau ou câncer precoce. Essa assertiva pôde ser confirmada pelo estudo de Canto e col.[9] que demonstraram após o uso da EE na detecção de NL a mudança da estratégia terapêutica em 10% dos pacientes com EB associado à displasia de alto grau e em 40% dos doentes com Barrett e adenocarcinoma (p = 0,01).

A EE não pode de forma acurada determinar as diferenças entre um NL metastático de um NL inflamatório. A EE-PAAF tem-se mostrado eficaz no diagnóstico diferencial dessa situação. Ela pode determinar a migração de um tumor de um estádio I para o estádio IIb (Figura 16.1), mudando de forma correta a administração pré-operatória de quimiorradioterapia. A acurácia global da EE-PAAF comparada à cirurgia para o diagnóstico de NL metastáticos está em torno de 82 a 91%[11,12]. A EE-PAAF contribui favoravelmente quando o resultado é positivo para a presença de NL metastático (VPP de 100%)[13], mas não se deve esquecer que a taxa de falso-negativo está em torno de 20%.

As características de apresentação dos NL à EE-PAAF podem ser muito diferentes se considerarmos os cânceres precoces do esôfago, onde a prevalência de NL metastáticos é baixa. A PAAF, sobre NL, pode ser problemática para o patologista em pacientes com esôfago Barrett longo, pois a passagem da agulha pela mucosa do Barrett com displasia de alto grau ou carcinoma oculto pode levar a um diagnóstico falso-positivo de um NL devido à contaminação por células epiteliais malignas da parede. Conseqüentemente é importante considerarmos a realização da PAAF apenas em NL onde a parede é normal, não havendo o risco de contaminação.

DETECÇÃO PRECOCE DA RECIDIVA OU CÂNCER DO ESÔFAGO RESIDUAL

É possível o diagnóstico precoce do câncer residual ou da recidiva[14], porém mais estudos devem ser desenvolvidos para confirmar de maneira efetiva essa possibilidade.

ECOENDOSCOPIA E ESÔFAGO DE BARRETT

O papel da EE no controle de pacientes com EB é limitado. A EE não tem sido recomendada para tal seguimento. Dados limitados sugerem que possa existir um papel para a EE no futuro em pacientes que apresentem alto risco de desenvolver câncer. Estudos preliminares sugerem que a EE tem potencial para a detecção de câncer em doentes com Barrett, quando a endoscopia digestiva não o faz, particularmente naqueles com disfagia, nódulos focais ou estenoses, ou com displasia de alto grau nas biópsias (Figura 16.4)[7,15,16].

Pacientes com estenoses ou nódulos têm alta chance de apresentarem invasão da submucosa[6]. Quando um câncer superficial está presente, podem aparecer áreas focais de invasão na segunda e terceira camadas. Na presença de um adenocarcinoma precoce em Barrett com interrupção da terceira camada deve-se inferir que haja invasão da submucosa (Figura 16.5)[7].

Quando realizamos biópsia endoscópica e EE com miniprobe de alta freqüência, pode-se demonstrar áreas focais de invasão com irregularidade da segunda camada, com ou sem interrupção da terceira camada em pacientes com displasia de alto grau sobre esôfago de Barrett[17]. A especificidade da EE

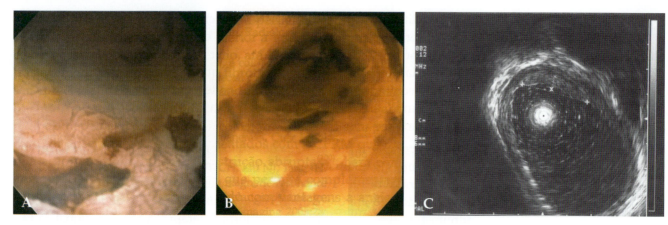

Figura 16.4. A) Imagem endoscópica de EB. **B)** Imagem endoscópica do EB após coloração, com lugol. Note a área nodular bem no centro da foto. **C)** Imagem ecoendoscópica mostrando lesão hipoecóica, homogênea e regular (ADP) com miniprobe de 30MHz (uT1N0Mx?). Confirmado por mucosectomia.

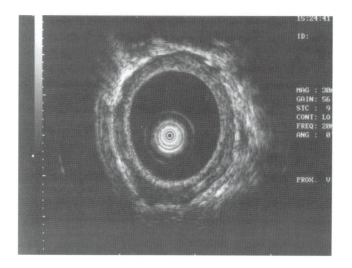

Figura 16.5. Paciente com EB e ADP à endoscopia. EE revelou a presença de lesão hipoecóica, com invasão até adventícia (uT3N0Mx?). Estádio confirmado pela cirurgia.

com miniprobes de alta freqüência para excluir adenocarcinoma oculto numa série pequena de pacientes foi elevada (100%: 95% CI [89%, 100%])[17]. É então razoável pensar que a EE deve ser realizada em pacientes com displasia de alto grau, por causa do risco de adenocarcinoma, que por sua vez, pode ser identificado e estadiado no mesmo procedimento. A sensibilidade para o diagnóstico com a EE nestes pacientes é pequena, particularmente se não existir nenhuma lesão visível à endoscopia.

Lightdale e col.[1] em estudo prospectivo sobre 50 pacientes com EB associado à DAG e à ADP, fez o diagnóstico pela EE de invasão da submucosa (T1sm) em 8 pacientes que foi confirmado pela cirurgia em 7 (87,5%). Os demais 42 pacientes onde a EE revelou se tratar de T1m houve confirmação pela mucosectomia endoscópica em 36/42 (85,7%). Nesse trabalho os autores concluem que o estádio de pacientes com EB associado à DAG ou à ADP pode ser realizado de forma segura pela EE seguida de mucosectomia. Usando-se essa manobra a invasão da mucosa e da submucosa pode ser muito bem estabelecida antes de qualquer atitude terapêutica e que no seguimento nenhum dos pacientes com DAG ou de ADP limitados a mucosa desenvolveram metástases.

FUTURO

Essa tecnologia continua em desenvolvimento, através da idealização de novos equipamentos, como, por exemplo, os aparelhos tridimensionais e novas agulhas de biópsia. Essa evolução permitirá a obtenção de informações clínicas cada vez mais precisas, o que facilitaria o tratamento de pacientes com câncer do esôfago precoce. O seu papel sobre o ADP precoce continua se expandindo com o aumento da experiência dos ecoendoscopistas. No caso de pacientes com EB, a EE tem ainda o seu papel limitado ao diagnóstico e estádio do adenocarcinoma oculto em pacientes com DAG (particularmente naqueles com lesões visíveis). Estudos futuros sobre a EE-PAAF no adenocarcinoma esofagiano, no tumor residual oculto ou na doença superficial recidivante são indicados, podendo assim expandir as indicações no dia-a-dia do clínico.

REFERÊNCIAS BIBLIOGRÁFICAS

1. Lightdale CJ, Larghi A, Rotterdam H, Okpara N. Endoscopic ultrasonography (EUS) and endoscopic mucosal resection (EMR) for staging and treatment of high grade displasia (HGD)and early adenocarcinoma (EAC) in Barrett's esophagus (BE). Gastrointest Endosc 2004;59(AB183).
2. Ardengh JC, Pauphilet C, Ganc AJ. Ecoendoscopia uma nova opção propedêutica. GED 1993;12(1):32-6.
3. Hasegawa N, Niwa Y, Arisawa T, Hase S, Goto H, Hayakawa T. Preoperative staging of superficial esophageal carcinoma: comparison of an ultrasound probe and standard endoscopic ultrasonography. Gastrointest Endosc 1996;44(4):388-93.
4. Falk GW, Catalano MF, Sivak MV, Jr., Rice TW, Van Dam J. Endosonography in the evaluation of patients with Barrett's esophagus and high-grade dysplasia. Gastrointest Endosc 1994;40(2 Pt 1):207-12.
5. Wang K, Norbash A, Geller A, DiMagno E. Endoscopic ultrasonography in the assessment of Barrett's Esophagus with high grade dysplasia or carcinoma. Gastroenterology 1996;110:A611.
6. Scotiniotis IA, Kochman ML, Lewis JD, Furth EE, Rosato EF, Ginsberg GG. Accuracy of EUS in the evaluation of Barrett's esophagus and high-grade dysplasia or intramucosal carcinoma. Gastrointest Endosc 2001;54(6):689-96.
7. Parent J, Levine DS, Haggit RC, Wood DE, Reid BJ, Kimmey MB. Accuracy of endoscopic ultrasound staging in pacients with Barrett´sesophagus and intramucosal carcinoma. Gastrointest Endosc 1997;47:AB76.
8. Botet JF, Lightdale CJ, Zauber AG, Gerdes H, Urmacher C, Brennan MF. Preoperative staging of esophageal cancer: comparison of endoscopic US and dynamic CT. Radiology 1991;181(2):419-25.
9. Canto MIF, Cruz-Correa MR, Heitmiller RF, Kantsevoy RF, Kalloo AN. What is the accuracy of EUS lymph node staging in pacients with Barrett´s esophagus ang high grade dysplasia or early cancer? A prospective study with implications for endoscopic therapy. Gastrointest Endosc 2001;53:AB171.
10. Buttar N, Wang K, Lutzke L, Krishnadath K. The use of endoscopic ultrasonography in Barrett´s esophagus. Gastrointest Endosc 2001;53:AB172.
11. Binmoeller KF, Seifert H, Soehendra N. Endoscopic ultrasonography-guided fine-needle aspiration biopsy of lymph nodes. Endoscopy 1994;26(9):780-3.
12. Wiersema MJ, Vilmann P, Giovannini M, Chang KJ, Wiersema LM. Endosonography-guided fine-needle aspiration biopsy: diagnostic accuracy and complication assessment. Gastroenterology 1997;112(4):1087-95.
13. Wiersema MJ, Wiersema LM, Khusro Q, Cramer HM, Tao LC. Combined endosonography and fine-needle aspiration cytology in the evaluation of gastrointestinal lesions. Gastrointest Endosc 1994;40(2 Pt 1):199-206.
14. Murata Y, Ohta M, Hayashi K, Takayama Y, Ohi I. The role EUS in early detection of a residual or recurrent mass after treatment of superficial esophageal cancer. Gastrointest Endosc 2002;55:AB227.
15. Savoy AD, Wallace MB. EUS in the management of the patient with dysplasia in Barrett's esophagus. J Clin Gastroenterol 2005;39(4):263-7.
16. Scotland B, Kochman M, Smith D, Rosato E, Furth E, Ginsberg G. Endosonography is indicated for selected patients with Barrett´sesophagus. Gastrointest Endosc 1997;45:AB181.
17. Parent J, Levine D, Haggitt R, Reid B, Kimmey M. Role of endoscopic ultrasound in pacients with Barrett ´s esophagus and high grade dysplaisa. Gastrointest Endosc 1997;45:AB76.

17

ADENOCARCINOMA GÁSTRICO

José Celso Ardengh
Carlos Alberto Malheiros
Victor Pereira
Fares Rahal

INTRODUÇÃO

O neoplasma maligno do estômago é o mais freqüente no Estado de São Paulo, após os tumores cutâneos[1], e a maior causa de morte por neoplasias no Brasil[2]. O adenocarcinoma é o tipo histológico em 90 a 95% dos doentes. Trata-se de tumor de alta agressividade, capaz de precocemente aprofundar-se na parede gástrica e produzir metástases, diminuindo as perspectivas de cura. A disseminação dessa doença é principalmente linfática, para as cadeias da pequena e grande curvatura, além dos grupos retroperitoneais e dos grandes vasos abdominais[3].

Pode também comprometer por contigüidade o fígado, vias biliares, pâncreas, baço, cólon e diafragma[4]. Em doentes do sexo feminino, não raro há metástase ovariana (tumor de Krukenberg). As metástases ósseas estão presentes em 1% dos casos, à autópsia[4]. Entretanto, as principais sedes de lesões metastáticas são o fígado e o peritônio.

Seu tratamento é essencialmente cirúrgico, já que nenhum outro método mostrou-se eficiente até o momento[5]. Deve, portanto ser proposto aos portadores de adenocarcinoma gástrico, excluindo-se apenas os doentes terminais e aqueles sem condições clínicas mínimas para o ato operatório. O objetivo da cirurgia é aumentar ao máximo o potencial de cura, quando a doença é localizada e paliar o melhor possível nos casos disseminados[6].

A *Union Internationale Contre le Cancer* (UICC) classifica a operação com objetivo de cura como a extirpação tumoral completa (R0). Consiste na ressecção parcial ou extirpação gástrica, com margem de segurança em relação ao tumor, além da extirpação de nódulos linfáticos adequada à disseminação tumoral nas diferentes cadeias perigástricas, desde que não haja metástases à distância[7].

O diagnóstico no portador de carcinoma do estômago é feito pela endoscopia com biópsia em cerca de 94% dos casos[8]. Importante no pré-operatório, além da avaliação do doente, é tentar determinar o estádio da doença e enquadrá-lo na classificação tumor, nódulo linfático (NL), metástase (TNM) da UICC e *American Joint Committee on Cancer* (AJCC), que avalia, além da profundidade do tumor na víscera e a sua infiltração nas estruturas adjacentes, a presença de metástases linfáticas próximas ao estômago e as disseminações distantes do órgão[9]. O exame físico identifica as formas avançadas, quando presente hepatomegalia heterogênea, NL supraclavicular ou perirretal com características neoplásicas e ascite, situações características do estádio IV[9]. Na ausência destas anormalidades, torna-se importante a avaliação por exames complementares[10].

Os exames de diagnóstico por imagem muito têm contribuído na avaliação da presença de metástases à distância (categoria M). Suas limitações dizem respeito principalmente ao tamanho das lesões. A ultra-sonografia percutânea (US) tem sensibilidade até 80% na identificação de NL de mais de 15mm de diâmetro e apenas de 37% para os menores de 10mm[11]. A tomografia computadorizada convencional (TC) é capaz de identificar 50 a 60% de todas as metástases hepáticas[12], enquanto a tomografia computadorizada helicoidal (TCH) diagnostica até 81% delas, embora as de diâmetro inferior a 10mm somente em 61% dos casos[13]. Diagnosticada ascite pelo exame físico, US, ou TC suspeita-se de comprometimento peritoneal. Todavia, apenas a visualização direta do peritônio, pela laparoscopia[14], ou a punção e estudo citológico do líquido ascítico poderão demonstrá-lo, apesar de estudos demonstrarem que a EE pode fazer o diagnóstico dessa situação[15].

A pesquisa pré-operatória de metástases em NL (categoria N) mostra-se mais difícil. Em primeiro lugar, pela complexidade anatômica das cadeias. A *Japanese Research Society for Gastric Cancer* (JRSGC), dividiu-as em quatro grupos, numerando-as para facilitar sua referência (capítulo 12)[16]. Esta divisão, extremamente útil para fins de estudo de disseminação metastática, é de difícil avaliação pelos métodos de imagem, pela quantidade e proximidade dos diversos agrupamentos de NL. Além disso, estes métodos conseguem somente identificar os aumentados de tamanho, o que nem sempre corresponde a comprometimento neoplásico e justifica em parte a baixa acurácia para a determinação da categoria N citada por Grimm e col.[17] e as publicadas por Botet e col.[18] utilizando a TC. A ecoendoscopia (EE) melhorou substancialmente esses resultados e os mesmos autores revelaram acurácia de 87% e 78% respectivamente[17,18]. Tio e col.[19] encontraram 81% de resultados concordantes entre a EE os achados histopatológicos. Akahoshi e col.[20] constataram somente 50% de resultados concordantes em seus doentes, com o método. Além da dificuldade existente, muitas vezes, para definir-se o comprometimento dos NL, outra limitação da EE diz respeito à presença de NL neoplásicos a mais de 3cm do tumor primitivo (categoria N2). Pela distância destes NL do transdutor colocado na câmara gástrica, muitas metástases podem passar despercebidas[12]. Por outro lado, NL considerados normais por este exame não significam ausência de comprometimento. Tio e col.[19] chamaram a atenção para a acurácia de apenas 50% no estudo dos NL não metastáticos.

Sem nenhuma dúvida, a determinação do estádio do carcinoma do estômago inicia-se no momento da endoscopia, com informações sobre a macroscopia e a classificação dentro dos critérios de Borrmann, ou da JRSGC para os casos de lesão precoce[16]. A biópsia fornecerá outros dados considerados de valor prognóstico[12], como o tipo histológico, o grau de diferenciação e a subclassificação de Laurén. A partir daí, os esforços concentram-se na tentativa de definir a categoria T. A profundidade do tumor na víscera é um dos mais importantes fatores prognósticos[21].

214 PARTE V – DOENÇAS DO ESÔFAGO, ESTÔMAGO E DUODENO

A TCH e a US são fiéis ao identificar as lesões mais profundas, na maioria das vezes T3 e T4, também identificáveis pela laparoscopia. Para os casos T1 e T2, os índices de concordância destes exames com os achados histopatológicos são baixos. Minami e col.[22] e Cho e col.[23] utilizando a TCH, encontraram respectivamente 53% e 56% de resultados coincidentes nos casos de neoplasias precoces. Nesse campo, a EE vem sendo utilizada em vários países, desde sua introdução por Tio e Tytgat[24] com base em estudo *in vitro*, demonstraram que a parede visceral apresenta cinco camadas distintas ao exame, tornando possível identificar o seu comprometimento ou não pela neoplasia. Aibe e col.[25] também relataram os mesmos achados. A partir daí, diversos autores comprovaram a alta acurácia daquele exame na classificação da categoria T. Tio e col.[26] obtiveram a definição correta da profundidade da lesão em 94,4% dos doentes, cifra reproduzida apenas por outros autores, que conseguiram exatidão em 67,2% dos casos[27-29]. Maruta e col.[30] consideraram a EE útil para determinar a extensão da neoplasia ao longo das paredes do estômago ("extensão horizontal") e essencial na determinação pré-operatória do estádio da doença.

O comprometimento neoplásico das paredes do estômago (em profundidade e extensão), o das estruturas vizinhas, o do esôfago terminal e do duodeno e as metástases nas cadeias linfonodais influenciam a escolha da operação a realizar[31]. Acrescente-se a variedade de intervenções paliativas propostas, o avanço das técnicas cirúrgica e anestésica permitindo cirurgias mais ousadas, o fato de durante a operação muitas vezes o cirurgião ter dúvidas quanto ao real comprometimento gástrico, sobretudo se a serosa está livre, e em relação às metástases nos NL se estes parecem normais, e a radicalidade necessária na tentativa de curar ou propiciar maior e melhor qualidade de sobrevivência ao doente[31].

Por outro lado, as diferenças na história natural, nos aspectos clínicos, nas características epidemiológicas e patológicas do carcinoma do estômago no Japão, Estados Unidos da América, Costa Rica e Chile, tornam lícito admitir a patologia geográfica da doença.

Tudo isso ressalta a importância da determinação pré-operatória do estádio da doença e do papel que nela desempenha a EE[32]. Este capítulo tem por objetivo avaliar o papel da EE no estádio locorregional (classificação TN) dessa doença tão prevalente em casos avançados, na avaliação da extensão horizontal dos carcinomas da região da cárdia e no planejamento de tratamento de lesões superficiais gástricas.

CÂNCER GÁSTRICO AVANÇADO

Avaliação do estádio T

A profundidade do tumor na parede do estômago é um dos principais fatores prognósticos no doente com carcinoma gástrico, daí a grande importância em defini-la no pré-operatório[14,33]. Os exames de imagem convencionais como a TCH e US podem visualizar o espessamento da parede gástrica e a infiltração de órgãos adjacentes, porém são pouco precisos para determinar a profundidade do tumor na parede do estômago[22,23].

Características ecoendoscópicas

O câncer gástrico aparece à EE como área hipoecóica, irregular e heterogênea. As alterações precoces são: fusão e espessamento da segunda e terceira camadas. Quando existe espessamento difuso, este é localizado estritamente na área estudada como uma massa hipoecóica (Figura 17.1)[34].

ADENOCARCINOMA GÁSTRICO **215**

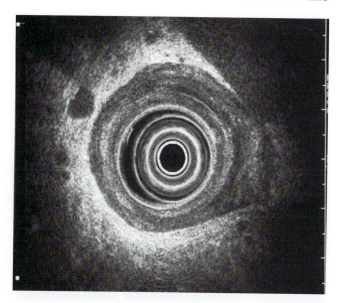

Figura 17.1. Observe o espessamento difuso e a fusão das camadas, o que impede a sua distinção. No canto superior esquerdo notamos a presença de nódulo linfático supostamente metastático.

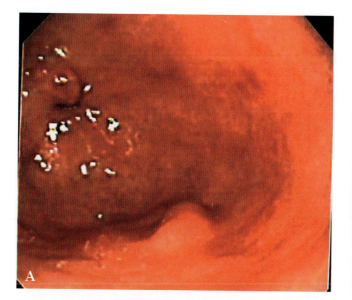
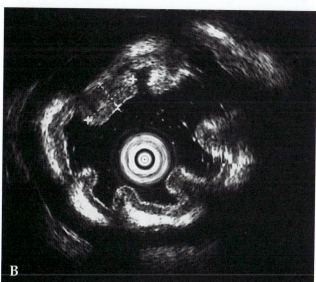

Figura 17.2. Imagem endoscópica (**A**) de lesão elevada e ulcerada na grande curvatura do antro. Imagem ecoendoscópica (**B**) de lesão elevada, hipoecóica, de limites precisos, que invade a submucosa e preserva a muscular própria.

Nos casos onde a invasão tumoral está limitada à mucosa, os achados anormais limitam-se à segunda camada hipoecóica, com a terceira camada intacta (Figura 17.2). Quando o tumor invade a submucosa, mas não atinge a *muscularis propria*, a camada hiperecóica central encontra-se alterada, mas não completamente interrompida.

Nos casos de invasão completa da *muscularis propria* a quarta camada encontra-se invadida (Figura 17.3). Se a quinta camada hiperecóica (mais externa) está envolvida, o tumor já atingiu a serosa (Figura 17.4)[27].

Por ser o único método capaz de permitir adequada análise da profundidade de invasão da parede, a EE pode ser usada no correto estádio pré-operatório da doença[27,35-38].

Os carcinomas *in situ* são classificados como lesões uT1[39]. Com o uso de miniprobes de alta freqüência e sua aplicação cada vez mais rotineira nas lesões

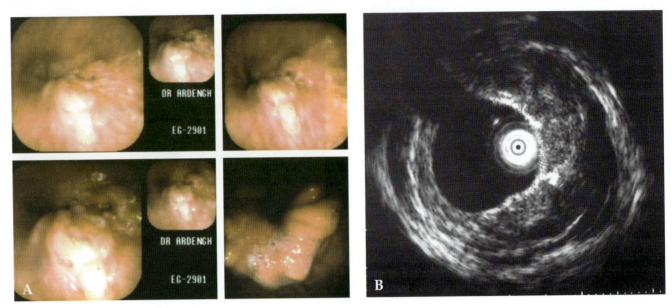

Figura 17.3. Imagem endoscópica (**A**) lesão infiltrativa e friável na região da cárdia. O anátomo-patológico revelou adenocarcinoma. Em (**B**) notamos a infiltração da região da cárdia até a muscular própria sem ultrapassar a serosa (uT2N0Mx).

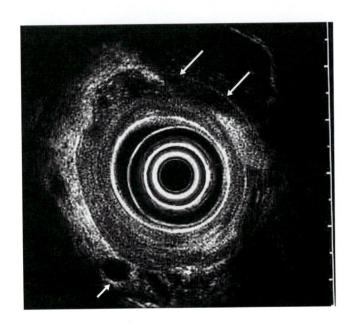

Figura 17.4. Imagem ecoendoscópica de lesão hipoecóica, heterogênea, com espessamento e fusão de todas as camadas. Nas setas (longas) notamos a interrupção da serosa e a seta curta mostra a presença de um nódulo linfático metastático (uT3N1Mx).

superficiais, alguns autores propuseram a separação dos tumores uT1 entre aqueles limitados à mucosa (tipo M) e os que invadem a submucosa (tipo SM)[26,32]. Tio e col.[19] propõem ainda a divisão das lesões uT2 em dois subgrupos. No primeiro (uT2a), o tumor invade até a *muscularis propria*; no segundo (uT2b) a neoplasia atravessa essa camada e atinge a subserosa (Figura 17.3).

No tocante a classificação R, os tumores de uT1 a uT3 são considerados ressecáveis (R0). Em contrapartida, as lesões avançadas (uT4) são tidas como irressecáveis (R1 – persistência de tumor microscópico; R2 – persistência de tumor macroscópico)[40].

Resultados da classificação uT

Malheiros e col.[41] (na avaliação da categoria uT), em 30 doentes com câncer de estômago, a EE concordou em 83,3% dos casos com a histopatologia e/ou cirurgia. Heintz e Junginger[42] referiram 89% de concordância da EE com a histopatologia, enquanto Lightdale[43] a constatou em 92%, Smith e col.[44]e Giovannini e col.[45] igualmente a encontraram em 83% e Rosch e col.[46] em 71%. Ardengh e col.[47] relataram concordância com o anátomo-patológico em 58 doentes para classificar os tumores na categoria T em 86% dos casos.

Avaliamos para cada subdivisão desta categoria a sensibilidade, a especificidade, o valor preditivo positivo, o valor preditivo negativo e a acurácia, uma vez que estávamos estudando apenas casos confirmados pela histopatologia e/ou cirurgia. É importante salientar que esses parâmetros não devem ser valorizados para cada um e sim aplicados ao conjunto de pacientes examinados. Obtivemos 100% de sensibilidade para as categorias uT2 e uT4, isto é, a EE foi capaz, nestes estádios, de diagnosticar corretamente todos os positivos[41]. Entretanto, como o exame tende a superestimar a avaliação do comprometimento em profundidade, são identificados como positivos casos em número acima do real acarretando especificidade e valor preditivo positivo baixo, enquanto o valor preditivo negativo é alto. As categorias uT1 e uT3, ao contrário, apresentam sensibilidades mais baixas e valores preditivos positivos altos, ou seja, quando o exame é positivo para estas classificações, a confiabilidade é alta. A acurácia para todas as categorias foi elevada, demonstrando a forte correlação entre os dois métodos diagnósticos[41].

É importante ressaltar que a informação fundamental fornecida pelo exame é a determinação das profundidades intermediárias, uT2 e uT3[48]. Mas a forma de alteração das cinco camadas da parede gástrica a EE pode trazer informações incorretas como a confusão de edema de origem inflamatória com infiltração tumoral[43]. Yanay e col.[49] conseguiram melhor visualização especificamente da túnica submucosa utilizando transdutor de alta resolução de 20MHz, mas ressaltaram as dificuldades decorrentes do edema de origem inflamatória, principalmente nas lesões ulceradas. Mesmo à macroscopia intra-operatória pode haver suspeita de comprometimento tumoral e na realidade ser processo inflamatório[50].

Avaliação do estádio N

A determinação pré-operatória do comprometimento linfonodal é difícil, independentemente do método empregado. Trata-se, no entanto, de informação importante. Em estudo prospectivo multicêntrico com análise multivariável, Roder e col.[33] concluíram que o nível de comprometimento linfático é o fator prognóstico mais importante nos doentes submetidos à extirpação tumoral completa (R0 – UICC)[7]. A US não é bom método para a pesquisa de NL nas cadeias perigástricas, pela interposição principalmente das costelas e de gases do tubo digestivo[24]. Nattermann e Dancygier[51] encontraram com este exame sensibilidade de apenas 13% e acurácia de 42,2%.

Utilizando a TC, Stoltzing e col.[52] verificaram tão-só 36% de resultados concordantes com os achados cirúrgicos. Potente e col.[53] obtiveram acurácia de 73% na avaliação da categoria N, mas apontaram falhas nos critérios para definir os NL como metastáticos ou não: em 22 doentes encontraram 4 com NL comprometidos com menos de 1cm de diâmetro e 2 outros com NL normais com mais de 1,5cm. Com a TCH, Cho e col.[23] conseguiram acurácia de 70% para a definição da categoria N.

Características ecoendoscópicas

Tio e Tytgat[54] em estudos *in vitro* e *in vivo*, pesquisaram o comprometimento linfonodal perivisceral utilizando a EE. Visualizaram NL com características

218 PARTE V – DOENÇAS DO ESÔFAGO, ESTÔMAGO E DUODENO

inflamatórias e neoplásicas. Os primeiros apresentaram-se com padrão ultra-sonográfico homogêneo e hiperecóico em relação ao tumor principal e com limites pouco precisos, enquanto os últimos mostraram-se hipoecóicos ou heterogêneos com limites nítidos. No entanto, salientaram a dificuldade de identificar as estruturas normais assim como a presença de micrometástases[54]. Giovannini e col.[45] consideraram metastáticos os NL hipoecogênicos, pouco importando seu tamanho.

As limitações da EE na avaliação de NL distantes do tumor primário e metástases à distância são bem conhecidas. Por esse motivo, a maioria dos trabalhos sobre o valor da EE no estádio dessa doença limita-se ao estádio TN[36,37]. Porém eventualmente podemos identificar metástases hepáticas em doentes com adenocarcinoma gástrico onde nenhum outro exame a identificasse.

Em resumo à EE, os NL normais apresentam-se como estruturas elípticas, de limites imprecisos e hiperecóicas (porém hipoecóicas em relação à gordura adjacente) e quando acometidos por neoplasia os mesmos tornam-se arredondados, hipoecóicos (semelhante ao tumor primário), heterogêneos e bem delimitados[36,55,56]. Embora o tamanho dos NL não seja por si só critério para malignidade, diâmetro superior a 10mm é sugestivo de infiltração maligna. Hipertrofia inflamatória dos NL e micrometástases são as causas mais comuns de erro à EE, na avaliação dos NL em qualquer porção do sistema digestório[36,57]. Por existir uma forte correlação entre o aumento do estádio T e a presença de metástases em NL, a utilização concomitante da classificação uT pode ser útil na determinação do provável estádio (N)[38].

Resultados da classificação uN e uTN

A dificuldade existente na avaliação da categoria uN2 deve-se fundamentalmente a duas causas: à distância do NL comprometido e ao número de NL encontrados com o transdutor posicionado na luz gástrica. É relativamente fácil diagnosticar NL metastático a mais de 3cm do tumor principal, mas próximo à parede gástrica, o que não ocorre naquele a mais de 3cm de distância do estômago. Obviamente é mais fácil visualizar NL com maiores dimensões o que não significa, todavia, que estejam comprometidos nem que os menores não estejam. Comparando a EE com a US, Nattermann e col.[51] encontraram acurácia de 78% com a primeira contra 41,7% da última, na determinação da categoria uN. Em comparação com a TC, Greenberg e col.[58] encontraram melhor acurácia para a EE: 50% contra apenas 25%. Nattermann e Dancygier[59] obtiveram 78% de resultados concordantes com a histopatologia utilizando a EE e 46% com a TC. Botet e col.[18] haviam encontrado números muito semelhantes a estes, porém utilizando a TCH. A classificação da doença dentre os estádios TNM pode ser obtida com combinações de métodos. Botet e col.[18] com a EE associada à TCH, obtiveram 73% de acurácia para aquela definição, contra 45% utilizando apenas a TCH.

A acurácia da EE no estádio uT varia entre 67 e 92% e na classificação uN entre 50 e 87% (Tabela 17.1). Quando comparamos a acurácia nas diversas categorias da classificação TN, observamos que os melhores resultados encontram-se nos tumores uT1 e uT3 e nos NL uN0 (Tabela 17.2).

Isso pode ser comprovado pelo autor onde em 30 doentes com adenocarcinoma gástrico, submetidos à EE radial pré-operatória a acurácia diagnóstica para uT1, uT2, uT3 e uT4, foi de 93,3%, 96,7%, 90% e 90% respectivamente. Quanto à avaliação das categorias uN nossa acurácia foi de 86,7%, 76,7% e 90% para as categorias uN1, uN2 e uN3, respectivamente[41].

ADENOCARCINOMA GÁSTRICO 219

Tabela 17.1. Acurácia da EE no estadiamento TN do câncer gástrico.

Autor	Ano	N	T (%)	N (%)
Murata[60]	1988	146	79	88
Tio[26]	1989	72	84	68
Saito[61]	1991	110	81	–
Grimm[39]	1993	147	78	83
Dittler[38]	1993	254	83	66
Caletti[27]	1993	42	91	69
Rösch[37]†	1995	2.663-1.171	78	70
Massari[57]	1996	65	89	68
Perng[62]	1996	69	71	65
Zoller[63]‡	1996	2.699-1.207	80	70
Hamada[56]	1997	149	–	81
Akahoshi[34]*	1997	59	61	69
Hunerbein[64]*	1998	22	82	80
Wang[65]	1998	119	70	65
Malheiros[41]	1998	30	83	76
Javaid[66]	2004	112	83	64,2
Habermann[67]	2004	51	86	90
Yan[68]	2004	149	80,3	66,7

† Revisão englobando 23 trabalhos.
‡ Metanálise.
* Uso de miniprobe.

Tabela 17.2. Resultados do estádio locorregional do câncer gástrico pela EE de acordo com a classificação TN[37].

Estádio	N	Acurácia (%)
T1	483	86
T2	301	64
T3	500	91
T4	143	80
N0	282	85
N1	311	71
N2	232	65

Os tumores uT2 apresentam a EE problema de superestádio. Histologicamente os tumores uT2 e uT3 são diferenciados pela invasão da serosa. Como algumas áreas do estômago são desprovidas de serosa, mesmo que a invasão tumoral seja transmural, a classificação histológica permanece uT2. À EE, o acometimento transmural é facilmente identificado, permitindo a classificação em uT3[27,36-38]. Além disso, o processo inflamatório peritumoral (especialmente nas úlceras) e o tecido cicatricial contribuem para a baixa acurácia nas lesões uT2[36,39,41].

220 PARTE V – DOENÇAS DO ESÔFAGO, ESTÔMAGO E DUODENO

Um estudo realizado com 94 pacientes portadores de câncer gástrico confinado à *muscularis propria* mostrou que a acurácia da EE na avaliação da profundidade da lesão (uT) foi de apenas 35%, com a classificação N correta em 65% dos casos[69].

A administração endovenosa de contraste capaz de melhorar as imagens ultra-sonográficas (Albunex®) parece aumentar a acurácia do estádio à EE[70]. O contraste realça a terceira e quinta camadas da parede gástrica, além de realçar alguns tumores deprimidos. Não foi observado realce de úlceras benignas[70].

Os miniprobes de alta freqüência e de tamanho reduzido, apresentam limitada penetração da ultra-sonografia, sendo úteis na avaliação dos tumores superficiais e/ou pequenos[64,71]. A atenuação do feixe ultra-sonográfico dificulta a avaliação das camadas mais distantes da parede gástrica[71].

Diagnóstico de metástases peritoneais

O diagnóstico pré-operatório de metástases peritoneais é difícil nessa doença. Alguns autores têm se dedicado ao estudo dessa situação com o auxílio da EE, para poder determinar sua acurácia. Em 301 pacientes a EE foi mais sensível que a US e TC juntas e a laparoscopia para determinar essa situação, com cifras de 87,1, 16,1 e 40,9%, respectivamente. A sensibilidade, especificidade, valores preditivos positivo e negativo e acurácia para prever a presença de metástases peritoneais foi de 73%, 84%, 64%, 89% e 81% para a EE e de 18%, 99%, 87%, 75% e 76% para a US e TC combinadas. Esses dados demonstram que a EE é sensível para identificar ascite e prever a presença de metástases peritoneais, situação tão freqüente no câncer gástrico, sendo essa descoberta um importante fator preditivo da presença de metástases peritoneais[15].

CÂNCER GÁSTRICO PRECOCE

O câncer gástrico precoce (CGP) é definido, segundo critérios da Sociedade Japonesa de Endoscopia Gastrintestinal (1962)[16] como adenocarcinoma limitado à mucosa ou submucosa[72]. O CGP corresponde à cerca de 15% das lesões gástricas nos países do ocidente. No Japão sua incidência varia entre 30 e 50%[32,73].

A correta diferenciação entre os tumores restritos à mucosa e os limitados à submucosa é de fundamental importância no planejamento terapêutico (endoscópico ou cirúrgico), pois metástases em NL são raras no primeiro caso[72,74,75]. Com efeito, Sano e col.[76] observaram invasão de NL em 3,3% (14 em 426 lesões) dos cânceres restritos à mucosa e em 19,6% (63 em 322 lesões) das neoplasias invadindo a submucosa (Figura 17.5).

A acurácia da EE na avaliação da profundidade da invasão tumoral varia entre 65 e 86% (Tabela 17.3). Numa análise dos resultados de seis estudos (451 cânceres T1), a acurácia da EE no diagnóstico da lesão mucosa foi de 90% e da lesão submucosa de 70%[36].

Com o advento da ME de lesões superficiais, o emprego da EE na avaliação da profundidade da lesão é considerada por Sano e col.[76] como indispensável, para a sua realização (Figura 17.6). O emprego de miniprobes de alta freqüência é ideal nesses casos, permitindo uma melhor definição das camadas mucosa e submucosa[75].

Apesar de suas limitações na avaliação pré-operatória do comprometimento linfonodal, a EE é considerada exame indispensável para os que propõem a extirpação endoscópica do carcinoma gástrico precoce, pelas suas informações quanto à profundidade da neoplasia (Figura 17.7).

Tabela 17.3. Acurácia da EE no estádio T do câncer gástrico precoce.

Autor	Ano	N	T (%)
Motoo[74]	1995	36	86
Yanai[49]†	1996	47	72
Yanai[77]†	1997	108	65
Akahoshi[78]	1998	78	67
Ohashi[72]	1999	49	80
Okamura[79]†	1999	46	72

† Emprego de miniprobes.

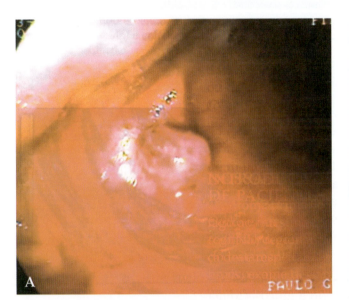
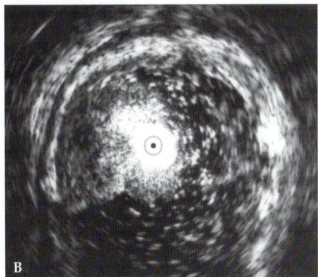

Figura 17.5. A) Imagem endoscópica de câncer gástrico precoce do tipo Ia. Em **(B)** imagem ecoendoscópica confirmando a presença da lesão e sua localização na primeira camada da parede.

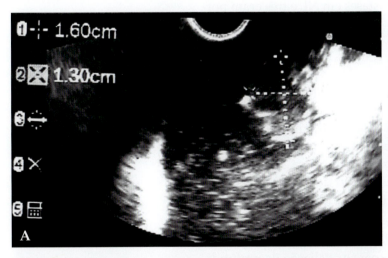
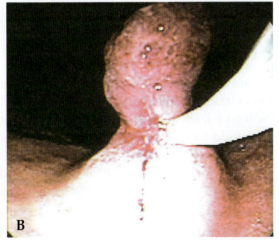

Figura 17.6. A) Imagem ecoendoscópica de lesão elevada e polipóide que invade apenas a mucosa gástrica sem invadir a submucosa. Em **(B)** imagem endoscópica no momento da realização da mucosectomia endoscópica.

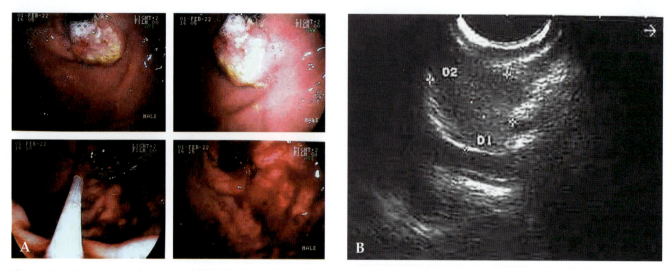

Figura 17.7. Imagem endoscópica (**A**) de lesão elevada, friável de pequenas dimensões (adenocarcinoma). **B**) Ecoendoscopia da mesma lesão, hipoecóica, heterogênea e arredondada (uT1N0Mx). Realizada ME.

Segundo Sano e col.[76] esse procedimento pode ser realizado quando o tumor é restrito à mucosa, de diâmetro máximo de 1,5cm, elevado ou deprimido, sem ulcerações ou convergência de pregas e histologicamente diferenciado, pois nestas condições, a probabilidade de comprometimento linfonodal é mínima. Hiki e col.[80] empregando a EE para verificar a ausência de infiltração da submucosa também usaram o procedimento. Maehara e col.[81] consideraram a invasão da submucosa um dos fatores de risco mais importantes para a presença de comprometimento linfático no câncer precoce (Figuras 17.8 e 17.9).

Souquet e col.[82] no entanto, encontraram dificuldades na definição da ausência de comprometimento desta túnica, contra-indicando a mucosectomia em qualquer caso duvidoso. Fujino e col.[83] julgaram o procedimento aceitável apenas após avaliação precisa da profundidade da lesão e da ausência de comprometimento linfonodal com a EE. Todavia, devemos levar em consideração as observações de Eriguchi e col.[84] que em 122 doentes com carcinoma gástrico precoce, 15 (12,3%) apresentavam metástases em NL e três eram portadores de lesão restrita à mucosa.

CÂNCER DA CÁRDIA

O câncer gástrico dessa região deve ser bem avaliado antes da adoção de uma estratégia terapêutica. O nível horizontal da invasão pelo tumor sobre o esôfago e a invasão de estruturas adjacentes (pilar diafragmático, fígado e aorta) são fatores importantes que podem modificar a forma de tratamento dessa doença. Assim sendo, a EE pode ser importante nessa situação, pois consegue identificar com precisão a altura da invasão do tumor no esôfago bem como a invasão de estruturas adjacentes (Figuras 17.3 e 17.6).

Estudamos 22 pacientes com câncer da cárdia comprovado por biópsias endoscópicas. Desses pacientes a EE foi concordante com os achados operatórios e histopatológicos em 18 casos (82%), tanto para a avaliação da profundidade da lesão (uT), quanto na identificação de NL comprometidos pelo tumor (uN)[85].

ADENOCARCINOMA GÁSTRICO **223**

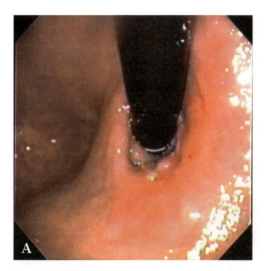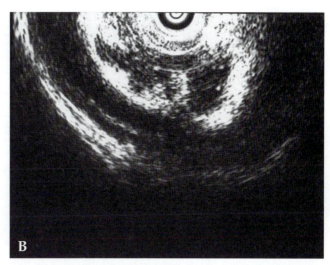

Figura 17.8. A) Imagem endoscópica de diminuta lesão nodular e irregular da parede gástrica. Em **(B)** notamos a presença de área hipoecóica, heterogênea, de limites imprecisos, que invade a submucosa (uT1N0Mx).

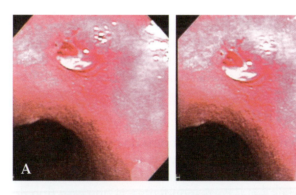

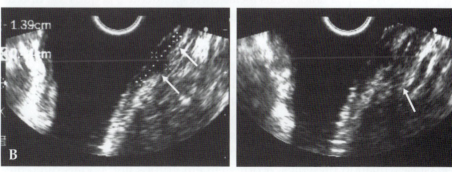

Figura 17.9. A) Imagem endoscópica de lesão elevada de pequenas proporções e friável. Em **(B)** EE revelou a presença de imagem hipoecóica, que invade em profundidade a submucosa (setas).

Avaliação da extensão horizontal

Bozzetti e col.[86] constataram 9,6% de comprometimento das margens de secção cirúrgicas. Hallissey e col.[87] encontraram comprometimento da linha de sutura em 13% de 424 pacientes. Demerci e col.[88] sugeriram fazer a ultrasonografia intra-operatória para orientar o nível da ressecção gástrica. Esta informação pode ser conseguida antes pela EE[30].

O autor obteve elevada concordância em 58 doentes com câncer gástrico com o anátomo-patológico quanto à extensão horizontal 92%[47]. Em outro relato o autor demonstrou que o resultado da EE mudou a tática cirúrgica a ser adotada em 14% dos pacientes[85]. Concluímos então que a EE é um exame eficaz para o

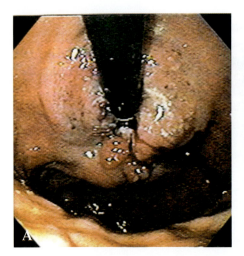 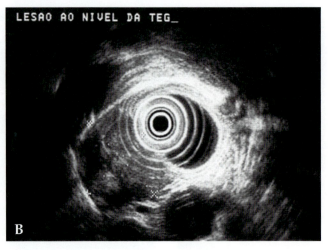

Figura 17.10. Imagem endoscópica (A) de lesão friável e infiltrativa de toda a região do hiato esofageano. Em (B) imagem ecoendoscópica de grandes proporções, que invade a parede por completo sem invadir estruturas adjacentes (uT3N0Mx).

estádio desse tumor e pode em alguns casos mudar a tática operatória a ser empregada[85]. Em síntese, a avaliação da "extensão horizontal" da neoplasia maligna nas paredes do estômago e eventual infiltração no esôfago, obtidas pela EE, é valiosa no planejamento correto da intervenção cirúrgica (Figura 17.10).

CÂNCER DO COTO GÁSTRICO

Dois de nossos pacientes apresentavam adenocarcinoma no coto gástrico, após gastrectomias de Billroth II[41]. Neles a EE não teve como avaliar as regiões periaórtica, da cabeça do pâncreas e retropancreática, da via biliar, do antro, do piloro e os grupos linfonodais a elas correspondentes, já que esse tipo de reconstrução não permitiu que o aparelho fosse posicionado na segunda porção duodenal. Não obstante, o exame foi de grande utilidade na determinação da profundidade do tumor e do eventual comprometimento linfonodal das cadeias acessíveis e classificamos a doença num deles como uT3N0 e noutro como uT4N0, ambos confirmados pelo exame histopatológico[41]. Pointner e col.[89] afirmaram que o prognóstico do carcinoma de coto gástrico estádios I e II é melhor, após a extirpação, do que nos estádios semelhantes em terço proximal de estômagos intactos. Ikeguchi e col.[90] acreditavam ser o fluxo linfático totalmente alterado após a primeira operação, fazendo que as metástases, quando presentes, ocorressem em grupos linfonodais diferentes dos habituais: observaram menor incidência de metástases linfonodais na pequena curvatura e ao nível da artéria gástrica esquerda, mas acometimento freqüente dos NL mesentéricos jejunais nos doentes com câncer no coto gástrico. Notaram ainda que dentre os pacientes submetidos a operações curativas e que apresentaram recidiva, esta se deu no fígado em 83,3% dos casos e em nenhum no peritônio.

PUNÇÃO BIÓPSIA ASPIRATIVA ECOGUIADA

Em algumas situações, a ecoendoscopia associada à punção biópsia aspirativa (EE-PAAF) pode ser realizada na tentativa de determinar a presença de metástases à distância, NL ou metástases hepáticas e no caso de espessamento da parede gástrica sem lesões à endoscopia (Figura 17.11).

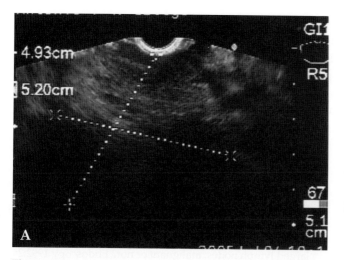 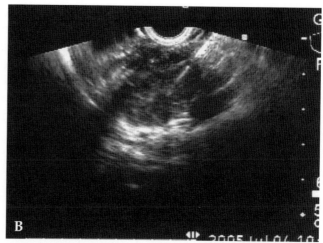

Figura 17.11. Imagens ecoendoscópicas de massa retrogástrica, de grandes proporções, com invasão do pâncreas. A PAAF revelou se tratar de adenocarcinoma gástrico metastático sobre o pâncreas.

A confirmação das metástases hepáticas de um adenocarcinoma gástrico muda radicalmente a estratégia terapêutica a ser adotada. Assim sendo, o exame pode ser importante nos casos avançados da doença. Em pacientes com espessamento da parede gástrica sem lesão endoscópica visível, a biópsia ecoguiada com Trucut de 19G, pode obter tecido submucoso e fazer o diagnóstico[91].

CONCLUSÕES

No decorrer das duas últimas décadas a EE vem sendo usada como método propedêutico do câncer gástrico. Embora seu emprego no diagnóstico seja limitado, bem como sua verdadeira aplicação polêmica, sua elevada acurácia na classificação e estádio locorregional o tornam o método de escolha na avaliação pré-terapêutica (endoscópica). Sabe-se que o prognóstico dessa doença depende basicamente do grau de invasão na parede e da presença de metástases regionais e à distância. Até o momento, a EE é o único exame capaz de fornecer imagens detalhadas da parede do sistema digestório, com uma boa correlação entre as camadas vistas à ultra-sonografia e à microscopia.

Em uma era de procedimentos cirúrgicos cada vez menos invasivos, ela torna-se modalidade diagnóstica importante na definição das doenças neoplásicas precoces, permitindo o tratamento cirúrgico e/ou endoscópico adequado evitando laparotomias desnecessárias.

Assim sendo, sua importância nessa doença pode ser resumida nos seguintes pontos:

a) Ela é o método diagnóstico mais acurado atualmente na avaliação da profundidade da infiltração na parede, não existindo até o momento nenhum outro método com sensibilidade tão elevada.
b) A avaliação de metástases em NL apresenta baixa acurácia, semelhante a todos os outros métodos de imagem. O critério mais confiável parece ser a correlação entre o estádio T e a esperada incidência de envolvimento ganglionar.

226 PARTE V – DOENÇAS DO ESÔFAGO, ESTÔMAGO E DUODENO

c) Os fatores prognósticos mais importantes no câncer gástrico são: estádio TNM, classificação R, diâmetro tumoral e a razão entre NL ressecados e acometidos. Muitos, mas não todos podem ser avaliados pela EE e para a pesquisa de metástases à distância a tomografia computadorizada é mandatória.

d) Para a ME uma exata diferenciação entre tumor mucoso e submucoso é essencial e parece fortalecer a atitude de ME em determinados pacientes.

REFERÊNCIAS BIBLIOGRÁFICAS

1. Koifman S. Incidência de câncer no Brasil. In: Minayo MC, ed. Os muitos brasis. São Paulo: Hucitec/Abrasco; 1995. p. 143-77.

2. Pinto FG, Curi PR. [Mortality due to neoplasms in Brazil (1980/1983/1985): grouping by states, behavior and trends]. Rev Saude Publica 1991;25(4):276-81.

3. Pokieser P, Memarsadeghi M, Danzer M, Prokesch R, Partik B, Wenzl E. [Staging of carcinomas of the upper gastrointestinal tract. The current status of diagnostic imaging]. Radiologe 1999;39(7):555-61.

4. Dupont JB, Jr., Lee JR, Burton GR, Cohn I, Jr. Adenocarcinoma of the stomach: review of 1,497 cases. Cancer 1978; 41(3):941-7.

5. Yu CC, Levison DA, Dunn JA, Ward LC, Demonakou M, Allum WH, e col. Pathological prognostic factors in the second British Stomach Cancer Group trial of adjuvant therapy in resectable gastric cancer. Br J Cancer 1995;71(5): 1106-10.

6. Smith JW, Brennan MF. Surgical treatment of gastric cancer. Proximal, mid and distal stomach. Surg Clin North Am 1992;72(2):381-99.

7. Atlas TNM (UICC). 2 ed. São Paulo: Springer-Varlag; 1997.

8. Wanebo HJ, Kennedy BJ, Chmiel J, Steele G, Jr., Winchester D, Osteen R. Cancer of the stomach. A patient care study by the American College of Surgeons. Ann Surg 1993; 218(5):583-92.

9. American Joint Comittee of Cancer (AJCC). Staging Handbook. 6 ed. New York: Springer; 2002.

10. McCulloch P. Gastric cancer. Surg Oncol 2000;9(1):1-3.

11. Rapaccini GL, Aliotta A, Pompili M, Grattagliano A, Anti M, Merlino B, e col. Gastric wall thickness in normal and neoplastic subjects: a prospective study performed by abdominal ultrasound. Gastrointest Radiol 1988;13(3):197-9.

12. Sendler A, Dittler HJ, Feussner H, Nekarda H, Bollschweiler E, Fink U, e col. Preoperative staging of gastric cancer as precondition for multimodal treatment. World J Surg 1995;19(4):501-8.

13. Heiken JP, Weyman PJ, Lee JK, Balfe DM, Picus D, Brunt EM, e col. Detection of focal hepatic masses: prospective evaluation with CT, delayed CT, CT during arterial portography, and MR imaging. Radiology 1989;171(1):47-51.

14. Possik RA, Franco EL, Pires DR, Wohnrath DR, Ferreira EB. Sensitivity, specificity, and predictive value of laparoscopy for the staging of gastric cancer and for the detection of liver metastases. Cancer 1986;58(1):1-6.

15. Lee YT, Ng EK, Hung LC, Chung SC, Ching JY, Chan WY, e col. Accuracy of endoscopic ultrasonography in diagnosing ascites and predicting peritoneal metastases in gastric cancer patients. Gut 2005;54(11):1541-5.

16. Japanese Classification of Gastric carcinoma – Japanese Research Society for Gastric Cancer. 1 ed. Tokio: Kanehara e Co., LTD; 1995.

17. Grimm H, Hamper K, Binmoeller KF, Soehendra N. Enlarged lymph nodes: malignant or not? Endoscopy 1992;24 Suppl 1:320-3.

18. Botet JF, Lightdale CJ, Zauber AG, Gerdes H, Winawer SJ, Urmacher C, e col. Preoperative staging of gastric cancer: comparison of endoscopic US and dynamic CT. Radiology 1991;181(2):426-32.

19. Tio TL, Coene PP, Schouwink MH, Tytgat GN. Esophagogastric carcinoma: preoperative TNM classification with endosonography. Radiology 1989;173(2):411-7.

20. Akahoshi K, Misawa T, Fujishima H, Chijiiwa Y, Maruoka A, Ohkubo A, e col. Preoperative evaluation of gastric cancer by endoscopic ultrasound. Gut 1991;32(5):479-82.

21. Maruyama K. The most important prognostic factors for gastric cancer patients: a study using univariate analyses. Scand J Gastroenterol 1987;22(Supl 133):63.

22. Minami M, Kawauchi N, Itai Y, Niki T, Sasaki Y. Gastric tumors: radiologic-pathologic correlation and accuracy of T staging with dynamic CT. Radiology 1992;185(1):173-8.

23. Cho JS, Kim JK, Rho SM, Lee HY, Jeong HY, Lee CS. Preoperative assessment of gastric carcinoma: value of two-phase dynamic CT with mechanical iv. injection of contrast material. AJR Am J Roentgenol 1994;163(1):69-75.

24. Tio TL, Tytgat GN. Endoscopic ultrasonography of normal and pathologic upper gastrointestinal wall structure. Comparison of studies in vivo and in vitro with histology. Scand J Gastroenterol Suppl 1986;123:27-33.

25. Aibe T, Fuji T, Okita K, Takemoto T. A fundamental study of normal layer structure of the gastrointestinal wall visualized by endoscopic ultrasonography. Scand J Gastroenterol Suppl 1986;123:6-15.

26. Tio TL, Schouwink MH, Cikot RJ, Tytgat GN. Preoperative TNM classification of gastric carcinoma by endosonography in comparison with the pathological TNM system: a prospective study of 72 cases. Hepatogastroenterology 1989;36(2):51-6.

27. Caletti G, Ferrari A, Brocchi E, Barbara L. Accuracy of endoscopic ultrasonography in the diagnosis and staging of gastric cancer and lymphoma. Surgery 1993;113(1):14-27.

28. Ohashi S, Nakazawa S, Yoshino J. Endoscopic ultrasonography in the assessment of invasive gastric cancer. Scand J Gastroenterol 1989;24(9):1039-48.

29. Nakazawa S, Yoshino J, Nakamura T, Yamanaka T, Hase S, Kojima Y, e col. Endoscopic ultrasonography of gastric myogenic tumor. A comparative study between histology and ultrasonography. J Ultrasound Med 1989;8(7):353-9.

30. Maruta S, Tsukamoto Y, Niwa Y, Goto H, Hase S, Yoshikane H. Endoscopic ultrasonography for assessing the horizontal extent of invasive gastric carcinoma. Am J Gastroenterol 1993;88(4):555-9.

31. Abdalla EK, Pisters PW. Staging and preoperative evaluation of upper gastrointestinal malignancies. Semin Oncol 2004;31(4):513-29.

32. Abe S, Lightdale CJ, Brennan MF. The Japanese experience with endoscopic ultrasonography in the staging of gastric cancer. Gastrointest Endosc 1993;39(4):586-91.

33. Roder JD, Bottcher K, Siewert JR, Busch R, Hermanek P, Meyer HJ. Prognostic factors in gastric carcinoma. Results of the German Gastric Carcinoma Study 1992. Cancer 1993; 72(7):2089-97.

34. Akahoshi K, Chijiiwa Y, Sasaki I, Hamada S, Iwakiri Y, Nawata H, e col. Pre-operative TN staging of gastric cancer using a 15MHz ultrasound miniprobe. Br J Radiol 1997; 70(835):703-7.

35. Nicholson DA, Shorvon PJ. Review article: endoscopic ultrasound of the stomach. Br J Radiol 1993;66(786):487-92.

36. Pollack BJ, Chak A, Sivak MV, Jr. Endoscopic ultrasonography. Semin Oncol 1996;23(3):336-46.

37. Rosch T. Endosonographic staging of gastric cancer: a review of literature results. Gastrointest Endosc Clin N Am 1995;5(3):549-57.

38. Dittler HJ, Siewert JR. Role of endoscopic ultrasonography in gastric carcinoma. Endoscopy 1993;25(2):162-6.

39. Grimm H, Binmoeller KF, Hamper K, Koch J, Henne-Bruns D, Soehendra N. Endosonography for preoperative locoregional staging of esophageal and gastric cancer. Endoscopy 1993;25(3):224-30.

40. Sobin LH, Hermanek P, Hutter RV. TNM classification of malignant tumors. A comparison between the new (1987) and the old editions. Cancer 1988;61(11):2310-4.

41. Malheiros CA, Ardengh JC, Ganc AJ, Rahal F. Endoscopic ultrasound (EUS) in the preoperative staging of gastric cancer: correlation with the surgical and/or pathological findings. Digestion 1998;59(3):201.

42. Heintz A, Junginger T. [Endosonographic staging of cancers of the esophagus and stomach. Comparison with surgical and histopathologic staging]. Bildgebung 1991;58(1): 4-8.

43. Lightdale CJ. Endoscopic ultrasonography in the diagnosis, staging and follow-up of esophageal and gastric cancer. Endoscopy 1992;24(Suppl 1):297-303.

44. Smith JW, Brennan MF, Botet JF, Gerdes H, Lightdale CJ. Preoperative endoscopic ultrasound can predict the risk of recurrence after operation for gastric carcinoma. J Clin Oncol 1993;11(12):2380-5.

45. Giovannini M, Seitz JF, Thomas P, Houvenaeghel G, Delpero JR, Giudicelli R, e col. [Electronic sectorial ultrasound endoscopy in benign and malignant tumoral pathology of the stomach. Results in 30 patients]. Gastroenterol Clin Biol 1993;17(1):26-32.

46. Rosch T, Lorenz R, Zenker K, von Wichert A, Dancygier H, Hofler H, e col. Local staging and assessment of resectability in carcinoma of the esophagus, stomach, and duodenum by endoscopic ultrasonography. Gastrointest Endosc 1992;38(4):460-7.

47. Ardengh JC, Ganc AJ, B. FMC. Estadiamento ecoendoscópico do adenocarcinoma gástrico. Avaliação da extensão horizontal. Rev Bras Med 1996;53:119 (069).

48. Okai T, Yamakawa O, Matsuda N, Kawakami H, Watanabe H, Satomura Y, e col. Analysis of gastric carcinoma growth by endoscopic ultrasonography. Endoscopy 1991;23(3): 121-5.

49. Yanai H, Tada M, Karita M, Okita K. Diagnostic utility of 20-megahertz linear endoscopic ultrasonography in early gastric cancer. Gastrointest Endosc 1996;44(1):29-33.

50. Kockerling F, Reck T, Gall FP. Extended gastrectomy: who benefits? World J Surg 1995;19(4):541-5.

51. Nattermann C, Galbenu-Grunwald R, Nier H, Dancygier H. [Endoscopic ultrasound in TN staging of stomach cancer. A comparison with computerized tomography and conventional ultrasound]. Z Gesamte Inn Med 1993;48(2): 60-4.

52. Stoltzing H, Thon K, Pohl C, Mariss G, Roher HD. [The value of computerized tomography for preoperative staging of stomach cancer]. Z Gastroenterol 1989;27(10):601-5.

53. Potente G, Osti MF, Torriero F, Scattoni Padovan F, Maurizi Enrici R. [Computed tomography in the preoperative staging of gastric cancer]. Radiol Med (Torino) 1994; 87(1-2):76-81.

54. Tio TL, Tytgat GN. Endoscopic ultrasonography in analysing peri-intestinal lymph node abnormality. Preliminary results of studies in vitro and in vivo. Scand J Gastroenterol Suppl 1986;123:158-63.

55. Palazzo L, Roseau G. [Echo-endoscopy of the digestive system]. Ann Chir 1992;46(6):507-17.

56. Hamada S, Akahoshi K, Chijiiwa Y, Nawata H, Sasaki I. Relationship between histological type and endosonographic detection of regional lymph node metastases in gastric cancer. Br J Radiol 1997;70(835):697-702.

57. Massari M, Cioffi U, De Simone M, Bonavina L, D'Elia A, Rosso L, e col. Endoscopic ultrasonography for preoperative staging of gastric carcinoma. Hepatogastroenterology 1996;43(9):542-6.

58. Greenberg J, Durkin M, Van Drunen M, Aranha GV. Computed tomography or endoscopic ultrasonography in preoperative staging of gastric and esophageal tumors. Surgery 1994;116(4):696-701; discussion 701-2.

59. Nattermann C, Dancygier H. [Endoscopic ultrasound in detection of locoregional lymph node metastases of gastrointestinal tumors]. Ultraschall Med 1994;15(4):202-6.

60. Murata Y, Suzuki S, Hashimoto H. Endoscopic ultrasonography of the upper gastrointestinal tract. Surg Endosc 1988; 2(3):180-3.

61. Saito N, Takeshita K, Habu H, Endo M. The use of endoscopic ultrasound in determining the depth of cancer invasion in patients with gastric cancer. Surg Endosc 1991; 5(1):14-9.

62. Perng DS, Jan CM, Wang WM, Chen LT, Su YC, Liu GC, e col. Computed tomography, endoscopic ultrasonography and intraoperative assessment in TN staging of gastric carcinoma. J Formos Med Assoc 1996;95(5):378-85.

63. Zoller WG, Siebeck M, Schweiberer L. [Endosonography of tumors of the upper gastrointestinal tract: is routine use justified?]. Langenbecks Arch Chir Suppl Kongressbd 1996;113:747-52.

64. Hunerbein M, Ghadimi BM, Haensch W, Schlag PM. Transendoscopic ultrasound of esophageal and gastric cancer using miniaturized ultrasound catheter probes. Gastrointest Endosc 1998;48(4):371-5.

65. Wang JY, Hsieh JS, Huang YS, Huang CJ, Hou MF, Huang TJ. Endoscopic ultrasonography for preoperative locoregional staging and assessment of resectability in gastric cancer. Clin Imaging 1998;22(5):355-9.

66. Javaid G, Shah OJ, Dar MA, Shah P, Wani NA, Zargar SA. Role of endoscopic ultrasonography in preoperative staging of gastric carcinoma. ANZ J Surg 2004;74(3):108-11.

67. Habermann CR, Weiss F, Riecken R, Honarpisheh H, Bohnacker S, Staedtler C, e col. Preoperative staging of gastric adenocarcinoma: comparison of helical CT and endoscopic US. Radiology 2004;230(2):465-71.

68. Yan C, Zhu ZG, Zhu Q, Yan M, Chen J, Liu BY, e col. [A preliminary study of endoscopic ultrasonography in the preoperative staging of early gastric carcinoma]. Zhonghua Zhong Liu Za Zhi 2003;25(4):390-3.

69. Nakamura K, Kamei T, Ohtomo N, Kinukawa N, Tanaka M. Gastric carcinoma confined to the muscularis propria: how can we detect, evaluate, and cure intermediate-stage carcinoma of the stomach? Am J Gastroenterol 1999;94(8): 2251-5.

70. Nomura N, Goto H, Niwa Y, Arisawa T, Hirooka Y, Hayakawa T. Usefulness of contrast-enhanced EUS in the diagnosis of upper GI tract diseases. Gastrointest Endosc 1999;50(4):555-60.

71. Yasuda K. Endoscopic ultrasonic probes and mucosectomy for early gastric carcinoma. Gastrointest Endosc 1996; 43(2 Pt 2):S29-31.

72. Ohashi S, Segawa K, Okamura S, Mitake M, Urano H, Shimodaira M, e col. The utility of endoscopic ultrasonography and endoscopy in the endoscopic mucosal resection of early gastric cancer. Gut 1999;45(4):599-604.

73. Tio TL. The TNM staging system. Gastrointest Endosc 1996;43(2 Pt 2):S19-24.

74. Motoo Y, Okai T, Songur Y, Watanabe H, Yamaguchi Y, Mouri I, e col. Endoscopic therapy for early gastric cancer. Utility of endosonography and evaluation of prognosis. J Clin Gastroenterol 1995;21(1):17-23.

75. Chak A. Endoscopic ultrasonography. Endoscopy 2000; 32(2):146-52.

76. Sano T. [Differences between Japan and the west in treatment strategy for gastrointestinal cancer—gastric cancer]. Gan To Kagaku Ryoho 1998;25(8):1118-22.

77. Yanai H, Matsumoto Y, Harada T, Nishiaki M, Tokiyama H, Shigemitsu T, e col. Endoscopic ultrasonography and endoscopy for staging depth of invasion in early gastric cancer: a pilot study. Gastrointest Endosc 1997;46(3):212-6.

78. Akahoshi K, Chijiwa Y, Hamada S, Sasaki I, Nawata H, Kabemura T, e col. Pretreatment staging of endoscopically early gastric cancer with a 15MHz ultrasound catheter probe. Gastrointest Endosc 1998;48(5):470-6.

79. Okamura S, Tsutsui A, Muguruma N, Ichikawa S, Sogabe M, Okita Y, e col. The utility and limitations of an ultrasonic miniprobe in the staging of gastric cancer. J Med Invest 1999;46(1-2):49-53.

80. Hiki Y, Shimao H, Mieno H, Sakakibara Y, Kobayashi N, Saigenji K. Modified treatment of early gastric cancer: evaluation of endoscopic treatment of early gastric cancers with respect to treatment indication groups. World J Surg 1995; 19(4):517-22.

81. Maehara Y, Orita H, Okuyama T, Moriguchi S, Tsujitani S, Korenaga D, e col. Predictors of lymph node metastasis in early gastric cancer. Br J Surg 1992;79(3):245-7.

82. Souquet JC, Napoleon B, Pujol B, Ponchon T, Keriven O, Lambert R. Echoendoscopy prior to endoscopic tumor therapy—more safety? Endoscopy 1993;25(7):475-8.

83. Fujino MA, Morozumi A, Kojima Y, Nakamura T, Sato T, Ohtsuka H, e col. Gastric carcinoma, an endoscopically curable disease. Bildgebung 1994;61 Suppl 1:38-40.

84. Eriguchi M, Miyamoto Y, Fujii Y, Takeda Y, Osada I, Hagihara T, e col. Regional lymph node metastasis of early gastric cancer. Eur J Surg 1991;157(3):197-200.

85. Ardengh JC, Ganc AJ, B. FMC. Estadiamento pré-operatório do adenocarcinoma da cárdia. Avaliação da extensão horizontal e locorregional. Rev Bras Med 1996;53:119 (071).

86. Bozzetti F, Bonfanti G, Bufalino R, Menotti V, Persano S, Andreola S, e col. Adequacy of margins of resection in gastrectomy for cancer. Ann Surg 1982;196(6):685-90.

87. Hallissey MT, Jewkes AJ, Dunn JA, Ward L, Fielding JW. Resection-line involvement in gastric cancer: a continuing problem. Br J Surg 1993;80(11):1418-20.

88. Demirci S, Cetin R, Yerdel MA, Kocaoglu H, Tunc G, Unal M. Value of high-resolution intraoperative ultrasonography in the determination of limits of horizontal tumor spread during surgery for gastric malignancy. J Surg Oncol 1995;59(1):56-62.

89. Pointner R, Wetscher GJ, Gadenstatter M, Bodner E, Hinder RA. Gastric remnant cancer has a better prognosis than primary gastric cancer. Arch Surg 1994;129(6):615-9.

90. Ikeguchi M, Kondou A, Shibata S, Yamashiro H, Tsujitani S, Maeta M, e col. Clinicopathologic differences between carcinoma in the gastric remnant stump after distal partial gastrectomy for benign gastroduodenal lesions and primary carcinoma in the upper third of the stomach. Cancer 1994;73(1):15-21.

91. Aithal GP, Anagnostopoulos GK, Kaye P. EUS-guided Trucut mural biopsies in the investigation of unexplained thickening of the esophagogastric wall. Gastrointest Endosc 2005;62(4):624-9.

18

LINFOMA GÁSTRICO

Luiz Ernesto Caro
Eliane Teixeira Orsini
José Celso Ardengh

INTRODUÇÃO

O linfoma primário intestinal pode comprometer o sistema digestório do esôfago ao intestino, podendo ou não associar-se à presença de nódulos linfáticos (NL) regionais (não-retroperitoneais). O diagnóstico correto dessa doença deve respeitar alguns critérios, a saber: ausência de NL periféricos, mediastinais, exame de sangue periférico, fígado, baço e medula óssea normais[1].

Conceitualmente dividem-se os linfomas naqueles asociados à enfermidade imunoproliferativa do intestino delgado (EIPID) e os não associados a ela. Neste último grupo enquadram-se: os linfomas não Hodgkin (tipo histológico mais comum o difuso de células B grandes); aqueles relacionados aos estados de imunodeficiência (HIV – radioterapia e quimioterapia prévias); os associados à infecção viral (linfoma de Burkitt [HTLV – Epstein Barr]) com maior prevalência na primeira década de vida em países africanos, Brasil e Colombia e os que complicam o curso de enfermidades inflamatórias intestinais como a doença celíaca (neste caso linfoma de células T derivado dos linfócitos intra-epiteliales)[2-4].

O sistema digestório é o sítio mais comum do linfoma extranodal primário, e a metade dos casos se localiza no estômago. O linfoma gástrico primário (LG) responde por 2 a 8% de todas as doenças malignas do órgão[2]. O acometimento gástrico do linfoma é mais freqüente na população européia e americana (40-70%), sendo a forma intestinal prevalente nos japoneses (10-30% no intestino delgado e 5-15% no cólon)[5].

A enfermidade imunoproliferativa do intestino delgado afeta preferencialmente as populações árabes e judia, podendo esse estímulo antigênico prolongado induzir a proliferação do sistema imune entérico da mucosa e dos NL. Essa situação gera a aparição de um clone produtor de imunoglobulina A (Ig A) evoluindo para o linfoma imunoblástico que afeta preferencialmente o intestino delgado proximal de forma difusa e continua[5].

229

MALT (MUCOSA-ASSOCIATED LYMPHOID TISSUE)

O tecido linfóide associado à mucosa se diferencia daquele do "tipo nativo", que é componente normal do sistema digestório. Se distribui em quatro componentes: placas linfóides da mucosa do intestino delgado, apêndice e coloretal com maior concentração no íleo terminal constituindo as chamadas placas de Peyer; na lâmina própria com linfócitos intra-epiteliales (LIE) que participam do reconhecimento antigênico; NL mesentéricos, este tecido linfático atua como protetor da mucosa que se encontra em contato direto com os antígenos externos, considerado como o "sistema imune mucoso"[6].

Existe, por outro lado, um "tecido MALT adquirido" secundário a reação por estímulo antigênico prolongado[6]. A gastrite causada pelo *Helicobacter pylori*, a tiroidite de Hashimoto, a síndrome de Sjögren podem substituir tecido devido ao aparecimento de um clone patológico, surgindo desta maneira o linfoma do tipo MALT[7].

Issacson e col. em 1994, classificaram o MALT dentro dos linfomas de células B de baixo grau. Ele se localiza com maior freqüência na região do antro, podendo ser encontrado no corpo e fundo gástrico, bem como no intestino delagado e mais recentemente ele foi encontrado cólon e reto[9].

Macroscopicamente se encontram diferentes formas de apresentação: mucosa pálida, gastrite com aumento do relevo e elevações de pregas, lesões deprimidas, úlceras profundas às vezes de grandes dimensões, massas tumorais mimetizando tumores do tipo Borrmann e espessamento de pregas[10].

Histologicamente o MALT invade e destroi as glândulas e criptas gástricas transformando os linfócitos em células de grande tamanho com aumento do citoplasma e núcleo irregular (oncócitos o "signet-ring cells")[11]. Trata-se de lesão que permanece localizada no órgão (estômago – estádio I) em 90% dos casos, em 4% compromete NL regionais e em 6% há infiltração da médula óssea, provavelmente em casos de MALT de alto grau (Figura 18.1A e B)[11].

Nas gastrites crônicas encontram-se folículos linfóides sob a forma de infiltrados linfoepiteliais, sua diferenciação histológica requer adequado estudo anátomo-patológico (Figura 18.2)[12,13]. O reconhecimento das imunoglobulinas de superfície ajuda a diferençar estas duas doenças. O grau de infiltração e a profundidade se correlacionam com a presença de NL regionais[14].

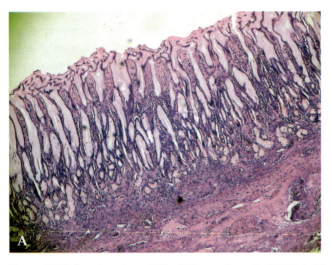 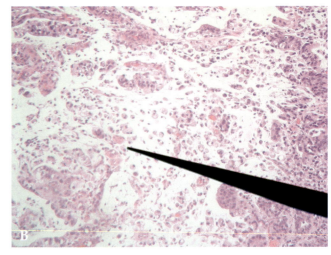

Figura 18.1. Imagem do epitélio (**A**) na coloração HE (4x). Observe a destruição glandular. Em (**B**) note a seta apontando para a área da neoplasia com células de núcleo irregular e aumento importante do citoplasma (16x).

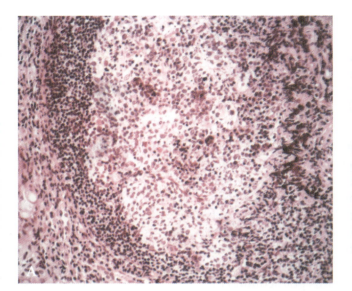 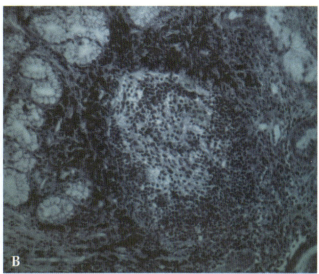

Figura 18.2. Imagens microscópicas de um folículo linfóide encontrado em paciente com gastrite crônica. Em (**A**) coloração HE e em (**B**) Giemsa.

Os linfomas não Hodgkin associados ao tecido hiperplásico linfóide (MALT) são malignos compostos por células monoclonais do tipo B que têm características etiopatogênicas, histopatológicas, curso clínico e resposta ao tratamento específicos[7]. Esse tipo de lesão se origina do tecido linfóide como conseqüência de transtornos pré-existentes, da mucosa gastrintestinal, tireoideana, e salivar, onde habitualmente não há tecido linfóide presente, e ocasionalmente têm sido relatados casos esporádicos no pulmão e esôfago[3,9]. O aparecimento de tecido linfóide reacional decorrente de processo auto-imune tal como a sialoadenite mioepitelial[15] e a tireoidite de Hashimoto têm sido relacionadas ao desenvolvimento de MALT em glândulas salivar e tireoideana, respectivamente[15,16].

No estômago, quando a mucosa gástrica é normal e não contém tecido linfóide organizado, se aceita a gastrite crônica ativa associada à presença do *Helicobacter pylori* (Hp), como predisponente ao desenvolvimento do MALT favorecendo o acúmulo desse tecido, desenvolvendo folículos linfóides (Figura 18.2), que se assemelham às placas de Peyer do intestino delgado[9,13,17]. Preferencialmente encontrados no antro eles podem ser multifocais. A razão pela qual o MALT se associa ao *Helicobacter pylori* (HP) é variável e ocorre devido à resposta inflamatória tecidual na presença da bactéria[13,18,19].

Existem trabalhos que demonstraram a proliferação de células MALT cultivadas na presença do Hp. Nesse caso houve proliferação de células T não neoplásicas e de células monoclonais B neoplásicas, com o aumento da expressão de receptores da interleucina 2 (L2), assim como a produção de imunoglobulinas tumorais provavelmente pelo baixo estímulo das células T, provocado pela bactéria. Essa teoria reforça a hipótese de que a erradicação do Hp pode suprimir o estímulo antigênico que induz a proliferação neoplásica e que sua supressão, possa ser benéfica para o controle da doença[20-23].

É importante assinalar que as células que responderam a esse estímulo são provenientes de LG precoces ou de baixo grau de malignidade e não daqueles de alto grau. Já que a resposta proliferativa das células de LG de baixo grau depende da sensibilização das células T pelo Hp, pensa-se que a transformação neoplásica não é causada diretamente pelo microorganismo e sim pelos efeitos locais que sensibilizam tais células[2].

232 PARTE V – DOENÇAS DO ESÔFAGO, ESTÔMAGO E DUODENO

A evidência de regressão do MALT em pacientes tratados com antibióticos foi obtida com a eliminação da bactéria[18-28]. Os resultados em grupos de pacientes com LG de baixo grau (BG) comparado àqueles de alto grau (AG) não detectados incialmente, que não respondem ao tratamento de erradicação do Hp[27], sustentam a hipótese da contínua evolução clonal dos LG de BG, cujo crescimento depende inicialmente do estímulo das células T a LG de AG, que não requerem mais o estímulo antigênico inicial.

Como referido anteriormente o MALT pode ser classificado como de BG e de AG de malignidade[14]. O primeiro constitui-se por denso infiltrado de linfócito de pequeno e médio tamanho, com fenótipo B, citoplasma moderadamente abundante e núcleos irregulares que se assemelham àqueles de células centrofoliculares chamadas de "centrocyte like cells" (CCT), ainda que por vezes o aspecto dessas células varia de monocitóide a plasmocitóide, com algumas delas de maior tamanho que corresponderiam a blastos[14]. Outro elemento importante é a presença de células linfoepiteliais nos quais se observam invasão e destruição parcial das glândulas gástricas por acúmulo de linfócitos tumorais[14]. O povoamento de células B monoclonais reveladas por imuno-histoquímica ou por investigação genotípica usando técnicas de "southern blot" ou de reação em cadeia de polimerase (PCR) ajuda a estabelecer o diagnóstico preciso (Figura 18.1)[22,29]. Nos casos de LG de AG o infiltrado tumoral está representado por blastos linfóides que lembram centroblastos, linfoblastos ou plasmoblastos, com poucas lesões linfoepiteliais[30].

SINTOMATOLOGIA

É inespecífica e confunde-se com outras doenças pépticas. Os sintomas habituais são: dor abdominal, perda de peso, pirose, intolerância a certos alimentos, refluxo, flatulência, halitose etc.

DIAGNÓSTICO

A endoscopia digestiva alta (EDA) indicada em pacientes com sintomatologia inespecífica ou naqueles com espessamento do fundo gástrico ou presença de NL identificados por exames complementares como RX de tórax, TC de abdome ou tórax, pode detectar alterações compatíveis com LG. Os exames laboratoriais mostram aumento dos leucócitos e elevação da velocidade de hemossedimentação[31,32].

A EDA é ideal para o diagnóstico de LG. O LG se apresenta a EDA como: aspecto folicular da mucosa com a presença ou não de erosões, úlceras gástricas e com menor probabiliade é possível identificar elevações que simulam tumores (Figura 18.3).

Essa última situação pode ser de difícil diagnóstico através da biópsia endoscópica, devendo ser quase sempre profunda. Os fragmentos devem ser examinados pela patologia e complementados pelo estudo imuno-histoquímico ou pela técnica da reação em cadeia da polimerase (PCR), determinando assim o caráter monoclonal do infiltrado[1].

O progresso alcançado com o desenvolvimento de diversas modalidades diagnósticas de imagem permitiu o diagnóstico com maior freqüência e o estudo mais aprimorado do LG nos últimos anos[33-35]. Estudos comparativos entre a seriografia gástrica, a EDA, a tomografia computadorizada helicoidal (TC) e a ecoendoscopia (EE), mostram que a EE é a modalidade diagnóstica mais precisa, pois o estádio T e N correto do LG pode ser estabelecido em até 90% dos casos (Figura 18.3B)[34-43]. A classificação TNM pode ser usada para

LINFOMA GÁSTRICO

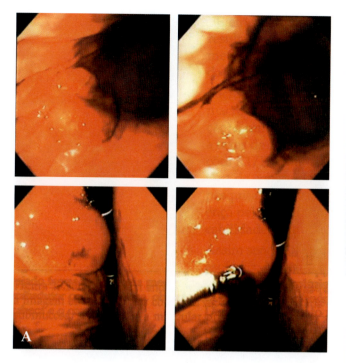
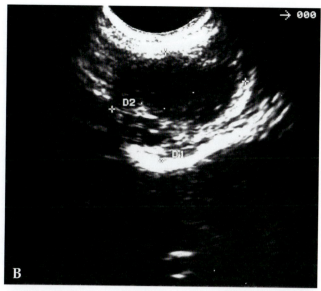
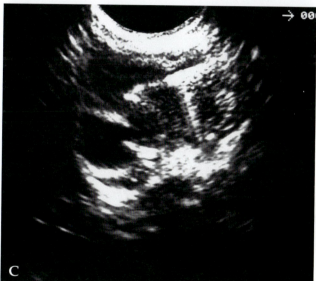

Figura 18.3. Paciente com elevação de mucosa, mimetizando tumor subepitelial no corpo gástrico (**A**).
Em (**B**) imagem ecoendoscópica de lesão hipoecóica, nodular, que media nos maiores eixos 2,5 x 1,9cm. Foi possível o diagnóstico de LG de BG através da PAAF (**C**) ecoguiada (Figura 18.1B), já que todas as biópsias endoscópicas anteriores tinham sido negativas para confirmar o diagnóstico.

os LG de maneira similar aos casos de adenocarcinoma (capítulo 12). Estudo utilizando a classificação TNM mostrou invasão tumoral (T) entre 80 e 92 % e para os NL metastáticos entre 77 e 90% (Figura 18.4)[38].

A ultra-sonografia abdominal (US) não consegue avaliar a neoplasia gastrintestinal, pois fatores como a obesidade, gases interpostos e resolução quase sempre insuficiente, interferem na obtenção de imagens. A TC poucas informações fornece, pois não consegue detectar com precisão a lesão na parede do estômago, além de não detectar a presença de NL perigástricos, como já relatado no capítulo 17 para os carcinomas gástricos.

ECOENDOSCOPIA

Características iconográficas do MALT

O padrão iconográfico do MALT de BG mostra no geral espessamento da mucosa podendo se estender até a submucosa, com densidade hipoecóica, não interesando a muscular própria (Figura 18.4A). A visualização da interface entre a parede doente e a sã é fácil[39]. A camada *muscularis propria* também apre-

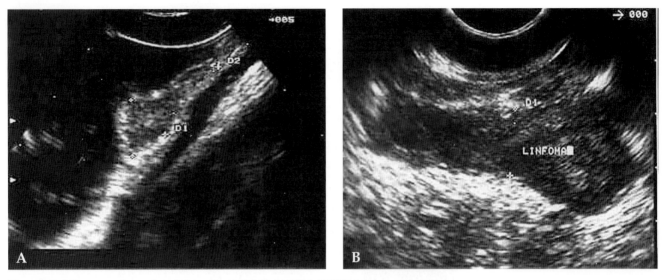

Figura 18.4. Imagens ecoendoscópicas. Em (**A**) LG de BG (uT1N0Mx) e em (**B**) LG de AG (uT3N0Mx).

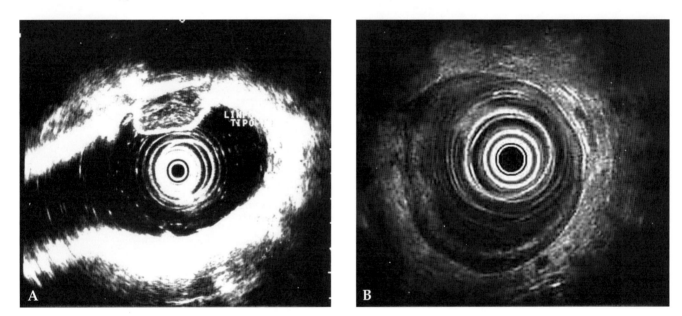

Figura 18.5. A) Imagem ecoendoscópica de LG de BG superficial. **B)** LG de AG com invasão de toda a circunferência do órgão (uT2N1Mx).

senta-se hipoecóica e em nossa experiência apenas a encontramos envolvida nos casos de MALT com a presença de úlceras profundas, atribuindo-se essa característica ao edema e ao tecido inflamatório associado (Figura 18.5). É freqüente em um mesmo tumor acharmos setores de BG e de AG coexistindo.

Como referido anteriormente a classificação mais utilizada para avaliar com precisão as camadas envolvidas pelo tumor é a classificação TNM (capítulo 12)[38], sendo os achados mais comuns TI (infiltração da mucosa e submucosa) e T2 (*muscularis propria*). O estádio T3 (camada serosa) é possível que se apresente como úlcera profunda de grande tamanho (A2 UL III) o em casos de MALT avançados ou de AG (Figura 18.6). Os restantes T3 são os LG não MALT[16]. Com esse método não só podemos estudar a profundidade da lesão, mas também a extensão da mesma e a presença de NL (N1).

LINFOMA GÁSTRICO

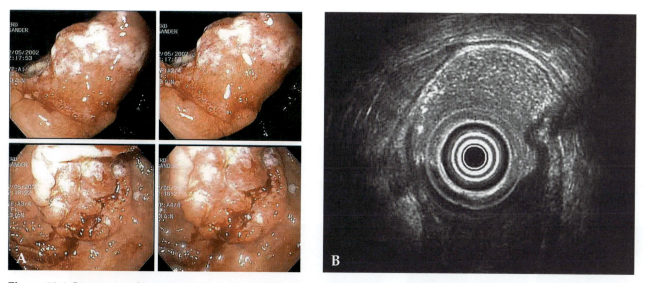

Figura 18.6. Imagens endoscópicas (**A**) de lesão infiltrativa, friável com nodulações e ulcerações. Em (**B**) imagem ecoendoscópica da mesma lesão onde a doença infiltra em profundidade toda a parede do órgão (uT3N0Mx).

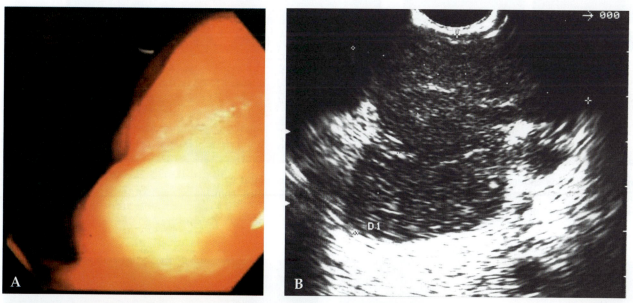

Figura 18.7. Imagens endocópicas de tumor subepitelial (**A**) do fundo gástrico.
B) Imagem ecoendoscópica de grande massa extrínseca. A punção aspirativa ecoguiada revelou se tratar de linfoma linfocítico de pequenas células.

Nakamura e col.[44] apresentaram um trabalho onde estabeleceu-se estreita relação entre a sobrevivência e o correto estádio realizado pela EE. Nem a EDA nem a radiologia convencional são capazes de obter tais informações. Relato recente demonstrou que a EE é útil na avaliação da profundidade da infiltração e na diferenciação entre NL benignos de malignos detectados por biópia de LG infiltrativos (Figura 18.7)[45].

Resultados da ecoendoscopia no estádio do LG

A aparência do LG é indistingüível do adenocarcinoma à EE[38]. A infiltração da parede é detectada mediante a visualização da destruição da arquitetura gástrica normal e sua substituição por processo infiltrativo que geralmente determina o padrão hipoecóico[37]. Os LG podem ser observados à EE como lesão polipóide, ulcerada, polipóide-ulcerada ou por uma difusa infiltração hipoecóica transmural junto com NL perigástricos suspeitos de malignidade (Figuras 18.8, 18.9 e 18.10)[36,38,46].

Apenas a histologia determina com exatidão se um NL é normal, inflamatório reacional ou metastático. Certos critérios ecoendoscópicos como o tamanho, a hipoecogeneicidade e os contornos sugerem com boa aproximação a natureza dos mesmos (Figuras 18.11 e 18.12)[47].

A presença de pregas gástricas espessadas pode ser ocasionada por um adenocarcinoma infiltrativo (linite plástica ou tumor do tipo esquirroso), por LG ou por algumas condições benignas como a gastropatia hipertrófica de

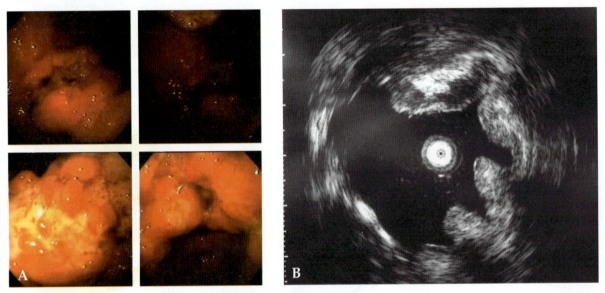

Figura 18.8. Imagens endoscópicas (**A**) de lesão ulcerada e com áreas nodulares e pseudopolipóides na periferia. **B**) Imagem ecoendoscópica de lesão hipoecóica, com espessamento da segunda e terceira camadas. Biópsia revelou LG de AG.

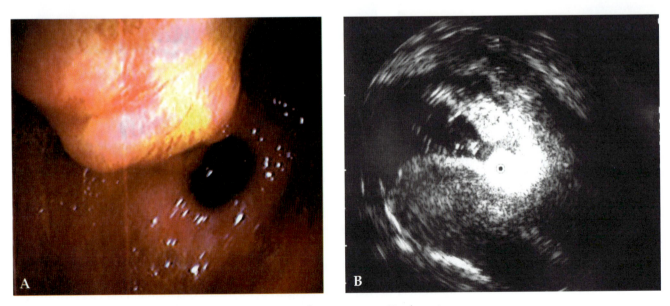

Figura 18.9. A) Imagem endoscópica com espessamento de prega na região do antro gástrico. A ecoendoscopia (**B**) revelou área hipoecóica de grandes proporções acometendo a primeira e segunda camadas da parede.

LINFOMA GÁSTRICO **237**

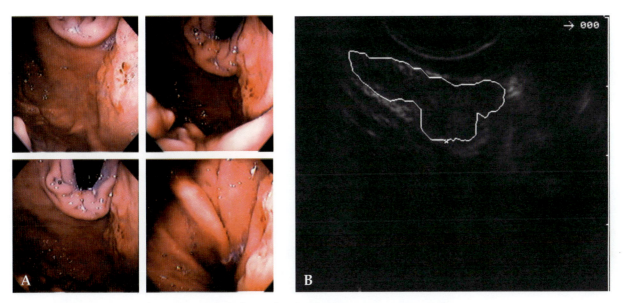

Figura 18.10. Imagens endoscópicas (**A**) de lesão deprimida de pequenas proporções localizada no corpo gástrico alto. Em (**B**) imagem ecoendoscópica de área hipoecóica com acometimento da primeira e da segunda camadas sem invadir a terceira camada (uT1N0Mx). A biópsia mostrou se tratar de LG de BG.

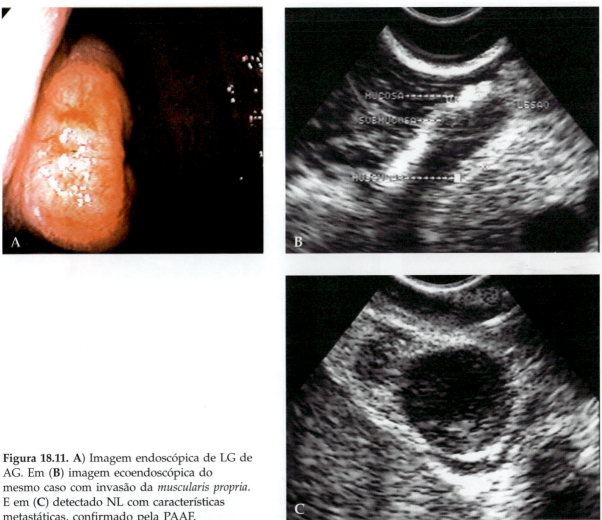

Figura 18.11. A) Imagem endoscópica de LG de AG. Em (**B**) imagem ecoendoscópica do mesmo caso com invasão da *muscularis propria*. E em (**C**) detectado NL com características metastáticas, confirmado pela PAAF.

238 PARTE V – DOENÇAS DO ESÔFAGO, ESTÔMAGO E DUODENO

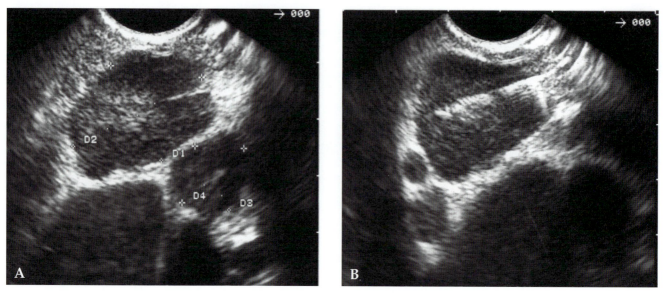

Figura 18.12. Imagens ecoendoscópicas de NL encontradas em pacientes com LG de AG. Em (**A**) a imagem mostra NL hipoecóico, de limites imprecisos e de forma irregular. Essas características falam a favor de um NL de origem metastática. Em (**B**) imagem de NL com a agulha posicionada no seu interior para a confirmação dos achados ecoendoscópicos.

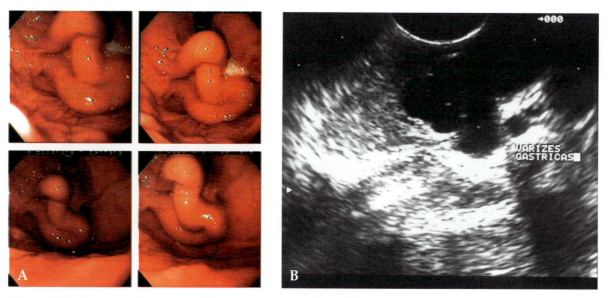

Figura 18.13. Imagens endoscópicas (**A**) de enorme espessamento de prega, localizado no fundo gástrico. A ecoendoscopia (**B**) revelou varizes de fundo gástrico.

Menètrier (Figura 18.9)[33,48], e às vezes, a presença de varizes gástricas pode fazer confusão com pregas espessadas, nesse caso a EE facilita a diferenciação (Figura 18.13)[49].

No geral o espessamento das pregas gástricas relacionadas à gastrite pode ser distinguido pela EE da infiltração maligna ocasionada por carcinoma e LG[50]. A infiltração da linite plástica (Figura 17.1 – capítulo 17) compromete a terceira (submucosa) e quarta camadas (*muscularis propria*)[51]. No caso do LG há uma infiltração difusa transmural com destruição da arquitetura normal (Figura 18.5B)[33]. O estádio I e II da classificação TNM pode ser estabelecido com precisão pela EE, apesar das dificuldades existentes quando há pregas espessadas que circundam úlceras grandes, simulando LG com padrão hipo-ecóico transmural[33].

A infiltração linfomatosa do estômago ocorre mediante a disseminação horizontal e longitudinal sobre a parede gástrica, enquanto que a do carcinoma é predominantemente vertical, com precoce invasão das camadas profundas da parede gástrica. O comprometimento da mucosa no LG é menos extenso que o das camadas adjacentes. A infiltração da segunda e terceira camadas com úlceras da mucosa é quase que patognomônico de LG[40,52,53].

Nas fases iniciais do LG, a EE mostra espessamento da segunda e terceira camadas apesar da preservação das demais (Figura 18.3, 18.4A e 18.5A). Essa alteração patológica não se encontra apenas nas lesões observadas pela EDA, mas também em áreas onde a mucosa aparece normal[54,55].

Comparada as técnicas convencionais de diagnóstico por imagem, a EE parece eficiente para o seguimento de pacientes tratados conservadoramente e na detecção das recorrências locorregionais. Ela é o método mais sensível para a identificação dessas alterações na parede e na identificação dos NL perigástricos[56].

Hoepffner e col.[56] demonstraram o papel da EE no seguimento desses pacientes. Todos os casos responderam ao tratamento, observou-se regressão da área ecograficamente suspeita a EDA, enquanto que a restituição dessa integridade à EE levou mais tempo. Nesse estudo foi possível observar dois casos onde a EE detectou a recorrência do LG muito antes de haver alterações da EDA, demonstrando o impacto do método sobre esses pacientes.

Caletti e col.[40] submeteram 82 pacientes com LG primário a EE. A sensibilidade, especificidade, valor preditivo positivo e negativo e acurácia para a EE no diagnóstico correto foi de 93%, 98%, 91%, 98% e 97%, respectivamente. A profundidade de invasão pela EE foi correta em 87%.

Diferenciar LG de Menètrier e linite plástica às vezes é difícil, mas pela EE podemos ver que no caso da linite a imagem é hipoecogênica como no LG, mais longitudinal e normalmente envolve de forma circular toda a parede, o Menètrier é mais hiperecóica que hipoecóica[40,51].

A EE nos ajuda a decidir por uma cirurgia, no caso de um paciente não responder ao tratamento adjuvante, principalmente naqueles onde a EDA com biópsia não revele a presença da recidiva. Assim sendo, se a EE não demonstrar a resolução dos aspectos encontrados pela EDA ela se torna ferramenta de fundamental importância para a condução de um paciente para esse tipo de tratamento.

EXPERIÊNCIA DO AUTOR

De maio de 1993 a Junho de 2000, 19 pacientes portadores de MALT previamente diagnosticados por endoscopia e biópsia[57] foram encaminhados aos Serviços de Endoscopia do Hospital de Clínicas de Buenos Aires e ao Instituto Cirúrgico de Callao. Dez eram homens com média de idade de 50,8 anos (32-77).

Dezesseis pacientes foram tratados com esquema tríplice (claritromicina, amoxicilina e IBP) para a erradicação do *Helicobacter pylori*. O seguimento médio de 10 meses (7-12) demonstrou que cinco não apresentaram alterações do estádio pré-tratamento, cinco mostraram remissão parcial, com consideravel redução do espessamento das pregas e do menor número de camadas

240 PARTE V – DOENÇAS DO ESÔFAGO, ESTÔMAGO E DUODENO

comprometidas. Os restantes foram considerados curados, pois a EE foi normal e a histologia negativa. O comprometimento da submucosa foi de 84% dos casos e se identificaram NL metastáticos em 30,8%.

Em nossa casuística como na de outros centros no seguimento dos portadores de MALT, se demostrou que quanto mais camadas estiverem comprometidas, mais pobre é o resultado do tratamento de erradicação do Hp apesar da influência dos genomas e subtipos cag –, + ou vac a. Além disso, observou-se que quando a biópsia foi negativa para MALT e a EE demostrou espessamento da mucosa e submucosa com o passar do tempo quase todos os pacientes apresentaram recorrência da lesão.

Tratamento

Em primeiro lugar impõe-se a erradicação do *Helicobacter pylori*, dada a estreita vinculação entre a infecção pela bactéria e o MALT, com esquema antibiótico tríplice ou quàdruplo, antes de considerar outras opções de tratamento[46].

Pelo fato dessa enfermidade ser indolente já no início e com uma regressão após a erradicação da bactéria em torno de 70 a 80%, deve-se esperar pelo menos 6 meses antes de adotarmos uma conduta terapêutica mais agresiva[1]. Estes pacientes deverão ser submetidos à EDA, biopsiados e em seguida deve-se realizar uma EE para avaliar a resposta ao tratamento farmacológico[1].

No caso de persistência da lesão, o uso de radioterapia em baixa dose ou quimioterapia com monodroga, deve ser pensado respeitando alguns protocolos onco-hematológicos. Estes pacientes enquadram-se na categoria daqueles que não respondem ao tratamento de erradicação do Hp, por apresentar um MALT de AG. Atualmente tem sido observada boa resposta à radioterapia.

Como hoje em dia a terapêutica cirúrgica não é aconselhável, devido ao comprometimento microscópico multicêntrico deste tipo de lesão, visto que as ressecções parciais não garantem margens livres, deve-se recorrer as gastrectomias totais com sua já conhecida morbimortalidade.

Assim podemos dizer que existem várias alternativas de tratamento: erradicacão do Hp, radioterapia, quimioterapia e cirurgia. A opção por um ou outro, depende do estádio (TNM) do grau de malignidade (AG e BG), além do diagnóstico correto de um MALT[58]. A definição para o LG ser de BG ou de AG de malignidade é fundamental para a escolha da melhor forma de tratamento[59]. Nem sempre é fácil o diagnóstico de LG tipo MALT na biópsia gástrica e sua diferenciação com gastrite reativa[52]. É difícil a identificação de um LG de AG em biópsias gástricas, já que em alguns casos de MALT de BG identificam-se componentes de AG. A coexistência desses elementos no mesmo tumor é considerada como fator de progressão[60].

Bayerdorffer e col.[27] demonstraram que o fracasso terapêutico em alguns casos de sua série deveu-se a progressão focal de um tumor de BG para um LG de AG, evidenciado após a gastrectomia. Esse aspecto determina a importância do completo estudo histológico antes do tratamento e a definição de critérios para os componentes de AG clinicamente relevantes em tumores de BG[27].

Têm-se assinalado que a presença de agrupamentos confluentes e compactos ou de fileiras de células grandes pode indicar a emergência de novos clones e tem sido usado como critério para a transformação de um tumor de BG em outro de AG, mas até o momento não há consenso a esse respeito[14,61]. Por isso a presença de células grandes, que podem sugerir a progressão para um LG de AG constitui um problema que é necessário ser estudado, já que estas neoplasias se comportam como uma entidade diferente e com um curso clínico muito mais agressivo[30,62].

Em 106 pacientes com MALT avaliou-se o impacto no prognóstico da presença de componentes de células grandes ou blastos. Nos tumores de BG, separou-se um subgrupo com componente de células grandes entre 1 a 10% com prognóstico significativamente pior (sobrevida de 10 anos de 75 *vs.* 90%). Pelo exposto, não se encontraram parâmetros clínicos de prognóstico significante responsáveis por esta diferença, não sendo possível definir critérios em amostras de biópsias endoscópicas que reconheçam a progressão de um MALT a um tumor de AG. No entanto, para servir como guia para a eleição do tratamento esses critérios devem ser validados em ensaios clínicos futuros[14,61].

Baseado na hipótese de que a proliferação de células B malignas no MALT pode ser induzida e sustentada pela inflamação causada pelo Hp, e que a eliminação desse estímulo proliferativo pela sua erradicação causaria a regressão tumoral, sustenta o fato destes pacientes serem submetidos a terapia de erradicação do Hp[21]. Assim sendo, pacientes com MALT de BG não associados a lesões protuberantes ou úlceras grandes foram tratados com ampicilina combinada ao metronidazol e dicitrobismutato tripotássico ou omeprazol, com resultados animadores[9,22]. Posteriormente, outras séries obtiveram êxito na regressão do tumor em mais de 50% dos pacientes tratados com antibioticoterapia[22,23,27]. O acúmulo progressivo de pacientes tratados dessa maneira pode ser efetiva como terapêutica inicial para o MALT de BG[63]. Ensaio multicêntrico alemão confirmou a eficácia dos antibióticos em induzir a remissão de LG[27].

Bayerdoerfer e col.[64] trataram 120 pacientes com MALT de BG (estádio E1) com amoxicilina e omeprazol. O seguimento médio foi de 32 meses (72). Noventa e cinco apresentaram remissão completa (79%), 12 parcial (10%) e 13 não melhoraram depois da erradicação da bactéria (11%). No grupo de resposta parcial, 6 casos foram encaminhados à cirurgia, dos quais em 2 se detectou um LG de AG pela histologia. No grupo de 13 sem resposta ao tratamento, 9 foram operados e destes 6 tinham LG de AG. Naqueles com resposta completa, 9 recorrências ocorreram no seguimento de controle, algumas delas foram sugestivas de erros na amostra onde não foi detectada lesão de AG. Esses dados demostram que a erradicação da infecção do Hp é efetiva na maioria dos casos de MALT de BG em estádio precoce, com remissões que parecem duradoras a longo prazo e quando essa terapia não é efetiva deve-se considerar como uma enfermidade em progressão (AG).

Hwoon-Yong e col.[65] trataram 19 pacientes com omeprazol 20mg, claritromicina 500mg e amoxicilina 1.000mg por 14 dias. EDA de control foi realizada 4 e 8 semanas depois de terminado o tratamento e a cada 2 a 3 meses. Em 16 houve remissão completa do quadro. Em 3 com infecção persistente o Hp foi erradicado pela repetição do mesmo esquema com completa erradicação. Em todos se obteve completa remissão do MALT dentro do seguimento de nove meses. Depois da erradicação houve recorrência do MALT em 3 pacientes (15,8%) de 7 (36,8%) com infecção recorrente pelo Hp. Tratou-se a infecção outra vez nesses 7, com a completa remissão do MALT nos 3 que apresentaram recorrência da lesão. Esses resultados sugerem que o MALT asociado ao Hp pode ser tratado mediante a erradicação do mesmo e que a infecção pelo Hp deve ser avaliada regularmente após o tratamento.

242 PARTE V – DOENÇAS DO ESÔFAGO, ESTÔMAGO E DUODENO

É possível tratar com antibióticos outros casos de MALT não relacionados ao Hp. Cinco pacientes com LG endoscopicamente visíveis de 1 a 4cm de tamanho com estádio E1 foram tratados com terapia antibiótica para erradicar a infecção por *Helicobacter heilmannii* (Hh)[66]. A infecção pelo Hp foi excluída pela cultura, histologia e sorologia. Em cada caso o tratamento antibacteriano com omeprazol 40mg e amoxicilina 750mg por 14 dias, resultou na cura do Hh e na completa remissão histológica, endoscópica e molecular dos tumores, em um período médio pós-tratamento de 1 mês (1-4 meses). Não houve recorrências do LG nem reinfecção com Hh posterior. Isso demonstra que o MALT pode ocorrer em pacientes com infecção por Hh e que a cura dessa infecção leva a completa remissão do MALT em estádio E1[66].

Ainda que o LG não Hodgkin possa ser estadiado com a EE com cifras similares a dos adenocarcinomas, a estratégia terapêutica não se baseia no estádio obtido pela EE[36]. No entanto nos últimos anos relatos de tratamento de MALT mediante a erradicação do Hp demonstram a importância de uma adequada avaliação para determinar o estádio dessas lesões. Sackman e col.[67] relataram que 12 de 14 MALT localizados no estômago pela EE foram tratados com a erradicação do Hp, e que nenhum dos LG que invadiam a muscular própria respondeu ao tratamento.

Tem-se indicado a erradicação do Hp como tratamento único para os LG de células B de BG associados à MALT em estádio E1, em um estudo que ressalta a utilidade da EE para o manejo destes casos[46]. Os pacientes foram selecionados para esta terapia com o auxílio da EE mediante o emprego da classificação de Ann Arbor modificada. Para demonstrar a monoclonalidade de células B se empregou PCR e imuno-histoquímica. A erradicação do Hp foi realizada com o esquema tríplice (omeprazol, 20mg, amoxicilina 1g e metronidazol 500mg). O Hp foi erradicado em todos os casos depois do primeiro tratamento (N: 15) ou com uma segunda linha de tratamento (N: 2). A regresão histológica do LG foi observada em todos os pacientes depois de um período médio de 2 meses. O desaparecimento da monoclonalidade levou mais tempo (7 meses). Ao final do estudo 4 dos 16 casos exibirão bandas monoclonais persistentes, e a recorrência do LG ocorreu em 2 enfermos com reinfecção do Hp. Assim se demostrou que a erradicação do Hp parece ser uma efetiva terapia em pacientes com estádio E1. O significado clínico da detecção da monoclonalidade pelo PCR ainda está para ser determinada[46].

Foram relatados alguns casos onde a recorrência do tumor foi documentada depois da reinfecção com o Hp, sugerindo que células residuais monoclonais poderiam estar presentes apesar da remissão clínica e histológica. Recorrências também ocorrem na ausência da reinfecção pelo Hp, indicando a presença de células linfomatosas que escapam ao estímulo antigênico do Hp mediado por células T[1]. Outro estudo demostrou igualmente que a EE diferencia as camadas da parede gástrica e determina a profundidade da infiltração dessa neoplasia[68].

Nos casos de MALT de BG de difícil tratamento, indica-se atualmente a conduta conservadora com antibióticos que erradiquem a infecção pelo Hp, antes de considerar outra opção terapêutica, não sendo necessário recorrer à cirurgia. Qualquer dos efetivos esquemas antibióticos pode ser usado[69]. Recomenda-se seguimento endoscópico com múltiplas biópsias repetidas a cada 2 meses do tratamento para documentar a erradicação do Hp e subseqüentemente, ao menos 2 vezes por ano por dois anos para monitorar a regressão histológica do LG. No entanto, o seguimento de longo prazo dos pacientes tratados com antibióticos é mandatório. Não se sabe se o tratamento para o Hp cura definitivamente o LG ou previne apenas a sua recorrência.

A eficácia da terapia antibiótica reduz-se em casos com doença localmente avançada que apresentem massas tumorais ou infiltração profunda da parede gástrica, e em casos associados a um número aumentado de blastos. Parece que vale a pena a erradicação do Hp nesses casos, já que com esse tratamento pacientes com LG primário de AG pode-se conseguir a remisão. Isso demonstra que o Hp também pode ter algum papel no MALT de AG[67]. São necessários estudos prospectivos para determinar o valor real da terapia contra o Hp nessas lesões. Quando não há resposta aos antibióticos, a QT com um agente como o Clorambucil e a RT local têm sido capazes de remitir completamente muitos casos (Figura 18.14)[70,71].

Akamatsu e col.[72] trataram com antibióticos e RT, 57 pacientes com MALT, destes um grupo apresentava Hp$^+$ (41) e Hp$^-$ (16). O seguimento médio foi de 37 meses e o controle do tratamentoo foi feito pela EDA e EE. Não houve diferenças entre a presença ou ausência da bactéria quanto ao sexo, idade, estádio, o fenótipo, a área de acometimento gástrico e a presença da monoclonalidade. A regressão foi completa com o esquema antibiótico em 1/9 (11,1%) com Hp$^-$ e em 28/38 (73,7%) com (p < 0,001). Os autores concluem que a RT é efetiva para o tratamento de MALT com Hp$^-$ e aqueles resistentes ao tratamento antibiótico, além disso a transformação de um LG em AG é a maior causa de óbito em pacientes com essa doença.

Apesar da descrição de casos de regressão de LG de AG depois da terapia contra o Hp, recomenda-se que eles devam ser agressivamente tratados[69,73]. No entanto, a erradicação do Hp deve ser acrescida a QT para esses casos, já que essa conduta elimina o componente residual de BG, que levaria a estimulação antigênica e poderia ser responsável pela recorrência tumoral[74]. Mesmo assim, existem relatos de que o tratamento antibiótico contra o Hp reduz sustancialmente o tumor no lugar da cirurgia, reduzindo em contrapartida a mortalidade[53,73]. Como a efetividade do tratamento do LG depende do grau da infiltração da parede gástrica, a EE é considerada atualmente como pré-requisito antes de um paciente com LG não Hodgkin seja conside-

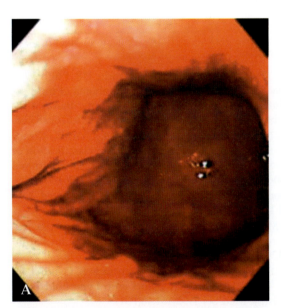
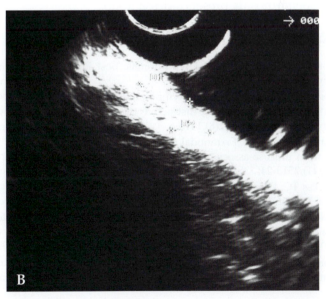

Figura 18.14. Seguimento de longo prazo (2 anos) do paciente da Figura 18.3 após o tratamento de um LG de BG com esquema antibiótico, QT e RT asociadas. Em (**A**) observe a remissão endoscópica completa da lesão e em (**B**) note o espessamento hiperecóico da parede mostrando o bom resultado a longo prazo do tratamento.

244 PARTE V – DOENÇAS DO ESÔFAGO, ESTÔMAGO E DUODENO

rado para o tratamento com antibióticos, já que esta técnica define com precisão o estádio da lesão e prediz de forma confiável a possibilidade de resposta a esta terapia[67,73].

CONCLUSÃO

O LG extranodal de tipo MALT[1] é uma doença recentemente caracterizada[1,2]. Antigamente chamada de pseudolinfoma, tem como particularidade afetar de maneira localizada um setor isolado do sistema digestório (estômago) e apresenta estreito vínculo com a infecção pelo *Helicobacter pylori*[73]. Sua identificação é realizada através de uma EDA com biópsias. Microscopicamente se apresenta de diversas formas, não havendo uma que a caracterize.

Após o diagnóstico é mandatório o estádio através da TC e EE[73]. Este último por sua vez é o único capaz de discriminar o comprometimento da parede gástrica, analisando com precisão a camada invadida, e identificar a presença de NL periféricos na lesão[75].

O tratamento de erradicação do HP está sempre indicado no LG do tipo MALT e o seguimento dessa doença consiste na realização de EDA associada a biópsias endoscópicas a cada 6 meses, pois esse é o tempo que acreditamos seja o ideal para verificar com precisão a remissão histológica sobretudo em pacientes com T1[75].

Nessa situação ainda a EE tem papel de importância, pois permite o reconhecimento da regressão da lesão, analisado através da diminuição da espessura da parede, a diminuição da extensão da lesão e também a modificação do tipo de ecogeneicidade. Essas possibilidades tornam-a como único método capaz de reconhecer a persistência ou não da lesão mudando assim a forma de tratamento[75].

Técnicas novas estão sendo desenvolvidas para poder melhorar a EE como a OCT (Optical Centilogram Tomography) e outros métodos, mas é necessário esperarmos para que possamos obter resultados mais animadores. Cremos que no futuro o diagnóstico do LG será cada vez mais fácil, mas é necessário sempre suspeitarmos da presença dessa lesão.

REFERÊNCIAS BIBLIOGRÁFICAS

1. Isaacson PG. Update on MALT lymphomas. Best Pract Res Clin Haematol 2005;18(1):57-68.
2. Isaacson P, Wright DH. Malignant lymphoma of mucosa-associated lymphoid tissue. A distinctive type of B-cell lymphoma. Cancer 1983;52(8):1410-6.
3. Isaacson P, Wright DH. Extranodal malignant lymphoma arising from mucosa-associated lymphoid tissue. Cancer 1984;53(11):2515-24.
4. Pan L, Diss TC, Peng H, Lu Q, Wotherspoon AC, Thomas JA, e col. Epstein-Barr virus (EBV) in enteropathy-associated T-cell lymphoma (EATL). J Pathol 1993;170(2):137-43.
5. Fischbach W. [Gastrointestinal lymphomas]. Z Gastroenterol 2004;42(9):1067-72.
6. Isaacson PG, Spencer J. Malignant lymphoma of mucosa-associated lymphoid tissue. Histopathology 1987;11(5):445-62.
7. Malek SN, Hatfield AJ, Flinn IW. MALT Lymphomas. Curr Treat Options Oncol 2003;4(4):269-79.
8. Isaacson PG. Gastrointestinal lymphoma. Hum Pathol 1994;25(10):1020-9.
9. Weber DM, Dimopoulos MA, Anandu DP, Pugh WC, Steinbach G. Regression of gastric lymphoma of mucosa-associated lymphoid tissue with antibiotic therapy for Helicobacter pylori. Gastroenterology 1994;107(6):1835-8.
10. Harris NL, Jaffe ES, Stein H, Banks PM, Chan JK, Cleary ML, e col. A revised European-American classification of lymphoid neoplasms: a proposal from the International Lymphoma Study Group. Blood 1994;84(5):1361-92.
11. Isaacson PG. The MALT lymphoma concept updated. Ann Oncol 1995;6(4):319-20.
12. Stolte M, Eidt S. Lymphoid follicles in antral mucosa: immune response to Campylobacter pylori? J Clin Pathol 1989;42(12):1269-71.
13. Orsini ET, Guerre J, Tulliez M, Chaussade S, Gaudric M. Follow-up of Helicobacter pylori with Lymphoid Follicles. Irish J. Med Sci 1992;161:40(P31).
14. de Jong D, Boot H, van Heerde P, Hart GA, Taal BG. Histological grading in gastric lymphoma: pretreatment criteria and clinical relevance. Gastroenterology 1997;112(5):1466-74.

15. Hyjek E, Smith WJ, Isaacson PG. Primary B-cell lymphoma of salivary glands and its relationship to myoepithelial sialadenitis. Hum Pathol 1988;19(7):766-76.

16. Hyjek E, Isaacson PG. Primary B cell lymphoma of the thyroid and its relationship to Hashimoto's thyroiditis. Hum Pathol 1988;19(11):1315-26.

17. Wyatt JI, Rathbone BJ. Immune response of the gastric mucosa to Campylobacter pylori. Scand J Gastroenterol Suppl 1988;142:44-9.

18. Wotherspoon AC, Ortiz-Hidalgo C, Falzon MR, Isaacson PG. Helicobacter pylori-associated gastritis and primary B-cell gastric lymphoma. Lancet 1991;338(8776):1175-6.

19. Parsonnet J, Hansen S, Rodriguez L, Gelb AB, Warnke RA, Jellum E, e col. Helicobacter pylori infection and gastric lymphoma. N Engl J Med 1994;330(18):1267-71.

20. Tulliez M, Guerre J, Orsini ET, Chaussade S, Gaudric M. Local Immune response before and after antibiotic treatment in duodenal ulcer associated Helicobacter gastritis. Irish J. Med Sci 1992;161:57(M45).

21. Hussell T, Isaacson PG, Crabtree JE, Spencer J. The response of cells from low-grade B-cell gastric lymphomas of mucosa-associated lymphoid tissue to Helicobacter pylori. Lancet 1993;342(8871):571-4.

22. Wotherspoon AC, Doglioni C, Diss TC, Pan L, Moschini A, de Boni M, e col. Regression of primary low-grade B-cell gastric lymphoma of mucosa-associated lymphoid tissue type after eradication of Helicobacter pylori. Lancet 1993;342(8871):575-7.

23. Roggero E, Zucca E, Pinotti G, Pascarella A, Capella C, Savio A, e col. Eradication of Helicobacter pylori infection in primary low-grade gastric lymphoma of mucosa-associated lymphoid tissue. Ann Intern Med 1995;122(10):767-9.

24. Eidt S, Stolte M. Prevalence of lymphoid follicles and aggregates in Helicobacter pylori gastritis in antral and body mucosa. J Clin Pathol 1993;46(9):832-5.

25. Genta RM, Hamner HW, Graham DY. Gastric lymphoid follicles in Helicobacter pylori infection: frequency, distribution, and response to triple therapy. Hum Pathol 1993; 24(6):577-83.

26. Greiner A, Marx A, Heesemann J, Leebmann J, Schmausser B, Muller-Hermelink HK. Idiotype identity in a MALT-type lymphoma and B cells in Helicobacter pylori associated chronic gastritis. Lab Invest 1994;70(4):572-8.

27. Bayerdorffer E, Neubauer A, Rudolph B, Thiede C, Lehn N, Eidt S, e col. Regression of primary gastric lymphoma of mucosa-associated lymphoid tissue type after cure of Helicobacter pylori infection. MALT Lymphoma Study Group. Lancet 1995;345(8965):1591-4.

28. Zucca E, Roggero E. Biology and treatment of MALT lymphoma: the state-of-the-art in 1996. A workshop at the 6th International Conference on Malignant Lymphoma. Mucosa-Associated Lymphoid Tissue. Ann Oncol 1996;7(8):787-92.

29. Pan LX, Diss TC, Peng HZ, Isaacson PG. Clonality analysis of defined B-cell populations in archival tissue sections using microdissection and the polymerase chain reaction. Histopathology 1994;24(4):323-7.

30. Cogliatti SB, Schmid U, Schumacher U, Eckert F, Hansmann ML, Hedderich J, e col. Primary B-cell gastric lymphoma: a clinicopathological study of 145 patients. Gastroenterology 1991;101(5):1159-70.

31. Sheehan RG. Gastric Lymphoma. Curr Treat Options Gastroenterol 1999;2(3):183-194.

32. Thomas GA, Williams D. Gastric lymphomas. Lancet 1993; 342(8880):1182; author reply 1183.

33. Tytgat GN, Fockens P. Endoscopic ultrasonography. Scand J Gastroenterol Suppl 1992;192:80-7.

34. Catalano MF. Endoscopic ultrasonography for esophageal and gastric mass lesions. Gastroenterologist 1997;5(1):3-9.

35. Chonan A, Mochizuki F, Ando M, Atsumi M, Mishima T. Endoscopic ultrasonography for the diagnosis of gastric malignant lymphoma. Endoscopy 1998;30 Suppl 1:A76-7.

36. Tio TL, den Hartog Jager FC, Tijtgat GN. Endoscopic ultrasonography of non-Hodgkin lymphoma of the stomach. Gastroenterology 1986;91(2):401-8.

37. Tio TL, den Hartog Jager FC, Tytgat GN. Endoscopic ultrasonography in detection and staging of gastric non-Hodgkin lymphoma. Comparison with gastroscopy, barium meal, and computerized tomography scan. Scand J Gastroenterol Suppl 1986;123:52-8.

38. Palazzo L, Roseau G, Ruskone-Fourmestraux A, Rougier P, Chaussade S, Rambaud JC, e col. Endoscopic ultrasonography in the local staging of primary gastric lymphoma. Endoscopy 1993;25(8):502-8.

39. Suekane H, Iida M, Yao T, Matsumoto T, Masuda Y, Fujishima M. Endoscopic ultrasonography in primary gastric lymphoma: correlation with endoscopic and histologic findings. Gastrointest Endosc 1993;39(2):139-45.

40. Caletti GC, Ferrari A, Bocus P, Togliani T, Scalorbi C, Barbara L. Endoscopic ultrasonography in gastric lymphoma. Schweiz Med Wochenschr 1996;126(19):819-25.

41. Fujishima H, Chijiiwa Y. Endoscopic ultrasonographic staging of primary gastric lymphoma. Abdom Imaging 1996;21(3):192-4.

42. Levy M, Hammel P, Lamarque D, Marty O, Chaumette MT, Haioun C, e col. Endoscopic ultrasonography for the initial staging and follow-up in patients with low-grade gastric lymphoma of mucosa-associated lymphoid tissue treated medically. Gastrointest Endosc 1997;46(4):328-33.

43. Fujiwara Y, Tominaga K, Watanabe T, Ohtani K, Uchida T, Takaishi O, e col. Endoscopic ultrasonography images of gastric mucosa-associated lymphoid tissue type (MALT) lymphoma after Helicobacter pylori eradication. Endoscopy 1999;31(2):S3.

44. Nakamura S, Matsumoto T, Suekane H, Takeshita M, Hizawa K, Kawasaki M, e col. Predictive value of endoscopic ultrasonography for regression of gastric low grade and high grade MALT lymphomas after eradication of Helicobacter pylori. Gut 2001;48(4):454-60.

45. Pavlick AC, Gerdes H, Portlock CS. Endoscopic ultrasound in the evaluation of gastric small lymphocytic mucosa associated lymphoid tumors. J Clin Oncol 1997;15(5):1761-6.

46. Nobre-Leitao C, Lage P, Cravo M, Cabecadas J, Chaves P, Alberto-Santos A, e col. Treatment of gastric MALT lymphoma by Helicobacter pylori eradication: a study controlled by endoscopic ultrasonography. Am J Gastroenterol 1998;93(5):732-6.

47. Catalano MF, Sivak MV, Jr., Rice T, Gragg LA, Van Dam J. Endosonographic features predictive of lymph node metastasis. Gastrointest Endosc 1994;40(4):442-6.

48. Mendis RE, Gerdes H, Lightdale CJ, Botet JF. Large gastric folds: a diagnostic approach using endoscopic ultrasonography. Gastrointest Endosc 1994;40(4):437-41.

49. Tio TL, Kimmings N, Rauws E, Jansen P, Tytgat G. Endosonography of gastroesophageal varices: evaluation and follow-up of 76 cases. Gastrointest Endosc 1995;42(2): 145-50.

50. Fischbach W, Bohm S. Options in the therapy of gastric lymphoma. Endoscopy 1993;25(8):531-3.

51. Ardengh JC, Paulo GA. Endossonografia. In: Castro LP, Coelho LGV, editors. Gastroenterologia. 1 ed. ed. Rio de Janeiro: MEDSI; 2004. p. 2911-40.

52. Caletti G, Fusaroli P, Togliani T, Bocus P, Roda E. Endosonography in gastric lymphoma and large gastric folds. Eur J Ultrasound 2000;11(1):31-40.

53. Caletti G, Zinzani PL, Fusaroli P, Buscarini E, Parente F, Federici T, e col. The importance of endoscopic ultrasonography in the management of low-grade gastric mucosa-associated lymphoid tissue lymphoma. Aliment Pharmacol Ther 2002;16(10):1715-22.

54. Bolondi L, Casanova P, Caletti GC, Grigioni W, Zani L, Barbara L. Primary gastric lymphoma versus gastric carcinoma: endoscopic US evaluation. Radiology 1987;165(3): 821-6.

55. Caletti GC, Lorena Z, Bolondi L, Guizzardi G, Brocchi E, Barbara L. Impact of endoscopic ultrasonography on diagnosis and treatment of primary gastric lymphoma. Surgery 1988;103(3):315-20.

56. Hoepffner N, Lahme T, Gilly J, Koch P, Foerster EC, Menzel J. [Endoscopic ultrasound in the long-term follow-up of primary lymphomas of the stomach under conservative therapy]. Z Gastroenterol 2003;41(12):1151-6.

57. Caro L, Ghigliani M, Uehara H. Estadificacion del MALT por ecoendoscopia. New York: American College of Gastroenterology; 2000 Nov 2000.

58. Zukerberg LR, Ferry JA, Southern JF, Harris NL. Lymphoid infiltrates of the stomach. Evaluation of histologic criteria for the diagnosis of low-grade gastric lymphoma on endoscopic biopsy specimens. Am J Surg Pathol 1990;14(12): 1087-99.

59. Bateman AC, Wright DH. Epitheliotropism in high-grade lymphomas of mucosa-associated lymphoid tissue. Histopathology 1993;23(5):409-15.

60. Kluin PM, van Krieken JH, Kleiverda K, Kluin-Nelemans HC. Discordant morphologic characteristics of B-cell lymphomas in bone marrow and lymph node biopsies. Am J Clin Pathol 1990;94(1):59-66.

61. Chan JK, Ng CS, Isaacson PG. Relationship between high-grade lymphoma and low-grade B-cell mucosa-associated lymphoid tissue lymphoma (MALToma) of the stomach. Am J Pathol 1990;136(5):1153-64.

62. Radaszkiewicz T, Dragosics B, Bauer P. Gastrointestinal malignant lymphomas of the mucosa-associated lymphoid tissue: factors relevant to prognosis. Gastroenterology 1992;102(5):1628-38.

63. Roggero E, Zucca E, Cavalli F. Gastric mucosa-associated lymphoid tissue lymphomas: more than a fascinating model. J Natl Cancer Inst 1997;89(18):1328-30.

64. Bayerdoerffer E, Morgner A, Thiede C, Neubauer B, Wuendish T, Alpen B, e col. Cure of Helicobacter pylori infection is associated with long-term remission in limited stages of low-grade gastric MALT lymphoma. Gastroenterology 1999;116:A375.

65. Hwoon-Yong J, Gyeong HK, Suk-Kyun Y, Weon-Seon H, Young II M. Regression of MALT lymphomaby the erradication of Helicobacter pylori infection. Gastroenterology 1999;116:A430.

66. Morgner A, Lehn N, Andersen LP, Thiede C, Bennedsen M, Neubauer B, e col. Helicobacter heilmanii-associated primary gastric low grade MALT lymphoma. Complete remission ater antibactérial treatment. Gastroenterology 1999;116:A2061.

67. Sackmann M, Morgner A, Rudolph B, Neubauer A, Thiede C, Schulz H, e col. Regression of gastric MALT lymphoma after eradication of Helicobacter pylori is predicted by endosonographic staging. MALT Lymphoma Study Group. Gastroenterology 1997;113(4):1087-90.

68. Chen TK, Wu CH, Lee CL, Lai YC, Yang SS. Endoscopic ultrasonography in the differential diagnosis of giant gastric folds. J Formos Med Assoc 1999;98(4):261-4.

69. Hunt RH. Peptic ulcer disease: defining the treatment strategies in the era of Helicobacter pylori. Am J Gastroenterol 1997;92(4 Suppl):36S-40S; discussion 40S-43S.

70. Hammel P, Haioun C, Chaumette MT, Gaulard P, Divine M, Reyes F, e col. Efficacy of single-agent chemotherapy in low-grade B-cell mucosa-associated lymphoid tissue lymphoma with prominent gastric expression. J Clin Oncol 1995;13(10):2524-9.

71. Schechter NR, Portlock CS, Yahalom J. Treatment of mucosa-associated lymphoid tissue lymphoma of the stomach with radiation alone. J Clin Oncol 1998;16(5):1916-21.

72. Akamatsu T, Mochizuki T, Okiyama Y, Matsumoto A, Miyabayashi H, Ota H. Comparison of localized gastric mucosa-associated lymphoid tissue (MALT) lymphoma with and without Helicobacter pylori infection. Helicobacter 2006;11(2):86-95.

73. Hung PD, Schubert ML, Mihas AA. Marginal Zone B-cell Lymphoma (MALT Lymphoma). Curr Treat Options Gastroenterol 2004;7(2):133-8.

74. Boot H, Raemaekers JM, de Jong D, van Heerde P, Taal BG. [Helicobacter pylori infection and lymphoma of the stomach]. Ned Tijdschr Geneeskd 1995;139(26):1352-3.

75. Gheorghe C, Bancila I, Stoia R, Gheorghe L, Becheanu G, Dobre C, e col. Regression of gastric malt-lymphoma under specific therapy may be predict by endoscopic ultrasound. Rom J Gastroenterol 2004;13(2):129-34.

19
TUMOR CARCINÓIDE

José Celso Ardengh
Eliane Teixeira Orsini

INTRODUÇÃO

Os tumores neuroendócrinos (TUNE) do sistema digestório ocorrem no estômago, duodeno (25%), reto (14%), apêndice vermiforme (12%) e pâncreas[1,2]. O tumor carcinóide (Tca) é o mais comum de todos os TUNE e se localiza freqüentemente na parede do sistema digestório, enquanto os outros: insulinoma, gastrinoma, vipoma, somatostatinoma e glucagonoma têm como sítio preferencial a glândula pancreática, além da parede do sistema digestório[3].

Os Tca gastrintestinais são malignos e enigmáticos, embora de crescimento lento comparado aos adenocarcinomas, podem-se comportar de forma agressiva[2]. Sua epidemiologia é mal conhecida em razão da sua raridade[1]. Nos países escandinavos a incidência anual média do Tca é de 7 por 1.000.000 de habitantes/ano[1,3]. Manifestam-se por efeito de massa, sangramento, obstrução ou até com perfuração resultado da sua detecção acidental durante cirurgias de emergência[2].

Seus sintomas relacionam-se a secreção de aminas e peptídeos diversos[2]. O diagnóstico bioquímico é estabelecido pela elevação da cromogranina A no plasma (CgA), da serotonina ou através dos níveis urinários do ácido 5 hidroxi-indolacético (5-HIAA)[2].

Quanto à localização essa pode ser determinada pela endoscopia, cintilografia com receptores de somatostatina (CRS), tomografia computadorizada helicoidal (TCH) ou pela ecoendoscopia (EE)[1,2]. O diagnóstico histológico se faz pela imuno-histoquímica (cromogranina+ e sinaptofisina+)[2].

Nos grandes tumores a quimioterapia e a radioterapia têm mínima eficácia e diminuem substancialmente a qualidade de vida[2]. Os análogos da somatostatina irradiados e aplicados sob a forma intravenosa são indicados apenas na doença disseminada[2]. Esses mesmos análogos sem essa sensibilização fornecem terapia eficaz, apesar do interferon apresentar alguma utilidade[2]. Para os Tca gástricos e retais pequenos a remoção endoscópica local pode ser um adequado tratamento[1,2]. A sobrevivência total de 5 anos para os Tca do apêndice é de 98%, para os gástricos pequenos é de 81%, retais de 87%, duodenais pequenos de 60%, os do cólon de 62%, e os avançados gástricos de 33%[2].

248 PARTE V – DOENÇAS DO ESÔFAGO, ESTÔMAGO E DUODENO

Os TUNE do pâncreas são mais raros (4 por 1.000.000 de habitantes/ano) desenvolvendo-se a partir de células endócrinas da glândula pancreática[1,4]. Eles podem-se diferençar e produzir hormônios responsáveis por síndromes clínicas relacionadas ao tipo de secreção (insulinoma: hipoglicemia; gastrinoma: doença ulcerosa gastroduodenal severa e diarréia; glucagonoma: lesões cutâneas necrosantes; vipoma: diarréia intensa, e somatostatinoma: diabetes e litíase vesicular)[5].

Normalmente descobertos como diminutas tumorações, podem se alojar em qualquer porção da glândula pancreática[1,3,5]. Apesar dessas características, 70% deles não são secretores, se bem que alguns marcadores tumorais podem estar elevados. Nessa situação eles são descobertos freqüentemente sob a forma de metástases, preferencialmente hepáticas, limitando a sobrevivência dos doentes há pelo menos 2 anos nesse estádio evolutivo[6].

O objetivo desse trabalho é revelar didaticamente qual a forma de participação da endoscopia e ecoendoscopia no diagnóstico, estádio locorregional e tratamento e compará-las com as várias modalidades de diagnóstico e identificação.

TUMOR CARCINÓIDE DA PAREDE DO SISTEMA DIGESTÓRIO

São geralmente pequenos (< 2cm) e podem-se localizar na parede gástrica, duodenal ou cólica[7-10]. À EE, são freqüentemente hipoecóicos e se desenvolvem na mucosa e submucosa[11]. Sua característica superficial explica a freqüente positividade da biópsia endoscópica. Às vezes eles se desenvolvem na muscular própria sendo ecogênicos e difíceis de diferençar dos Schwanomas, nesse caso a biópsia endoscópica será negativa, pois se apresentam como tumores subepiteliais[11,12].

Exames convencionais de imagem como a ultra-sonografia (US), tomografia computadorizada (TC) e ressonância abdominal magnética (RM) são limitadas em localizá-los topograficamente[13]. A EE faz parte do arsenal diagnóstico nos casos de Tca secretores onde o tumor primitivo não é conhecido, permitindo a identificação dos tumores intraparietais gástricos ou duodenais[14].

TUMOR CARCINÓIDE GÁSTRICO

O Tca gástrico pode ser acidentalmente diagnosticado durante uma endoscopia digestiva alta. Dependendo do tamanho e da profundidade na parede, ele pode ser tratado cirúrgica ou endoscopicamente. Lesões pequenas podem ser ressecadas com segurança pela endoscopia, sendo uma boa opção de tratamento[2]. Nessa situação a EE pode oferecer pormenores quanto à profundidade da lesão e à presença ou não de nódulos linfáticos periféricos indicando ou não a remoção endoscópica[11]. Assim sendo, a decisão de tratamento quer cirúrgica quer endoscópica depende do tamanho da lesão, da sua profundidade e da presença de metástases locorregionais (Figura 19.1)[11].

Papel importante da EE é o seguimento desses pacientes após a ressecção endoscópica, que no caso de margens livres à patologia devem ser monitorados pela endoscopia quanto à presença de recidiva local e à EE na identificação de supostos nódulos linfáticos metastáticos. Já no caso de margens comprometidas durante a primeira remoção endoscópica, o procedimento cirúrgico está indicado[11].

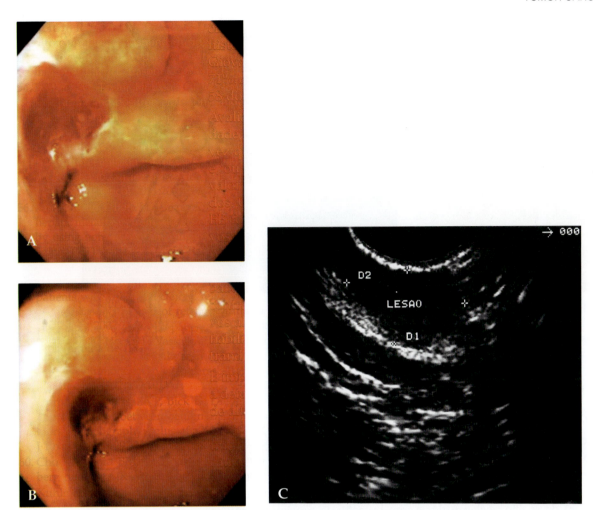

Figura 19.1. Imagens endoscópicas de lesão algo elevada e ulcerada localizada bem próxima ao piloro (**A** e **B**). Em (**C**) imagem ecoendoscópica revelando a presença de lesão hipoecóica, heterogênea, que invade em profundidade a muscular própria (uT2N0Mx).

Por serem raras essas lesões têm sido muito pesquisadas. Parece que sua incidência tem aumentado e não existe correspondência com o aumento da sobrevida, apesar do avanço da terapia. Conseqüentemente existe enorme interesse da comunidade científica em entender a base biológica desses tumores, determinando sua conexão com a hipergastrinemia, melhorando as opções atuais do tratamento[7].

As modalidades diagnósticas incluem: a endoscopia alta, a EE, a cintilografia com receptores de somatostatina (CRS) e o tratamento racional dessa doença é composto pela ressecção endoscópica e/ou cirúrgica. Em resumo se salienta, que apesar dos avanços nas ciências básicas e na área clínica o tratamento adequado dessas lesões ainda é controverso, restando para as pequenas lesões menores que 1cm o tratamento endoscópico como boa opção na eventual ausência de metástases locais à EE (Figura 19.2)[7].

TUMOR CARCINÓIDE DUODENAL

A realização de uma polipectomia endoscópica de pólipos duodenais é rápida, segura, permitindo o diagnóstico e o tratamento da esmagadora maioria das lesões. Essa conduta é a melhor forma de abordagem, já que é difícil distinguir macroscopicamente diminutas elevações benignas de tumores carcinóides.

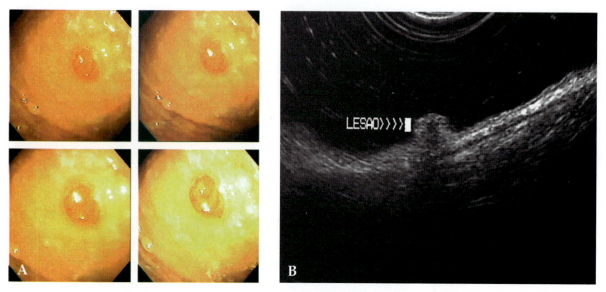

Figura 19.2. A) Imagens endoscópicas de diminuta lesão polipóide de 0,8cm, localizada na parede gástrica. **B)** Imagem ecoendoscópica mostrando que a lesão é superficial, mantendo intacta a muscular própria. Essa paciente foi submetida à remoção endoscópica e permanece em controle endoscópico e ecoendoscópico há mais de 5 anos.

Dalenback e Havel[10] realizaram revisão sistemática da literatura de trabalhos publicados no Medline, nos últimos 15 anos, focalizando os resultados do tratamento endoscópico de carcinóides duodenais. Concluíram que a EE é útil para o estádio pré-operatório. Os resultados indicam que a remoção pode ser realizada com segurança nos carcinóides duodenais menores que 1cm situados fora da região periampular e sem invasão da muscular própria à EE. Nessa situação o tratamento é seguro, adequado e eficaz (Figura 19.3).

A técnica de ressecção endoscópica usando alça de polipectomia com ou sem a injeção submucosa de solução salina têm sido aplicada para a remoção de diminutos carcinóides. Nishimori e col.[12] utilizaram a EE para guiar a injeção salina em dois casos de Tca duodenais e promoveram a ressecção ecoguiada. Em um deles foi possível a elevação e separação completa da lesão em relação a muscular própria, optando-se pela ressecção endoscópica. Em outro isso não foi possível, optando-se pela cirurgia. Esse relato comprova não só o valor da EE para o estádio locorregional, como também dá ao exame uma possibilidade de controle ecoguiado da terapia.

Yoshikane e col.[15] acreditam que diminutos Tca duodenais confinados a submucosa possam ser removidos endoscopicamente, mas para que isso ocorra é necessária a avaliação da EE pré-operatória, para determinar com segurança a ressecção.

O mesmo autor avaliou a utilidade da EE em 29 pacientes com Tca gastrintestinais (5 gástricos, 7 duodenais e 17 retais). A característica ecográfica de praticamente todas as lesões foi de homogeneidade e hipoecogeneicidade, com margens limitadas e lisas (Figuras 19.1, 19.2 e 19.3). A maioria deles se encontrava na terceira camada. A acurácia da EE em determinar a classificação T e N foi de 75%, para ambas as categorias. Os autores concluem que a EE é útil para o estádio locorregional (TN) desses tumores[16].

Algumas vezes a obtenção de tecido pela biópsia endoscópica não permite ao patologista o diagnóstico histológico, principalmente se a lesão apresentar

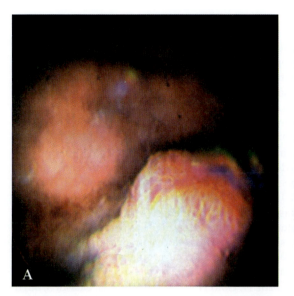 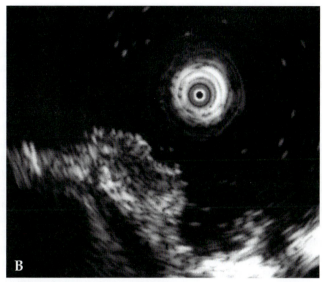

Figura 19.3. A) Imagem endoscópica de Tca duodenal. Em **(B)** imagem ecoendoscópica de lesão hipoecóica elevada sem invasão da muscular própria (uT2N0mx).

aspecto subepitelial. Nessa situação a EE-PAAF pode ser útil, pois permite esse diagnóstico após a coleta de material do centro do Tca, possibilitando o diagnóstico pela EE-PAAF[17].

METÁSTASES HEPÁTICAS DOS TUMORES NEUROENDÓCRINOS

As metástases hepáticas freqüentemente revelam a presença de um TUNE maligno[1]. Zimmer e col.[13] acreditam que os métodos convencionais de imagem (US, TC e RM) devam ser utilizados na tentativa de excluir outras metástases à distância, mas falham na identificação dos tumores primitivos.

A pesquisa da lesão primitiva é fundamental para a adoção de uma estratégia terapêutica curativa (exérese do tumor e hepatectomia) e a pesquisa do tumor intrapancreático ou da parede do sistema digestório repousa sobre a endoscopia e EE. As metástases hepáticas podem ser tratadas por ablação com radiofreqüência e embolização isolada ou com substâncias citotóxicas. O transplante hepático raramente pode apresentar algum tipo de benefício nesses casos[2].

CONCLUSÃO

Os Tca que se localizam na parede do sistema digestório são raros e enigmáticos. Todas as lesões devem ser examinadas pela EE antes da realização de uma polipectomia, principalmente em lesões menores que 1cm. A EE é um bom método para o estádio locorregional desses tumores, orientando o tratamento endoscópico com segurança e eficácia.

REFERÊNCIAS BIBLIOGRÁFICAS

1. Norton JA, Levin B, Jensen RT. Cancer of the endocrine system. In: T. DVV, Hellman S, Resenberg AS, ed. Cancer Principles and Practice of Oncology. Phipladelphie: J B Lippincott; 1995. p. 1333-435.

2. Modlin IM, Kidd M, Latich I, Zikusoka MN, Shapiro MD. Current status of gastrointestinal carcinoids. Gastroenterology 2005;128(6):1717-51.

3. Moertel CG. Karnofsky memorial lecture. An odyssey in the land of small tumors. J Clin Oncol 1987;5(10):1502-22.

4. Kloppel G, Heitz PU. Pancreatic endocrine tumors. Pathol Res Pract 1988;183(2):155-68.

5. Meko JB, Norton JA. Endocrine tumors of the pancreas. Curr Opin Gen Surg 1994:186-94.

6. Mignon M. Natural history of neuroendocrine enteropancreatic tumors. Digestion 2000;62(Suppl 1):51-8.

7. Mulkeen A, Cha C. Gastric carcinoid. Curr Opin Oncol 2005;17(1):1-6.

8. Modlin IM, Tang LH. Approaches to the diagnosis of gut neuroendocrine tumors: the last word (today). Gastroenterology 1997;112(2):583-90.

9. Kobayashi K, Katsumata T, Yoshizawa S, Sada M, Igarashi M, Saigenji K, e col. Indications of endoscopic polypectomy for rectal carcinoid tumors and clinical usefulness of endoscopic ultrasonography. Dis Colon Rectum 2005;48(2): 285-91.

10. Dalenback J, Havel G. Local endoscopic removal of duodenal carcinoid tumors. Endoscopy 2004;36(7):651-5.

11. Lachter J, Chemtob J. EUS may have limited impact on the endoscopic management of gastric carcinoids. Int J Gastrointest Cancer 2002;31(1-3):181-3.

12. Nishimori I, Morita M, Sano S, Kino-Ohsaki J, Kohsaki T, Suenaga K, e col. Endosonography-guided endoscopic resection of duodenal carcinoid tumor. Endoscopy 1997; 29(3):214-7.

13. Zimmer T, Ziegler K, Liehr RM, Stolzel U, Riecken EO, Wiedenmann B. Endosonography of neuroendocrine tumors of the stomach, duodenum, and pancreas. Ann N Y Acad Sci 1994;733:425-36.

14. Varas Lorenzo MJ, Armengol Miro JR, Boix Valverde J, Maluenda Colomer MD, Pou Fernandez JM. [The diagnosis and preoperative location of digestive endocrine tumors by endoscopic ultrasonography]. Gastroenterol Hepatol 1999;22(5):223-6.

15. Yoshikane H, Goto H, Niwa Y, Matsui M, Ohashi S, Suzuki T, e col. Endoscopic resection of small duodenal carcinoid tumors with strip biopsy technique. Gastrointest Endosc 1998;47(6):466-70.

16. Yoshikane H, Tsukamoto Y, Niwa Y, Goto H, Hase S, Mizutani K, e col. Carcinoid tumors of the gastrointestinal tract: evaluation with endoscopic ultrasonography. Gastrointest Endosc 1993;39(3):375-83.

17. Acs G, McGrath CM, Gupta PK. Duodenal carcinoid tumor: report of a case diagnosed by endoscopic ultrasound-guided fine-needle aspiration biopsy with immunocytochemical correlation. Diagn Cytopathol 2000;23(3):183-6.

PARTE **VI**

DOENÇAS
DO PÂNCREAS

- ADENOCARCINOMA DUCTAL
- TUMORES NEUROENDÓCRINOS
- CISTOS NEOPLÁSICOS
- NEOPLASIA INTRADUCTAL MUCINOSA PAPILÍFERA
- PANCREATITE CRÔNICA
- PANCREATITE AGUDA SEM CAUSA APARENTE

20

ADENOCARCINOMA DUCTAL

José Celso Ardengh
Frank Shigueo Nakao

INTRODUÇÃO

O adenocarcinoma pancreático também conhecido como carcinoma do pâncreas (CAP) é responsável por cerca de 90% dos tumores pancreáticos malignos[1]. Apesar dos recentes avanços em genética e biologia molecular, sua identificação e estádio baseia-se atualmente em exames de imagem[1-3].

A ecoendoscopia (EE) encontra no duodeno uma ótima janela para o estudo ultra-sonográfico do órgão. O posicionamento do transdutor de alta freqüência próximo a ele proporciona uma série de vantagens com relação aos outros métodos de imagem tradicionais. É possível realizar estudo dinâmico em tempo real sem a necessidade de radiação, sem artefatos causados por interposição de outras estruturas, com acurácia no mínimo comparável aos métodos já consagrados[4,5].

Além disso, ela proporciona avaliação acurada de alterações em estruturas peripancreáticas como os nódulos linfáticos (NL) e as estruturas vasculares. Recentemente, com o advento da punção com agulha fina ecoguiada (EE-PAAF), a obtenção de material para estudo histopatológico foi incorporada ao leque de possibilidades do método[4,5].

Por outro lado, trata-se de um método invasivo, sendo necessário o emprego de sedação consciente. Além disso, a curva de aprendizado é longa e particularidades anatômicas (como gastrectomia à Billroth II ou invasão duodenal) tornam o exame difícil[5,6].

IDENTIFICAÇÃO E DIAGNÓSTICO DIFERENCIAL DO CARCINOMA PANCREÁTICO

O CAP apresenta-se à EE como massa heterogênea, irregular, hipoecóica, de limites imprecisos, interrompendo o aspecto normal da glândula (Figura 20.1)[5,7-9]. Pode-se associar à dilatação à montante da via biliar e do ducto pancreático principal (DPP) e apresentar sinais de invasão vascular, da parede duodenal e/ou gástrica (Figura 20.2).

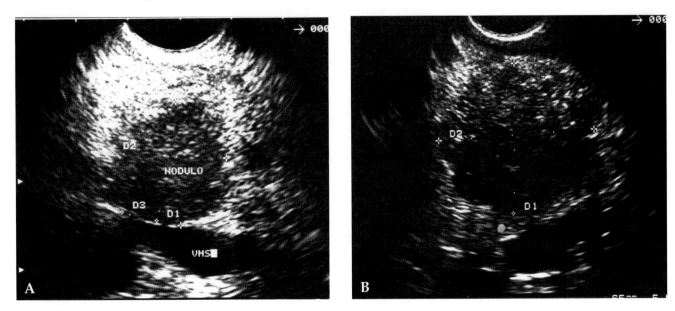

Figura 20.1. Imagens ecoendoscópicas de CAP. Em (**A**) nódulo de pequenas proporções (2,1 x 2,1cm) que apresenta interface hiperecóica com a veia mesentérica superior. Em (**B**) efeito de massa hipoecóica, heterogênea de limites imprecisos, localizada no corpo.

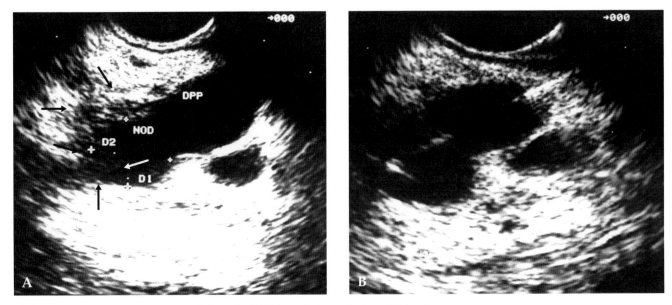

Figura 20.2. A) Imagens ecoendoscópicas de CAP (setas), obstruindo e dilatando o DPP. Em (**B**) momento da PAAF do DPP para a coleta de suco pancreático.

A presença de ar na via biliar (por manipulação endoscópica) e o processo inflamatório dos tecidos adjacentes à prótese criam artefatos que comprometem o resultado do exame (Figura 20.3)[10].

Tumores do processo uncinado são estudados a partir da segunda porção duodenal, na altura da papila. Lesões da porção cefálica (a maioria dos tumores) podem ser examinadas tanto pelo duodeno como pelo estômago. Nessa topografia, elas tendem a envolver o colédoco distal e estendem-se em direção ao tronco porta (TP). Esse último, a confluência esplenomesentérica, a veia esplênica, a veia mesentérica superior e estruturas adjacentes podem ser visualizadas com o transdutor posicionado tanto no duodeno como no antro

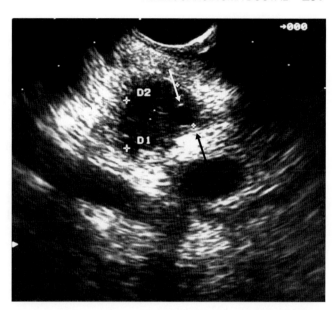

Figura 20.3. Imagem ecoendoscópica de processo inflamatório pericoledoceano, mimetizando CAP ao redor de uma prótese plástica de 10F (setas).

ou corpo gástrico. O exame é mais produtivo a partir do estômago nos tumores de corpo e cauda, de onde se estuda o tronco celíaco, a artéria mesentérica superior (AMS) e estruturas adjacentes. O desempenho do exame pode ser melhorado com a instilação de água destilada na câmara gástrica. Deve-se sempre evitar o posicionamento oblíquo do mesmo em relação à massa pancreática, o que resulta em erros no estádio da doença[5,11-23].

DETECÇÃO DO CARCINOMA PANCREÁTICO

A EE é método acurado na identificação de massas pancreáticas, podendo detectar 96% dos CAPs[24,25]. Especialmente em lesões menores que 30mm (e tão pequenas quanto 8mm), o método apresenta desempenho individual superior aos métodos de imagem usualmente empregados (detectando tumores não vistos por outras técnicas)[10,11,13,15-18,21,23-42]. Também vem-se tornando técnica útil quando outros exames de imagem são inconclusivos[10,40,43-45].

Akahoshi e col.[21] estudaram o desempenho da EE radial em 96 pacientes (33 com adenocarcinomas) na detecção de malignidade pancreática encontrando sensibilidade de 89%, especificidade de 97%, valor preditivo positivo de 94%, valor preditivo negativo de 93% e acurácia de 94%.

O principal método de imagem na detecção de massas pancreáticas é a tomografia computadorizada (TC), que fornece informações sobre a invasão vascular, presença de metástases em NL e à distância[2]. Houve importante avanço com a técnica de tomografia computadorizada helicoidal (TCH), na qual várias imagens, em cortes mais finos, podem ser obtidas rapidamente numa única apnéia. A técnica favorece o estudo das fases arterial e porta após injeção *"in bolus"* do meio de contraste não iônico. Adenocarcinomas tendem a ser menos vascularizados que o parênquima normal e assim podem ser detectados por esta técnica (ver capítulo 5)[46]. Programas de computador podem fazer reconstruções tridimensionais e seletivas (como na angiografia por TCH)[46].

A acurácia da RM no diagnóstico do CAP varia de 90 a 100%[3]. A CPRM é um avanço recente da técnica, sendo capaz de produzir imagens semelhantes às obtidas pela colangiopancreatografia endoscópica retrógrada (CPER). Porém existem fatores que limitam seu uso: custo, dificuldade de interpretação e disponibilidade[3,47].

258 PARTE VI – DOENÇAS DO PÂNCREAS

A CPER ajuda no diagnóstico diferencial de lesões obstrutivas periampulares através de sinais radiológicos, coleta de suco pancreático e realização de escovado para estudo citológico[2]. É considerada padrão-ouro no diagnóstico por imagem das doenças do pâncreas e vias biliares, sendo a opção terapêutica menos invasiva, através da drenagem transpapilar endoscópica[22]. Normalmente é indicada quando outros exames de imagem sugerem obstrução extra-biliar, tumores ou mesmo quando não são conclusivos[48]. O diagnóstico da CPER baseia-se nas alterações ductais detectadas durante o exame, por isso ficam prejudicadas a determinação do tamanho do tumor e o seu estádio[49,50]. A CPER detecta 60 a 90% das massas pancreáticas e faz o diagnóstico diferencial entre doença benigna e maligna em 75% das vezes[51]. Rosch e col.[52] estudaram o desempenho da EE radial, US, TC e CPER na detecção de massas pancreáticas em 132 pacientes, sendo 102 com tumores malignos (vide Tabela 20.1).

Tabela 20.1. Desempenho da EE radial, US, TC e CPER na detecção de massas pancreáticas em 132 pacientes.

	Sensib. (%)	Espec. (%)	Vpp (%)	Vpn (%)
EE	99	100	100	97
US	67	40	79	36
TC	77	53	85	50
CPER	90	73	92	82

EE: ecoendoscopia; US: ultra-sonografia abdominal; TC: tomografia computadorizada; CPER: colangiopancreatografia endoscópica retrógrada; Vpp: valor preditivo positivo; Vpn: valor preditivo negativo.

Adaptado de: Rosch T, Lorenz R, Braig C, Feuerbach S, Siewert JR, Schusdziarra V, Classen M. Endoscopic ultrasound in pancreatic tumor diagnosis. Gastrointest Endosc 37(3):347-352, 1991.

Na comparação direta, a EE é superior à TC na detecção do CAP com acurácia entre 76% a 100%, respectivamente[19,20,41,53,54]. Os resultados de estudos comparando a EE com a TCH são variáveis, mostrando superioridade ou equivalência da primeira com relação à segunda[32,41,55]. Hunt e col.[41] agruparam o resultado de quatro estudos comparativos, encontrando diferença estatisticamente significante a favor da EE com relação à acurácia da TCH no diagnóstico (97% x 73%). Encontramos apenas um resultado discrepante na literatura: Dufour e col.[30] encontraram acurácia de 96% para a TCH e 71% para a EE no diagnóstico de malignidade em 24 CAPs.

Mertz e col.[56] estudaram a EE, TCH e tomografia por emissão de pósitrons (TEP) com ^{18}fluorodeoxiglicose no diagnóstico e estádio do CAP. A EE e a TEP foram mais sensíveis que a TCH (93%, 87% e 53%, respectivamente) no diagnóstico do CAP. Os autores observaram tendência de desempenho melhor da EE sobre a TCH em tumores pequenos.

Esses resultados confirmam nossos achados em 17 pacientes com CAP menores que 3cm. Os resultados podem ser apreciados na Tabela 20.2 e mostram que a EE é bem superior à US e à TCH[42].

Na comparação direta, a EE parece superior à ultra-sonografia abdominal (US), com acurácia de 96%, 46% até 88%, respectivamente, na detecção do CAP[19,20,42].

Tabela 20.2. Sensibilidade dos testes de imagem em 17 pacientes com CAPs menores que 3cm.

Tamanho	≤ 2,0 (%)	2,1-2,9	3cm	Sensibilidade (%)
US	2/3 (66,6)	7/11 (63,6)	2/3 (66,6)	65
TC	2/3 (66,6)	11/11 (100)	3/3 (100)	94
EE	3/3 (100)	11/11 (100)	3/3 (100)	100
P	–	–	–	0,02
Total	3	11	3	17

Q Cochran test = 8,85 – 2 livre.

DIAGNÓSTICO DIFERENCIAL DAS MASSAS PANCREÁTICAS

O diagnóstico diferencial de massas pancreáticas é especialmente difícil. As características clínicas e laboratoriais do CAP e da pancreatite crônica (PC), nesta situação, são semelhantes em muitos casos e o diagnóstico definitivo só é estabelecido após o emprego de técnicas invasivas[21,57,58].

Até o momento, não existem características descritas à EE que possam fazer o diagnóstico diferencial com segurança entre uma massa inflamatória ou pancreatite crônica focal e um caso de CAP (Figura 20.4)[10,13,26,53,58-60]. Tumores malignos não diferem estatisticamente em tamanho dos benignos[61].

A presença de sinais de pancreatite crônica (calcificações, formações císticas, septos interlobulares proeminentes, aumento da ecogenicidade do parênquima, alterações ductais) favorece a hipótese de PCF[58]. Por outro lado, deve ser levado em conta que o CAP e a PC podem ocorrer no mesmo paciente (Figura 20.5)[14,18,29,56,60,62].

Palazzo e col.[16] observaram alterações compatíveis com PC à montante de estenoses malignas. A diferenciação entre tumores avançados da papila e do pâncreas também é difícil devido às semelhanças quanto à ecotextura e topografia[26,29].

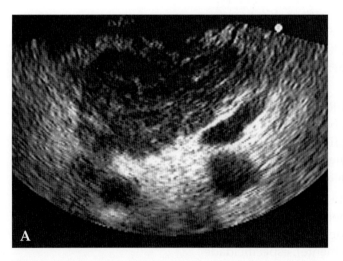 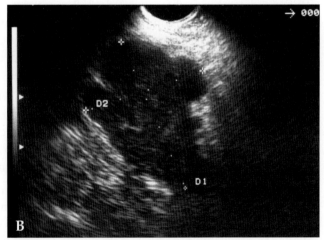

Figura 20.4. Imagens ecoendoscópicas de pacientes com pancreatite crônica. Em (**A**) note o aspecto de favo de mel, área hipoecóica e a lobularidade da glândula, sinais característicos de PC. Em (**B**) note área hipoecóica, homogênea, de limites precisos e lobularidade periférica da glândula. Esse aspecto fala a favor de pancreatite crônica focal. Houve confirmação pela EE-PAAF e pela cirurgia.

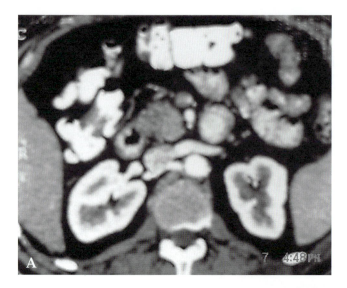
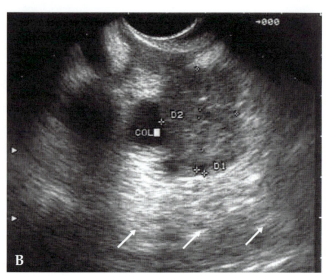
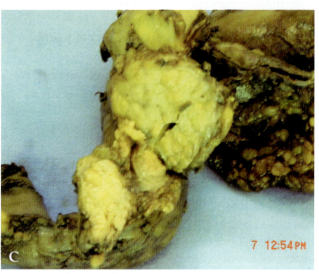

Figura 20.5. A) Imagem tomográfica de massa na cabeça do pâncreas em paciente com pancreatite crônica. **B)** Imagem ecoendoscópica de câncer do pâncreas com invasão do colédoco. Note que o parênquima periférico apresenta sinais de pancreatite crônica (setas). Essa massa foi classificada à ecoendoscopia como (uT2NoMx). **C)** Peça operatória confirmando o achado de neoplasia em pancreatite crônica. Essa massa media a cirurgia 2,8 x 1,9cm.

Rosch e col.[53] estudaram o desempenho da EE radial, US, TC, CPER e TC + CPER no diagnóstico diferencial de 102 massas pancreáticas, [76 tumores malignos (58 adenocarcinomas)] e 26 massas inflamatórias. Para o diagnóstico do CAP a acurácia foi de 76%, 57%, 61%, 86% e 93%, respectivamente. A acurácia encontrada para as massas inflamatórias foi de: 46%, 31%, 65%, 62% e 81%, respectivamente.

Snady e col.[49] compararam a TC combinada com CPER à EE radial no diagnóstico diferencial de lesões pancreáticas (malignas e benignas) em 60 pacientes. Foi relatada sensibilidade de 75 e 85%, especificidade de 65 e 80%, valor preditivo positivo de 81 e 89%, valor preditivo negativo de 57 e 73% e acurácia de 72 e 83%, respectivamente para os dois métodos.

Palazzo e col.[16] relataram 64 pacientes com suspeita de CAP (49 com adenocarcinoma comprovado por estudo histológico) submetidos à avaliação por EE radial, US e TC (Figura 20.6). Para o diagnóstico de malignidade, foram calculadas a sensibilidade (96%, 65% e 69%, respectivamente), especificidade (73%, 60% e 53%), valor preditivo positivo (92%, 84% e 83%), valor preditivo negativo (85%, 35% e 35%) e acurácia (91%, 64% e 66%).

Okai e col.[35] avaliaram o desempenho da US, TC, CPER, EE, análise de K-ras no suco pancreático e EE + K-ras em 36 pacientes com massas pancreáticas

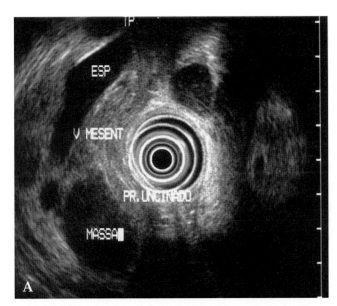 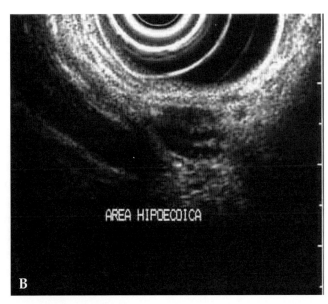

Figura 20.6. Imagens de ecoendoscopia radial (EER). Em (**A**) notamos nódulo hipoecóico, heterogêneo, de limites imprecisos, localizado na porção cefálica do pâncreas. Em (**B**) nódulo hipoecóico de pequenas proporções localizado no processo unciforme.

(19 CAPs e 17 massas inflamatórias). Encontraram sensibilidade de 68%, 79%, 84%, 95%, 74% e 100%, especificidades de 53%, 88%, 88%, 82%, 88% e 88% e acurácia de 61%, 83%, 86%, 89%, 81% e 94%, respectivamente.

Glasbrenner e col.[63] descreveram 95 pacientes com massas pancreáticas submetidos à EE e CPER pré-operatória. Em 50 (53%) casos, o diagnóstico final foi de CAP e em 45 (47%) foi de massa inflamatória. Para o diagnóstico de malignidade os resultados foram, respectivamente: sensibilidade de 78 e 81%, especificidade de 93 e 88%, valor preditivo positivo de 78 e 80%, valor preditivo negativo de 78 e 80% e acurácia de 85 e 84%.

Norton e col.[57] estudaram a interpretação computadorizada de imagens (com tecnologia de redes neurais) no diagnóstico diferencial de massas neoplásicas e inflamatórias comprovadas histologicamente. Em cada caso, o programa de computador analisava as variações da escala de cinza de uma imagem de EE. Por este método foi obtida acurácia máxima de 89%. Para uma sensibilidade de 100%, a acurácia obtida foi de 80%. A acurácia relatada quando a interpretação era feita por examinadores cientes ou não dos dados clínicos de cada caso foram de 85 e 83%. É possível que o método ajude a superar os problemas da EE relacionados com variação interobservador e a curva de aprendizado.

Ardengh e col.[58] estudaram prospectivamente 59 pacientes com pancreatite crônica que em algum momento de sua evolução apresentaram massas ou nódulos pancreáticos. Todos foram submetidos à EE-PAAF para estabelecer o diagnóstico histológico e realizar o diagnóstico diferencial entre massa inflamatória e CAP. A EE, TC, RM e CPER identificaram alterações pancreáticas em 98%, 95%, 94% e 90% dos pacientes respectivamente. A sensibilidade, especificidade, valor preditivo positivo e negativo e a acurácia da EE em diferenciar massa inflamatória de CAP foi de 75%, 70,6%, 28,6%, 94,7% e 71,2% respectivamente.

Estudos de imagem com contraste usados através da TCH e RM mostraram que massas inflamatórias tendem a ser hiperperfundidas com relação ao parênquima pancreático normal e os carcinomas hipoperfundidos. Avanços técnicos do modo Doppler (Doppler colorido e "Power Doppler") e o uso de agentes de contraste[64] melhoraram o desempenho da EE nos estudos de perfusão. Usando essas novas técnicas, Becker e col.[50] estudando 23 pacientes com massas pancreáticas encontraram sensibilidade de 94%, especificidade de 100%, valor preditivo positivo de 100% e valor preditivo negativo de 88%.

Tessler e col.[65] estudaram 102 pacientes, suspeitos de apresentarem CAP. Todos foram submetidos a cirurgia sem o diagnóstico tecidual prévio, para avaliar quais os fatores preditivos para o diagnóstico final. Setenta e cinco (73%) doentes tinham CAP e 27 apresentavam massas inflamatórias (26%). Os autores concluem que em pacientes com essas características a hiperbilirrubinemia, a perda de peso e a aumento do CA 19-9 juntos permitem o diagnóstico presuntivo da presença de CAP e que a exploração cirúrgica deve ser considerada, mesmo sem o diagnóstico tecidual pré-operatório. Destarte esse trabalho merece análise. Os dados demonstram que não é pequena a freqüência de massas inflamatórias em pacientes com suspeita pré-operatória de CAP e que a possibilidade de submetermos um paciente a uma cirurgia desnecessária é grande, se nos basearmos apenas nos resultados de uma TC ou EE. Isso porque a sensibilidade da EE isolada, nesse trabalho, foi de 84%, para o diagnóstico de CAP.

Indicações da ecoendoscopia no diagnóstico das massas pancreáticas

Uma das principais situações na qual a EE é indicada para o diagnóstico de alterações pancreáticas ocorre na dúvida de outros métodos de imagem[22,43,48,66,67].

Outros autores propuseram que a EE substitua a CPER quando não há necessidade de drenagem biliar pré-operatória, levando em conta sua morbidade e custo potencialmente menores[16,33,48].

Outra indicação da EE no contexto do CAP é o rastreamento e a vigilância de grupos de alto risco para a doença[20,68-70]. Pacientes com pancreatite hereditária apresentam risco de câncer pancreático até 53 vezes maior do que a população normal. Neste grupo, a EE é vantajosa devido ao seu desempenho na detecção de tumores pequenos em relação a outros exames de imagem e ao fato de ser menos invasiva que a CPER (Figura 20.7)[37,71].

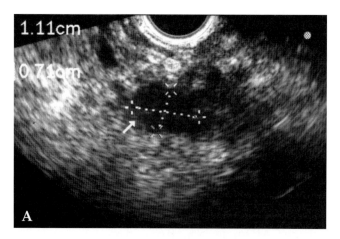
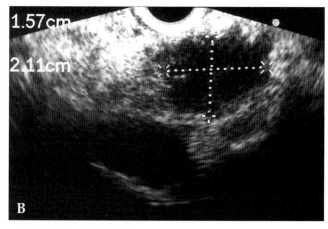

Figura 20.7. Imagens ecoendoscópicas de nódulos menores que 2,5cm, em pacientes onde a TCH apresentou como diagnóstico o aumento da glândula pancreática. Em (**A**) nódulo localizado na cabeça e em (**B**) no corpo. A PAAF de ambos confirmou a presença de CAP.

Outro grupo de alto risco é o do CAP hereditário. Devem ser considerados para programas de vigilância indivíduos com as seguintes características[71-74]: a) com dois ou mais parentes de primeiro grau com CAP; b) com um parente de primeiro grau com CAP diagnosticado até os 50 anos de idade e aqueles com dois ou mais parentes de segundo grau com CAP, sendo um deles diagnosticado até os 50 anos de idade[72-74].

Nestes casos, a presença de tecido displásico está associada a pequenas áreas arredondadas hipoecóicas e alterações similares às da PC (focos e estrias ecogênicas, pâncreas com bordas irregulares, paredes ductais hiperecogênicas e dilatação ductal)[69]. Rulyak e col.[75], num estudo de análise de decisão, mostraram que o rastreamento no contexto do câncer pancreático familiar pode ter custo baixo e ser efetivo.

Os esquemas de seguimento de pacientes de risco empregados atualmente são empíricos[76]. Os indivíduos assintomáticos podem ser seguidos com ecoendoscopias semestrais, anuais ou bienais[69,71].

Uma parcela de pacientes com metástases sem tumor primário definido tem CAP, não identificados por outros métodos de imagem, e podem ser detectados pela EE. Apesar do péssimo prognóstico, esse diagnóstico vem-se tornando importante, na medida em que outros tumores tratáveis (por cirurgia ou terapia adjuvante) são excluídos e novos quimioterápicos têm-se mostrado promissores no tratamento dessa doença[77].

Análise crítica da literatura

Os estudos com a EE geralmente ocorrem em centros terciários, podendo haver uma seleção de pacientes para o método. Muitos pacientes sem condições clínicas para tratamento ou com doença avançada podem não ter sido encaminhados, recebendo de preferência, casos de diagnóstico difícil. Outro problema se refere ao acesso dos examinadores às informações sobre estudos de imagem anteriores, o que interfere no desempenho. Porém argumenta-se que desta forma, estes trabalhos refletem melhor a situação da EE na prática clínica de rotina[15,24,45,53,66,78,79].

Outro problema se refere ao "padrão-ouro" adotado para o diagnóstico de malignidade. Normalmente ele é definido combinando-se estudos histológicos de material proveniente de cirurgia, punções guiadas e dados clínicos (seguimento)[80]. Provavelmente a melhor maneira de obter o padrão-ouro seria a biópsia cirúrgica, mas há problemas éticos ao se adotar essa metodologia para todos os doentes.

Papel da punção ecoguiada

A confirmação histológica da natureza da lesão é fundamental para o planejamento terapêutico, já que doenças diversas apresentam-se de forma semelhante aos exames de imagem disponíveis (Figuras 20.8, 20.9 e 20.10). Protocolos de terapia (quimioterapia e radioterapia) adjuvante normalmente exigem confirmação da doença por estudo histológico[10].

O advento dos transdutores lineares e da técnica da EE-PAAF tornou a obtenção de material para estudo histológico, segura e eficiente. Enquanto que na PAAF guiada por ecoendoscópios radiais, a agulha aparece apenas como um ponto hiperecóico, num corte transversal, com transdutores lineares é possível acompanhar todo o trajeto dela em tempo real, tornando o procedimento tecnicamente mais fácil (Figuras 20.2B, 20.8B e 20.9B)[10,62,81]. Podemos

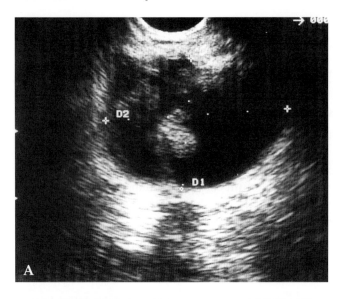
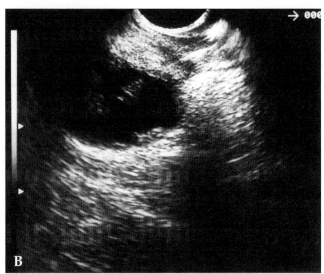
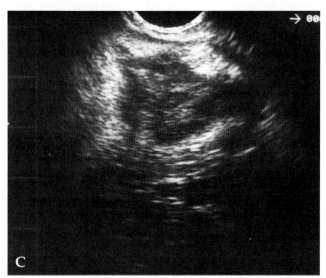

Figura 20.8. Imagens ecoendoscópicas de paciente com história pregressa de melanoma. TC revelou massa pancreática e a EE em (**A**) demonstra a presença de área sólido-cística de 4,5cm. Em (**B**) posicionamento da agulha no interior da mesma com aspiração do conteúdo e em (**C**) imagem após a PAAF. O resultado final foi de tuberculose pancreática.

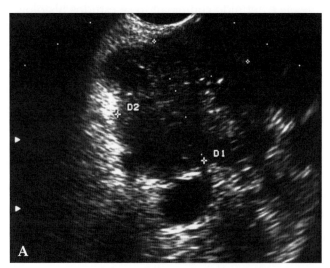
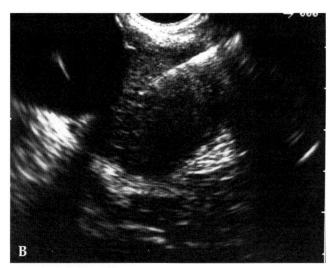

Figura 20.9. Imagens ecoendoscópicas de massas pancreáticas. Em (**A**) a PAAF revelou se tratar de metástase de adenocarcinoma do cólon no pâncreas e em (**B**) momento da PAAF que fez o diagnóstico de metástase de melanoma, com invasão da confluência esplenomesentérica.

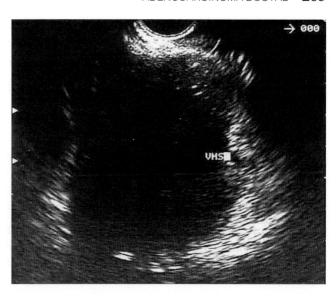

Figura 20.10. Imagem ecoendoscópica de linfoma pancreático diagnosticado pela PAAF. Repare como é difícil o diagnóstico diferencial com o CAP.

identificar com certeza estruturas vasculares com o Doppler e o power Doppler, disponíveis nesses aparelhos, o que diminui a chance de punção inadvertida[55]. A punção ecoguiada aumenta a especificidade da EE sem prejuízo da sensibilidade[28,61]. A acurácia da EE-PAAF é superior àquela guiada por US e TC, especialmente em lesões menores que 2cm. A possibilidade de monitoração em tempo real do procedimento, a resolução da EE e o menor trajeto percorrido pela agulha são fatores decisivos para este desempenho[10,79,82-85]. Além disso, EE-PAAF realiza ao mesmo tempo a detecção e o estádio, enquanto que pela TC isso não é possível[41].

Grande preocupação da punção percutânea no CAP é a semeadura de células tumorais no trajeto da agulha. Na punção ecoguiada, o trajeto percorrido por ela é mais curto, e, na punção através do duodeno, ele é removido no caso de extirpação cirúrgica[5]. A EE-PAAF é segura com baixa taxa de complicações. São descritos casos de perfuração, hemorragia e um caso de implantação de células tumorais após a EE-PAAF em um tumor de pâncreas[86]. As taxas de complicações variam de 0,3 a 5%[87,88].

Técnica da punção ecoguiada

A identificação e a punção ecoguiada de massas pancreáticas são consideradas difíceis tecnicamente. Trabalhos publicados sugerem efeito relevante da curva de aprendizado comparável aos procedimentos endoscópicos mais complexos (vide adiante), embora isso não tenha sido avaliado diretamente pela literatura. Por outro lado, endoscopistas experientes podem aprender com relativa rapidez a técnica de punção[23].

A punção ecoguiada tende a ser mais fácil com o ecoendoscópio retificado, o que geralmente ocorre na abordagem de lesões de corpo e cauda pancreáticos. No caso de massas no processo uncinado e no istmo do pâncreas, o aparelho em posição alongada fica instável, dificultando o acompanhamento do trajeto da agulha[85]. Ecoendoscópios mais modernos são dotados de elevador no canal de trabalho, semelhante ao dos duodenoscópios, melhorando a acurácia da punção[80,89].

Normalmente são recomendadas várias punções (pelo menos três, com realização de vários movimentos de "vai-e-vem" no interior da massa com a agulha durante cada punção) para que o material obtido tenha qualidade satisfatória para o estudo histológico[8,23,25,42,48,62,80,81,83,90-103]. Muitos autores aplicam sucção através de seringa durante a punção, que melhora a qualidade do material aspirado[8], mas também aumenta a contaminação com sangue[23,62,80,85,104].

O material pode ser preparado pela técnica de esfregaço em lâmina de vidro ou pela centrifugação. Se houver material sólido este pode ser enviado para estudo histológico "cell block". Quando há citopatologista ou técnico em citologia acompanhando o procedimento, a adequação do material da punção pode ser avaliada durante o mesmo, evitando punções desnecessárias[23,62,80,85,90,96,102,104-108]. Voss e col.[109] realizaram punções até a obtenção de fragmentos, os quais são fixados com líquido de Bouin, embebidos em parafina, seccionados e corados pela técnica de hematoxilina-eosina.

Erickson e col.[25] estudaram fatores que pudessem prever o número de punções necessárias para a obtenção de material satisfatório em 95 pacientes com massas pancreáticas. Avaliou-se a idade, sexo, modelo de agulha, características ultra-sonográficas, estádio pela EE, detecção pela TC, diâmetro tumoral, localização do tumor e grau de diferenciação histológica. Porém, só foi observada diferença significativa entre tumores bem diferenciados (5,5 punções em média) e os demais tumores (2,2 a 2,7 punções em média). Os autores também relataram que normalmente realizam de 5 a 6 punções com material benigno antes de descartar malignidade de uma massa pancreática. No caso de CAP, além das células malignas, encontra-se necrose, tecido fibrótico e processo inflamatório (Figura 20.11).

Além disso, freqüentemente são massas endurecidas penetradas com dificuldade, mesmo com agulhas modernas (a punção pode estar impossibilitada em até 15% das vezes). Por isso, erros de amostragem ocorrem e o valor preditivo negativo do método faz com que ainda seja duvidoso o valor de um exame negativo para malignidade[8,10,39,62,80,83,85,90,97,102,109]. Problemas semelhantes são observados na punção percutânea[2].

Ainda não está definido se o local ideal para punção é o centro ou a periferia do tumor. Com freqüência, o centro constitui-se de tecido necrótico. Por outro lado, na periferia da massa há muito tecido fibrótico, dificultando a obtenção de material adequado[85].

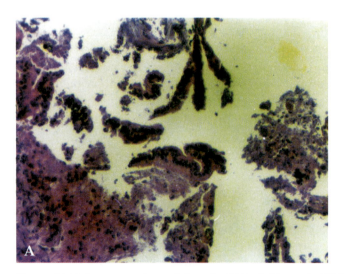
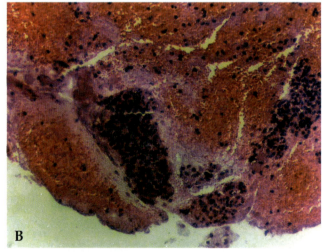

Figura 20.11. Imagens microscópicas de CAP, obtidas pela EE-PAAF. Em (**A**) na coloração por HE (40x) observam-se células malignas circundadas por tecido necrótico. Em (**B**) note o conglomerado de células malignas que confirmam o diagnóstico pela técnica do "cell block" de um adenocarcinoma ductal.

Quando há um citopatologista ou técnico em citologia presente durante o procedimento, há melhor desempenho, chegando próximo a 100% e melhor obtenção de material para estudo, evitando a necessidade de repetição do exame ou mesmo erros de interpretação no estudo citológico[23,62,80,85,90,96,102,104-108]. Além disso, o diagnóstico preliminar e a necessidade de obtenção de material por técnicas complementares (culturas, citometria de fluxo e imuno-histoquímica) podem ser estabelecidos imediatamente[85,98,106]. É importante que a equipe de endoscopia mantenha comunicação constante com a de patologia, com o intuito de aperfeiçoamento contínuo da técnica de punção ecoguiada[85].

Na impossibilidade da presença destes profissionais na sala de exame, um membro da equipe de endoscopia pode ser treinado na preparação e na avaliação do material de exame[39,97,98]. Wiersema e col.[110] num estudo multicêntrico sobre a punção ecoguiada não encontraram diferenças significativas de desempenho nos centros que dispunham de citopatologista presente na sala de exame. Sugeriram que o aumento do número de punções por lesão pudesse resultar em redução de custos e que estudos devem ser desenvolvidos sobre este aspecto.

Desempenho da punção ecoguiada

Cabe lembrar aqui o problema do "padrão-ouro" adotado para o diagnóstico de malignidade. Normalmente o diagnóstico é definido combinando-se o estudo histológico do material proveniente da cirurgia ou punção guiada a dados clínicos (seguimento). Alguns estudos sobre a punção ecoguiada definem malignidade de um caso pelo resultado do próprio teste em estudo, isso realmente é um problema sério! Atualmente, considera-se como nula a possibilidade de um resultado falso-positivo, por se atribuir alta acurácia ao estudo histológico. Porém este método está sujeito a erros de interpretação[101].

Schwartz e col.[111] estudaram 188 pacientes submetidos à EE-PAAF, sendo 39 lesões pancreáticas, encontrando uma taxa de falso-positivo de 1,6% (3 casos). Em dois casos, o diagnóstico de malignidade foi dado inadvertidamente em punções de pâncreas por erros de interpretação. Nossa experiência revelou falso-positivo de 2,4% sobre 516 tumores pancreáticos puncionados[112].

Estudou-se pouco a punção ecoguiada com aparelhos radiais, sendo que a maioria dos trabalhos publicados emprega ecoendoscópios lineares. Gress e col.[62] estudaram o desempenho da punção ecoguiada por ecoendoscópios radiais (26 pacientes, com acurácia de 81%) e lineares (95 pacientes, 86%) no diagnóstico de massas pancreáticas.

Bhutani e col.[81] descreveram uma série com 44 casos de CAP submetidos à punção ecoguiada com transdutores lineares, encontrando sensibilidade de 64%, especificidade de 100%, valor preditivo positivo de 100% e valor preditivo negativo de 16%

Chang e col.[90] descreveram 44 casos de massas pancreáticas puncionadas com aparelhos lineares, com sensibilidade de 83%, especificidade de 80%, valor preditivo positivo de 100%, valor preditivo negativo de 86% e acurácia de 88%.

Wiersema e col.[110] realizaram punção ecoguiada com ecoendoscópios lineares em 124 massas pancreáticas, encontrando sensibilidade de 86%, especificidade de 94%, valor preditivo positivo de 100%, valor preditivo negativo de 86% e acurácia de 88%. Os autores observaram tendência de melhora no desempenho com o tempo, sugerindo um efeito de melhora da sensibilidade durante a evolução da curva de aprendizado.

268 PARTE VI – DOENÇAS DO PÂNCREAS

Ardengh e col.[8] relataram os resultados iniciais da EE-PAAF em 64 tumores pancreáticos estudados consecutivamente (36 malignos e 28 benignos). A sensibilidade, especificidade, valores preditivo positivo e negativo e acurácia foram de 71%, 100%, 100%, 73% e 84%, respectivamente.

Fritscher-Ravens e col.[39] estudaram o desempenho da punção guiada por ecoendoscópios lineares em 76 pacientes consecutivos com lesões pancreáticas focais, a sensibilidade foi de 84%, a especificidade de 100%, o valor preditivo positivo de 100%, o negativo de 86% e a acurácia de 92%.

Mertz e col.[56] realizaram punções guiadas com o aparelho linear em 21 pacientes com CAP, confirmando o diagnóstico em 14 (67%). Os autores relataram melhora do desempenho durante o estudo, com confirmação diagnóstica de 82% nos últimos 11 casos.

Voss e col.[109] também utilizaram aparelhos lineares na punção de 99 pacientes com massas pancreáticas, encontrando acurácia geral de 68%. Para o diagnóstico diferencial entre CAP e PC encontraram sensibilidade, especificidade, valor preditivo positivo e negativo de 81%, 88%, 98% e 39%, respectivamente. Neste estudo, não houve citopatologista presente durante os exames. Também relatam um caso de falso-positivo para adenocarcinoma.

Brandwein e col.[99] descreveram 43 casos de massas pancreáticas puncionadas com aparelhos lineares, com sensibilidade de 59%, especificidade de 100%, valor preditivo positivo de 100%, negativo de 28% e acurácia de 65%.

Fritscher-Ravens e col.[97] estudaram o desempenho da punção guiada por ecoendoscópios lineares em 114 pacientes consecutivos com massas pancreáticas detectadas à TC, com sensibilidade de 88%, especificidade de 100%, valor preditivo positivo de 100%, valor preditivo negativo de 80% e acurácia de 92%.

Gress e col.[78] realizaram punções ecoguiadas em 102 massas pancreáticas com estudo citológico anterior negativo (por TC ou CPER). Foram observados 57 casos positivos para malignidade (nenhum falso-positivo), 8 inconclusivos (sendo 1 adenocarcinoma confirmado posteriormente) e 37 negativos (sendo 3 falso-negativos). No limite inferior do intervalo de confiança de 95%, foi observada uma probabilidade de CAP após uma punção positiva de 93,5% e após uma punção negativa de 6,9%.

Tada e col.[113] realizaram punção ecoguiada com ecoendoscópios lineares em 26 adenocarcinomas pancreáticos, encontrando sensibilidade de 62%, especificidade de 100%, valor preditivo positivo de 100%, valor preditivo negativo de 44% e acurácia de 71%. Neste estudo os autores não dispunham de citopatologista em sala durante os exames.

Ylagan e col.[102] revisaram 80 pacientes com CAP suspeitos à EE submetidos a punção ecoguiada com aparelhos lineares. Relataram sensibilidade de 78%, especificidade de 100%, valor preditivo positivo de 100% e valor preditivo negativo de 78%.

Harewood e col.[23] estudaram o desempenho da punção guiada por ecoendoscópios lineares em 185 pacientes com massas pancreáticas (sendo 155 adenocarcinomas) com sensibilidade de 94%, especificidade de 71%, valor preditivo positivo de 96%, valor preditivo negativo de 63% e acurácia de 91%. Esta série contava com pacientes no qual o diagnóstico histológico não foi confirmado por punção guiada por TC (n = 58) e escovado/biópsia por CPER (n = 36). Nestes subgrupos, o desempenho da punção ecoguiada não foi estatisticamente diferente do observado no grupo todo.

ADENOCARCINOMA DUCTAL **269**

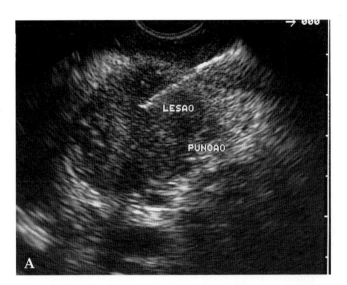 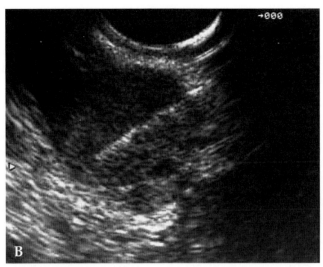

Figura 20.12. Nódulos pancreáticos no momento da punção aspirativa ecoguiada. Em (**A**) nódulo localizado na porção cefálica e em (**B**) massa localizada no corpo do pâncreas.

Como foi comentado anteriormente, a PC dificulta a interpretação de imagens e pode prejudicar o desempenho da punção ecoguiada. Fritscher-Ravens e col.[114] compararam a punção ecoguiada com ecoendoscópios lineares em lesões pancreáticas (sólidas e císticas) de 207 pacientes com e sem evidências (história clínica e CPER característica) de PC. O desempenho para o diagnóstico de malignidade relatado foi: sensibilidade de 85%, especificidade de 100%, valor preditivo positivo de 100%, valor preditivo negativo de 83% e acurácia de 92%. Em 70 pacientes com PC (7 com CAP) foram observados sensibilidade de 53,5%, especificidade de 100%, valor preditivo positivo de 91,4%, valor preditivo negativo de 90,5% e acurácia de 91,4%. No grupo sem pancreatite crônica (n = 130, com 60 CAP), observou-se sensibilidade de 89,3%, especificidade de 100%, valor preditivo positivo de 91,5%, valor preditivo negativo de 71,1% e acurácia de 91,5%.

Com esse mesmo intuito Ardengh e col.[58] estudaram prospectivamente 59 pacientes com PC que em algum momento de sua evolução apresentaram massas ou nódulos pancreáticos (Figura 20.12). Todos foram submetidos à EE-PAAF para estabelecer o diagnóstico histológico da massa pancreática. A sensibilidade, especificidade, valor preditivo positivo e negativo e a acurácia da EE-PAAF foram de 87,5%, 100%, 100%, 98,1% e 98,3% respectivamente.

A punção ecoguiada fornece material para pesquisa de anormalidades genéticas, melhorando a acurácia diagnóstica. Tada e col.[113] descreveram o desempenho da análise quantitativa de mutação do gene K-ras em amostras de punção ecoguiada e de suco pancreático colhido por CPER em 26 pacientes com CAP. O melhor desempenho observado resultou da combinação dos estudos citológicos (derivados de punção ecoguiada e do suco pancreático) e análise quantitativa de mutação (também da punção ecoguiada e suco pancreático): sensibilidade de 88%, especificidade de 100%, valor preditivo positivo de 100%, valor preditivo negativo de 73% e acurácia de 91%.

PAPEL DOS DIFERENTES MODELOS DE AGULHAS

Ainda foi pouco estudada a influência do modelo de agulha usada durante a punção ecoguiada. Aparentemente, parece não ter havido inovações significativas desde o desenvolvimento do modelo de Hancke-Vilmann[45,85]. Frits-

270 PARTE VI – DOENÇAS DO PÂNCREAS

cher-Ravens e col.[97] compararam o desempenho de dois modelos de agulhas na punção guiada por ecoendoscópios lineares de massas pancreáticas em 27 pacientes. Os modelos utilizados foram agulhas de 22 gauge: o sistema "Echotip" (Wilson-Cook, Winston-Salem, Carolina do Norte, EUA) e o modelo "Hancke-Vilmann" (GIP, Grassau, Alemanha). Com a agulha da Wilson-Cook, os autores conseguiram um maior número de lâminas adequadas para diagnóstico, com maior celularidade por lâmina. O desempenho geral das agulhas encontra-se na Tabela 20.3. Entretanto, os autores não contavam com citopatologista presente em sala durante as punções, o que poderia diminuir as diferenças.

Tabela 20.3. Desempenho da punção ecoguiada em lesões pancreáticas focais com dois modelos de agulhas (GIP e Wilson-Cook).

	Sensib. (%)	Espec. (%)	Acurácia (%)	Vpp (%)	Vpn (%)
GIP	55	100	65	100	44
Wilson-Cook	85	100	89	100	70

Vpp: valor preditivo positivo; Vpn: valor preditivo negativo.

Adaptado de: Fritscher-Ravens A,Topalidis T, Bobrowski C, Krause C, Thonke E, Jackle S, Soehendra N. Endoscopic ultrasound-guided fine-needle aspiration in focal pancreatic lesions: a prospective intraindividual comparison of two needle assemblies. Endoscopy 33:484-490, 2001.

Binmoeller e col.[115] descreveram o uso de um modelo de agulha com mecanismo de disparo impulsionado por mola em quatro pacientes com massas pancreáticas nos quais não foi possível punção com agulhas convencionais. Nos quatro casos foi possível obtenção de material para estudo citológico, sem complicações.

Citado por Binmoeller e Rathod[85], Ardengh em comunicação pessoal mostrou seus resultados com a agulha Shot Gun® em 59 tumores do pâncreas, incluindo 42 tumores sólidos. A sensibilidade da agulha foi de 91% e especificidade de 90% com acurácia de 90,5%.

Ardengh e col.[116] em um estudo comparativo da Power Shot Gun® com outras duas agulhas de operação manual (Olympus NA-10J-1 e GIP needle) demonstraram seus resultados em 19 pacientes incluindo 16 massas pancreáticas. Os achados podem ser apreciados na Tabela 20.4.

Tabela 20.4. Resultados por agulha na obtenção de quantidade satisfatória de células (citologia), na obtenção de microfragmentos (histologia) e na combinação dos dois métodos (citologia e histologia).

	GIP®	NA-10J-1®	XNA-10J-KB (Shot-Gun®)	P
Citologia	68,4%	73,7%	89,5%	0,039
Histologia	52,6%	73,7%	89,5%	0,005
Citologia + histologia	84,2%	89,5%	94,7%	0,223

As agulhas de 22 ou 23 gauge geralmente proporcionam material adequado para estudo citológico, enquanto que diâmetros de 18 ou 19 gauge para estudo histológico, não parecem oferecer qualquer acréscimo ao diagnóstico aumentando a possibilidade de complicações. Neste último, a arquitetura da lesão tende a ser preservada, entretanto não se recomenda descartar o envio de material para estudo citológico. Agulhas mais calibrosas tendem a apresentar dificuldade na passagem pelo canal de trabalho dos ecoendoscópios e na penetração de massas pancreáticas[80,85].

COMPLICAÇÕES DA PUNÇÃO ECOGUIADA

A punção ecoguiada dos tumores pancreáticos é segura, com taxa de complicação que varia entre 0 e 2,9%. As principais complicações relatadas são: sangramento, infecção e pancreatite, além de perfuração e daquelas relacionadas à sedação. Normalmente não se recomenda antibioticoterapia profilática na punção de lesões pancreáticas sólidas[8,10,19,23,25,48,61,62,80,83,84,92,93,95,97,101,102,104,108,110,114,117-120]. O'Toole e col.[107] o fazem em pacientes com antecedente de endocardite, fato esse relevante para ser ponderado!

Voss e col.[109] descreveram taxa de complicações de 5%. Nessa série, foram contabilizados episódios de sangramento em gota (3%), um hematoma duodenal (1%) e um episódio febril (1%). Em nenhum dos casos houve repercussão clínica, que necessitasse de medidas mais agressivas de tratamento.

Podem ser encontrados na literatura relatos isolados de punção ecoguiada de câncer pancreático associado com trombose portal aguda[121] e perfuração de colédoco com peritonite[122].

Experiência do autor

Durante a EE-PAAF tivemos 13 (1,08%) complicações: 7 leves (3 episódios de febre, 3 de dor abdominal e 1 de sangramento), contornados clinicamente, cinco moderadas (4 casos de pancreatite aguda e 1 de coleperitônio), que necessitou de internação. A mais grave (coleperitônio) necessitou ser abordada cirurgicamente, indo a óbito 2 dias depois do exame.

INDICAÇÕES DA PUNÇÃO ECOGUIADA

A indicação da punção ecoguiada ainda é controversa na literatura. Para o tratamento de pacientes com tumores considerados irressecáveis, os protocolos de quimioterapia e radioterapia exigem a confirmação histológica da doença. Nesse caso, a punção ecoguiada é sensível e segura para se obter material para o estudo histológico além de fornecer de forma acurada o diagnóstico[23,33,41,56,81,85]. Nos parece que essa indicação não é controversa.

No caso de pacientes para os quais se prevê apenas cuidados de suporte, a punção ecoguiada é dispensável[85]. Existem os que argumentam que nos casos de tumores extirpáveis a punção ecoguiada não altera a conduta a ser seguida. Assertiva essa que não conta com o nosso apoio e de outros autores. Hunt e col.[41], usando o teorema de Bayes, argumentaram que um resultado negativo para malignidade obtido pela punção ecoguiada reduz a probabilidade de CAP a um nível no qual o risco de uma cirurgia de Whipple sobrepuja seus possíveis benefícios. Esses autores sugerem que novos estudos sejam feitos na tentativa de avaliar a existência de tal efeito.

Atualmente, devido ao maior acesso à informação médica, alguns pacientes relutam a se submeterem a extirpação cirúrgica sem a confirmação da malignidade obtida pela biópsia de um tumor pancreático[66] e sem dúvida isso tem ocorrido cada vez mais na prática clínica diária!

Além disso, nem todas as massas pancreáticas são adenocarcinomas. Assim, pacientes com doenças mais raras beneficiar-se-iam de tratamentos mais específicos. O tratamento de linfomas (Figura 20.10) e carcinomas de pequenas

272 PARTE VI – DOENÇAS DO PÂNCREAS

células não é cirúrgico. Tumores papilares e neuroendócrinos podem ser tratados com procedimentos cirúrgicos mais conservadores, tais como a enucleação[28,33,39,41,81,85,92,123].

O pâncreas eventualmente também é sede de metástases que podem ser detectadas pela EE e puncionadas (Figuras 20.8 e 20.9) Metástases pancreáticas apresentam características ecográficas semelhantes aos adenocarcinomas e mesmo no estudo citológico podem ser necessárias técnicas auxiliares de diagnóstico[16,28,85,105,124-127]. Fritscher-Ravens e col.[97] descreveram a detecção de 12 (10,7%) metástases pancreáticas numa série de 112 massas pancreáticas puncionadas.

Como a possibilidade de falso-positivos é muito pequena, a punção ecoguiada pode ser importante diminuindo a necessidade de biópsias por congelação durante o procedimento cirúrgico, procedimento esse que apresenta como complicação a fístula pancreática[28,85].

A punção ecoguiada também vem sendo utilizada na confirmação de metástases de NL (vide adiante). NL suspeitos podem ser puncionados para obtenção de material para estudo histológico. Os NL ao redor do pâncreas e do tronco celíaco são os mais importantes no contexto do CAP[10].

Punção aspirativa ecoguiada do ducto pancreático

Ainda pouco estudada a utilidade da punção e aspiração do DPP no contexto do CAP ainda é uma incógnita. O líquido aspirado é centrifugado e submetido a estudo citológico. Essa é uma manobra que tem sido usada pelos autores quando o DPP está dilatado, no caso de tumores de difícil acesso ou quando há apenas a suspeita de lesão, sem uma identificação efetiva da mesma (Figura 20.2). Tivemos a oportunidade de realizá-la em 16 pacientes com diagnóstico em 14 deles (87,5%).

Lai e col.[128] publicaram uma série com 12 casos submetidos à punção do DPP com agulhas de 22 gauge. Dentre 5 casos de CAP, a punção ecoguiada confirmou o diagnóstico em 2, mostrou células atípicas em um e não diagnosticou 2 casos com CAP. Não houve complicações no seguimento (média de 8 meses) dos pacientes e foi empregada antibioticoterapia profilática com ciprofloxacina.

ESTÁDIO DO CÂNCER PANCREÁTICO

O tratamento cirúrgico é o que oferece a melhor oportunidade de cura para seus portadores, embora essa doença seja detectada em estádio nos quais isso já não seja possível! Esse tratamento associa-se a morbidade e mortalidade considerável[129]. Portanto, é de suma importância a detecção acurada dos doentes que podem ser beneficiados por essa modalidade terapêutica[2,32,44,130].

No estádio do CAP, para fins de padronização, tem sido utilizado o sistema TNM (capítulo 12). Devido às implicações na terapêutica e no prognóstico da doença, os achados ecoendoscópicos devem se adequar, na medida do possível, aos diferentes aspectos desta classificação (capítulo 12).

A classificação T do sistema TNM é importante para prever a ressecabilidade, que depende das características da técnica cirúrgica e que varia de equipe para equipe. Normalmente a remoção de tumores do corpo e cauda abrange os vasos esplênicos, mesmo que estes não estejam invadidos. A pancreatoduodenectomia engloba a artéria gastroduodenal[17,46]. A ressecção de tumores com invasão do TP, da confluência, dos vasos mesentéricos superiores e do tronco celíaco não é realizada normalmente e provavelmente não muda o prognóstico[17,22,66,131,132]. Também são considerados inextirpáveis os tumores que invadem estruturas vizinhas como o estômago, cólon, baço, adrenal, rim ou coluna. Por outro lado, a invasão isolada do duodeno e colédoco não contra-indica sua extirpação[46].

A EE contribui com a identificação pré-operatória de tumores inextirpáveis, evitando procedimentos desnecessários e diminuindo os custos[90,132-134]. Um estudo analítico de decisão mostrou que dentre as diversas estratégias de estádio a partir de uma TC que mostra um tumor extirpável, utilizando-se: a laparoscopia, a angiografia + laparoscopia, a EE + laparoscopia e a angiografia + EE + laparoscopia, a EE seguida de laparoscopia resultaram no menor custo por ressecção e no menor número de laparotomias desnecessárias[130].

A tendência entre os especialistas é recomendar a realização da EE após a detecção de um tumor extirpável à TC, pois podem ser encontrados sinais de inextirpabilidade e evitar um procedimento cirúrgico desnecessário[24,41,51]. Outra indicação seria no caso de dúvida no estádio realizado por outros métodos de imagem[24].

O estádio minucioso no grupo de doença avançada também é útil, pois pode identificar subgrupos que, no futuro, poderão se beneficiar de novos protocolos de tratamento paliativo e cirúrgico que vêm surgindo[44,66,77,91].

Como em outros métodos de imagem, existem limitações técnicas responsáveis por erros no estádio. Para estádios mais ou menos avançados que o real (superestima e subestima, respectivamente), o limite de resolução do feixe ultra-sonográfico impede a detecção de focos tumorais microscópicos. Por outro lado, a presença de processo inflamatório peritumoral é comum e pode ser interpretada como infiltração maligna[26,38,135].

A penetração do feixe ultra-sonográfico pode estar aquém dos limites da lesão e pode ser fator limitante para o estádio local quando se trata de tumores grandes (maiores que 4cm)[13,24,51,66,131,136-138]. Akahoshi e col.[21] mostraram resultados pouco acurados na estimativa pela EE do tamanho de tumores maiores que 3cm. Os artefatos causados pelas calcificações na PC afetam a acurácia da EE no estádio[29].

A TC é um dos métodos de imagem mais utilizados no estádio do CAP. Pode prever corretamente a ausência de acometimento vascular à cirurgia em até 95% das vezes[2]. Ainda assim, sua acurácia em prever a ressecabilidade varia de 30 a 75%[2,3] e em realizar o estádio correto de 80%[3].

Quando comparada diretamente, a EE é superior à TC no estádio do CAP com acurácia de 82% e 30 a 45%, respectivamente, para o componente T; acurácia de 64 a 92% e 50 a 69%, respectivamente, para o componente N[19,41]. Quanto ao diagnóstico de invasão vascular a acurácia varia de 92 a 95% e 61 a 75%, respectivamente[41,54].

Existem discrepâncias nos resultados de estudos comparando a EE com a TCH, mostrando superioridade ou equivalência da primeira com relação à segunda[56]. Hunt e col.[41] agruparam o resultado de quatro estudos comparativos, encontrando diferença estatisticamente significante a favor da EE com relação à TCH na avaliação de ressecabilidade (91 *vs.* 83%) e na detecção de invasão vascular (91 *vs.* 64%).

DeWitt e col.[139] deram palavra final à essa discussão em metanálise para avaliar qual o melhor método para o estádio do CAP. Os autores analisaram trabalhos publicados no MEDLINE (1986-2004) e avaliaram a qualidade de cada um deles. Onze estudos com 678 pacientes satisfizeram os critérios de inclusão. Nove avaliaram a sensibilidade dos métodos na identificação do

CAP e concluem que a sensibilidade da EE é superior à da TC. Quatro de 5 estudos que avaliaram a classificação T e 5 de 8 que avaliaram a classificação N concluem que a EE é superior à TC para a análise do envolvimento linfonodal. Os autores concluem que até o momento os trabalhos publicados que comparam a EE com a TC para o estádio do CAP são heterogêneos, quando analisados o desenho do estudo, a qualidade da amostra e os resultados. Todos os estudos apresentam limitações metodológicas, que afetam sua validade e que estudos prospectivos são necessários para validarmos definitivamente cada um dos testes.

Invasão vascular

A invasão vascular é um dos pilares da inextirpabilidade do CAP. Nos tumores cefálicos, a invasão vascular ocorre preferencialmente nas veias mesentérica superior, esplênica, no TP e veia renal esquerda (em ordem decrescente de freqüência). A invasão arterial acomete geralmente as artérias mesentérica superior, esplênica, tronco celíaco, artérias hepática e renal esquerda (em ordem decrescente)[41,46].

A EE é útil no estudo do TP e seus principais ramos (veia esplênica e veia mesentérica superior). Além da invasão vascular, pode ser detectada circulação colateral ao longo das paredes duodenal e gástrica[140]. Esse sinal pode ser particularmente importante se por algum motivo técnico (anatomia cirúrgica, invasão duodenal ou extensão do tumor) não for possível a avaliação dos vasos citados.

No diagnóstico de invasão venosa, a EE apresenta alta especificidade (variando entre 65 e 100%), sendo critérios utilizados a circulação colateral peripancreática, presença de tumor no interior do vaso, irregularidade da parede do vaso, compressão tumoral, contato íntimo e perda de interface hiperecogênica com o tumor. Os critérios mais empregados são: irregularidade da parede e perda da interface. Existe tendência a um mau desempenho quando o método é aplicado à veia mesentérica superior (Figuras 20.13, 20.14)[8,10,16,19-22,24,26,27,30,33,34,38,54-56,131,135,140-142]. Para o diagnóstico da invasão arterial podem ser usados os mesmos critérios além do encarceramento do vaso[22].

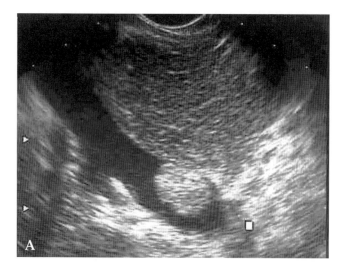 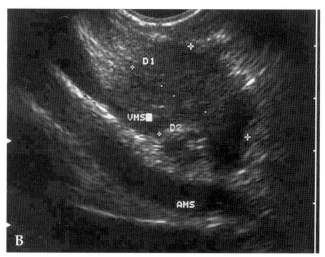

Figura 20.13. A) Imagem ecoendoscópica de câncer cefálico avançado (T3). Nota-se a falta de limites nítidos entre o tumor e a confluência esplenomesentérica com um trombo no lume. **B)** Imagem de tumor com limites mal definidos, hipoecóico e heterogêneo, invadindo a confluência e o TP. Em ambos os casos o diagnóstico histológico de adenocarcinoma foi firmado pela punção aspirativa ecoguiada.

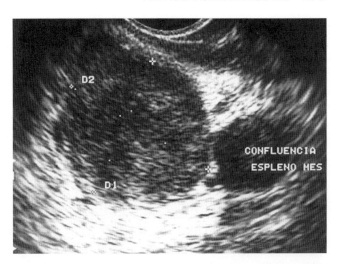

Figura 20.14. Imagem ecoendoscópica de câncer cefálico avançado (T3). Nota-se a falta de limites nítidos entre o tumor e a confluência esplenomesentérica, onde não é possível observar a interface hiperecóica, comum entre o tumor e a parede do vaso.

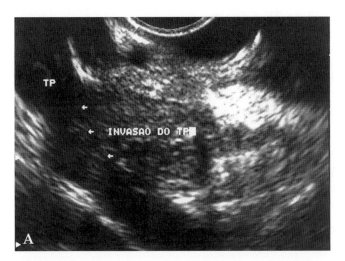
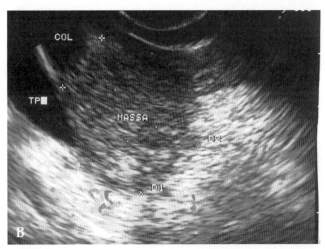

Figura 20.15. A) Imagem ecoendoscópica de massa hipoecóica, heterogênea de limites imprecisos, que invade grande extensão do TP. **B)** Imagem ecoendoscópica de câncer de pâncreas que invade o colédoco e o TP. Ambas as lesões foram classificadas como uT3.

Brugge e col.[141] estudaram a invasão venosa em 28 pacientes com CAP com a EE radial (com examinadores cegos para os resultados de outros exames). Foram estudados quatro critérios ultra-sonográficos para o diagnóstico de invasão vascular: irregularidade de parede (acurácia de 68%), perda de interface (64%), proximidade (50%) e tamanho tumoral = 2,5cm (39%). Os dois primeiros critérios foram os mais específicos e a sensibilidade por vaso variou de 47 a 89% (com os piores desempenhos encontrados na avaliação da veia mesentérica superior).

Em nossa experiência pessoal[138] em 52 doentes com CAP, estudados no pré-operatório pela EE obtivemos um valor preditivo positivo de 96% na identificação da invasão do TP pelo tumor (Figura 20.15).

O câncer de pâncreas invade preferencialmente sítios venosos, cujo exame ecoendoscópico é tecnicamente mais fácil. Assim, há tendência ao desempenho pior com relação à invasão arterial[10,17,26,27,30,34,140].

A angiografia mesentérica demonstra invasão vascular e aberrações anatômicas. Porém suas indicações atualmente são restritas devido ao desenvolvimento de outras técnicas de imagem[40,46]. Enquanto a angiografia depende apenas da observação dos contornos vasculares, a EE mostra o tumor e

276 PARTE VI – DOENÇAS DO PÂNCREAS

sua relação com os vasos. Por outro lado, esta última fornece resultado falso-positivo, pois alterações inflamatórias peritumorais simulam sinais de invasão[142].

Rosch e col.[26] avaliaram a sensibilidade, especificidade, valor preditivo positivo e negativo para a invasão do TP em 40 pacientes com tumores periampulares (28 CAP) da EE radial (91%, 97%, 91% e 97%, respectivamente), US (9%, 72%, 11% e 68%), TC (36%, 85%, 50% e 78%) e angiografia (45%, 100%, 100% e 83%).

Palazzo e col.[16] relataram 38 pacientes com CAP (submetidos à exploração cirúrgica) com avaliação por EE radial, US e TC dos vasos da confluência esplenomesentérica. Para o diagnóstico de invasão vascular, foram calculadas a sensibilidade (100%, 17% e 71%, respectivamente), especificidade (79%, 100% e 86%), valor preditivo positivo (89%, 100% e 89%), negativo (100%, 41% e 63%) e acurácia (92%, 47% e 76%).

Yasuda e col.[17] avaliaram o comprometimento da invasão do TP e da veia esplênica em 29 pacientes com CAP operados com EE radial, US, TC e angiografia, encontrando acurácia de 79%, 55%, 41% e 72%, respectivamente.

Nakaizumi e col.[20] relataram acurácia da EE radial, da US e da TC em 49 casos de CAP na identificação de invasão de veia porta (82%, 47% e 41%, respectivamente), veia esplênica (73%, 64% e 55%) e geral (79%, 54% e 48%).

Sugiyama e col.[24] relataram em 54 pacientes com CAP acurácia da EE radial (90%), US (65%), TC (70%) e angiografia (78%) na detecção de invasão do TP confirmada por estádio cirúrgico. Neste estudo, o examinador não estava ciente do resultado de outros exames de imagem. Dufour e col.[30] estudaram a acurácia para invasão vascular em 24 CAP da TCH (90%) e da EE (40%).

Midwinter e col.[34] avaliaram o desempenho da EE radial e da TCH na detecção de invasão das veias mesentérica superior e porta em 30 pacientes com CAP (a maioria adenocarcinomas) submetidos à exploração cirúrgica. Foram relatadas sensibilidade (81% e 56%, respectivamente), especificidade (86% e 100%), valor preditivo positivo (87% e 100%) e valor preditivo negativo (80% e 67%).

Gress e col.[38] empregaram a TC e a EE (radial e linear, com operadores cegos para resultados de outros exames) em 81 pacientes com CAP submetidos a estádio cirúrgico. Para invasão vascular foram relatadas sensibilidade (15% e 91%, respectivamente), especificidade (100% e 96%), valor preditivo positivo (100% e 94%), valor preditivo negativo (60% e 93%) e acurácia (62% e 93%).

Rosch e col.[22] revisaram exames (com ecoendoscópios radiais) registrados em videocassete de 75 pacientes com CAP e estádio vascular definido cirúrgica ou angiograficamente. Para a presença de invasão portal, utilizaram diferentes critérios ultra-sonográficos, observaram acurácias de 61 a 69%, sensibilidades de 41 a 62%, especificidades de 79 a 88%, valores preditivos positivos de 79 a 81% e negativos de 62 a 64%. Os autores atribuíram o pior desempenho da EE nesse estudo a seleção dos casos (apenas tumores da cabeça pancreática) e com o fato dos revisores não terem acesso a qualquer outra informação sobre cada caso.

Ahmad e col.[142] compararam a EE radial e a angiografia no estádio de 21 pacientes com CAP com exames de imagem negativos para invasão vascular e submetidos à exploração cirúrgica (que encontrou 7 tumores extirpáveis). Para a EE o desempenho observado foi: sensibilidade de 86%, especificidade de 71%, valor preditivo positivo de 86%, valor preditivo negativo de 71% e acurácia de 81%. Para a angiografia: sensibilidade de 21%, especificidade de 71%, valor preditivo positivo de 60%, negativo de 31% e acurácia de 38%.

Metástases linfonodais

Atualmente, a detecção de metástases sobre NL durante o estádio baseia-se em exames de imagem como ultra-sonografia, TC e RM. A EE é capaz de detectar NL peripancreáticos e em sítios distantes (principalmente ao redor do tronco celíaco) e guiar punções para a confirmação histológica. Resultado falso-positivo pode ocorrer, pois NL inflamatórios apresentam características que sugerem malignidade. Por outro lado, o método pode não detectar malignidade no caso de metástase precoce sobre NL, quando houve quimio e/ou radioterapia antes do exame ou por erro de amostragem (a infiltração do NL pode não ser homogênea)[18,26,81,122]. Provavelmente NL ao longo da veia e da artéria mesentérica superior não são detectados pela EE[18].

A falta de padronização quanto à definição de termos descritivos e parâmetros de ajustes do equipamento adotados durante o exame podem estar contribuindo negativamente para o resultado publicado na literatura[81].

NL metastático geralmente é definido por formato arredondado, hipoecogeneicidade, aspecto homogêneo, tamanho maior que 1cm e margens delimitadas. Quanto mais critérios estiverem presentes maior a especificidade e menor a sensibilidade diagnóstica[10,16,19,21,33,34,38,131,135,143]. O tamanho do tumor primário e número de NL detectados não estão relacionados com a presença de metástases sobre os NL[143]. Já a proximidade com o tumor primário pode ser mais um critério[135,143]. Rosch e col.[26] relataram uma série de 40 pacientes com carcinoma periampular (28 carcinomas pancreáticos) na qual avaliaram a acurácia da EE radial, US e TC para o estádio N0 (73%, 80% e 80%, respectivamente) e N1 (72%, 12% e 36%). Yasuda e col.[17] avaliaram o comprometimento linfonodal em 29 pacientes com CAP operados com EE radial, US e TC, encontrando acurácia de 66%, 55% e 38%, respectivamente.

Midwinter e col.[34] avaliaram o desempenho da EE radial e da TCH na detecção de invasão linfonodal em 23 pacientes com tumores pancreáticos (a maioria adenocarcinomas) submetidos a exploração cirúrgica. Foram relatadas sensibilidade (44 e 33%, respectivamente), especificidade (93 e 86%), valor preditivo positivo (80 e 60%) e valor preditivo negativo (72 e 67%).

Glasbrenner e col.[63] descreveram os resultados de 50 pacientes com tumores pancreáticos malignos submetidos à EE pré-operatória. Para o diagnóstico de metástases linfonodais os resultados foram: sensibilidade de 55%, especificidade de 91%, valor preditivo positivo de 69%, valor preditivo negativo de 84% e acurácia de 81%. Na comparação direta, a EE também parece ser superior à US, com acurácia de 74 a 92% e 37 a 53%, respectivamente, na detecção de metástases linfonodais[19,29].

ESTÁDIO TNM E AVALIAÇÃO DE RESSECABILIDADE

Para o componente T do sistema TNM, a EE apresenta acurácia variando de 78 a 94%. No estadiamento N, varia de 64 a 82%[41]. Snady e col.[49] avaliaram

278 PARTE VI – DOENÇAS DO PÂNCREAS

o estádio de 24 pacientes com prováveis tumores pancreáticos malignos à TC e EE radial. Foram calculadas a sensibilidade (73 e 91%, respectivamente), especificidade (8 e 62%), valor preditivo positivo (40 e 67%), valor preditivo negativo (40 e 67%) e acurácia (38 e 75%).

Müller e col.[18] em 16 CAP encontraram acurácia para o estádio T de 75% (EE radial), 56% (TC) e 57% (RM). Para o componente N foram observados 50% (EE radial), 38% (TC) e 50% (RM).

Nakaizumi e col.[20] relataram a acurácia da EE radial, da US e da TC na previsão da ressecabilidade (96%, 75% e 61%, respectivamente) e inextirpabilidade (90%, 81% e 71%, respectivamente) em 49 casos de CAP.

Tio e col.[29] estudaram 70 pacientes com CAP com ecoendoscópios radiais. Relataram acurácia de 83,6% para o componente T, sendo esta maior quanto mais precoce o tumor (100% para o estádio T1). Para o componente N, a acurácia encontrada foi de 69,1%. Cahn e col.[28] estudaram com ecoendoscópios lineares em 11 pacientes operados por carcinoma pancreático, conseguindo prever corretamente o desfecho cirúrgico em 5 tumores ressecáveis e em 6 irressecáveis.

Awad e col.[144] relataram a acurácia para predição de ressecabilidade e inextirpabilidade da TC (54% e 100%, respectivamente), angiografia (56% e 83%), EE radial (57% e 56%) e laparoscopia (60% e 100%) em 30 tumores malignos (25 adenocarcinomas pancreáticos). Os autores encontraram acurácia máxima (100%) de ressecabilidade para os quatro métodos combinados e de inextirpabilidade para a combinação TC – laparoscopia.

Akahoshi e col.[21] avaliaram o estadiamento de 33 pacientes com adenocarcinomas pancreáticos com ecoendoscópios radiais. Para o componente T encontraram acurácia de 100% para T1, 33% para T2 e 73% para T3. Para o componente N, encontraram sensibilidade de 28%, especificidade de 79%, valor preditivo positivo de 56%, valor preditivo negativo de 46% e acurácia de 50%.

Legmann e col.[32] estudaram o desempenho de TCH e EE radial em 27 tumores pancreáticos (22 adenocarcinomas), encontrando acurácia, para a predição de ressecabilidade de 90% e 90% para inextirpabilidade de 100% e 86%, para o componente T de 86% e 90% e para o componente N 77% e 86%, respectivamente.

Buscail e col.[131] ao estudar 26 casos estadiados cirurgicamente encontraram acurácia de 73% para o componente T (T1 100%, T2 91% e T3 57%) e 69% para o N (N0 73% e N1 63%). Para a predição de ressecabilidade encontraram sensibilidade de 47%, especificidade de 100%, valor preditivo positivo de 100%, valor preditivo negativo de 50% e acurácia de 65%. Foram empregados ecoendoscópios radiais.

Harrison e col.[33] avaliaram com ecoendoscópios radiais 12 pacientes com CAP estadiados cirurgicamente, encontrando acurácia de 75% para o estádio T e N.

Ahmad e col.[135] estudaram o desempenho de ecoendoscópios radiais em 89 casos de CAP operados, com examinadores cegos para os resultados de exames de imagem. O estadiamento cirúrgico foi realizado em 79 (89%) casos para o componente T e em 67 (75%) para o N. A acurácia da EE para o estádio T foi de 69% (61% para T4 e 78% para T3) e para o estádio N de 54% (49% para N1 e 63% para N0). Não houve diferença estatisticamente significante nas taxas de ressecção entre os grupos uT3 e uT4 e os grupos uN0 e uN1.

Brandwein e col.⁽⁹⁹⁾ definindo ressecabilidade como ausência de sinais de invasão vascular, ascite neoplásica e metástases hepáticas, encontraram com a EE linear sensibilidade de 100%, especificidade de 75%, valor preditivo positivo de 77%, valor preditivo negativo de 90% e acurácia de 85% para ressecabilidade.

Ahmad e col.⁽¹³⁵⁾ revisaram o estadiamento com EE radial e RM/colangiorressonância de 73 pacientes com CAP tratados cirurgicamente. Não houve diferença significante entre a acurácia dos dois métodos em predizer a ressecabilidade (69% *vs.* 77%, respectivamente) ou inextirpabilidade (55% *vs.* 68%). Por outro lado, os autores observaram tendência de melhor desempenho com o uso associado destas técnicas.

Como os trabalhos da literatura mostram os resultados de todas as variáveis da classificação TNM de um CAP parecem ser melhores em tumores menores que 3cm. Destarte Ardengh e col.⁽⁴²⁾ avaliando 17 CAP menores que 3cm obtiveram sensibilidade, especificidade, VPN, VPP e acurácia, para prever a ressecabilidade de 88%, 89%, 89%, 88% e 88%, respectivamente (Figura 20.16).

Em alguns casos o retroperitônio também pode ser avaliado pela ecoendoscopia. Esse é um dado de fundamental importância para determinar a possibilidade de extirpação de um tumor (Figura 20.17).

PUNÇÃO ECOGUIADA E ESTÁDIO

A EE-PAAF vem sendo utilizada na confirmação de metástases linfonodais, já que os critérios ultra-sonográficos não são confiáveis. Os NL ao redor do pâncreas e do tronco celíaco são os mais importantes no contexto do CAP, sendo acessíveis pelo método⁽¹⁰,²⁸⁾.

Mesmo com a disponibilidade do estilete interno da agulha, o examinador deve evitar o risco de contaminação evitando puncionar NL após a punção do tumor primário⁽⁶¹⁾. Existe tendência de que, no caso de NL, o número de punções necessárias para o diagnóstico seja menor (uma a três punções)⁽²⁵⁾.

Normalmente a técnica inclui sucção com seringa comum na extremidade proximal da agulha. Recentemente, porém, um estudo randomizado e con-

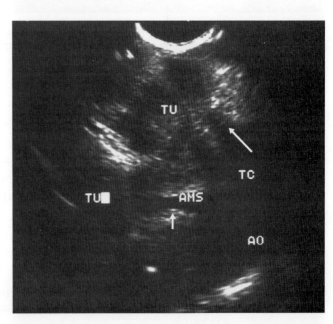

Figura 20.16. Notar a massa tumoral (TU) com limites imprecisos, mas com invasão do tronco celíaco (TC) demonstrado pela seta longa e a invasão da artéria mesentérica superior (AMS) seta curta em um tumor menor que 3cm (uT4N0Mx).

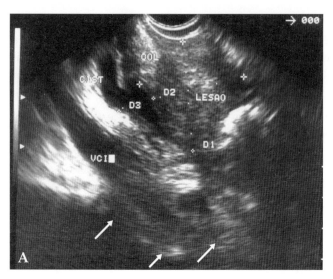 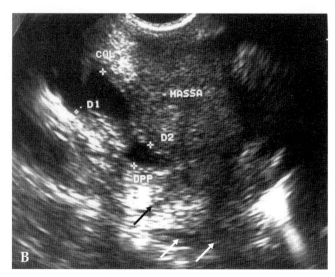

Figura 20.17. Imagens ecoendoscópicas de lesões pancreáticas de grandes proporções com invasão do colédoco bem próximo ao ducto cístico (**A**) e da veia cava inferior (setas). Em (**B**) outro caso com invasão do colédoco e do retroperitônio (setas).

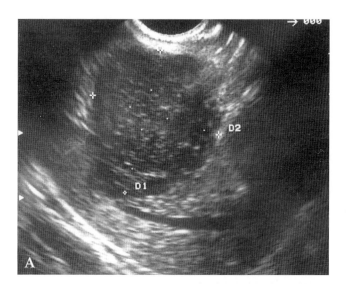 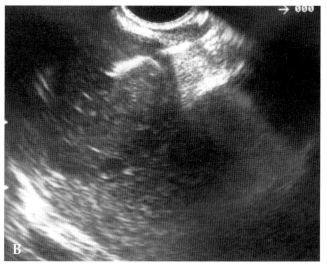

Figura 20.18. Imagem ecoendoscópica de um tumor da cauda com invasão do baço (**A**). Em (**B**) a massa sendo puncionada. Os achados foram confirmados pela cirurgia.

trolado mostrou que apesar de aumentar a quantidade do material da punção, a sucção aumenta a presença de sangue na amostra e não melhora a "*odds ratio*" do diagnóstico correto[122].

O material pode ser preparado pela técnica de esfregaço em lâmina de vidro ou pela centrifugação. Pela primeira, quando há citopatologista acompanhando o procedimento, a adequação do material da punção pode ser avaliada durante o mesmo (Figura 20.18).

O método é associado com taxa de complicações nula[81,135] ou pelo menos relacionada com a sedação[48]. Normalmente não é empregada antibioticoterapia profilática[91].

Chang e col.[90] relataram o desempenho da punção ecoguiada na detecção de metástases NL em 44 casos de massas pancreáticas estudadas pelo método, encontrando sensibilidade de 83%, especificidade de 100%, valor preditivo positivo de 100%, valor preditivo negativo de 67% e acurácia de 88%. Provavelmente, uma das limitações do método encontra-se na existência de metástases microscópicas[28].

Evidências indiretas sugerem que a EE com punção diminui os custos do estádio do CAP. Harewood e col.[145] desenvolveram um modelo de análise de decisão na qual pacientes com CAP da cabeça extirpáveis pela TCH eram submetidos à punção ecoguiada, por TC ou exploração cirúrgica na detecção de NL metastáticos. Para freqüências decrescentes de até 4% de metástases linfonodais e sensibilidades decrescentes até 60% para a punção ecoguiada permanecia como o método mais barato no estádio desta população hipotética.

METÁSTASES À DISTÂNCIA

Devido à penetração limitada do feixe ultra-sonográfico a EE é método menos acurado do que a TC na detecção de metástases à distância. Ainda assim, metástases hepáticas e ascite são detectadas pela EE e podem ser submetidas à punção ecoguiada. É possível que pequenas lesões metastáticas hepáticas sejam detectadas apenas pela EE. Por outro lado, a detecção de implantes peritoneais ainda não é possível pelos exames de imagem correntes[2,31,33,131,137].

Wiersema e col.[61] descreveram um caso de CAP, sem metástases à TC, no qual uma massa hepática detectada pela EE foi confirmada como metástase à punção ecoguiada. Nguyen e col.[146] descreveram a aplicação da punção ecoguiada numa série que contava com 8 pacientes com CAP e lesões hepáticas, confirmando a natureza maligna das mesmas em 7. Havia suspeita de lesão à TC em apenas um caso. Os autores não empregaram antibioticoterapia profilática e não detectaram complicações após seguimento médio de 5,5 meses.

Erickson e col.[25] relataram, numa série com 109 pacientes com tumores pancreáticos submetidos à punção ecoguiada, 8 casos confirmados pelo método de metástases (adenocarcinoma) hepáticas e 11 linfonodais (mediastinais, celíacas ou peripancreáticas).

Fritscher-Ravens e col.[39] numa série de doentes com linfonodomegalia mediastinal submetidos à punção ecoguiada, relataram um caso de recorrência mediastinal de CAP, confirmada pelo método.

Hahn e col.[50] relataram que em 57 pacientes consecutivos com tumores pancreáticos, observaram 10 com linfonodomegalia mediastinal. Realizaram punção ecoguiada em 9 casos e em 4 casos o resultado foi compatível com adenocarcinoma. É possível que no estudo tenham sido incluídos pacientes sem câncer e a incidência de linfonodomegalia mediastinal maligna fosse maior. Os autores recomendam alto nível de suspeita na avaliação de pacientes com CAP.

A acurácia da EE na invasão de órgãos adjacentes também foi pouco estudada. Nakaizumi e col.[20] relataram acurácia da EE, da US e da TC no diagnóstico de invasão gástrica (91%, 55% e 45%, respectivamente) em 49 casos de CAP.

Outro papel da EE-PAAF ou melhor do material obtido pela punção é a avaliação pré-terapêutica da quimiorresistência de portadores de CAP através da análise genética dos espécimes obtidos pela PAAF[147].

AVALIAÇÃO CRÍTICA DA LITERATURA

É preciso cuidado na avaliação do desempenho de diferentes protocolos de estádio, pois é possível definir a ressecabilidade por vários parâmetros: possibilidade de remoção cirúrgica do tumor sem resíduo macroscópico visível, estudo histológico, taxa de recorrência tumoral e sobrevida[140]. Assim, utilizar a ressecabilidade como comparação pode ser discutível, pois além de mal definido, depende da habilidade técnica da equipe cirúrgica[22,66,148,149].

O principal método de comparação para a EE tem sido a exploração cirúrgica, mas ainda há limitações metodológicas nesta prática. Pode ocorrer um viés de seleção, já que nem todos os pacientes serão operados (pela condição clínica ou por sinais de doença avançada durante o estádio). Além disso, é difícil padronizar a técnica cirúrgica e garantir que todos os NL sejam identificados ou que sejam vistos à EE. Durante o intra-operatório, o estádio cirúrgico pode ser interrompido quando se detecta algum sinal de inextirpabilidade, como metástases peritoneais ou hepáticas. O estudo patológico também está sujeito a problemas de padronização e acurácia[27,33,34,38,66,135,143,150].

Em geral, a decisão de indicar ou não cirurgia se baseia em um ou mais exames de imagem e/ou na condição clínica do paciente, o que obviamente gera um viés de seleção. Assim, pode-se supor que há uma tendência de que os estudos incluam apenas pacientes com estádio menos avançado, nos quais o desempenho do método seja pior. Uma fonte potencial de viés dos estudos sobre estadiamento é o fato de que normalmente os examinadores têm acesso aos exames de imagem realizados previamente à EE[68,136,149]. Estudos que analisam exames de estádio registrados em vídeo, observaram queda de desempenho do método quando os examinadores não sabiam dos dados clínicos e dos resultados de exames dos pacientes estudados[22,151]. Por outro lado, argumenta-se que os estudos feitos sob essas condições refletem melhor o que acontece na prática clínica rotineira[26].

Na literatura médica há tendência de queda do desempenho dos métodos diagnósticos em geral após bons resultados em trabalhos iniciais, havendo vários vieses em potencial para explicar o fenômeno. É importante que os próximos trabalhos na área levem isso em consideração[22,139,151].

Ahmad e col.[135] observaram queda do desempenho da EE no estádio do CAP à medida que novos trabalhos vêm sendo publicados. Os estudos sobre o desempenho da EE normalmente são feitos em centros de atendimento terciário, o que pode ser outra fonte de viés. No caso dos tumores pancreáticos, é possível que estes centros estejam concentrando casos de diagnóstico e estádio mais difíceis[66,135,136,149].

Tendo em vista os progressos do diagnóstico por imagem não invasivo, o papel da EE no estádio do CAP ainda não está definido. Pode ser considerada, junto com a punção ecoguiada, na investigação de NL. Pode ser útil quando outros métodos não chegarem a resultados conclusivos[66].

Binmoeller e col.[85] lembram que a confirmação histológica de metástases linfonodais (especialmente celíacos e mediastinais) ou de ascite com células malignas pode ter impacto maior sobre o que fazer com a lesão primária.

ULTRA-SONOGRAFIA INTRADUCTAL (USID)

As mini-sondas são cateteres dotados de transdutores de alta freqüência que podem ser introduzidos pelo canal de biópsia de endoscópios comuns. Elas produzem, dependendo do equipamento, imagens com orientação linear ou radial. No caso das doenças pancreáticas, o procedimento é realizado durante a CPER, com a mini-sonda locada no interior do DPP[10,152-154].

Devido à alta freqüência das mini-sondas (12 a 30MHz), é possível obter imagens de maior resolução, porém com menor penetração do que na EE convencional. O suco pancreático e a conformação do DPP favorecem o acoplamento acústico.

Modelos recentes de mini-sondas permitem reconstruções de imagens tridimensionais. Assim haveria melhor delineamento das relações anatômicas dos tumores com estruturas adjacentes, com diminuição do tempo de exame comparado à USID convencional[154]. Outra vantagem do método é a detecção de disseminação tumoral intraductal e a medida do volume tumoral, que parece estar relacionado com a sobrevida dos pacientes[154].

A USID é procedimento seguro, sendo a pancreatite, geralmente leve, a principal complicação, com uma freqüência de 0,4 %[155]. Sua principal aplicação tem sido o estádio de tumores biliares extra-hepáticos e de neoplasias intraductais produtoras de mucina[10,154]. Com as mini-sondas, o CAP apresenta características semelhantes às observadas com os ecoendoscópios[154-156]. Furukawa e col.[152,157] descreveram dois padrões observados à USID. O tipo I, associado ao CAP, onde se observam duas áreas com ecogeneicidade distinta: uma central ecogênica estreita adjacente ao DPP e outra externa hipoecogênica, sem o padrão reticular fino característico do parênquima normal. No tipo II, nota-se apenas uma área hipoecogênica, com padrão reticular, ao redor do DPP.

Freqüentemente as mini-sondas não transpõem completamente estenoses malignas, impossibilitando imagens de toda lesão. O limite dos tumores maiores que 2cm ficam além do alcance dos feixes ultra-sônicos das mini-sondas[155]. Com transdutores de 30MHz, este limite é de 1cm[152,156]. Assim, esta técnica parece ser mais adequada na detecção e estádio de pequenos tumores. Furukawa e col.[152] estudaram 14 casos de CAP. A sensibilidade e especificidade da USID foi de 100% e 91,7%, da EE de 92,9% e 58,3%, da TC de 64,3% e 66,7% e da CPER de 85,7% e 66,7%, respectivamente.

Menzel e col.[153] compararam o desempenho da USID e da EE radial no diagnóstico e estádio das estenoses biliares. Dentre os CAP a taxa de detecção foi de 15/15 casos (100%) e 13/15 (86,7%), previsão correta de ressecabilidade de 13/15 (86,7%) e 11/13 (84,6%) e estádio T correto de 11/15 (73,3%) e 7/13 (53,8%) pela USID e pela EE, respectivamente.

TERAPÊUTICA ECOGUIADA DO CARCINOMA PANCREÁTICO

A EE já vem sendo utilizada no tratamento da dor relacionada ao CAP com a neurólise do plexo celíaco (vide capítulo 38). Atualmente estudos vêm sendo conduzidos na avaliação de tratamentos locais ecoguiados desses tumores. Como terapia imunológica, injeta-se no interior da lesão citoquinas ou mesmo clones de linfócitos ativados contra determinado antígeno tumoral[158]. Chang e col.[159] descreveram a fase I de um teste clínico com citoimplante de linfócitos através de punção ecoguiada em 8 pacientes com CAP avançado, sem efeitos tóxicos graves, mas com redução pequena da massa tumoral.

Farrell e col.[160] mostraram que o TNFerade aplicado pela EE associada à quimiorradioterapia é promissora no tratamento dos CAP avançados e sem condições cirúrgicas. Esse método foi bem tolerado, parecendo ser seguro e eficaz, porém os autores chamam a atenção de que novos trabalhos devem ser orientados.

284 PARTE VI – DOENÇAS DO PÂNCREAS

Vírus modificados podem ser usados como vetores em genoterapia ou para atacar diretamente células tumorais. Bedford e col.[161] relataram a injeção de um vetor viral em CAP, num estudo fase I/II. Devido a duas perfurações duodenais, ocorreu uma mudança no protocolo do estudo, e apenas injeções transgástricas foram feitas a partir de então.

Técnica de ablação tumoral percutânea pode ser aplicada em tumores localizados. Essas técnicas incluem crioterapia, microondas, terapia fotodinâmica, lasers, injeção de álcool e ablação por radiofreqüência[158]. Existem relatos da aplicação de radiofreqüência guiada por EE em pâncreas normal de porcos[162].

Mathes e col.[163] descreveram a aplicação ecoguiada de oncogel, uma fórmula de injeção intratumoral de quimioterápicos, no interior do pâncreas de porcos normais. O autor não relatou qualquer tipo de complicação. No ano seguinte outro trabalho experimental revelou que as concentrações de quimioterápicos veiculados pela fórmula permanecem em níveis ideais por mais ou menos 6 semanas, mostrando que a técnica é factível e pode ser empregada em pacientes com CAP inextirpável[164]. Além disso a exemplo da alcoolização hepática para tumores o álcool foi injetado no parênquima pancreático de 6 porcos, demonstrando a ausência de complicações graves. Talvez essa técnica possa fazer parte do tratamento de tumores neuroendócrinos malignos em pacientes sem condições operatórias[165].

A CPER tem papel bem estabelecido na manutenção da drenagem biliar nas obstruções malignas da via biliar. Porém, alterações da anatomia normal (causadas por cirurgias ou tumor) inviabilizam esta alternativa, restando à drenagem percutânea e cirúrgica. Atualmente, foi descrito que a EE pode guiar uma punção das vias biliares por via transgástrica, transduodenal ou transjejunal, criando um pertuito para posicionamento de uma prótese plástica[166] ou metálica[167,168]. Burmester e col.[169] descreveram o emprego de um conjunto de empurrador e prótese, montado sobre uma agulha de 19 gauge e fioguia, em quatro pacientes com obstruções malignas das vias biliares e nos quais a drenagem endoscópica convencional não foi possível. Não houveram complicações e em 3 pacientes obteve-se drenagem satisfatória.

CONCLUSÃO

A EE vem-se apresentando como uma ferramenta útil para a identificação, diagnóstico histológico e no estádio do CAP. Essa habilidade vem-se concretizando na medida que procedimentos cirúrgicos (com intuito diagnóstico e/ou terapêutico) podem ser melhor indicados, com impacto clínico e econômico favoráveis[85,90,104,106,114,131,133,134,141,149,170]. Também é difícil avaliar a contribuição isolada da EE nos diferentes protocolos de diagnóstico e estadiamento[78,149].

Apesar de apresentar muitas vezes desempenho favorável em relação aos métodos de imagem correntes, ainda deve ser encarada como complemento ao diagnóstico e estádio do CAP[18,28,30,38,56,66,91,130,135]. Estudos combinando diferentes métodos de imagem deverão determinar qual a melhor estratégia para pacientes com suspeita de CAP[32,130]. Por outro lado, avanços técnicos tanto da EE como de outros métodos são aguardados e será difícil estabelecer algoritmos definitivos[18,25,149]. Aparentemente, o algoritmo adotado numa determinada instituição depende da disponibilidade e desempenho locais dos diferentes métodos de imagem[149].

Outro campo de estudos, ainda pouco explorado, é o do reestadiamento após o emprego de terapia adjuvante[26,28]. A EE e a punção ecoguiada são considerados procedimentos tecnicamente difíceis, cujos resultados dependem da habilidade e experiência do examinador[14,23,27,38,56,62,79,91,97,144,150]. Um dos desafios a ser vencido pelos pesquisadores na atualidade é o de minimizar a subjetividade e a dependência do operador da qual o método sofre. Também é preciso demonstrar o impacto da EE na morbidade, mortalidade e qualidade de vida[49].

REFERÊNCIAS BIBLIOGRÁFICAS

1. Yamaue H. [Clinical characteristics of invasive ductal carcinomas of the pancreas according to the histological differentiation]. Nippon Rinsho 2006;64(Suppl 1):48-51.

2. Barkin JS, Goldstein JA. Diagnostic approach to pancreatic cancer. Gastroenterol Clin N Am 1999;28(3):709-23.

3. Freeny PC. Pancreatic imaging. Gastroenterol Clin N Am 1999;28(3):723-47.

4. Ardengh JC, Pauphilet C, Ganc AJ, Colaiacovo W. Endoscopic ultrasonography of the pancreas: technical aspects. GED 1994;13(2):61-8.

5. Ardengh JC, Paulo GA. Endossonografia. In: Castro LP, Coelho LGV, ed. Gastroenterologia. 1 ed. Rio de Janeiro: MEDSI; 2004. p. 2911-40.

6. Melzer E, Bar-Meir S. Endoscopic ultrasound—a major diagnostic tool. Isr Med Assoc J 2000;2(5):411-2.

7. Palazzo L. Imaging and staging of bilio-pancreatic tumours: role of endoscopic and intraductal ultrasonography and guided cytology. Ann Oncol 1999;10(Suppl 4): 25-7.

8. Ardengh JC, Ferrari A. Tissue diagnosis of pancreatic lesions by endosonography guided fine-needle aspiration. Hepato-gastroenterology 1998;45(II):418-21.

9. Bentz JS, Kochman ML, Faigel DO, Ginsberg GG, Smith DB, Gupta PK. Endoscopic ultrasound-guided real-time fine-needle aspiration: clinicopathologic features of 60 patients. Diagn Cytopathol 1998;18(2):98-109.

10. Bhutani MS. Endoscopic ultrasound in pancreatic diseases. Indications, limitations, and the future. Gastroenterol Clin North Am 1999;28(3):747-70, xi.

11. Yasuda K, Tanaka Y, Fujimoto S, Nakajima M, Kawai K. Use of endoscopic ultrasonography in small pancreatic cancer. Scand J Gastroenterol Suppl 1984;102:9-17.

12. Fukuda M, Nakano Y, Saito K, Hirata K, Terada S, Urushizaki I. Endoscopic ultrasonography in the diagnosis of pancreatic carcinoma. The use of a liquid-filled stomach method. Scand J Gastroenterol Suppl 1984;94:65-76.

13. Yasuda K, Mukai H, Fujimoto S, Nakajima M, Kawai K. The diagnosis of pancreatic cancer by endoscopic ultrasonography. Gastrointest Endosc 1988;34(1):1-8.

14. Kaufman AR, Sivak MV, Jr. Endoscopic ultrasonography in the differential diagnosis of pancreatic disease. Gastrointest Endosc 1989;35(3):214-9.

15. Rosch T, Lorenz R, Braig C, Dancygier H, Classen M. [Endoscopic ultrasound in small pancreatic tumors]. Z Gastroenterol 1991;29(3):110-5.

16. Palazzo L, Borotto E, Cellier C, Roseau G, Chaussade S, Couturier D, e col. Endosonographic features of pancreatic metastases. Gastrointest Endosc 1996;44(4):433-6.

17. Yasuda K, Mukai H, Nakajima M, Kawai K. Staging of pancreatic carcinoma by endoscopic ultrasonography. Endoscopy 1993;25(2):151-5.

18. Müller MF, Meyenberger C, Bertschinger P, Schaer R, Marincek B. Pancreatic tumors: evaluation with endoscopic US, CT, and MR imaging. Radiology 1994;190(3): 745-51.

19. Giovannini M, Seitz JF. Endoscopic ultrasonography with a linear-type echoendoscope in the evaluation of 94 patients with pancreatobiliary disease. Endoscopy 1994;26(7): 579-85.

20. Nakaizumi A, Uehara H, Iishi H, Tatsuta M, Kitamura T, Kuroda C, e col. Endoscopic ultrasonography in diagnosis and staging of pancreatic cancer. Dig Dis Sci 1995;40(3): 696-700.

21. Akahoshi K, Chijiiwa Y, Nakano I, Nawata H, Ogawa Y, Tanaka M, e col. Diagnosis and staging of pancreatic cancer by endoscopic ultrasound. Br J Radiol 1998;71(845): 492-6.

22. Rosch T, Dittler HJ, Strobel K, Meining A, Schusdziarra V, Lorenz R, e col. Endoscopic ultrasound criteria for vascular invasion in the staging of cancer of the head of the pancreas: a blind reevaluation of videotapes. Gastrointest Endosc 2000;52(4):469-77.

23. Harewood GC, Wiersema LM, Halling AC, Keeney GL, Salamao DR, Wiersema MJ. Influence of EUS training and pathology interpretation on accuracy of EUS-guided fine needle aspiration of pancreatic masses. Gastrointest Endosc 2002;55(6):669-73. teartType=abseid=a123419etarget=.

24. Sugiyama M, Hagi H, Atomi Y, Saito M. Diagnosis of portal venous invasion by pancreatobiliary carcinoma: value of endoscopic ultrasonography. Abdom Imaging 1997;22: 434-8.

25. Erickson RA, Garza AA. Impact of endoscopic ultrasound on the management and outcome of pancreatic carcinoma. Am J Gastroenterol 2000;95(9):2248-54.

26. Rosch T, Braig C, Gain T, Feuerbach S, Siewert JR, Schusdziarra V, e col. Staging of pancreatic and ampullary carcinoma by endoscopic ultrasonography. Gastroenterology 1992;102(1):188-99.

27. Snady H, Bruckner H, Siegel J, Cooperman A, Neff R, Kiefer L. Endoscopic ultrasonographic criteria of vascular invasion by potentially resectable pancreatic tumors. Gastrointest Endosc 1994;40(3):326-33.

28. Cahn M, Chang K, Nguyen P, Butler J. Impact of endoscopic ultrasound with fine-needle aspiration on the surgical management of pancreatic cancer. Am J Surg 1996; 172(5):470-2.

29. Barthet M, Portal I, Boujaoude J, Bernard JP, Sahel J. Endoscopic ultrasonographic diagnosis of pancreatic cancer complicating chronic pancreatitis. Endoscopy 1996;28(6):487-91.

30. Dufour B, Zins M, Vilgrain V, Levy P, Bernades P, Menu Y. [Comparison between spiral x-ray computed tomography and endosonography in the diagnosis and staging of adenocarcinoma of the pancreas. Clinical preliminary study]. Gastroenterol Clin Biol 1997;21(2):124-30.

31. Champault G. The use of laparoscopic ultrasound in the assessment of pancreatic cancer. Wiad Lek 1997;50(Suppl 1 Pt 1):195-203.

32. Legmann P, Vignaux O, Dousset B, Baraza AJ, Palazzo L, Dumontier I, e col. Pancreatic tumors: comparison of dual-phase helical CT and endoscopic sonography. AJR Am J Roentgenol 1998;170(5):1315-22.

33. Harrison JL, Millikan KW, Prinz RA, Zaidi S. Endoscopic ultrasound for diagnosis and staging of pancreatic tumors. Am Surg 1999;65(7):659-64; discussion 664-5.

34. Midwinter MJ, Beveridge CJ, Wilsdon JB, Bennett MK, Baudouin CJ, Charnley RM. Correlation between spiral computed tomography, endoscopic ultrasonography and findings at operation in pancreatic and ampullary tumours. Br J Surg 1999;86(2):189-93.

35. Okai T, Watanabe H, Yamaguchi Y, Mouri I, Motoo Y, Sawabu N. EUS and K-ras analysis of pure pancreatic juice collected via a duodenoscope after secretin stimulation for diagnosis of pancreatic mass lesion: a prospective study. Gastrointest Endosc 1999;50(6):797-803.

36. Bender GN, Case B, Tsuchida A, Timmons JH, Williard W, Lyons MF, e col. Using sector endoluminal ultrasound to identify the normal pancreas when axial computed tomography is falsely positive. Invest Radiol 1999;34(1):71-4.

37. Ardengh JC, Rosenbaum P, Ganc AJ, Goldenberg A, Lobo EJ, Malheiros CA, e col. Role of EUS in the preoperative localization of insulinomas compared with spiral CT. Gastrointest Endosc 2000;51(5):552-5.

38. Cooperman AM, Kini S, Snady H, Bruckner H, Chamberlain RS. Current surgical therapy for carcinoma of the pancreas. J Clin Gastroenterol 2000;31(2):107-13.

39. Fritscher-Ravens A, Izbicki JR, Sriram PV, Krause C, Knoefel WT, Topalidis T, e col. Endosonography-guided, fine-needle aspiration cytology extending the indication for organ-preserving pancreatic surgery. Am J Gastroenterol 2000;95(9):2255-60.

40. Schwarz M, Pauls S, Sokiranski R, Brambs HJ, Glasbrenner B, Adler G, e col. Is a preoperative multidiagnostic approach to predict surgical resectability of periampullary tumors still effective? Am J Surg 2001;182(3):243-9.

41. Hunt GC, Faigel DO. Assessment of EUS for diagnosing, staging, and determining resectability of pancreatic cancer: a review. Gastrointest Endosc 2002;55(2):232-7.

42. Ardengh JC, Paulo GA, Ferrari A. Pancreatic carcinoma smaller than 3.0cm: endosonography in diagnosis, staging and prediction of resectability. HPB 2003;5(4):226-230.

43. Nghiem HV, Freeny PC. Radiologic staging of pancreatic adenocarcinoma. Radiol Clin North Am 1994;32(1):71-9.

44. Snady H. Pancreatic cancer. Influence of endoscopic ultrasonography on management and outcomes. Gastrointest Endosc Clin N Am 1995;5(4):755-62.

45. Kochman ML, Elta GH, Bude R, Nostrant TT, Scheiman JM. Utility of a linear array ultrasound endoscope in the evaluation of suspected pancreatic disease. J Gastrointest Surg 1998;2(3):217-22.

46. Balci NC, Semelka RC. Radiologic diagnosis and staging of pancreatic ductal adenocarcinoma. Eur J Radiol 2001;38(2):105-12.

47. Sung JJY. Endoscopic ultrasonography and magnetic resonance cholangiopancreatography in abdominal pain: waht makes sense? Endoscopy 2001;33(8):705-8.

48. Erickson RA, Garza AA. EUS with EUS-guided fine-needle aspiration as the first endoscopic test for the evaluation of obstructive jaundice. Gastrointest Endosc 2001;53(4):475-84.

49. Snady H, Cooperman A, Siegel J. Endoscopic ultrasonography compared with computed tomography with ERCP in patients with obstructive jaundice or small peri-pancreatic mass. Gastrointest Endosc 1992;38(1):27-34.

50. Becker D, Strobel D, Bernatik T, Hahn EG. Echo-enhanced color- and power-Doppler EUS for the discrimination between focal pancreatitis and pancreatic carcinoma. Gastrointest Endosc 2001;53(7):784-9.

51. Snady H. Clinical utility of endoscopic ultrasonography for pancreatic tumors. Endoscopy 1993;25:182-4.

52. Rosch T, Lorenz R, Braig C, Feuerbach S, Siewert JR, Schusdziarra V, e col. Endoscopic ultrasound in pancreatic tumor diagnosis. Gastrointest Endosc 1991;37(3):347-52.

53. Rosch T, Classen M. [Indications and value of endosonography of the upper gastrointestinal tract]. Bildgebung 1991;58(3):100-8.

54. Melzer E, Avidan B, Heyman Z, Coret A, Bar-Meir S. Preoperative assessment of blood vessel involvement in patients with pancreatic cancer. Isr J Med Sci 1996;32(11):1086-8.

55. Yasuda K, Uno M, Tanaka K, Nakajima M. EUS-guided fine aspiration biopsy (FNA)—indications and hazards. Endoscopy 1998;30 Suppl 1:A163-5.

56. Mertz HR, Sechopoulos P, Delbeke D, Leach SD. EUS, PET, and CT scanning for evaluation of pancreatic adenocarcinoma. Gastrointest Endosc 2000;52(3):367-71.

57. Norton ID, Zheng Y, Wiersema MS, Greenleaf J, Clain JE, Dimagno EP. Neural network analysis of EUS images to differentiate between pancreatic malignancy and pancreatitis. Gastrointest Endosc 2001;54(5):625-9.

58. Ardengh JC, Paulo GA, Cury MS, Hervoso CM, Ornellas LC, Lima LFP, e col. The role of endoscopic ultrasound (EUS) with fine needle aspiration (EUS-FNA) in the differential diagnosis of focal chronic pancreatitis (FCP) and pancreatic adenocarcinoma (PAC). Gastrointest Endosc 2005;61(5):AB270.

59. Strohm WD, Kurtz W, Hagenmüller F, Classen M. Diagnostic efficacy of endoscopic ultrasound tomography in pancreatic cancer and cholestasis. Scand J Gastroenterol Suppl 1984;102:18-23.

60. Nattermann C, Goldschmidt AJ, Dancygier H. [Endosonography in the assessment of pancreatic tumors. A comparison of the endosonographic findings of carcinomas and segmental inflammatory changes]. Dtsch Med Wochenschr 1995;120(46):1571-6.

61. Chang KJ, Wiersema MJ. Endoscopic ultrasound-guided fine-needle aspiration biopsy and interventional endoscopic ultrasonography. Emerging technologies. Gastrointest Endosc Clin N Am 1997;7(2):221-35.

62. Gress F, Savides T, Cummings O, Sherman S, Lehman G, Zaidi S, e col. Radial scanning and linear array endosonography for staging pancreatic cancer: a prospective randomized comparison. Gastrointest Endosc 1997;45(2):138-42.

63. Glasbrenner B, Schwarz M, Pauls S, Preclik G, Beger HG, Adler G. Prospective comparison of endoscopic ultrasound and endoscopic retrograde cholangiopancreatography in the preoperative assessment of masses in the pancreatic head. Dig Surg 2000;17(5):468-74.

64. Kato T, Tsukamoto Y, Naitoh Y, Hirooka Y, Furukawa T, Hayakawa T. Ultrasonographic and endoscopic ultrasonographic angiography in pancreatic mass lesions. Acta Radiol 1995;36(4):381-7.

65. Tessler DA, Catanzaro A, Velanovich V, Havstad S, Goel S. Predictors of cancer in patients with suspected pancreatic malignancy without a tissue diagnosis. Am J Surg 2006; 191(2):191-7.

66. Wiersema MJ, Norton ID, Clain JE. Role of EUS in the evaluation of pancreatic adenocarcinoma. Gastrointest Endosc 2000;52(4):578-82.

67. Farnell MB, Nagorney DM, Sarr MG. The Mayo clinic approach to the surgical treatment of adenocarcinoma of the pancreas. Surg Clin North Am 2001;81(3):611-23.

68. Rosch T, Dittler HJ, Lorenz R, Braig C, Gain T, Feuerbach S, e col. [The endosonographic staging of pancreatic carcinoma]. Dtsch Med Wochenschr 1992;117(15):563-9.

69. Kimmey MB, Bronner MP, Byrd DR, Brentnall TA. Screening and surveillance for hereditary pancreatic cancer. Gastrointest Endosc 2002;56(4 Suppl):S82-6.

70. Brentnall TA. Management strategies for patients with hereditary pancreatic cancer. Curr Treat Options Oncol 2005;6(5):437-45.

71. Martin SP, Ulrich CD, 2nd. Pancreatic cancer surveillance in a high-risk cohort. Is it worth the cost? Med Clin North Am 2000;84(3):739-47, xii-xiii.

72. Zalatnai A. [Familial pancreatic cancer.]. Magy Onkol 2006; 50(2):163-8.

73. Habbe N, Langer P, Sina-Frey M, Bartsch DK. Familial pancreatic cancer syndromes. Endocrinol Metab Clin North Am 2006;35(2):417-30, xi.

74. Igaz P, Igaz I, Racz K, Tulassay Z. [Hereditary tumours of the endocrine pancreas]. Orv Hetil 2006;147(5):195-200.

75. Rulyak SJ, Kimmey MB, Veenstra DL, Brentnall TA. Cost-effectiveness of pancreatic cancer screening in familial pancreatic cancer kindreds. Gastrointest Endosc 2003;57(1): 23-9.

76. Lynch HT, Brand RE, Lynch JF, Fusaro RM, Kern SE. Hereditary factors in pancreatic cancer. J Hepatobiliary Pancreat Surg 2002;9(1):12-31.

77. Breslin NP, Wallace MB. EUS: a role in metastatic cancer with undiagnosed primary? Gastrointest Endosc 2001; 54(6):793-6.

78. Gress F, Gottlieb K, Sherman S, Lehman G. Endoscopic ultrasonography-guided fine-needle aspiration biopsy of suspected pancreatic cancer. Ann Intern Med 2001;134: 459-64.

79. Harewood GC, Wiersema MJ. Endosonography-guided fine needle aspiration biopsy in the evaluation of pancreatic masses. Am J Gastroenterol 2002;97(6):1386-91.

80. Binmoeller KF, Thul R, Rathod V, Henke P, Brand B, Jabusch HC, e col. Endoscopic ultrasound-guided, 18-gauge, fine needle aspiration biopsy of the pancreas using a 2.8mm channel convex array echoendoscope. Gastrointest Endosc 1998;47(2):127-127.

81. Bhutani MS, Hawes RH, Baron PL, Sanders-Cliette A, van Velse A, Osborne JF, e col. Endoscopic ultrasound guided fine needle aspiration of malignant pancreatic lesions. Endoscopy 1997;29(9):854-8.

82. Chang KJ, Albers CG, Erickson RA, Butler JA, Wuerker RB, Lin F. Endoscopic ultrasound-guided fine needle aspiration of pancreatic carcinoma. Am J Gastroenterol 1994; 89(2):263-6.

83. Hunerbein M, Dohmoto M, Haensch W, Schlag PM. Endosonography-guided biopsy of mediastinal and pancreatic tumors. Endoscopy 1998;30(1):32-6.

84. Fritscher-Ravens A, Topalidis T, Bobrowski C, Krause C, Thonke E, Jackle S, e col. Endoscopic ultrasound-guided fine-needle aspiration in focal pancreatic lesions: a prospective intraindividual comparison of two needle assemblies. Endoscopy 2001;33(6):484-90.

85. Binmoeller KF, Rathod VD. Difficult pancreatic mass FNA: tips for success. Gastrointest Endosc 2002;56(4 Suppl): S86-91.

86. Paquin SC, Chua TS, Tessier G, Gariepy G, Raymond G, Bourdages R. A first report of tumor seeding by EUS-FNA. Gastrointest Endosc 2004;59:AB235.

87. Jacobson BC, Adler DG, Davila RE, Hirota WK, Leighton JA, Qureshi WA, e col. ASGE guideline: complications of EUS. Gastrointest Endosc 2005;61:8-12.

88. Yamao K. Complications of endoscopic ultrasound-guided fine-needle aspiration biopsy (EUS-FNAB) for pancreatic lesions. J Gastroenterol 2005;40(9):921-3.

89. Grimm H, Maydeo A, Soehendra N. Endoluminal ultrasound for the diagnosis and staging of pancreatic cancer. Baillieres Clin Gastroenterol 1990;4(4):869-88.

90. Chang KJ, Nguyen P, Erickson RA, Durbin TE, Katz KD. The clinical utility of endoscopic ultrasound-guided fine-needle aspiration in the diagnosis and staging of pancreatic carcinoma. Gastrointest Endosc 1997;45(5):387-93.

91. Baron PL, Aabakken LE, Cole DJ, LeVeen MB, Baron LF, Daniel DM, e col. Differentiation of benign from malignant pancreatic masses by endoscopic ultrasound. Ann Surg Oncol 1997;4(8):639-43.

92. Bhutani MS, Hawes RH, Hoffman BJ. A comparison of the accuracy of echo features during endoscopic ultrasound (EUS) and EUS-guided fine-needle aspiration for diagnosis of malignant lymph node invasion. Gastrointest Endosc 1997;45(6):474-9.

93. Faigel DO, Ginsberg GG, Bentz JS, Gupta PK, Smith DB, Kochman ML. Endoscopic ultrasound-guided real-time fine-needle aspiration biopsy of the pancreas in cancer patients with pancreatic lesions. J Clin Oncol 1997;15(4): 1439-43.

94. Gress FG, Hawes RH, Savides TJ, Ikenberry SO, Lehman GA. Endoscopic ultrasound-guided fine-needle aspiration biopsy using linear array and radial scanning endosonography. Gastrointest Endosc 1997;45(3):243-50.

95. Ardengh JC, Ferrari A. Endoscopic ultrasound-guided fine-needle aspiration (FNA) for tissue diagnosis of pancreatic lesions. Endoscopy 2000;32(2):A36(P96).

96. Suits J, Frazee R, Erickson RA. Endoscopic ultrasound and fine needle aspiration for the evaluation of pancreatic masses. Arch Surg 1999;134(6):639-42; discussion 642-3.

97. Fritscher-Ravens A, Sriram PV, Krause C, Atay Z, Jaeckle S, Thonke F, e col. Detection of pancreatic metastases by EUS-guided fine-needle aspiration. Gastrointest Endosc 2001;53(1):65-70.

98. Logroño R, Waxman I. Interactive role of the cytopathologist in EUS-guided fine needle aspiration: an efficient approach. Gastrointest Endosc 2001;54(4):485-90.

99. Brandwein SL, Farrell JJ, Centeno BA, Brugge WR. Detection and tumor staging of malignancy in cystic, intraductal, and solid tumors of the pancreas by EUS. Gastrointest Endosc 2001;53(7):722-7.

100. Maire F, Sauvanet A, Trivin F, Hammel P, O'Toole D, Palazzo L, e col. Staging of pancreatic head adenocarcinoma with spiral CT and endoscopic ultrasonography: an indirect evaluation of the usefulness of laparoscopy. Pancreatology 2004;4(5):436-40.

101. Barawi M, Gottlieb K, Cunha B, Portis M, Gress F. A prospective evaluation of the incidence of bacteremia associated with EUS-guided fine-needle aspiration. Gastrointest Endosc 2001;53(2):189-92.

102. Ylagan LR, Edmundowicz S, Kasal K, Walsh D, Lu DW. Endoscopic ultrasound guided fine-needle aspiration cytology of pancreatic carcinoma: a 3-year experience and review of the literature. Cancer 2002;96(6):362-9.

103. Crowe DR, Eloubeidi MA, Chhieng DC, Jhala NC, Jhala D, Eltoum IA. Fine-needle aspiration biopsy of hepatic lesions: computerized tomographic-guided versus endoscopic ultrasound-guided FNA. Cancer 2006.

104. Erickson RA, Sayage-Rabie L, Avots-Avotins A. Clinical utility of endoscopic ultrasound-guided fine needle aspiration. Acta Cytol 1997;41(6):1647-53.

105. Frazee RC, Singh H, Erickson RA. Endoscopic ultrasound for peripancreatic masses. Am J Surg 1997;174(6):596-8; discussion 598-9.

106. Erickson RA, Sayage-Rabie L, Beissner RS. Factors predicting the number of EUS-guided fine-needle passes for diagnosis of pancreatic malignancies. Gastrointest Endosc 2000;51(2):184-90.

107. O'Toole D, Palazzo L, Arotcarena R, Dancour A, Aubert A, Hammel P, e col. Assessment of complications of EUS-guided fine-needle aspiration. Gastrointest Endosc 2001; 53(4):470-4.

108. Chhieng DC, Benson E, Eltoum I, Eloubeidi MA, Jhala N, Jhala D, e col. MUC1 and MUC2 expression in pancreatic ductal carcinoma obtained by fine-needle aspiration. Cancer 2003;99(6):365-71.

109. Voss M, Hammel P, Molas G, Palazzo L, Dancour A, O'Toole D, e col. Value of endoscopic ultrasound guided fine needle aspiration biopsy in the diagnosis of solid pancreatic masses. Gut 2000;46(2):244-9.

110. Wiersema MJ, Vilmann P, Giovannini M, Chang KJ, Wiersema LM. Endosonography-guided fine-needle aspiration biopsy: diagnostic accuracy and complication assessment. Gastroenterology 1997;112(4):1087-95.

111. Schwartz DA, Unni KK, Levy MJ, Clain JE, Wiersema MJ. The rate of false-positive results with EUS-guided fine-needle aspiration. Gastrointest Endosc 2002;56(6): 868-72.

112. Ardengh JC, Venco F, Santo GC, Paulo GA, El Ibraim R, Lima LFP, e col. Técnica do "cell block" versus citologia no diagnóstico diferencial dos tumores pancreaticos em espécimes obtidos pela punção aspirativa ecoguiada (EE-PAAF). In: Digestiva XSBdE, editor. Vitória, ES: SOBED; 2005.

113. Tada M, Komatsu Y, Kawabe T, Sasahira N, Isayama H, Toda N, e col. Quantitative analysis of K-ras gene mutation in pancreatic tissue obtained by endoscopic ultrasonography-guided fine needle aspiration: clinical utility for diagnosis of pancreatic tumor. Am J Gastroenterol 2002;97(9):2263-70.

114. Fritscher-Ravens A, Brand L, Knofel WT, Bobrowski C, Topalidis T, Thonke F, e col. Comparison of endoscopic ultrasound-guided fine needle aspiration for focal pancreatic lesions in patients with normal parenchyma and chronic pancreatitis. Am J Gastroenterol 2002;97(11): 2768-75.

115. Binmoeller KF, Jabusch HC, Seifert H, Soehendra N. Endosonography-guided fine-needle biopsy of indurated pancreatic lesions using an automated biopsy device. Endoscopy 1997;29(5):384-8.

116. Ardengh JC, Paulo GA, Ferrari A. Comparative study of 3 systems for endoscopic ultrasound guided fine needle aspiration (EUS-FNA). Gastrointest Endosc 2001;53(5): AB168.

117. Giovannini M, Seitz JF, Monges G, Perrier H, Rabbia I. Fine-needle aspiration cytology guided by endoscopic ultrasonography: results in 141 patients. Endoscopy 1995; 27(2):171-7.

118. Fritscher-Ravens A, Schirrow L, Atay Z, Petrasch S, Brand B, Bohnacker S, e col. [Endosonographically controlled fine needle aspiration cytology— indications and results in routine diagnosis]. Z Gastroenterol 1999;37(5):343-51.

119. Mortensen MB, Pless T, Durup J, Ainsworth AP, Plagborg GJ, Hovendal C. Clinical impact of endoscopic ultrasound-guided fine needle aspiration biopsy in patients with upper gastrointestinal tract malignancies. A prospective study. Endoscopy 2001;33(6):478-83.

120. Fritscher-Ravens A, Sriram PV, Bobrowski C, Pforte A, Topalidis T, Krause C, e col. Mediastinal lymphadenopathy in patients with or without previous malignancy: EUS-FNA-based differential cytodiagnosis in 153 patients. Am J Gastroenterol 2000;95(9):2278-84.

121. Yamao K, Nakamura T, Suzuki T, Sawaki A, Hara K, Kato T, e col. Endoscopic diagnosis and staging of mucinous cystic neoplasms and intraductal papillary-mucinous tumors. J Hepatobiliary Pancreat Surg 2003;10(2):142-6.

122. Aithal GP, Chen RY, Cunningham JT, Durkalski V, Kim EY, Patel RS, e col. Accuracy of EUS for detection of intraductal papillary mucinous tumor of the pancreas. Gastrointest Endosc 2002;56(5):701-7.

123. Barthet M, Hastier P, Buckley MJ, Bernard JP, Sastre B, Baroni JL, e col. Eosinophilic pancreatitis mimicking pancreatic neoplasia: EUS and ERCP findings—is nonsurgical diagnosis possible? Pancreas 1998;17(4):419-22.

124. Dousset B, Andant C, Guimbaud R, Roseau G, Tulliez M, Gaudric M, e col. Late pancreatic metastasis from renal cell carcinoma diagnosed by endoscopic ultrasonography. Surgery 1995;117(5):591-4.

125. Eloubeidi MA, Jhala D, Chhieng DC, Jhala N, Eltoum I, Wilcox CM. Multiple late asymptomatic pancreatic metastases from renal cell carcinoma: diagnosis by endoscopic ultrasound-guided fine needle aspiration biopsy with immunocytochemical correlation. Dig Dis Sci 2002; 47(8):1839-42.

126. Bechade D, Palazzo L, Desrame J, Duvic C, Herody M, Didelot F, e col. [Pancreatic metastasis of renal cell carcinoma: report of three cases]. Rev Med Interne 2002;23(10): 862-6.

127. DeWitt J, Devereaux B, Chriswell M, McGreevy K, Howard T, Imperiale TF, e col. Comparison of endoscopic ultrasonography and multidetector computed tomography for detecting and staging pancreatic cancer. Ann Intern Med 2004;141(10):753-63.

128. Lai R, Stanley MW, Bardales R, Linzie B, Mallery S. Endoscopic ultrasound-guided pancreatic duct aspiration: diagnostic yield and safety. Endoscopy 2002;34(9): 715-20.

129. Gudjonsson B. Cancer of the pancreas. 50 years of surgery. Cancer 1987;60(9):2284-303.

130. Tierney WM, Fendrick AM, Hirth RA, Scheiman JM. The clinical and economic impact of alternative staging strategies for adenocarcinoma of the pancreas. Am J Gastroenterol 2000;95(7):1708-13.

131. Buscail L, Pages P, Berthelemy P, Fourtanier G, Frexinos J, Escourrou J. Role of EUS in the management of pancreatic and ampullary carcinoma: a prospective study assessing resectability and prognosis. Gastrointest Endosc 1999;50(1):34-40.

132. Tierney WM, Francis IR, Eckhauser F, Elta G, Nostrant TT, Scheiman JM. The accuracy of EUS and helical CT in the assessment of vascular invasion by peripapillary malignancy. Gastrointest Endosc 2001;53(2):182-8.

133. Tierney WM, Fendrick M, Hirth RA, Scheiman JM. The clinical and economic impact of alternative staging strategies for adenocarcinoma of the pancreas. Am J Gastroenterol 2000;95(7):1708-13.

134. Powis ME, Chang KJ. Endoscopic ultrasound in the clinical staging and management of pancreatic cancer: its impact on cost of treatment. Cancer Control 2000;7(5): 413-20.

135. Ahmad NA, Lewis JD, Ginsberg GG, Rosato EF, Morris JB, Kochman ML. EUS in preoperative staging of pancreatic cancer. Gastrointest Endosc 2000;52(4):463-8.

136. Kelsey PJ, Warshaw AL. EUS: an added test or a replacement for several? Endoscopy 1993;25(2):179-81.

137. Champault G, Catheline JM, Rizk N, Boutelier P. [Contribution of laparoscopic echography in the staging of curative resection of cancer of the pancreatic head (26 cases)]. Ann Chir 1996;50(10):875-85.

138. Ardengh JC, Paulo GA, Ferrari A. Endoscopic ultrasonography-guided fine-needle aspiration for TN staging and vascular injury in patients with pancreatic carcinoma. Gastrointest Endosc 2002;56(4):AB92.

139. Dewitt J, Devereaux BM, Lehman GA, Sherman S, Imperiale TF. Comparison of endoscopic ultrasound and computed tomography for the preoperative evaluation of pancreatic cancer: a systematic review. Clin Gastroenterol Hepatol 2006;4(6):717-25; quiz 664.

140. Brugge WR. Pancreatic cancer staging. Endoscopic ultrasonography criteria for vascular invasion. Gastrointest Endosc Clin N Am 1995;5(4):741-53.

141. Brugge WR, Lee MJ, Kelsey PB, Schapiro RH, Warshaw AL. The use of EUS to diagnose malignant portal venous system invasion by pancreatic cancer. Gastrointest Endosc 1996;43(6):561-7.

142. Ahmad NA, Kochman ML, Lewis JD, Kadish S, Morris JB, Rosato EF, e col. Endosonography is superior to angiography in the preoperative assessment of vascular involvement among patients with pancreatic carcinoma. J Clin Gastroenterol 2001;32(1):54-8.

143. Faigel DO. EUS in patients with benign and malignant lymphadenopathy. Gastrointest Endosc 2001;53(6): 593-8.

144. Awad SS, Colletti L, Mulholland M, Knol J, Rothman ED, Scheiman J, e col. Multimodality staging optmizes resectability in patients with pancreatic and ampullary cancer. Am Surg 1997;63(7):634-638.

145. Harewood GC, Wiersema MJ. Diagnosis of pancreatic cancer-EUS/FNA to the rescue? Am J Gastroenterol 2001; 96(8):2501-2.

146. Nguyen P, Feng JC, Chang KJ. Endoscopic ultrasound (EUS) and EUS-guided fine-needle aspiration (FNA) of liver lesions. Gastrointest Endosc 1999;50(3):357-61.

147. Ashida R, Nakata B, Inoue H, Mizuno N, Higuchi K, Hirakawa K, e col. Chemoresistance-Related Genes Profile in Specimens Obtained By Endoscopic Ultrasound-Guided Fine-Needle Aspiration (EUS-FNA). Gastrointest Endosc 2006;63(5).

148. Rosch T, Schusdziarra V, Born P, Bautz W, Baumgartner M, Ulm K, e col. Modern imaging methods versus clinical assessment in the evaluation of hospital in-patients with suspected pancreatic disease. Am J Gastroenterol 2000;95(9):2261-70.

149. Kochman ML. EUS in pancreatic cancer. Gastrointest Endosc 2002;56(4 Suppl):S6-S12.

150. Faigel DO, Kochman ML. The role of endoscopic ultrasound in the preoperative staging of pancreatic malignancies. Gastrointest Endosc 1996;43(6):626-8.

151. Meining A, Dittler HJ, Wolf A, Lorenz R, Schusdziarra V, Siewert JR, e col. You get what you expect? A critical appraisal of imaging methodology in endosonographic cancer staging. Gut 2002;50(5):599-603.

152. Furukawa T, Tsukamoto Y, Naitoh Y, Hirooka Y, Hayakawa T. Differential diagnosis between benign and malignant localized stenosis of the main pancreatic duct by intraductal ultrasound of the pancreas. Am J Gastroenterol 1994;89(11):2038-41.

153. Menzel J, Poremba C, Dietl KH, Domschke W. Preoperative diagnosis of bile duct strictures—comparison of intraductal ultrasonography with conventional endosonography. Scand J Gastroenterol 2000;35(1):77-82.

154. Pfau PR, Chak A. Endoscopic ultrasonography. Endoscopy 2002;34(1):21-8.

155. Inui K, Nakazawa S, Yoshino J, Okushima K, Nakamura Y. Endoluminal ultrasonography for pancreatic diseases. Gastroenterol Clin North Am 1999;28(3):771-81.

156. Ariyama J, Suyama M, Satoh K, Wakabayashi K. Endoscopic ultrasound and intraductal ultrasound in the diagnosis of small pancreatic tumors. Abdom Imaging 1998;23(4):380-6.

157. Furukawa T, Tsukamoto Y, Naitoh Y, Hirooka Y, Katoh T. Evaluation of intraductal ultrasonography in the diagnosis of pancreatic cancer. Endoscopy 1993;25(9):577-81.

158. Krinsky ML, Binmoeller KF. EUS-guided investigational therapy for pancreatic cancer. Gastrointest Endosc 2000; 52(6 Suppl):S35-8.

159. Chang KJ, Nguyen PT, Thompson JA, Kurosaki TT, Casey LR, Leung EC, e col. Phase I clinical trial of allogeneic mixed lymphocyte culture (cytoimplant) delivered by endoscopic ultrasound-guided fine-needle injection in patients with advanced pancreatic carcinoma. Cancer 2000;88(6):1325-35.

160. Farrell JJ, Senzer N, Hecht JR, Hanna N, Chung T, Nemunaitis J, e col. Long-Term Data for Endoscopic Ultrasound (EUS) and Percutanous (PTA) Guided Intratumoral TNFerade Gene Delivery Combined with Chemoradiation in the Treatment of Locally Advanced Pancreatic Cancer (LAPC). Gastrointest Endosc 2006;63(5):AB93 (580).

161. Bedford R, Hecht J, Lahoti S, Abbruzzese JL, Soetikno r, Reid T. Tolerability and efficacy of direct injection of pancreatic adenocarcinomas with Onyx-015 under endoscopic ultrasound (EUS) guidance [abstract]. Gastrointest Endosc 2000;51:AB97.

162. Goldberg SN, Mallery S, Gazelle GS, Brugge WR. EUS-guided radiofrequency ablation in the pancreas: results in a porcine model. Gastrointest Endosc 1999;50(3):392-401.

163. Matthes K, Enqiang L, Brugge WR. Feasibility of Endoscopic Ultrasound-Guided Oncogel (ReGel/Paclitaxel) Injection into the Pancreas of the Pig: Preliminary Results. Gastrointest Endosc 2005;61(5):AB292 (W1252).

164. Matthes K, Mino-Kenudson M, Sahani D, Holalkere NS, Fowers K, Rathi R, e col. EUS-Guided Injection of Paclitaxel (OncoGel) Provides Therapeutic Drug Concentrations in the Porcine Pancreas. Gastrointest Endosc 2006; 63(5):AB257 (W1284).

165. Matthes K, Mino-Kenudson M, Sahani D, Holalkere NS, Brugge WR. Concentration-Dependent Efficacy of Endoscopic Ultrasound-Guided Ethanol Ablation of Pancreatic Tissue in the Pig. Gastrointest Endosc 2006;63:AB266 (W1318).

166. Giovannini M, Moutardier V, Pesenti C, Bories E, Lelong B, Delpero JR. Endoscopic ultrasound-guided bilioduodenal anastomosis: a new technique for biliary drainage. Endoscopy 2001;33(10):898-900.

167. Will U, Fueldner F, Thieme A-K, Goldmann B, Gerlach R, Wanzar I, e col. Transgastric Pancreaticography and EUS-Guided Drainage of the Pancreatic Duct. Gastrointest Endosc 2006;63(5):AB263 (W1308).

168. Will U, Thieme A-K, Gerlach R, Graf K, Wanzar I, Meyer F. Differential Treatment of Biliary Obstructions with the Alternative EUS-Guided Transgastric Or Transjejunal Cholangiodrainage. Gastrointest Endosc 2006;63(5):AB 261 (W1298).

169. Burmester E, Niehaus J, Leineweber T, Huetteroth T. EUS-cholangio-drainage of the bile duct: report of 4 cases. Gastrointest Endosc 2003;57(2):246-51.

170. Harewood GC, Wiersema MJ. A cost analysis of endoscopic ultrasound in the evaluation of pancreatic head adenocarcinoma. Am J Gastroenterol 2001;96(9):2651-6.

21
TUMORES NEUROENDÓCRINOS

José Celso Ardengh

INTRODUÇÃO

Os tumores neuroendócrinos do pâncreas (TUNE), apesar de raros, são os tumores endócrinos mais comuns do abdome. Eles podem produzir diferentes tipos de hormônios e causar uma variada gama de apresentações clínicas. Esses tumores causam sintomas que se relacionam com o tipo de hormônio produzido e comumente são detectados por testes séricos bioquímicos[1-3].

Se o diagnóstico topográfico por métodos de imagem é fácil para os vipomas[4] e glucagonomas freqüentemente volumosos, no caso dos insulinomas e gastrinomas isso não ocorre, pois seu diâmetro médio é inferior a 2cm[5]. Ambos são os tumores intrapancreáticos mais freqüentes (Figura 21.1).

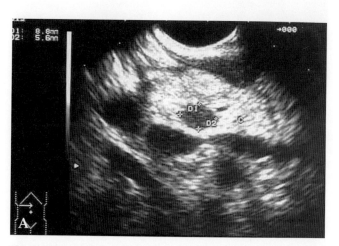 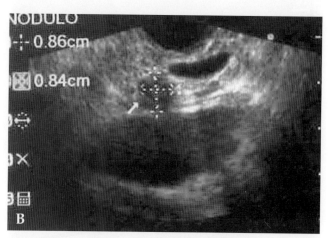

Figura 21.1. Imagem ecoendoscópica (**A**) de diminuto (0,8cm), nódulo localizado no corpo do pâncreas de paciente com suspeita clínica de insulinoma. TC e RM negativas na identificação do insulinoma. Em (**B**) imagem ecoendoscópica de gastrinoma também não reparado por outros métodos de imagem.

Existem tumores com características morfológicas neuroendócrinas, mas que não produzem nenhum tipo de hormônio[3]. Chamados de tumores neuroendócrinos não funcionantes ou não secretores (nTUNE), não se associam a qualquer tipo de síndrome clínica característica e seus sintomas se relacionam com o efeito de massa que produzem dependendo do local onde se alojem no interior da glândula pancreática. Por causa da ausência de sintomatologia hormonal eles são muito mais difíceis de diagnosticar (Figura 21.2)[6].

Como regra geral se uma diminuta lesão intrapancreática é detectada acidentalmente o diagnóstico diferencial com um adenocarcinoma do pâncreas não necessariamente inclui um nTUNE. Não apenas esses tumores são detectados quando apresentam grandes dimensões, mas também naqueles momentos onde é difícil o diagnóstico diferencial com o câncer de pâncreas[7].

A ressecção cirúrgica é a única forma de tratamento curativo. O tipo de cirurgia depende do local, tamanho, tipo de tumor e da infiltração da lesão em órgãos e estruturas adjacentes. Uma porcentagem não desprezível de doentes apresenta no momento do diagnóstico, metástases à distância, modificando a estratégia cirúrgica a ser adotada. Apenas os casos de pequenas lesões intrapancreáticas, que não apresentem metástases, podem ser submetidos à enucleação ou ressecção de parte do pâncreas sem a necessidade de realizar uma extensa pancreatectomia (Figura 21.2)[8-10]. Ultimamente o tratamento dessas lesões por laparoscopia através da enucleação ou da pancreatectomia subtotal ou distal com preservação do baço tem-se mostrado seguro e eficaz[11-13].

A indicação da cirurgia requer um adequado planejamento pré-operatório, incluindo a obtenção de melhores informações sobre o número de lesões, o exato tamanho e local, sua relação com vasos e órgãos adjacentes e a presença ou não de metástases locais ou à distância[14]. A identificação pré-operatória

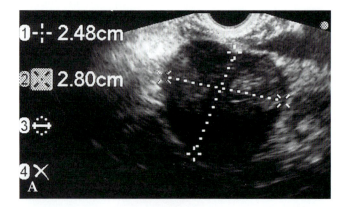
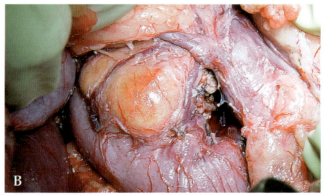
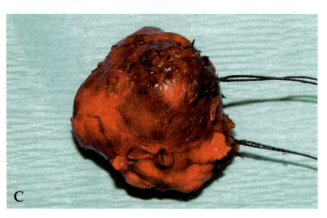

Figura 21.2. A) Imagem ecoendoscópica de nTUNE localizado no processo unciforme. B) Imagem intra-operatória de abaulamento localizado na porção cefálica do pâncreas. Em (C) notamos nódulo sólido de quase 3cm que foi removido. Histológico revelou nTUNE, confirmando os achados da EE-PAAF.

do TUNE é freqüentemente difícil de ser obtida em lesões menores que 2cm de diâmetro. Tradicionalmente os métodos de imagem como a ultra-sonografia (US), tomografia computadorizada (TC) e ressonância magnética (RM) falham na tentativa de identificá-los[15,16].

A EE permite a obtenção de imagens de alta resolução de estruturas ao redor da parede do sistema digestório, incluindo a glândula pancreática e consegue detectar com relativa facilidade lesões entre 0,3 e 0,5cm[17]. Os TUNE intrapancreáticos são habitualmente ecogênicos, com limites nítidos e se acompanham na maioria das vezes de um reforço posterior por causa de sua vascularização (Figura 21.3)[16]. Às vezes são hipoecóicos, podendo ser isoecóicos e encapsulados (Figuras 21.2 e 21.4)[16]. Na maioria dos casos os insulinomas se apresentam como nódulos únicos, enquanto os gastrinomas são múltiplos[3,18]. Se tratados por quimioterapia, esses tumores adotam características ecoendoscópicas de hiperecogeneicidade, pois eles têm tendência a se calcificar[1-3].

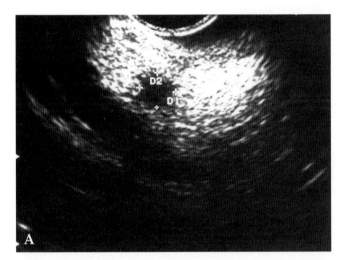
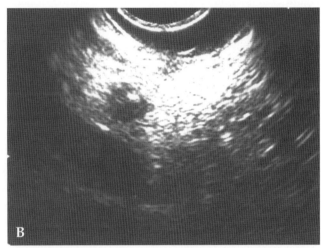

Figura 21.3. A) Imagem ecoendoscópica de diminuto nódulo não visualizado pela TC e RM de 0,7cm no maior eixo. Em **(B)** imagem ecoendoscópica da PAAF. O histológico confirmou a suspeita de nTUNE realizada pelas imagens ecoendoscópicas. Paciente submetida à enucleação.

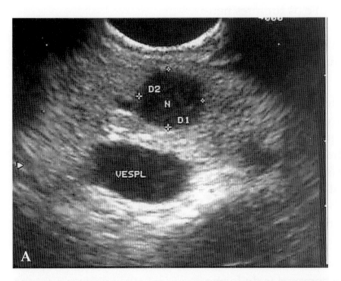
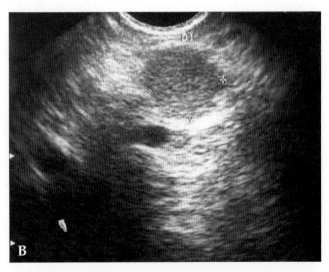

Figura 21.4. Imagens ecoendoscópicas de nódulos de pequenas proporções, de limites nítidos e ambos localizados no corpo do pâncreas. Nos dois casos a TC e RM foram normais. Em **(A)** o nódulo é hipoecóico e em **(B)** o mesmo é isoecóico.

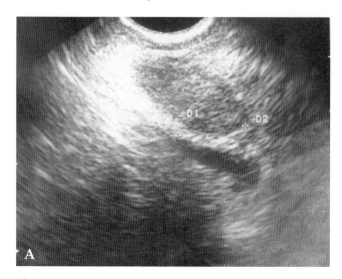 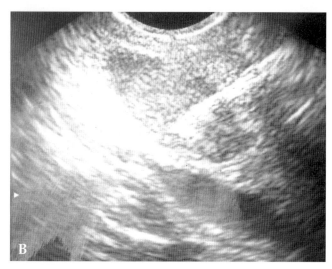

Figura 21.5. Imagem ecoendoscópica (**A**) de nódulo ovalar localizado na cabeça do pâncreas de 2,3 x 1,1cm. Essa lesão apresentava a mesma ecotextura do parênquima o que dificultou apesar do tamanho a visualização por parte da TCH. Em (**B**) momento da PAAF ecoguiada. O diagnóstico confirmou a supeita de TUNE.

Essa habilidade lhe confere superioridade inconteste ao ser comparada com outros exames de imagem, apesar desses outros métodos estarem evoluindo quanto à resolução de imagens. Conseqüentemente a EE estabiliza-se hoje como ferramenta importante na tentativa de identificar diminutas lesões e sobre o estádio de cânceres localizados na parede do sistema digestório ou fora dela, menores que 5cm. Isso inclui uma detalhada visualização de toda a glândula pancreática e a efetiva possibilidade de localização dos TUNE. A EE associada à punção aspirativa com agulha fina (PAAF) oferece o diagnóstico citológico (Figura 21.5) em caso de dúvida ou naqueles casos de suspeita de nTUNE[19].

PATOLOGIA E CARACTERÍSTICAS TUMORAIS

Os TUNE são raros com prevalência de 1/100.000[20]. Eles são classificados em dois grupos: tumores secretores de hormônios (TUNE) e os tumores neuroendócrinos não secretores ou não funcionantes (nTUNE)[20]. A freqüência dos insulinomas e gastrinomas é praticamente a mesma e é duas a oito vezes superior aos vipomas chegando a ser 17 a 30 vezes mais freqüente que os glucagonomas[7,20].

Mais de 50% dos TUNE produzem mais de um tipo de hormônio, quando examinado pela imuno-histoquímica[18,21]. Apesar da produção de múltiplos peptídeos, apenas um deles é ativo e produzido em quantidade suficiente para causar sintomas[7]. Por causa dessa produção hormonal, fica difícil, mas não impossível determinar através da imuno-histoquímica qual é o hormônio causador da sintomatologia[7,22]. O diagnóstico é realizado pela sintomatologia e pela identificação do hormônio (Tabela 21.1). Mesmo os nTUNE podem elaborar hormônios, em aproximadamente 15 a 30% dos casos[22].

É difícil classificar os TUNE em malignos ou benignos, exceto os insulinomas que são geralmente benignos, os outros podem se comportar de forma benigna ou maligna. A classificação histológica não prevê através do padrão de crescimento a presença ou não de malignidade[18]. Uma lesão é con-

Tabela 21.1. Tumores neuroendócrinos do pâncreas, sintomas e dosagens séricas usadas no diagnóstico.

Tipo de tumor	Sintomas	Análise bioquímica
Insulinoma	Hipoglicemia	Glicose sérica Insulina plasmática elevada
Gatrinoma (Zollinger Ellison)	Dor abdominal e diarréia Úlceras duodenais de difícil tratamento	Gastrina sérica
VIPoma (Verner-Morrison)	Rubor facial, diarréia e hipopotassemia	Polipeptídio intestinal vasoativo (VIP)
Glucagonoma	Anemia, intolerância a glicose, diabetes, perda de peso	Glucagon
Somatostatinoma	Diabetes, diarréia, esteatorréia, colelitíase	Somatostatina
GHRFoma	Acromegalia	Liberação do hormônio do crescimento (GHRF)
ACTHoma	Síndrome de Cushing	ACTH
PNET causando síndrome carcinóide e hipocalcemia	Diarréia e sintomas da hipercalcemia	Serotonina, prostaglandina. Fator de liberação do hormônio da tireóide (PTHP)
nTUNE	Assintomático, perda de peso, massa abdominal	Nenhuma elevação de hormônios

siderada maligna se confirmada a presença de metástases e benigna no caso de se comportar bem no seguimento de longo prazo[18]. Há relativa correlação entre o tamanho e a malignidade, porém o tamanho não está relacionado à severidade dos sintomas hormonais[18,23]. Os insulinomas e gastrinomas tendem a se apresentar como tumores pequenos e únicos, mas podem às vezes se apresentar de forma multifocal[7,24]. À exceção dos carcinomas pancreáticos (Figura 21.6B) ou dos casos com pancreatite crônica focal (Figura 21.6A) todos esses tumores são hipervascularizados, fato esse que pode ser usado para o diagnóstico diferencial.

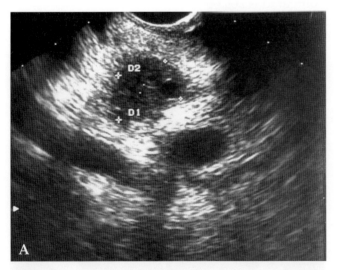 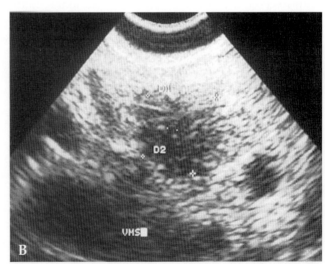

Figura 21.6. Imagens ecoendoscópicas de massas pancreáticas. Em (**A**) observe área nodular hipoecóica de contornos lobulados. A PAAF revelou se tratar de processo inflamatório pancreático e em (**B**) note que a lesão é hipoecóica, heterogênea, de limites imprecisos e forma irregular. A PAAF foi negativa, mas a cirurgia confirmou o achado da ecoendoscopia. Apesar de pequena o aspecto ecográfico é diferente do TUNE.

LOCALIZAÇÃO DOS TUMORES

Como os TUNE (Figura 21.4) na grande maioria das vezes são pequenos (diâmetro entre 0,5 e 2cm), sua identificação pode se tornar um enorme desafio[25]. Entretanto, o tratamento cirúrgico apropriado só é possível quando identificados[13]. A presença de metástases hepáticas ou não, também deve ser definida no pré-operatório, isso reforça a possibilidade do tratamento cirúrgico ser menos invasivo[14,26].

Várias modalidades de imagem são utilizadas com essa finalidade. Dentre elas destacam-se: a ultra-sonografia (US), a angiografia (AG), a cateterização venosa trans-hepática (CVTH), a tomografia computadorizada (TC), a cintilografia com receptores de somatostatina (CRS) e a ressonância magnética (RM)[22,25].

ULTRA-SONOGRAFIA ABDOMINAL, TOMOGRAFIA COMPUTADORIZADA E RESSONÂNCIA MAGNÉTICA ABDOMINAL

Estudos recentes mostram que o resultado da US, TC e RM na detecção desses tumores varia, mas permanecem praticamente dentro de uma mesma faixa (Tabela 21.2). A US apresenta sensibilidade, para identificar um TUNE, entre 7 e 42% e pode chegar a 88% para detectar metástases hepáticas[27-35].

O uso de injeção intravenosa de contraste levovist (Schering, Berlim, Germany) durante a US para realçar o Doppler é um novo artifício, que foi comparado a CRS em 107 pacientes com suspeita de TUNE. A sensibilidade e especificidade para diferençar TUNE (hipervascular) de outras massas foram de 94 e 96% para o uso de contraste e 54 e 81% para a CRS[36].

Os estudos com a TC revelaram sensibilidade, para identificar nódulos, que variaram de 7 a 58%[15,16,27-35,37-39] e para a identificar metástases hepáticas ficaram entre 19 e 88%[28,30,35]. Recentemente estudos com a técnica "mult slice" revelaram sensibilidade superior (Figura 21.7). Em um estudo a sensibilidade para detectar os insulinomas foi de 94%[40] e em 23 TUNE, Rappeport e col.[41] encontraram sensibilidade de 84,2%.

Estudos com a RM não mostraram resultados melhores comparados aos obtidos com a US e TC na identificação dos TUNE. A sensibilidade desse exame variou entre 15 e 85%, nos diversos estudos publicados[16,29,31-33,37,38,42] e na iden-

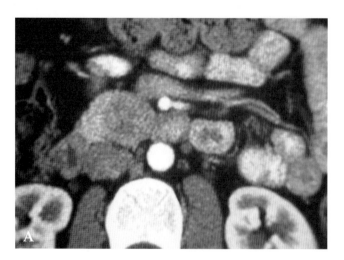 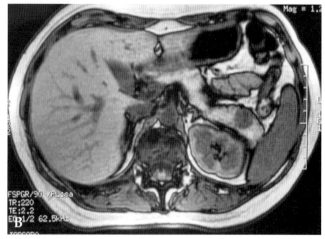

Figura 21.7. Imagens de exames radiológicos demonstrando nódulos hipodensos. Em (**A**) nódulo localizado na cabeça do pâncreas e em (**B**) na cauda.

TUMORES NEUROENDÓCRINOS 297

Tabela 21.2. Técnicas de imagem usadas para a identificação dos TUNE.

Autor (ano)	Nº de casos	EE	US	TC	RM	CRS	Angio
Rosch, 1992[56]	38	82%	Não viu	Não viu	–	–	27%
Palazzo, 1993[27]	30 (17/13)	Gastrinoma: 77,9%	50%	50%	–	–	–
		Insulinoma: 79%	7%	14%	–	–	–
Zimmer, 1994[42]	18	TUNE: 88%	32%	36%	24%	52%	–
Gibril 1996[28]	80	Gastrinoma: –	19%	31%	30%	58%	28%
		Metástase hep.: –	19%	38%	45%	75%	40%
van Eijck 1996[45]	48	–	–	–	–	65%	–
Zimmer, 1996[29]	20 (10/10)	Gastrinoma: 79%	29%	29%	29%	80%	–
		Insulinoma: 93%	7%	21%	7%	14%	–
Gibril 1997[30]	80	Gastrinoma: –	9%	48%	–	58%	–
		Metástase hep.: –	42%	62%	71%	92%	62%
Chiti 1998[35]	131	–	Tune: 36%	43%	–	62%	–
			Metástases: 88%	78%	–	90%	–
De Angelis, 1998[31]	32	83%	11%	28%	27%	11%	29%
De Angelis, 1999[32]	23	TUNE: 87%	17%	30%	25%	15%	27%
		Insulinoma: 92%					
Bansal, 1999[67]	36	85%	–	–	–	–	–
Anderson, 2000[65]	82	Gastrinoma: 100%	–	–	–	–	44%
		Insulinoma: 88%	–	–	–	–	–
Ardengh 2000[15]	12	Insulinoma: 83,3%	–	16,7% (TCH)	–	–	–
Thoeni 2000[43]	28	–	–	–	85%	–	–
Brandle, 2001[44]	11	Insulinoma: 50%		37,5%	12,8%		63,6%
Guines, 2002[66]	10	90%	–	–	–	–	–
Fidler 2003[70]	30	–	–	Insulinoma 63%	–	–	–
Gouya, 2003[40]	30	Insulinoma: 93,8%	–	94%	–	–	–
Ardengh 2004[16]	30	Insulinomas: 80,6%	–	33%	40%	–	–
Fendrich 2004[33]	40	Insulinoma: 65%	33%	33%	15%	0%	–
Kaczirek 2004[38]	67	Insulinoma: 71%	–	58%	85%	–	65%
Hellman 2005[34]	25	MEN I: 100%	75%	40%	–	–	–
Nikou 2005[4]	11	VIPoma: 36,4%	–	54,5%	54,5%	–	36,4%
Saga 2005[46]	40	–	–	–	–	80%	–
Rappeport 2006[41]	23	78,5%	–	84,2% (mult-slice)	–	57,2%	–
Mirallie 2006[47]	55 (29/26)	Gastrinoma: 75%	–	–	–	65%	–
		Insulinoma: 85%	–	–	–	47%	–
Thomas–Marques 2006[71]	51	MEN I: 54,9%	–	–	–	–	–

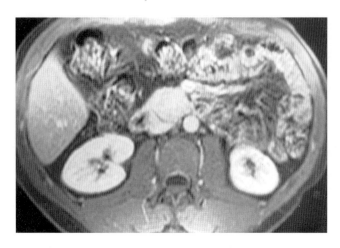

Figura 21.8. Imagem de ressonância magnética onde é possível observar área nodular hipointensa arredondada de limites precisos.

tificação de metástases hepáticas a sensibilidade chegou a 71%[30]. Thoeni e col.[43] e Kaczirek e col.[38] em séries diversas, com a RM revelaram a presença dos TUNE em 85% dos pacientes (Figura 21.8).

ANGIOGRAFIA E CINTILOGRAFIA

Todos os métodos de imagem detectam tumores a partir de um determinado tamanho. Isso acontece também com a angiografia e cintilografia. Pelo fato dos TUNE serem hipervascularizados, a angiografia, pelo menos teoricamente, poderia ser mais eficiente na sua demonstração. Estudos relatam sensibilidade que varia de 27 a 92% e não sugerem vantagens sobre outras técnicas de imagem[32,44]. Por outro lado, a arteriografia seletiva e a cateterização venosa trans-hepática, com a injeção de cálcio intra-arterial podem ser mais precisas no diagnóstico dos insulinomas[37,44].

A CRS foi utilizada para localizar TUNE em vários estudos. Mostrou-se que para todos os TUNE, exceto os insulinomas, a CRS tem sensibilidade de até 86%, mas pode apresentar resultados falso-positivos em até 12% dos casos[29-32,35,41,42,45-47].

Gibril e col.[28] em estudo com 80 pacientes compararam os resultados da US, TC, RM, CRS, e angiografia na identificação do gastrinoma e na detecção de metástases. A sensibilidade para identificá-lo foi de 19%, 31%, 30%, 58% e 28%, respectivamente. As taxas de identificação de metástases pelos mesmos métodos foram de 19%, 38%, 45%, 75% e 40%, respectivamente. A combinação de métodos apresentou acurácia global de 75%. Os autores concluíram que a CRS é importante método diagnóstico para identificar metástases hepáticas, modificando a estratégia terapêutica em 47% dos pacientes[48]. Comparando a CRS à TC, Kumbasar e col.[49] encontraram sensibilidade semelhante, para ambos os métodos, na detecção dos TUNE e de metástases.

Se para o gastrinoma a CRS é útil, o mesmo não se observa para os insulinomas, que não possuem receptores para a somatostatina em até 40% dos casos, não sendo detectados por esse exame[50,51]. Problema clínico relevante para esse tipo de doença é que não existe até o momento um algoritmo estabelecido de abordagem diagnóstica.

ECOENDOSCOPIA

Estudos prospectivos demonstram boa sensibilidade da EE na localização dos insulinomas e gastrinomas intra e extrapancreáticos, mas esse problema ainda não foi totalmente resolvido pela EE. Além disso, o papel da EE-PAAF, para excluir falso-positivos vem sendo analisado[19,52-54].

Como os TUNE podem ser diminutos e múltiplos, a US, TC e RM tendem a ser menos confiáveis para sua identificação[55]. Por essa razão a EE tem-se transformado cada vez mais em um procedimento rotineiro no diagnóstico dessa doença (Tabela 21.2)[56,57].

Rosch e col.[56] estudaram 37 pacientes com 39 TUNE, com tamanho médio de 1,5cm (0,5-2,5cm). Nenhuma lesão foi identificada pela US e TC. A EE localizou 82% dos tumores. Em 22 a angiografia foi realizada e essa técnica encontrou lesões em 27%. Palazzo e col.[27] demonstraram seu desempenho em 13 doentes com insulinomas de até 15mm (79% das lesões) e em 17 com suspeita de gastrinoma (Figura 21.9). Todos foram submetidos à US, EE e TC. A sensibilidade na identificação dos insulinomas para a EE foi de 79%, 7% para a US e de 14% para a TC.

Zimmer e col.[29] examinaram com a EE 20 pacientes, 10 com gastrinomas com diâmetro médio de 2,1cm. Detectaram 79% deles. No mesmo grupo dos pacientes a CRS detectou 86%, e 29% foram detectados pela US, TC e RM. Os outros 10 pacientes tinham insulinomas com diâmetro médio de 1,5cm. A EE localizou 93%, enquanto a CRS identificou 14%, a TC 21% e a US e a RM detectaram 7%.

Outro estudo importante em doentes com síndrome de Zollinger-Ellison foi realizado por Cadiot e col.[58]. Eles compararam os resultados da CRS, EE e cirurgia em 21 doentes. A CRS foi a melhor técnica de identificação com taxa de 32%, enquanto que a associação da EE e CRS apresentou taxa de 57%. Os autores concluem que a CRS aumenta a detecção pré-operatória dos gastrinomas localizados na parede duodenal e das metástases em nódulos linfáticos peripancreáticos (Figura 21.10).

Resultados similares quanto à localização dos insulinomas foi relatado por De Angelis e col.[32]. Onze casos de insulinoma foram detectados em 12 pacientes pela EE (92%) com uma sensibilidade para os vários tipos de TUNE de 87%. No mesmo grupo de pacientes a US localizou 17%, a TC 30%, a RM 25%, a angiografia 27% e a CRS 15% dos TUNE.

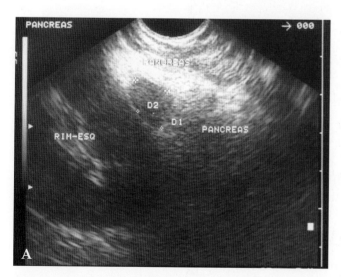 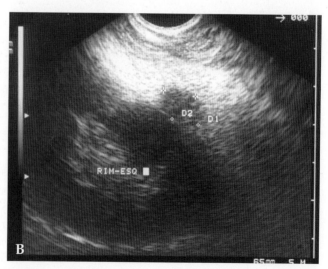

Figura 21.9. Imagens ecoendoscópicas de um gastrinoma intrapancreático de 1,4 x 0,9cm. Essa lesão encontrava-se no corpo do pâncreas bem junto ao rim esquerdo. Aspecto ecoendoscópico confirmado pela cirurgia.

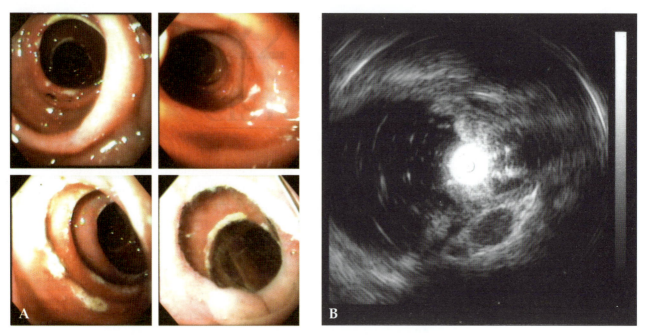

Figura 21.10. A) Imagem endoscópica do duodeno, com múltiplas erosões recobertas com fibrina em paciente com suspeita de síndrome de Zollinger-Ellison. Em **(B)** imagem de diminuto nódulo periduodenal, hipoecóico, homogêneo, de limites precisos.

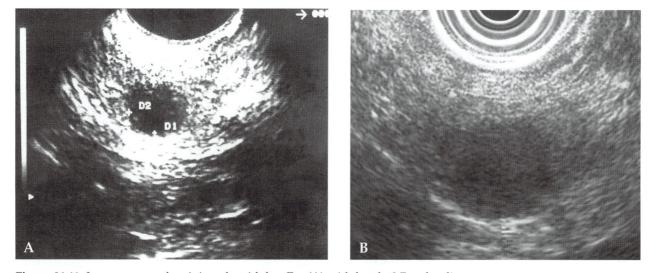

Figura 21.11. Imagens ecoendoscópicas de nódulos. Em **(A)** nódulos de 0,7cm localizado na porção cefálica e em **(B)** nódulo localizado no corpo.

Estudamos retrospectivamente 12 doentes com insulinoma, confirmados pela cirurgia, todos tinham sido submetidos durante o pré-operatório à EE e TCH. Nessa série dez tumores eram benignos (83,3%) e dois malignos (16,7%). A sensibilidade global da EE em identificar o local exato da lesão foi de 83,3% comparada com 16,7% da TCH (p = 0,0017). Os tumores não detectados pela EE tinham tamanho médio de 0,75cm. Todos os tumores localizados na cabeça e no corpo do pâncreas foram identificados, enquanto que a EE só conseguiu identificar 50% daqueles localizados na cauda (Figura 21.11)[15].

De fato, na série de Shumacher e col.[59] a localização de diminutos tumores pela EE foi de 83% na região cefálica e de 37% na cauda, semelhante aos nossos resultados, porém apresentou acurácia global de 57%, inferior a nossa, que foi de 83,3%.

ECOENDOSCOPIA ASSOCIADA À PUNÇÃO ASPIRATIVA COM AGULHA FINA (EE-PAAF)

Essa técnica pode fornecer o diagnóstico histológico da maioria das massas pancreáticas, mesmo se essa massa for tão pequena quanto 5 a 8mm[61]. Os TUNE compõem uma proporção pequena das lesões focais pancreáticas detectadas pela EE. Em um estudo multicêntrico, comportando um grande número de doentes, somente 5 TUNE (2,5%) foram encontrados de um total de 200 pacientes com lesões pancreáticas de origem desconhecida usando a EE-PAAF[62].

Contrariando os achados do estudo anterior, outro estudo multicêntrico com 155 pacientes submetidos à EE-PAAF em tumores menores que 3,0cm (tamanho médio de 2,1cm), revelou a presença de 34 TUNE (22%). A sensibilidade da EE-PAAF nesse tipo de lesão foi de 87%[63].

Voss e col.[64] biopsiaram 15 TUNE (15,1%) de um total de 99 pacientes. Não está claro quantos desses tumores eram secretores e quantos eram nTUNE antes da EE, isso prejudica uma avaliação pormenorizada do estudo. O resultado da EE-PAAF para os TUNE foi de 47% e de 81% para os adenocarcinomas.

Arcidiacono e col.[63] mostrou que a detecção pela EE dos TUNE, aumentou significativamente com a introdução da EE-PAAF em lesões menores que 3,0cm. Em alguns casos pode ser benéfica a adição da histologia embora os testes bioquímicos mostrem a presença de hormônios. À US alguns desses tumores podem assemelhar-se a um nódulo peripancreático e podem se unir ao pâncreas apenas por um pequeno pedículo vascular[65,66]. Nesses pacientes a EE-PAAF ajuda a elucidar a natureza da lesão (Figura 21.12).

Gines e col.[66] analisaram retrospectivamente 10 pacientes que se submeteram à EE-PAAF para a obtenção de amostras teciduais. A sensibilidade foi de 90%. Não houve nenhum resultado falso-positivo.

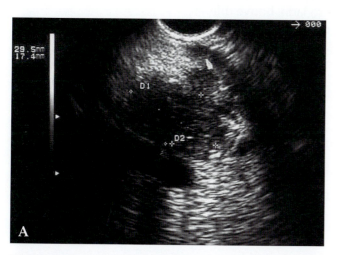
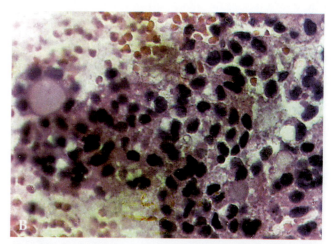

Figura 21.12. Imagem ecoendoscópica de massa hipoecóica, heterogênea, de limites imprecisos. O diagnóstico da EE foi de adenocarcinoma e o resultado da PAAF foi de TUNE (**A**). Em (**B**) imagem do fragmento de biópsia obtido pela PAAF ecoguiada, confirmando o diagnóstico de nTUNE.

A EE-PAAF é técnica acurada e segura no diagnóstico dos TUNE principalmente no diagnóstico diferencial com nódulos linfáticos peripancreáticos. Nesse contexto Ardengh e col.[19] estudaram 30 pacientes com 33 TUNE através da EE-PAAF e compararam a cirurgia. A EE detectou 97% da lesões (diâmetro médio de 2,0cm). Nessa série 16 funcionantes, 7 nTUNE, 5 nódulos linfáticos, 1 nódulo inflamatório e 1 esplenose intrapancreática. A sensibilidade, especificidade, valor preditivo positivo e negativo e acurácia da EE-PAAF foram de 82,6%, 85,7%, 95%, 60%, e 83,3%, respectivamente. Houve um caso de falso-positivo.

A obtenção de material para exame anátomo-patológico pode ser útil em TUNE pequenos, difíceis de identificar durante o pré-operatório. O conhecimento da natureza neuroendócrina pode conduzir a enucleação, técnica cirúrgica melhor que a ressecção extensa da glândula[19].

A PAAF pode colaborar para demarcar pequenos tumores, nesse contexto Gress e col.[60] tatuaram com tinta da índia um insulinoma indetectável por outros métodos de imagem. Usaram uma agulha de 22G. Os cirurgiões que realizaram a laparotomia 5 horas depois conseguiram reconhecer a tatuagem realizada e a área a ser ressecada.

EXPERIÊNCIA PESSOAL COM A EE-PAAF NO DIAGNÓSTICO DOS TUNE

De março de 1997 a julho de 2005 selecionamos 53 pacientes. Dezessete tinham suspeita clínica de insulinoma, 8 de gastrinoma, 2 síndrome carcinóide e 2 MEN I. Em 24 os motivos para a realização da EE-PAAF foram: massa a TCH ou RM em 18, aumento do pâncreas 3, colestase 2 e pancreatite aguda sem causa aparente 1. Todos foram submetidos à US, TCH e 32 (61,5%) à RM antes da EE-PAAF. A cirurgia foi o nosso padrão-ouro.

O diagnóstico final foi de 26 TUNE (20 insulinomas, 5 gastrinomas e 1 somatostatinoma), 19 nTUNE, 5 nódulos linfáticos (Figura 21.13), 2 nódulos de pancreatite crônica e 1 caso de esplenose intrapancreática (falso-positivo da PAAF). Os tumores localizavam-se 22/53 (42%) na cabeça, 16/53 (30%) no corpo e 5/53 (28%) na cauda. O tamanho médio foi de 2,4cm (0,5-10,3).

Comparando-se os achados clínicos entre os casos de TUNE funcionantes (26) e os nTUNE (19), não houve diferença estatística quanto à idade, sexo, tamanho e localização na cabeça ou cauda do pâncreas. Por outro lado, houve diferença estatística (nTUNE > TUNE) quanto à presença de massa a TCH ou RM

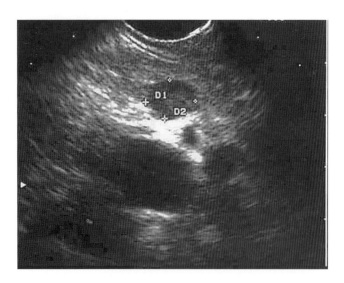

Figura 21.13. Imagem ecoendoscópica de nódulo pancreático localizado no corpo. A PAAF revelou a presença de nódulo linfático confirmado pela PAAF.

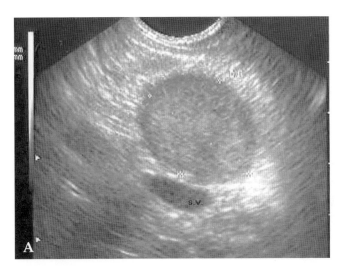 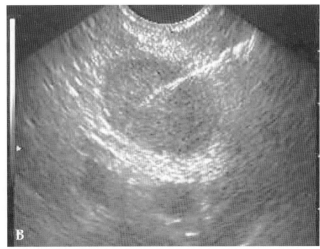

Figura 21.14. Imagens ecoendoscópicas de nódulo hipoecóico, ovalar de 2,6cm no maior eixo (**A**). Essa lesão foi biopsiada pela EE (**B**) confirmando os achados de TUNE.

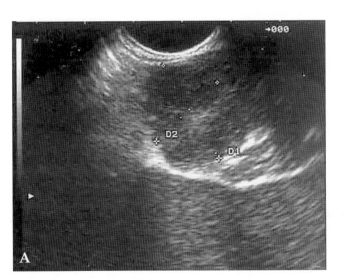 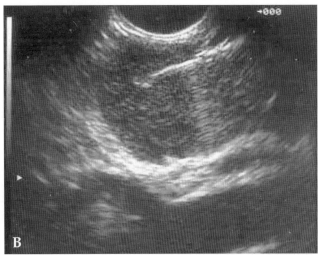

Figura 21.15. Imagem ecoendoscópica de insulinoma em paciente de 14 anos (**A**), confirmado pela PAAF (**B**).

para indicar a realização da EE-PAAF e no corpo do pâncreas o encontro de TUNE foi maior que nos casos dos nTUNE (p = 0,005). A PAAF para o diagnóstico etiológico pré-operatório apresentou sensibilidade, especificidade, valor preditivo positivo, negativo e acurácia de 95,6%, 87,5%, 97,7%, 77,8 e 94,3%.

Esses dados revelam leve tendência ao diagnóstico de um maior número de casos de nTUNE com o auxílio da EE-PAAF e que o tamanho dos nTUNE tende a ser menor (média de 2,5cm) sem a presença de sintomas causados pelo efeito de massa (Figuras 21.14 e 21.15).

RELAÇÃO CUSTO-BENEFÍCIO DA ECOENDOSCOPIA

Como já discutido anteriormente, quando a lesão é encontrada no corpo, cauda ou na periferia da glândula pancreática fica difícil diferençar de um nódulo linfático. O custo-benefício da EE foi comparado a outros métodos de imagens. Bansal e col.[67] compararam os resultados de 26 pacientes que se submeteram a EE, com 36 pacientes com TUNE investigados antes da disponibi-

304 PARTE VI – DOENÇAS DO PÂNCREAS

lidade da EE. O grupo da EE reduziu de forma significativa os gastos com a localização pré-operatória desses tumores em relação ao grupo de doentes que não foram submetidos à EE (2.620,00 US$ contra 4.846,00 US$). O maior contribuinte para esses elevados custos no grupo onde a EE não havia sido realizada foi a angiografia seletiva e os procedimentos vasculares. As principais vantagens da EE são: a segurança do método e a baixa invasão. Além de não ser necessária a hospitalização. A taxa da complicação incluindo os casos onde é realizada a PAAF é baixa .

Um dos principais problemas é que a EE-PAAF é operador dependente e que um exame como esse leva em média 15 minutos, mas para que isso ocorra é necessário um aporte de conhecimentos e de treinamento elevados. Pelo fato, da visão endoscópica ser limitada, o transdutor localizado na ponta do aparelho ter de 2 a 3cm de extensão, tornando o equipamento difícil de ser manobrado, associado à presença de TUNE menores que 2cm e o exame ser realizado por um médico com média experiência, pode tornar um simples exame de localização de um TUNE, inútil.

Estudos recentes demonstram que a experiência do operador é essencial para obter sensibilidade elevada através da EE-PAAF[68,69]. Para realçar as possibilidades de sucesso na detecção dessas lesões pode ser necessário decidir-se individualmente para cada hospital qual a técnica de imagem a ser usada para o diagnóstico pré-operatório em doentes com suspeita de TUNE. Além disso, destaca-se que: o número de operadores com experiência é baixo, os centros de treinamento escassos, mesmo no mundo ocidental e que a curva de aprendizagem é longa exigindo muito esforço dos médicos. Todos esses fatores associados impedem o desenvolvimento da técnica ecoendoscópica[69].

CONCLUSÃO

No manejo dos pacientes com essa doença a US e a TC têm sensibilidade limitada para identificar as lesões. A angiografia e a CRS têm sido empregadas como exames de segunda linha durante a investigação por apresentar sucesso variável. O custo e a alta agressividade que esses métodos comportam devem ser considerados no momento da sua indicação. A CRS parece valiosa para identificar gastrinomas e metástases de outros tipos de TUNE, além da vantagem do exame do corpo inteiro e do diagnóstico de doença multifocal. A EE surgiu como método sensível e eficaz para identificar os TUNE, mas o seu uso no caso de nódulos múltiplos ou metástases a distância é limitado. A eficácia da EE-PAAF em determinar um TUNE, metástases locorregionais ou nódulos linfáticos foi comprovada, bem como a economia que se tem ao lançarmos mão dela. No caso de dúvida, o diagnóstico histológico é realizado com relativa tranqüilidade, descartando falso-positivos da CRS. Assim sendo, a EE associada à CRS pode ser mais eficaz do que qualquer um desses exames sozinhos[28,58].

REFERÊNCIAS BIBLIOGRÁFICAS

1. Meko JB, Norton JA. Endocrine tumors of the pancreas. Curr Opin Gen Surg 1994:186-94.
2. Lozano-Salazar RR, Herrera MF, Hernandez-Ortiz J, Campuzano M. [Endocrine tumors of the pancreas]. Rev Gastroenterol Mex 1997;62(3):212-7.
3. Mullan MH, Gauger PG, Thompson NW. Endocrine tumours of the pancreas: review and recent advances. ANZ J Surg 2001;71(8):475-82.
4. Nikou GC, Toubanakis C, Nikolaou P, Giannatou E, Safioleas M, Mallas E, e col. VIPomas: an update in diagnosis and management in a series of 11 patients. Hepatogastroenterology 2005;52(64):1259-65.
5. Zimmer T, Stolzel U, Liehr RM, Bader M, Fett U, Hamm B, e col. [Somatostatin receptor scintigraphy and endoscopic ultrasound for the diagnosis of insulinoma and gastrinoma]. Dtsch Med Wochenschr 1995;120(4):87-93.

6. Madura JA, Cummings OW, Wiebke EA, Broadie TA, Goulet RL, Jr., Howard TJ. Nonfunctioning islet cell tumors of the pancreas: a difficult diagnosis but one worth the effort. Am Surg 1997;63(7):573-7; discussion 577-8.

7. Jensen RT, Norton JA. Endocrine neoplasms of the pancreas. In: Yamada T, editor. Textbook of Gastroenterology. Philadelphia: JB Lippincott; 2003. p. 2108-46.

8. Warshaw AL, Rattner DW, Fernandez-del Castillo C, Z'Graggen K. Middle segment pancreatectomy: a novel technique for conserving pancreatic tissue. Arch Surg 1998; 133(3):327-31.

9. Wiedenmann B, Jensen RT, Mignon M, Modlin CI, Skogseid B, Doherty G, e col. Preoperative diagnosis and surgical management of neuroendocrine gastroenteropancreatic tumors: general recommendations by a consensus workshop. World J Surg 1998;22(3):309-18.

10. Norton JA, Fraker DL, Alexander HR, Venzon DJ, Doppman JL, Serrano J, e col. Surgery to cure the Zollinger-Ellison syndrome. N Engl J Med 1999;341(9):635-44.

11. Assalia A, Gagner M. Laparoscopic pancreatic surgery for islet cell tumors of the pancreas. World J Surg 2004;28(12):1239-47.

12. Fernandez-Cruz L, Martinez I, Cesar-Borges G, Astudillo E, Orduna D, Halperin I, e col. Laparoscopic surgery in patients with sporadic and multiple insulinomas associated with multiple endocrine neoplasia type 1. J Gastrointest Surg 2005;9(3):381-8.

13. Fernandez-Cruz L, Cesar-Borges G. Laparoscopic strategies for resection of insulinomas. J Gastrointest Surg 2006; 10(5):752-60.

14. Phan GQ, Yeo CJ, Hruban RH, Lillemoe KD, Pitt HA, Cameron JL. Surgical experience with pancreatic and peripancreatic neuroendocrine tumors: review of 125 patients. J Gastrointest Surg 1998;2(5):472-82.

15. Ardengh JC, Rosenbaum P, Ganc AJ, Goldenberg A, Lobo EJ, Malheiros CA, e col. Role of EUS in the preoperative localization of insulinomas compared with spiral CT. Gastrointest Endosc 2000;51(5):552-5.

16. Ardengh JC, Valiati LH, Geocze S. [Identification of insulinomas by endoscopic ultrasonography]. Rev Assoc Med Bras 2004;50(2):167-71.

17. Ardengh JC, Ferrari A. Tissue diagnosis of pancreatic lesions by endosonography guided fine-needle aspiration. Hepato-gastroenterology 1998;45(II):418-21.

18. Kloppel G, Heitz PU. Pancreatic endocrine tumors. Pathol Res Pract 1988;183(2):155-68.

19. Ardengh JC, de Paulo GA, Ferrari AP. EUS-guided FNA in the diagnosis of pancreatic neuroendocrine tumors before surgery. Gastrointest Endosc 2004;60(3):378-84.

20. Alexander RA, Jensen RT. Pancreatic endocrine tumors. In: de Vita VT, Hellman S, Rosenberg SA, editors. Cancer. Principles and practice of oncology. 6 ed. Philadelphia: J B Lippincott; 2001. p. 1788.

21. Wynick D, Williams SJ, Bloom SR. Symptomatic secondary hormone syndromes in patients with established malignant pancreatic endocrine tumors. N Engl J Med 1988; 319(10):605-7.

22. Modlin IM, Tang LH. Approaches to the diagnosis of gut neuroendocrine tumors: the last word (today). Gastroenterology 1997;112(2):583-90.

23. Mignon M. Natural history of neuroendocrine enteropancreatic tumors. Digestion 2000;62 Suppl 1:51-8.

24. Boden G. Glucagonomas and insulinomas. Gastroenterol Clin North Am 1989;18(4):831-45.

25. Norton JA, Levin B, Jensen RT. Cancer of the endocrine system. In: T. DVV, Hellman S, Resenberg AS, editors. Cancer Principles and Practice of Oncology. Phipladelphie: J B Lippincott; 1995. p. 1333-435.

26. Finlayson E, Clark OH. Surgical treatment of insulinomas. Surg Clin North Am 2004;84(3):775-85.

27. Palazzo L, Roseau G, Chaussade S, Salmeron M, Gaudric M, Paolaggi JA. [Pancreatic endocrine tumors: contribution of ultrasound endoscopy in the diagnosis of localization]. Ann Chir 1993;47(5):419-24.

28. Gibril F, Reynolds JC, Doppman JL, Chen CC, Venzon DJ, Termanini B, e col. Somatostatin receptor scintigraphy: its sensitivity compared with that of other imaging methods in detecting primary and metastatic gastrinomas. A prospective study. Ann Intern Med 1996;125(1):26-34.

29. Zimmer T, Stolzel U, Bader M, Koppenhagen K, Hamm B, Buhr H, e col. Endoscopic ultrasonography and somatostatin receptor scintigraphy in the preoperative localisation of insulinomas and gastrinomas. Gut 1996;39(4):562-8.

30. Gibril F, Jensen RT. Comparative analysis of diagnostic techniques for localization of gastrointestinal neuroendocrine tumors. Yale J Biol Med 1997;70(5-6):509-22.

31. De Angelis C, Repici A, Arena V, Pellicano R, Rizzetto M. Preoperative endoscopic ultrasonography in decision making and management for pancreatic endocrine tumors: a 6-year experience. Endoscopy 1998;30 Suppl 1:A182-6.

32. De Angelis C, Carucci P, Repici A, Rizzetto M. Endosonography in decision making and management of gastrointestinal endocrine tumors. Eur J Ultrasound 1999;10(2-3):139-50.

33. Fendrich V, Bartsch DK, Langer P, Zielke A, Rothmund M. [Diagnosis and surgical treatment of insulinoma—experiences in 40 cases]. Dtsch Med Wochenschr 2004; 129(17):941-6.

34. Hellman P, Hennings J, Akerstrom G, Skogseid B. Endoscopic ultrasonography for evaluation of pancreatic tumours in multiple endocrine neoplasia type 1. Br J Surg 2005;92(12):1508-12.

35. Chiti A, Fanti S, Savelli G, Romeo A, Bellanova B, Rodari M, e col. Comparison of somatostatin receptor imaging, computed tomography and ultrasound in the clinical management of neuroendocrine gastro-entero-pancreatic tumours. Eur J Nucl Med 1998;25(10):1396-403.

36. Rickes S, Unkrodt K, Ocran K, Neye H, Wermke W. Differentiation of neuroendocrine tumors from other pancreatic lesions by echo-enhanced power Doppler sonography and somatostatin receptor scintigraphy. Pancreas 2003; 26(1):76-81.

37. Kirchhoff TD, Merkesdal S, Frericks B, Brabant G, Scheumann G, Galanski M, e col. [Intraarterial calcium stimulation (ASVS) for pancreatic insulinoma: comparison of preoperative localization procedures]. Radiologe 2003;43(4):301-5.

38. Kaczirek K, Ba-Ssalamah A, Schima W, Niederle B. The importance of preoperative localisation procedures in organic hyperinsulinism—experience in 67 patients. Wien Klin Wochenschr 2004;116(11-12):373-8.

306 PARTE VI – DOENÇAS DO PÂNCREAS

39. Nikou GC, Lygidakis NJ, Toubanakis C, Pavlatos S, Tseleni-Balafouta S, Giannatou E, e col. Current diagnosis and treatment of gastrointestinal carcinoids in a series of 101 patients: the significance of serum chromogranin-A, somatostatin receptor scintigraphy and somatostatin analogues. Hepatogastroenterology 2005;52(63):731-41.

40. Gouya H, Vignaux O, Augui J, Dousset B, Palazzo L, Louvel A, e col. CT, endoscopic sonography, and a combined protocol for preoperative evaluation of pancreatic insulinomas. AJR Am J Roentgenol 2003;181(4):987-92.

41. Rappeport ED, Hansen CP, Kjaer A, Knigge U. Multidetector computed tomography and neuroendocrine pancreaticoduodenal tumors. Acta Radiol 2006;47(3):248-56.

42. Zimmer T, Ziegler K, Bader M, Fett U, Hamm B, Riecken EO, e col. Localisation of neuroendocrine tumours of the upper gastrointestinal tract. Gut 1994;35(4):471-5.

43. Thoeni RF, Mueller-Lisse UG, Chan R, Do NK, Shyn PB. Detection of small, functional islet cell tumors in the pancreas: selection of MR imaging sequences for optimal sensitivity. Radiology 2000;214(2):483-90.

44. Brandle M, Pfammatter T, Spinas GA, Lehmann R, Schmid C. Assessment of selective arterial calcium stimulation and hepatic venous sampling to localize insulin-secreting tumours. Clin Endocrinol (Oxf) 2001;55(3):357-62.

45. van Eijck CH, Lamberts SW, Lemaire LC, Jeekel H, Bosman FT, Reubi JC, e col. The use of somatostatin receptor scintigraphy in the differential diagnosis of pancreatic duct cancers and islet cell tumors. Ann Surg 1996;224(2):119-24.

46. Saga T, Shimatsu A, Koizumi K, Ichikawa T, Yamamoto K, Noguchi S, e col. Morphological imaging in the localization of neuroendocrine gastroenteropancreatic tumors found by somatostatin receptor scintigraphy. Acta Radiol 2005;46(3):227-32.

47. Mirallie E, Pattou F, Malvaux P, Filoche B, Godchaux JM, Maunoury V, e col. [Value of endoscopic ultrasonography and somatostatin receptor scintigraphy in the preoperative localization of insulinomas and gastrinomas. Experience of 54 cases]. Gastroenterol Clin Biol 2002;26(4):360-6.

48. Jensen RT, Gibril F, Termanini B. Definition of the role of somatostatin receptor scintigraphy in gastrointestinal neuroendocrine tumor localization. Yale J Biol Med 1997;70(5-6):481-500.

49. Kumbasar B, Kamel IR, Tekes A, Eng J, Fishman EK, Wahl RL. Imaging of neuroendocrine tumors: accuracy of helical CT versus SRS. Abdom Imaging 2004;29(6):696-702.

50. Galiber AK, Reading CC, Charboneau JW, Sheedy PF, 2nd, James EM, Gorman B, e col. Localization of pancreatic insulinoma: comparison of pre- and intraoperative US with CT and angiography. Radiology 1988;166(2):405-8.

51. Krenning EP, Kwekkeboom DJ, Oei HY, de Jong RJ, Dop FJ, Reubi JC, e col. Somatostatin-receptor scintigraphy in gastroenteropancreatic tumors. An overview of European results. Ann N Y Acad Sci 1994;733:416-24.

52. Collins BT, Saeed ZA. Fine needle aspiration biopsy of pancreatic endocrine neoplasms by endoscopic ultrasonographic guidance. Acta Cytol 2001;45(5):905-7.

53. Jhala D, Eloubeidi M, Chhieng DC, Frost A, Eltoum IA, Roberson JJ, e col. Fine needle aspiration biopsy of the islet cell tumor of pancreas: a comparison between com-puterized axial tomography and endoscopic ultrasound-guided fine needle aspiration biopsy. Ann Diagn Pathol 2002;6(2):106-12.

54. Stelow EB, Woon C, Pambuccian SE, Thrall M, Stanley MW, Lai R, e col. Fine-needle aspiration cytology of pancreatic somatostatinoma: the importance of immunohistochemistry for the cytologic diagnosis of pancreatic endocrine neoplasms. Diagn Cytopathol 2005;33(2):100-5.

55. Wamsteker EJ, Gauger PG, Thompson NW, Scheiman JM. EUS detection of pancreatic endocrine tumors in asymptomatic patients with type 1 multiple endocrine neoplasia. Gastrointest Endosc 2003;58(4):531-5.

56. Rosch T, Lightdale CJ, Botet JF, Boyce GA, Sivak MV, Jr., Yasuda K, e col. Localization of pancreatic endocrine tumors by endoscopic ultrasonography. N Engl J Med 1992;326(26):1721-6.

57. Palazzo L, Roseau G, Salmeron M. Endoscopic ultrasonography in the preoperative localization of pancreatic endocrine tumors. Endoscopy 1992;24(Suppl 1):350-3.

58. Cadiot G, Lebtahi R, Sarda L, Bonnaud G, Marmuse JP, Vissuzaine C, e col. Preoperative detection of duodenal gastrinomas and peripancreatic lymph nodes by somatostatin receptor scintigraphy. Groupe D'etude Du Syndrome De Zollinger-Ellison. Gastroenterology 1996;111(4):845-54.

59. Schumacher B, Lubke HJ, Frieling T, Strohmeyer G, Starke AA. Prospective study on the detection of insulinomas by endoscopic ultrasonography. Endoscopy 1996;28(3):273-6.

60. Gress FG, Barawi M, Kim D, Grendell JH. Preoperative localization of a neuroendocrine tumor of the pancreas with EUS-guided fine needle tattooing. Gastrointest Endosc 2002;55(4):594-7.

61. Fritscher-Ravens A, Izbicki JR, Sriram PV, Krause C, Knoefel WT, Topalidis T, e col. Endosonography-guided, fine-needle aspiration cytology extending the indication for organ-preserving pancreatic surgery. Am J Gastroenterol 2000;95(9):2255-60.

62. Fritscher-Ravens A, Brand L, Knofel WT, Bobrowski C, Topalidis T, Thonke F, e col. Comparison of endoscopic ultrasound-guided fine needle aspiration for focal pancreatic lesions in patients with normal parenchyma and chronic pancreatitis. Am J Gastroenterol 2002;97(11):2768-75.

63. Arcidiacono PG, Giovannini M, Bergel C, Monges G, Ardengh JC, Guaraldi S, e col. Results of a multicentric study on EUS-FNA of pancreatic tumors of less than 3,0cm in diameter. Gastrointest Endosc 2005;61(5):AB 270.

64. Voss M, Hammel P, Molas G, Palazzo L, Dancour A, O'Toole D, e col. Value of endoscopic ultrasound guided fine needle aspiration biopsy in the diagnosis of solid pancreatic masses. Gut 2000;46(2):244-9.

65. Anderson MA, Carpenter S, Thompson NW, Nostrant TT, Elta GH, Scheiman JM. Endoscopic ultrasound is highly accurate and directs management in patients with neuroendocrine tumors of the pancreas. Am J Gastroenterol 2000;95(9):2271-7.

66. Gines A, Vazquez-Sequeiros E, Soria MT, Clain JE, Wiersema MJ. Usefulness of EUS-guided fine needle aspiration

(EUS-FNA) in the diagnosis of functioning neuroendocrine tumors. Gastrointest Endosc 2002;56(2):291-6.

67. Bansal R, Tierney W, Carpenter S, Thompson N, Scheiman JM. Cost effectiveness of EUS for preoperative localization of pancreatic endocrine tumors. Gastrointest Endosc 1999;49(1):19-25.

68. Harewood GC, Wiersema LM, Halling AC, Keeney GL, Salamao DR, Wiersema MJ. Influence of EUS training and pathology interpretation on accuracy of EUS-guided fine needle aspiration of pancreatic masses. Gastrointest Endosc 2002;55(6):669-73.

69. Mertz H, Gautam S. The learning curve for EUS-guided FNA of pancreatic cancer. Gastrointest Endosc 2004;59(1):33-7.

70. Fidler JL, Fletcher JG, Reading CC, Andrews JC, Thompson GB, Grant CS, e col. Preoperative detection of pancreatic insulinomas on multiphasic helical CT. AJR Am J Roentgenol 2003;181(3):775-80.

71. Thomas-Marques L, Murat A, Delemer B, Penfornis A, Cardot-Bauters C, Baudin E, e col. Prospective endoscopic ultrasonographic evaluation of the frequency of nonfunctioning pancreaticoduodenal endocrine tumors in patients with multiple endocrine neoplasia type 1. Am J Gastroenterol 2006;101(2):266-73.

22

CISTOS NEOPLÁSICOS

William Brugge

INTRODUÇÃO

As lesões císticas do pâncreas podem ser benignas, pré-malignas e malignas[1]. No passado essas lesões eram raras, mas com o desenvolvimento de novos métodos de imagem como a TC houve um dramático aumento de sua freqüência, ou melhor, do diagnóstico! Apesar da grande maioria dos casos serem diagnosticados de forma acidental, muitos pacientes apresentam como sintomas dor abdominal, pancreatite e icterícia[1].

As lesões císticas neoplásicas do pâncreas geralmente são divididas em mucinosas e não mucinosas[2]. Existem 3 tipos de lesões mucinosas: os CAM benignos, os CAM malignos e as neoplasias intraductais mucinosas papilíferas (NIMP). Os tumores não mucinosos incluem os CAS, os tumores neuroendócrinos císticos e outras lesões raras[1].

O cistoadenoma mucinoso (CAM) pode ser pré-maligno, maligno ou evoluir para o carcinoma pancreático (CAP). O tratamento preferido para o CAM é cirúrgico, pois cerca de 10-20% já é maligno no momento da sua remoção. O prognóstico do CAM benigno ressecado é excelente, considerando-se que a sobrevida de cinco anos é de 64%[2,3]. Por outro lado o cistoadenoma seroso (CAS) é um tumor cístico benigno. Embora tais lesões possam se desenvolver suficientemente para produzir sintomas dolorosos ou de obstrução duodenal, raramente são malignas. Geralmente são ressecados por causa da incerteza no diagnóstico. O acúmulo de fluidos inflamatórios (pseudocistos) pode simular CAS ou CAM. Pseudocistos são compostos pelo acúmulo de secreções pancreáticas sem revestimento epitelial na parede. Eles podem drenar espontaneamente, mas quando persistem e causam sintomas de dor ou pancreatite recorrente, devem ser drenados cirúrgica ou endoscopicamente.

O diferencial entre CAM, CAS e pseudocisto é clinicamente difícil. Muitos pacientes com lesão cística apresentam alguns sintomas. Pancreatite recorrente moderada associa-se ao CAM e aos pseudocistos, pois tais lesões podem envolver o ducto pancreático principal (DPP). A iconografia radiológica, representada pela US, TC e RM deve ser sempre usada para caracterizar as lesões. A TC é mais usada para o CAS, mas é insatisfatória para diferençar um pseudocisto de um CAM[4].

Na maioria das vezes, as lesões císticas são pequenas e difíceis de identificar[5]. Os cistoadenomas do pâncreas são em geral erroneamente diagnosticados como pseudocistos. A aspiração do fluido dessas lesões tem sido usada como tentativa de diagnosticar o tipo de lesão cística. Contudo, pode ser difícil usar a TC para localizar pequenas lesões e com precisão guiar a aspiração de um cisto intrapancreático. A ecoendoscopia (EE) é ideal para fornecer imagens detalhadas dos cistos, pois o transdutor é colocado bem próximo ao pâncreas fornecendo imagens de alta qualidade[6].

EPIDEMIOLOGIA

A ocorrência dessas lesões tem sido determinada em autópsia. Para nossa surpresa, a prevalência de lesões císticas pancreáticas encontradas em pacientes idosos japoneses foi de aproximadamente 73/300 autópsias (24,3%)[7]. Sua prevalência aumenta com a idade. Os cistos são encontrados no interior do parênquima e não têm relação com pancreatite crônica. O epitélio que reveste a parede dos cistos apresenta um espectro que varia de uma simples hiperplasia atípica (16,4%) até a presença do carcinoma *in situ* (3,4%).

A prevalência de cistos pancreáticos nos Estados Unidos tem sido estimada através da análise de exames de RM para pacientes sem doenças do pâncreas. Aproximadamente 20% de 1.444 pacientes apresentam lesões císticas. Pacientes idosos têm mais chances de apresentar cistos do que pacientes jovens.

PATOGÊNESE

A patogênese dos cistos neoplásicos do pâncreas não é bem conhecida. O CAS está fortemente associado a mutações genéticas na doença de Von Hippel Lindau (VHL). Em um estudo, cerca de 70% dos CAS esporádicos demonstraram mutações do gene VHL, resultando provavelmente da proliferação hamartomatosa de células centroacinares.

A patogênese do CAM e da NIMP é diferente da supostamente encontrada para o CAS, as mutações do K-ras estão presentes apenas nos CAM e não são encontradas nos adenomas microcísticos serosos. O CAM freqüentemente contém mutações do oncogene K-ras e do gene supressor p53 e a freqüência dessas mutações aumenta à medida que o grau de displasia cresce[8]. Mutações do gene p16 são encontradas quanto maior o grau de displasia nos TIMP, e as mutações do p53 são vistas apenas no carcinoma invasivo[8].

PATOLOGIA

Os CAS são benignos, solitários e compostos por células centroacinares. O CAS microcístico é composto por múltiplos microcistos, com traves entre eles. A característica mais importante é a presença de fibrose central ou calcificação central. O CAS macrocístico é composto por múltiplos cistos que variam de microcitos a cistos com cavidades largas. A presença dessas cavidades mais alargadas faz confundir com o CAM. De qualquer forma o líquido de um CAS não é viscoso, podendo conter sangue como resultado da natureza vascular dessas lesões.

O CAM é composto por cistos individuais de diversos tamanhos. O epitélio é composto por células colunares produtoras de mucina. A Organização Mundial de Saúde classifica os CAM em três categorias, baseada no grau de displasia epitelial, em benigno, borderline e maligno. O grau de atipia é classificado de acordo com o mais avançado grau de atipia encontrado variando de displasia a carcinoma.

310 PARTE VI – DOENÇAS DO PÂNCREAS

No CAM é possível encontrar estroma ovariano pois existem receptores de estrogênio e progesterona. Muitos autores consideram como CAM apenas os tumores císticos com as características acima descritas que apresentem esse estroma ovariano. O líquido do interior do cisto é freqüentemente viscoso e claro.

A NIMP é semelhante ao CAM, pois secreta mucina. Entretanto essa doença é caracterizada por apresentar epitélio papilífero originário do epitélio ductal. A presença desse componente celular causa dilatação do DPP. Como a produção de mucina é excessiva, tende a ser expulsa pela papila duodenal. O grau de displasia exibido pelo epitélio pode ser classificado em leve, moderado e excessivo (carcinoma *in situ*) e um foco de carcinoma superficial ou precoce pode ficar evidente na presença de elevações e/ou nódulos no interior do DPP[9]. Um tumor maligno que se origine de uma NIMP apresenta componente papilífero mais exuberante quando comparado com os tumores malignos originados do DPP.

TUMORES NEUROENDÓCRINOS COM DEGENERAÇÃO CÍSTICA

Esses tumores são compostos por tecido endócrino. Eles não são cistos verdadeiros, pois a área cística é formada por necrose. Essas lesões são raras e compõem cerca de 0,5 a 4% de todos os tumores solitários do pâncreas. Vários outros tumores como, por exemplo, o de Frantz apresentam células com características neuroendócrinas. Eles apresentam baixo grau de agressividade e têm excelente prognóstico quando extirpados, não apresentando metástases (ver Figura 37.6, capítulo 37).

SINTOMATOLOGIA

A maioria dos cistos não apresenta sintomas[10]. Esses tumores são freqüentemente diagnosticados pela US ou pela TC, usadas geralmente para o diagnóstico de outras situações clínicas. Quando sintomas estão presentes os mais comuns são: dor abdominal, náuseas e vômitos como resultado de um episódio de pancreatite aguda. Lesões císticas que invadem ou comprimem o DPP podem causar PA. É justamente nessa situação que um tumor cístico pode ser confundido com um pseudocisto principalmente após um episódio de pancreatite aguda[11].

DIAGNÓSTICO DIFERENCIAL

O diferencial entre os cistos pancreáticos é difícil. Cabe ao clínico diferenciar de forma correta um pseudocisto de um cisto neoplásico. Não é freqüente encontrarmos um pseudocisto sem sintomas (pancreatite aguda) que precedem sua identificação. O encontro de calcificações pancreáticas ou alterações inflamatórias permite concluir pela presença de um pseudocisto. Entretanto após um episódio de pancreatite moderada é difícil diferenciar um pequeno pseudocisto de um cisto neoplásico que tenha causado o episódio de PA.

A partir do momento que a presença de um pseudocisto foi descartada os esforços devem se concentrar no diagnóstico diferencial entre o CAM e CAS, pois o tratamento dessas duas doenças é diferente. Os riscos de uma cirurgia devem ser ponderados em relação ao risco de malignização para a decisão do tratamento cirúrgico. Além disso, o risco da cirurgia também deve ser avaliado em relação ao local onde a lesão cística se encontra, pois uma lesão localizada na cabeça do pâncreas deve ser removida pela técnica de Whipple, cirurgia com significativo risco de morbidade e mortalidade.

MÉTODOS DE DIAGNÓSTICO

Tomografia computadorizada e ressonância magnética

A TC é o principal método de imagem para o diagnóstico das lesões císticas do pâncreas[12]. A US realizada no pré-operatório ou no intra-operatório não apresenta bons resultados. Recentemente o PET-scan tem apresentado altas cifras para o diagnóstico de lesões císticas malignas[13].

Apesar da presença de cicatriz central ou fibrose ocorrer em menos de 20% dos casos, o seu encontro é fortemente sugestivo de um CAS[14]. A presença de microcistos também favorece esse diagnóstico. Em contrapartida a presença de cisto unilocular ou macrocisto a TC, favorece o diagnóstico de CAM[15]. A presença de calcificações periféricas, apesar de rara é específica para o diagnóstico de CAM. A NIMP envolve o DPP ou seus ramos secundários. A RM demonstra a dilatação do DPP, detecta nódulos intramurais e a sua conexão com o DPP, melhor que a colangiopancreatografia endoscópica retrógrada.

Apesar das excelentes imagens obtidas pela TC e RM elas não apresentam elevada acurácia diagnóstica, para determinar a presença de malignidade. O diagnóstico de um pseudocisto depende da história clínica e de achados de imagem compatíveis com pancreatite crônica.

ECOENDOSCOPIA

Identificação e localização

A EE linear ou radial pode ser usada para examinar o pâncreas e detalhar as características das lesões císticas[16]. Elas são hipoecóicas, preenchidas com líquido e aparecem em contraste com o parênquima pancreático hiperecóico[16]. A imagem detalhada disponível feita pela EE fornece critérios morfológicos para diferenciar os vários tipos de cistos[17].

Embora a localização da lesão cística seja geralmente conhecida antes do exame ecoendoscópico, é importante examinar todo o pâncreas, iniciando pelo processo uncinado e terminando com a cauda. A presença de lesões associadas tais como cistos, DPP dilatado oferece pistas para elucidar a etiologia da lesão cística. A identificação inicial dessa lesão pode ser igualmente bem realizada com a EE linear ou radial de baixa freqüência, mas se a PAAF for planejada, a EE linear deve ser usada. A maioria dos pacientes enviados para a EE de uma lesão cística do pâncreas já foram estudados anteriormente pela TC ou RM. Com a EE é possível conhecer o local preciso e as características da lesão, economizando tempo. Lesões do processo uncinado e cabeça são examinadas com o transdutor posicionado na segunda porção do duodeno e com o equipamento retificado. Ao retirarmos o aparelho lesões do istmo pancreático e do corpo são reparadas pelo estômago (corpo) e as da cauda são observadas pelo estômago proximal. Examinar estruturas adjacentes tais como o rim e baço auxiliam na identificação da cauda do pâncreas, às vezes difícil de ser examinada.

Às vezes os cistoadenomas localizados na superfície do pâncreas aparecem como lesão extrapancreática. Cistos mesentéricos simulam cistos pancreáticos, mas a aspiração do mesmo geralmente é capaz de diferenciar entre os dois tipos de cistos.

Uma vez identificada a lesão, o equipamento deve ser posicionado de modo que o cisto fique bem próximo do transdutor. Com a visão completa do cisto,

312 PARTE VI – DOENÇAS DO PÂNCREAS

deve-se obter uma imagem mais detalhada, documentando-se a presença de septações, espessamento da parede, vegetações, nodulações e/ou fragmentos internos.

A medida do máximo da extensão e da largura do cisto deve ser obtida com imagens detalhadas da lesão. A fim de assegurar que o cisto apresentado na imagem radiológica é o mesmo cisto visto pela EE, o tamanho da lesão deve ser comparada às imagens anteriores. Se vários cistos são encontrados, é importante enumerar cada cisto e anotar a localização.

Algumas vezes, os cistos vistos em imagens radiológicas não podem ser identificados pela EE. Há três razões importantes para isso: a) cisto é extrapancreático, um pseudocisto que se encontra entre o pâncreas e a parede do sistema digestório e/ou alguns cistos que aparecem à TC como pancreáticos podem ser renais ou mesentéricos; b) a dilatação do ducto biliar, o DPP dilatado ou uma colodococele, quando reparados na transversal, podem apresentar-se como um cisto na cabeça do pâncreas; e c) um divertículo preenchido por líquido na parede média do duodeno também simula cistos pancreáticos.

Técnica de aspiração de lesões císticas com agulha fina (PAAF)

A técnica de aspiração dos cistos pancreáticos é similar àquela realizada nas massas, com uma exceção[18]. Uma vez que os cistos podem apresentar vazamento do seu conteúdo após múltiplas aspirações com agulha, é importante aspirar um cisto com apenas uma perfuração. Em segundo lugar, é importante minimizar a transversalidade do tecido pancreático normal. Isto pode ser obtido colocando-se a lesão-alvo bem próxima à parede gástrica ou duodenal. Algumas vezes, cistos do processo uncinado podem apenas ser alcançados atravessando-se a cabeça do pâncreas. Uma vez colocada à agulha no meio do cisto, o estilete é retirado e a sucção aplicada. Evitando-se fragmentos e muco do líquido do cisto, diminuirá o risco de oclusão da agulha. Evacuando-se o conteúdo de um cisto o risco de infecção minimizará.

As NIMP são freqüentemente associadas a lesões císticas. O DPP deve ser aspirado para documentar a presença de tumores, tais como, na NIMP. Se o principal ducto estiver amplamente dilatado, o ducto deve ser aspirado em local acessível tal como o corpo do pâncreas.

DIAGNÓSTICO ECOENDOSCÓPICO DOS CISTOS PANCREÁTICOS

Cistoadenoma seroso

Sua morfologia é caracteristicamente microcística. A lesão é benigna e composta por múltiplos pequenos compartimentos separados por finas septações (Figura 22.1). Pequenos CAS raramente têm estrutura interna que não seja a de um alvéolo microcístico. Por outro lado, grandes CAS quase sempre apresentam foco central de fibrose ou calcificação[14]. Essas lesões podem conter lesões macrocísticas ou compartimentos maiores. Nodulações, vegetações ou fragmentos de mucina no líquido de lesões serosas é incomum, devendo levantar a possibilidade de um CAM. Igualmente, o DPP não deve ser invadido ou obstruído pela lesão.

Aspiração de um CAS com agulha fina torna-se difícil devido ao pequeno volume de fluido em cada "microcisto" e sangramento da quantidade de septos vasculares. Colocando-se a agulha dentro de um compartimento grande

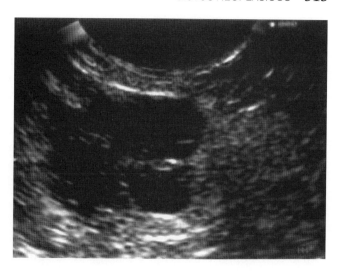

Figura 22.1. Imagem ecoendoscópica de diminutos microcistos de um cistoadenoma seroso.

e evitando-se as paredes do cisto, a contaminação pelo sangue pode ser minimizada. Contudo, mesmo com a obtenção de espécimes de qualidade, a análise citológica do CAS é diagnosticada em apenas 50% das aspirações[19]. A presença de células com glicogênio é diagnosticada como CAS e não deve haver nenhuma evidência de muco no fluido do cisto.

Cistoadenoma mucinoso

O CAM geralmente apresenta-se como cisto unilocular ou macrocisto[20]. Na maioria dos casos, a lesão é unilocular e a parede à volta da lesão é fina e nitidamente demarcada pelo pâncreas (Figura 22.2). Os CAM maiores podem ter septos que dividem o cisto em vários compartimentos preenchidos por fluidos. O fluido do CAM pode conter muco que é visto flutuando livremente na cavidade cística. A presença de irregularidades na parede do cisto levanta a suspeita de malignidade igualmente, massa circundando o cisto sugere a presença de um CAM maligno (Figura 22.3).

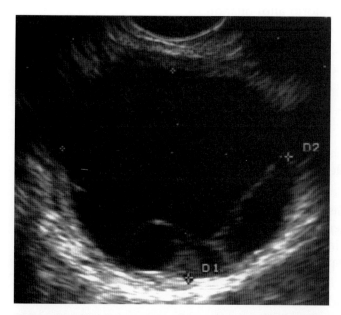

Figura 22.2. Imagem ecoendoscópica de um CAM unilocular.

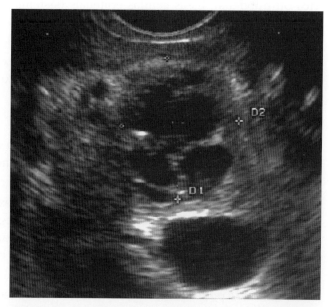

Figura 22.3. Imagem ecoendoscópica de um CAM maligno. Note a irregularidade da parede do cisto e o seu espessamento.

314 PARTE VI – DOENÇAS DO PÂNCREAS

A aspiração do conteúdo de um CAM com agulha fina é relativamente simples com o ecoendoscópio. Com uma única passagem de agulha, a ponta é colocada no centro do cisto e todo o conteúdo é aspirado. Uma vez aspirado entre 2-3ml de líquido claro, a ponta da agulha pode ser avançada até a parede ou através de um fino septo. Essa técnica melhora o escoamento líquido. Eventualmente, a viscosidade do líquido pode dificultar a aspiração do seu conteúdo. O uso de uma agulha de grande calibre ou de aspiração prolongada, geralmente, fornecerá material suficiente para análise. Ocasionalmente sangramento pode ocorrer no local da punção e raramente isso acontece no interior do cisto. No caso dessa ocorrência no interior do cisto ela tende a parar quando o cisto se enche de sangue.

Precauções devem ser tomadas a fim de não contaminar o conteúdo do cisto com sangue; pois, isso atrapalhará a análise citológica da amostra aspirada. O uso do Doppler para evitar a passagem da agulha por um vaso na parede do cisto pode diminuir a chance de sangramento. O sangramento na cavidade do cisto raramente produz sintomas ou complicações.

A infecção como resultado da aspiração por agulha pode ser evitada esvaziando-se todo o conteúdo do cisto. A sucção deve ser contínua sob cuidadosa imagem da US até que a cavidade do cisto seja completamente esvaziada. Repetindo o procedimento com a agulha na cavidade do cisto, aumentará o risco de contaminação e infecção devendo ser evitado.

Ao concluir a aspiração do cisto, o local deverá ser cuidadosamente examinado para descartar a presença de massa ao redor do cisto ou aderida à parede do cisto. Se houver massa, ela deve ser aspirada para análise citológica.

A análise citológica de conteúdo do cisto deve consistir de exame para avaliar a presença de células epiteliais colunares e de mucina. A verificação de células epiteliais nesse conteúdo está presente em 48% dos casos e é um achado altamente diagnóstico[21]. Além do mais, a presença de mucina sugere um CAM. Células epiteliais malignas podem ser vistas em CAM, particularmente quando nódulos são observados dentro do cisto[22]. Precauções devem ser tomadas para prevenir a contaminação do conteúdo cístico com mucosa gástrica ou duodenal. Essas células epiteliais (sistema digestório alto) quando encontradas no conteúdo dos cistos, podem ser confundidas com CAM.

Essa lesão deve ser ressecada em todos os pacientes saudáveis, particularmente se a lesão se localiza na cauda do pâncreas. Lesões da cabeça podem ser monitoradas pela TC e EE em pacientes com risco cirúrgico.

Pseudocisto

Um pseudocisto pode simular um cistoadenoma ou cistoadenocarcinoma e devem ser aspirados se houver suspeita de malignidade ou quando há dúvida diagnóstica.

Eles são multi ou uniloculados com septações complexas (Figura 22.4). A presença no parênquima do pâncreas de calcificações sugere a presença de pancreatite crônica e aumenta a possibilidade da ocorrência de um pseudocisto. Pseudocistos crônicos são caracterizados por parede espessa que adere à parede do sistema digestório.

O seu conteúdo pode conter fragmentos, sangue ou tecido necrosado. Se houver preocupação a respeito de infecção o material deve ser aspirado e enviado para cultura. Entretanto, há o risco de contaminar o pseudocisto com a PAAF no caso do conteúdo não ser esvaziado por completo durante a aspiração. Antibióticos intravenosos devem ser administrados a todos os pacientes se o pseudocisto é aspirado e principalmente se a cavidade cística não puder ser esvaziada.

A análise citológica do conteúdo do pseudocisto sempre apresentará células inflamatórias, tais como histiócitos. A descoberta de leucócitos no fluido sugere infecção ativa. Não deve haver nenhuma evidência de células epiteliais ou mucina no fluido aspirado dos pseudocistos.

Neoplasia intraductal mucinosa papilífera (NIMP)

A NIMP do pâncreas consiste não somente do DPP dilatado, mas também de lesões císticas periféricas, nodulações ou vegetações, com efeito de massa[23]. É difícil diferenciar a NIMP da pancreatite crônica, baseando-se na dilatação do DPP. Se não há lesões do parênquima que sugerem pancreatite crônica, o DPP deve ser aspirado. Às vezes, uma lesão focal aderida a parede pode ser vista no DPP de pacientes com NIMP[24,25]. Estes nódulos quando cuidadosamente estudados e aspirados podem diagnosticar um foco de malignidade.

As lesões císticas associadas a NIMP têm um vasto leque de apresentações e podem simular CAS ou microcísticos (Figura 22.5). Os cistoadenomas uniloculares grandes são comumente encontrados nos casos avançados de NIMP e devem ser aspirados por causa da possibilidade de serem um tumor maligno em fase inicial. As lesões que apresentam efeito de massa têm aparência similar àquela do adenocarcinoma pancreático e devem ser aspiradas para o diagnóstico de malignidade ou de um nódulo de pancreatite crônica focal[26].

A análise citológica do aspirado do DPP dilatado ou de um cisto associado à NIMP demonstra aspecto similar a do CAM, com células epiteliais colunares malignas ou benignas geralmente associadas a grande quantidade de mucina.

Esses tumores podem ser avaliados pela colangiopancreatografia endoscópica retrógrada e pela EE. A injeção de contraste no interior do DPP demonstra a presença de falhas de enchimento, dilatação difusa do DPP e dilatação cística dos ductos secundários. A EE permite a monitoração desses tumores, observando aumento do tamanho dos cistos, e do diâmetro do DPP[27].

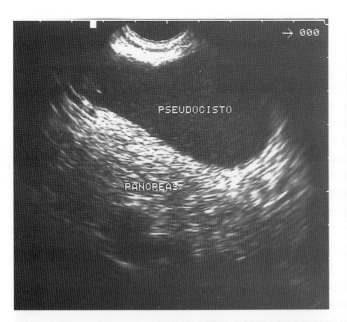

Figura 22.4. Imagem ecoendoscópica de um pseudocisto unilocular (imagem do Dr. José Celso Ardengh).

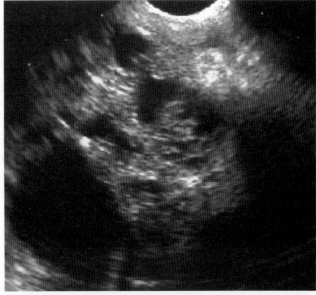

Figura 22.5. Imagem ecoendoscópica de um cisto complexo associado a uma NIMP (imagem do Dr. José Celso Ardengh).

OS MARCADORES TUMORAIS
PRESENTES NO INTERIOR DO CISTO

O conteúdo cístico é uma rica fonte de marcadores tumorais. Uma enorme quantidade de glicoproteínas secretadas pelo epitélio displásico pode ser examinada para a obtenção de diagnósticos variados. A presença de mucina extracelular encontrada no conteúdo aspirado de cistos pancreáticos apresenta moderado valor preditivo para o diagnóstico do CAM[28]. Alguns estudos sugerem que o antígeno carcinoembrionário (CEA) ou o CA 72-4 são efetivos para o diagnóstico do CAM[6,29]. Esses antígenos de carboidratos são excretados pelo epitélio em paciente com CAM e se apresentam em altas concentrações, já nos casos de um CAS esses dois marcadores apresentam níveis muito baixos. Apesar dos níveis encontrados serem muito discrepantes entre os cistos mucinosos e os não mucinosos o CEA é o melhor marcador para o diagnóstico diferencial[6,30]. CEA menor que 5ng/mL é fortemente sugestivo de um CAS e valores superiores a 800ng/mL são preditivos de um cisto mucinoso[30]. Recentemente estudos demonstraram que é freqüente o encontro do K-ras, mutação dos genes supressores e da atividade da telomerase em lesões císticas mucinosas.

AVALIAÇÃO DIAGNÓSTICA

Pacientes com suspeita de cistos neoplásicos do pâncreas devem ser submetidos à TC com contraste como exame inicial[31]. Se a lesão não é reparada por esse exame, provavelmente ela não exista! Se a TC demonstra a presença de uma clássica área microcística (CAS), ou efeito de massa com área cística associada (CAM maligno), ou sinais de pancreatite aguda com uma área de coleção, nenhum outro método propedêutico deve ser realizado. Se for encontrada uma lesão cística uniloculada, solitária e na cauda do pâncreas de uma paciente jovem, ela deve ser encaminhada imediatamente para a cirurgia sem a necessidade de qualquer outro exame. Pacientes com lesões de caráter indeterminado devem ser submetidos à EE-PAAF. A citologia deve ser obtida preferencialmente em lesões císticas suspeitas de malignidade.

TRATAMENTO

As lesões císticas pré-malignas devem ser ressecadas apesar do relevante risco cirúrgico. A decisão de ressecar a lesão, entretanto se baseia na presença ou ausência de sintomas, no risco de malignização e no potencial risco cirúrgico. Pacientes com alto risco cirúrgico que apresentem lesões císticas com baixo grau de malignização devem ser monitorados pela TC, RM ou pela EE-PAAF[32]. Pacientes nessa situação têm sido tratados experimentalmente através da lavagem intracística de etanol, que produz uma ablação do epitélio cístico[33]. Diminutos cistos em pacientes idosos podem ser monitorados com relativa segurança.

Os CAS não necessitam, pelo menos teoricamente, ser extirpados a não ser que o paciente apresente sintomas. Pelo fato da maioria dos CAM localizarem-se na cauda, uma pancreatectomia distal é suficiente para o tratamento dessa lesão pré-maligna. Por outro lado, a NIMP ocupa o DPP causando estenoses, nesses pacientes é importante a histologia da área de ressecção para saber se a margem cirúrgica está livre ou não[34].

PROGNÓSTICO

Provavelmente a taxa de malignização dos cistos neoplásicos é baixa. A mais alta taxa de malignização se aproxima de 50% e é encontrada nas NIMP do DPP. As lesões que ocupam os ductos secundários apresentam melhor prognóstico quando comparadas com as lesões do DPP. O pior prognóstico é encontrado nas lesões avançadas do adenocarcinoma decorrentes do CAM, onde a sobrevivência em 5 anos é de apenas 30% nas lesões extirpadas.

CONCLUSÃO

A EE é uma ferramenta ideal para a avaliação das lesões císticas do pâncreas. A alta qualidade das imagens aliadas à habilidade para direcionar a aspiração do conteúdo dessas lesões com uma agulha fina capacita o endoscopista a diferenciá-las em benignas, malignas e lesões císticas inflamatórias do pâncreas.

REFERÊNCIAS BIBLIOGRÁFICAS

1. Brugge WR, Lauwers GY, Sahani D, Fernandez-del Castillo C, Warshaw AL. Cystic neoplasms of the pancreas. N Engl J Med 2004;351(12):1218-26.
2. Siech M, Tripp K, Schmidt-Rohlfing B, Mattfeldt T, Widmaier U, Gansauge F, e col. Cystic tumours of the pancreas: diagnostic accuracy, pathologic observations and surgical consequences. Langenbecks Arch Surg 1998;383(1): 56-61.
3. Wilentz RE, Albores-Saavedra J, Zahurak M, Talamini MA, Yeo CJ, Cameron JL, e col. Pathologic examination accurately predicts prognosis in mucinous cystic neoplasms of the pancreas. Am J Surg Pathol 1999;23(11):1320-7.
4. Procacci C, Biasiutti C, Carbognin G, Accordini S, Bicego E, Guarise A, e col. Characterization of cystic tumors of the pancreas: CT accuracy. J Comput Assist Tomogr 1999; 23(6):906-12.
5. Le Borgne J, de Calan L, Partensky C. Cystadenomas and cystadenocarcinomas of the pancreas: a multiinstitutional retrospective study of 398 cases. French Surgical Association. Ann Surg 1999;230(2):152-61.
6. Brugge WR, Lewandrowski K, Lee-Lewandrowski E, Centeno BA, Szydlo T, Regan S, e col. Diagnosis of pancreatic cystic neoplasms: a report of the cooperative pancreatic cyst study. Gastroenterology 2004;126(5):1330-6.
7. Kimura W, Nagai H, Kuroda A, Muto T, Esaki Y. Analysis of small cystic lesions of the pancreas. Int J Pancreatol 1995; 18(3):197-206.
8. Khalid A, McGrath KM, Zahid M, Wilson M, Brody D, Swalsky P, e col. The role of pancreatic cyst fluid molecular analysis in predicting cyst pathology. Clin Gastroenterol Hepatol 2005;3(10):967-73.
9. Tanaka M. Intraductal papillary mucinous neoplasm of the pancreas: diagnosis and treatment. Pancreas 2004;28(3): 282-8.
10. Wiesenauer CA, Schmidt CM, Cummings OW, Yiannoutsos CT, Howard TJ, Wiebke EA, e col. Preoperative predictors of malignancy in pancreatic intraductal papillary mucinous neoplasms. Arch Surg 2003;138(6):610-7; discussion 617-8.
11. Sand J, Nordback I. The differentiation between pancreatic neoplastic cysts and pancreatic pseudocyst. Scand J Surg 2005;94(2):161-4.
12. Curry CA, Eng J, Horton KM, Urban B, Siegelman S, Kuszyk BS, e col. CT of primary cystic pancreatic neoplasms: can CT be used for patient triage and treatment? AJR Am J Roentgenol 2000;175(1):99-103.
13. Sperti C, Pasquali C, Decet G, Chierichetti F, Liessi G, Pedrazzoli S. F-18-fluorodeoxyglucose positron emission tomography in differentiating malignant from benign pancreatic cysts: a prospective study. J Gastrointest Surg 2005; 9(1):22-8; discussion 28-9.
14. Torresan F, Casadei R, Solmi L, Marrano D, Gandolfi L. The role of ultrasound in the differential diagnosis of serous and mucinous cystic tumours of the pancreas. Eur J Gastroenterol Hepatol 1997;9(2):169-72.
15. Sahani D, Prasad S, Saini S, Mueller P. Cystic pancreatic neoplasms evaluation by CT and magnetic resonance cholangiopancreatography. Gastrointest Endosc Clin N Am 2002;12(4):657-72.
16. Brugge WR. Evaluation of pancreatic cystic lesions with EUS. Gastrointest Endosc 2004;59(6):698-707.
17. Koito K, Namieno T, Nagakawa T, Shyonai T, Hirokawa N, Morita K. Solitary cystic tumor of the pancreas: EUS-pathologic correlation. Gastrointest Endosc 1997;45(3):268-76.
18. Wiersema MJ, Vilmann P, Giovannini M, Chang KJ, Wiersema LM. Endosonography-guided fine-needle aspiration biopsy: diagnostic accuracy and complication assessment. Gastroenterology 1997;112(4):1087-95.
19. Carlson SK, Johnson CD, Brandt KR, Batts KP, Salomao DR. Pancreatic cystic neoplasms: the role and sensitivity of needle aspiration and biopsy. Abdom Imaging 1998; 23(4):387-93.
20. Gress F, Gottlieb K, Cummings O, Sherman S, Lehman G. Endoscopic ultrasound characteristics of mucinous cystic neoplasms of the pancreas. Am J Gastroenterol 2000;95(4): 961-5.
21. Sperti C, Pasquali C, Guolo P, Polverosi R, Liessi G, Pedrazzoli S. Serum tumor markers and cyst fluid analysis are useful for the diagnosis of pancreatic cystic tumors. Cancer 1996;78(2):237-43.
22. Centeno BA, Warshaw AL, Mayo-Smith W, Southern JF, Lewandrowski K. Cytologic diagnosis of pancreatic cystic lesions. A prospective study of 28 percutaneous aspirates. Acta Cytol 1997;41(4):972-80.

23. Fukushima N, Mukai K, Kanai Y, Hasebe T, Shimada K, Ozaki H, e col. Intraductal papillary tumors and mucinous cystic tumors of the pancreas: clinicopathologic study of 38 cases. Hum Pathol 1997;28(9):1010-7.

24. Ariyama J, Suyama M, Satoh K, Wakabayashi K. Endoscopic ultrasound and intraductal ultrasound in the diagnosis of small pancreatic tumors. Abdom Imaging 1998; 23(4):380-6.

25. Inui K, Nakazawa S, Yoshino J, Yamachika H, Kanemaki N, Wakabayashi T, e col. Mucin-producing tumor of the pancreas—intraluminal ultrasonography. Hepatogastroenterology 1998;45(24):1996-2000.

26. Sugiyama M, Atomi Y, Saito M. Intraductal papillary tumors of the pancreas: evaluation with endoscopic ultrasonography. Gastrointest Endosc 1998;48(2):164-71.

27. Kobayashi G, Fujita N, Noda Y, Ito K, Horaguchi J, Takasawa O, e col. Mode of progression of intraductal papillary-mucinous tumor of the pancreas: analysis of patients with follow-up by EUS. J Gastroenterol 2005;40(7):744-51.

28. Walsh RM, Henderson JM, Vogt DP, Baker ME, O'Malley C M, Jr., Herts B, e col. Prospective preoperative determination of mucinous pancreatic cystic neoplasms. Surgery 2002;132(4):628-33; discussion 633-4.

29. Frossard JL, Amouyal P, Amouyal G, Palazzo L, Amaris J, Soldan M, e col. Performance of endosonography-guided fine needle aspiration and biopsy in the diagnosis of pancreatic cystic lesions. Am J Gastroenterol 2003;98(7):1516-24.

30. van der Waaij LA, van Dullemen HM, Porte RJ. Cyst fluid analysis in the differential diagnosis of pancreatic cystic lesions: a pooled analysis. Gastrointest Endosc 2005;62(3): 383-9.

31. Sahani DV, Kadavigere R, Saokar A, Fernandez-del Castillo C, Brugge WR, Hahn PF. Cystic pancreatic lesions: a simple imaging-based classification system for guiding management. Radiographics 2005;25(6):1471-84.

32. Irie H, Yoshimitsu K, Aibe H, Tajima T, Nishie A, Nakayama T, e col. Natural history of pancreatic intraductal papillary mucinous tumor of branch duct type: follow-up study by magnetic resonance cholangiopancreatography. J Comput Assist Tomogr 2004;28(1):117-22.

33. Gan SI, Thompson CC, Lauwers GY, Bounds BC, Brugge WR. Ethanol lavage of pancreatic cystic lesions: initial pilot study. Gastrointest Endosc 2005;61(6):746-52.

34. Fernandez-del Castillo C, Targarona J, Thayer SP, Rattner DW, Brugge WR, Warshaw AL. Incidental pancreatic cysts: clinicopathologic characteristics and comparison with symptomatic patients. Arch Surg 2003;138(4):427-3; discussion 433-4.

23

NEOPLASIA INTRADUCTAL MUCINOSA PAPILÍFERA

José Celso Ardengh
Luiz Felipe Pereira de Lima

INTRODUÇÃO

A neoplasia intraductal mucinosa papilífera (NIMP) é rara e foi descrita pela primeira vez em 1982 por Ohhashi sob a forma de um "tampão mucoso" encontrado no interior do sistema canalicular pancreático, associado ao abaulamento da papila e à proliferação das células canaliculares (Figura 23.1). Pouco tempo depois, em 1986, Itai e col.[1] a descreveram como dilatação cística do canal pancreático revestido por epitélio mucinoso. Até 1996 diversos foram os nomes dados a esta afecção pancreática (Tabela 23.1)[2-8] até que a Organização Mundial de Saúde (OMS) sugerisse a nomenclatura de tumor intraductal mucinoso papilífero do pâncreas (TIMP).

Atualmente o TIMP, também conhecido por neoplasia intraductal mucinosa papilífera (NIMP), caracteriza-se por dilatação cística dos canais pancreáticos revestidos por epitélio estratificado mucinoso, sendo o muco secretado responsável pela obstrução canalicular e conseqüentemente, pela dilatação do ducto pancreático principal (DPP)[2,9]. À montante podemos notar a presença de lesões características de pancreatite obstrutiva, como fibrose difusa associada à infiltração linfoplasmocitária. Dentre as lesões císticas pancreáticas verdadeiras (excluindo os pseudocistos) a NIMP representa aproximadamente 15% do total[9]. A suspeita da lesão se faz quando evidenciamos uma imagem cística no interior do DPP, ou um canal dilatado em comunicação com o mesmo, ou ainda, uma alteração do calibre dos canais pancreáticos (Figura 23.2). Graças ao avanço no diagnóstico por imagem, cada vez mais tem-se diagnosticado a NIMP, o que tem permitido um melhor conhecimento da sua história natural[10]. Em virtude do risco de degeneração maligna, a cirurgia mantém-se como terapêutica de escolha[10].

Tabela 23.1. Nomes utilizados em publicações para descrever a NIMP[2-8].

Adenocarcinoma cístico
Adenocarcinoma com componente intraductal predominante
Adenocarcinoma papilar intraductal difuso
Adenoma viloso
Câncer pancreático precoce
Carcinoma ducto-ectásico tipo pancreático
Carcinoma *in situ*
Carcinoma produtor de mucina
Carcinoma viloso difuso do DPP
Cistoadenoma ducto-ectásico mucinoso
Cistoadenoma intraductal
Ectasia ductal mucinosa
Ectasia mucinosa ductal pancreática
Hiperplasia intraductal papilar
Hiperplasia papilar atípica
Neoplasia intraductal papilar
Neoplasia intraductal papilífera
Tumor endoluminal múltiplo primitivo do DPP
Tumor intraductal produtor de mucina
Tumor mucinoso hipersecretante
Tumor pancreático mucinoso
Tumor produtor de mucina

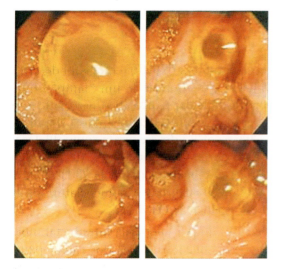

Figura 23.1. Imagem típica de "olho de peixe" observada à endoscopia, de um tumor intraductal mucinoso papilífero do pâncreas. Imagem cedida pelo Dr. José Eduardo Brunaldi – HCFMRP-USP.

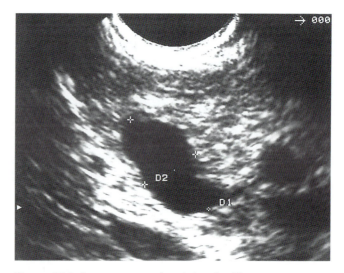

Figura 23.2. Imagem ecoendoscópica de dilatação segmentar do DPP localizada na porção cefálica do pâncreas. A cirurgia revelou se tratar de um tumor intraductal mucinoso papilífero.

ANATOMIA PATOLÓGICA

A NIMP acomete o DPP de forma difusa ou segmentar bem como os ductos pancreáticos secundários[11]. Caracteriza-se pela dilatação do DPP e/ou secundário na ausência de estenose, pela proliferação de epitélio produtor de mucina, e abaulamento da papila maior e/ou menor[12] (Figura 23.1). Na maioria dos casos (75%) ela surgirá no interior do DPP, na porção cefálica, e

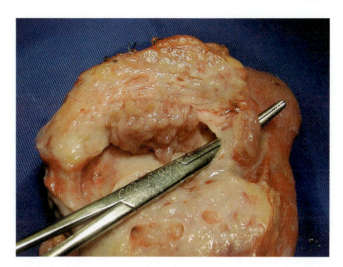

Figura 23.3. Produto de duodenopancreatectomia. Peça operatória com NIMP, notar a dilatação do DPP e dos seus ramos secundários e lesão vegetante (adenocarcinoma) no interior do ducto pancreático principal. Imagem cedida pelo Dr. José Eduardo Monteiro da Cunha HCFMUSP.

progredirá ao longo do ducto, envolvendo seus ramos secundários[12]. Já a NIMP dos ductos secundários acomete mais freqüentemente a região do processo uncinado do pâncreas, mas pode acometer a região do corpo e cauda (Figura 23.3).

A forma secundária pode ser erroneamente diagnosticada como cistoadenoma mucinoso (CAM), apesar das diferenças existentes entre ambos[13]. Yamaguchi e col.[14] propuseram uma classificação macroscópica anatômica baseada na morfologia dos canais e na localização da proliferação papilar com: comprometimento isolado do DPP (45%); comprometimento dos canais secundários (40%); e comprometimento misto do DPP e ramos secundários (15% dos casos). Quanto à localização: cabeça do pâncreas (60%); corpo (20%); e cauda em 20% dos casos.

Microscopicamente a OMS classifica essa doença em 4 tipos[9]:

a) Hiperplásico: presença de células colunares produtoras de mucina que freqüentemente formam projeções papilares.
b) Adenoma: lesões intracanaliculares mucinosas com baixo grau de displasia.
c) Borderline: lesões com grau de displasia variando de moderado a severo (carcinoma *in situ*).
d) Carcinoma: proliferação intracanalicular papilífera mucinosa e invasiva que infiltra o parênquima pancreático e/ou vem acompanhada por metástases em nódulos linfáticos e/ou viscerais.

As diversas formas citadas acima podem ser encontradas na mesma lesão. Lesões de pancreatite crônica obstrutiva são observadas no parênquima adjacente à lesão, de forma difusa e uniforme. Nota-se fibrose peri e intralobular e infiltração linfoplasmocitária do tecido conectivo (Figura 23.3).

EPIDEMIOLOGIA, ETIOLOGIA E QUADRO CLÍNICO

A NIMP ocorre por volta dos 65 anos (30-90), sendo duas vezes mais freqüente no sexo masculino e até o momento não se conhecem fatores desencadeantes comprovados. O álcool e o tabaco não parecem ser fatores de risco significantes, embora alguns estudos mostrem sua relação com a degeneração maligna[15,16]. A história natural é desconhecida, mas sabe-se que sua evolução é lenta, havendo um intervalo médio de 1 a 4 anos do início dos sinto-

322 PARTE VI – DOENÇAS DO PÂNCREAS

mas ao diagnóstico e conseqüentemente um bom prognóstico, para a grande maioria dos doentes[13,17]. Séries cirúrgicas sugerem que a incidência da NIMP encontra-se em torno de 8 e 20%[18,19].

Os sintomas resultam da obstrução pancreática ou biliar e da evolução locorregional ou malignização tumoral. A obstrução, causada pelo tampão mucoso intracanalicular, promove sintomas recidivantes e intermitentes. Suspeita-se do diagnóstico diante de crises de pancreatite aguda recidivantes, que se associam a NIMP em 40 a 60% dos casos[13].

A lesão cursa com dor abdominal de forte intensidade, epigástrica ou periumbilical, com ou sem irradiação para a região dorsal, acompanhada de náuseas ou vômitos, associada à elevação das enzimas pancreáticas (lipasemia 3 a 5x o valor normal). Por vezes o diagnóstico torna-se difícil, não havendo história prévia de ingestão de álcool ou achados em exames de imagem compatíveis com colelitíase, recebendo o paciente o diagnóstico de pancreatite aguda idiopática[2,10]. Na presença de inflamação do parênquima pancreático a chance do diagnóstico falso-negativo pelos métodos de imagem aumenta. Por este motivo, exames como ultra-sonografia abdominal ou tomografia computadorizada helicoidal (TCH) com intuito de avaliar dilatações císticas intracanaliculares devem ser solicitadas na ausência da crise dolorosa, assim como os níveis séricos de amilase e lipase. As crises dolorosas de pancreatite são de fraca intensidade, benignas e de rápida resolução, e o caráter recidivante evoca a suspeita de NIMP[10,13].

Outros sinais e sintomas podem estar presentes no decorrer da doença. Dentre eles citamos a icterícia obstrutiva que ocorre em 5 a 20% dos casos, estando associada à malignidade na maioria dos casos e podendo resultar da extensão tumoral para a região papilar[13,20].

No caso de insuficiência pancreática exócrina, devido à obstrução completa do DPP ou à montante pela lesão, podemos observar quadro de diarréia (esteatorréia)[2]. Diabete pode ser observada em cerca de 20% dos casos devido à destruição do parênquima pelo processo inflamatório crônico associado. O emagrecimento, presença de massa palpável em abdome e/ou wirsungorragia são indicativos da degeneração maligna[11,21]. Apesar dos sinais e sintomas acima descritos, a NIMP pode ser diagnosticada de maneira fortuita[22].

DIAGNÓSTICO

Se faz diante de circunstâncias clínicas que evoquem o seu diagnostico, como pancreatite recidivante sem causa aparente, diabetes, esteatorréia, icterícia, entre outros, ou fortuitamente, ao se evidenciar uma lesão cística pancreática em exames de imagem[13]. Porém, a confirmação exata da presença de uma NIMP só se fará após sua ressecção cirúrgica com o exame anátomo-patológico da peça operatória (Figura 23.3). Alguns exames poderão nos auxiliar no diagnóstico, porém, nenhum deles será tão acurado quanto a análise da peça cirúrgica. Dentre os principais exames solicitados para o diagnóstico destacamos abaixo aqueles que podem auxiliar nesse intento.

Bioquímica

Os exames sangüíneos pouco contribuem para o diagnóstico da NIMP. A presença de enzimas pancreáticas elevadas na ausência de pancreatite ou mesmo durante quadros álgicos poderá motivar a realização de exames de imagem mais específicos[13].

Exames de imagem

Ultra-sonografia abdominal (US)

A NIMP apresenta aspecto de tumor cístico e na presença de dilatação do DPP ou dos seus ramos secundários o diagnóstico poderá ser suspeitado. A presença de múltiplas formações hiperecóicas sugerem a presença de muco solidificado e conseqüentemente, de um tumor sólido[23].

Tomografia computadorizada helicoidal (TCH)

Imagens de dilatação do DPP ou dos seus ramos secundários sem evidência de obstáculo sugerem fortemente a presença de NIMP[24]. Essa dilatação poderá se apresentar de forma segmentar ou difusa, podendo a forma segmentar ser confundida com cisto. O comprometimento dos canais secundários será evidenciado, em cerca de 30% dos casos, no processo uncinado do pâncreas como pequenas imagens hipodensas agrupadas, separadas por finos septos, dando aspecto de "cacho de uva" e podendo simular um cistoadenoma seroso (Figura 23.4). Pode-se evidenciar, simultaneamente, a presença de pancreatite crônica obstrutiva à montante, com atrofia do parênquima pancreático com áreas de calcificações. Vegetações intracanaliculares ou intracísticas também podem ser reparadas, principalmente após a injeção de contraste. A TCH é útil não só no estádio locorregional como também à distância nos casos de lesão degenerativa. A acurácia do método encontra-se em torno de 54 a 76%[25].

Ecoendoscopia (EE)

Permite a avaliação de toda a glândula pancreática em especial da região corpo-caudal através da obtenção de imagens transgástricas, e cefálicas pela obtenção de imagens transduodenais, com acurácia em torno de 80 a 94%. Permite confirmar a natureza cística da lesão que por vezes mostra-se como sólida à TCH quando preenchida por muco, ou quando até mesmo passam desapercebidas[26]. A EE permite precisar a localização da NIMP e mensurar

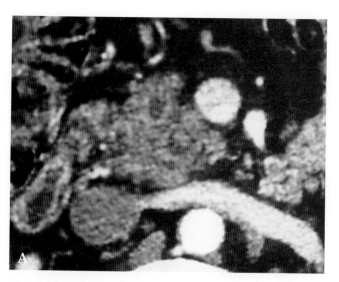
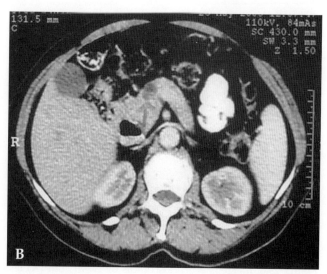

Figura 23.4. A) TCH de paciente com NIMP onde observamos áreas hipodensas que se agrupam dando o aspecto de "cacho de uva". Essa lesão se encontra no processo unciforme do pâncreas. Em **(B)** imagem hipodensa localizada na região da transição entre a cabeça e o corpo. A EE revelou se tratar de dilatação do ducto pancreático secundário (confirmado por cirurgia).

suas cavidades císticas, assim como evidenciar a comunicação entre a dilatação cística e o DPP e/ou seus ramos secundários (Figura 23.5), além de visualizar formações nodulares murais (Figuras 23.5 e 23.6)[27].

Ela permite ainda avaliar com precisão a extensão de toda a dilatação do DPP e de seus ramos secundários, podendo evidenciar septações, vegetações e/ou nodulações mesmo menores que 0,3cm aderidas a parede do DPP (Figuras 23.7, 23.8 e 23.9).

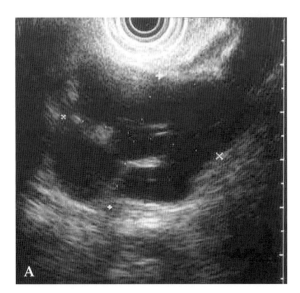
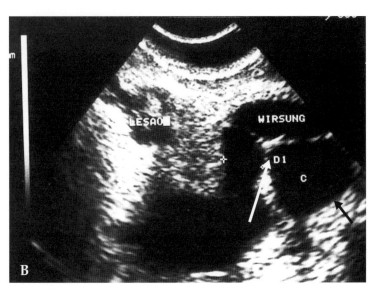

Figura 23.5. Imagens ecoendoscópicas de NIMP. Em (**A**) área anecóica com septos no interior. O aspecto é de dilatação do DPP na porção cefálica. Essa imagem pode se confundir com cistoadenoma mucinoso. Em (**B**) observe a dilatação de todo o DPP da porção cefálica e abaixo dilatação do ducto pancreático secundário (seta curta), com comunicação (seta longa). Acima a esquerda em "lesão" note área hipoecóica triangular que cresce para o interior do DPP.

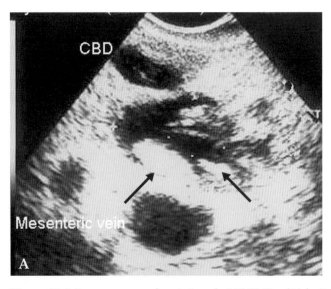
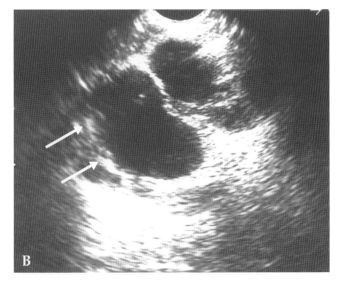

Figura 23.6. Imagens ecoendoscópicas de NIMP. Em (**A**) lesão cística com vegetação no interior (setas). O anátomo-patológico revelou a presença de adenoma com alto grau de displasia. Em (**B**) vegetação (setas) no interior do DPP que se encontra dilatado.

Quando associada à punção aspirativa com agulha fina (PAAF) obtém material para análise citológica e histológica da lesão e também material mucinoso, com sensibilidade de 91% (Figura 23.10)[28,29]. Kubo e col.[27] mostraram acurácia de 92% para a EE-PAAF contra 82% e 89% respectivamente para a US e a CPER.

Outro trabalho revelou a dificuldade para o diagnóstico de malignidade com a EE-PAAF. Ardengh e col. estudaram cinqüenta pacientes com suspeita de NIMP. O achado foi acidental em 24, 18 apresentavam dor abdominal, 4 pan-

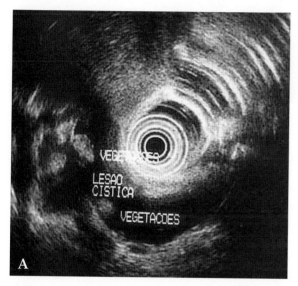
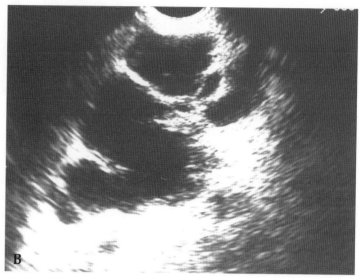

Figura 23.7. Imagens ecoendoscópicas de NIMP localizados na cabeça do pâncreas. Em (**A**) área cística com dilatação do DPP e vegetações hiperecóicas no seu interior. Em (**B**) dilatação do DPP sem vegetações.

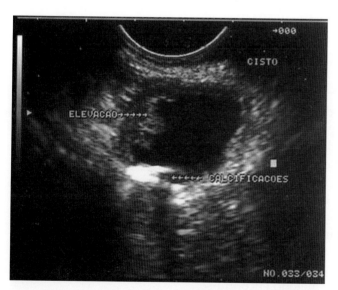

Figura 23.8. Imagem ecoendoscópica da porção corpórea do pâncreas com enorme dilatação do DPP e uma vegetação hipoecóica à direta da imagem com área hiperecóica (calcificação) na porção inferior. A imagem é sugestiva de NIMP por acometer o DPP e apresentar calcificação externa, o que foi confirmado pela peça operatória.

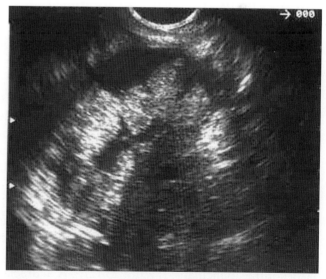

Figura 23.9. Imagem a TCH de nódulo. A EE revelou se tratar de lesão multicística com dilatação do DPP e área de dilatação do ducto secundário.

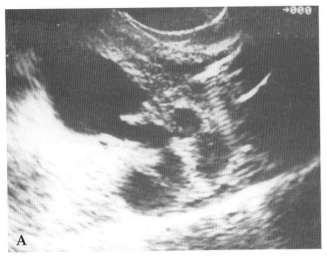 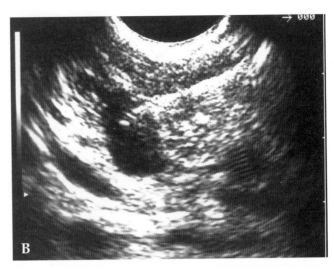

Figura 23.10. Imagens ecoendoscópicas dos casos anteriores (Figuras 23.6B e 23.2B) durante a introdução da agulha no interior do DPP.

creatite aguda e 4 colestase. Foram analisadas as características ecográficas das lesões encontradas como: sua localização (DPP, secundário ou parênquima), número, tamanho, topografia e a presença de nódulos ou vegetações no interior do cisto. O resultado final foi obtido pela cirurgia em 40 pacientes e pela EE-PAAF em 10, com seguimento médio de 12 meses. Quarenta e cinco casos foram classificados como benignos e 5 malignos. O diagnóstico final foi de NIMP (42), CAM (8) e cistoadenocarcinoma (1). À EE o DPP estava comprometido em 27, 12 tinham comprometimento do DP secundário, 8 do parênquima e em 3 o achado foi misto. A cabeça foi o local de preferência (58%). Em 15 pacientes (30%) encontramos nódulos e/ou vegetações intracísticas. A sensibilidade, especificidade, VPP, VPN e acurácia da EE-PAAF para prever a malignidade foi de 40%, 100%, 100%, 94% e 94%. O diagnóstico diferencial entre a NIMP e o CAM pela EE foi 87,6%. Esse trabalho demonstrou que a EE-PAAF permite o diagnóstico diferencial entre uma NIMP e um CAM. O diagnóstico de vegetações/nodulações intracísticas pela EE é fator mais importante para prever malignidade, sendo superior a PAAF[30].

Colangiopancreatografia endoscópica retrógrada (CPER)

Inicialmente descrita como método de escolha para o diagnóstico da NIMP, tornou-se método de exceção devido ao alto índice de pancreatite aguda (5 a 7%). A presença de abaulamento da papila de Vater pode ser evidenciada em 38 a 55% dos casos, sendo característico da lesão e indicando o comprometimento do DPP. A saída de muco pelo orifício papilar é patognomônico da lesão, apesar de estar presente em apenas 18 a 30% dos casos (Figura 23.1)[31]. A injeção de contraste evidencia cavidade cística única ou múltipla, com aspecto de "cacho de uva", ao nível dos canais secundários e/ou a dilatação difusa ou segmentar do DPP (Figura 23.11). Evidencia também a comunicação da formação cística com o DPP e a presença de tampão mucoso ou vegetações intracanaliculares (Figura 23.12)[4]. A acurácia do método encontra-se em torno de 76 a 83%[10,15,25,26,29,32-38].

Colangiopancreatorressonância magnética (CPRM)

Exame não invasivo, fornece informações sobre os canais pancreáticos e biliares[39]. Mostra a presença de substância mucóide no interior da cavidade císti-

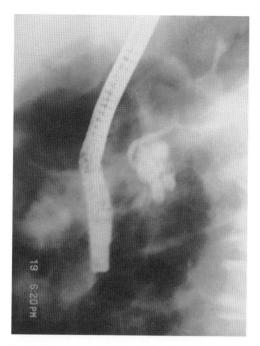

Figura 23.11. Pancreatografia revelando área de dilatação multicística da porção cefálica do pâncreas, aspecto de "cacho de uva". Forma nodular da NIMP.

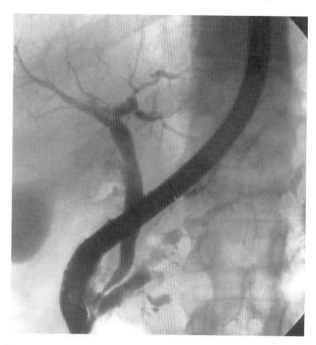

Figura 23.12. CPER do paciente da Figura 23.1. Nota a dilatação do DPP na sua porção cefálica e a presença de vegetações intracanaliculares. Imagens cedidas pelo Dr. José Eduardo Brunaldi HCFMRP-USP.

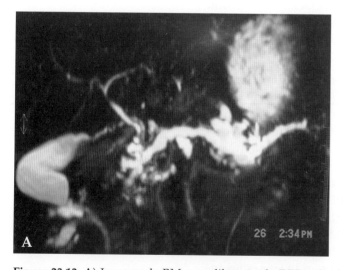
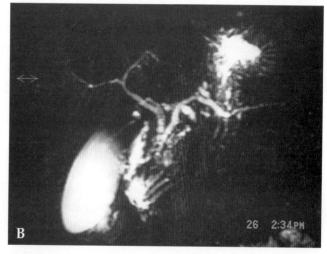

Figura 23.13. A) Imagem da RM com dilatação do DPP e de alguns ductos secundários. Imagem típica de NIMP. **B)** Dilatação do DPP e de ductos secundários.

ca e/ou do DPP que se apresenta com hipersinal em T2[40]. A CPRM é bom exame devido à seqüência dos cortes coronais para análise do parênquima pancreático e por evidenciar as vegetações intracanaliculares, prevendo a presença de malignidade[41]. Além disso, permite diagnosticar a presença dos nódulos murais com sensibilidade de 85%. Tende a substituir a CPER podendo ser realizada pré ou pós EE. Irie e col.[42] demonstraram acurácia diagnóstica da CPRM de 80% para a NIMP do DPP e de 100% para a NIMP dos ductos secundários (Figuras 23.13A e B).

Ultra-sonografia intraductal (USID) e pancreatoscopia

São exames difíceis de serem realizados. Os miniprobes endocanaliculares de alta freqüência (15-30MHz) fornecem dois tipos de informações em relação à NIMP[13]. A primeira confirmando o diagnóstico da ectasia canalicular, e a segunda informando a extensão do tumor. Atualmente são mais sensíveis que a CPER para evidenciar tumores intracanaliculares ou muco intracanalicular. A wirsungoscopia transpapilar consiste em um miniendoscópio introduzido dentro dos canais pancreáticos, permitindo a visualização de lesões e a realização de biópsias[33]. Kaneko e col.[33] compararam a sensibilidade, especificidade, e acurácia da pancreatoscopia, CPER e EE. Os valores foram: 100%, 100% e 100% para a pancreatoscopia, 43%, 100% e 61% para a CPRE e 47%, 20% e 62,5% para a EE. Hara e col.[43] demonstraram sensibilidade de 91% e especificidade de 82% na associação da USID com a pancreatoscopia na diferenciação da NIMP benigna e maligna. É um exame de exceção e que ainda necessita de maior avaliação.

Biologia molecular

A NIMP é um tumor benigno com potencial de malignização, com cerca de 50% dos casos, apresentando carcinoma invasivo no momento da cirurgia[44]. As técnicas de biologia molecular permitem pesquisar a mutação do gene K-ras[3] e de mensurar a atividade da telomerase[45] no suco pancreático colhido durante a CPER ou intracística durante a punção ecoguiada. Essa técnica pode ser útil na diferenciação da NIMP benigna e maligna, mas seu real valor ainda não está claramente estabelecido[22]. A ativação mutacional do K-ras tem sido relatada em 30 a 80% das NIMP, sendo a maioria delas no codon 12[3,7,46]. Estudos iniciais demonstram a importância do K-ras na transformação do epitélio normal para o carcinoma invasivo nas NIMP.

Outros estudos, com enfoque na análise do p53, demonstram sua alteração tardia, na transformação adenoma-carcinoma[47]. O DPC4, um fator de transcrição nuclear, mostra-se geneticamente inativo em 50% dos adenocarcinomas pancreáticos ductais[48,49]. Entretanto encontra-se ativado em 100% dos casos de NIMP e em 97% dos casos de NIMP associada ao carcinoma invasivo[47]. Pacientes com adenocarcinoma ductal pancreático e expressão do DPC4 preservada parecem apresentar sobrevida prolongada em relação àqueles com DPC4 não ativado[48]. A diferença na expressão do DPC4 entre a NIMP e o adenocarcinoma sugere uma diferença fundamental na carcinogênese que pode explicar o curso prolongado e indolente da NIMP comparada ao do adenocarcinoma ductal. Dentre as glicoproteínas de alto peso molecular, o MUC2 e MUC5 são altamente expressados na NIMP, e quando presentes indicam melhor sobrevida[50,51] (Tabela 23.2).

Tabela 23.2. Comparação entre as alterações genéticas na NIMP (carcinoma) com o adenocarcinoma pancreático ductal.

	NIMP (carcinoma)	Adenocarcinoma ductal
Expressão do p53	50%[13]	80%[52]
Mutação do K-ras	40-60%[47]	70-90%[53]
Expressão do DPC4	100%[49]	45%[48]
MUC2	81%[54]	0%[54]
MUC5	83%[51]	13%[13]

CRITÉRIOS PREDITIVOS DE MALIGNIDADE

As NIMP são caracterizadas pelo alto risco de malignização. Os critérios preditivos baseiam-se muitas vezes nos aspectos clínicos e radiológicos[55]. Os fatores clínicos são: diabetes, icterícia e alteração do estado geral[56,57]. Os radiológicos são melhor caracterizados e sobretudo reparados pela EE[26,30,58]. São critérios de malignidade, o comprometimento do DPP, sua dilatação acima de 7mm, cavidade cística maior que 30mm, presença de nódulos murais, existência de componente tissular desenvolvido à partir de uma lesão cística e a presença de nódulos linfáticos (NL)[55].

A forma de comprometimento do DPP ou a forma mista degeneram com mais freqüência que as formas secundárias. A sobrevida após a cirurgia, em 5 anos, é de 85%. Em caso de infiltração extrapancreática a taxa de sobrevida cai para 26% em 5 anos, mas mantém-se superior a sobrevida do adenocarcinoma pancreático ductal[28].

DIAGNÓSTICO DIFERENCIAL

O diagnóstico diferencial da NIMP se faz com quadro de pancreatite aguda recorrente ou com doenças causadoras de obstrução canalicular, tais como: tumor de papila, disfunção do esfíncter de Oddi, *pancreas divisum* e pancreatite crônica obstrutiva. Na fase aguda de uma pancreatite os fenômenos inflamatórios mascararam a lesão cística[13]. O diagnóstico se faz também diante de uma síndrome clínica evocando um tumor pancreático como uma icterícia obstrutiva ou esteatorréia e com as neoplasias císticas do pâncreas, que representam, cerca de 15 a 20% dos cistos pancreáticos[30] e com os pseudocistos, que representam 80% dessas lesões. Exames como a US e a TC muitas vezes são incapazes de diferenciá-los[23,59].

Lesões císticas neoplásicas

Cistoadenoma mucinoso e cistoadenocarcinoma

São geralmente únicos e volumosos. O componente macrocístico é predominante. O cistoadenoma mucinoso possui parede espessa, por vezes com calcificações periféricas, vegetações intracísticas e muco. A EE (Figura 23.14) associada à punção aspirativa com agulha fina (EE-PAAF) confirma a presença de muco e a elevação dos marcadores tumorais (CEA superior a 200ng/ml, Ca 19-9 superior a 50.000UI/ml).

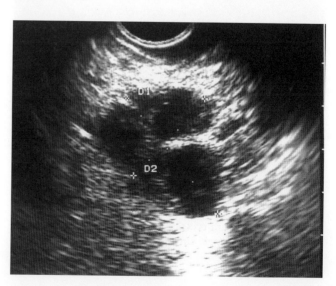

Figura 23.14. Imagem ecoendoscópica de um cistoadenoma mucinoso localizado na cauda do pâncreas bem junto ao hilo esplênico.

Sua localização preferencial é na porção corpo-caudal em 70% dos casos e a principal diferença com a NIMP está na ausência de comprometimento importante do DPP. Seu diagnóstico se faz de maneira fortuita na grande maioria dos casos. Tem alto poder degenerativo, sendo suspeito de malignidade na presença de NL ou invasão de estruturas vizinhas. O tratamento de escolha é cirúrgico.

Cistoadenoma seroso

São compostos por microcistos, multiloculares, sem comunicação com o DPP. Apresentam aspecto radiológico de "favo de mel", com calcificação central, associada à cicatriz estrelada (Figura 23.15). Calcificações são vistas em 30% dos casos. Em 10% dos casos a forma macrocística pode ocorrer. São lesões benignas de conduta expectante, salvo nas grandes lesões com sintomas compressivos e/ou obstrutivos.

A EE-PAAF confirma a presença de líquido amarelo-nacarado e os níveis dos marcadores tumorais podem predizer a sua presença (CEA inferior a 10ng/ml, Ca 19-9 inferior a 30.000UI/ml).

Cistos verdadeiros

São extremamente raros, visto em casos de doença de von Hippel-Lindau ou mucoviscidose. Geralmente são múltiplos e podem acometer toda a glândula (Figura 23.16).

Pseudocisto

São encontrados em pacientes com antecedentes de pancreatite aguda ou crônica. São desprovidos de parede própria, com conteúdo heterogêneo, podendo desenvolver-se no pâncreas ou fora dele e se comunicar com o DPP em 70% dos casos. A EE permite realizar a punção aspirativa ecoguiada e mensurar a concentração da lipase. Apesar do CEA do líquido ser baixo, o CA 19-9 apresenta valores variáveis (Figura 23.17).

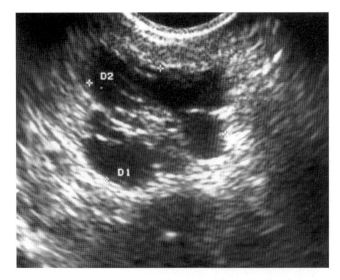

Figura 23.15. Imagem ecoendoscópica de um cistoadenoma seroso, confirmado pela cirurgia.

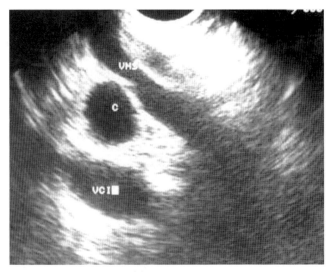

Figura 23.16. Paciente com síndrome de von Hippel-Lindau, com cisto pancreático verdadeiro cefálico e aumento do CA-19-9. Indicada EE-PAAF que revelou a presença de cisto simples.

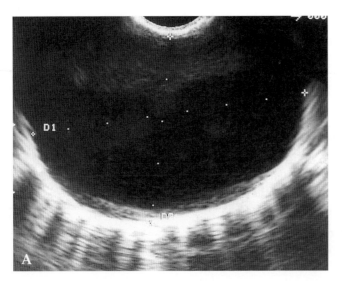 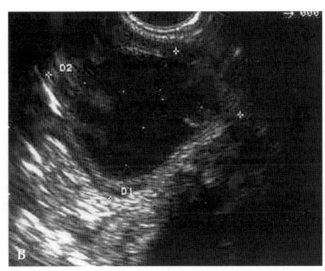

Figura 23.17. Imagens ecoendoscópicas de pseudocisto. Em (**A**) note área anecóica, com reforço acústico posterior e debris no interior do conteúdo líquido. Em (**B**) área anecóica com paredes espessadas.

Adenoma viloso do DPP

Trata-se de lesão pré-neoplásica muco-secretora. As estruturas papilares são de dimensões superiores às da NIMP, assim como às do DPP. A EE permite evidenciar a proliferação endocanalicular.

Adenocarcinoma do pâncreas

Diferencia-se das NIMP, salvo nas suas formas císticas. São raros, assim como os tumores neuroendócrinos císticos.

TRATAMENTO, SEGUIMENTO E PROGNÓSTICO

O estádio pré-operatório é de fundamental importância para o planejamento do procedimento cirúrgico. A mortalidade pós-operatória de uma duodenopancreatectomia cefálica está em torno de 1 a 5% de acordo com a experiência da equipe cirúrgica, e a morbidade, em torno de 30%, o que torna necessário pesar o risco carcinogênico da lesão com o risco operatório[60]. A avaliação pré-operatória do paciente como um todo tem por objetivo avaliar sua operabilidade sob ponto de vista anestésico (score ASA). Os métodos de imagem que dispomos permitem localizar e classificar o tumor em relação ao comprometimento dos ductos pancreáticos secundários cujos limites são transponíveis. Do ponto de vista oncológico, o estádio locorregional deve ser realizado antes do ato operatório. O subestádio ou superestádio ocorrerá em cerca de 40% dos casos da NIMP[60].

Os exames peroperatórios podem compreender: US, USID, pancreatografia e exame em cortes do pâncreas, necessário nos casos de um tumor de desenvolvimento segmentar e com risco degenerativo[31,32,61].

Todos os tipos de ressecções pancreáticas podem ser indicadas nos casos de NIMP, preservando ao máximo o parênquima sadio possível. Em razão da sua localização cefálica (que ocorre em 60% dos casos), a duodenopancreatectomia é a cirurgia mais indicada nos casos de NIMP comprometendo o DPP nessa região. Porém, quando o comprometimento se faz nos ductos secundários, ou quando o DPP encontra-se difusamente dilatado, é impossível

PARTE VI – DOENÇAS DO PÂNCREAS

diferençar a infiltração difusa do DPP da simples dilatação causada pela obstrução mecânica. Neste caso a análise por congelação das secções realizadas no intra-operatório poderão mostrar a partir de que ponto a margem cirúrgica encontra-se livre. Paye e col.[61] demonstraram acurácia de 92% para a detecção da margem comprometida através deste método, com mudança da estratégia cirúrgica em 23% dos casos. No comprometimento secundário com dilatação do DPP a ressecção total do tumor se faz necessária mesmo nas lesões pequenas. No caso de não haver dilatação do DPP em lesões menores que 2,5cm de diâmetro e de paredes finas, a monitorização pode ser a conduta adotada em virtude do alto índice de morbidade cirúrgica. Técnicas cirúrgicas como a pancreatectomia esquerda com preservação do baço, a pancreatectomia central ou a pancreatectomia total são praticadas com menor freqüência[62].

Esta última será realizada no caso de lesão multifocal ou de persistência de displasia após ressecção de um determinado segmento. A prescrição de extratos pancreáticos ou o tratamento de diabetes é necessário em casos de atrofia ou fibrose pancreática levando à insuficiência do órgão.

A forma invasiva da NIMP apresenta prognóstico mais favorável que a forma invasiva do adenocarcinoma. A sobrevida em 5 anos dessa forma da NIMP é estimada em 25 a 36%, sendo inferior a 3% nos casos do adenocarcinoma[62].

O seguimento regular se faz necessário naqueles pacientes submetidos à ressecção cirúrgica da NIMP. A modalidade adotada para o seguimento, RM ou EE, variará de equipe para equipe[63].

Nem todos os pacientes com NIMP serão operados. As causas são várias: contra-indicação anestésica, risco operatório acentuado, idade, não aceitação do paciente ou ausência de sintomatologia. Esses pacientes poderão ser acompanhados por EE ou RM, mas o real valor dessa conduta ainda não está comprovado.

CONCLUSÃO

A NIMP caracteriza-se pela proliferação epitelial de arquitetura papilífera do DPP ou dos canais secundários. Seu modo de manifestação mais freqüente se faz através de quadros de pancreatite aguda. Os diferentes métodos de imagem nos permitem uma melhor detecção e análise do tumor e de seus critérios de degeneração maligna. A dificuldade no manejo está no risco de malignização e nas altas taxas de morbidade pós-operatória. A extensão da ressecção é dependente da análise segmentar da presença ou não de comprometimento pancreático. Nos casos onde não há comprometimento do DPP o seguimento se impõe, mesmo não havendo estudos que comprovem a validade desta conduta. O prognóstico dos pacientes operados é bom, com sobrevida em 3 anos de 60-80%, sendo ainda melhor nos casos de comprometimento exclusivamente secundário, mas com resultados ruins na presença do carcinoma invasivo, sendo inferior a 21% em 3 anos[56].

REFERÊNCIAS BIBLIOGRÁFICAS

1. Itai Y, Ohhashi K, Nagai H, Murakami Y, Kokubo T, Makita K, e col. "Ductectatic" mucinous cystadenoma and cystadenocarcinoma of the pancreas. Radiology 1986;161(3): 697-700.

2. Bastid C, Bernard JP, Sarles H, Payan MJ, Sahel J. Mucinous ductal ectasia of the pancreas: a premalignant disease and a cause of obstructive pancreatitis. Pancreas 1991;6(1): 15-22.

3. Yanagisawa A, Kato Y, Ohtake K, Kitagawa T, Ohashi K, Hori M, e col. c-Ki-ras point mutations in ductectatic-type mucinous cystic neoplasms of the pancreas. Jpn J Cancer Res 1991;82(10):1057-60.

4. Obara T, Saitoh Y, Maguchi H, Ura H, Yokota K, Okamura K, e col. Papillary adenoma of the pancreas with excessive mucin secretion. Pancreas 1992;7(1):114-7.

5. Permert J, Mogaki M, Andren-Sandberg A, Kazakoff K,

Pour PM. Pancreatic mixed ductal-islet tumors. Is this an entity? Int J Pancreatol 1992;11(1):23-9.

6. Furukawa T, Chiba R, Kobari M, Matsuno S, Nagura H, Takahashi T. Varying grades of epithelial atypia in the pancreatic ducts of humans. Classification based on morphometry and multivariate analysis and correlated with positive reactions of carcinoembryonic antigen. Arch Pathol Lab Med 1994;118(3):227-34.

7. Sessa F, Solcia E, Capella C, Bonato M, Scarpa A, Zamboni G, e col. Intraductal papillary-mucinous tumours represent a distinct group of pancreatic neoplasms: an investigation of tumour cell differentiation and K-ras, p53 and c-erbB-2 abnormalities in 26 patients. Virchows Arch 1994; 425(4):357-67.

8. Takahashi T, Chiba R, Mori M, Furukawa T, Suzuki M, Tezuka F. Computer-assisted pathology of intraepithelial adenocarcinoma and related lesions: 3-D distribution, structural aberration and discrimination. J Cell Biochem Suppl 1995;23:25-32.

9. Loftus EV, Jr., Olivares-Pakzad BA, Batts KP, Adkins MC, Stephens DH, Sarr MG, e col. Intraductal papillary-mucinous tumors of the pancreas: clinicopathologic features, outcome, and nomenclature. Members of the Pancreas Clinic, and Pancreatic Surgeons of Mayo Clinic. Gastroenterology 1996;110(6):1909-18.

10. Okabayashi T, Kobayashi M, Nishimori I, Sugimoto T, Namikawa T, Okamoto K, e col. Clinicopathological features and medical management of intraductal papillary mucinous neoplasms. J Gastroenterol Hepatol 2006;21(2): 462-7.

11. Monneuse OJ, Rochette A, Pilleul F. [Intraductal papillary mucinous tumors of the pancreas]. Presse Med 2006;35(4 Pt 2):669-78.

12. Michaels PJ, Brachtel EF, Bounds BC, Brugge WR, Pitman MB. Intraductal papillary mucinous neoplasm of the pancreas: cytologic features predict histologic grade. Cancer 2006;108(3):163-73.

13. Bournet B, Buscail L, Escourrou J. Tumeur intracanalaire papillaire mucineuse du pancréas. In: Médico-Chirurgicale E, ed. Hepatologie. Paris: Elsevier; 2006. p. 7 106 A 18 – 8p.

14. Yamaguchi K, Tanaka M. Intraductal papillary-mucinous tumor of the pancreas: a historical review of the nomenclature and recent controversy. Pancreas 2001;23(1):12-9.

15. Traverso LW, Peralta EA, Ryan JA, Jr., Kozarek RA. Intraductal neoplasms of the pancreas. Am J Surg 1998;175(5): 426-32.

16. Lim JH, Yoon KH, Kim SH, Kim HY, Lim HK, Song SY, e col. Intraductal papillary mucinous tumor of the bile ducts. Radiographics 2004;24(1):53-66; discussion 66-7.

17. Sahel J, Bastid C. Ecatsie canalaire mucineuse du pancreás. In: Médico-Chirurgicale E, editor. Hépatologie. Paris; 1997. p. 8p.

18. Sohn TA, Yeo CJ, Cameron JL, Hruban RH, Fukushima N, Campbell KA, e col. Intraductal papillary mucinous neoplasms of the pancreas: an updated experience. Ann Surg 2004;239(6):788-97; discussion 797-9.

19. Fujino Y, Suzuki Y, Yoshikawa T, Ajiki T, Ueda T, Matsumoto I, e col. Outcomes of surgery for intraductal papillary mucinous neoplasms of the pancreas. World J Surg 2006;30(10):1909-14; discussion 1915.

20. Bernard JP, Payan MJ. [Intraductal papillary mucinous tu-

mors of the pancreas. An emerging entity?]. Gastroenterol Clin Biol 1997;21(4):275-7.

21. Meszoely IM, Means AL, Scoggins CR, Leach SD. Developmental aspects of early pancreatic cancer. Cancer J 2001; 7(4):242-50.

22. Barbe L, Ponsot P, Vilgrain V, Terris B, Flejou JF, Sauvanet A, e col. [Intraductal papillary mucinous tumors of the pancreas. Clinical and morphological aspects in 30 patients]. Gastroenterol Clin Biol 1997;21(4):278-86.

23. Valette O, Cuilleron M, Debelle L, Antunes L, Mosnier JF, Regent D, e col. [Imaging of intraductal papillary mucinous tumor of the pancreas: literature review]. J Radiol 2001;82(6 Pt 1):633-45.

24. Taouli B, Vilgrain V, Vullierme MP, Terris B, Denys A, Sauvanet A, e col. Intraductal papillary mucinous tumors of the pancreas: helical CT with histopathologic correlation. Radiology 2000;217(3):757-64.

25. Cellier C, Cuillerier E, Palazzo L, Rickaert F, Flejou JF, Napoleon B, e col. Intraductal papillary and mucinous tumors of the pancreas: accuracy of preoperative computed tomography, endoscopic retrograde pancreatography and endoscopic ultrasonography, and long-term outcome in a large surgical series. Gastrointest Endosc 1998;47(1): 42-9.

26. Aithal GP, Chen RY, Cunningham JT, Durkalski V, Kim EY, Patel RS, e col. Accuracy of EUS for detection of intraductal papillary mucinous tumor of the pancreas. Gastrointest Endosc 2002;56(5):701-7.

27. Kubo H, Chijiiwa Y, Akahoshi K, Hamada S, Harada N, Sumii T, e col. Intraductal papillary-mucinous tumors of the pancreas: differential diagnosis between benign and malignant tumors by endoscopic ultrasonography. Am J Gastroenterol 2001;96(5):1429-34.

28. Maire F, Hammel P, Terris B, Paye F, Scoazec JY, Cellier C, e col. Prognosis of malignant intraductal papillary mucinous tumours of the pancreas after surgical resection. Comparison with pancreatic ductal adenocarcinoma. Gut 2002;51(5):717-22.

29. Maire F, Couvelard A, Hammel P, Ponsot P, Palazzo L, Aubert A, e col. Intraductal papillary mucinous tumors of the pancreas: the preoperative value of cytologic and histopathologic diagnosis. Gastrointest Endosc 2003;58(5): 701-6.

30. Ardengh JC, Lima LFP, Parada AA, Módena JLP. Neoplasia intraductal mucinosa de pâncreas versus cistoadenoma mucinoso. Desempenho da ecoendoscopia associada a punção aspirativa com agulha fina (EE-PAAF) no diagnóstico diferencial. GED 2006;25(Supl 1):S34- (TL212).

31. Prasad SR, Sahani D, Nasser S, Farrell J, Fernandez-Del Castillo C, Hahn PF, e col. Intraductal papillary mucinous tumors of the pancreas. Abdom Imaging 2003;28(3):357-65.

32. Paye F, Sauvanet A, Ponsot P, Belghiti J. [Intraductal papillary mucinous tumors of the pancreas: diagnosis, treatment and prognosis]. Ann Chir 1999;53(7):598-604.

33. Kaneko T, Nakao A, Inoue S, Sugimoto H, Hatsuno T, Ito A, e col. Intraoperative ultrasonography by high-resolution annular array transducer for intraductal papillary mucinous tumors of the pancreas. Surgery 2001;129(1):55-65.

34. Tanaka M. Intraductal papillary mucinous neoplasm of the pancreas: diagnosis and treatment. Pancreas 2004;28(3): 282-8.

35. Kamisawa T, Tu Y, Egawa N, Nakajima H, Tsuruta K, Okamoto A. Malignancies associated with intraductal

334 PARTE VI – DOENÇAS DO PÂNCREAS

papillary mucinous neoplasm of the pancreas. World J Gastroenterol 2005;11(36):5688-90.

36. Mizuta Y, Akazawa Y, Shiozawa K, Ohara H, Ohba K, Ohnita K, e col. Pseudomyxoma peritonei accompanied by intraductal papillary mucinous neoplasm of the pancreas. Pancreatology 2005;5(4-5):470-4.

37. Moral A, Munoz-Guijosa C, Gonzalez JA, Magarzo J, Hernandez A, Artigas V, e col. [Intraductal papillary mucinous neoplasms of the pancreas]. Cir Esp 2005;77(5):258-62.

38. Sata N, Kurihara K, Koizumi M, Tsukahara M, Yoshizawa K, Nagai H. CT virtual pancreatoscopy: a new method for diagnosing intraductal papillary mucinous neoplasm (IPMN) of the pancreas. Abdom Imaging 2006;31(3): 326-31.

39. Sugiyama M, Atomi Y, Hachiya J. Intraductal papillary tumors of the pancreas: evaluation with magnetic resonance cholangiopancreatography. Am J Gastroenterol 1998;93(2):156-9.

40. Sai JK, Suyama M, Kubokawa Y, Yamanaka K, Tadokoro H, Iida Y, e col. Management of branch duct-type intraductal papillary mucinous tumor of the pancreas based on magnetic resonance imaging. Abdom Imaging 2003; 28(5):694-9.

41. Choi BS, Kim TK, Kim AY, Kim KW, Park SW, Kim PN, e col. Differential diagnosis of benign and malignant intraductal papillary mucinous tumors of the pancreas: MR cholangiopancreatography and MR angiography. Korean J Radiol 2003;4(3):157-62.

42. Irie H, Yoshimitsu K, Aibe H, Tajima T, Nishie A, Nakayama T, e col. Natural history of pancreatic intraductal papillary mucinous tumor of branch duct type: follow-up study by magnetic resonance cholangiopancreatography. J Comput Assist Tomogr 2004;28(1):117-22.

43. Hara H, Suda K, Oyama T. Cytologic study of noninvasive intraductal papillary-mucinous carcinoma of the pancreas. Acta Cytol 2002;46(3):519-26.

44. Soldini D, Gugger M, Burckhardt E, Kappeler A, Laissue JA, Mazzucchelli L. Progressive genomic alterations in intraductal papillary mucinous tumours of the pancreas and morphologically similar lesions of the pancreatic ducts. J Pathol 2003;199(4):453-61.

45. Murakami Y, Yokoyama T, Hiyama E, Yokoyama Y, Kanehiro T, Uemura K, e col. Successful pre-operative diagnosis of malignant intraductal papillary mucinous tumor of the pancreas by detecting telomerase activity. Int J Gastrointest Cancer 2002;31(1-3):117-21.

46. Z'Graggen K, Rivera JA, Compton CC, Pins M, Werner J, Fernandez-del Castillo C, e col. Prevalence of activating K-ras mutations in the evolutionary stages of neoplasia in intraductal papillary mucinous tumors of the pancreas. Ann Surg 1997;226(4):491-8; discussion 498-500.

47. Kaino M, Kondoh S, Okita S, Hatano S, Shiraishi K, Kaino S, e col. Detection of K-ras and p53 gene mutations in pancreatic juice for the diagnosis of intraductal papillary mucinous tumors. Pancreas 1999;18(3):294-9.

48. Wilentz RE, Su GH, Dai JL, Sparks AB, Argani P, Sohn TA, e col. Immunohistochemical labeling for dpc4 mirrors genetic status in pancreatic adenocarcinomas : a new marker of DPC4 inactivation. Am J Pathol 2000;156(1):37-43.

49. Wilentz RE, Iacobuzio-Donahue CA, Argani P, McCarthy DM, Parsons JL, Yeo CJ, e col. Loss of expression of Dpc4 in pancreatic intraepithelial neoplasia: evidence that DPC4

inactivation occurs late in neoplastic progression. Cancer Res 2000;60(7):2002-6.

50. Park HU, Kim JW, Kim GE, Bae HI, Crawley SC, Yang SC, e col. Aberrant expression of MUC3 and MUC4 membrane-associated mucins and sialyl Le(x) antigen in pancreatic intraepithelial neoplasia. Pancreas 2003;26(3):e48-54.

51. Kim GE, Bae HI, Park HU, Kuan SF, Crawley SC, Ho JJ, e col. Aberrant expression of MUC5AC and MUC6 gastric mucins and sialyl Tn antigen in intraepithelial neoplasms of the pancreas. Gastroenterology 2002;123(4):1052-60.

52. Hermanova M, Lukas Z, Kroupova I, Kleibl Z, Novotny J, Nenutil R, e col. Relationship between K-ras mutation and the expression of p21WAF1/CIP1 and p53 in chronic pancreatitis and pancreatic adenocarcinoma. Neoplasma 2003;50(5):319-25.

53. Laghi L, Orbetegli O, Bianchi P, Zerbi A, Di Carlo V, Boland CR, e col. Common occurrence of multiple K-RAS mutations in pancreatic cancers with associated precursor lesions and in biliary cancers. Oncogene 2002;21(27):4301-6.

54. Adsay NV, Merati K, Andea A, Sarkar F, Hruban RH, Wilentz RE, e col. The dichotomy in the preinvasive neoplasia to invasive carcinoma sequence in the pancreas: differential expression of MUC1 and MUC2 supports the existence of two separate pathways of carcinogenesis. Mod Pathol 2002;15(10):1087-95.

55. Sugiyama M, Izumisato Y, Abe N, Masaki T, Mori T, Atomi Y. Predictive factors for malignancy in intraductal papillary-mucinous tumours of the pancreas. Br J Surg 2003; 90(10):1244-9.

56. Le Corguille M, Levy P, Ponsot P, Sibert A, Hammel P, Ruszniewski P. [Intraductal papillary mucinous tumor with pancreatobiliary and pancreatodigestive fistulae: a case report]. Gastroenterol Clin Biol 2002;26(12):1172-4.

57. Zamora C, Sahel J, Cantu DG, Heyries L, Bernard JP, Bastid C, e col. Intraductal papillary or mucinous tumors (IPMT) of the pancreas: report of a case series and review of the literature. Am J Gastroenterol 2001;96(5):1441-7.

58. Emerson RE, Randolph ML, Cramer HM. Endoscopic ultrasound-guided fine-needle aspiration cytology diagnosis of intraductal papillary mucinous neoplasm of the pancreas is highly predictive of pancreatic neoplasia. Diagn Cytopathol 2006;34(7):457-62.

59. Trieu L, Thambugala GM, Loh YH. Intraductal papillary mucinous tumour of the pancreas: imaging features. Australas Radiol 2004;48(2):230-2.

60. Palazzo L, Cuillerier E, Cellier C, B. N, Landi B, Colardelle P, e col. Tumeurs intra-canalaires mucosécrétantes du pancréas: apports de l' écho-endoscopie pour orienter le geste chirurgical. Gastroenterol Clin Biol 1996;20:A216 [abstract].

61. Paye F, Sauvanet A, Terris B, Ponsot P, Vilgrain V, Hammel P, e col. Intraductal papillary mucinous tumors of the pancreas: pancreatic resections guided by preoperative morphological assessment and intraoperative frozen section examination. Surgery 2000;127(5):536-44.

62. Partensky C, Laugier R. [Intraductal mucinous papillary tumors of the pancreas: which procedure for which tumor?]. Gastroenterol Clin Biol 2000;24(1):17-20.

63. Chari ST, Yadav D, Smyrk TC, DiMagno EP, Miller LJ, Raimondo M, e col. Study of recurrence after surgical resection of intraductal papillary mucinous neoplasm of the pancreas. Gastroenterology 2002;123(5):1500-7.

24

PANCREATITE CRÔNICA

José Celso Ardengh
Gustavo Andrade de Paulo

INTRODUÇÃO

A pancreatite crônica (PC) pode ser definida como doença inflamatória com alterações morfológicas progressivas e irreversíveis da glândula[1]. Há perda das funções endócrina e/ou exócrina, associada ou não à dor[2-6]. A estrutura se altera pelo processo inflamatório, necrose, fibrose e perda dos elementos endócrinos e exócrinos[5,6].

O alcoolismo responde por 70 a 80% dos casos de PC. De 10 a 20% são idiopáticos e os 5 a 10% restantes são causados por hipercalcemia, trauma, doenças hereditárias, hiperlipidemia (tipos I, IV e V) ou causas nutricionais (pancreatite tropical)[3,5,6].

A PC está associada a uma taxa de mortalidade de aproximadamente 50% dentro de 20 a 25 anos após sua instalação[2,6]. Cerca de 15 a 20% dos pacientes morrem por complicações associadas a ataques de PC, sendo que a maioria das mortes restantes é devido ao trauma, desnutrição, infecção ou tabagismo (freqüentemente associado ao alcoolismo)[2,6]. Muito pouco se sabe sobre a real prevalência ou incidência da PC embora estimativas apontem para uma incidência de 3,5 a 4 casos por 100.000[2,6].

SINTOMATOLOGIA

O quadro clínico da PC é caracterizado por ataques de dor[1]. Esta é de forte intensidade, localizada no epigástrio, com irradiação para o dorso, podendo ainda manifestar-se nos hipocôndrios direito ou esquerdo e estar associada a náuseas e vômitos[1]. Geralmente dura horas, embora alguns pacientes experimentem dor contínua por dias ou semanas[3,5,6]. Com a destruição do tecido pancreático surgem sinais de insuficiência pancreática endócrina (intolerância à glicose, *diabetes mellitus*) e/ou exócrina (esteatorréia)[3,5,6].

DIAGNÓSTICO

O diagnóstico é baseado em critérios morfológicos (anomalias dos canais pancreáticos) e funcionais (insuficiência pancreática exócrina). Embora fácil

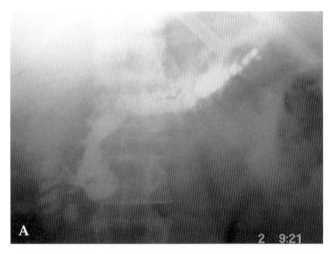 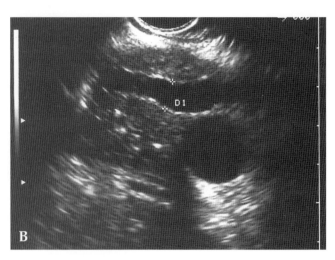

Figura 24.1. Imagem obtida pela pancreatografia (**A**), onde notamos a dilatação do DPP e dos ramos secundários. Esse aspecto fala a favor de PC. Imagem ecoendoscópica (**B**) do mesmo paciente onde notamos além da dilatação do DPP estrias hiperecóicas, áreas hipoecóicas entremeadas por parênquima normal.

nas formas avançadas (Figura 24.1), o diagnóstico em estádios iniciais é difícil[7]. O critério diagnóstico ideal seria o histológico[8]. Entretanto, biópsia do pâncreas é susceptível a complicações graves, principalmente no pâncreas normal ou pouco comprometido. Além disso, a distribuição irregular das lesões pode levar a erros diagnósticos (falso-negativos)[8,9].

O desenvolvimento de um exame que permita detectar anomalias morfológicas iniciais e ainda a pesquisa de marcadores bioquímicos ou celulares específicos da PC no suco pancreático representará significativo avanço nessa área[6,9].

EXAMES DE IMAGEM

Assim como na PA, a US é considerada o primeiro exame para a exploração de pacientes com suspeita de PC[7]. Ele evidencia aumento localizado ou difuso do volume pancreático, irregularidades e dilatações do ducto pancreático principal (DPP), ou ainda coleções císticas adjacentes à glândula e calcificações pancreáticas (Figura 24.2)[2,9-11]. A injeção intravenosa de secretina pode

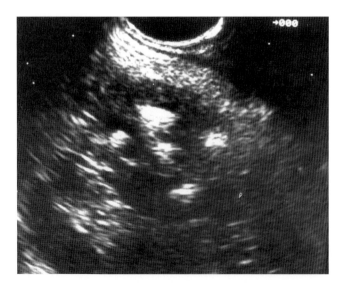

Figura 24.2. Imagem ecoendoscópica revelando múltiplas áreas hiperecóicas com sombra acústica posterior em paciente com PC calcificante.

ser útil nas formas iniciais da PC realçando modificações discretas no calibre do DPP[12]. A sensibilidade e a especificidade da US no diagnóstico da PC variam entre 50 a 70% e 80 a 90%, respectivamente[6,10,13].

Um estudo comparando a US, TC e colangiopancreatografia endoscópica retrógrada (CPER) demonstrou que a US tem sensibilidade de 58% e especificidade de 75% no diagnóstico da PC[14]. A TC é mais sensível e acurada que a radiografia simples ou a US e os seguintes achados são considerados sugestivos de PC: atrofia glandular, contornos irregulares do pâncreas, dilatações e irregularidades dos canais pancreáticos e a presença de calcificações no seu interior[15]. A TC é o exame mais sensível para a detecção de calcificações e é ainda importante na investigação de complicações como os pseudocistos. A TC apresenta sensibilidade de 74 a 90% e especificidade superior a 85% para o diagnóstico da PC[2,6]. No estudo mencionado anteriormente, a TC apresentou sensibilidade de 75% e especificidade de 95%[14].

A ressonância magnética (RM) e a colangiopancreatografia por ressonância magnética (CPRM) são métodos novos, não-invasivos (sem sedação, sem uso de contraste ou introdução do endoscópio). Permitem adquirir imagens tanto do parênquima (RM) como dos canais pancreáticos e biliares (CPRM). É capaz de identificar atrofia pancreática, estenoses ou dilatações do DPP, dilatações dos ramos colaterais e lesões intracanaliculares[16-18].

Nossa experiência é semelhante à da literatura, mostrando que a concordância entre a CPRM e CPER varia entre 83 e 92% nos casos de dilatação canalicular, entre 70 e 92% nos casos de estenose canalicular e entre 92 e 100% nos casos de lesões intracanaliculares[16,18,19]. Deve-se levar em conta que anomalias menores detectáveis pela CPER são freqüentemente indetectáveis pela CPRM e ainda, a freqüência de resultado falso-positivo de estenose canalicular é elevada[16,18]. Se a CPRM apresenta valor no diagnóstico das formas moderadas e avançadas da PC, seu papel nas formas iniciais é limitado[9,18].

A administração intravenosa de secretina durante a CPRM é uma alternativa para melhorar a observação do DPP nas fases iniciais da PC aumentando o valor diagnóstico do método[20,21]. A interpretação das imagens deve ser prudente, tendo em mente que a possibilidade do surgimento de artefatos durante a reconstrução conduz a falsa impressão de obstruções, estenoses e cálculos[21,22].

A CPER é considerada padrão-ouro para o diagnóstico e planejamento terapêutico da PC[6,9]. Sua sensibilidade varia de 74 a 95% e a especificidade de 90 a 100%[14]. Um estudo recente envolvendo 202 pacientes com suspeita de PC procurou comparar os resultados da CPER e a estimulação pancreática através do teste da secretina e pancreozimina (TSP), método mais sensível para avaliar a função pancreática. Os resultados evidenciaram significativa correlação entre a CPER e o TSP apesar de 21% dos pacientes serem discordantes e em 15% os resultados terem sido contraditórios (CPER normal e TSP anormal ou vice-versa)[23].

Algumas limitações são observadas na CPER para o diagnóstico da PC. O insucesso da opacificação dos canais pancreáticos ocorre em 7,5% dos casos, particularmente na presença de um cálculo obstrutivo na região papilar[9]. O caráter invasivo da CPER comporta um risco de pancreatite aguda em 5 a 10% dos casos, principalmente quando o pâncreas é normal ou discretamente alterado[24]. Em 15% das PC a pancreatografia pode ser normal e o diagnóstico é confirmado pela evolução clínica, testes de função pancreática ou outros métodos de imagem[6]. Esta situação é vista com maior freqüência nas formas não calcificadas da PC[2,5,6,9].

338 PARTE VI – DOENÇAS DO PÂNCREAS

Tamura e col.[18] comparou recentemente a CPER a RM em pacientes com PC. Os autores estudaram os resultados de ambos os métodos na avaliação do diâmetro e características do DPP. O estudo revelou que o uso da CPER tende a apresentar superestima do calibre do DPP e que a RM mostra com mais segurança alterações finas do mesmo[18].

ECOENDOSCOPIA

A EE permite avaliar detalhadamente todo o parênquima pancreático bem como o DPP sem a necessidade de contraste ou fluoroscopia[25]. Além disso, trata-se de exame pouco invasivo, não expondo o paciente ao risco de pancreatite aguda como durante a CPER. Os critérios da EE para o diagnóstico da PC são canaliculares e parenquimatosos (Tabela 24.1)[26,27].

Tabela 24.1. Critérios ecoendoscópicos utilizados na prática para o diagnóstico da pancreatite crônica.

Tipo de alteração	Catalano e col.[26]		Sahai e col.[27]	
Parênquima	**Parênquima**	**Ductal**	**Parênquima**	**Ductal**
Ecotextura	Heterogênea	–	–	–
Focos	Ecogênicos (de 1 a 3mm)	–	Hiperecóicos	–
Estrias (septos interlobulares)	Hiperecóicas	–	Hiperecóicas	–
Lobularidade	Presente	–	Presentes	–
Ducto pancreático				
Diâmetro	–	> 3mm	–	Dilatado
Aparência	–	Tortuoso	–	Irregular
Focos hiperecóicos no interior	–	Presente	–	–
Parede hiperecóica	–	–	–	Presente
Ductos secundários	–	Ectasia	–	Visíveis
Calcificações e cistos	> 5mm	–	Presentes	

Os critérios para o diagnóstico da PC pela US foram estabelecidos apenas para os casos graves, não havendo critérios para as formas leve e moderada[28]. As Figuras 24.3, 24.4, 24.5 e 24.6 mostram diferentes graus de PC observadas pela EE, onde novos critérios de imagem têm sido descritos para realizar esse diagnóstico[29].

Papel no diagnóstico da pancreatite crônica em fase inicial

O diagnóstico do estádio inicial é um enorme desafio. A impossibilidade de obter biópsias dificulta ainda mais esse diagnóstico de presunção. Os métodos diagnósticos de imagem existentes também não oferecem maiores subsídios. A EE é modalidade diagnóstica promissora e ao contrário da CPER não apresenta as mesmas taxas de complicações. As alterações mínimas da ecotextura são difíceis de interpretar, pois não há padrão-ouro (Figura 24.7).

No momento existem algumas evidências na literatura que sugerem que essas alterações detectadas precocemente possam progredir para uma doença mais avançada[30]. Aceita-se geralmente que, na ausência de todos os critérios, a PC seja improvável, visto que na presença de 5 ou o mais desses critérios a presença de PC seja provável mesmo com a CPER e os testes de função

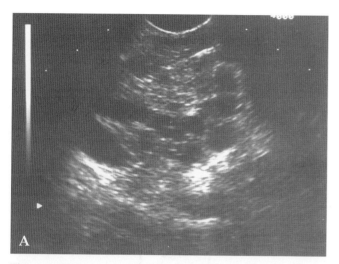 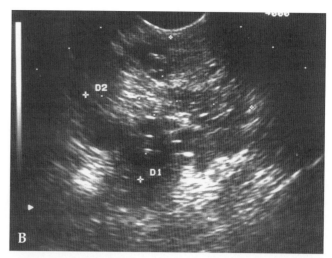

Figura 24.3. Imagens ecoendoscópicas de pacientes com dor abdominal. Em (**A**) notamos áreas hipoecóicas, entremeadas por parênquima normal e estrias hiperecóicas. O aspecto é de "favo de mel". Esse aspecto fala a favor de uma pancreatite crônica em fase inicial. Em (**B**) o mesmo aspecto mais acentuado.

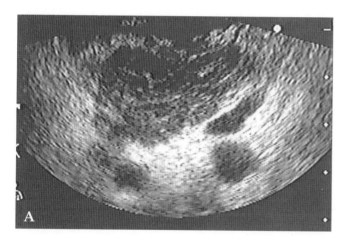 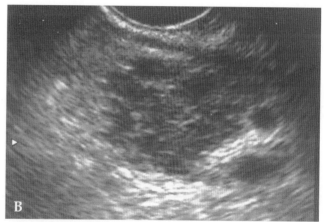

Figura 24.4. Imagens ecoendoscópicas da glândula pancreática, lobulada, com estrias hiperecóicas entremeadas por áreas hipoecóicas, ovaladas e discreto reforço hiperecóico posterior. Esse aspecto fala a favor de uma PC de moderada intensidade (**A** e **B**). Em (**B**) o resultado final foi de "*Groove pancreatitis*".

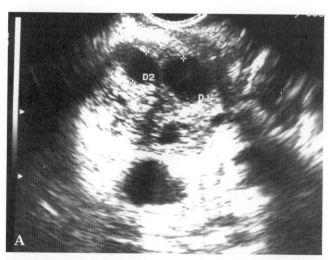 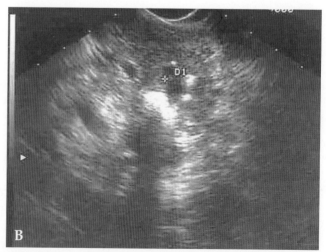

Figura 24.5. Aspecto ecoendoscópico de PC calcificante. Áreas hiperecóicas com sombra acústica e aspecto lobuloso da glândula. Em (**A**) notamos dilatação do DPP e dos ductos secundários.

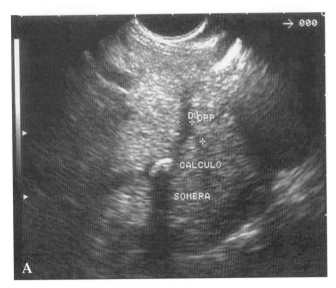
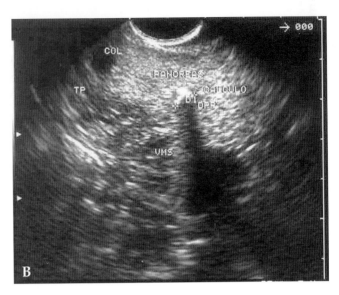

Figura 24.6. Imagens ecoendoscópicas demonstrando a presença de cálculo único no interior do DPP.

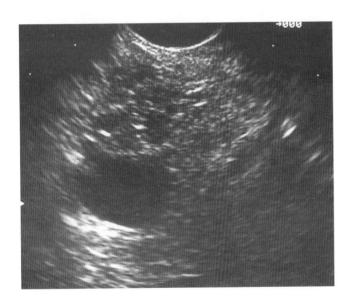

Figura 24.7. Imagem ecoendoscópica do pâncreas com alterações do parênquima, tais como: estrias longitudinais hiperecóicas, áreas hipoecóicas, dilatação do ducto secundário e hipoecogeneicidade de toda a glândula.

pancreática normais. O significado de 1 a 4 critérios encontrados ainda é duvidoso, particularmente se outros métodos de diagnóstico tais como a CPER e os testes funcionais forem normais[30]. Nesses casos, há fortes indícios de PC, mesmo que essas alterações detectadas a EE não possam ser confirmadas por outras modalidades de diagnóstico. Mas resta ainda uma pergunta: Como poderemos melhorar e compreender as mudanças detectadas pela EE quando os outros testes são normais? E a resposta só será obtida em estudos com metodologia mais rigorosa.

Yusoff e Sahai[31] estudaram prospectivamente 1.157 pacientes. O fator preditivo mais importante para o encontro de alterações parenquimatosas foi a ingestão de álcool, o sexo masculino, a suspeita clínica de doença pancreática e o fumo. Os autores concluem que muitas variáveis podem alterar os aspectos ecoendoscópicos encontrados e que as anormalidades graves encontradas podem ser assintomáticas. O significado da clínica, dos testes funcionais e da histologia requer maiores estudos para adequar o verdadeiro papel da EE no diagnóstico de doentes com PC.

Em nosso serviço pesquisamos o valor dos critérios ecoendoscópicos, para o parênquima e DPP em pacientes sem suspeita de PC comparando-os a indivíduos alcoólatras crônicos (ingestão superior a 80g álcool/dia). Duzentos e vinte e oito pacientes foram submetidos à EE. Cento e oitenta e nove foram estudados prospectivamente, utilizando-se os critérios de Catalano e col.[26] e Sahai e col.[27]. Os pacientes alcoólatras (p < 0,001) apresentaram mais anormalidades à EE do que os não alcoólatras para ambos os escores (parênquima e DPP). A curva de comparação ROC entre os dois grupos, mostrou melhor especificidade e sensibilidade quando se combinou os dois escores[29]. Os nossos resultados demonstram que existe correlação entre esses sinais e a presença da doença, mas é importante ressaltar que em nossa opinião a punção aspirativa ecoguiada pode auxiliar no diagnóstico e sem sombra de dúvidas será o padrão-ouro para o diagnóstico da PC principalmente em fase inicial.

Papel no diagnóstico da *"Groove pancreatitis"*

Groove chronic pancreatitis ou PC da região do septo entre o pâncreas e o duodeno é um tipo raro de PC, comumente associado ao alcoolismo e de difícil diferenciação com o câncer. Classifica-se em 2 tipos: a forma pura que afeta apenas a região do *"Groove"* poupando por completo o parênquima pancreático e o ducto pancreático principal e a forma segmentar com fibrose na região do *"Groove"* e parênquima, podendo atingir a região dorso-cranial da cabeça, comumente com estenose ou obstrução do Santorini, poupando o DPP. A etiopatogenia é incerta, podendo ser igual à de úlcera duodenal penetrante, trauma pancreático após cirurgia gástrica, cistos da parede duodenal ou pancreáticos, heterotopia pancreática na parede duodenal com degeneração cística, carcinoma ductal do Santorini com obstrução do fluxo.

A TC e a EE demonstram espessamento da parede duodenal com redução do lúmen e aumento do volume da cabeça, podendo apresentar cistos na parede (Figura 24.4B).

Comparativo entre a EE e a CPER

Três estudos compararam a EE à CPER com o intuito de correlacionar os sinais ultra-sonográficos e os da wirsungografia à gravidade da PC. No primeiro foram analisados 35 pacientes com PC. 60% dos pacientes tinham história de ingestão de álcool. Houve nítida correlação entre a história de abuso de álcool e a PC (p < 0,05) e dos achados de anormalidades do DPP a EE com a CPER (p < 0,01). Esses autores concluem que a EE deve ser o exame de primeira intenção para o diagnóstico das alterações parenquimatosas e do DPP[32].

No segundo, a sensibilidade e especificidade da EE foram de 85%. A PC é provável, pois apresenta valor preditivo positivo de 85%, quando mais de dois critérios (para todas as PC) ou mais de 6 critérios (para formas moderadas e graves) estão presentes. PC moderada ou grave é improvável quando menos de três critérios são encontrados (valor preditivo negativo > 85%). Fatores independentes preditivos de PC foram: calcificações (p = 0,000001), história de alcoolismo (p = 0,002) e o número total de critérios (p = 0,008)[27].

No terceiro estudo, a comparação entre a EE e a CPER com estudo funcional (teste da secretina) observou sensibilidade de 84% e especificidade de 98% para o diagnóstico da PC. Entretanto, se a concordância entre a EE e CPER é

342 PARTE VI – DOENÇAS DO PÂNCREAS

excelente no pâncreas normal ou nas formas moderadas ou avançadas da PC, nas formas iniciais ela deixa a desejar[26]. Outro estudo relatou sensibilidade de 87% e especificidade de 89% para o diagnóstico de PC[33].

Outro estudo comparou o grau de concordância entre 11 experientes ecoendoscopistas quanto ao diagnóstico de PC. Houve concordância para o diagnóstico final de PC (índice de Kappa = 0,45). A concordância foi maior para critérios como dilatação ductal (Kappa = 0,6) e aspecto lobular (Kappa = 0,51). Todos os outros parâmetros apresentaram baixa concordância (Kappa < 0,4). Os autores concluem que a EE é confiável para o diagnóstico da PC, com boa correlação entre observadores experientes[34].

ECOENDOSCOPIA (EE) ISOLADA E ASSOCIADA À PUNÇÃO ASPIRATIVA COM AGULHA FINA (EE-PAAF)

Recentemente Hollerbach e col.[8] relataram o valor da EE com punção aspirativa com agulha fina (PAAF) no diagnóstico da PC. Concluíram que a EE é tão sensível e efetiva quanto a CPER na detecção da PC, particularmente nos casos iniciais. Entretanto os aspectos ecoendoscópicos são limitados principalmente nos pacientes com a doença em fase inicial. A EE-PAAF é segura e aumenta o valor preditivo negativo do teste. Uma punção negativa e ausência de aspectos ecoendoscópicos de PC excluiriam sua presença. Ressalta-se que a citologia isolada não aumenta a especificidade do método, sugerindo que a obtenção de tecido poderia impor o uso da EE-PAAF como rotina para o diagnóstico da PC em qualquer fase, fato esse que concordamos de forma inconteste.

Outro problema diagnóstico em pacientes com PC é o diferencial entre massa de pâncreas e PC pseudotumoral. Esse diagnóstico é relativamente difícil de ser realizado e um diagnóstico preciso evitaria o tratamento cirúrgico desnecessário em casos de PC[35]. Várias técnicas associadas à EE têm sido descritas com essa finalidade. O uso do power Doppler ecoguiado revelou sensibilidade e especificidade para o diagnóstico diferencial de 93% e 77%, respectivamente[35]. O uso de contraste (Sonovue), parece aumentar as cifras de sensibilidade e especificidade em relação da EE isolada para 91% contra 73% e 93% contra 83%, respectivamente[36]. A elastografia ecoguiada também contribui para esse diagnóstico, mas os estudos ainda são preliminares e necessitam de maior comprovação[35].

A EE-PAAF em doentes com essas características apresenta sensibilidade, especificidade, valor preditivo positivo e negativo e acurácia em diferenciar massa inflamatória de CAP de 87,5%, 100%, 100%, 98,1% e 98,3%, respectivamente[37].

CONCLUSÃO

Ela tem ganhado importância de forma contínua e provou ter valor clínico em pacientes com PC, pois tem baixa taxa de complicação quando comparada à CPER. Alguns autores indicam a EE na avaliação da PC, como método de escolha, para avaliar os critérios do DPP e do parênquima, mas há ainda algumas limitações. As duas principais limitações da EE que a impedem de ser o padrão-ouro é exatamente a falta de padrões usados, para uma instrução e aprendizado adequados[38].

A EE é difícil de aprender e conseqüentemente o ensino tem que ser padronizado. Além disso, uma plataforma geral onde é possível comparar aos critérios de Cambridge é necessária, para que ela se torne exame de excelência para o diagnóstico da PC. As dificuldades em avaliar certos critérios parenquimatosos a exceção das calcificações dependem da diferenciação do processo natural de envelhecimento, da seqüela de fibrose pancreática, da ingestão aguda de álcool e do estádio adiantado da PC. Outro ponto importante é que a diferenciação das lesões hipoecóicas (inflamação x câncer) e císticas (inflamatório x neoplásico) é difícil. Os métodos complementares de imagem nessa área também têm sensibilidade baixa. Destarte não há dúvida que a EE provou ser de valor na suspeita diagnóstica de PC e suas complicações[38].

REFERÊNCIAS BIBLIOGRÁFICAS

1. Kataoka K, Kanemitsu D, Sakagami J, Mitsufuji S, Okanoue T. [Clinical symptoms and diagnostic standards in chronic pancreatitis]. Nippon Naika Gakkai Zasshi 2004; 93(1):29-37.

2. Steer ML, Waxman I, Freedman S. Chronic pancreatitis. N Engl J Med 1995;332(22):1482-90.

3. Mergener K, Baillie J. Chronic pancreatitis. Lancet 1997; 350(9088):1379-85.

4. Lankisch PG. Progression from acute to chronic pancreatitis: a physician's view. Surg Clin North Am 1999;79(4): 815-27, x.

5. Clain JE, Pearson RK. Diagnosis of chronic pancreatitis. Is a gold standard necessary? Surg Clin North Am 1999;79(4): 829-45.

6. Dimagno MJ, Dimagno EP. Chronic pancreatitis. Curr Opin Gastroenterol 2006;22(5):487-497.

7. Mayerle J, Stier A, Lerch MM, Heidecke CD. [Chronic pancreatitis. Diagnosis and treatment]. Chirurg 2004;75(7): 731-47; quiz 748.

8. Hollerbach S, Klamann A, Topalidis T, Schmiegel WH. Endoscopic ultrasonography (EUS) and fine-needle aspiration (FNA) cytology for diagnosis of chronic pancreatitis. Endoscopy 2001;33(10):824-31.

9. Liguory C, Silva MB, de Paulo GA. O Papel da Endoscopia nas Pancreatites Crônicas. In: SOBED, editor. Endoscopia Digestiva. 3 ed. Rio de Janeiro: Medsi Editora Médica e Científica Ltda; 2000.

10. Niederau C, Grendell JH. Diagnosis of chronic pancreatitis. Gastroenterology 1985;88(6):1973-95.

11. Bolondi L, Li Bassi S, Gaiani S, Barbara L. Sonography of chronic pancreatitis. Radiol Clin North Am 1989;27(4): 815-33.

12. Glaser J, Mann O, Pausch J. Diagnosis of chronic pancreatitis by means of a sonographic secretin test. Int J Pancreatol 1994;15(3):195-200.

13. Bastid C, Sahel J, Filho M, Sarles H. Diameter of the main pancreatic duct in chronic calcifying pancreatitis. Measurement by ultrasonography versus pancreatography. Pancreas 1990;5(5):524-7.

14. Buscail L, Escourrou J, Moreau J, Delvaux M, Louvel D, Lapeyre F, e col. Endoscopic ultrasonography in chronic pancreatitis: a comparative prospective study with conventional ultrasonography, computed tomography, and ERCP. Pancreas 1995;10(3):251-7.

15. Bearcroft PW, Gimson A, Lomas DJ. Non-invasive cholangio-pancreatography by breath-hold magnetic resonance imaging: preliminary results. Clin Radiol 1997;52(5): 345-50.

16. Takehara Y, Ichijo K, Tooyama N, Kodaira N, Yamamoto H, Tatami M, e col. Breath-hold MR cholangiopancreatography with a long-echo-train fast spin-echo sequence and a surface coil in chronic pancreatitis. Radiology 1994; 192(1):73-8.

17. Cardone G, Di Girolamo M, Messina A, Chichiarelli A, Innacoli M, Di Cesare E, e col. [Magnetic resonance in the study of inflammatory diseases of the pancreas]. Radiol Med (Torino) 1995;90(1-2):62-9.

18. Tamura R, Ishibashi T, Takahashi S. Chronic pancreatitis: MRCP versus ERCP for quantitative caliber measurement and qualitative evaluation. Radiology 2006;238(3):920-8.

19. Szejnfeld J, Nakao FS, Araújo I, DIppolito G, Ferrari AP. MRCP and ERCP: a comparison in 45 patients. HPB 1999; 1(2):61-64.

20. Nicaise N, Pellet O, Metens T, Deviere J, Braude P, Struyven J, e col. Magnetic resonance cholangiopancreatography: interest of IV secretin administration in the evaluation of pancreatic ducts. Eur Radiol 1998;8(1):16-22.

21. Merkle EM, Baillie J. Exocrine pancreatic function: evaluation with MR imaging before and after secretin stimulation. Am J Gastroenterol 2006;101(1):137-8.

22. Yamaguchi K, Chijiwa K, Shimizu S, Yokohata K, Morisaki T, Tanaka M. Comparison of endoscopic retrograde and magnetic resonance cholangiopancreatography in the surgical diagnosis of pancreatic diseases. Am J Surg 1998; 175(3):203-8.

23. Lankisch PG, Seidensticker F, Otto J, Lubbers H, Mahlke R, Stockmann F, e col. Secretin-pancreozymin test (SPT) and endoscopic retrograde cholangiopancreatography (ERCP): both are necessary for diagnosing or excluding chronic pancreatitis. Pancreas 1996;12(2).149-52.

24. Cotton PB, Lehman G, Vennes J, Geenen JE, Russell RC, Meyers WC, e col. Endoscopic sphincterotomy complications and their management: an attempt at consensus. Gastrointest Endosc 1991;37(3):383-93.

25. Ardengh JC, Pauphilet C, Ganc AJ, Colaiacovo W. Endoscopic ultrasonography of the pancreas: technical aspects. GED 1994;13(2):61-68.

26. Catalano MF, Lahoti S, Geenen JE, Hogan WJ. Prospective evaluation of endoscopic ultrasonography, endoscopic retrograde pancreatography, and secretin test in the diagnosis of chronic pancreatitis. Gastrointest Endosc 1998; 48(1):11-7.

27. Sahai AV, Zimmerman M, Aabakken L, Tarnasky PR, Cunningham JT, van Velse A, e col. Prospective assessment of the ability of endoscopic ultrasound to diagnose, exclude, or establish the severity of chronic pancreatitis found by endoscopic retrograde cholangiopancreatography. Gastrointest Endosc 1998;48(1):18-25.

28. Irisawa A, Mishra G, Hernandez LV, Bhutani MS. Quantitative analysis of endosonographic parenchymal echogenicity in patients with chronic pancreatitis. J Gastroenterol Hepatol 2004;19(10):1199-205.

29. Thuler FP, Costa PP, Paulo GA, Nakao FS, Ardengh JC, Ferrari AP. Endoscopic ultrasonography and alcoholic patients: can one predict early pancreatic tissue abnormalities? Jop 2005;6(6):568-74.

30. Raimondo M, Wallace MB. Diagnosis of early chronic pancreatitis by endoscopic ultrasound. Are we there yet? Jop 2004;5(1):1-7.

31. Yusoff IF, Sahai AV. A prospective, quantitative assessment of the effect of ethanol and other variables on the endosonographic appearance of the pancreas. Clin Gastroenterol Hepatol 2004;2(5):405-9.

32. Alempijevic T, Kovacevic N, Duranovic S, Krstic M, Ugljesic M. [Correlation between findings of echosonography and endoscopic retrograde cholangiopancreatography examination in chronic pancreatitis patients]. Vojnosanit Pregl 2005;62(11):821-5.

33. Wiersema MJ, Hawes RH, Lehman GA, Kochman ML, Sherman S, Kopecky KK. Prospective evaluation of endoscopic ultrasonography and endoscopic retrograde cholangiopancreatography in patients with chronic abdominal pain of suspected pancreatic origin. Endoscopy 1993; 25(9):555-64.

34. Wallace MB, Hawes RH, Durkalski V, Chak A, Mallery S, Catalano MF, e col. The reliability of EUS for the diagnosis of chronic pancreatitis: interobserver agreement among experienced endosonographers. Gastrointest Endosc 2001;53(3):294-9.

35. Saftoiu A, Popescu C, Cazacu S, Dumitrescu D, Georgescu CV, Popescu M, e col. Power Doppler endoscopic ultrasonography for the differential diagnosis between pancreatic cancer and pseudotumoral chronic pancreatitis. J Ultrasound Med 2006;25(3):363-72.

36. Hocke M, Schulze E, Gottschalk P, Topalidis T, Dietrich CF. Contrast-enhanced endoscopic ultrasound in discrimination between focal pancreatitis and pancreatic cancer. World J Gastroenterol 2006;12(2):246-50.

37. Ardengh JC, Paulo GA, Cury MS, Hervoso CM, Ornellas LC, Lima LFP, e col. The role of endoscopic ultrasound (EUS) with fine needle aspiration (EUS-FNA) in the differential diagnosis of focal chronic pancreatitis (FCP) and pancreatic adenocarcinoma (PAC). Gastrointest Endosc 2005;61(5):AB270.

38. Jenssen C, Dietrich CF. [Endoscopic ultrasound in chronic pancreatitis]. Z Gastroenterol 2005;43(8):737-49.

25

PANCREATITE AGUDA SEM CAUSA APARENTE

José Celso Ardengh

INTRODUÇÃO

Importante função da glândula pancreática é a secreção de enzimas lipolíticas, proteolíticas e de amilase, necessárias à digestão de nutrientes no intestino[1,2]. A autodigestão pancreática não ocorre em condições normais, pois existem mecanismos protetores: secreção de enzimas proteolíticas na forma inativa (zimogênio), sistemas de estocagem especializados nos ácinos pancreáticos e a presença de inibidores sistêmicos das proteases. Alguns fatores podem causar a interrupção da homeostase desse mecanismo de salvaguarda levando a pancreatite aguda (PA), resultante da ativação inapropriada de enzimas e substâncias bioativas[1-3].

Define-se PA como processo inflamatório agudo com variável envolvimento de outros órgãos próximos ou à distância[3,4]. Sua incidência varia de 2 a 50/100.000 habitantes[3-5] e parece ter crescido a partir da década de 80, provavelmente pelo aumento da ingestão alcoólica entre jovens e da formação de cálculos biliares em algumas áreas[4,6,7]. Essas duas etiologias respondem por cerca de 80% dos casos de PA[3,5].

Felizmente, muitos casos de PA são leves e autolimitados. Todavia cerca de 50% manifestam-se de forma grave[3,8-10]. A pancreatite necrosante é grave e, associada a complicações locais ou sistêmicas, pode ser fatal[3,8-10].

CAUSAS DA PANCREATITE AGUDA

Muitas causas têm sido atribuídas à PA, porém em alguns episódios, é difícil sua identificação[11,12]. Alguns fatores etiológicos, comprovados e eliminados, melhoram a evolução da mesma, além de evitar novos surtos[1,2,13].

O consumo abusivo de bebidas alcoólicas e a presença de cálculos biliares são causas habituais da PA[1-3,11,14] e responsáveis por 50 a 80% dos casos[1,4,15,16]. A primeira é mais freqüente no sexo masculino e a última no feminino[1,2,13]. A percepção dessas condições pode ser obtida facilmente pela história do doente (uso de bebidas alcoólicas) ou US na colecistolitíase[7,17].

345

A litíase biliar é responsável por aproximadamente 60% de todos os casos de PA[18-20] devido, em teoria, a cálculos encravados transitoriamente na papila duodenal[21]. De fato, cálculos são freqüentemente encontrados na vesícula biliar e no colédoco durante a exploração cirúrgica em doentes com PA e achados nas fezes tamisadas, nas primeiras 24 horas do episódio agudo, em mais de 90% deles[21,22].

Analisando-se os casos de PA biliar, 80% dos cálculos são identificados pela US após a resolução do ataque[23]; 10% visualizados pela CPER[24] e/ou CPRM[25,26] e os remanescentes detectados durante a laparotomia ou no exame *post-mortem*[22,27,28]. Seis a 8% dos indivíduos com cálculos biliares apresentam episódios de PA[29] e naqueles com microcálculos a taxa atinge 22%[30].

Em alguns doentes, o surto de PA relaciona-se a hipertrigliceridemia, hipercalcemia, reações aos fármacos, trauma abdominal, cirurgia, ou à CPER antes executada[11,31].

QUADRO CLÍNICO

O diagnóstico se baseia no quadro de dor no andar superior do abdome, náuseas, vômitos, dor à palpação abdominal, elevação da amilase e lipase acima de 3 vezes o limite superior da normalidade[4,32].

MÉTODOS DIAGNÓSTICOS

A radiografia simples de abdome, a US, a tomografia computadorizada (TC), a ressonância magnética (RM), a CPER e a ecoendoscopia (EE), auxiliam no diagnóstico etiológico, identificam complicações locais ou à distância e avaliam a gravidade da doença[3,7,20,33-37]

A radiografia simples do abdome mostra evidências e é inespecífica para o diagnóstico da PA (Figura 25.1). A presença de íleo localizado (alça sentinela) ou generalizado, o apagamento do cólon, o sinal do halo renal, a presença de gás no retroperitônio pode mostrar a gravidade da doença[4,38].

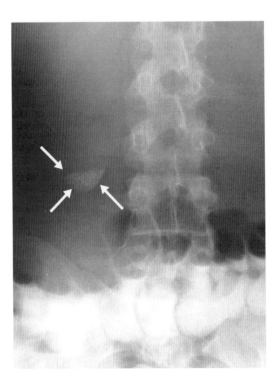

Figura 25.1. Imagem de RX simples de abdome onde observamos a presença de microcálculos no interior da vesícula biliar (setas).

A US pode ser usada no diagnóstico da PA, apesar de muito menos preciso que a TC, dado o elevado número de exames inconclusivos, devido à presença de grande quantidade de gases no sistema digestório[39,40]. A US tem alta acurácia na descoberta de cálculos na vesícula biliar fora do surto da PA[23]. Durante o episódio agudo, seu poder diagnóstico reduz-se[41,42], porém outro autor relatou 96,6% de diagnósticos positivos[43]. Não obstante, a identificação de cálculos com maior dimensão inferior a 3mm e a visualização do colédoco terminal são difíceis[44]. Mesmo assim, a US é usada como exame de primeira intenção por ser barato, de fácil execução (móvel), reprodutível e disponível[40]. A US mostra o aumento do volume pancreático (edema), presença de líquido livre na cavidade, cálculos vesiculares e dilatação da via biliar[3,40]. Sua sensibilidade e especificidade no diagnóstico da colestase extra-hepática são de 94% e 100%, respectivamente[45]. O local da obstrução biliar é diagnosticado em mais de 90% dos doentes e a causa em 71% dos casos[45]. Ressalta-se que a presença de íleo paralítico ou obesidade dificultam o exame do pâncreas em 25 a 50% dos casos de PA[4,33,40]. Por outro lado outros trabalhos demonstram sensibilidade de 45%[42], 47%[46] e 50%[35] para o diagnóstico de cálculos como etiologia do episódio de PA (Figura 25.2).

A TC é considerada exame útil na avaliação de pacientes com PA, pois possibilita a observação completa de todo o abdome e retroperitônio[47]. O contraste identifica áreas de necrose. A acurácia global da TC no diagnóstico da colestase extra-hepática varia de 87 a 98%[45]. As desvantagens são: o custo, a necessidade de transporte do doente, a reprodutibilidade limitada, a exposição à radiação ionizante e a injeção de contraste que pode agravar a função renal[4,33]. No entanto o diagnóstico da causa, principalmente se ela for biliar, pela TC deixa muito a desejar com cifras que se aproximam de 47%[46].

O estudo de Balthazar e col.[47] descreveu critérios tomográficos que passaram a ser empregados para estabelecer o prognóstico da PA, dentre eles citam-se: aumento do tamanho do pâncreas, inflamação peripancreática, coleções líquidas e presença de necrose.

A CPER, em muitas ocasiões, pode ser de extrema valia para o diagnóstico. Todavia é invasiva, não isenta de riscos e complicações para o doente[44,48]. A colangiopancreatografia por ressonância magnética (CPRM) nos oferece excelentes imagens da via biliopancreática sem a injeção de contraste ou exposição à radiação. Apesar de apresentar sensibilidade e especificidade superiores a 90% no diagnóstico de cálculos biliares[25,49], apenas um estudo avaliou o seu papel na PA. Infelizmente os resultados desse estudo englobam 30 doentes com PC, sendo difícil definir sua importância na PA[50].

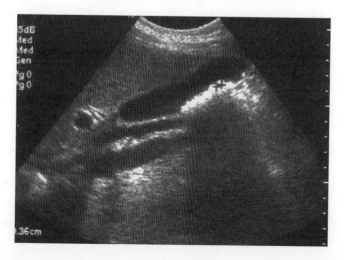

Figura 25.2. Imagem de US convencional demonstrando a presença de múltiplas áreas hiperecóicas (microcálculos) que ao se aglomerarem no interior da vesícula biliar apresentam sombra acústica.

PARTE VI – DOENÇAS DO PÂNCREAS

A cintilografia biliar pode ser efetuada na vigência de hiperbilirrubinemia e, em doentes com PA biliar, apresenta sensibilidade de 53,5 a 100%[41,42]. Como fatores desfavoráveis, destacam-se o não detalhamento da árvore biliar e a não identificação da imagem do cálculo[42].

PANCREATITE AGUDA SEM CAUSA APARENTE

Não obstante o referido anteriormente, em muitos episódios de PA não se identifica a causa, mesmo após a história clínica e exame físico bem feito e exames complementares: US, dosagem de triglicérides e cálcio que se revelam normais. Tais episódios são rotulados como "sem causa aparente"[11,31].

Apesar do arsenal propedêutico disponível, a freqüência de casos de PA sem causa aparente está em torno de 10 a 30%[1,11,51] e 25 a 50% apresentarão recidiva nos dois anos subseqüentes ao primeiro episódio[52]. Pela tendência de recidiva, a PA sem causa aparente apresenta elevada taxa de morbidade e mortalidade[53,54].

É importante estabelecer o diagnóstico etiológico da PA, não só por sua implicação prognóstica[12,14,30,31], mas para adotar o tratamento adequado[31,55,56], melhorando a evolução do doente e reduzindo o risco de recidivas[14,31].

Os estudos de Ranson[57], Miquel e col.[58] e Tarnasky e Hawes[31] demonstraram que aproximadamente 30% dos casos de PA inicialmente considerados sem causa aparente são, na realidade, secundários aos microcálculos da vesícula biliar (MCV) não diagnosticados. Eles têm a tendência de migrar com facilidade pelo cístico[59], encravar na papila duodenal[21] e causar cólicas biliares, icterícia e PA[30,60]. Daí a importância do estudo ecoendoscópico nesses pacientes. Mas antes de entrarmos nessa questão alguns pontos devem ser definidos, dentre eles o que é microcálculo e microcristais biliares.

DEFINIÇÃO DE MICROCÁLCULO E "BARRO BILIAR"

Algumas particularidades dos microcálculos, como radiotransparência[22,61] e tamanho diminuto (dimensão máxima de 3mm)[30,62], tornam-nos de difícil identificação pela US, TC, CPER e CPRM[22,61], métodos de imagem convencionais. Segundo esses autores, cálculos com essas características constituiriam microlitíase (Figuras 25.3 e 25.4).

O "barro biliar" caracteriza-se à US ou EE como múltiplos sinais hiperecóicos, móveis, sem sombra acústica, que formam níveis no interior da vesícula biliar[63,64] e o consideramos como microlitíase (Figuras 25.5 e 25.6).

Gênese dos episódios de PA em doentes com microcálculos

O risco de PA, nesses doentes relaciona-se ao tamanho dos cálculos, ao calibre do ducto cístico e ao calibre e comprimento do esfíncter de Oddi. Armstrong e col.[29] demonstraram, em estudo prospectivo, que o diâmetro do ducto cístico era de 4,94 ± 2,3mm em doentes com PA e menor naqueles sem PA (grupo-controle). Além disso, revelaram que, em 64,5% dos doentes com MCV (cálculos menores ou iguais a 3mm), a passagem pelo ducto cístico fora fácil, enquanto nos do grupo-controle em apenas 22,4% ocorreu à passagem dos MCV devido ao menor diâmetro do ducto cístico. Fator mecânico importante é o diâmetro do esfíncter de Oddi, que varia de 2 ± 1mm constituindo obstáculo à passagem do cálculo, levando ou não à PA[65].

PANCREATITE AGUDA SEM CAUSA APARENTE **349**

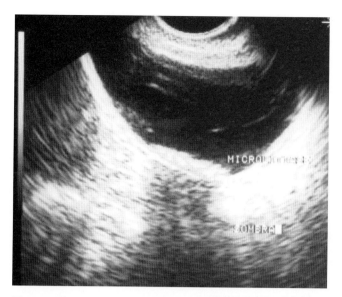

Figura 25.3. EE com transdutor setorial eletrônico. Área hiperecóica formando nível com sombra acústica no corpo da vesícula biliar em paciente com vários episódios de PA.

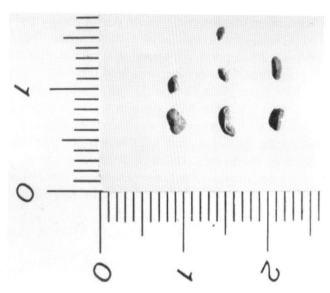

Figura 25.4. Imagem de pequenos cálculos (menores que 3mm), causadores de episódios de PA. Cálculos da peça cirúrgica até 3mm, inclusive. Mesmo caso da Figura 25.3.

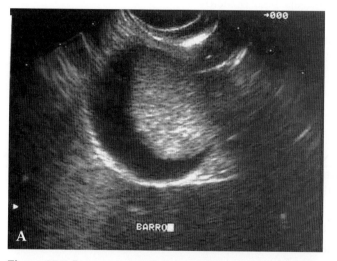

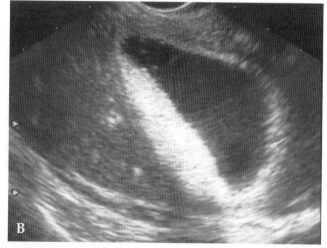

Figura 25.5. Imagens ecoendoscópicas (**A** e **B**) de múltiplos sinais hiperecóicos, móveis, sem sombra acústica, que formam níveis no interior da vesícula biliar.

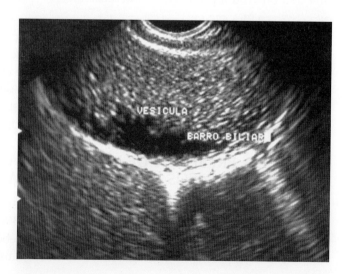

Figura 25.6. EE com transdutor mecânico setorial. Espessamento da parede (colecistite aguda) e múltiplos sinais hiperecóicos móveis, sem sombra acústica, formando nível no interior da vesícula biliar ("barro biliar").

350 PARTE VI – DOENÇAS DO PÂNCREAS

O comprimento do canal comum parece estar envolvido na gênese de surtos de PA, sendo muito maior nestes doentes que naqueles sem a doença[29]. Partindo-se dessa premissa, infere-se a importância dessa condição anatômica que aumenta o tempo de migração dos microcálculos[29,65]. Tais conceitos respaldam fortemente a teoria de que doentes com PA apresentam condições anatômicas que facilitam a migração de cálculos da vesícula biliar para o colédoco e cuja expulsão é mais demorada devido à maior distância a ser percorrida até o duodeno[29,65]. Outro autor demonstrou que, além do ducto cístico ser mais largo, o número de cálculos é maior em doentes com PA[27]. O que foi comprovado em nossa casuística onde todos os doentes com microlitíase apresentavam múltiplos cálculos (Figura 25.3)[66].

COLETA E ANÁLISE MICROSCÓPICA DA BILE

Meltzer[67] e Lyon[68] descreveram quase simultaneamente a técnica de tubagem duodenal, de coleta e análise microscópica da bile, para a identificação de cristais de colesterol e de bilirrubinato de cálcio. Relegada ao esquecimento por muitos anos, vários autores a utilizaram na tentativa de reduzir o número de doentes sem diagnóstico etiológico da PA[44,53,54,69-73].

Dentre as modalidades técnicas, para a análise da bile, podemos destacar o recolhimento com ou sem estímulo por colecistocinéticos, seja pelo posicionamento da sonda por fluoroscopia na segunda ou terceira porção duodenal[53,54,60,74-77], pela coleta através do canal de aspiração do gastroscópio[69], pela punção direta da vesícula biliar guiada por US[78,79], por ecoendoscopia[80] ou ainda pela coleta durante a CPER[81,82].

CORRELAÇÃO ENTRE A PRESENÇA DE MICROCRISTAIS E MICROCÁLCULOS

A análise microscópica da bile tem ganhado adeptos. Nos trabalhos realizados em doentes com PA sem causa aparente, demonstrou-se a presença de cristais de colesterol e de bilirrubinato de cálcio na bile coletada de vários deles. Submetidos à colecistectomia, encontraram-se microcálculos não detectados por exames convencionais de imagem[54,70-72,76].

Há nítida correlação entre o encontro de cristais de colesterol e de bilirrubinato de cálcio na bile de doentes com litíase biliar conhecida[76,81] e em doentes com diagnóstico de PA sem causa aparente[53,54], nos quais a colecistectomia demonstrou a presença de microcálculos[53,70,83].

Sigman e col.[74] e Chebli e col.[82] não detectaram a presença de litíase em doentes com cristais na bile, mas encontraram vesículas com sinais de colecistite crônica ou colesterolose, e os doentes operados apresentaram melhora clínica de 50 a 100%. Será que a colesterolose também pode causar PA? Essa é uma questão que tem nos intrigado, pois vários pacientes de nossa casuística com PA sem causa aparente ao serem submetidos a colecistectomia apresentam ao anátomo-patológico colesterolose da vesícula biliar (Figuras 25.7, 25.8 e 25.9).

VALOR DA PRESENÇA DE MICROCRISTAIS NA BILE NOS CASOS DE PANCREATITE AGUDA

A não identificação precisa do fator etiológico do surto de PA, favorece a ocorrência de novos episódios, às vezes fatais, em 33 a 48% dos doentes, antes da segunda admissão hospitalar[3,84,85]. É fácil perceber a importância de se estabelecer com precisão a etiologia do surto de PA, durante a hospitalização.

PANCREATITE AGUDA SEM CAUSA APARENTE **351**

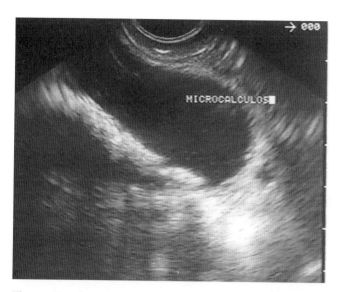 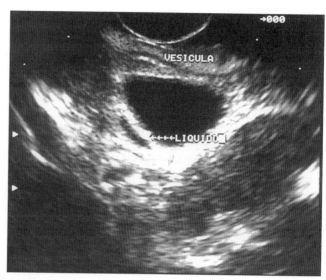

Figura 25.7. Imagens ecoendoscópicas de pacientes com PA sem causa aparente. Em (**A**) observe a presença de múltiplos ecos hiperecóicos, onde alguns deles apresentam sombra acústica. O histológico da peça revelou colesterolose. Em (**B**) imagem da vesícula biliar com líquido perivesicular. A cirurgia revelou microlitíase não detectada pela EE e o anátomo-patológico mostrou colesterolose.

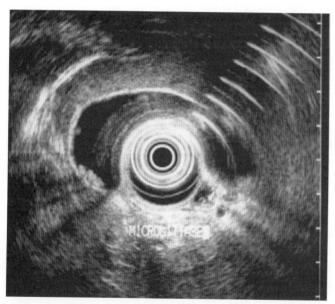 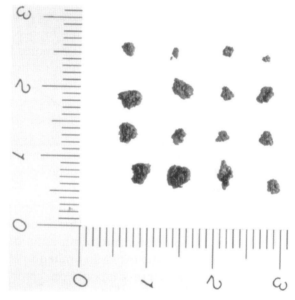

Figura 25.8. EE radial. Focos hiperecóicos com sombra acústica no fundo da vesícula biliar e uma diminuta elevação hiperecóica sem sombra acústica aderida à parede de seu corpo.

Figura 25.9. Microcálculos encontrados na peça operatória do caso da Figura 25.8.

Neoptolemos e col.[70] encontraram microcálculos em 60% dos doentes com e em 11% sem cristais de colesterol e de bilirrubinato ao exame da bile. A tamisação das fezes destes últimos pode aumentar a taxa de detecção de cálculos[27]. Esse método não é prático nem fácil de ser realizado e, segundo Houssin e col.[30], não é sensível bastante para identificar cálculos até 3mm, inclusive.

Outro problema é o "barro biliar", por muitos não aceito como fator etiológico da PA, o que pode induzir ao retardo no diagnóstico e, conseqüentemente, impedir o pronto tratamento dos doentes[54,64,86]. Lee e col.[54] demonstraram

352 PARTE VI – DOENÇAS DO PÂNCREAS

que a ocorrência de barro biliar parece ser maior quando um paciente sofre de ataques recorrentes de PA e que essa causa é subestimada em pacientes com PA sem causa aparente. Inclusive a colecistectomia profilática tem sido realizada quando a suspeita diagnóstica é forte, para evitar a possibilidade de novos episódios[87].

ECOENDOSCOPIA NA PANCREATITE AGUDA

Ela vem ganhando maior espaço na avaliação das doenças gastrintestinais. Tem sido usada como método de referência no diagnóstico da colecistolitíase ou coledocolitíase[26,88-90]. Além de oferecer excelentes imagens do pâncreas é vantajosa por ser móvel e minimamente invasiva não expondo o paciente à radiação ionizante ou contraste, além de poder ser repetida sempre que necessário[33,46].

Seu emprego pode ser dividido em duas partes: no diagnóstico das alterações parenquimatosas da PA[33,91] ou usada no diagnóstico etiológico dos casos ditos rotulados como sem causa definida (idiopáticas)[12,36,92-94].

EE no diagnóstico das alterações do parênquima

Sugiyama e col.[33] empregaram-na em 23 pacientes com PA (16 edematosas e 7 necrosantes). Os critérios observados foram: aumento focal ou difuso do parênquima e critérios sobre a ecotextura do pâncreas que variaram de normal (comparada ao fígado), difusamente hipoecóica, massas intrapancreáticas focais (área hipoecóica mal definida e pontos hiperecóicos). Eles observaram aumento do parênquima pancreático na forma edematosa em 62,5% e em todos com PA necrosante. A ecotextura foi normal em 25% dos pacientes com PA edematosa e difusamente hipoecóico nos outros 75%. Dos 7 pacientes com PA necrosante, 5 (71,4%) apresentaram áreas hipoecóicas mal definidas e 2 (28,6%) mostravam áreas hipoecóicas com pontos hiperecóicos. A localização e o tamanho das massas focais correspondiam às áreas de necrose pancreática vistas à TC. O ducto pancreático principal (DPP) foi considerado normal (até 2mm) em 11 pacientes e discretamente dilatado (2-4mm) em 7. Extensões extrapancreáticas foram identificadas como áreas hipoecóicas sendo que a EE foi capaz de identificar todos os casos de coleção líquida em fundo de saco. Comprometimento retroperitoneal foi reparado em 77,7% (7 dos 9 pacientes), sendo sua extensão limitada pelo alcance do transdutor (5-7cm). Posteriormente, as áreas hipoecóicas com pontos hiperecóicos evoluíram para abscessos pancreáticos.

Em outro estudo envolvendo 36 pacientes com PA biliar (leve ou moderada), Chak e col.[35] avaliaram os seguintes parâmetros: aumento do parênquima pancreático, líquido peripancreático, ecogeneicidade, ecotextura e heterogeneidade do parênquima e edema da parede gastroduodenal, correlacionando-os com o tempo de internação necessário até a melhora do quadro. A Tabela 25.1 mostra os resultados encontrados nesse trabalho.

É fácil entender que pacientes com coleção líquida peripancreática apresentem maior tempo de internação hospitalar. Entretanto, os autores foram incapazes de explicar qual a correlação entre a ecotextura grosseira e a internação mais prolongada, o que também concordamos seria muito difícil explicar.

Dois outros estudos, publicados, também avaliaram o valor da EE na PA. No primeiro, Schoefer e col.[95] procuraram determinar de forma prospectiva se os achados da EE no início da PA apresentavam significado prognóstico. Eles

Tabela 25.1. Prevalência dos diversos parâmetros encontrados em pacientes com PA e tempo de permanência hospitalar[35].

Parâmetro	n	Internação (d)
Aumento pancreático		
Ausente	23	6,0
Leve	6	6,5
Moderado	5	7,4
Líquido peripancreático*		
Ausente	30	5,7
Presente	6	9,2
Heterogeneidade do parênquima		
Ausente	13	7,6
Leve	14	6,0
Moderado	5	67,4
Grave	4	3,0
Ecotextura do parênquima**		
Fina	19	6,6
Granular	11	8,2
Grosseira	6	2,6
Ecogeneicidade do parênquima		
Hipoecóico	8	5,0
Misto	24	6,8
Hiperecóico	4	7,3
Edema da parede gastroduodenal		
Ausente	31	6,3
Presente	5	6,8

* $p < 0,1$.
** $p < 0,05$.

estudaram 31 pacientes (25 com PA edematosa e 6 com necrosante), avaliando o tamanho do pâncreas, aspecto do contorno externo, ecogeneicidade, localização e gradação do líquido peripancreático, desenvolvendo um escore que variou de 1 a 30. Os pacientes foram divididos em 3 grupos, de acordo com os pontos obtidos: EE-I: 1 a 10 pontos; EE-II: 11 a 20 pontos; EE-III: 21 a 30 pontos. Os escores foram correlacionados com o curso clínico da doença e com os critérios tomográficos de Balthazar[47]. Os resultados obtidos mostram que o escore da EE correlacionou-se significativamente com a duração da hospitalização, número de dias com febre, número de dias na UTI e aumento máximo da proteína C reativa. A correlação do escore da EE com os critérios tomográficos também foi significativa. Os autores concluem que a EE pode distinguir de forma segura os casos de PA edematosa das formas necrosantes, servindo ainda como critério prognóstico.

No segundo estudo, Pantzyrev e col.[96] procuraram definir as características ecoendoscópicas dos focos de necrose parenquimatosa em 17 pacientes com PA necrosante. Eram 8 pacientes (47%) com PA moderada e 9 (53%) com PA grave. Alterações peripancreáticas estavam presentes em 12, incluindo 5 casos de necrose retroperitoneal. A comparação dos resultados da EE com os achados da US, TC, laparoscopia e laparotomia permitiu identificar as características ecoendoscópicas da PA. O espessamento de diversas partes do pâncreas (100% dos pacientes), contorno pancreático irregular (94,1%), superfície glandular hiperecóica (82,3%), parênquima delicadamente heterogêneo

PARTE VI – DOENÇAS DO PÂNCREAS

(100%), massa hipoecóica no parênquima (88,2%), ausência do padrão ecográfico parenquimatoso normal (94,1%), líquido em cavidade abdominal (94,1%) e bolsa omental (88,2%). Os focos de necrose foram vistos como áreas hipoecóicas irregulares no interior do parênquima anormal, maiores que 5mm, sem margens definidas, com contorno anterior mais ecogênico, algumas vezes com presença de fragmentos teciduais e/ou bolhas de ar (infecção) no seu interior. O edema dos tecidos peripancreáticos e periduodenais, presente em 100% dos pacientes, foi caracterizado como "chapéu de Napoleão". Combinando à impossibilidade de visualização do rim esquerdo e/ou direito, veias porta e esplênica, vasos mesentéricos superiores e a presença de coleção líquida indicavam "pancreatite periférica" grave (inflamação retroperitoneal).

DIAGNÓSTICO DA ETIOLOGIA BILIAR

Diagnóstico da coledocolitíase

No estudo de Sugiyama e col.[33] citado acima, a sensibilidade da EE no diagnóstico da coledocolitíase foi de 100% contra uma sensibilidade da US e da TC de 43 e 57%, respectivamente. A sensibilidade da US para o diagnóstico de colelitíase varia entre 87 e 98%[36] e para coledocolitíase entre 22 e 75%[45]. A Tabela 25.2 mostra os resultados de vários trabalhos publicados na literatura onde são avaliados os exames de US, TC e EE para o diagnóstico da coledocolitíase.

Em nossa experiência, ao estudarmos 22 pacientes com suspeita de microcoledocolitíase durante surtos de PA, observamos que a EE identificou a pre-

Tabela 25.2. Resultados dos diversos métodos de imagem no diagnóstico da coledocolitíase.

Autor, ano	N	Método	Sens. %	Esp. %	VP+ %	VP- %	Acur. %
Amouyal, 1994[45]	62	US	25	100	100	56	
		TC	75	94	92	78	
		EE	97	100	100	97	
Sugiyama, 1995[33]	23	US	43				
		TC	57				
		EE	100	100			100
Sugiyama, 1997[91]*	142	US	63	95			83
		TC	71	97			87
		EE	96	100			99
Sugiyama, 1998[46]	35	US	47	90			71
		TC	47	95			74
		EE	100	100			100
Chak, 1999[35]	36	US	50	100	100	74	83
		CPER	92	87	79	94	89
		EE	91	100	100	95	97
Ardengh, 2000[97]**	22	CPER	53,3	100	100	50	68,2
		EE	86,7	80	92,9	66,7	77,3
Liu, 2001[37]	100	US	26	100			75
		CPER	97	95			96
		EE	97	98			98

* Pacientes com ou sem história de PA.
** Microcoledocolitíase.

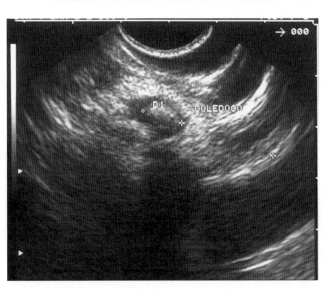

Figura 25.10. Imagem ecoendoscópica de área hiperecóica arciforme com sombra acústica no interior do colédoco em paciente com PA sem causa aparente. Essa imagem foi confirmada pela CPER.

sença de cálculo em 86,7% dos casos (tamanho médio do cálculo: 5mm), sensibilidade superior à da CPER (53,3%). O colédoco foi bem estudado em todos os pacientes, não sendo observadas complicações relacionadas ao procedimento. Concluímos que a EE é capaz de identificar cálculos pequenos e dilatações biliares, devendo ser considerada como uma alternativa diagnóstica nos pacientes com suspeita de litíase coledoceana ou nos casos de insucesso da CPER (Figura 25.10)[97].

Diagnóstico da microlitíase

Após investigação diagnóstica sistemática (clínica, bioquímica e por métodos de imagem) para a identificação do fator etiológico da PA, cerca de 10 a 30% dos doentes não apresentam causa definida e são rotulados como PA sem causa aparente[19,23,31,54,98,99]. É no mínimo controversa a afirmação de que caso a etiologia de um episódio de PA permaneça obscura, depois de investigação endoscópica pormenorizada (CPER ou CPER + coleta de bile), deve ser chamada "idiopática"[31,51].

A identificação de doentes com microlitíase desperta grande interesse devido à possibilidade de ocorrerem surtos recidivantes de PA e por permitir terapêutica precoce, principalmente quando a doença é silenciosa ou pouco sintomática[30,56,70]. Por essa razão, a introdução de métodos diagnósticos sensíveis, pouco invasivos e o ressurgimento de métodos antigos (coleta de bile para a pesquisa de cristais) tornaram-se atraentes, além de métodos mais invasivos como a manometria endoscópica[100].

Acerca desse ponto de vista, parecem avultar em importância as técnicas endoscópicas avançadas: a CPER[101-105], a CPER com coleta de bile, para a pesquisa de microcristais[81,82] e a EE com o objetivo de detectar a microlitíase[66,97,106]. Assim o diagnóstico de cálculos menores que 3mm, (microcálculos) é de fundamental importância para a adoção de medida terapêutica adequada.

A demonstração radiológica da litíase biliar depende da diferença de tonalidade entre o cálculo e o meio que o envolve[22,107]. Os doentes com cálculos radiotransparentes e migrantes apresentam episódios de cólicas biliares, PA recidivante e icterícia transitória[22], apesar do aspecto radiológico normal das vias biliares a CPRM, CPER, e US. Consideramos o "barro biliar" (Figura 25.4) como microlitíase, pois o "barro" e cálculos com diâmetro maior que

4mm, por apresentarem sombra acústica, podem ser identificados pela US[108], sendo confundidos *in vivo* segundo Simeone e col.[109] e diferençados *in vitro* conforme Filly e col.[63].

Simeone e col.[109] demonstraram a presença de microcálculos em 8,3% dos doentes com "barro biliar" submetidos à cirurgia. Filly e col.[63] concluíram que a presença de "barro biliar" deve ser considerada anormal, pois pode haver precipitados de bilirrubinato de cálcio ou colesterol (microcálculos).

A possibilidade de encontrar MCV em doente com litíase constatada por métodos de imagem, respeitando-se o conceito de tamanho menor ou igual a 3mm de diâmetro, está em torno de 25%[30,62]. Esta cifra aumenta para 40% quando o cálculo passa de 3 para 5mm[110,111] e, se utilizado o critério da radiotransparência, cai para 10%[111].

Destarte, em função do tamanho diminuto, os cálculos menores ou iguais a 3mm são difíceis de identificar, pela CPRM, CPER e US, permanecendo como um desafio diagnóstico, principalmente para a última, devido à possível confusão com o "barro biliar"[63,108,109].

Doentes com PA recidivante que apresentam US sem alterações podem exibir cálculos durante o ato operatório[112,113]. O tamanho e a densidade dos cálculos são os fatores mais importantes na ocorrência desses falsos resultados[113].

A CPER é empregada no diagnóstico etiológico de doentes com PA sem causa aparente, identificando-se condições potencialmente tratáveis em 30 a 70%[100] dos casos e cálculos (Figura 25.11) entre 4[100] a 15%[11,101]. Mas é preciso ter em mente que esse exame é capaz de elevar os níveis de amilase em 30 a 75% dos doentes assintomáticos[114] e a PA é a mais freqüente complicação após o exame, variando as cifras de 0,5 a 17%[100,114]. Thoeni e col.[115] relataram sinais tomográficos de PA de leve a grave em 28% dos doentes submetidos a CPER diagnóstica.

Dahan e col.[34], em estudo prospectivo, compararam a acurácia da EE e da coleta de bile para a pesquisa de cristais biliares, em doentes com suspeita da etiologia biliar para os seus sintomas (PA, icterícia transitória e cólicas no hipocôndrio direito) e com diagnóstico negativo de cálculos biliares com a

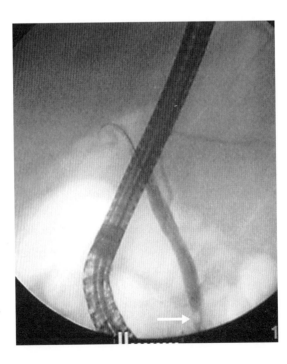

Figura 25.11. Imagem de CPER demonstrando microcálculo (seta) no interior de via biliar sem dilatação.

US. O estudo incluiu 45 doentes, 24 com colecistolitíase confirmada pela cirurgia. A sensibilidade, a especificidade, os valores preditivos positivo e negativo para a EE foram, respectivamente, 96%, 86%, 89% e 95% e para a coleta de bile 67%, 91%, 89% e 70%. O maior problema da EE foi à existência de 3 falso-positivos o que também ocorreu em nossa casuística por 4 vezes. Na pesquisa desse autor e na nossa a obtenção de imagens tidas como cálculos deveu-se à reverberação acústica pelo movimento da parede da vesícula, formando artefatos confundidos com microcálculos[34,66].

Em nosso estudo sobre 36 doentes com PA sem causa aparente a sensibilidade foi de 92,6% e valor preditivo positivo de 86,2%, na identificação dos MCV. Com base nessas estimativas, infere-se que a EE é segura e oferece boa precisão diagnóstica[66] e que os prováveis fatores responsáveis, em maior ou menor grau, por essa alta taxa de detecção de microlitíase incluem: a vesícula biliar intimamente relacionada ao estômago e à parede duodenal; a distância reduzida (0,5mm) entre o transdutor ecoendoscópico e a vesícula biliar comparativamente à do transdutor abdominal durante a realização da US, a fácil obtenção do ponto focal ideal para conseguir imagens sem distorções; o estudo de toda a vesícula biliar (infundíbulo, corpo, fundo) e do ducto cístico, mesmo em doentes com quadros graves de PA e a utilização de freqüências de 5,0, 7,5 e 12MHz, intensificando os pormenores das imagens.

Por outro lado, a especificidade e o valor preditivo negativo foram 55,6 e 71,4%, respectivamente. Essas estimativas, são questionáveis e pouco precisas[66]. Os principais fatores responsáveis, em maior ou menor grau, por estas cifras são: a amostra muito pequena de indivíduos sem a doença e a grande probabilidade de os doentes examinados serem portadores da etiologia biliar como causa dos episódios de PA.

Em um estudo envolvendo 168 pacientes com PA sem causa aparente, Frossard e col.[106] conseguiram identificar com a EE a presença de litíase biliar em 103 (61%) (colelitíase ou microlitíase em 52, barro biliar em 12, coledocolitíase em 10, mais de um destes achados em 29). Afastadas outras causas (pancreatite crônica, tumores etc.), apenas 37 permaneceram com diagnóstico de entrada inalterado.

Estudo semelhante empregando a EE em 44 pacientes com PA idiopática, Norton e Alderson[36] encontraram causa definida para a PA em 18 pacientes (41%) e uma provável etiologia em 14 (31,8%). Apenas 9 permaneceram sem esclarecimento diagnóstico. A EE apresentou 2 resultados falso-positivos e não foi possível sua realização por problemas técnicos em 1 paciente.

Liu e col.[92] estudaram prospectivamente 89 pacientes com PA sem causa aparente. Todos foram submetidos a uma US e TC, até 24 horas da admissão hospitalar e a uma CPER. Após esses exames 18 pacientes foram rotulados como portadores de PA sem causa aparente. Todos foram submetidos à EE. Ela revelou microcálculos vesiculares em 14 (77,7%) e em 3 havia concomitância com cálculos no interior do colédoco (21,4%). Esses achados demonstram que um paciente com PA não deve ser rotulado como sem causa aparente antes da realização de uma EE.

Tandon e Topazian[93] avaliaram o papel da EE no diagnóstico da causa de episódios de PA sem causa aparente. Em 21/31 pacientes (68%) a EE revelou o fator etiológico. A etiologia biliar foi encontrada em 14%, pancreatite crônica inicial em 45%, pâncreas *divisum* em 6,5% e tumores em 3,2%. Em 32% dos casos a EE foi normal e não conseguiu identificar a causa. Os resultados desse estudo mostram que a EE é menos invasiva que a CPER, demonstrando de forma efetiva a etiologia de episódios de PA em mais de 2/3 dos casos.

358 PARTE VI – DOENÇAS DO PÂNCREAS

Em pacientes com PA biliar, a EE realizada antes da CPER auxilia na seleção dos pacientes com necessidade de terapêutica endoscópica, reduzindo a necessidade de colangiografia diagnóstica (e seus riscos potenciais) em cerca de 50% deles[37,46].

Levy e col.[116] em trabalho multicêntrico avaliaram múltiplos fatores para prever a etiologia biliar de um episódio de PA. Foram estudados 213 pacientes com PA, onde a causa foi biliar em 62%, alcoólica em 35% e outras causas em 13%. Em 15% dos pacientes com etiologia biliar apenas a EE fez o diagnóstico, pois os outros exames foram negativos. Os autores concluem que quando uma EE é realizada para confirmar ou excluir a presença de cálculos, como origem da PA, a idade, o sexo e a alanina transaminase obtida na admissão são os únicos fatores preditivos que falam a favor da origem biliar.

Destarte Shimpi e col.[100] determinaram a acurácia diagnóstica da EE e da CPER em pacientes com PAI. A EE revelou o diagnóstico em 44% (28/63) dos pacientes, enquanto a CPER fez o diagnóstico em 71% (45/63). A taxa de ocorrência de PA após a CPER e a manometria foi de 17%. Não houve nenhuma complicação relacionada à EE nem à EE-PAAF que foi realizada em dois doentes. Os autores concluem que a EE tem um importante papel no diagnóstico da causa da PA sem causa aparente.

De 1999 a 2006 estudamos prospectivamente 143 doentes (76 mulheres) com média de idade de 51 anos (8-84). Dividimos os pacientes quanto à etiologia final em doentes com causa biliar, parenquimatosa e/ou ductal, vesicular e neoplásica. Os resultados da EE foram comparados à cirurgia em 103 e seguimento médio de 36 meses (13-56) em 40 doentes. O diagnóstico final foi obtido pela EE (72), cirurgia (16), EE-PAAF (12) e colangiopancreatografia endoscópica retrógrada (9).

A EE detectou alterações em 101 doentes (70%). A causa da PA foi biliar em 68 doentes, parenquimatosa e/ou ductais em 14, neoplásica em 14, vesiculares em 9 e em 37 não foi encontrada qualquer causa. Ao comparamos os achados da EE, para o diagnóstico da etiologia biliar, parenquimatosa, neoplásica e vesicular com aqueles obtidos após a investigação multidisciplinar encontramos cifras de: 89,7%, 64%, 44% e 86,6%, respectivamente. A causa da PA foi esclarecida pela EE em 89,7%. A EE mostra-se, portanto, de grande valor na identificação da etiologia de pacientes com PAI e pacientes com essa doença não devem ser considerados como sem causa aparente antes da realização desse exame[117].

Por outro lado a EE-PAAF pode também auxiliar no diagnóstico de episódios de PA sem causa aparente. Do grupo anteriormente examinado 16 pacientes foram submetidos à EE-PAAF. Todos haviam sido submetidos antes a pelo menos uma US e uma TC, que não revelaram alterações biliopancreáticas e 64% deles tinham apresentado mais de um episódio de PA. O diagnóstico das lesões pela EE realizada até uma semana do surto, baseou-se no tipo de lesão; sólida (11) e cística (5). O diagnóstico final de malignidade (11) e benignidade (5) foi firmado em 15 casos pela cirurgia e em 1 por seguimento clínico. Comparamos os resultados da EE-PAAF aos achados cirúrgicos e de seguimento. Nessa população de doentes com PA sem causa aparente (143) o achado de tumores ocorreu em 9,8%. O diagnóstico etiológico final foi: adenocarcinoma ductal (7), neoplasia intraductal produtora de mucina (3), cistoadenocarcinoma (2), processo inflamatório com estenose de colédoco (2), cistoadenoma mucinoso (1) e tumor neuroendócrino (1). A EE isolada e a EE-PAAF apresentaram sensibilidade, especificidade, valores preditivos positivo e negativo e acurácia, para o diagnóstico da origem neoplásica de 92,3% e 80%, 33,3% e 100%, 85,7% e 100%, 50% e 75% e 81,3% e 87,5%, respectivamente. Não ocorreram quaisquer complicações nessa série de casos. A EE-PAAF é segura e eficaz para o diagnóstico da etiologia tumoral em pacientes com PAI, devendo ser realizada na suspeita de tumores, pois a mesma aumenta a especificidade e o valor preditivo negativo[118].

REFERÊNCIAS BIBLIOGRÁFICAS

1. Marshall JB. Acute pancreatitis. A review with an emphasis on new developments. Arch Intern Med 1993;153(10): 1185-98.
2. Mehdi M, Deutsch JP, Arrive L, Ayadi K, Ladeb MF, Tubiana JM. [Acute pancreatitis]. Ann Radiol (Paris) 1996;39(1): 37-44.
3. Pandol SJ. Acute pancreatitis. Curr Opin Gastroenterol 2006;22(5):481-6.
4. United Kingdom guidelines for the management of acute pancreatitis. British Society of Gastroenterology. Gut 1998; 42(Suppl 2):S1-13.
5. Dalzell DP, Scharling ES, Ott DJ, Wolfman NT. Acute pancreatitis: the role of diagnostic imaging. Crit Rev Diagn Imaging 1998;39(5):339-63.
6. Zachariassen G, Saffar DF, Mortensen J. [Acute pancreatitis in children caused by gallstones]. Ugeskr Laeger 1999; 161(44):6061-2.
7. Appelros S, Borgstrom A. Incidence, aetiology and mortality rate of acute pancreatitis over 10 years in a defined urban population in Sweden. Br J Surg 1999;86(4):465-70.
8. Bittner R, Block S, Buchler M, Beger HG. Pancreatic abscess and infected pancreatic necrosis. Different local septic complications in acute pancreatitis. Dig Dis Sci 1987; 32(10):1082-7.
9. Bradley EL, 3rd, Allen K. A prospective longitudinal study of observation versus surgical intervention in the management of necrotizing pancreatitis. Am J Surg 1991;161(1): 19-24; discussion 24-5.
10. Calleja GA, Barkin JS. Acute pancreatitis. Med Clin North Am 1993;77(5):1037-56.
11. Grendell JH. Idiopathic acute pancreatitis. Gastroenterol Clin North Am 1990;19(4):843-8.
12. Levy MJ, Geenen JE. Idiopathic acute recurrent pancreatitis. Am J Gastroenterol 2001;96(9):2540-55.
13. Araujo JD, Sousa FV, Nogueira A, Morais JA. [The diagnosis and treatment of acute pancreatitis]. Acta Med Port 1995;8 Suppl 1:S21-9.
14. Potts JR, 3rd. Acute pancreatitis. Surg Clin North Am 1988; 68(2):281-99.
15. Steinberg WM. Predictors of severity of acute pancreatitis. Gastroenterol Clin North Am 1990;19(4):849-61.
16. Steinberg W, Tenner S. Acute pancreatitis. N Engl J Med 1994;330(17):1198-210.
17. Glasbrenner B, Adler G. [Acute pancreatitis: diagnosis]. Ther Umsch 1996;53(5):333-41.
18. Thomson SR, Hendry WS, McFarlane GA, Davidson AI. Epidemiology and outcome of acute pancreatitis. Br J Surg 1987;74(5):398-401.
19. Lankisch PG, Schirren CA, Schmidt H, Schonfelder G, Creutzfeldt W. Etiology and incidence of acute pancreatitis: a 20-year study in a single institution. Digestion 1989; 44(1):20-5.
20. Patti MG, Pellegrini CA. Gallstone pancreatitis. Surg Clin North Am 1990;70(6):1277-95.
21. Acosta JM, Ledesma CL. Gallstone migration as a cause of acute pancreatitis. N Engl J Med 1974;290(9):484-7.
22. Dayan L, Cherif-Zahar K, Lepage B, Bories-Azeau A. [Diagnostic traps and procedure to follow in radio-invisible biliary calculi]. J Chir (Paris) 1976;111(4):431-42.
23. Goodman AJ, Neoptolemos JP, Carr-Locke DL, Finlay DB, Fossard DP. Detection of gall stones after acute pancreatitis. Gut 1985;26(2):125-32.
24. Lee SP, Nicholls JF. Nature and composition of biliary sludge. Gastroenterology 1986;90(3):677-86.
25. Aube C, Delorme B, Yzet T, Burtin P, Lebigot J, Pessaux P, e col. MR cholangiopancreatography versus endoscopic sonography in suspected common bile duct lithiasis: a prospective, comparative study. AJR Am J Roentgenol 2005;184(1):55-62.
26. Moon JH, Cho YD, Cha SW, Cheon YK, Ahn HC, Kim YS, e col. The detection of bile duct stones in suspected biliary pancreatitis: comparison of MRCP, ERCP, and intraductal US. Am J Gastroenterol 2005;100(5):1051-7.
27. McMahon MJ, Shefta JR. Physical characteristics of gallstones and the calibre of the cystic duct in patients with acute pancreatitis. Br J Surg 1980;67(1):6-9.
28. De Bolla AR, Obeid ML. Mortality in acute pancreatitis. Ann R Coll Surg Engl 1984;66(3):184-6.
29. Armstrong CP, Taylor TV, Jeacock J, Lucas S. The biliary tract in patients with acute gallstone pancreatitis. Br J Surg 1985;72(7):551-5.
30. Houssin D, Castaing D, Lemoine J, Bismuth H. Microlithiasis of the gallbladder. Surg Gynecol Obstet 1983;157(1): 20-4.
31. Tarnasky PR, Hawes RH. Endoscopic diagnosis and therapy of unexplained (idiopathic) acute pancreatitis. Gastrointest Endosc Clin N Am 1998;8(1):13-37.
32. Pezzilli R, Billi P, Miglioli M, Gullo L. Serum amylase and lipase concentrations and lipase/amylase ratio in assessment of etiology and severity of acute pancreatitis. Dig Dis Sci 1993;38(7):1265-9.
33. Sugiyama M, Wada N, Atomi Y, Kuroda A, Muto T. Diagnosis of acute pancreatitis: value of endoscopic sonography. AJR Am J Roentgenol 1995;165(4):867-72.
34. Dahan P, Andant C, Levy P, Amouyal P, Amouyal G, Dumont M, e col. Prospective evaluation of endoscopic ultrasonography and microscopic examination of duodenal bile in the diagnosis of cholecystolithiasis in 45 patients with normal conventional ultrasonography. Gut 1996;38(2): 277-81.

35. Chak A, Hawes RH, Cooper GS, Hoffman B, Catalano MF, Wong RC, e col. Prospective assessment of the utility of EUS in the evaluation of gallstone pancreatitis. Gastrointest Endosc 1999;49(5):599-604.

36. Norton SA, Alderson D. Endoscopic ultrasonography in the evaluation of idiopathic acute pancreatitis. Br J Surg 2000;87(12):1650-5.

37. Liu CL, Lo CM, Chan JK, Poon RT, Lam CM, Fan ST, e col. Detection of choledocholithiasis by EUS in acute pancreatitis: a prospective evaluation in 100 consecutive patients. Gastrointest Endosc 2001;54(3):325-30.

38. Mitchell RM, Byrne MF, Baillie J. Pancreatitis. Lancet 2003; 361(9367):1447-55.

39. Silverstein W, Isikoff MB, Hill MC, Barkin J. Diagnostic imaging of acute pancreatitis: prospective study using CT and sonography. AJR Am J Roentgenol 1981;137(3):497-502.

40. Scholmerich J, Johannesson T, Brobmann G, Wimmer B, Thiedemann B, Gross V, e col. [Sonography in acute pancreatitis—diagnosis, assessment of etiology and evaluating prognosis]. Ultraschall Med 1989;10(6):290-4.

41. Neoptolemos JP, Hall AW, Finlay DF, Berry JM, Carr-Locke DL, Fossard DP. The urgent diagnosis of gallstones in acute pancreatitis: a prospective study of three methods. Br J Surg 1984;71(3):230-3.

42. Bolognese A, Muttillo IA, Scopinaro F, Banci M, Amadori LM, De Martino F, e col. [Biliary scintigraphy vs. ultrasonography in the etiological diagnosis of acute pancreatitis]. J Chir (Paris) 1996;133(2):78-81.

43. Parodi HC, Gutierrez S, Lattanzi M, Martinez R, Colombato LO. [Value of laboratory tests and echography in the diagnosis of biliary disease in the initial phase of acute pancreatitis]. Acta Gastroenterol Latinoam 1990;20(3): 137-44.

44. Bel FJ, Aparisi L, Garcia-Tell G, Rosello JV, Rodrigo JM. [Biliary drainage in the diagnosis of microlithiasis. Value in acute idiopathic pancreatitis and in persistent pain in the right hypochondrium]. Rev Esp Enferm Dig 1994;85(5): 343-7.

45. Amouyal P, Amouyal G, Levy P, Tuzet S, Palazzo L, Vilgrain V, e col. Diagnosis of choledocholithiasis by endoscopic ultrasonography. Gastroenterology 1994;106(4): 1062-7.

46. Sugiyama M, Atomi Y. Acute biliary pancreatitis: the roles of endoscopic ultrasonography and endoscopic retrograde cholangiopancreatography. Surgery 1998;124(1):14-21.

47. Balthazar EJ, Robinson DL, Megibow AJ, Ranson JH. Acute pancreatitis: value of CT in establishing prognosis. Radiology 1990;174(2):331-6.

48. Norton SA, Alderson D. Prospective comparison of endoscopic ultrasonography and endoscopic retrograde cholangiopancreatography in the detection of bile duct stones. Br J Surg 1997;84(10):1366-9.

49. Barthet M. [Diagnosis of biliary origin of acute pancreatitis]. Gastroenterol Clin Biol 2001;25(1 Suppl):1S12-7.

50. Sica GT, Braver J, Cooney MJ, Miller FH, Chai JL, Adams DF. Comparison of endoscopic retrograde cholangiopancreatography with MR cholangiopancreatography in patients with pancreatitis. Radiology 1999;210(3):605-10.

51. Steinberg WM. Acute pancreatitis—never leave a stone unturned. N Engl J Med 1992;326(9):635-7.

52. Khalid A, Slivka A. Approach to idiopathic recurrent pancreatitis. Gastrointest Endosc Clin N Am 2003;13(4):695-716, x.

53. Ros E, Navarro S, Bru C, Garcia-Puges A, Valderrama R. Occult microlithiasis in 'idiopathic' acute pancreatitis: prevention of relapses by cholecystectomy or ursodeoxycholic acid therapy. Gastroenterology 1991;101(6):1701-9.

54. Lee SP, Nicholls JF, Park HZ. Biliary sludge as a cause of acute pancreatitis. N Engl J Med 1992;326(9):589-93.

55. Millat B, Guillon F. [Prognostic indices in acute pancreatitis. Practical implications]. Gastroenterol Clin Biol 1995; 19(5 Pt 2):B33-40.

56. Neoptolemos JP, Carr-Locke DL, London NJ, Bailey IA, James D, Fossard DP. Controlled trial of urgent endoscopic retrograde cholangiopancreatography and endoscopic sphincterotomy versus conservative treatment for acute pancreatitis due to gallstones. Lancet 1988;2(8618):979-83.

57. Ranson JH. Acute pancreatitis: pathogenesis, outcome and treatment. Clin Gastroenterol 1984;13(3):843-63.

58. Miquel JF, Rollan A, Guzman S, Nervi F. Microlithiasis and cholesterolosis in 'idiopathic' acute pancreatitis. Gastroenterology 1992;102(6):2188-90.

59. Seror J, Rives J, Stoppa R. [Importance of the concept of microlithiasis in biliary pathology; sphincteral and choledochal incidences.]. Afr Francaise Chir 1961;19:166-9.

60. Moskovitz M, Min TC, Gavaler JS. The microscopic examination of bile in patients with biliary pain and negative imaging tests. Am J Gastroenterol 1986;81(5):329-33.

61. Pfefferman R, Luttwak EM. Gallstone pancreatitis. Exploration of the biliary system in pancreatitis of undetermined origin. Arch Surg 1971;103(4):484-6.

62. Bertrand L, Lamarque JL. [Biliary microlithiasis. Medicoradiological observations]. Nouv Presse Med 1975;4(44): 3135-8.

63. Filly RA, Allen B, Minton MJ, Bernhoft R, Way LW. In vitro investigation of the origin of echoes with biliary sludge. J Clin Ultrasound 1980;8(3):193-200.

64. Lee SP, Hayashi A, Kim YS. Biliary sludge: curiosity or culprit? Hepatology 1994;20(2):523-5.

65. Barraya L, Pujol Soler R, Yvergneaux JP. [The region of Oddi's sphincter: millimetric anatomy]. Presse Med 1971; 79(55):2527-34.

66. Ardengh JC, Malheiros CA, Ganc AJ, Ferrari A. Endoscopic ultrasound (EUS) in the diagnosis of gallbladder microlithiasis in patients with idiopathic acute pancreatitis. Digestion 1998;59(3):40(136).

67. Meltzer SJ. The disturbance of the law of contrary innervation as a pathogenic factor in diseases of the bile ducts and the gallbladder. Am J Med Sci 1917;153:469.

68. Lyon BBV. Diagnosis and treatment of diseases of the gallbladder and biliary ducts, preliminary report an a new method. JAMA 1919; 73:980-2.

69. Negro P, Flati G, Flati D, Porowska B, Tuscano D, Carboni M. Occult gallbladder microlithiasis causing acute recurrent pancreatitis. A report of three cases. Acta Chir Scand 1984;150(6):503-6.

70. Neoptolemos JP, Davidson BR, Winder AF, Vallance D. Role of duodenal bile crystal analysis in the investigation of 'idiopathic' pancreatitis. Br J Surg 1988;75(5):450-3.

71. Humbert P, Casals A, Boix J, Planas R, Morillas R, Barranco C, e col. [Usefulness of microscopic study of the duode-

71. nal bile in the diagnosis of pancreatitis of unknown cause]. Rev Esp Enferm Apar Dig 1989;75(5):471-4.

72. Reyes Lopez A, Mino Fugarolas G, Costan Rodero G, Perez Rodriguez E, Montero Alvarez JL, Cabrera D. [Value of duodenal drainage in the etiologic diagnosis of acute pancreatitis]. Rev Esp Enferm Dig 1993;83(5):363-6.

73. Herrera Ballester A, Canelles Gamir P, Orti Ortin E, Ortega Gonzalez E, Soler Ros JJ, Benages Martinez A. [Biliary drainage in the diagnosis of acute idiopathic pancreatitis]. Rev Esp Enferm Dig 1994;86(5):813-7.

74. Sigman HH, Goldberg N, Niloff PH, Lachance C. Use of biliary drainage in diagnosis of biliary tract disease. Am J Gastroenterol 1977;67(5):439-43.

75. Burnstein MJ, Vassal KP, Strasberg SM. Results of combined biliary drainage and cholecystokinin cholecystography in 81 patients with normal oral cholecystograms. Ann Surg 1982;196(6):627-32.

76. Abbas A, Baumann R, Schutz JF, Maillard D, Sondag D, Weill JP. [Cholesterol crystals and biliary lithiasis. Importance of the study of bile collected by duodenal intubation]. Gastroenterol Clin Biol 1984;8(5):454-7.

77. Delchier JC, Benfredj P, Preaux AM, Metreau JM, Dhumeaux D. The usefulness of microscopic bile examination in patients with suspected microlithiasis: a prospective evaluation. Hepatology 1986;6(1):118-22.

78. Janowitz P, Swobodnik W, Wechsler JG, Zoller A, Kuhn K, Ditschuneit H. Comparison of gall bladder bile and endoscopically obtained duodenal bile. Gut 1990;31(12): 1407-10.

79. Hussaini SH, Kennedy C, Pereira SP, Wass JA, Dowling RH. Ultrasound-guided percutaneous fine needle puncture of the gallbladder for studies of bile composition. Br J Radiol 1995;68(807):271-6.

80. Jacobson BC, Waxman I, Parmar K, Kauffman JM, Clarke GA, Van Dam J. Endoscopic ultrasound-guided gallbladder bile aspiration in idiopathic pancreatitis carries a significant risk of bile peritonitis. Pancreatology 2002;2(1): 26-9.

81. Buscail L, Escourrou J, Delvaux M, Guimbaud R, Nicolet T, Frexinos J, e col. Microscopic examination of bile directly collected during endoscopic cannulation of the papilla. Utility in patients with suspected microlithiasis. Dig Dis Sci 1992;37(1):116-20.

82. Chebli JM, Martins Junior EV, Gaburri AK, Ferreira LE, Gil JZ, Neves MM. [Microcrystals and biliary sludge: pathogenesis and clinical significance]. Arq Gastroenterol 1996;33(4):232-43.

83. Ramond MJ, Dumont M, Belghiti J, Erlinger S. Sensitivity and specificity of microscopic examination of gallbladder bile for gallstone recognition and identification. Gastroenterology 1988;95(5):1339-43.

84. Paloyan D, Simonowitz D, Skinner DB. The timing of biliary tract operations in patients with pancreatitis associated with gallstones. Surg Gynecol Obstet 1975;141(5): 737-9.

85. Ranson JH. The timing of biliary surgery in acute pancreatitis. Ann Surg 1979;189(5):654-63.

86. Marotta PJ, Gregor JC, Taves DH. Biliary sludge: a risk factor for 'idiopathic' pancreatitis? Can J Gastroenterol 1996;10(6):385-8.

87. Venneman NG, Buskens E, Besselink MG, Stads S, Go PM, Bosscha K, e col. Small gallstones are associated with increased risk of acute pancreatitis: potential benefits of prophylactic cholecystectomy? Am J Gastroenterol 2005; 100(11):2540-50.

88. Parreira JG, Rego RE, Campos T, Moreno CH, Pacheco AM, Jr., Rasslan S. [Predictors of choledocholithiasis in patients sustaining acute biliary pancreatitis]. Rev Assoc Med Bras 2004;50(4):391-5.

89. Liu CL, Fan ST, Lo CM, Tso WK, Wong Y, Poon RT, e col. Clinico-biochemical prediction of biliary cause of acute pancreatitis in the era of endoscopic ultrasonography. Aliment Pharmacol Ther 2005;22(5):423-31.

90. Palazzo L, O'Toole D. Biliary stones: including acute biliary pancreatitis. Gastrointest Endosc Clin N Am 2005; 15(1):63-82, viii.

91. Sugiyama M, Atomi Y. Endoscopic ultrasonography for diagnosing choledocholithiasis: a prospective comparative study with ultrasonography and computed tomography. Gastrointest Endosc 1997;45(2):143-6.

92. Liu CL, Lo CM, Chan JK, Poon RT, Fan ST. EUS for detection of occult cholelithiasis in patients with idiopathic pancreatitis. Gastrointest Endosc 2000;51(1):28-32.

93. Tandon M, Topazian M. Endoscopic ultrasound in idiopathic acute pancreatitis. Am J Gastroenterol 2001;96(3): 705-9.

94. Levy MJ. The hunt for microlithiasis in idiopathic acute recurrent pancreatitis: should we abandon the search or intensify our efforts? Gastrointest Endosc 2002;55(2): 286-93.

95. Schoefer M, Rathgeber A, Lang J, Nagell W, Dancygier N. Prognostic value of endoscopic ultrasound in acute pancreatitis. Gastroenterology 1998;114((4 (pt 2))):A495.

96. Pantzyrev YM, Orlov SY, Mylnikov AGDFE, Dushkina VA. Endoscopic Ultrasonography (EUS) in Acute Necrotising Pancreatitis (ANP). Endoscopy 2000;32((2)):A48.

97. Ardengh JC, Ganc AJ, Ferrari A, Malheiros CA, Rahal F. Accuracy of endoscopic ultrasonography (EUS) for diagnosis of microcholedocholithiasis in patients with acute pancreatitis. Endoscopy 2000;32:A27(P68).

98. Uomo G, Visconti M, Manes G, Calise F, Laccetti M, Rabitti PG. Nonsurgical treatment of acute necrotizing pancreatitis. Pancreas 1996;12(2):142-8.

99. Norton SA, Cheruvu CV, Collins J, Dix FP, Eyre-Brook IA. An assessment of clinical guidelines for the management of acute pancreatitis. Ann R Coll Surg Engl 2001;83(6): 399-405.

100. Shimpi RA, Ho S, Branch MS, Jowell PS, Baillie J, Gress FG. The Diagnostic Utility of Endoscopic Ultrasound (EUS) and ERCP in Evaluating Patients with Idiopathic Acute Recurrent Pancreatitis (IARP): An Update. Gastrointest Endosc 2006;63(5):AB262 (W1304).

101. Feller ER. Endoscopic retrograde cholangiopancreatography in the diagnosis of unexplained pancreatitis. Arch Intern Med 1984;144(9):1797-9.

102. Scholmerich J, Lausen M, Lay L, Salm R, Ruckauer K, Gross V, e col. Value of endoscopic retrograde cholangiopancreatography in determining the cause but not course of acute pancreatitis. Endoscopy 1992;24(4):244-7.

103. Siegel JH, Veerappan A, Cohen SA, Kasmin FE. Endoscopic sphincterotomy for biliary pancreatitis: an alter-

362 PARTE VI – DOENÇAS DO PÂNCREAS

native to cholecystectomy in high-risk patients. Gastrointest Endosc 1994;40(5):573-5.

104. Scapa E. To do or not to do an endoscopic retrograde cholangiopancreatography in acute biliary pancreatitis? Surg Laparosc Endosc 1995;5(6):453-4.

105. Gregor JC, Ponich TP, Detsky AS. Should ERCP be routine after an episode of "idiopathic" pancreatitis? A cost-utility analysis. Gastrointest Endosc 1996;44(2):118-23.

106. Frossard JL, Sosa-Valencia L, Amouyal G, Marty O, Hadengue A, Amouyal P. Usefulness of endoscopic ultrasonography in patients with "idiopathic" acute pancreatitis. Am J Med 2000;109(3):196-200.

107. Block MA, Priest RJ. Acute pancreatitis related to grossly minute stones in a radiographically normal gallbladder. Am J Dig Dis 1967;12(9):934-8.

108. Good LI, Edell SL, Soloway RD, Trotman BW, Mulhern C, Arger PA. Ultrasonic properties of gallstones. Effect of stone size and composition. Gastroenterology 1979; 77(2):258-63.

109. Simeone JF, Mueller PR, Ferruci JT, Jr., Harbin WP, Wittenberg J. Significance of nonshadowing focal opacities at cholecystosonography. Radiology 1980;137(1 Pt 1):181-5.

110. Goinard P, Pelissier G. [Biliary micro-lithiasis.]. Presse Med 1962;70:260-1.

111. Farrar JT. Underdiagnosis of biliary tract disorders? Gastroenterology 1966;51(6):1074-5.

112. Venu RP, Toouli J, Geenen JE, Stewart ET, Hogan WJ. Migrating common bile duct stones. Dig Dis Sci 1981; 26(10):949-53.

113. Venu RP, Geenen JE, Toouli J, Stewart E, Hogan WJ. Endoscopic retrograde cholangiopancreatography. Diagnosis of cholelithiasis in patients with normal gallbladder x-ray and ultrasound studies. Jama 1983;249(6):758-61.

114. Aliperti G. Complications related to diagnostic and therapeutic endoscopic retrograde cholangiopancreatography. Gastrointest Endosc Clin N Am 1996;6(2):379-407.

115. Thoeni RF, Fell SC, Goldberg HI. CT detection of asymptomatic pancreatitis following ERCP. Gastrointest Radiol 1990;15(4):291-5.

116. Levy P, Boruchowicz A, Hastier P, Pariente A, Thevenot T, Frossard JL, e col. Diagnostic criteria in predicting a biliary origin of acute pancreatitis in the era of endoscopic ultrasound: multicentre prospective evaluation of 213 patients. Pancreatology 2005;5(4-5):450-6.

117. Ardengh JC, Lima LFPL, Parada AA, Módena JLP. Resultados da ecoendoscopia para o diagnóstico etiológico da pancreatite aguda sem causa aparente. In: Dig VSBA, editor. São Paulo: SOBED; 2006.

118. Ardengh JC, Lima LFP, Orsini ET, Parada AA, Módena JLP. Papel da punção aspirativa ecoguiada (EE-PAAF) na determinação da etiologia da pancreatite aguda idiopática (PAI). In: Dig VSBA, editor. São Paulo; 2006.

PARTE **VII**

DOENÇAS BILIARES

- TUMORES DA VIA BILIAR PRINCIPAL, PAPILA E VESÍCULA BILIAR
- CÁLCULOS DA VIA BILIAR PRINCIPAL

26

TUMORES DA VIA BILIAR PRINCIPAL, PAPILA E VESÍCULA BILIAR

José Celso Ardengh

INTRODUÇÃO

O carcinoma da via biliar é um tumor raro do sistema digestório, que vem apresentando aumento de sua incidência nos últimos anos. As neoplasias biliares são classificadas em intra-hepáticas e extra-hepáticas[1]. Dentre os últimos podemos incluir: o tumor de Klatskin (lesão da confluência dos hepáticos) e aqueles que acometem a porção média e distal do colédoco, o carcinoma da vesícula biliar e da papila duodenal[2].

A transformação do tecido normal em maligno apresenta uma mutação genética semelhante à seqüência adenoma, displasia e carcinoma, que é observada no câncer do cólon. A ultra-sonografia abdominal (US) associada à colangiopancreatografia por ressonância magnética (CPRM) e a colangiopancreatografia endoscópica retrógrada (CPER) em casos onde o diagnóstico é incerto representam o padrão-ouro do diagnóstico primário dessa doença[1,2].

Para o câncer da papila duodenal a ecoendoscopia (EE) e a biópsia endoscópica são as ferramentas de escolha para o diagnóstico. A cura só é possível através da ressecção radical convencional. Apesar de nos últimos anos o tratamento cirúrgico radical ter permitido o aumento da sobrevivência em cinco anos, a taxa de ressecção radical é extremamente baixa chegando a apenas 21,6% de uma série obtida em 8 hospitais chineses[3]. Por outro lado, não houve nenhum benefício clínico para os pacientes submetidos a terapias adjuvantes e neoadjuvantes. Como método paliativo à inserção de próteses biliares e à terapia fotodinâmica são métodos já estabelecidos. A radioterapia e a quimioterapia devem ser reservadas para ensaios clínicos. As novas opções terapêuticas incluem a braquiterapia, o uso de quimioterápicos modernos, os inibidores dos receptores da Quinase, COX-2 e da tirosina[2].

A EE apresenta papel relevante no diagnóstico e estádio dos tumores do pedículo e do hilo hepático, apresentando taxas de diagnóstico próximas a

366 PARTE VII – DOENÇAS BILIARES

90%[4,5], bem como nos casos da doença estar localizada na papila duodenal, onde ela é de fundamental importância para determinar o tipo de tratamento a ser adotado. De qualquer forma esse capítulo mostra qual é a acurácia da EE e da punção aspirativa com agulha fina (EE-PAFF) na abordagem desses tumores.

COLANGIOCARCINOMA

Os cânceres da via biliar principal afetam a árvore biliar do hilo hepático até a desembocadura do colédoco no duodeno. Mais de 50% dos casos dessa doença ocorre na confluência dos hepáticos[1]. A influência de um processo inflamatório e da colelitíase são menos evidentes para o carcinoma dos ductos biliares, que para o carcinoma da vesícula[6], onde são encontrados cálculos em um terço dos casos. A colite ulcerativa crônica, também parece predispor ao aumento da incidência deste tipo de carcinoma. Estes tumores ocorrem na mesma faixa etária que o carcinoma da vesícula biliar, tendo maior freqüência no sexo masculino que no feminino[6]. O colangiocarcinoma originário do epitélio ductal biliar é raro e contribui com 0,5 a 1,0% de todos os cânceres[7]. É altamente letal, com sobrevivência global de 1% em cinco anos e de 20% nos mesmos cinco anos, naqueles submetidos à ressecção curativa[7]. A maioria dos tipos histológicos são carcinomas, mas podem-se encontrar alguns carcinomas espinocelulares.

Há três tipos de tumores: os nodulares, infiltrativos e papilares[8]. A maioria são esquirrosos, anulares de crescimento lento, estendendo-se geralmente ao longo da parede ductal, resultando em lesões alongadas[9]. Em outro o tumor é papilar ou polipóide, como no cólon[9]. A localização inacessível desse tipo de tumor e sua freqüente invasão local (fígado, veia porta e artéria hepática) tornam difícil sua ressecção em bloco, que gira em torno de 20%[3,8].

Os pontos de localização dessa doença em ordem crescente de freqüência incluem o colédoco distal, a junção entre o cístico e o colédoco, a porção duodenal do colédoco e a junção dos hepáticos[6]. Essa doença é insidiosa e a maioria dos pacientes apresentam-se ictéricos no momento do diagnóstico, acompanhada de dor abdominal e perda de peso[1]. Lembrar que os cistos de colédoco têm sido descritos associados ao colangiocarcinoma[10].

A EE pode avaliar um tumor como esse em tempo real. Como características incluem-se: acentuada obstrução biliar, na presença de um pâncreas normal, estreitamento focal ou interrupção abrupta do ducto biliar, contorno de massa envolvendo o ducto, sombras acústicas grosseiras irregularmente definidas originadas na massa obstrutiva, ecos de partes moles intraluminais e faixas ecogênicas atravessando o lúmen (Figura 26.1)[8,11].

Diferentemente da US abdominal onde a massa não é propriamente identificada[11,12], pela EE é possível em até 90% dos casos a sua identificação[4,5,13]. Nos carcinomas distais sua observação se faz pelo duodeno, mas naqueles localizados acima do ducto cístico, parte deles poderá ser observada pela via duodenal e parte pela gástrica. Essas janelas criadas são importantes principalmente para obtermos amostras teciduais através da punção aspirativa ecoguiada. Deve ser sugerida uma neoplasia intraductal e tentada a biópsia sobre a massa se for encontrado um foco intraluminal de ecos de baixo nível no interior da árvore biliar sem sombra acústica[11].

Ela permite uma excelente avaliação de pequenos tumores. Freqüentemente a lesão é identificada como uma área periférica (hipoecóica) a lesão ou até

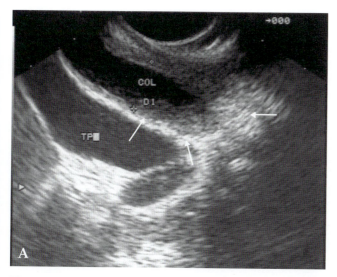
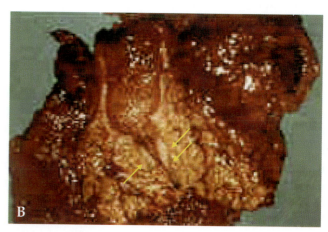

Figura 26.1. A) Imagem ecoendoscópica de colangiocarcinoma. Observe a tênue densidade hipoecóica no interior do colédoco, que está dilatado. **B)** Confirmação dos achados ecoendoscópicos pela cirurgia. As setas correlacionam os achados.

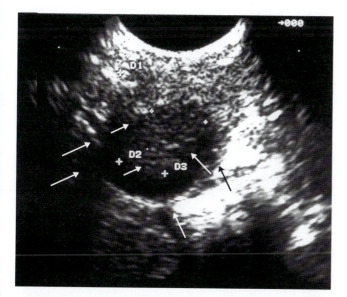

Figura 26.2. Imagem ecoendoscópica de massa no interior do colédoco (setas longas). Observe o aspecto hipoecóico, irregular, heterogêneo, com limites mal definidos (setas curtas).

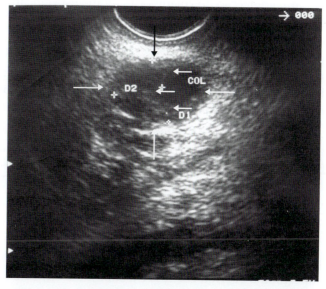

Figura 26.3. Imagem ecoendoscópica de colangiocarcinoma. Note o espessamento da parede do colédoco (setas longas) e a área hipoecóica e heterogênea, que invade o seu lúmen (setas curtas).

como um pólipo (ecogênica e heterogênea) que avança para o lúmen (Figuras 26.2 e 26.3). A EE permite o exame detalhado das estruturas periféricas à lesão como, por exemplo, as estruturas vasculares. Assim sendo ela consegue prever com exatidão de até 80% a extirpabilidade desse tipo de tumor. Ela é menos sensível para identificar a presença de nódulos linfáticos (50 a 60% dos casos) ou de metástases hepáticas situadas a distância da sonda. O miniprobe para a ultra-sonografia intraductal (USID) pode ser introduzido no interior do colédoco. O estudo das lesões ampulares por esse método, permite identificar a invasão pancreática, do tronco porta e da artéria hepática com uma sensibilidade diagnóstica de 100% e especificidade de 80%[4,5,13]

368 PARTE VII – DOENÇAS BILIARES

TUMOR DE KLATSKIN E DO PEDÍCULO COLEDOCEANO

Esse é o nome dado ao carcinoma de ductos biliares originado na confluência dos hepáticos direito e esquerdo[14]. Tem o pior prognóstico. Observa-se o aumento de sua freqüência na colite ulcerativa, doença cística do fígado e da árvore biliar como na doença de Caroli e em pacientes infestados pelo *Clonorchis sinensis*[14].

É doença rara, representando cerca de 2 a 3% dos tumores das vias biliares[15,16]. No momento do diagnóstico, grande parte dos doentes apresenta-se ictérico e com estenose da via biliar proximal à TC, CPRM ou a CPER[1]. O hepatocarcinoma, metástases e lesões benignas que mimetizam tumor de Klatskin participam do diagnóstico diferencial, porém, técnicas de imagem isoladas não são capazes de diferenciá-los[1]. A confirmação histológica é difícil devido a sua localização e dimensões, ficando a CPER limitada a apenas localizá-la[17]. Com o crescimento das opções terapêuticas, o correto estádio passou ser fundamental para o manejo dessas lesões[3].

Atualmente, várias são as opções disponíveis para se obter o diagnóstico histológico pré-operatório. A CPER apresenta sensibilidade de 18 a 70% no diagnóstico das neoplasias em geral através do escovado das estenoses biliares[17,18]. Já para a detecção do colangiocarcinoma especificamente, a CPER tem apresentado valores superiores, em torno de 20 a 80%[17,18]. A obtenção de tecido através da via trans-hepática também tem sido descrita, assim como a biópsia laparoscópica guiada por ultra-sonografia (US) nos pequenos tumores[19,20]. A US permite visualizar áreas de difícil acesso e detectar tumores intra-hepáticos em cerca de 87% dos casos, demonstrando uma massa hipoecóica no parênquima hepático, com dilatação dos ductos periféricos[21].

A aplicação da EE na detecção do colangiocarcinoma data de cerca de 15 anos e a sua associação com a punção pode ser apreciada em raros trabalhos. Suas principais características ecoendoscópicas incluem: a dilatação da via biliar intra-hepática, sem a dilatação da via biliar extra-hepática, falha da união dos ductos hepáticos direito e esquerdo e pequenas massas sólidas (hipoecóicas, heterogêneas, de contornos e limites mal definidos), no hilo hepático.

Tio e col.[4] utilizaram a EE no estádio do carcinoma do ducto hepático comum com acurácia para as lesões T2 e T3 de 70 e 90% respectivamente. A superestima ocorreu em 30% e a subestima em 10% dos casos. A sensibilidade para o estádio N foi de 93%, porém com baixa especificidade (18%) e baixa acurácia (53%).

A USID tem sido aplicada com a finalidade de diagnóstico e estádio desses tumores, com alta acurácia para a detecção da invasão portal e baixa acurácia para a invasão da artéria hepática[5,20,22].

Tamada e col.[5] estudaram com a USID e angiografia pré-operatórias 18 pacientes com colangiocarcinoma e compararam os resultados a cirurgia em 17 doentes. A acurácia do método para a avaliação da invasão portal foi de 100%. A EE convencional, também realizada nesse grupo, identificou a invasão do tronco porta médio e distal (acurácia de 91%), mas seu acesso a região proximal ocorreu em apenas 57% dos casos. Os autores concluem que a USID é eficaz para o diagnóstico da invasão porta mesmo nas lesões localizadas na porção proximal do colédoco. O mesmo autor comparou a acurácia diagnóstica da USID e angiografia com os resultados histológicos em 20 casos ressecados e em dois com os achados intra-operatórios. A USID demonstrou a invasão da artéria hepática direita em todos os casos. Entretanto ela foi capaz de em apenas 18% dos casos analisar a artéria hepática própria e em 14% dos casos da artéria hepática esquerda. Outro fato importante é que a USID não conseguiu avaliar estruturas acima do ligamento hepático duodenal.

A estenose biliar identificada pela CPER ou CPRM às vezes é difícil de diferenciar. A USID pode ser utilizada como ferramenta para tentar diferenciar uma estenose biliar maligna de uma benigna. Com esse intuito foram estudados 62 pacientes que apresentavam estenose biliar à CPER e que tinham citologia negativa guiada pelo mesmo exame para neoplasia. Numa segunda tentativa a CPER associada à citologia identificou malignidade em 15 de 31 casos (p = 0,001) e em todos os 29 benignos (p = 0,16). A acurácia do método foi de 73%, sensibilidade de 48% e especificidade de 100%. O uso da USID identificou corretamente 28 dos 31 casos de estenose maligna e 27 dos 29 casos benignos. A acurácia foi de 92%, sensibilidade de 90% e especificidade de 93%[23].

A EE setorial deve ser empregada nesses casos com o intuito de obtenção de material para o estudo histológico, com essa finalidade, Fritscher-Ravens e col.[24] avaliaram 10 pacientes com estenose do ducto hepático comum no hilo hepático, diagnosticada pela TC e/ou CPER. A EE-PAAF obteve material adequado em 9 e os resultados obtidos foram: colangiocarcinoma (7 casos) e hepatocarcinoma (1). Não houve complicações. Outro trabalho prospectivo mostrou os resultados da EE-PAAF no diagnóstico pré-operatório do colangiocarcinoma com CPER associada à citologia ou TC associada a punção negativa. Foi obtido material adequado em 43 de 44 pacientes. A acurácia, sensibilidade e especificidade foram de 91%, 89%, e 100%, respectivamente. O exame mudou a abordagem cirúrgica em 27 de 44 pacientes, mostrando que a EE-PAAF deve ser utilizada na suspeita de colangiocarcinoma[25].

Eloubeidi e col.[26] obtiveram resultados semelhantes ao estudo anterior sobre 28 pacientes com colangiocarcinoma. A sensibilidade, especificidade, valores preditivos positivo, negativo e acurácia foram de 86%, 100%, 100%, 57% e 88%, respectivamente. A EE-PAAF obteve impacto positivo sobre o manejo desses doentes em 84% deles, prevenindo uma cirurgia desnecessária em 10, indicando um procedimento operatório em 8, pois a EE diagnosticou um tumor maligno não identificado por outros métodos de imagem e contra-indicando a cirurgia em 4 pacientes com doença benigna.

Como pudemos apreciar no exposto anteriormente, a EE como método minimamente invasivo nos casos de colangiocarcinoma tem-se mostrado sensível, permitindo a obtenção de fragmentos teciduais através da PAAF com segurança. Poucos relatos são encontrados na literatura. Ainda hoje vemos pouco interesse na aplicação da EE-PAAF no estudo dos tumores hilares obstrutivos mesmo com o progresso do exame nos últimos anos. Novos estudos são necessários para que ela ganhe espaço definitivo no manejo dos tumores da via biliar.

TUMORES VESICULARES

Neoplasias malignas

Carcinoma da vesícula biliar

É o quinto câncer gastrintestinal mais freqüente e representa 1 a 3% de todos os cânceres[27-44]. É mais freqüente que o agregado de todos os outros tipos de cânceres e uma lesão muito mais comum que adenomas e papilomas benignos. É o câncer mais freqüente da via biliar. É mais comum na sexta e sétima década em brancos e em mulheres (4:1)[35-37]. Encontram-se cálculos em 65 a

95% dos casos, o que sugere fortemente o desempenho da inflamação na gênese desse tipo de câncer[27,35,39]. Em 70 a 80% dos casos a neoplasia é um adenocarcinoma (a maioria é bem diferenciada), sendo 15% deste carcinoma papilar vegetante e 65% carcinoma parietal infiltrativo[40]. Em até 25% dos casos há calcificação da parede colecística[39]. O local mais comum é o fundo e colo. Foram descritos quatro tipos macroscópicos de carcinoma da vesícula: pediculado, séssil, superficial elevado e plano[42].

O diagnóstico precoce e a acurácia do estádio do câncer da vesícula biliar aumenta a sobrevida e o bom prognóstico dessa doença. De qualquer forma modalidades diagnósticas complementares são necessárias para o seu estádio[45].

Da mesma forma que para a US os achados de carcinoma da vesícula biliar à EE representam um espectro que depende do tamanho, de seu caráter morfológico e da extensão da propagação secundária[35]. Os achados iniciais incluem: área localizada de espessamento da parede colecística (Figura 26.4), lesão polipóide com bordas irregulares e/ou perda do contorno liso habitual da vesícula com substituição por uma configuração ondulada da mesma (Figura 26.5)[35].

Vale lembrar que somente 30% dos carcinomas da vesícula biliar são diagnosticados pela US no início[42]. Parece prático considerar que se deva suspeitar de lesões polipóides com mais de 1,0cm de diâmetro ou lesões com crescimento rápido como sendo cânceres, ainda que vistos casos de cânceres iniciais nessa série envolvendo lesões menores que 1,0cm (Figura 26.6)[42]. Deve-se prestar muita atenção à leve alteração da mucosa, pois mais de 50% dos cânceres iniciais não mostram lesões elevadas para o interior do lúmen vesicular (Figura 26.7).

Outros padrões ecográficos descritos são: massa sólida (com ecos difusos fortes e fracos), enchendo a vesícula (o tipo mais comum ocorrendo em 42% dos casos), massa infiltrativa (Figura 26.4), com a parede acentuadamente espessada pela infiltração da parede pela lesão (15%), massa vegetante (Figuras

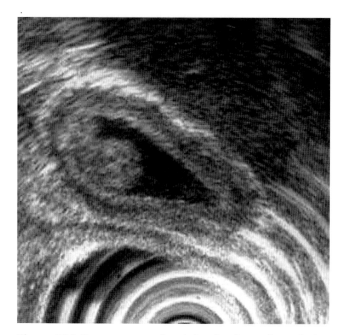

Figura 26.4. Imagem ecoendoscópica de câncer da vesícula biliar. Note o espessamento da parede de toda a vesícula acompanhada por elevação hipoecóica, arredondada no fundo vesicular.

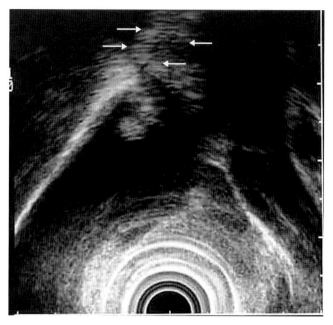

Figura 26.5. Imagem ecoendoscópica de câncer da vesícula. Note o aspecto polipóide no interior e a perda de limites da vesícula na face hepática (setas).

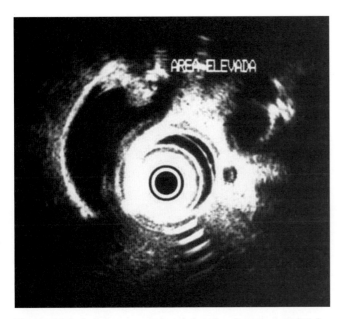

Figura 26.6. Imagem ecoendoscópica de câncer superficial da vesícula biliar. Note a imagem polipóide, hipoecóica com limites mal definidos da parede da vesícula biliar.

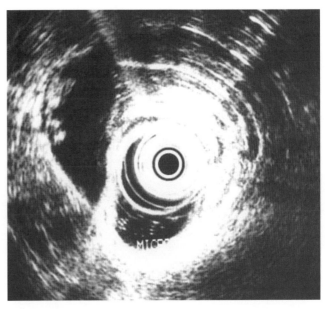

Figura 26.7. Imagem ecoendoscópica de câncer superficial da vesícula biliar. Note a discreta alteração da mucosa, algo elevada para o interior do lúmen vesicular. Observe o "filete" hipoecóico e irregular abaixo da área elevada aderida à parede. Esse aspecto fala a favor de infiltração da parede da vesícula biliar.

26.5, 26.6 e 26.7) na parede produzindo massa intraluminal com contorno irregular (23%) e massa vegetante ou polipóide com parede posterior acentuadamente espessada[35,36,38,39,43,44].

A CPER associada ao escovado da via biliar é o método mais usado para a detecção do câncer da via biliar. Poucos estudos avaliaram o papel da EE-PAAF para o diagnóstico dessa doença. A EE-PAAF é altamente específica (100%) e a sensibilidade foi de 80%[46]. Varadarajulu e Eloubeidi[47] avaliaram seu papel em pacientes com icterícia obstrutiva e US e TC com dúvidas quanto à etiologia. Nesses pacientes a EE foi útil e segura para o diagnóstico definitivo das massas vesiculares.

Neoplasias benignas

Papiloma e adenoma

Os papilomas e os adenomas são tumores benignos epiteliais raros. Representam o crescimento anômalo do epitélio de revestimento. Os papilomas crescem como estrutura ramificada complexa e pedunculada (Figura 26.8) e os adenomas como espessamento séssil e plano (Figura 26.9). Os primeiros podem ser isolados ou múltiplos como massas ramificadas e pedunculadas com menos de 1cm de diâmetro que se projetam no lúmen da vesícula. Ligando-se a parede da vesícula biliar por uma fina haste. Os adenomas são elevações hemisféricas de base ampla com menos de 1cm de diâmetro firmemente fixadas a parede[6]. Os adenomas representam as neoplasias benignas mais freqüentes (28%), com quase metade (43% destas) tendo configuração papilar[48]. Em aproximadamente 5% dos exames realizados de rotina, pólipos da vesícula biliar são revelados à US[49]. O pólipo de colesterol é o tipo não neoplásico mais comum, contribuindo com mais ou menos 23% dos casos de lesões polipóides da vesícula[49]. Menos comum é o pólipo hiperplási-

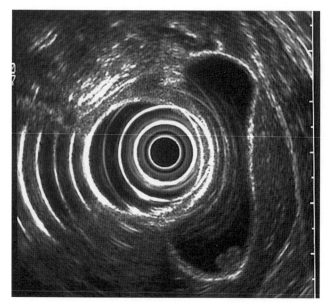

Figura 26.8. Imagem ecoendoscópica de papiloma. Observe área hipoecóica com efeito de massa isolada no fundo da vesícula biliar, projetando-se para o lúmen da vesícula. Note que essa área liga-se a parede da vesícula biliar por uma fina base.

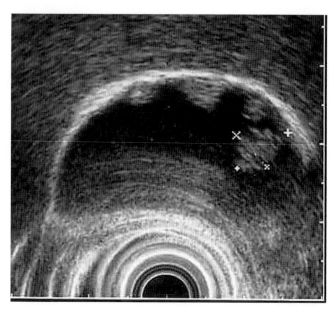

Figura 26.9. Imagem ecoendoscópica de adenomas vesiculares. Observe a presença de elevações hemisféricas alguns de base ampla, menores que 1cm de diâmetro firmemente fixados a parede.

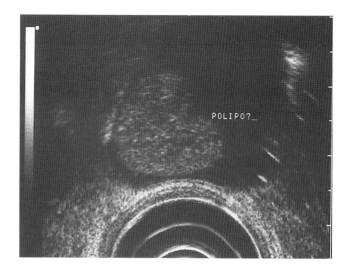

Figura 26.10. Imagem ecoendoscópica de lesão polipóide hipoecóica compatível com pólipo inflamatório. A cirurgia revelou se tratar de colecistite crônica calculosa.

co, que ocorre em mais ou menos 1,1% dos casos[49]. Estes pólipos podem ser únicos ou, mais raramente, múltiplos e, mais freqüentemente, têm de 3 a 6mm de diâmetro, com uma fixação basal ampla a parede da vesícula[49]. Uma lesão polipóide hipoecóica compatível com pólipo inflamatório deve levantar a suspeita de colecistite crônica e sua possível coexistência com a colelitíase (Figura 26.10)[49].

Colesterolose

A colesterolose resulta do acúmulo de triglicérides e esteróis esterificados em macrófagos na lâmina própria da parede da vesícula[28]. Representa um desequilíbrio local no metabolismo do colesterol e não se associa a qualquer desarranjo dos níveis sangüíneos de colesterol. Histologicamente há aumento de volume e distensão das pregas de mucosa em forma de clava, com agrega-

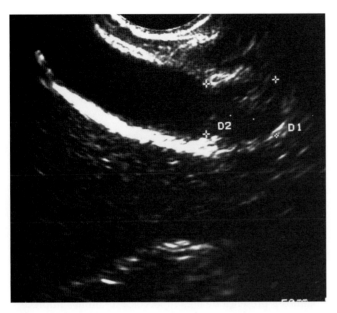

Figura 26.11. Imagem ecoendoscópica sugestiva de colesterolose. Observe o discreto espessamento hiperecóico da parede da vesícula biliar. Achados ecoendoscópicos confirmados pela cirurgia.

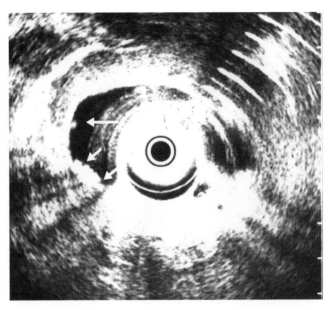

Figura 26.12. Paciente com vários episódios de pancreatite aguda sem causa aparente. Imagem ecoendoscópica de pólipo de colesterol aderido à parede da vesícula (seta longa) e múltiplos microcálculos (setas curtas), alguns deles com sombra acústica.

dos de histiócitos redondos e poliédricos nas extremidades das clavas[6]. Quando esse aspecto acomete toda a parede nota-se à ultra-sonografia o aspecto de discreto espessamento da parede com hiperecogeneicidade da mesma (Figura 26.11). Outra forma de deposição é a polipóide, que se associa a pólipos de colesterol fixados a mucosa por um pedículo frágil composto por um epitélio cheio de lipídeos[29]. Os pólipos podem se quebrar e formar um nicho para cálculos. À US observam-se massas ecodensas fixas únicas ou múltiplas e sem sombras que se projetem no lúmen da vesícula (Figura 26.12)[28,29]. As sombras podem estar associadas aos pólipos de colesterol[30].

Adenomiomatose

Representa proliferação do epitélio de superfície da vesícula com formação semelhante à glândula e excrescências da mucosa para a camada muscular espessada ou através dela (seios de Rokitansky-Aschoff). A adenomiomatose pertence a um grupo de doenças conhecidas como colecistoses hiperplásicas. Há várias formas de adenomiomatose: difusa, na qual a vesícula inteira está envolvida (Figura 26.13), segmentar, na qual os terços proximal, médio ou distal da vesícula (Figuras 26.14, 26.15 e 26.16) estão envolvidos de forma circunferencial ou localizada na qual a adenomiomatose está confinada (Figura 26.17) quase que exclusivamente ao fundo (isto ocorre na maioria dos casos).

Vários são os padrões ecográficos descritos: espessamento difuso da parede, áreas anecóicas redondas na parte espessada da parede e áreas ecogênicas no interior da parede, as quais poderiam representar a formação de cálculos no interior dos divertículos (Figura 26.13). Deve-se suspeitar de adenomiomatose quando o exame da vesícula biliar revelar múltiplas septações ou projeções (Figuras 26.14, 26.15, 26.16 e 26.17)[32]. É de fundamental importância o diagnóstico diferencial entre adenoma e adenocarcinoma e no caso dos pólipos distingui-los entre não neoplásicos (pólipos de colesterol e adenomiomatose) e neoplásicos.

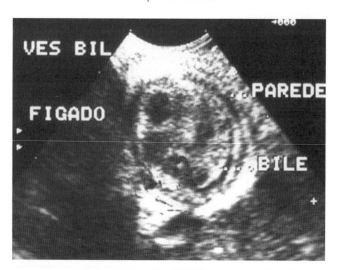 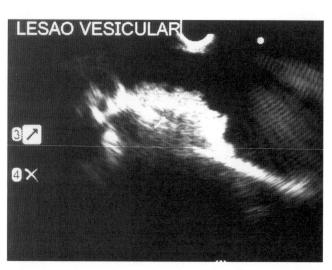

Figura 26.13. Imagem ecoendoscópica de adenomiomatose difusa da vesícula biliar. Note o espessamento difuso da parede, com áreas anecóicas arredondadas no interior da parte espessada da parede e áreas hiperecóicas no interior da parede, as quais representam a formação de cálculos no interior dos divertículos. Essa suspeita foi confirmada pela cirurgia.

Figura 26.14. Imagem ecoendoscópica de câncer da vesícula biliar. Note a elevação irregular para o lúmen. Na seta notamos a presença de área hipoecóica de limites imprecisos. O anátomo-patológico revelou se tratar de adenomiomatose.

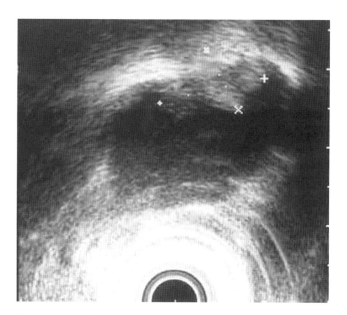 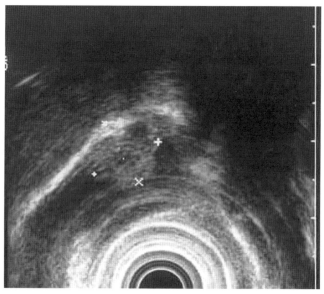

Figura 26.15. Imagem ecoendoscópica de adenomiomatose. Múltiplas projeções para o interior do lúmen vesicular, sem haver perda dos limites da vesícula biliar.

Figura 26.16. Imagem ecoendoscópica de adenomiomatose. Aspecto de elevação de grandes proporções, hipoecóica, com diminuta área arredondada anecóica no interior (divertículo), localizada no corpo da vesícula. Observe a preservação dos limites da parede da vesícula abaixo da lesão.

Akatsu e col.[50] relataram as características ecoendoscópicas de 29 pacientes operados, que apresentavam pólipos vesiculares com diâmetro entre 10 e 20mm. Baseou-se a indicação da cirurgia nos seguintes aspectos: lesão séssil, solitária, hipoecogeneicidade e superfície lobulada. Seis de 10 pólipos de colesterol foram reparados de forma atípica, pois os mesmos eram hipoecóicos devido à proliferação predominante do epitélio glandular. Nove de 10 pólipos de colesterol demonstraram pontos hiperecóicos, representativos de grâ-

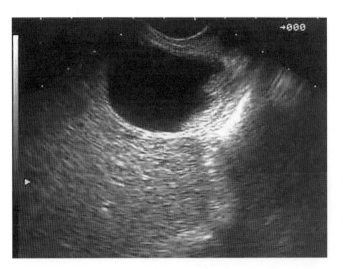 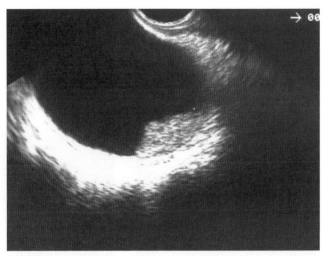

Figura 26.17. Imagens ecoendoscópicas de adenomiomatose, confinadas ao fundo da vesícula biliar.

nulos de colesterolose. Todos os casos com adenomiomatose mostraram múltiplos microcistos, que correspondiam à proliferação dos septos de Rokitansky-Aschoff. Entretanto, três das nove lesões neoplásicas (três adenomas e seis adenocarcinomas) mostraram um destes sinais devido a presença de colesterolose concomitante (n = 2) ou proliferação dos seios de Rokitansky-Aschoff (n = 1). 69% (20/29) dos pólipos vesiculares maiores que 10mm, suspeitos de malignidade, eram benignos. A presença de agregados hiperecóicos e de múltiplos microcistos são considerados fatores preditivos importantes para a presença de pólipos e adenomiomatose, respectivamente. Entretanto, é necessário salientar que esses achados podem ocorrer nos pólipos neoplásicos dependendo do componente não neoplásico concomitante (colesterolose ou proliferação sinusoidal de Rokitansky-Aschoff).

CÂNCER DA PAPILA

Suspeita-se câncer na papila diante de um quadro de icterícia com dilatação do colédoco e/ou do ducto pancreático principal (DPP) evidenciado por métodos de imagem[16]. O prognóstico é mais favorável que o do câncer de pâncreas com sobrevida de 38% em 5 anos contra 16% para o câncer de pâncreas no mesmo período, sendo o seu diagnóstico realizado pela obtenção de fragmentos de biópsias durante a colangiopancreatografia endoscópica retrógrada (CPER), podendo até mesmo ser realizada a papilectomia endoscópica com a finalidade de tratamento (Figuras 26.18 e 26.19)[1,20,23,51].

Muitos autores têm avaliado a acurácia da EE na sua detecção, na avaliação do envolvimento vascular venoso e arterial e no estádio (TN) e a comparam com as demais modalidades diagnósticas, com a cirurgia ou com o seguimento clínico dos pacientes (Figura 26.20)[5,13,52-60].

O maior problema dos trabalhos iniciais foi a inclusão em um mesmo grupo, doentes diferentes (carcinoma de pâncreas e papila) para avaliar de forma geral o papel da EE no estádio e diagnóstico. Como se sabe essas duas doenças apresentam características de evolução e prognóstico bem diferentes. Apenas para se ter idéia dessa diferença, apesar delas ocorrerem praticamente na mesma região, a possibilidade de metástases em nódulos linfáticos em

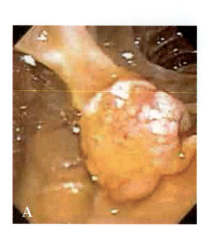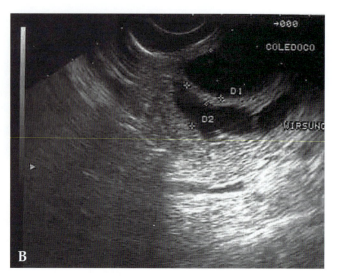

Figura 26.18. A) Imagem endoscópica de lesão vegetante da papila duodenal de pequenas proporções. **B)** Imagem ecoendoscópica de câncer da papila duodenal com dilatação do colédoco e do DPP.

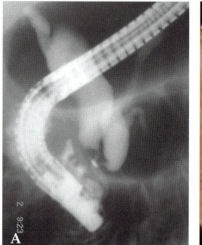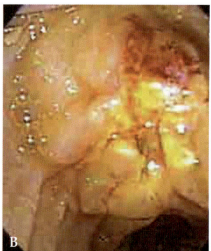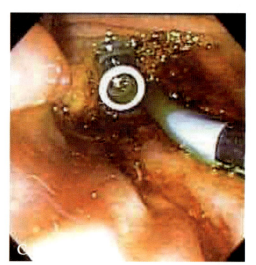

Figura 26.19. A) Imagem radiológica que confirma os achados ecoendoscópicos. **B)** Remoção endoscópica da lesão com alça de polipectomia. **C)** Colocação de próteses em colédoco e pâncreas.

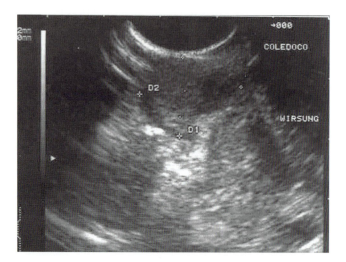

Figura 26.20. Imagem ecoendoscópica de tumor de papila de 1,8cm. Classificada pela EE como uT1N0Mx.

um doente portador de um carcinoma de pâncreas (T1) é de 40%, enquanto que em um portador de carcinoma da papila duodenal (T1) a possibilidade disso ocorrer é de 0%[52].

Tio e col.[52] utilizaram a EE pré-operatória em 24 pacientes com carcinoma da papila duodenal. A acurácia da EE na identificação da lesão, identificação de nódulos linfáticos regionais e de metástases sobre esses nódulos foi de 88%, 54% e 80%, respectivamente.

Rosch e col.[53] em estudo prospectivo comparando a EE com a US, TC e angiografia em 14 doentes com câncer da papila duodenal. Na maioria dos doentes a EE foi superior à US e à TC para determinar o tamanho do tumor e a extensão linfonodal da doença. Entretanto, a identificação do envolvimento do sistema venoso não apresentou diferenças entre os métodos utilizados.

Seis anos após o seu primeiro trabalho Tio e col.[54] publicaram os resultados da EE no estádio TN de 32 doentes com tumor da papila. A classificação TN foi correta em 84,4% dos casos. O autor conclui que a EE é acurada para o estádio dos tumores e deve ser considerada como método minimamente invasivo para avaliação pré-terapêutica em casos de possível remoção endoscópica (Figuras 26.18 e 26.19).

A comparação da EE com outros métodos de imagem é inevitável, assim Howard e col.[55] avaliaram os resultados da EE em 21 pacientes com tumores da papila duodenal para determinar sua extirpabilidade. A TC helicoidal apresentou sensibilidade, especificidade, e acurácia de 63%, 100% e 86%, respectivamente. A sensibilidade, especificidade e acurácia da EE foram de 75%, 77% e 76% e da angiografia foram de 38%, 92% e 71%, respectivamente.

Buscail e col.[58] avaliaram 79 pacientes com suspeita de carcinoma de pâncreas (n = 73) e carcinoma ampular (n = 6). Trinta e seis pacientes apresentaram lesão inextirpável à cirurgia ou o tumor já se mostrava inextirpável pela TC, e os pacientes apresentaram sobrevida média de 4 meses.

Cannon e col.[56] compararam a acurácia da EE, a TC, a RM e a da angiografia no estádio dos tumores ampulares. A EE foi significantemente mais acurada que a TC e a RM na detecção da profundidade da lesão (EE 78%, TC 24%, RM 46%), porém sem diferença estatisticamente significante para o estádio N. Em relação à angiografia, a EE obteve sensibilidade de 50% e especificidade de 100% na detecção da invasão vascular tumoral. A importância da EE na detecção da invasão vascular tumoral relaciona-se à extirpabilidade da lesão. Pacientes com invasão dos vasos peripancreáticos ou com metástases à distância não são candidatos à ressecção curativa (Figura 26.21). Um estádio pré-operatório acurado é essencial na seleção dos doentes candidatos à cirurgia curativa em relação àqueles sujeitos ao tratamento paliativo. A TC helicoidal tem obtido melhores imagens da vascularização peripancreática.

Kubo e col.[57] avaliaram o papel da EE no estádio dos tumores da papila duodenal em 35 pacientes. A acurácia global para o estádio T foi de 74% e de 67%, 71% e 83%, para os tumores T1, T2 e T3, respectivamente. A acurácia global para o estádio N foi de 63%. Para o diagnóstico da invasão pancreática a EE apresentou acurácia de 86%, sensibilidade de 83% e especificidade de 87%.

Shoup e col.[59] também demonstraram que a EE é mais acurada que a TC na detecção de tumores periampulares < 2cm (90% x 70%). A sensibilidade, especificidade, valores preditivos positivo e negativo foram 97%, 33%, 94% e 50%, respectivamente, comparado com a TC que foi de 82%, 66%, 97% e 25%. Para a identificação de nódulos linfáticos os resultados foram 21%, 80%, 57% e 44%, respectivamente para a EE comparado a 42%, 73%, 67% e 50% para a

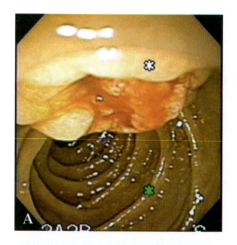
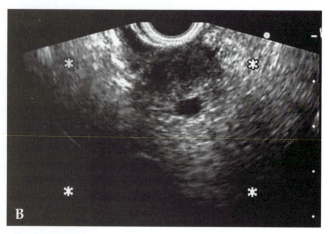
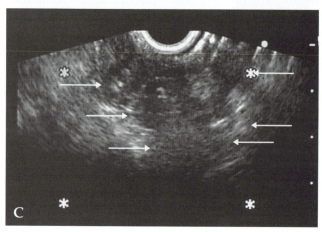

Figura 26.21. Imagem endoscópica de tumor de papila (A). Em (B) imagem ecoendoscópica da porção proximal da papila com área hipoecóica, que invade toda a parede inclusive o pâncreas. Em (C) note que todo o pâncreas está invadido inclusive a região posterior do pâncreas (uT3N0Mx). Confirmado pela cirurgia.

TC. No que se refere a invasão vascular os valores foram 20%, 100%, 100% e 89%, para a EE comparado às taxas de 80%, 87%, 44% e 96% para a TC, respectivamente (Figura 26.22).

Tierney e col.[60] avaliaram 47 pacientes: 38 com adenocarcinoma pancreático e 9 com adenocarcinoma de papila pela TC helicoidal e pela EE tendo a cirurgia como método padrão-ouro. Nove pacientes apresentaram lesão inextirpável à cirurgia, das quais 6 foram visualizadas pela EE (sensibilidade de 67%) e 3 pela TC helicoidal (sensibilidade de 33%; p = 0,35). Quando apenas pacientes com EE de patologias biliares foram selecionados, num total de 245 pacientes, os valores foram de 100% e 33% de acurácia para a EE e a TC respectivamente na detecção da invasão vascular (p = 0,06).

As taxas de detecção do câncer da papila duodenal pela US é de 15% e pela TC é de 20%. A taxa da EE na avaliação da extensão do tumor é de 82% e na identificação de nódulos linfáticos é de 71%, podendo identificar inclusive lesões benignas (Figura 26.23)[61].

Ultra-sonografia intraductal (USID)

Sua aplicação é preferida à EE nos tumores pequenos. A USID com alta resolução pode claramente demonstrar a região da papila duodenal as camadas musculares do esfíncter de Oddi. Itoh e col.[62] analisaram sua utilidade no diagnóstico da extensão do câncer de papila de Vater e compararam com o diagnóstico histológico. A acurácia geral foi 87,5%. No estádio (N) a sensibilidade foi de 66,7% e a especificidade de 91,3%.

TUMORES DA VIA BILIAR PRINCIPAL, PAPILA E VESÍCULA BILIAR **379**

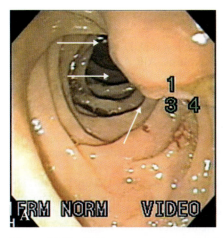
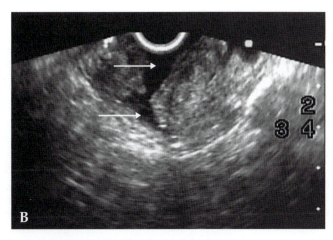

Figura 26.22. A) Imagem endoscópica de abaulamento da papila duodenal (setas), sem solução de continuidade. Em **(B)** imagem ecoendoscópica de abaulamento hipoecóico, heterogêneo que não invade a parede duodenal (uT1N0Mx).

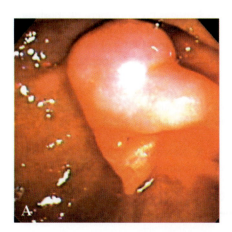
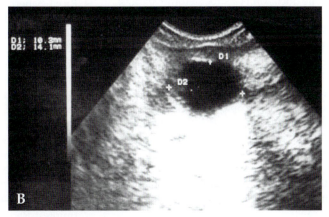

Figura 26.23. Imagem endoscópica de abaulamento da papila duodenal **(A)**. Em **(B)** imagem ecoendoscópica arredondada, hipoecóica e homogênea. A remoção endoscópica revelou se tratar de um leiomioma da papila duodenal.

REFERÊNCIAS BIBLIOGRÁFICAS

1. Goldberg MJ. Cholangiocarcinoma. Dis Mon 2004;50(10): 540-4.
2. Wiedmann M, Schoppmeyer K, Witzigmann H, Hauss J, Mossner J, Caca K. [Current diagnostics and therapy for carcinomas of the biliary tree and gallbladder]. Z Gastroenterol 2005;43(3):305-15.
3. Liu XF, Zhou XT, Zou SQ. An analysis of 680 cases of cholangiocarcinoma from 8 hospitals. Hepatobiliary Pancreat Dis Int 2005;4(4):585-8.
4. Tio TL, Cheng J, Wijers OB, Sars PR, Tytgat GN. Endosonographic TNM staging of extrahepatic bile duct cancer: comparison with pathological staging. Gastroenterology 1991; 100(5 Pt 1):1351-61.
5. Tamada K, Ido K, Ueno N, Ichiyama M, Tomiyama T, Nishizono T, e col. Assessment of portal vein invasion by bile duct cancer using intraductal ultrasonography. Endoscopy 1995;27(8):573-8.
6. O'Brien MJ, Gottilieb LS. The liver and biliary tract. In: Robbins SL, Cotran RS, editors. Pathologic Basis of Disease. Philadelphia: WB Saunders; 1979. p. 1071.
7. Nesbit GM, Johnson CD, James EM, MacCarty RL, Nagorney DM, Bender CE. Cholangiocarcinoma: diagnosis and evaluation of resectability by CT and sonography as procedures complementary to cholangiography. AJR Am J Roentgenol 1988;151(5):933-8.
8. Meyer DG, Weinstein BJ. Klatskin tumors of the bile ducts: sonographic appearance. Radiology 1983;148(3):803-4.
9. Subramanyam BR, Raghavendra BN, Balthazar EJ, Horii SC, LeFleur RS, Rosen RJ. Ultrasonic features of cholangiocarcinoma. J Ultrasound Med 1984;3(9):405-8.
10. Yoshida H, Itai Y, Minami M, Kokubo T, Ohtomo K, Kuroda A. Biliary malignancies occurring in choledochal cysts. Radiology 1989;173(2):389-92.
11. Schnur MJ, Hoffman JC, Koenigsberg M. Ultrasonic demonstration of intraductal biliary neoplasms. J Clin Ultrasound 1982;10(5):246-8.

12. Levine E, Maklad NF, Wright CH, Lee KR. Computed tomographic and ultrasonic appearances of primary carcinoma of the common bile duct. Gastrointest Radiol 1979; 4(2):147-51.

13. Tamada K, Ido K, Ueno N, Ichiyama M, Tomiyama T, Nishizono T, e col. Assessment of hepatic artery invasion by bile duct cancer using intraductal ultrasonography. Endoscopy 1995;27(8):579-83.

14. Machan L, Muller NL, Cooperberg PL. Sonographic diagnosis of Klatskin tumors. AJR Am J Roentgenol 1986; 147(3):509-12.

15. Klatskin G. Adenocarcinoma of the Hepatic Duct at Its Bifurcation within the Porta Hepatis. An Unusual Tumor with Distinctive Clinical and Pathological Features. Am J Med 1965;38:241-56.

16. Blumgart LH, Benjamin IS. Cancer of the bile ducts. In: Blumgart LH, editor. Surgery of the liver and biliary tract. New York: Churchill Livingstone; 1994. p. 967-95.

17. Foutch PG, Kerr DM, Harlan JR, Manne RK, Kummet TD, Sanowski RA. Endoscopic retrograde wire-guided brush cytology for diagnosis of patients with malignant obstruction of the bile duct. Am J Gastroenterol 1990;85(7): 791-5.

18. Ferrari Junior AP, Lichtenstein DR, Slivka A, Chang C, Carr-Locke DL. Brush cytology during ERCP for the diagnosis of biliary and pancreatic malignancies. Gastrointest Endosc 1994;40(2 Pt 1):140-5.

19. Ido K, Nakazawa Y, Isoda N, Kawamoto C, Nagamine N, Ono K, e col. The role of laparoscopic US and laparoscopic US-guided aspiration biopsy in the diagnosis of multicentric hepatocellular carcinoma. Gastrointest Endosc 1999;50(4):523-6.

20. Tamada K, Kanai N, Tomiyama T, Ohashi A, Wada S, Satoh Y, e col. Prediction of the histologic type of bile duct cancer by using intraductal ultrasonography. Abdom Imaging 1999;24(5):484-90.

21. Hann LE, Greatrex KV, Bach AM, Fong Y, Blumgart LH. Cholangiocarcinoma at the hepatic hilus: sonographic findings. AJR Am J Roentgenol 1997;168(4):985-9.

22. Kuroiwa M, Goto H, Hirooka Y, Furukawa T, Hayakawa T, Naitoh Y. Intraductal ultrasonography for the diagnosis of proximal invasion in extrahepatic bile duct cancer. J Gastroenterol Hepatol 1998;13(7):715-9.

23. Farrell RJ, Agarwal B, Brandwein SL, Underhill J, Chuttani R, Pleskow DK. Intraductal US is a useful adjunct to ERCP for distinguishing malignant from benign biliary strictures. Gastrointest Endosc 2002;56(5):681-7.

24. Fritscher-Ravens A, Broering DC, Sriram PV, Topalidis T, Jaeckle S, Thonke F, e col. EUS-guided fine-needle aspiration cytodiagnosis of hilar cholangiocarcinoma: a case series. Gastrointest Endosc 2000;52(4):534-40.

25. Fritscher-Ravens A, Broering DC, Knoefel WT, Rogiers X, Swain P, Thonke F, e col. EUS-guided fine-needle aspiration of suspected hilar cholangiocarcinoma in potentially operable patients with negative brush cytology. Am J Gastroenterol 2004;99(1):45-51.

26. Eloubeidi MA, Chen VK, Jhala NC, Eltoum IE, Jhala D, Chhieng DC, e col. Endoscopic ultrasound-guided fine needle aspiration biopsy of suspected cholangiocarcinoma. Clin Gastroenterol Hepatol 2004;2(3):209-13.

27. Yeh H-C. Update on the gallbladder. In: Sanders RL, editor. Ultrasound annual. New York: Raven Press; 1982. p. 135.

28. Price RJ, Stewart ET, Foley WD, Dodds WJ. Sonography of polypoid cholesterolosis. AJR Am J Roentgenol 1982; 139(6):1197-8.

29. Berk RN, van der Vegt JH, Lichtenstein JE. The hyperplastic cholecystoses: cholesterolosis and adenomyomatosis. Radiology 1983;146(3):593-601.

30. Ruhe AH, Zachman JP, Mulder BD, Rime AE. Cholesterol polyps of the gallbladder: ultrasound demonstration. J Clin Ultrasound 1979;7(5):386-8.

31. Detweiler DG, Biddinger P, Staab EV, Delany DJ, Shirkhoda A, Mittelstaedt CA. The appearance of adenomyomatosis with the newer imaging modalities: a case with pathologic correlation. J Ultrasound Med 1982;1(7):295-8.

32. Costa-Greco MA. Adenomyomatosis of the gallbladder. J Clin Ultrasound 1987;15(3):198-9.

33. Raghavendra BN, Subramanyam BR, Balthazar EJ, Horii SC, Megibow AJ, Hilton S. Sonography of adenomyomatosis of the gallbladder: radiologic-pathologic correlation. Radiology 1983;146(3):747-52.

34. Rice J, Sauerbrei EE, Semogas P, Cooperberg PL, Burhenne HJ. Sonographic appearance of adenomyomatosis of the gallbladder. J Clin Ultrasound 1981;9(6):336-7.

35. Allibone GW, Fagan CJ, Porter SC. Sonographic features of carcinoma of the gallbladder. Gastrointest Radiol 1981; 6(2):169-73.

36. Yeh HC. Ultrasonography and computed tomography of carcinoma of the gallbladder. Radiology 1979;133(1): 167-73.

37. Olken SM, Bledsoe R, Newmark H, 3rd. The ultrasonic diagnosis of primary carcinoma of the gallbladder. Radiology 1978;129(2):481-2.

38. Raghavendra BN. Ultrasonographic features of primary carcinoma of the gallbladder: report of five cases. Gastrointest Radiol 1980;5(3):239-44.

39. Weiner SN, Koenigsberg M, Morehouse H, Hoffman J. Sonography and computed tomography in the diagnosis of carcinoma of the gallbladder. AJR Am J Roentgenol 1984;142(4):735-9.

40. Ruiz R, Teyssou H, Fernandez N, Carrez JP, Gortchakoff M, Manteau G, e col. Ultrasonic diagnosis of primary carcinoma of the gallbladder: a review of 16 cases. J Clin Ultrasound 1980;8(6):489-95.

41. Bondestam S. Sonographic diagnosis of primary carcinoma of the gallbladder. Summary of one year's examinations. Diagn Imaging 1981;50(4):197-200.

42. Tsuchiya Y. Early carcinoma of the gallbladder: macroscopic features and US findings. Radiology 1991;179(1):171-5.

43. Yum HY, Fink AH. Sonographic findings in primary carcinoma of the gallbladder. Radiology 1980;134(3):693-6.

44. Harolds JA, Dennehy DC. Preoperative diagnosis of gallbladder carcinoma by ultrasonography. South Med J 1981; 74(8):1024-5.

45. Oikarinen H. Diagnostic imaging of carcinomas of the gallbladder and the bile ducts. Acta Radiol 2006;47(4): 345-58.

46. Meara RS, Jhala D, Eloubeidi MA, Eltoum I, Chhieng DC, Crowe DR, e col. Endoscopic ultrasound-guided FNA biopsy of bile duct and gallbladder: analysis of 53 cases. Cytopathology 2006;17(1):42-9.

47. Varadarajulu S, Eloubeidi MA. Endoscopic ultrasound-guided fine-needle aspiration in the evaluation of gallbladder masses. Endoscopy 2005;37(8):751-4.

48. Carter SJ, Rutledge J, Hirsch JH, Vracko R, Chikos PM. Papillary adenoma of the gall bladder: ultrasonic demonstration. J Clin Ultrasound 1978;6(6):433-5.

49. Hallgrimsson P, Karesen R, Artun K, Skjennald A. Non-palpable breast lesions. Diagnostic criteria and preoperative localization. Acta Radiol 1988;29(3):285-8.

50. Akatsu T, Aiura K, Shimazu M, Ueda M, Wakabayashi G, Tanabe M, e col. Can endoscopic ultrasonography differentiate nonneoplastic from neoplastic gallbladder polyps? Dig Dis Sci 2006;51(2):416-21.

51. Yasuda K. Ultrasonic probes for pancreaticobiliary strictures. Gastrointest Endosc 1996;43(2 Pt 2):S35-7.

52. Tio TL, Tytgat GN, Cikot RJ, Houthoff HJ, Sars PR. Ampullopancreatic carcinoma: preoperative TNM classification with endosonography. Radiology 1990;175(2):455-61.

53. Rosch T, Braig C, Gain T, Feuerbach S, Siewert JR, Schusdziarra V, e col. Staging of pancreatic and ampullary carcinoma by endoscopic ultrasonography. Comparison with conventional sonography, computed tomography, and angiography. Gastroenterology 1992;102(1):188-99.

54. Tio TL, Sie LH, Kallimanis G, Luiken GJ, Kimmings AN, Huibregtse K, e col. Staging of ampullary and pancreatic carcinoma: comparison between endosonography and surgery. Gastrointest Endosc 1996;44(6):706-13.

55. Howard TJ, Chin AC, Streib EW, Kopecky KK, Wiebke EA. Value of helical computed tomography, angiography, and endoscopic ultrasound in determining resectability of periampullary carcinoma. Am J Surg 1997;174(3):237-41.

56. Cannon ME, Carpenter SL, Elta GH, Nostrant TT, Kochman ML, Ginsberg GG, e col. EUS compared with CT, magnetic resonance imaging, and angiography and the influence of biliary stenting on staging accuracy of ampullary neoplasms. Gastrointest Endosc 1999;50(1):27-33.

57. Kubo H, Chijiiwa Y, Akahoshi K, Hamada S, Matsui N, Nawata H. Pre-operative staging of ampullary tumours by endoscopic ultrasound. Br J Radiol 1999;72(857):443-7.

58. Buscail L, Pages P, Berthelemy P, Fourtanier G, Frexinos J, Escourrou J. Role of EUS in the management of pancreatic and ampullary carcinoma: a prospective study assessing resectability and prognosis. Gastrointest Endosc 1999; 50(1):34-40.

59. Shoup M, Hodul P, Aranha GV, Choe D, Olson M, Leya J, e col. Defining a role for endoscopic ultrasound in staging periampullary tumors. Am J Surg 2000;179(6):453-6.

60. Tierney WM, Francis IR, Eckhauser F, Elta G, Nostrant TT, Scheiman JM. The accuracy of EUS and helical CT in the assessment of vascular invasion by peripapillary malignancy. Gastrointest Endosc 2001;53(2):182-8.

61. Skordilis P, Mouzas IA, Dimoulios PD, Alexandrakis G, Moschandrea J, Kouroumalis E. Is endosonography an effective method for detection and local staging of the ampullary carcinoma? A prospective study. BMC Surg 2002;2:1.

62. Itoh A, Goto H, Naitoh Y, Hirooka Y, Furukawa T, Hayakawa T. Intraductal ultrasonography in diagnosing tumor extension of cancer of the papilla of Vater. Gastrointest Endosc 1997;45(3):251-60.

27
CÁLCULOS DA VIA BILIAR PRINCIPAL

Jesse Lachter
Julia Kornizki
José Celso Ardengh

INTRODUÇÃO

Cálculos se presentes no interior do colédoco apresentam alta morbidade e significativa mortalidade[1]. A avaliação e o tratamento dessa doença têm sofrido revisões e refinamentos recentes[2]. A ecoendoscopia (EE) pode ser usada na avaliação de pacientes com coledocolitíase antes ou após a colecistectomia laparoscópica[3,4]. Hashiba e col.[5] compararam os resultados das várias modalidades utilizadas para o diagnóstico de cálculos no interior do colédoco. Entre as importantes aplicações da EE destaca-se a confirmação ou não da suspeita da coledocolitíase (Figura 27.1).

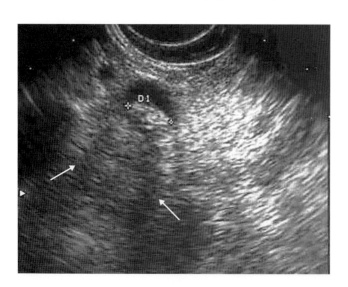

Figura 27.1. Imagem ecoendoscópica de cálculo no interior da via biliar principal em paciente com dor abdominal de forte intensidade. Note a tênue sombra acústica posterior (entre as setas) (imagem do Dr. José Celso Ardengh).

Aproximadamente dez anos depois do uso corrente da EE a utilização da colangiografia por tomografia computadorizada helicoidal (CTCH) e a colangiopancreatografia por ressonância magnética (CPRM) foram introduzidas como modalidades alternativas. Cada uma delas apresentando vantagens e desvantagens[6].

Este capítulo tem por objetivo discutir o diagnóstico da coledocolitíase. Variáveis etiológicas importantes incluem: idade, sexo, genética, obesidade, dieta, drogas, e, menos frequentemente, fígado e outras doenças[7]. A prevalência dessa doença em pacientes ocidentais é de aproximadamente 10%, mas os índios americanos e "Mapuches" chilenos têm prevalência de 35%. Cerca de 10 a 15% dos pacientes colecistectomizados têm coledocolitíase. Cálculos também podem se formar no colédoco depois de uma colecistectomia. Assim, sua origem inclui: cálculos residuais deixados durante a colecistectomia ou pequenos cálculos expelidos para o colédoco durante a remoção da vesícula biliar. Cálculos no interior do colédoco podem aumentar de tamanho com o passar do tempo. Esses cálculos causam colangite, quando associados à presença de *Escherichia coli* e pancreatite, no caso de dificuldade para passar pela papila duodenal, que pode ser aguda ou crônica[8]. O seu diagnóstico pode ocorrer como um achado fortuito, ou como o resultado de um episódio de colangite ou pancreatite. No idoso, particularmente, os sintomas são inespecíficos. A exploração cirúrgica do colédoco nesse grupo de pacientes identifica a presença de cálculos em 5 a 10% deles (Figura 27.2).

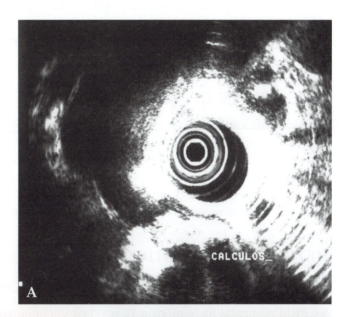

Figura 27.2. Paciente idoso com pancreatite aguda. Em (**A**) imagem ecoendoscópica mostrando inúmeros cálculos impactados na papila duodenal. Em (**B**) imagem da CPER que confirmou o achado da ecoendoscopia, em (**C**) após diminuto pré-corte note a extrusão parcial do mesmo, e em (**D**) posicionamento do papilótomo após a expulsão do mesmo (imagens do Dr. José Celso Ardengh).

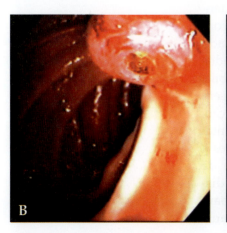
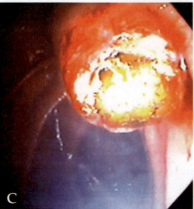
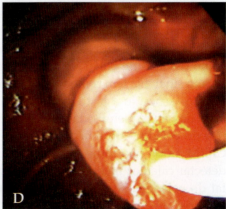

PARTE VII – DOENÇAS BILIARES

Enquanto a incidência exata da coledocolitíase assintomática nunca pôde ser averiguada com exatidão, a freqüência crescente de sintomas relacionados a cálculos de colédoco ou que levam a sua suspeita faz da EE uma alternativa aos métodos diagnósticos, apresentando enorme importância.

QUADRO CLÍNICO

O sintoma mais comum de um paciente com coledocolitíase é a dor do tipo cólica no quadrante superior direito. As dores exacerbam-se freqüentemente depois de comer, podendo ser severa e acompanhada freqüentemente por náuseas, com ou sem vômitos. A presença de febre se associa com as dores biliares, no momento em que um abscesso, como conseqüência da infecção ductal apareça.

Enzimas biliares normais, especialmente a GGT e a fosfatase alcalina, a ultra-sonografia abdominal (US) normal e a ausência de fatores de risco levam à diminuição da suspeita clínica de coledocolitíase. No caso de febre associada à icterícia indicativa de colangite obstrutiva, não se indica a EE, como medida terapêutica para efetuar drenagem dos ductos biliares e sim uma colangiopancreatografia endoscópica retrógrada (CPER). A estratificação de pacientes com suspeita de coledocolitíase vai do paciente com uma simples epigastralgia para aqueles com toxemia por colangite. O paciente com baixo risco de coledocolitíase (colédoco de diâmetro preservado à US) possui maior risco de sofrer complicações após a CPER[9,10]. Para a EE, como para qualquer outro procedimento invasivo, os riscos serão minimizados pela seleção judiciosa de pacientes, escolhendo apenas aqueles que realmente irão se beneficiar do procedimento.

DIFICULDADE DE DIAGNÓSTICO

A coledocolitíase ocorre, na grande maioria dos casos, como complicação de uma colecistolitíase devido à migração do cálculo vesicular para o colédoco, ocorrendo em mais de 15% dos pacientes submetidos à colecistectomia. Apesar de ser uma doença freqüente e de podermos contar com vários métodos para o diagnóstico, ainda não contamos com um único método acurado e superior aos demais, que seja suficiente para confirmá-lo[7].

MÉTODOS DIAGNÓSTICOS

Colangiopancreatorressonância magnética (CPRM)

A CPRM realizada na seqüência T2 revela a via biliar com sinal de alta intensidade (hiperintenso) ou como uma estrutura clara, sem uso de meio de contraste, radiação ou instrumentos. Esse sinal de alta intensidade evidenciado à CPRM permite a detecção dos cálculos coledoceanos que são observados como defeitos de baixo sinal de intensidade (hipointenso) rodeado por bile, de alto sinal. Ela tem como vantagem o fato de obter imagens da via biliar sem o risco associado à instrumentação, administração de contraste ou radiação, além de não requerer sedação e permitir a visualização de lesão sólida no interior do colédoco ou fora dele. Porém, mesmo com o avanço dos softwares a CPRM ainda não fornece imagens tão boas quanto às da CPER. Apesar de detectar cálculos menores que 4mm, quando se trata de avaliar a porção distal do colédoco sua sensibilidade diminui, tanto para cálculos quanto para tumores, devido a presença de ar na 2ª porção duodenal (Figura 27.3). A claus-

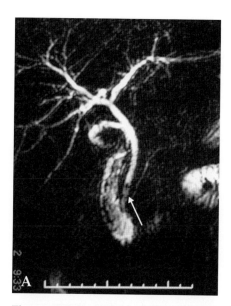
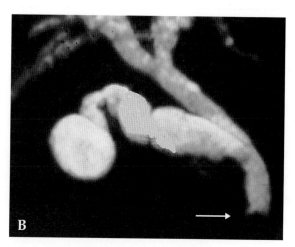

Figura 27.3. Imagens de CPRM (T2). Em (**A**) notamos imagem hipointensa ovalar localizada na porção terminal do colédoco (seta) e em (**B**) observamos área hipointensa localizada na parte distal, bem junto à papila duodenal (seta) (imagens do Dr. José Celso Ardengh).

trofobia pode ser um fator limitante do método, havendo necessidade de sedação em muitos casos, assim como a presença de marca-passo, clipes e da obesidade, que também a limitam[11].

Estudos têm avaliado a acurácia da CPRM no diagnóstico da coledocolitíase. Em uma metanálise com 10 estudos, 9 utilizaram a CPER como padrão-ouro. Sete dos nove demonstraram alta concordância entre ambos os métodos com sensibilidade e especificidade superiores a 90%. Em relatos de Guibaud e col.[11] e Stiris e col.[12] a sensibilidade e a especificidade foram de 81% e 98% e 88% e 94%, respectivamente.

Sugyama e col.[13] compararam a CPRM à CPER no diagnóstico da coledocolitíase levando-se em conta o diâmetro do cálculo. Em 97 pacientes analisados, a CPER obteve sensibilidade e especificidade de 100% enquanto a CPRM demonstrou 91% de sensibilidade e a mesma especificidade. Para cálculos com diâmetro entre 11 e 27mm a sensibilidade da CPRM foi de 100%, entre 6 a 10mm de 89% e entre 3 a 5mm de 71%. A Tabela 27.1 mostra os resultados obtidos por essa metanálise. Os estudos da literatura demonstram boa concordância entre os métodos sem superioridade de um para o outro.

Colangiopancreatografia endoscópica retrógrada (CPER)

A CPER foi introduzida em 1960 e, assim como as demais ferramentas diagnósticas aplicadas no estudo da via biliar, obteve considerável melhora da sua qualidade nas últimas décadas, sendo hoje o padrão-ouro na detecção da coledocolitíase (Figura 27.4).

Frey e col.[20] obtiveram sensibilidade de 90%, especificidade de 98%, e acurácia de 96% no diagnóstico da coledocolitíase. Porém, com o surgimento da CPRM, a CPER passou a ser utilizada como ferramenta terapêutica, uma vez que para o diagnóstico a acurácia da primeira é alta e com menor risco ao paciente[14,17,21]. A CPER se destaca por permitir a realização do diagnóstico e

Tabela 27.1. CPRM no diagnóstico da coledocolitíase.

Autor	N	Método	Sensibilidade (%)	Especificidade (%)	Comentários
Demartines[14]	40	CPRM	100	90	Bom
Gyuibaud[11]	126	CPRM	81	98	Razoável
Holzknecht[15]	61	CPRM	92	96	Bom
		CPER	85	93	
Lomas[16]	69	CPRM	100	97	Bom
Soto[17]	51	CPRM	96	100	Bom,1FN CPER
Stiris[12]	50	CPRM	88	94	Bom
Varghese[18]	100	CPRM	93	99	Bom
Varghese[19]	191	CPRM	91	98	Bom
Sugiyama[13]	97	CPRM	91	100	Razoável
		CPER	100	100	

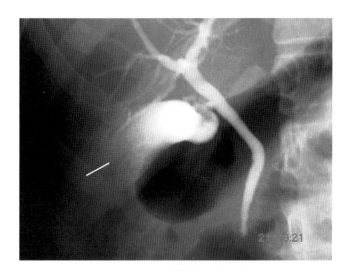

Figura 27.4. Imagem da CPER. Observar a presença de diminutas falhas de enchimento no interior da vesícula biliar, que representa a presença de microlitíase (seta) (imagem do Dr. José Celso Ardengh).

terapêutica em uma única sessão, além de permitir a coleta de bile para a investigação de cristais de colesterol e de bilirrubinato de cálcio através da microscopia eletrônica (Figura 27.4).

Porém, por ser um método invasivo, pode cursar com complicações tais como: hemorragia, perfuração, pancreatite, colangite e efeitos adversos cardiorrespiratórios devido à sedação. Mas não são só as complicações que limitam o método; a dificuldade de canulação da papila e a não opacificação da via biliar também ocorrem em cerca de 5%,[22] além dos pacientes gastrectomizados, com apnéia do sono e com patologias da coluna cervical, que impedem a realização de um exame ideal. Chen e col.[23] realizaram a CPER em 336 pacientes com coledocolitíase. O sucesso de canulação ocorreu em 98% dos casos e a remoção do cálculo em 90%. Não houve óbito. Esses resultados demonstram que a CPER é um exame importante no manejo desse tipo de doente.

Colangiopancreatografia por tomografia computadorizada (CTCH)

A CTCH permite a visualização da árvore biliar com utilização de meio de contraste (retrógrado ou intravenoso), com reconstrução de uma imagem virtual. Em 7 estudos comparando a CTCH à CPER no diagnóstico da coledoco-litíase, 3 utilizaram a CPER, 2 a CPER com papilotomia e outros 2 utilizaram outros métodos como padrão-ouro. Três variações da CTCH foram usadas: ausência de contraste biliar (3 estudos, n = 142), contraste endovenoso biliar (2 estudos, n = 95), e contraste oral (2 estudos, n = 80). Nos estudos de Jimenez Cuenca,[24] Neitlich[25] e Soto[26] o método foi considerado como de boa qualidade.

Soto e col.[26] demonstraram baixa concordância entre a CPER e a CTCH sem contraste em 51 pacientes, com sensibilidade de 65% e especificidade de 84%. A CTCH com contraste oral neste estudo e em outro do mesmo autor[17] com 26 pacientes, demonstraram maior concordância entre a CTCH e CPER, com sensibilidade e especificidade de 90%.

Outros dois estudos compararam a CTCH com contraste intravenoso à CPER e encontraram maior sensibilidade e especificidade para a última[27,28]. Em outros 2 estudos que utilizaram a CPER com papilotomia como padrão-ouro a sensibilidade foi de 80% e 88% e especificidade de 100% e 97%, respectivamente para o primeiro e segundo estudo[24,25].

Apesar de muitos estudos demonstrarem boa concordância entre a CTCH e a CPER no diagnóstico da coledocolitíase, outros com método padrão-ouro independente demonstram melhor sensibilidade e especificidade para a CPER. Porém, esses estudos apresentaram um número baixo de pacientes (Tabela 27.2).

ECOENDOSCOPIA (EE)

Treinamento

Entre as primeiras aplicações para o iniciante da EE diagnóstica, a procura de coledocolitíase é essencial, antes de tentar avaliar a árvore biliar. A revisão cuidadosa da anatomia e sua assimilação permitem entender as relações locais entre as estruturas anatômicas, e em particular familiarizar-se com a vascularização local.

Tabela 27.2. CTCH no diagnóstico da coledocolitíase.

Autor	N	Método	Sensibilidade (%)	Especificidade (%)	Comentários
CPER como método padrão-ouro					
Soto[17]	51	CTCH s/c	65	84	Boa
Soto[17]	51	CTCH c/c oral	92	92	Boa
Soto[26]	26	CTCH c/c oral			Razoável
		Observador 1	93	100	
		Observador 2	86	100	
Método padrão-ouro independente					
Ishikawa[28]	45	CTCH c/c EV	71	95	Razoável
		CPER	100	100	
Polkowski[27]	50	CTCH	85	88	Razoável
		CPER	91	100	
CPER + papilotomia como método padrão-ouro					
Jimenez[24]	40	CTCH s/c	80	100	Boa
Neitlich[25]	51	CTCH s/c	88	97	Boa

s/c = sem contraste; c/c = com contraste.

Giovannini e Perrier[29] e Ardengh e Geocze[30] publicaram em períodos diferentes diagramas esquemáticos e fotografias sobre a ecoanatomia setorial. Chang em um CD-ROM didático esquematizou as diversas imagens obtidas durante a EE para aprender anatomia. Diagramas das várias estruturas, de vários ângulos de visão, podem ser úteis durante os primeiros procedimentos e podem ser colocados convenientemente no software de endoscopia onde o ecoendoscopista pode recorrer facilmente a elas.

A curva de aprendizado para o exame do colédoco para os casos de suspeita de coledocolitíase depende do tempo que um aprendiz gasta fazendo procedimentos sob supervisão. Porém, o procedimento tem taxa de sucesso quase tão boa quanto nas mãos de endoscopistas experientes, como informado em uma série dos cinqüenta primeiros procedimentos[31].

Nem todos os procedimentos ecoguiados são fáceis de aprender. Enquanto, durante os anos oitenta surgiam muitos ecoendoscopistas autodidatas, apenas alguns deles passavam por um aprendizado adequado em centros de referência. Hoje é mais comum para um endoscopista aspirante dedicar meses para o aprendizado das técnicas ecoguiadas. Alguns centros começarão o ensino pela EE radial, em outros o ecoendoscópio linear com Doppler ou power-Doppler e com capacidade de realizar biópsias, será o instrumento de escolha. Além disso, a condição financeira da grande maioria não permitirá a aquisição simultânea de instrumentos radiais e lineares, o que seria ideal para a maioria dos centros de endoscopia, principalmente os universitários.

Muitos endoscopistas que realizavam CPER foram os pioneiros na técnica da EE. Porém a CPER e a EE podem ser realizadas por endoscopistas separadamente. Vantagem significativa em realizar CPER e EE, pelo mesmo endoscopista é submeter o paciente com coledocolitíase à EE e em seguida à CPER terapêutica numa única sessão[32]. Assim, tratamos qualquer cálculo achado no colédoco imediatamente, prevenindo que pequenos cálculos passem espontaneamente pelo colédoco antes de se realizar a CPER e mais importante ainda é a prevenção de futuras impactações[32]. Destarte hoje é possível com o mesmo aparelho a realização da EE e em seguida a CPER terapêutica para a remoção de cálculos coledoceanos, agilizando o procedimento terapêutico endoscópico nessa doença[32]. Técnica essa que realizamos há algum tempo.

Técnica (ver capítulo 9)

O colédoco é visto de várias posições, ao longo da segunda porção, vertical ou descendente, e também ao longo da primeira porção ou parte horizontal do duodeno. Iniciantes que usam o equipamento linear com Doppler identificam o colédoco rapidamente como estrutura tubular ou arredondada que é anecóica e Doppler negativa, ao contrário das formas geométricas semelhantes, com sinal de Doppler indicando fluxo no interior. O aparelho radial mostra as mesmas estruturas vistas no setorial.

Talvez a técnica mais fácil seja começar o exame enchendo o balão de água e aspirando todo o ar duodenal, continuamente, depois de ter colocado o ecoendoscópio em uma posição privilegiada, confortável para o paciente e operador, em frente à papila duodenal. A primeira imagem será da cabeça do pâncreas vista além da papila. O exame minucioso da papila mostrará o colédoco intrapapilar e o ducto pancreático principal (DPP), abaixo e menor. Movendo-se o transdutor normalmente temos uma visão longitudinal de vários centímetros do colédoco distal.

O colédoco normalmente mede de 4 a 6mm. Porém, muitos pacientes examinados com suspeita de cálculos de colédoco serão aqueles que tiveram episódios prévios de cólica biliar, ou tendo passado cálculo no passado pelo colédoco. O colédoco, uma vez dilatado, tende a permanecer dilatado. Assim, um colédoco de até 9 a 10mm pode ser comum em exames de EE. Freqüentemente exames de imagem demonstram um colédoco dilatado sem outra doença. O colédoco é freqüentemente visualizado paralelo à veia porta em direção ao hilo hepático, bem junto ao transdutor. A veia porta é vista como uma estrutura tubular anecóica que definitivamente pode ser distinguida por ter fluxo venoso positivo ao Doppler. A veia porta é um excelente ponto de referência, pois prontamente clarifica a posição do colédoco. Menos freqüentemente, a artéria hepática pode ser vista ao lado da veia porta apresentando-se como área circular e perpendicular ao colédoco. A veia porta normalmente tem diâmetro maior que o colédoco. A artéria hepática é vista mais próxima ao transdutor que o colédoco e seu diâmetro é de cerca 5mm. A próxima posição a examinar é o colédoco da primeira porção duodenal no bulbo duodenal. No bulbo são vistos o colédoco proximal, o ducto cístico e a vesícula biliar. Esses geralmente não são todos visualizados no mesmo plano ou em uma única imagem e a manipulação do ecoendoscópio é necessária. Ocasionalmente parte da vesícula biliar e do colédoco são visualizados simultaneamente. São vistos cálculos na vesícula biliar e colédoco (Figura 27.5). O exame completo da vesícula biliar invariavelmente requer manipulação da sonda de ecoendoscopia, para se ver a estrutura inteira e procurar cálculos, barro ou outra doença (Figura 27.6). A vesícula biliar também é visualizada pelo antro gástrico. A visualização completa da árvore biliar inclui os ductos intra-hepático e extra-hepático, o ducto cístico e a vesícula biliar. Uma exploração sistemática, começando com o endoscópio na porção mais distal do duodeno é eficiente e recomendada.

Freqüentemente, uma mesma área precisa ser avaliada por mais de uma vez, para se ter certeza do resultado. Porém, assim que um cálculo de colédoco é identificado, a decisão terapêutica é tomada e o objetivo do exame concluído. Ter o balão expandido, com pelo menos 10cc de água destilada, ajuda ancorar

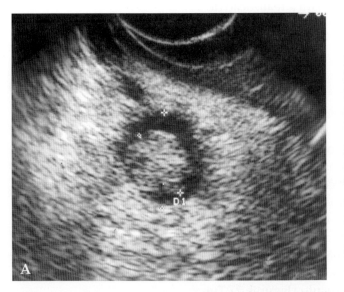
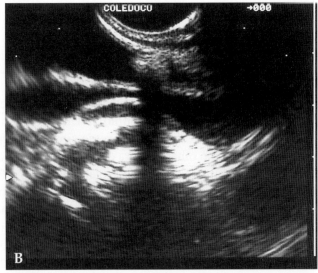

Figura 27.5. Imagens com o ecoendoscópio setorial de coledocolitíase. Em (**A**) imagem arredondada sem sombra acústica posterior no interior de uma estrutura tubular anecóica. Em (**B**) outra imagem menor hiperecóica, com sombra acústica. Abaixo notamos outra estrutura tubular (tronco porta) (imagens do Dr. José Celso Ardengh).

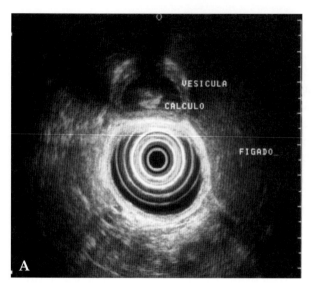
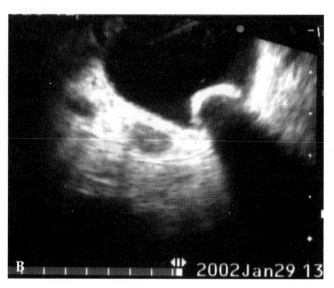

Figura 27.6. Imagens ecoendoscópicas de cálculo no interior da vesícula biliar. Em (**A**) imagem radial de cálculo com sombra acústica posterior. Note o espessamento da parede da vesícula biliar (colecistite aguda). Em (**B**) imagem setorial de área arciforme hiperecóica, com sombra acústica, no interior da vesícula biliar (imagens do Dr. José Celso Ardengh).

o endoscópio dentro do duodeno e impede que o mesmo deslize pelo piloro em direção ao estômago. Se o balão estiver muito cheio, pode haver dificuldade de tracionar a sonda pelo piloro, assim, parte ou toda a água pode ser aspirada para melhorar o manejo da sonda. O diagnóstico diferencial de uma lesão intracoledoceana, distinguir um cálculo imóvel de um parasita, pólipo ou tumor, requer ocasionalmente a aplicação de um miniprobe intraductal.

Métodos pedagógicos para a realização da EE tendem a melhorar. Simuladores, permitindo experiência prática computadorizada, servem agora como modelos de treinamento para endoscopia, colonoscopia e EE respondendo as principais necessidades de aprendizado. Mas devemos lembrar que apenas a prática diária do exame poderá levar a proficiência ideal para a realização do método com competência.

"Armadilhas" na avaliação ecoendoscópica do colédoco (ver capítulo 3)

A presença de ar no interior do colédoco pode ser interpretada erroneamente como cálculo (Figura 3.5E – capítulo 3). Um divertículo duodenal com ar ou restos alimentares no seu interior pode simular cálculo no colédoco distal. Evita-se este engano olhando para o duodeno perto da papila antes de começar a sucção e insuflar o balão, ou injetando-se 20 a 30cc de água no lúmen duodenal conseguindo sua distensão. Se uma área hiperecóica suspeita de ser uma pedra é vista, mas nenhuma sombra acústica é reparada atrás dessa área, devemos mudar o decúbito para achar a sombra acústica, se nada for achado, e especialmente se a borda do cálculo suspeito não for convexa, como se vendo uma forma lunar delgada por detrás, então o duodeno deverá ser reexaminado para determinar a presença de um divertículo (Figuras 27.7 e 27.8). Outras causas de ar no colédoco ocorrem: após a papilotomia endoscópica, ou em pacientes com anastomose coledocoduodenal ou jejunal[33], ou os cistos de colédoco[34].

CÁLCULOS DA VIA BILIAR PRINCIPAL 391

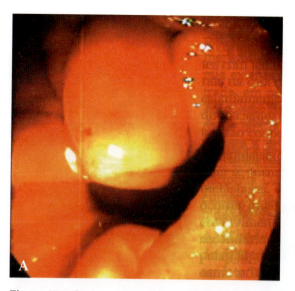
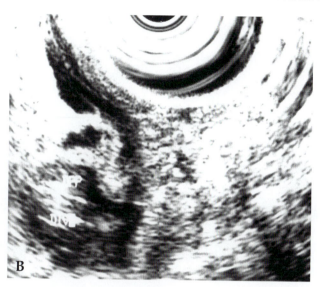

Figura 27.7. Imagem de um divertículo justapapilar (**A**). Em (**B**) imagem ecoendoscópica o divertículo após a injeção de água, com distensão do mesmo (imagens do Dr. José Celso Ardengh).

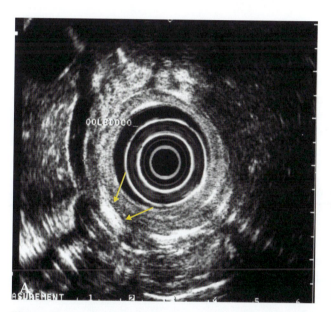
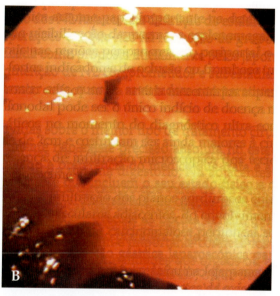

Figura 27.8. Imagem ecoendoscópica (**A**), note a área hiperecóica em topografia de colédoco (setas amarelas). Como a imagem era suspeita de cálculo, mas não evidente a visão endoscópica revelou a presença de um divertículo justapapilar, que explica tal imagem (**B**) (imagens do Dr. José Celso Ardengh).

Podem ser mal interpretados, como cálculos, os clipes metálicos colocados durante a colecistectomia. Sua presença deveria ser suspeitada em todo paciente com colecistectomia. Isto deve estar inserido na mente do ecoendoscopista que começa um procedimento para procurar cálculos de colédoco residuais. Os clipes metálicos se mostram à US como um foco hiperecóico linear, freqüentemente como artefato de enriquecimento acústico a suas extremidades, em lugar de uma sombra acústica. Os clipes geralmente são vistos no colédoco proximal, na primeira porção do duodeno e não perto da papila duodenal.

As lesões intraductais, inclusive o adenoma viloso ou o colangiocarcinoma, podem ser interpretados erroneamente como sendo barro biliar ou um cálcu-

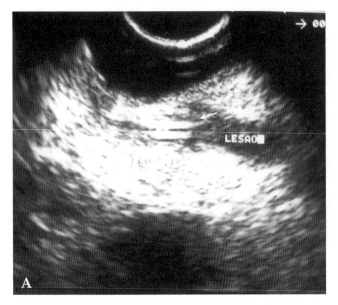 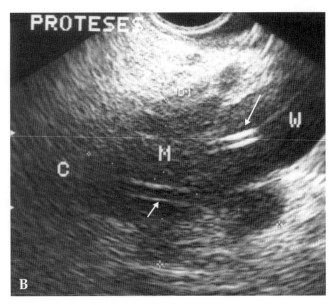

Figura 27.9. A) Imagem ecoendoscópica de prótese plástica inserida no interior da via biliar e em (**B**) em ambos os ductos colédoco (setas curtas) e pancreático principal (seta longa). M = massa (imagens do Dr. José Celso Ardengh).

lo de colédoco. Cálculos distintos dentro da vesícula biliar podem ser diferenciados de pólipos de vesícula biliar mudando a posição do paciente ou apertando o local presumível da vesícula em cima do abdômen. Massas intraductais incluem pólipos, câncer, ou parasitas[35,36]. Pacientes com parasitas intraductais (*Echinococcal, Clonorchis e Ascaris lumbricoides*) se infiltram no colédoco e devem ser considerados a depender da geografia local e da história de viagens do paciente[37].

A EE avalia pacientes com câncer pancreático. Essa avaliação nem sempre está de acordo com protocolos. Em alguns casos, a CPER e a interposição de endopróteses, podem ser executadas em situações clínicas próprias e antes da EE. Uma prótese no interior do colédoco é prontamente reconhecida como sendo uma imagem linear hiperecóica que normalmente é vista como duas linhas paralelas, uma próxima e outra distal, representada à US como as paredes de um "stent" plástico (Figura 27.9). O "stent" metálico geralmente tem uma única sombra linear.

Sua presença deve ser conhecida com antecedência e se tal informação não foi obtida antes de começar o procedimento, determina-se vendo a parte do mesmo que se projeta no duodeno. Isto requer a obtenção sistemática de informações, primeiro pela visão endoscópica direta, antes de começar o exame ultra-sonográfico. A presença prolongada de um "stent", para a realização de uma quimioterapia prévia a uma cirurgia pode levar à formação de barro ao redor do mesmo.

As dilatações císticas do colédoco podem enganar o endossonografista[34]. É importante reconhecer a imagem acústica da extremidade de uma área fluida cheia e não interpretá-la como sombra acústica.

ECOENDOSCOPIA NO DIAGNÓSTICO DA COLEDOCOLITÍASE

Não obstante a CPER ser considerada padrão-ouro para o diagnóstico da coledocolitíase, vimos acima que ela apresenta importantes limitações. A modalidade diagnóstica que deveria substituí-la necessitaria ser minimamente invasiva, ou não invasiva, e que possuísse a mesma acurácia. Os dados da literatura indicam que a EE tem essas características, com acurácia de 95% em média para o diagnóstico da coledocolitíase (Figura 27.10).[38-41]

Com o uso da alta freqüência (7,5-12MHz) a EE obtém resolução de menos de 1mm tornando-a o melhor método de imagem na avaliação da via biliar extra-hepática. Tem a vantagem de ser menos invasiva e conseqüentemente apresentar menor índice de complicações em relação à CPER (Figura 27.11).

Isso foi demonstrado por Ardengh e col.[42] que estudaram a vesícula biliar de 36 doentes com pancreatite aguda sem causa aparente, com ultra-sonografia abdominal e TC normais. A sensibilidade, a especificidade e a acurácia da EE comparada à cirurgia para a detecção de microcálculos (cálculos menores que 3mm) foram de 92,6%, 55,6% e 83,2%, respectivamente.

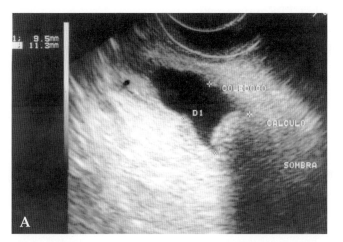
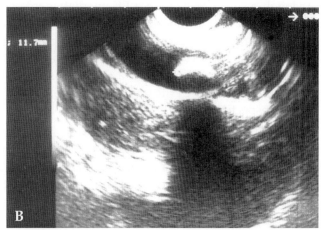

Figura 27.10. Imagens ecoendoscópicas com transdutor setorial de coledocolitíase. Em (A) imagem arciforme, hiperecóica com sombra na porção intrapancreática do colédoco. Em (B) a mesma imagem, porém com o cálculo posicionado na porção suprapancreática do colédoco (imagens do Dr. José Celso Ardengh).

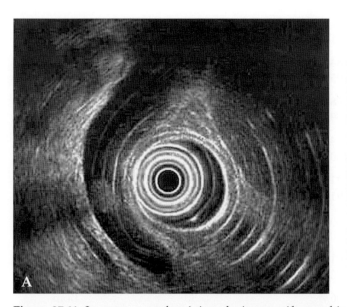
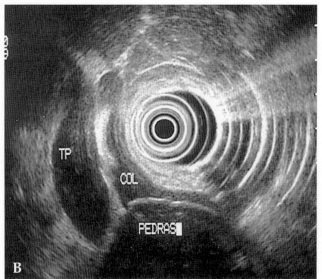

Figura 27.11. Imagens ecoendoscópicas de áreas arciformes hiperecóicas, acompanhadas por sombra acústica. Em (A) o cálculo se localiza no colédoco terminal e em (B) o cálculo se encontra impactado na papila (imagens do Dr. José Celso Ardengh).

394 PARTE VII – DOENÇAS BILIARES

Em 9 estudos comparando a EE à CPER, 3 demonstraram maior acurácia da EE sobre a CPER, porém sem diferença estatística significante[43-45]. Em todos, exceto no estudo de Chak e col., a especificidade foi idêntica entre os métodos[46]. Ele demonstrou especificidade de 100% para a EE contra 87% para a CPER[46]. A Tabela 27.3 demonstra os resultados dos 9 estudos.

Dittrick e col.[51] avaliaram 30 pacientes com suspeita de coledocolitíase mas com CPER normal. Alterações foram evidenciadas em 27/30 pacientes (90%), sendo 9,3% de coledocolitíase e 11,3% de barro biliar, 8,2% de pancreatite e 7,2% de colelitíase. A CPER foi realizada após os diagnósticos obtidos pela EE e nenhum novo caso de cálculo foi diagnosticado.

Se a EE é um exame que apresenta sensibilidade semelhante ao exame considerado como padrão-ouro (CPER), porque não realizá-la antes da CPER, para melhor indicar o tipo de conduta terapêutica a ser adotada e, além disso, porque não fazer ao mesmo tempo?

Ardengh e col.[50] realizaram a EE imediatamente antes da CPER e demonstraram que a detecção de microcálculos no colédoco parece ser efetiva pela EE. Estudaram prospectivamente 22 pacientes com pancreatite aguda sem causa aparente. Em 15 casos foi confirmada a presença de cálculos com tamanho médio que foi de 5mm (3 a 6mm). A sensibilidade, especificidade e a acurácia da EE e da CPER foram de 86,7%, 80%, 77,3% contra 53,3%, 100%, 68,2%, respectivamente (Figuras 27.12 e 27.13).

Com essa prerrogativa Rocca e col.[32] relataram os resultados do uso de um ecoduodenoscópio radial em 19 doentes com dor abdominal e alteração dos testes hepáticos. A EE foi realizada antes da CPER e na observação de cálculos (4 doentes) ou barro biliar (12), imediatamente a cateterização e a papilotomia eram realizadas. A subseqüente CPER associada à esfincteroto-

Tabela 27.3. Ecoendoscopia no diagnóstico da coledocolitíase.

Autor	N	Método	Sensibilidade (%)	Especificidade (%)	Comentário
Sugyiama[13]	24	EE	100	100	Idêntico a CPER
Prat[43]	119	EE	94	98	Bom
Burtin[44]	68	EE	97	97	Razoável
		CPER	91	97	
Canto[47]	64	EE	84	98	Bom
		CPER	95	98	
Norton[45]	46	EE	88	96	Razoável
		CPER	79	92	
Dancygier[48]	41	EE	94	100	Razoável
		CPER	100	100	
Polkowski[27]	50	EE	91	100	Razoável
		CPER	91	100	
Sugiyama[49]	142	EE	96	100	Razoável
		CPER	100	100	
Chak[46]	36	EE	91	100	Bom
		CPER	92	87	
Ardengh[50]	22*	EE	86,7	80	Bom
		CPER	53,3	100	

* Cálculos menores que 5mm.

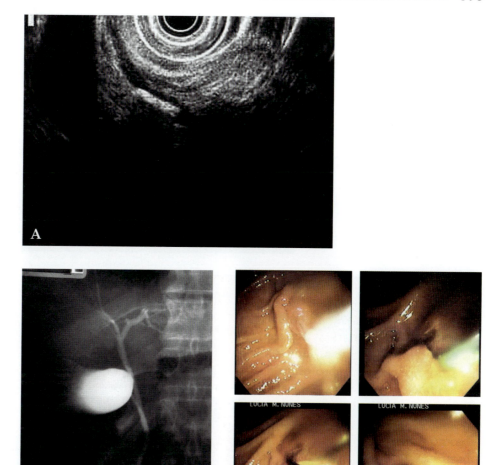

Figura 27.12. A) Imagem ecoendoscópica de diminuto cálculo no interior da via biliar principal. **B)** Imagem radiológica após injeção de contraste, onde não foi possível reparar o cálculo. **C)** Após a esfincterotomia observamos a saída do mesmo (imagens do Dr. José Celso Ardengh).

mia confirmou o diagnóstico em todos os pacientes. O cateterismo da via biliar pela CPER não foi possível em 1 doente. A EE mostrou sinais de pancreatite crônica em 3 casos. Fato importante foi que a realização da EE seguida da CPER associada à esfincterotomia foi rápida e segura (tempo médio de 27 minutos). Essa nova forma de abordagem pareceu aos autores uma forma factível e segura de abordagem da via biliopancreática, tornando a CPER um procedimento exclusivamente terapêutico, diminuindo as chances de complicações advindas desse método quando usado isoladamente para o diagnóstico.

Outro estudo a favor desse tipo de conduta em pacientes com suspeita de coledocolitíase, avaliou o desempenho diagnóstico da EE comparada à CPER durante uma mesma sessão. Aljebreen e Azzam[52] estudaram prospectivamente 48 pacientes com suspeita de coledocolitíase. Antes da CPER a EE foi realizada ao mesmo tempo pelo mesmo endoscopista. A EE revelou a presença de coledocolitíase em 20 pacientes (42%). A sensibilidade, especificidade e acurácia da EE no diagnóstico da coledocolitíase foram de 91%, 96% e 94%, respectivamente. Os resultados desse estudo mostram que a EE apresenta papel importante no diagnóstico de cálculos no colédoco e que a sua realização imediatamente antes da CPER não adicionou qualquer tipo de complicação, devendo ser pensada em pacientes com essa doença.

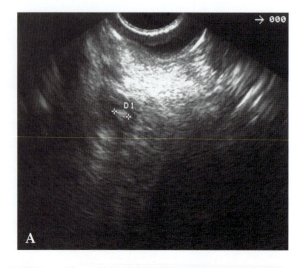
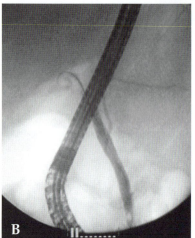
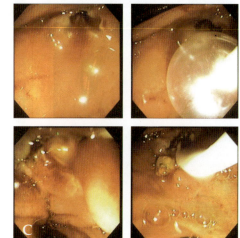
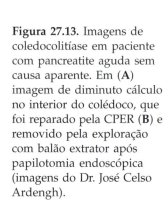

Figura 27.13. Imagens de coledocolitíase em paciente com pancreatite aguda sem causa aparente. Em (**A**) imagem de diminuto cálculo no interior do colédoco, que foi reparado pela CPER (**B**) e removido pela exploração com balão extrator após papilotomia endoscópica (imagens do Dr. José Celso Ardengh).

Outro exame que tem sido comparado à EE é a CPRM. Cinco estudos prospectivos e duplo-cegos mostram que a EE é superior a CPRM na detecção de cálculos[53-55]. Enquanto outros dois estudos, também com as mesmas características, mostram que os exames apresentam a mesma sensibilidade[56,57]. Aube e col.[57] estudaram 45 pacientes com suspeita de coledocolitíase. O padrão-ouro foi a CPER em 20 doentes, a colangiografia intra-operatória em 14 e o seguimento clínico em 11. Todos os pacientes foram submetidos a exames de forma satisfatória e não ocorreram quaisquer tipos de complicações. A sensibilidade e especificidade para a EE e CPRM foram de 93,7%, 96,5% e de 87,5% e 96,5%, respectivamente. Não houve diferença estatística.

A revisão de literatura nos mostra que a EE emergiu como tecnologia para o diagnóstico das doenças do sistema digestório em 1980[58]. O uso inicial para os cálculos do colédoco foi em 1984[59]. Uma das aplicações mais comuns está na avaliação de pacientes com possíveis cálculos biliares[8,43,60,61]. Em um centro acadêmico e de oncologia, aproximadamente um terço de todos os casos de EE podem ser encaminhados para avaliação precisa do colédoco. Em centros sem pacientes oncológicos, a porcentagem relativa de pacientes referidos para avaliação da árvore biliar é mais alta. A avaliação da suspeita de cálculos de colédoco é uma das utilizações com maior custo benefício da EE[43,60,62]. O exame é mais rápido se comparado àqueles para a punção aspirativa com agulha fina. A literatura sugere média de 30-40 minutos para a avaliação ecoendoscópica da via biliopancreática. De qualquer modo com o aumento da experiência do examinador um exame com o intuito de procurar cálculos leva menos de 8 minutos[63]. A importância da inspeção endoscópica cuidadosa durante uma ecoendoscopia deve ser enfática, particularmente porque alguns pacientes referidos para esta indicação, não realizaram endoscopia prévia. As implicações práticas dos resultados positivos ou negativos da procura cálculos no interior do colédoco pela EE são grandes para o paciente e estão imediatamente disponíveis. O papel do ecoendoscopista normalmente combina os papéis aplicados ao gastroenterologista e aquele dos radiologistas. Ocasionalmente, um radiologista pode estar presente durante um exame de EE. A presença de um radiologista foi mais comum quando a EE começou. O tempo prolongado durante os exames de EE e o tempo das endoscopias intermediárias entre os pacientes fazem do exame realizado por um único endoscopista um método mais prático e econômico. Desde o começo da era da colecistectomia laparoscópica, a freqüência de procedimentos operatórios para a remoção de cálculos biliares aumentou. Isto significa que aqueles pacientes com dores abdominais que eram considerados dispépticos, estão vinculados agora a etiologia de cálculo biliar, como foi discutida em uma revisão de 1.000 casos de coledocolitíase[64-66]. Muitas operações terminam com um paciente que continua tendo dores semelhantes àquelas antes da cirurgia. Assim, a suspeita clínica da coledocolitíase está ficando cada vez mais comum. Depois do investimento considerável por parte do paciente relacionando sintomas abdominais à árvore biliar, a avaliação adicional se as dores persistem, pode ser empreendida através de várias modalidades. Esta investigação deveria seguir uma sucessão lógica em termos de usar o profissional caro e procedimentos invasivos só quando indicado, e preferivelmente depois de ter usado a maioria das opções e avaliações entre o custo benefício.

A decisão de como começar a avaliar um paciente com dor abdominal no quadrante superior deve ser individualizada, mas um algoritmo pode ser útil orientando o curso da investigação para a maioria deles. A avaliação de um paciente com dispepsia e possível cólica biliar por cálculos de colédoco deve seguir uma lógica contínua e evolutiva dos vários métodos indo inicialmente do menos invasivo, doloroso, perigoso, caro e disponível, para aqueles mais invasivos, dolorosos, perigosos e caros. A precisão relativa da CPER, da EE, colangiotomografia e da CPRM avaliando cálculos de colédoco é um assunto que tem alguma complexidade. Cada um deles requer um operador dedicado à técnica e com experiência. Assim, os resultados comparativos serão influenciados pela dedicação dos investigadores em cada um dos métodos escolhidos. Espera-se que os centros acadêmicos, com o interesse voltado para a pesquisa precedam os comunitários, em publicação de dados que são os resultados das tentativas controladas, mas tais dados podem não ser aplicáveis aos resultados obtidos em estudos comunitários.

Enquanto os estudos iniciais da colecistectomia videolaparoscópica tiveram vantagens em termos de morbidade e mortalidade, muitas dessas vantagens foram perdidas quando o procedimento se tornou popular. O mesmo ainda não ocorreu com a EE. Isto porque o equipamento é caro e sua utilização é infreqüente. Como com a endoscopia geral, que passou de um método exclusivamente privado a um procedimento acessível a toda comunidade, a EE ainda não se tornou um procedimento de aplicação pública[66].

A ultra-sonografia intraductal (USID) é uma tecnologia que geralmente permite o transcurso de um miniprobe de ultra-sonografia no colédoco ou no DPP[67]. Esta técnica é realizada junto com a CPER. Só é mencionada no contexto da coledocolitíase para diferenciar tumor intraductal suspeito e barro biliar. A USID foi também aplicada para diferenciar cálculos de bolhas de ar no colédoco, evitando a papilotomia desnecessária[68].

COMPARAÇÃO COM TECNOLOGIA ALTERNATIVA

Quais seriam as comparações entre os métodos de imagem transabdominais: EE, colangiotomografia, CPRM e CPER? A ultra-sonografia abdominal (US) é o primeiro e o mais comum método utilizado na avaliação de um paciente com suspeita de coledocolitíase. A precisão da imagem da vesícula biliar está em torno de 98%. Ecoendoscopistas experientes são os primeiros a descobrir que um paciente com dor biliar e US normal tem cálculo na vesícula. É notável que recentes estudos achassem a EE mais precisa que a US. As razões para a não visualização de cálculos pela US em estudos nos EUA incluem os fatores de: dependência do operador, cooperação do paciente com o procedimento, a presença de gordura e tecido entre o transdutor e a vesícula biliar e variáveis anatômicas.

A identificação de uma prótese de colédoco através da US é baixa com sensibilidade de 25 a 35%[69,70]. As razões para essa sensibilidade são: o pequeno diâmetro dela no interior do colédoco, o trajeto do colédoco ao redor do duodeno e a flexura do cólon, ambos com ar que interfere no exame de US. A EE detecta coledocolitíase em 90 a 98% dos casos, sendo tão boa quanto, e em alguns estudos superior à CPER que é normalmente usada como o padrão-ouro. Talvez a EE devesse ser o padrão-ouro, em lugar da CPER, para cálculos de colédoco. O único motivo por ela ser melhor que o padrão-ouro é que o sucesso técnico da EE é ligeiramente superior ao da CPER. Os riscos da coledocolitíase são consideráveis, embora ainda nenhum estudo longitudinal prévio tenha sido instituído sobre o curso da história natural de cálculos que são achados no colédoco. A justificativa para tal estudo foi debatida. Uma porcentagem grande de pacientes com pancreatite aguda ocorre por cálculos no colédoco. Às vezes, até mesmo serão achados cálculos muito pequenos como causa de episódios de pancreatite aguda (Figura 27.14)[42].

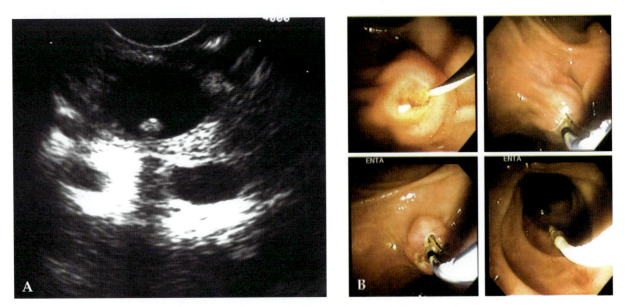

Figura 27.14. Paciente com pancreatite aguda pós-colecistectomia, com CPER normal. Ecoendoscopia (**A**) mostrando diminuta imagem arciforme, com sombra acústica, no interior do colédoco dilatado. Papilotomia (**B**) confirmou a presença do cálculo (apontado pelo cateter) (imagens do Dr. José Celso Ardengh).

O tamanho de um cálculo que atravessa a papila inofensivamente não foi determinado. Um desconhecido, mas não indiferente número de pessoas têm cálculos assintomáticos[71,72]. Até mesmo a microlitíase definida como barro ou cálculos menores que 3mm ou até 1mm de diâmetro podem ser a causa presumida de um episódio de pancreatite aguda[50,73].

Liu e col.[74] fizeram uma avaliação prospectiva de 100 pacientes com pancreatite aguda, comparando a US à EE e à CPER. Eles demonstraram que a EE foi mais sensível que a CPER em detectar cálculos no colédoco e ambas muito mais sensíveis que a US. A EE também foi significativamente mais sensível que a US para diagnosticar cálculos na vesícula biliar. Outro fator importante foi o da taxa de insucesso de cateterização pela CPER que ocorreu em 5% dos casos em comparação a EE que reparou o colédoco em 100% dos pacientes. Comparações foram feitas entre a EE linear e radial para indicações biliares e os resultados foram equivalentes[61]. A TC helicoidal leva vantagem em disponibilidade, permitindo alta resolução da árvore biliar quando o contraste intravenoso for usado. Os riscos desta técnica, não são desprezíveis e são idênticos aos de outras com injeção de contraste. O sucesso da técnica é encorajador. Cabada Giadas e col.[75] encontraram sensibilidade de 95,5% para a TC helicoidal contra 60% para a convencional. Avaliações do colédoco com a CPRM sugeriram ter precisão significativamente menor que a EE. Scheiman e col.[54] demonstraram que a EE é mais sensível que a CPRM para a detecção da coledocolitíase, com taxa de 80% contra 40%. Chegando a uma conclusão oposta, Taylor e col.[76] demonstraram precisão semelhante entre a CPRM e a CPER. A técnica e o equipamento usados para a CPRM provavelmente serão refinados num futuro próximo. A CPRM é não invasiva e pode ser usada para qualquer paciente de forma inofensiva. Disponibilidade e custo ainda são as principais desvantagens para sua utilização. Talvez a técnica mais nova que possa se estabelecer para a visualização da árvore biliar seja a tomografia por coerência óptica. Enquanto são requeridas gerações futuras de equipamentos com melhorias na qualidade da imagem, esta técnica dispõe de imagens de alta resolução podendo ter valor prático[77].

COMPLICAÇÕES

Foram demonstrados que os riscos da EE são significativamente menores que os da CPER diagnóstica. Uma pesquisa inicial com 40.000 procedimentos achou um caso de morte e a maioria das perfurações ocorreu devido à estenose do esôfago em pacientes com câncer esofagiano. Posteriormente, dados demonstraram perfurações ocasionais do duodeno, durante procedimentos com e sem PAAF transduodenal e do esôfago cervical. Dados inéditos de uma pesquisa em Israel, envolvendo 14 centros médicos que fazem EE, podem ser de interesse. A EE foi responsável por causar pancreatite aguda, especialmente após a PAAF do pâncreas, mas isto só ocorreu em poucos casos, cerca de 1 entre 500 procedimentos, comparado a 3-6% de probabilidade de pancreatite após a CPER[9,10]. Razões para a EE sem PAAF causar pancreatite aguda não foram claramente estabelecidas. Porém, pacientes que têm coledocolitíase são os candidatos para EE e a manipulação do duodeno, incluindo alguma pressão sobre a papila com o balão cheio durante a realização do exame pode desalojar cálculos do colédoco ou estimular o pâncreas a secretar contra uma obstrução mecânica breve.

FUTURO

Tendências atuais podem mostrar padrões e sugestionar predições sobre o próximo e adicional futuro relativo da EE para a detecção de cálculos do colédoco. Nickl e col.[78] comprovaram que a eficácia da EE, baseados em cada diagnóstico, ainda é insuficiente. Colaboração íntima dentro do time multidisciplinar envolvido no tratamento de pacientes com coledocolitíase é reconhecida como essencial[5,79]. A EE se corretamente aplicada quanto a presença ou não de cálculos, é uma das utilizações mais satisfatórias para o paciente e o médico. O estado atual da arte médica, usado para diagnosticar a coledocolitíase está longe do ideal. Hoje, a EE tem um importante papel em diminuir a morbidade e mortalidade e tem seu lugar assegurado no arsenal propedêutico desses doentes.

REFERÊNCIAS BIBLIOGRÁFICAS

1. Jones DB, Soper NJ. The current management of common bile duct stones. Adv Surg 1996;29:271-89.
2. Filipovic J, Bekavac-Beslin M, Virovic L, Supanc V, Zovak M, Hrabar D, e col. Minimally invasive treatment of causes and complications of biliary pancreatitis. Hepatogastroenterology 2005;52(65):1364-7.
3. Maunoury V, Gambiez L, Chambon JP, Bazin B, Canva-Delcambre V, Quandalle P. Management of common bile duct stones in the era of laparoscopic cholecystectomy. Ann Surg 1995;221(1):117-9.
4. Freitas ML, Bell RL, Duffy AJ. Choledocholithiasis: evolving standards for diagnosis and management. World J Gastroenterol 2006;12(20):3162-7.
5. Hashiba K, Cremer M. The current status of the treatment of common bile duct stones in Brazil: a plea for communication. Gastrointest Endosc 2001;54(4):540-2.
6. Pickuth D, Spielmann RP. Detection of choledocholithiasis: comparison of unenhanced spiral CT, US, and ERCP. Hepatogastroenterology 2000;47(36):1514-7.
7. Gallstones and inflammatory gallblader diseases. In: Sherlock S, Dooley J, editors. Diseases of the liver and biliary system. Oxford: Blackwell Science; 2002. p. 597-628.
8. Edmundowicz SA. Common bile duct stones. Gastrointest Endosc Clin N Am 1995;5(4):817-24.
9. Freeman ML, DiSario JA, Nelson DB, Fennerty MB, Lee JG, Bjorkman DJ, e col. Risk factors for post-ERCP pancreatitis: a prospective, multicenter study. Gastrointest Endosc 2001;54(4):425-34.
10. Cotton PB. ERCP is most dangerous for people who need it least. Gastrointest Endosc 2001;54(4):535-6.
11. Guibaud L, Bret PM, Reinhold C, Atri M, Barkun AN. Bile duct obstruction and choledocholithiasis: diagnosis with MR cholangiography. Radiology 1995;197(1):109-15.
12. Stiris MG, Tennoe B, Aadland E, Lunde OC. MR cholangiopancreaticography and endoscopic retrograde cholangiopancreaticography in patients with suspected common bile duct stones. Acta Radiol 2000;41(3):269-72.
13. Sugiyama M, Atomi Y. Acute biliary pancreatitis: the roles of endoscopic ultrasonography and endoscopic retrograde cholangiopancreatography. Surgery 1998;124(1):14-21.
14. Demartines N, Eisner L, Schnabel K, Fried R, Zuber M, Harder F. Evaluation of magnetic resonance cholangiography in the management of bile duct stones. Arch Surg 2000;135(2):148-52.
15. Holzknecht N, Gauger J, Sackmann M, Thoeni RF, Schurig J, Holl J, e col. Breath-hold MR cholangiography with snapshot techniques: prospective comparison with endoscopic retrograde cholangiography. Radiology 1998;206(3):657-64.
16. Lomas DJ, Bearcroft PW, Gimson AE. MR cholangiopancreatography: prospective comparison of a breath-hold 2D projection technique with diagnostic ERCP. Eur Radiol 1999;9(7):1411-7.
17. Soto JA, Alvarez O, Munera F, Velez SM, Valencia J, Ramirez N. Diagnosing bile duct stones: comparison of unenhanced helical CT, oral contrast-enhanced CT cholangiography, and MR cholangiography. AJR Am J Roentgenol 2000;175(4):1127-34.
18. Varghese JC, Farrell MA, Courtney G, Osborne H, Murray FE, Lee MJ. A prospective comparison of magnetic resonance cholangiopancreatography with endoscopic retrograde cholangiopancreatography in the evaluation of patients with suspected biliary tract disease. Clin Radiol 1999;54(8):513-20.
19. Varghese JC, Liddell RP, Farrell MA, Murray FE, Osborne DH, Lee MJ. Diagnostic accuracy of magnetic resonance cholangiopancreatography and ultrasound compared with direct cholangiography in the detection of choledocholithiasis. Clin Radiol 2000;55(1):25-35.
20. Frey CF, Burbige EJ, Meinke WB, Pullos TG, Wong HN, Hickman DM, e col. Endoscopic retrograde cholangiopancreatography. Am J Surg 1982;144(1):109-14.
21. Fulcher AS, Turner MA, Capps GW, Zfass AM, Baker KM. Half-Fourier RARE MR cholangiopancreatography: experience in 300 subjects. Radiology 1998;207(1):21-32.
22. Loperfido S, Angelini G, Benedetti G, Chilovi F, Costan F, De Berardinis F, e col. Major early complications from diagnostic and therapeutic ERCP: a prospective multicenter study. Gastrointest Endosc 1998;48(1):1-10.
23. Chen CM, Tay KH, Hoe MN, Salleh I, Lim SH. Endoscopic retrograde cholangiopancreatography management of common bile duct stones in a surgical unit. ANZ J Surg 2005;75(12):1070-2.
24. Jimenez Cuenca I, del Olmo Martinez L, Perez Homs M.

Helical CT without contrast in choledocholithiasis diagnosis. Eur Radiol 2001;11(2):197-201.

25. Neitlich JD, Topazian M, Smith RC, Gupta A, Burrell MI, Rosenfield AT. Detection of choledocholithiasis: comparison of unenhanced helical CT and endoscopic retrograde cholangiopancreatography. Radiology 1997;203(3):753-7.

26. Soto JA, Velez SM, Guzman J. Choledocholithiasis: diagnosis with oral-contrast-enhanced CT cholangiography. AJR Am J Roentgenol 1999;172(4):943-8.

27. Polkowski M, Palucki J, Regula J, Tilszer A, Butruk E. Helical computed tomographic cholangiography versus endosonography for suspected bile duct stones: a prospective blinded study in non-jaundiced patients. Gut 1999; 45(5):744-9.

28. Ishikawa M, Tagami Y, Toyota T, Nishioka M, Hanaki N, Sasaki K, e col. Can three-dimensional helical CT cholangiography before laparoscopic cholecystectomy be a substitute study for endoscopic retrograde cholangiography? Surg Laparosc Endosc Percutan Tech 2000;10(6):351-6.

29. Giovannini M, Perrier H. The linear endosonography: normal anatomy of the upper gastrointestinal tract. Acta Endosc 1995;25:407-12.

30. Ardengh JC, Geocze S. Ecoanatomia setorial linear: ecoanatomia normal do trato digestivo superior. GED 1997; 16(6):237-40.

31. Lachter J, Rubin A, Shiller M, Lavy A, Yasin K, Suissa A, e col. Linear EUS for bile duct stones. Gastrointest Endosc 2000;51(1):51-4.

32. Rocca R, De Angelis C, Castellino F, Masoero G, Daperno M, Sostegni R, e col. EUS diagnosis and simultaneous endoscopic retrograde cholangiography treatment of common bile duct stones by using an oblique-viewing echoendoscope. Gastrointest Endosc 2006;63(3):479-84.

33. Lachter J, Orron DE, Raskin GS. Choledochoduodenostomy. Isr Med Assoc J 2001;3(7):548.

34. Kouraklis G, Misiakos E, Glinavou A, Karatzas G, Gogas J, Skalkeas G. Cystic dilatations of the common bile duct in adults. HPB Surg 1996;10(2):91-4; discussion 94-5.

35. Tio TL. Proximal bile duct tumors. Gastrointest Endosc Clin N Am 1995;5(4):773-80.

36. Mukai H, Yasuda K, Nakajima M. Tumors of the papilla and distal common bile duct. Diagnosis and staging by endoscopic ultrasonography. Gastrointest Endosc Clin N Am 1995;5(4):763-72.

37. Misra SP, Dwivedi M. Removal of Ascaris lumbricoides from the bile duct using balloon sphincteroplasty. Endoscopy 1998;30(1):S6-7.

38. Buscarini E, Buscarini L. The role of endosonography in the diagnosis of choledocholithiasis. Eur J Ultrasound 1999;10(2-3):117-25.

39. Shim CS, Joo JH, Park CW, Kim YS, Lee JS, Lee MS, e col. Effectiveness of endoscopic ultrasonography in the diagnosis of choledocholithiasis prior to laparoscopic cholecystectomy. Endoscopy 1995;27(6):428-32.

40. Palazzo L, Girollet PP, Salmeron M, Silvain C, Roseau G, Canard JM, e col. Value of endoscopic ultrasonography in the diagnosis of common bile duct stones: comparison with surgical exploration and ERCP. Gastrointest Endosc 1995;42(3):225-31.

41. Aubertin JM, Levoir D, Bouillot JL, Becheur H, Bloch F, Aouad K, e col. Endoscopic ultrasonography immediately prior to laparoscopic cholecystectomy: a prospective evaluation. Endoscopy 1996;28(8):667-73.

42. Ardengh JC, Malheiros CA, Ganc AJ, Ferrari A. Endoscopic ultrasound (EUS) in the diagnosis of gallbladder microlithiasis in patients with idiopathic acute pancreatitis. Digestion 1998;59(3):40(136).

43. Prat F, Amouyal G, Amouyal P, Pelletier G, Fritsch J, Choury AD, e col. Prospective controlled study of endoscopic ultrasonography and endoscopic retrograde cholangiography in patients with suspected common-bileduct lithiasis. Lancet 1996;347(8994):75-9.

44. Burtin P, Palazzo L, Canard JM, Person B, Oberti F, Boyer J. Diagnostic strategies for extrahepatic cholestasis of indefinite origin: endoscopic ultrasonography or retrograde cholangiography? Results of a prospective study. Endoscopy 1997;29(5):349-55.

45. Norton SA, Alderson D. Prospective comparison of endoscopic ultrasonography and endoscopic retrograde cholangiopancreatography in the detection of bile duct stones. Br J Surg 1997;84(10):1366-9.

46. Chak A, Hawes RH, Cooper GS, Hoffman B, Catalano MF, Wong RC, e col. Prospective assessment of the utility of EUS in the evaluation of gallstone pancreatitis. Gastrointest Endosc 1999;49(5):599-604.

47. Canto MI, Chak A, Stellato T, Sivak MV, Jr. Endoscopic ultrasonography versus cholangiography for the diagnosis of choledocholithiasis. Gastrointest Endosc 1998;47(6): 439-48.

48. Dancygier H, Nattermann C. The role of endoscopic ultrasonography in biliary tract disease: obstructive jaundice. Endoscopy 1994;26(9):800-2.

49. Sugiyama M, Atomi Y. Endoscopic ultrasonography for diagnosing choledocholithiasis: a prospective comparative study with ultrasonography and computed tomography. Gastrointest Endosc 1997;45(2):143-6.

50. Ardengh JC, Ganc AJ, Ferrari A, Malheiros CA, Rahal F. Accuracy of endoscopic ultrasonography (EUS) for diagnosis of microcholedocholithiasis in patients with acute pancreatitis. Endoscopy 2000;32:A27(P68).

51. Dittrick G, Lamont JP, Kuhn JA, Mallat D. Usefulness of endoscopic ultrasound in patients at high risk of choledocholithiasis. Proc (Bayl Univ Med Cent) 2005;18(3):211-3.

52. Aljebreen AMA, N. A Prospective Evaluation of Tandem EUS and ERCP As a Single Procedure in Patients with Suspected Choledocholithiasis. Gastrointest Endosc 2006; 63(5):AB274 (W1347).

53. de Ledinghen V, Lecesne R, Raymond JM, Gense V, Amouretti M, Drouillard J, e col. Diagnosis of choledocholithiasis: EUS or magnetic resonance cholangiography? A prospective controlled study. Gastrointest Endosc 1999; 49(1):26-31.

54. Scheiman JM, Carlos RC, Barnett JL, Elta GH, Nostrant TT, Chey WD, e col. Can endoscopic ultrasound or magnetic resonance cholangiopancreatography replace ERCP in patients with suspected biliary disease? A prospective trial and cost analysis. Am J Gastroenterol 2001;96(10):2900-4.

55. Kondo S, Isayama H, Akahane M, Toda N, Sasahira N, Nakai Y, e col. Detection of common bile duct stones: comparison between endoscopic ultrasonography, magnetic resonance cholangiography, and helical-computed-tomographic cholangiography. Eur J Radiol 2005;54(2):271-5.

56. Materne R, Van Beers BE, Gigot JF, Jamart J, Geubel A, Pringot J, e col. Extrahepatic biliary obstruction: magnetic resonance imaging compared with endoscopic ultrasonography. Endoscopy 2000;32(1):3-9.

57. Aube C, Delorme B, Yzet T, Burtin P, Lebigot J, Pessaux P, e col. MR cholangiopancreatography versus endoscopic sonography in suspected common bile duct lithiasis: a prospective, comparative study. AJR Am J Roentgenol 2005;184(1):55-62.

58. Edmonson JM. Endoscopic ultrasound. Gastrointest Endosc 2000;52(5):13A-14A.

59. Strohm WD, Kurtz W, Classen M. Detection of biliary stones by means of endosonography. Scand J Gastroenterol Suppl 1984;94:60-4.

60. Buscail L. Endoscopic ultrasonography in pancreatobiliary disease using radial instruments. Gastrointest Endosc Clin N Am 1995;5(4):781-7.

61. Giovannini M. An update on echoendoscopy with a curved array transducer in the evaluation of pancreatobiliary disease. Gastrointest Endosc Clin N Am 1995;5(4): 789-93.

62. Hoffman BJ, Hawes RH. Endoscopic ultrasound and clinical competence. Gastrointest Endosc Clin N Am 1995;5(4): 879-84.

63. Allescher HD, Rosch T, Willkomm G, Lorenz R, Meining A, Classen M. Performance, patient acceptance, appropriateness of indications and potential influence on outcome of EUS: a prospective study in 397 consecutive patients. Gastrointest Endosc 1999;50(6):737-45.

64. Champault G, Adloff M, Alexandre JH, Arnaud JP, Avet D, Baulieux J, e col. [Common bile duct lithiasis. Reflections apropos of 1000 cases]. J Chir (Paris) 1983;120(11):655-61.

65. Ludwig K, Kockerling F, Hohenberger W, Lorenz D. [Surgical therapy in cholecysto-/choledocholithiasis. Results of a Germany-wide questionnaire sent to 859 clinics with 123,090 cases of cholecystectomy]. Chirurg 2001;72(10): 1171-8.

66. Technology status evaluation: endoscopic ultrasonography: update November 1997. ASGE. American Society for Gastrointestinal Endoscopy. Gastrointest Endosc 1998; 48(6):705-7.

67. Yasuda K. Ultrasonic probes for pancreaticobiliary strictures. Gastrointest Endosc 1996;43(2 Pt 2):S35-7.

68. Tseng LJ, Jao YT, Mo LR, Lin RC. Over-the-wire US catheter probe as an adjunct to ERCP in the detection of choledocholithiasis. Gastrointest Endosc 2001;54(6):720-3.

69. Myllyla V, Paivansalo M, Pyhtinen J, Kairaluoma MI, Niemela S. Sensitivity of ultrasonography in the demonstration of common bile duct stones and its ranking in comparison with intravenous cholangiography and endoscopic retrograde cholangiopancreatography. Rofo 1984;141(2): 192-4.

70. Liu SC. Diseases of the biliary tree. In: Yamada T, Alpers DH, Laine L, Owyang C, Powell DW, editors. Textbook of gastroenterology. Philadelphia: Lippincott Williams e Wilkins; 1999. p. 2281-9.

71. Rosseland AR, Glomsaker TB. Asymptomatic common bile duct stones. Eur J Gastroenterol Hepatol 2000;12(11): 1171-3.

72. Sarli L, Costi R, Gobbi S, Sansebastiano G, Roncoroni L. Asymptomatic bile duct stones: selection criteria for intravenous cholangiography and/or endoscopic retrograde cholangiography prior to laparoscopic cholecystectomy. Eur J Gastroenterol Hepatol 2000;12(11):1175-80.

73. Ardengh JC, Ganc AJ, Ferrari A, Malheiros CA, Rahal F. The role of endoscopic ultrasonography (EUS) in the assesment of patients with unknown acute pancreatitis. Endoscopy 2000;32(2):A36(P93).

74. Liu CL, Lo CM, Chan JK, Poon RT, Lam CM, Fan ST, e col. Detection of choledocholithiasis by EUS in acute pancreatitis: a prospective evaluation in 100 consecutive patients. Gastrointest Endosc 2001;54(3):325-30.

75. Cabada Giadas T, Sarria Octavio de Toledo L, Martinez-Berganza Asensio MT, Cozcolluela Cabrejas R, Alberdi Ibanez I, Alvarez Lopez A, e col. Helical CT cholangiography in the evaluation of the biliary tract: application to the diagnosis of choledocholithiasis. Abdom Imaging 2002;27(1):61-70.

76. Taylor AC, Little AF, Hennessy OF, Banting SW, Smith PJ, Desmond PV. Prospective assessment of magnetic resonance cholangiopancreatography for noninvasive imaging of the biliary tree. Gastrointest Endosc 2002;55(1):17-22.

77. Seitz U, Freund J, Jaeckle S, Feldchtein F, Bohnacker S, Thonke F, e col. First in vivo optical coherence tomography in the human bile duct. Endoscopy 2001;33(12): 1018-21.

78. Nickl N. Endosonography at a crossroads: the outcomes obligation. Gastrointest Endosc 1999;50(6):875-8.

79. Mosca S. The continuing search for a good working relationship between endoscopic and surgical teams in the treatment of cholecysto-choledocholithiasis. Gastrointest Endosc 2001;54(5):674-5.

PARTE **VIII**

DOENÇAS DO RETO E ÂNUS

- CÂNCER DO RETO
- DOENÇAS ANORRETAIS
- ENDOMETRIOSE
- ECODEFECOGRAFIA DINÂMICA NOS DISTÚRBIOS FUNCIONAIS DO ASSOALHO PÉLVICO

28

CÂNCER DO RETO

Marc Giovannini

INTRODUÇÃO

A ecoendoscopia retal (Er) tem-se desenvolvido desde 1952, mas a partir da década de 1980 passou a ter aplicação clínica[1,2], com o uso de sondas rígidas e cegas no estádio do câncer retal, de lesões do esfíncter que provocam incontinência fecal e mais recentemente na avaliação de abscessos e fístulas anais[3,4].

Normalmente são empregadas sondas mecânicas e radiais de até 10MHz recobertas por um balão. Lesões do reto proximal podem ser difíceis de examinar, especialmente com sondas rígidas[5-7]. Por outro lado, o exame é tecnicamente mais fácil se comparada aos ecoendoscópios flexíveis, especialmente no exame do canal anal[4,8]. Assim essa estrutura deve ser sempre examinada por sondas radiais e de preferência rígidas[4,8].

Os ecoendoscópios proporcionam exames com imagens endoscópicas e ultra-sonográficas. Os aparelhos disponíveis no mercado contam com transdutores dos tipos radial e linear. Os miniprobes são transdutores radiais de alta freqüência que podem ser passados através do canal de biópsia de endoscópios comuns sendo também usados para a avaliação das doenças anorretais[9].

PAREDE RETAL NORMAL

A parede do reto ao ser estudada com sondas rotatórias mecânicas (Figura 28.1), setoriais eletrônicas ou lineares eletrônicas de 5-7,5 ou 12MHz, é dividida naturalmente em 5 camadas:

a) **hiperecóica** – interface entre o balão e a mucosa;
b) **hipoecóica** – mucosa e parte da submucosa;
c) **hiperecóica** – submucosa e a interface com a muscular mucosa;
d) **hipoecóica** – muscular própria; e
e) **hiperecóica** – corresponde à interface entre a muscular própria e gordura perirretal no reto baixo (abaixo da flexura peritoneal) e a serosa no reto alto (acima da flexura peritoneal).

Essa configuração anatômica determina o aparecimento de alguns problemas de interpretação no caso de tumores localizados no reto médio e baixo,

405

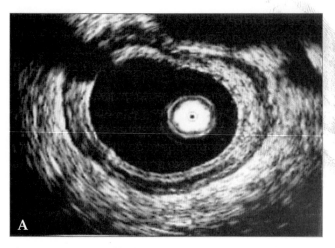 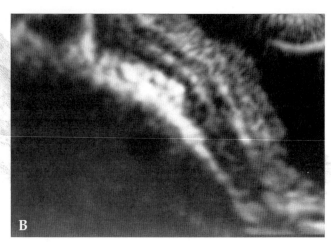

Figura 28.1. A) Parede do reto com sete camadas (divisão da muscular própria em duas camadas) com uma sonda de 15MHz. **B)** Parede do reto com nove camadas (sonda de 20MHz).

pois a ausência de serosa nessa região explicaria o comprometimento freqüente mesmo que mínimo da gordura perirretal, assim a identificação precisa da quinta camada hiperecóica é de extrema importância[10]. Os tumores serão classificados em função de sua extensão, profundidade e a existência ou não de comprometimento de nódulos linfáticos[10].

Recentemente estudos com miniprobes de alta freqüência têm sido usados para o exame dessa doença[11]. A parede do reto pode aparecer com sete camadas ao utilizarmos sondas de 15MHz (desdobramento da muscular em longitudinal interna e externa) e em 9 camadas se as sondas utilizadas forem de 20-25MHz (diferençando a mucosa, da *muscularis mucosae* e submucosa). O interesse dessas mini-sondas reside nos casos de pequenos tumores bem diferenciados de menos de 3,0cm para se escolher entre um tratamento local (ressecção transanal ou mucosectomia endoscópica) de uma cirurgia convencional.

INTERPRETAÇÃO DOS NÓDULOS LINFÁTICOS PERIRRETAIS

Devem-se procurar nódulos linfáticos a partir da junção retossigmoideana e por toda a região perirretal[12]. Atualmente os critérios ecográficos para NL neoplásicos apresentam péssimos resultados (especificidade de 50%)[13]. Assim sendo a identificação de NL não tem interesse terapêutico em pacientes com tumores em estádio uT3 ou uT4, pois nesse caso uma radioterapia pré-operatória está indicada, mas sua identificação é mais interessante em pacientes com estádio uT1 ou uT2, assim a identificação de um NL em pacientes com esse tipo de estádio necessitaria de uma punção aspirativa ecoguiada para elucidar o diagnóstico (Figura 28.2)[14].

LUGAR DA Er NO ESTÁDIO DO CÂNCER RETAL

Dez mil novos casos de câncer do reto são diagnosticados na Europa a cada ano. O prognóstico desses pacientes varia de acordo com o estádio do tumor. A sobrevivência de 5 anos está em torno de 44 a 76% para os tumores pT3N0 e de 10 a 40% para os tumores N1. Pelo fato do reto ser essencialmente retroperitoneal, o câncer dessa região se caracteriza por um alto risco de recidiva

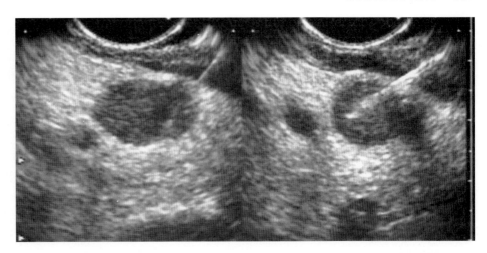

Figura 28.2. Biópsia ecoguiada de uma adenopatia perirretal.

locorregional. Em estudos multicêntricos esse risco varia de 5 a 40% em pacientes submetidos à cirurgia e a taxa de recidiva local em pacientes no estádio pT3N0 e N1 está entre 24 e 33%[15].

Após a conferência de consenso sobre o câncer retal realizada em Paris (1994), a Er se tornou o exame de escolha para avaliar o estádio antes e após a realização de radioterapia pré-operatória. Ela é atualmente o melhor exame para estudar a extensão locorregional de um câncer do reto. Apesar da facilidade em diferençar um tumor invasivo (uT3-T4) daquele superficial (uT1-T2) em alguns casos pode ser difícil à identificação precisa de uma invasão mínima da gordura perirretal (fato essencial na diferenciação entre um tumor uT2 e uT3) ou diferençar um nódulo linfático maligno de um benigno periférico a um tumor classificado como uT1 ou uT2[15,16].

AVALIAÇÃO PARIETAL

A Er é o melhor exame para avaliar a parede retal. Somente 10% dos tumores retais não poderão ser examinados pela Er pelo fato de apresentarem uma estenose. A acurácia do exame para avaliar a profundidade do tumor na parede do reto está em torno de 80-85%. O relato do consenso parisiense em 1994 concluiu que a Er permite diferençar os tumores T1-T2 daqueles T3-T4 em 90% dos casos em uma coletânea de 1.500 pacientes de diferentes séries da literatura.

A confiabilidade diagnóstica está próxima a 90% nos casos de pequenos tumores. A subestima ou superestima é causada por tumores ulcerados com um forte componente inflamatório e/ou fibroso. Esses erros freqüentemente se concentram na diferenciação entre os tumores uT2 e T3. Um estudo publicado por Burtin e col.[15] mostraram boa concordância para os tumores T1, T3 e T4 e uma concordância baixa para o diagnóstico dos tumores T2. Esses mesmos resultados foram reproduzidos por outras equipes[17]. Assim sendo o maior problema é a classificação pela Er de um tumor uT2[18]. Às vezes elas são deprimidas, nessa situação a identificação precisa da quinta camada hiperecóica é delicada e pode ser difícil saber se ela está interrompida ou não. Apenas a identificação de uma quinta camada sob toda a circunferência do tumor pode classificar um tumor como uT2 (Figura 28.3), uma simples alteração ou interrupção da quinta camada classificará esta lesão como uT3 (Figura 28.4). É importante salientar que os tumores ulcerados podem estar freqüentemente infectados e apresentarem um forte componente inflamatório ou fibroso, assim esses tumores podem ser superestimados pela Er[18].

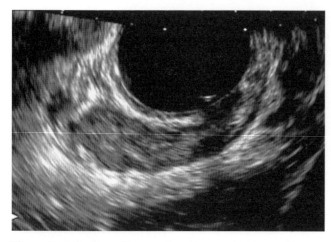

Figura 28.3. Lesão uT2: respeita a 5ª camada hiperecóica.

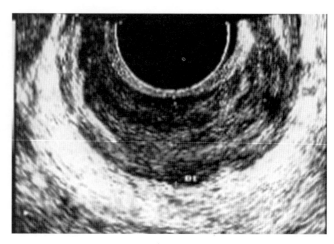

Figura 28.4. Lesão uT3: invasão da 5ª camada hiperecóica.

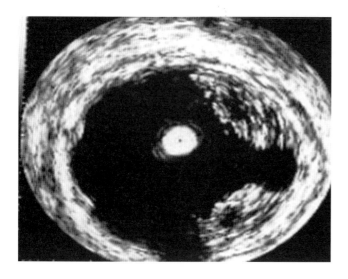

Figura 28.5. Lesões uT1 (sonda de 20MHz). Lesão observada estritamente na mucosa.

Outro problema encontrado e menos freqüente que o anterior é a diferenciação entre um tumor uT1 e uT2[17]. Pois nessa situação pode ser difícil a caracterização de um comprometimento mínimo da muscular própria. Nesse contexto a utilização das mini-sondas pode ser útil. O seu interesse reside no caso de um tumor bem diferenciado de menos de 3cm de extensão onde pode se propor um tratamento local (ressecção transanal ou mucosectomia endoscópica) para as lesões uT1 (Figura 28.5) ou ainda uma cirurgia convencional para um tumor uT2 ou uT1 com um componente de invasão profundo sobre a submucosa.

AVALIAÇÃO DOS NÓDULOS LINFÁTICOS

Nesse capítulo a sensibilidade da Er varia entre 75-80% na identificação de NL metastáticos, naturalmente o problema mais importante a ser resolvido é diferençar um NL inflamatório de um metastático. Esse problema é sem dúvida o mais difícil por duas razões: o estudo de Nielsen e col.[19] mostrou que somente 10% dos NL encontrados em peças operatórias não são identificados pela Er pré-operatória e que os tumores ulcerados apresentam freqüentemente infecção e são acompanhados por NL inflamatórios e não metastáticos.

Em resumo nos casos de tumor superficial T1 ou T2 a identificação de um NL deve ser conduzida à realização de uma biópsia ecoguiada para a confirmação da suspeita de metástase ou não indicando ou não uma radioterapia pré-operatória (Figura 28.2).

QUAL É O REAL IMPACTO DESSES PROBLEMAS NA ADOÇÃO DE UMA MEDIDA TERAPÊUTICA?

Na grande maioria das séries publicadas a diferenciação entre um tumor T2 e T3 pode ocorrer em aproximadamente 15% dos casos. Mas qual é a verdadeira implicação terapêutica? De fato no caso de dúvida sobre o comprometimento da gordura perirretal, é melhor realizar uma radioterapia pré-operatória onde a morbidade é baixa se comparada a uma radio e quimioterapia pós-operatória com taxa de morbidade de 20%. Em resumo sabe-se que o impacto da radioterapia pré-operatória sobre a taxa de recidiva locorregional foi bem estabelecida por um estudo randomizado holandês[20]. Esse estudo mostrou uma taxa de redução significativa da recidiva local em 2 anos em um grupo que havia recebido tratamento radioterápico pré-operatório (2,4 *vs.* 8,2%). Ao contrário essa redução não foi a mesma no caso de tumores pT3N0 ou N1 do reto médio ou baixo, visto que a radioterapia pré-operatória não influenciou na taxa de recidiva local para as lesões pT1-T2N0. Assim a Er têm hoje papel fundamental para a indicação ou não de uma radioterapia pré-operatória.

Pode-se dizer que a Er é hoje o melhor exame para avaliar com precisão a extensão parietal de um câncer do reto e que ela permite em 85% dos casos diferençar um tumor superficial de um tumor invasivo[15,16,19]. Assim o tratamento do câncer do reto evoluíra com o desenvolvimento da ressecção retal com o mesorreto, devendo modificar o algoritmo de tratamento dessa doença[20]. Nós poderemos assim propor: **Lesão uT1 (< 3cm de diâmetro):** ressécção local endoscópica ou cirúrgica; **lesão uT1 (> 3cm) e uT2N0**: ressecção retal + remoção completa do mesorreto e **lesão uT3-4 N0 (com invasão da gordura perirretal) ou N1**: radioterapia pré-operatória + cirurgia (exérese completa do reto e do mesorreto.

RECORRÊNCIA DO CÂNCER RETAL

Na recorrência do câncer retal, o sucesso da reintervenção se dará na dependência da exata localização da recidiva e na presença de um estádio ressecável. Por ser extraluminal na maioria das vezes, o seguimento pela colonoscopia falha em detectá-la em estágios iniciais[21]. A TC mostra-se limitada uma vez que a lesão necessita ter mais que 2cm para uma boa acurácia, além da dificuldade de se distinguir recidiva local de alterações pós-operatórias com processo inflamatório além dos artefatos produzidos na presença de clipes metálicos[22].

A EE tem-se mostrado ferramenta sensível e específica na detecção da recidiva locorregional, combinado ao diagnóstico videoendoscópico (detectando o tumor endoluminal) e tomográfico (detectando o tumor extraluminal), mas assim como na TC, a EE tem sua sensibilidade diminuída pelas alterações pós-operatórias e pós-radioterapia (Figura 28.6)[23].

Alguns estudos demonstram a superioridade da EE sobre a TC na detecção da recidiva locorregional, entre eles os de Novel e col.[23] e Rontodano e col.[24] que mostram sensibilidade da EE de 100%, em ambos, e da TC de 82 a 85%. A limitação da EE nesses estudos diz respeito à especificidade, uma vez que a EE ocasionalmente errou ao diferenciar carcinoma de processo inflamatório.

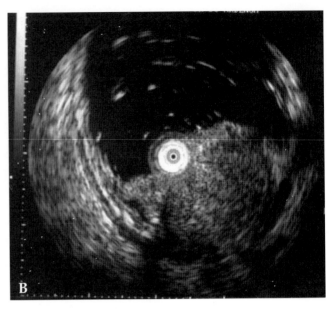

Figura 28.6. A) Diminuta área hipoecóica, suspeita de recorrência de câncer retal submucoso. Houve confirmação pela EE-PAAF. **B)** Recorrência de câncer retal sem lesão de mucosa. Nesse caso também houve confirmação pela EE-PAAF (imagem (**A**) cedida pelo Dr. José Celso Ardengh).

Hunerbein e col.[25] encontraram especificidade de 57% para a EE neste quesito. Ao realizarem a EE-PAAF no intuito de avaliar a especificidade em 312 pacientes, a EE-PAAF apresentou acurácia de 92% contra 75% da EE isolada. Lohnert e col.[26] também avaliaram a acurácia da EE contra da EE-PAAF, com resultados de 79% contra 100%, respectivamente. Neste estudo a EE-PAAF foi fundamental na orientação da conduta, uma vez que detectou recidivas de até 3mm.

Apesar de acurada na detecção da recidiva locorregional, ainda não há consenso sobre o tempo de seguimento que se deve ter com a EE ou com a EE-PAAF. Devido às alterações pós-operatórias ocorrerem nos 3 meses iniciais, sugere-se que a EE deva ser aplicada após este período[24].

REFERÊNCIAS BIBLIOGRÁFICAS

1. Tio TL, Tytgat GN. Comparison of blind transrectal ultrasonography with endoscopic transrectal ultrasonography in assessing rectal and perirectal diseases. Scand J Gastroenterol Suppl 1986;123:104-11.
2. Aibe T, Ohtani T. [Diagnosis of the infiltrating depth of the colonic cancer by endoscopic ultrasonography (EUS)]. Rinsho Hoshasen 1989;34(5):555-61.
3. Rosch T, Lorenz R, Classen M. Endoscopic ultrasonography in the evaluation of colon and rectal disease. Gastrointest Endosc 1990;36(2 Suppl):S33-9.
4. Roseau G, Palazzo L, Paolaggi JA. Endoscopic ultrasonography in colorectal diseases. Biomed Pharmacother 1992;46(4):133-8.
5. Stellato TA. Endoscopic ultrasound staging of rectal cancer. Gastrointest Endosc 1993;39(4):605.
6. Giovannini M, Seitz JF, Rabbia I, Perrier H, Colonna MA, Houvenaeghel G, e col. [Linear electronic intrarectal ultrasonography and cancer of the rectum. Results in 45 patients]. Gastroenterol Clin Biol 1994;18(4):323-7.
7. Van Outryve M. Endoscopic ultrasonography in inflammatory bowel disease, paracolorectal inflammatory pathology, and extramural abnormalities. Gastrointest Endosc Clin N Am 1995;5(4):861-7.
8. Trenkner SW, Thompson WM. Imaging of gastrointestinal malignancies. Curr Opin Oncol 1992;4(4):736-40.
9. Yoshida M, Tsukamoto Y, Niwa Y, Goto H, Hase S, Hayakawa T, e col. Endoscopic assessment of invasion of colorectal tumors with a new high-frequency ultrasound probe. Gastrointest Endosc 1995;41(6):587-92.
10. Beynon J, Morgan AR,. Transrectal scanning: the rectum and its surroundings. In: Lees WR, Lyons EA, editors. Invasive ultrasound. London: Martin Dunitz; 1996. p. 55-72.
11. Hunerbein M, Totkas S, Ghadimi BM, Schlag PM. Preoperative evaluation of colorectal neoplasms by colonoscopic miniprobe ultrasonography. Ann Surg 2000;232(1):46-50.
12. Harewood GC. Assessment of clinical impact of endoscopic ultrasound on rectal cancer. Am J Gastroenterol 2004;99(4):623-7.
13. Bhutani MS, Nadella P. Utility of an upper echoendoscope for endoscopic ultrasonography of malignant and benign

conditions of the sigmoid/left colon and the rectum. Am J Gastroenterol 2001;96(12):3318-22.

14. Kneist W, Terzic A, Burghardt J, Heintz A, Junginger T. [Selection of patients with rectal tumors for local excision based on preoperative diagnosis. Results of a consecutive evaluation study of 552 patients]. Chirurg 2004;75(2): 168-75.

15. Burtin P, Rabot AF, Heresbach D, Carpentier S, Rousselet MC, Le Berre N, e col. Interobserver agreement in the staging of rectal cancer using endoscopic ultrasonography. Endoscopy 1997;29(7):620-5.

16. Cho E, Mochizuki N, Ashihara T, Yasuda K, Nakajima M. Endoscopic ultrasonography in the diagnosis of depth of colo-rectal sub-mucosal invasion. Gastrointest Endosc 1998;4:AB481.

17. Kulig J, Richter P, Gurda-Duda A, Gach T, Klek S. The role and value of endorectal ultrasonography in diagnosing T1 rectal tumors. Ultrasound Med Biol 2006;32(4): 469-72.

18. Harewood GC. Assessment of publication bias in the reporting of EUS performance in staging rectal cancer. Am J Gastroenterol 2005;100(4):808-16.

19. Nielsen MB, Qvitzau S, Pedersen JF, Christiansen J. Endososnography for preoperative staging of rectal tumors. Acta Radiologica 1996;37(5):799-803.

20. Kapiteijn E, Marijnen CA, Nagtegaal ID, Putter H, Steup WH, Wiggers T, e col. Preoperative radiotherapy combined with total mesorectal excision for resectable rectal cancer. N Engl J Med 2001;345(9):638-46.

21. Mascagni D, Corbellini L, Urciuoli P, Di Matteo G. Endoluminal ultrasound for early detection of local recurrence of rectal cancer. Br J Surg 1989;76(11):1176-80.

22. Ramirez JM, Mortensen NJ, Takeuchi N, Humphreysmm. Endoluminal ultrasonography in the follow-up of patients with rectal cancer. Br J Surg 1994;81(5):692-4.

23. Novell F, Pascual S, Viella P, Trias M. Endorectal ultrasonography in the follow-up of rectal cancer. Is it a better way to detect early local recurrence? Int J Colorectal Dis 1997;12(2):78-81.

24. Rotondano G, Esposito P, Pellecchia L, Novi A, Romano G. Early detection of locally recurrent rectal cancer by endosonography. Br J Radiol 1997;70(834):567-71.

25. Hunerbein M, Totkas S, Moesta KT, Ulmer C, Handke T, Schlag PM. The role of transrectal ultrasound-guided biopsy in the postoperative follow-up of patients with rectal cancer. Surgery 2001;129(2):164-9.

26. Doniec JM, Luttges J, Lohnert M, Henne-Bruns D, Grimm H. Rectal ultrasound in the diagnosis of localized colitis cystica profunda (mucosal prolapse-related disease). Endoscopy 1999;31(7):S55-6.

29

DOENÇAS ANORRETAIS

José Celso Ardengh

INTRODUÇÃO

A ecoendoscopia retal (Er), também conhecida como ultra-sonografia endo-anal, foi introduzida na prática clínica diária a 20 anos e deriva de estudos em urologia[1]. Essa técnica foi usada pela primeira vez para avaliar os tumores retais e mais tarde para o diagnóstico de doenças benignas do canal anal e do assoalho pélvico[2-4]. A técnica é segura, simples e fácil de ser executada. A curva de aprendizado é curta é o desconforto sentido pelo paciente é o mesmo daquele observado durante o exame digital do canal anal e da ampola retal[1,5].

Os transdutores mecânicos rotatórios com 360° de corte e com freqüências de 5 a 16MHz podem ser introduzidos pela ampola retal para o estudo das doenças do assoalho pélvico e dos esfíncteres anais que compõem o canal anal[1]. Recentemente tornou-se possível a reconstrução das imagens de forma tridimensional (vide capítulo 10).

As principais indicações da técnica são:

1. A incontinência fecal em paciente onde a cirurgia é uma opção de tratamento. Esse exame permite a identificação dos defeitos da musculatura do canal anal com precisão excelente. Há estreita relação com os achados operatórios[6-10]. Alguns estudos compararam a Er com a ressonância magnética endoanal (RM) e os resultados revelaram que ambos apresentam excelente acurácia para demonstrar os defeitos da musculatura do canal anal, principalmente do esfíncter anal externo[1]. Porém quando se analisa o esfíncter anal interno a Er apresenta melhores resultados[1]. Após a reparação cirúrgica, o efeito relaciona-se diretamente com a diminuição do defeito do esfíncter.

2. As fístulas perianais podem ser identificadas pela Er tanto naquelas originadas da infecção de criptas e glândulas como das relacionadas com a doença de Crohn. Quando uma fístula externa é encontrada a injeção de H2O2 pode ser tentada através da introdução de um cateter pelo trajeto fistuloso, permitindo a identificação do mesmo como um filete hiperecóico, podendo ser reparado durante a cirurgia com maior facilidade[11]. Esses resulta-

dos são semelhantes àqueles encontrados com a RM. Como se sabe a fístula das criptas e glândulas infectadas são complexas em até 50% dos casos e na doença de Crohn essa cifra se eleva para 75%. Assim sendo, o uso dessa técnica ou da RM é mandatória. A sua realização pré-operatória evitaria pelo menos teoricamente as recorrências locais, pois é possível o encontro da maioria dos trajetos[1].

3. O carcinoma do canal anal pode ser estadiado pela Er e os resultados desse exame são os melhores encontrados na literatura quando comparados a outros métodos que classificam as lesões em TNM[1].

Como a Er obtém imagens excelentes do canal anal, ela vem-se desenvolvendo e o seu leque de indicações tem apresentado um incremento considerável. É fácil entender como ela tem feito parte do arsenal propedêutico dessas doenças principalmente as mais complicadas, pois é um exame fácil e sem qualquer risco para o paciente. Assim esse capítulo mostrará o seu papel no algoritmo das doenças anorretais.

ANATOMIA ANORRETAL

O canal anal estende-se por cerca de 4cm e é formado pelos esfíncteres interno (EAI) e externo (EAE), sendo esses constituídos por musculatura cilíndrica. O EAI forma-se pela musculatura circular lisa do reto, com 2 a 3mm de espessura, enquanto o EAE forma-se pela musculatura esquelética puborretal e mede cerca de 7 a 9mm[12-15].

À EE os esfíncteres anais mostram-se como 2 anéis, sendo o EAI o anel hipoecóico (contém mais água em sua composição) e o EAE como anel hiperecóico (Figura 29.1).

À medida que a idade avança o colágeno deposita-se sobre o EAI, tornando-o mais hiperecóico, assim como o EAE torna-se mais espesso. Acima do canal anal, originando-se na linha pectínea, encontra-se o reto, que se estende até cerca de 15cm da borda anal. Sua drenagem ocorre pelas veias hemorroidárias e mesentérica inferior em direção ao sistema porta, com a drenagem linfática seguindo paralela à drenagem venosa (Figura 29.2).

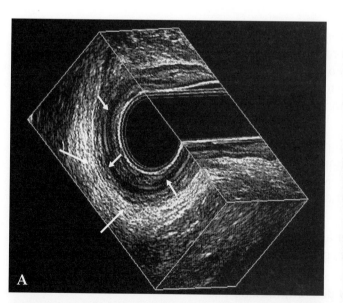
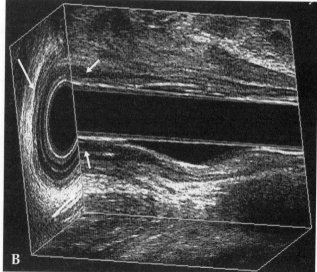

Figura 29.1. Imagens ecoendoscópicas tridimensionais do canal anal. Note o EAI (setas curtas) hipoecóico e o EAE (setas longas) hiperecóico (setas).

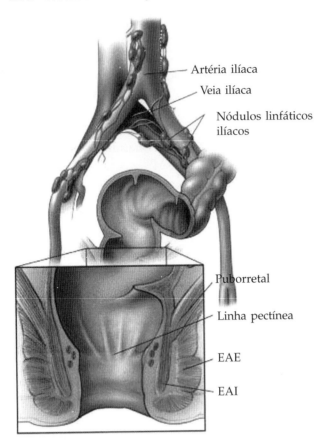

Figura 29.2. Anatomia do canal anal e do reto com a drenagem venosa e linfática.

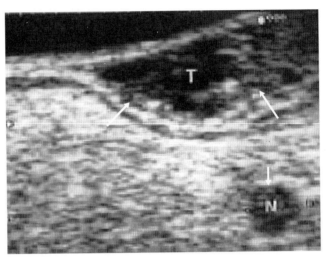

Figura 29.3. Nódulo linfático (seta curta) perirretal em tumor (setas longas) do canal anal (uT2N1Mx).

O conhecimento e reconhecimento dessas estruturas são fundamentais para o correto estádio do câncer anorretal assim como a detecção de nódulos linfáticos (NL) perilesionais (Figura 29.3).

INCONTINÊNCIA FECAL

A Er tem sua maior aplicação na avaliação das lesões dos esfíncteres anais[6-8]. Sua acurácia, reprodutibilidade e simplicidade técnica fizeram que o método substituísse o mapeamento eletromiográfico na seleção de pacientes candidatos ao reparo cirúrgico[7,16,17]. Preferencialmente são empregadas sondas rígidas com transdutores radiais e com o cone rígido no lugar de balões com água para o acoplamento acústico[18-20].

Normalmente o esfíncter anal interno forma um anel hipoecóico homogêneo e simétrico[21]. Qualquer perda de continuidade ou diminuição evidente da espessura do mesmo deve ser considerada anormal[18]. Mesmo em pacientes assintomáticos isto é, sem incontinência fecal podem ser reconhecidas tais lesões[6].

Uma das principais causas de rompimento do esfíncter anal externo é o parto normal[22]. Mesmo após reparo cirúrgico podem permanecer defeitos residuais, que também podem ser reconhecidos pela Er[18].

A esfincterotomia interna lateral produz uma perda de continuidade bem definida no terço inferior desta estrutura. Esfincterotomias extensas precipitam incontinência fecal[18].

Procedimentos de dilatação na altura do canal anal podem fragmentar o esfíncter anal interno, que à Er apresenta várias falhas na sua estrutura[18]. Outros procedimentos podem causar lesões dos esfíncteres: hemorroidectomia, fistulotomia e anastomoses coloanais ou ileoanais com grampos[16,22].

Variações anatômicas do esfíncter anal externo são relativamente comuns, dificultando o reconhecimento ultra-sonográfico de suas alterações estruturais[18]. Especialmente na mulher pode ser difícil delimitar a porção anterior do esfíncter externo. Nesses casos, a investigação pode ser complementada com endossonografia vaginal[10]. O ligamento anococcígeo é uma estrutura triangular hipoecóica localizada na topografia da porção posterior do esfíncter externo e pode confundir o examinador[16].

Comparações com outros métodos mostram que a endossonografia anal é o procedimento mais acurado na detecção de falhas na estrutura do esfíncter anal interno. Nos pontos onde o esfíncter se rompe ocorre uma substituição por tecido fibroso, que se apresenta amorfo e hipoecóico à ultra-sonografia[18].

A ultra-sonografia do canal anal também foi empregada na identificação de outras causas de incontinência fecal como a degeneração primária e a esclerose do esfíncter anal interno[16,23].

Recentemente alguns autores sugeriram sua aplicação na identificação de gestantes com maior risco para lesões dos esfíncteres durante o parto normal[16].

A Er e a eletromiografia podem mapear o canal anal facilmente e reconhecer defeitos do EAE com elevada concordância, mas defeitos parciais e pequenos são melhor reparados pela Er, mas o estudo da latência do nervo pudendo só pode ser realizado pela eletromiografia e essa propedêutica faz parte da análise de pacientes com incontinência fecal[7].

A Er permite obter informações precisas sobre a anatomia do canal anal. Os resultados desse exame quando comparados à cirurgia em pacientes com incontinência fecal revelaram que a mesma apresenta sensibilidade, especificidade e acurácia de 100%, 83% e 89% para identificar os defeitos do EAE ou descartá-los (Figura 29.4). No caso dos defeitos do EAI ela é mais precisa apresentando acurácia de 100%. A possibilidade de subestima é mais freqüente do que a de superestima. Esses resultados mostram que a Er apresenta excelentes resultados quando o assunto é incontinência fecal[24].

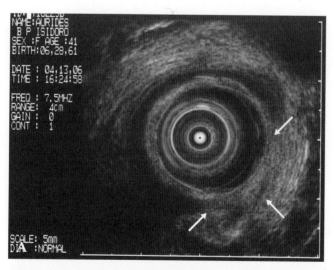 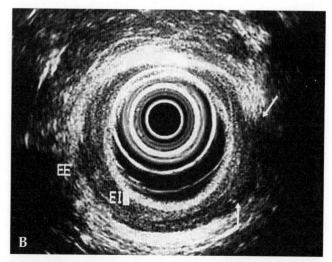

Figura 29.4. A) Imagem ecoendoscópica de lesão do EAI. Notar a hiperecogeneicidade da áreas lesadas (setas). **B)** Lesão do EAE, normalmente as lesões nessa região apresentam característica de hipoecogeneicidade (setas).

ABSCESSOS E FÍSTULAS PERIRRETAIS

Abscessos perirretais apresentam-se como áreas arredondadas ou de formato irregular, hipoecóicas com elementos hiperecóicos que representam debris ou bolhas de ar (Figuras 29.5 e 29.6). A Er pode ser útil na localização destas lesões e na avaliação do comprometimento de estruturas pélvicas[1]. Já é possível hoje a coleta de material e o tratamento de abscessos através da interposição de próteses para sua drenagem[25].

As fístulas são hipoecóicas com pontos hiperecóicos devido à presença de ar ou debris[11]. O mapeamento acurado de todo trajeto fistuloso é essencial para o tratamento satisfatório dessa doença que pode vir acompanhada por abscessos perirretais, diminuindo assim, pelo menos teoricamente, o risco de lesão desnecessária de esfíncteres, que pode resultar em incontinência[26]. A Er tem-se mostrado acurada na detecção desses trajetos e sua relação com os esfíncteres anais[26]. Entretanto é difícil diferenciar iconograficamente um tecido fibrótico de um trajeto fistuloso ativo em pacientes com manipulação

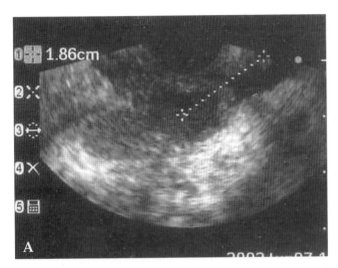
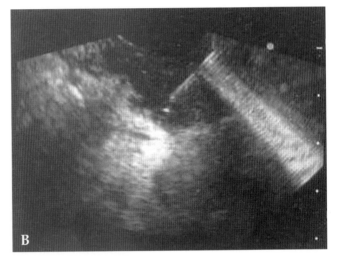

Figura 29.5. Imagens ecoendoscópicas de abscesso perirretal. Em (**A**) aspecto hipoecóico, heterogêneo e de contornos irregulares. Em (**B**) notamos o momento da punção aspirativa ecoguiada para confirmar a presença do abscesso.

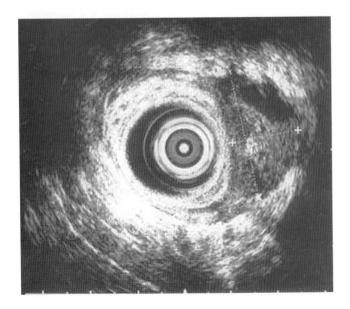

Figura 29.6. Imagem ecoendoscópica de abscessos perirretais. Note área ovalar com formato irregular, hipoecóica com elementos hiperecóicos (debris) e uma bolha de ar.

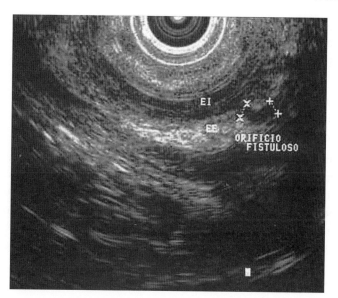

Figura 29.7. Orifício fistuloso interesfincteriano (F).

cirúrgica anterior[27]. Pelo menos teoricamente o Doppler pode auxiliar nesse diagnóstico, como proposto por Mallouhi e col.[27] que encontraram cifras elevadas de acurácia na detecção de fístulas e abscessos utilizando o color Doppler (Figura 29.7).

A realização da Er com injeção de peróxido de hidrogênio no trajeto fistuloso, parece melhorar significativamente a acurácia do método com segurança e a baixo custo, de qualquer forma as imagens às vezes são difíceis de interpretar[11]. A Er e a ressonância magnética (RM) parecem ser as melhores técnicas para o estudo das fístulas perirretais[28,29]. A primeira pode ser útil no intraoperatório, pois pode ser usada durante o ato para a identificação de fístulas e abscessos perirretais[16,20,28,30,31].

Trabalhos iniciais mostraram o papel da Er na identificação pré-operatória de fístulas anais complicadas por abscessos[2]. Sua comparação inevitável com o toque retal em um estudo prospectivo levado a cabo por Choen e col.[32] revelou que não houve diferença estatística entre os dois métodos na identificação do trajeto interesfinctérico e transesfinctérico de fístulas em 38 pacientes. Outro estudo mostrou que a Er identificou 100% dos abscessos enquanto que o toque retal os localizou em apenas 57% e em 48% dos doentes o toque retal identificou o trajeto fistuloso, mostrando que a Er é bem superior ao toque retal na avaliação dessa doença[33].

Na doença de Crohn a Er apresenta papel importante para identificar fístulas ou abscessos, ajudando de forma considerável o tratamento desses doentes[4]. Orsoni e col.[28] compararam os resultados da Er à RM na avaliação das fístulas perianais e abscessos em pacientes com doença de Crohn. A sensibilidade da ER e da RM foi de 89% e 42% respectivamente, demonstrando que a Er com probe linear é muito mais acurada que a RM na detecção de abscessos anorretais complicando a doença de Crohn e muito mais acurada ainda na avaliação de uma fístula complexa.

Outro trabalho comparativo entre a Er e a RM, mostrou sensibilidade e especificidade de 60% e 84% ($p < 0{,}05$) e 21% e 68% ($p < 0{,}05$), respectivamente, revelando que a RM é superior a Er na avaliação das fístulas anais, antes da realização de procedimentos operatórios e que a Er deve ser usada apenas para a orientação de procedimentos menores como, por exemplo, a drena-

418 PARTE VIII – DOENÇAS DO RETO E ÂNUS

gem subcutânea de fístulas[34]. Buchanan e col.[29] relataram que a Er com transdutor de alta freqüência deve ser realizada na tentativa de identificar trajetos internos pois a RM é superior se comparada à Er para identificar todos os outros tipos de fístulas.

Alguns autores advogam que em mulheres a técnica combinada retal e vaginal auxilia no diagnóstico[35,36]. A Er apresenta alta acurácia para o diagnóstico de fístulas e abscessos[26,37].

Ratto e col.[38] relataram concordância entre a Er e a cirurgia de 94,1% para a identificação do trajeto primário das fístulas em 102 pacientes, 91,2% na identificação do orifício interno, de 96,1% na identificação de trajetos secundários e de 100% na localização dos abscessos. Além disso, eles demonstraram que o uso das técnicas de injeção de H2O2 e 3-D aumentaram a acurácia do método.

LESÕES SUBEPITELIAIS

O estudo das lesões submucosas é uma das áreas de maior impacto clínico da ecoendoscopia (EE)[39]. Ela pode ajudar no esclarecimento da histologia da lesão, estabelecer sua localização, limites e detectar sinais de malignidade. Os lipomas são lesões homogêneas, ecogênicas ou hiperecogênicas, em continuidade com a terceira camada da parede (a submucosa). Os leiomiomas são homogêneos, hipoecóicos, em continuidade com a quarta camada da parede (muscular própria).

Tumores grandes, heterogêneos, com limites imprecisos, que crescem durante o seguimento ou com linfonodos periféricos levantam a suspeita de malignidade. A punção ecoguiada pode ser útil no diagnóstico dessas lesões[40].

A EE apresenta elevada acurácia (95%) na diferenciação entre lesões de parede e compressões extrínsecas. Dentre as lesões submucosas, a probabilidade destas serem malignas está mais relacionada com seu diâmetro (> 3cm) do que com sua ecogenicidade[19].

CÂNCER DO CANAL ANAL

É um câncer raro, que representa menos que 2% dos cânceres colorretais. Na grande maioria o tipo histológico é o epidermóide (CEC). Predomina em mulheres maiores que 60 anos. Sua evolução é notadamente locorregional e lenta. Sua sintomatologia é pobre e o seu diagnóstico é realizado através de um toque retal bem feito, sendo confirmado através da biópsia. A amputação abdômino-perineal com colostomia definitiva, depois de muitos anos perdeu seu lugar de destaque no tratamento dessa doença para a radioterapia, que é hoje o tratamento inicial dessa doença. Esse tipo de tumor foi um dos primeiros que se beneficiou com a associação concomitante radioterapia e quimioterapia, melhorando assim a taxa de conservação do esfíncter anal, o controle de eliminação fecal e a melhora da sobrevivência desses doentes. Essa combinação é hoje o tratamento de escolha mesmo em tumores localmente avançados[41].

Atualmente essa doença é estadiada de acordo com seu tamanho e envolvimento de estruturas vizinhas. O estádio pela Er fornece informações detalhadas sobre o grau de invasão do tumor, as quais podem ser úteis com o advento de novas estratégias terapêuticas para este tipo de câncer[18,19]. O estádio deve obedecer aos princípios TNM elucidados no capítulo 12.

É preciso salientar que as informações fornecidas pela Er no câncer do canal anal não são as mesmas daquelas fornecidas no câncer do reto. Sua prática é na maioria das vezes dolorosa para os doentes com essa doença, obrigando a sedação dos mesmos para a realização de um procedimento muito simples. Quanto ao diagnóstico ela guarda lugar especial na identificação de nódulos linfáticos (NL) perilesionais. A diferenciação entre um tumor T3 e T4 é difícil de ser realizada.

No seguimento de doentes tratados ela não permite distinguir de forma precisa uma seqüela pós-radioterápica de um aumento tumoral evolutivo[42]. A classificação pela Er TNM pode ser apreciada na Tabela 29.1.

Tabela 29.1. Classificação uTNM do câncer do canal anal.

	Tumor primário (T)
uT1	Tumor confinado ao subepitélio
uT2	Tumor confinado ao esfíncter
uT3	Tumor além do esfíncter
uT4	Envolvimento de órgão adjacente

Roseau e col.[43] estudaram o papel da Er no estádio do CEC do canal anal em 20 pacientes antes do tratamento quimiorradioterápico. O seguimento dos pacientes revelou diminuição da massa em todos eles. Em seis houve a necessidade de intervenção operatória por invasão do reto ou vagina identificada pela Er havendo boa correlação das imagens ecoendoscópicas com as cirúrgicas (Figura 29.8).

Outro estudo mostrou que a Er é vantajosa se realizada para o diagnóstico e estádio do CEC do canal anal, principalmente para avaliar a profundidade de invasão do tumor e indicar o tipo de terapêutica a ser adotada. Além disso, o seu uso no seguimento desses doentes após o tratamento permite identificar áreas suspeitas de recorrência e a biópsia da mesma através da punção

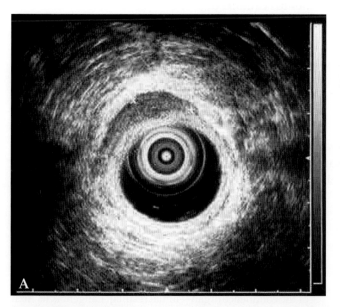 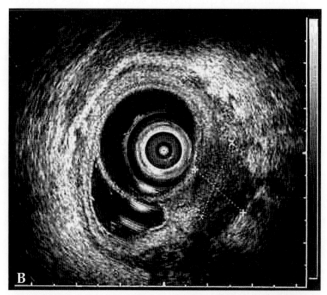

Figura 29.8. A) Imagem ecoendoscópica de tumor circunscrito ao canal anal (uT1N0Mx). **B)** Imagem de tumor de canal anal que ultrapassa os esfíncteres (uT3N0Mx).

420 PARTE VIII – DOENÇAS DO RETO E ÂNUS

aspirativa com agulha fina ecoguiada o que auxiliaria no tratamento desses doentes[44]. A aceitação desse método é fundamental para o controle do tratamento e também para evitar tratamentos radicais que impedem uma melhor qualidade de vida[44].

Importante papel da Er seria o seu uso para avaliar as diversas modalidades de tratamentos[44]. A classificação TNM é importante para determinar o tipo de tratamento a ser aplicado. Assim tumores classificados em T1 e T2 sem a presença de NL são geralmente tratados com radioterapia, enquanto tumores T3 e T4 ou aqueles de qualquer T que apresentem NL podem ser tratados concomitantemente com quimioterapia e radioterapia. Giovannini e col.[45] realizaram estudo multicêntrico e prospectivo em oito centros diferentes, com o intuito de avaliar o papel da Er para determinar o tipo de tratamento desses doentes. Foram estudados 146 pacientes, os tumores classificados à Er como T1-T2 (< 4cm) N0 foram encaminhados para tratamento radioterápico e as lesões classificadas como T2 (> 4cm), T3-T4, N0-N1-2-3 receberam tratamento combinado quimioterapia e radioterapia. Compararam-se os resultados da classificação clínica com a ecoguiada. Esse estudo revelou superioridade inconteste do estádio baseado nos dados da Er para prever os resultados do tratamento do esquema proposto, na avaliação da recorrência local e da sobrevivência, devendo ser aplicada nos doentes com essa doença.

ECOENDOSCOPIA ANORRETAL DINÂMICA

Ela tem sido usada no diagnóstico de doenças que cursam com distúrbios da defecação. O exame é feito com a comparação entre as posições de estruturas pélvicas em repouso e durante o esforço evacuatório máximo. Normalmente são empregadas sondas com transdutores lineares.

Para o diagnóstico de enterocele, o transdutor é direcionado posteriormente no reto, onde é medida a distância peritônio anal (DPA) mínima em repouso e durante o esforço evacuatório. A variação da DPA foi de 2,0 ± 0,5cm em pacientes com enterocele e de 0,3 ± 0,4cm em indivíduos controle[46].

Outras alterações que podem ser observadas são os deslocamentos caudais do músculo puborretal e da base da bexiga, retoceles e intussuscepção retal[47].

Entretanto, ainda serão necessários estudos maiores para estabelecer o papel da Er dinâmica, principalmente perante a defecografia, que tem sido o método de escolha no diagnóstico destas doenças[47].

OUTRAS APLICAÇÕES

Outras doenças foram estudadas pela Er como a miopatia do esfíncter anal interno, hemorróidas, tumores carcinóides, leiomiossarcomas, melanomas, varizes retais e endometriose, que se apresentam como lesões hipoecóicas da parede ou próximas a ela[40,48,49].

REFERÊNCIAS BIBLIOGRÁFICAS

1. Felt-Bersma RJ, Cazemier M. Endosonography in anorectal disease: an overview. Scand J Gastroenterol Suppl 2006(243):165-74.
2. Law PJ, Talbot RW, Bartram CI, Northover JM. Anal endosonography in the evaluation of perianal sepsis and fistula in ano. Br J Surg 1989;76(7):752-5.
3. Schaarschmidt K, Willital GH, Bunemann M, Jung K. [Value of intra-anal ultrasound study for structural analysis of the continence organ—initial results]. Langenbecks Arch Chir Suppl II Verh Dtsch Ges Chir 1989:1007-12.
4. Tio TL, Mulder CJ, Wijers OB, Sars PR, Tytgat GN. Endosonography of peri-anal and peri-colorectal fistula and/

or abscess in Crohn's disease. Gastrointest Endosc 1990; 36(4):331-6.

5. Rieger N, Tjandra J, Solomon M. Endoanal and endorectal ultrasound: applications in colorectal surgery. ANZ J Surg 2004;74(8):671-5.

6. Hashimoto BE, Botoman VA. New challenge for endorectal sonography: diagnosis of fecal incontinence. J Ultrasound Med 1993;12(7):375-8.

7. Aubert A, Mosnier H, Amarenco G, Contou JF, Gallot D, Guivarc'h M, e col. [Post-surgical or traumatic anal incontinences. Prospective study in 40 patients explorated by endorectal ultrasonography and electromyography]. Gastroenterol Clin Biol 1995;19(6-7):598-603.

8. Grassi R, Rotondo A, Catalano O, Amitrano M, Vallone G, Gargano V, e col. [Endoanal ultrasonography, defecography, and enema of the colon in the radiologic study of incontinence]. Radiol Med (Torino) 1995;89(6):792-7.

9. Meyenberger C, Huch Boni RA, Bertschinger P, Zala GF, Klotz HP, Krestin GP. Endoscopic ultrasound and endorectal magnetic resonance imaging: a prospective, comparative study for preoperative staging and follow-up of rectal cancer. Endoscopy 1995;27(7):469-79.

10. Alexander AA, Liu JB, Merton DA, Nagle DA. Fecal incontinence: transvaginal US evaluation of anatomic causes. Radiology 1996;199(2):529-32.

11. Maor Y, Chowers Y, Koller M, Zmora O, Bar-Meir S, Avidan B. Endosonographic evaluation of perianal fistulas and abscesses: comparison of two instruments and assessment of the role of hydrogen peroxide injection. J Clin Ultrasound 2005;33(5):226-32.

12. Nielsen MB, Hauge C, Rasmussen OO, Sorensen M, Pedersen JF, Christiansen J. Anal sphincter size measured by endosonography in healthy volunteers. Effect of age, sex, and parity. Acta Radiol 1992;33(5):453-6.

13. Burnett SJ, Bartram CI. Endosonographic variations in the normal internal anal sphincter. Int J Colorectal Dis 1991; 6(1):2-4.

14. Papachrysostomou M, Pye SD, Wild SR, Smith AN. Anal endosonography in asymptomatic subjects. Scand J Gastroenterol 1993;28(6):551-6.

15. Lunniss PJ, Barker PG, Sultan AH, Armstrong P, Reznek RH, Bartram CI, e col. Magnetic resonance imaging of fistula-in-ano. Dis Colon Rectum 1994;37(7):708-18.

16. Felt-Bersma RJ, Poen AC, Cuesta MA, Meuwissen SG. Referral for anorectal function evaluation: therapeutic implications and reassurance. Eur J Gastroenterol Hepatol 1999;11(3):289-94.

17. Soffer EE, Hull T. Fecal incontinence: a practical approach to evaluation and treatment. Am J Gastroenterol 2000;95(8): 1873-80.

18. Bartram CI. Anal endosonography. In: Lees WR, Lyons EA, editors. Invasive ultrasound. first ed. London: Martin Dunitz; 1996. p. 73-82.

19. Paolucci V, Luther C, Staib-Sebler E, Montori A. Endorectal ultrasonography: theoretical principles, in-vitro trials, clinical applications. In: Dancygier H, Lightdale CJ, editors. Endosonography in gastroenterology. first ed. Stuttgart – New York: Thieme; 1999. p. 175-210.

20. Lambert R. International workshop on the clinical impact of endoscopic ultrasound in gastroenterology. Endoscopy 2000;32(7):549-584.

21. Schaeff B, Paolucci V. [Endosonographic anatomy of the pelvic floor]. Zentralbl Chir 1996;121(8):617-23.

22. Hinninghofen H, Enck P. Fecal incontinence: evaluation and treatment. Gastroenterol Clin North Am 2003;32(2): 685-706.

23. Engel AF, Kamm MA, Talbot IC. Progressive systemic sclerosis of the internal anal sphincter leading to passive faecal incontinence. Gut 1994;35(6):857-9.

24. Meyenberger C, Bertschinger P, Zala GF, Buchmann P. Anal sphincter defects in fecal incontinence: correlation between endosonography and surgery. Endoscopy 1996;28(2): 217-24.

25. Giovannini M, Bories E, Moutardier V, Pesenti C, Guillemin A, Lelong B, e col. Drainage of deep pelvic abscesses using therapeutic echo endoscopy. Endoscopy 2003;35(6): 511-4.

26. Sudol-Szopinska I, Gesla J, Jakubowski W, Noszczyk W, Szczepkowsi M, Sarti D. Reliability of endosonography in evaluation of anal fistulae and abscesses. Acta Radiol 2002;43(6):599-602.

27. Mallouhi A, Bonatti H, Peer S, Lugger P, Conrad F, Bodner G. Detection and characterization of perianal inflammatory disease: accuracy of transperineal combined gray scale and color Doppler sonography. J Ultrasound Med 2004;23(1):19-27.

28. Orsoni P, Barthet M, Portier F, Panuel M, Desjeux A, Grimaud JC. Prospective comparison of endosonography, magnetic resonance imaging and surgical findings in anorectal fistula and abscess complicating Crohn's disease. Br J Surg 1999;86(3):360-4.

29. Buchanan GN, Halligan S, Bartram CI, Williams AB, Tarroni D, Cohen CR. Clinical examination, endosonography, and MR imaging in preoperative assessment of fistula in ano: comparison with outcome-based reference standard. Radiology 2004;233(3):674-81.

30. Solomon M. Fistulae and abcesses in symptomatic perianal Crohn's disease. Int J Colorect Dis 1996;11:222-226.

31. Schwartz DA, Wiersema DJ, Dudiak KM. A prospective blinded comparison of endoscopic ultrasound (EUS), magnetic resonance imaging (MRI) and surgical examination under anesthesia (EUA) in the evaluation of perianal fistulas in patients with Crohn's disease (CD). Gastrointest Endosc 2001;53:AB181.

32. Choen S, Burnett S, Bartram CI, Nicholls RJ. Comparison between anal endosonography and digital examination in the evaluation of anal fistulae. Br J Surg 1991;78(4): 445-7.

33. el Mouaaouy A, Tolksdorf A, Starlinger M, Becker HD. [Endoscopic sonography of the anorectum in inflammatory rectal diseases]. Z Gastroenterol 1992;30(7):486-94.

34. Maier AG, Funovics MA, Kreuzer SH, Herbst F, Wunderlich M, Teleky BK, e col. Evaluation of perianal sepsis: comparison of anal endosonography and magnetic resonance imaging. J Magn Reson Imaging 2001;14(3):254-60.

35. Poen AC, Felt-Bersma RJ, Cuesta MA, Meuwissen GM. Vaginal endosonography of the anal sphincter complex is important in the assessment of faecal incontinence and perianal sepsis. Br J Surg 1998;85(3):359-63.

36. Stewart LK, McGee J, Wilson SR. Transperineal and transvaginal sonography of perianal inflammatory disease. AJR Am J Roentgenol 2001;177(3):627-32.

PARTE VIII – DOENÇAS DO RETO E ÂNUS

37. Piccinini EE, Rosati G, Ugolini G, Marroccu S, Del Governatore M, Conti A. [Transanal ultrasonography in the study of fistulas of perianal abscess]. Minerva Chir 1996;51(9):653-9.

38. Ratto C, Grillo E, Parello A, Costamagna G, Doglietto GB. Endoanal ultrasound-guided surgery for anal fistula. Endoscopy 2005;37(8):722-8.

39. Nickl NJ, Bhutani MS, Catalano M. Clinical implication of endoscopic ultrasound: the American Endosonography Club Study. Gastrointest Endosc 1996;44:371-377.

40. Buthani MS. Colorectal endoscopic ultrasonography. In: Gress FG, Bhattacharya I, editors. Endoscopic ultrasonography. Malden, Massachusetts: Blackwell Science; 2001. p. 126-135.

41. Abbasakoor F, Boulos PB. Anal intraepithelial neoplasia. Br J Surg 2005;92(3):277-90.

42. Lasser P, Mankarios H, Elias D, Bognel C, Eschwege F, Wibault P, e col. [Single and multifactorial prognostic study of 400 operated rectal adenocarcinomas]. J Chir (Paris) 1993;130(2):57-65.

43. Roseau G, Palazzo L, Colardelle P, Chaussade S, Couturier D, Paolaggi JA. Endoscopic ultrasonography in the staging and follow-up of epidermoid carcinoma of the anal canal. Gastrointest Endosc 1994;40(4):447-50.

44. Magdeburg B, Fried M, Meyenberger C. Endoscopic ultrasonography in the diagnosis, staging, and follow-up of anal carcinomas. Endoscopy 1999;31(5):359-64.

45. Giovannini M, Bardou VJ, Barclay R, Palazzo L, Roseau G, Helbert T, e col. Anal carcinoma: prognostic value of endorectal ultrasound (ERUS). Results of a prospective multicenter study. Endoscopy 2001;33(3):231-6.

46. Karaus M, Neuhaus P, Wiedenmann TB. Diagnosis of enteroceles by dynamic anorectal endosonography. Dis Colon Rectum 2000;43(12):1683-8.

47. Barthet M, Portier F, Heyries L, Orsoni P, Bouvier M, Houtin D, e col. Dynamic anal endosonography may challenge defecography for assessing dynamic anorectal disorders: results of a prospective pilot study. Endoscopy 2000;32(4):300-5.

48. Beynon J, Morgan AR. Transrectal scanning: the rectum and its surroundings. In: Lees WR, Lyons EA, editors. Invasive ultrasound. first ed. London: Martin Dunitz; 1996. p. 55-72.

49. Roseau G, Dumontier I, Palazzo L, Chapron C, Dousset B, Chaussade S, e col. Rectosigmoid endometriosis: endoscopic ultrasound features and clinical implications. Endoscopy 2000;32(7):525-30.

30

ENDOMETRIOSE

Marcelo Averbach
Maurício Simões Abrão
Giulio Fabio Rossini

INTRODUÇÃO

A endometriose é uma das afecções ginecológicas mais prevalentes nos dias atuais. É conceituada como implante de tecido endometrial extra-uterino, seja ele de epitélio glandular ou estroma endometrial. Nas últimas décadas, esta enigmática doença foi um dos principais motivos de publicações científicas em ginecologia, pelo aumento na sua incidência e pelas incertezas que cercam seu diagnóstico e tratamento.

Estima-se que 10 a 15% das mulheres em idade reprodutiva sejam portadoras de endometriose. Atribui-se o aumento em sua incidência não só à melhora dos recursos diagnósticos, como à evolução da videoendoscopia[1,2]. Aceita-se também que nos dias atuais haja mais pacientes com endometriose pelo maior número de menstruações em mulheres que têm menos filhos, menstruam cada vez mais precocemente e demoram cada vez mais para engravidar. Adicionalmente, se considerarmos fatores imunológicos e ambientais na etiopatogenia, o estresse e fatores como poluição, podem participar da gênese deste processo, caracterizando a endometriose como uma doença da mulher moderna[3].

ABORDAGEM DA ENDOMETRIOSE CONFORME A INFILTRAÇÃO

A característica infiltrativa do implante da endometriose é conhecida desde a constatação de que mulheres com nódulos de endometriose no septo retovaginal, com ou sem comprometimento intestinal poderiam apresentar dor pélvica e dispareunia. Baseados nisso, estudos recentes têm-se preocupado em observar a profundidade das lesões da endometriose, principalmente se presentes no fundo de saco de Douglas e particularmente no septo retovaginal[4].

Koninckx e Martin[5] avaliaram pormenorizadamente essa questão, indagando se a endometriose infiltrativa seria conseqüência da infiltração da doença,

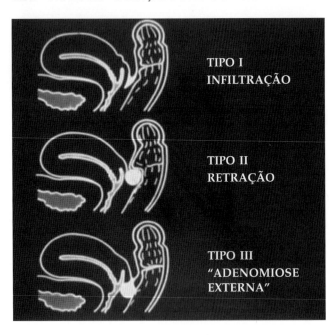

Figura 30.1. Formas infiltrativas da endometriose pélvica[5].

retração local ou mesmo pela metaplasia do tecido do septo retovaginal, transformando-se em tecido similar ao endometrial, que denominariam de adenomiose externa. Observaram que a profundidade de invasão da endometriose pélvica seria significativamente maior em mulheres com dor pélvica do que naquelas apenas com infertilidade. Adicionalmente, a profundidade de invasão foi proporcionalmente maior em pacientes mais velhas, além do que a lesão infiltrativa não refletiria o escore estabelecido pela *American Fertility Society* em 1985. Avaliando a dosagem de marcadores como o CA 125, concluíram que a doença superficial gera aumento maior nesse marcador no fluido peritoneal, em contraste com a doença profunda, cujos valores de CA 125 seriam maiores em dosagens séricas. Dessa forma, sugeriram a classificação da endometriose, segundo características infiltrativas (Figura 30.1), em: tipo I – caracterizada pela infiltração da endometriose no fundo de saco de Douglas, de forma cônica, ou seja, a maior extensão da doença está na face peritoneal; tipo II – corresponde à doença peritoneal que possui superiormente uma retração intestinal, dificultando o acesso a ela; e o tipo III – aparece no fundo de saco de Douglas como a "ponta de um iceberg". É a chamada adenomiose externa, onde a endometriose se desenvolve na musculatura lisa do septo retovaginal[5].

ENDOMETRIOSE DE OVÁRIO, PERITÔNIO E SEPTO RETOVAGINAL

Considerando as múltiplas teorias sobre a etiopatogenia da doença aliadas à diversidade de comportamento, Nisolle e Donnez[6] propuseram a subdivisão da endometriose em três formas que podem coexistir:

Endometriose peritoneal – partindo-se do princípio de que a regurgitação tubárea de fragmentos endometriais seria o fator inicial desse processo e ao chegarem no peritônio, essas células se implantariam. Como conseqüência imediata, haveria neovascularização local, proliferação e migração celular originando as chamadas lesões vermelhas. A seguir, o processo inflamatório e a fibrose decorrente determinariam a formação das lesões negras. Subseqüentemente, as glândulas e/ou estromas residuais, subperitoneais, originariam as lesões brancas, cicatriciais. Essas diferentes formas da doença apresentam comportamento clínico variado. Lesões vermelhas apresentam maior produção de prostaglandinas e, assim, mais dor. Com a evolução do processo, o quadro tende a se amenizar.

Endometriose ovariana – há controvérsias sobre a gênese dos chamados endometriomas. Brosens e col.[7] observaram que em 93% dos endometriomas típicos, o cisto é formado pelo acúmulo de debris menstruais nos cistos de inclusão ovarianos, resultando em progressiva invaginação do córtex ovariano. Em 1996, Donnez e col.[8] postularam que a metaplasia celômica nos cistos de inclusão ovariano seria responsável pelo aparecimento da doença naquele local, baseado no potencial metaplásico do epitélio celômico pélvico demonstrado nas teorias etiopatogênicas dos tumores epiteliais de ovário. Teorias à parte, o comportamento da doença que se desenvolve exclusivamente nesse local tem características sabidamente distintas da peritoneal ou de septo retovaginal.

Endometriose de septo retovaginal – a doença nesse sítio, apresenta características peculiares. Também denominada adenomiose externa, muitas vezes surge como a "ponta de um *iceberg*" na visualização do fundo de saco de Douglas. Sendo assim, originar-se-ia de remanescentes Müllerianos existentes naquela musculatura, que se transformariam em glândulas e/ou estroma que formariam nódulos locais.

DIAGNÓSTICO CLÍNICO

As queixas mais freqüentes entre as portadoras de endometriose são: dismenorréia, dor pélvica crônica, esterilidade, irregularidade menstrual e dispareunia. As alterações urinárias e intestinais cíclicas devem ser também valorizadas, tais como dor à evacuação, diarréia, disúria perimenstrual, polaciúria, urgência miccional e hematúria[1].

É importante enfatizar que a intensidade dos sintomas não está associada à gravidade da doença, porém a presença desses sintomas relaciona-se diretamente ao processo. Muitas vezes, doenças em estádios iniciais levam a quadro doloroso mais intenso que aquelas em estádios mais avançados[9].

Dos achados de exame físico destacam-se os nódulos e a dor em fundo de saco posterior, espessamento do ligamento útero-sacro, mobilização uterina dolorosa, massas anexiais e retroversão uterina fixa. O exame físico minucioso, principalmente quando efetuado pouco antes da menstruação dá informações importantes não só sobre a presença da moléstia como também chama a atenção sobre a eventual presença de doença infiltrativa, de maior gravidade[2].

MÉTODOS DIAGNÓSTICOS SUBSIDIÁRIOS

Entre os métodos propedêuticos utilizados para o diagnóstico da endometriose, a laparoscopia representa o mais acurado. Por se tratar de procedimento invasivo, apesar de menos agressivo que a laparotomia, critérios para a sua indicação devem ser bem estabelecidos. Para tanto, outros métodos diagnósticos prévios merecem destaque.

Marcadores

O mais utilizado marcador com este propósito é o CA-125. Proteínas de fase aguda inflamatória como a proteína C reativa (PCR) e sérica amilóide A (SAA)

426 PARTE VIII – DOENÇAS DO RETO E ÂNUS

foram descritas como marcadores indiretos de intensidade de doenças que envolvem processos inflamatórios. O CA-125 deve ser dosado no primeiro, segundo ou terceiro dias do ciclo menstrual, servindo como marcador da endometriose avançada quando apresentar-se em valores superiores a 100U/ml. A dosagem da SAA na mesma fase pode, quando em níveis superiores a 50µg/ml em associação com CA 125 superior a 100U/ml, predizer o comprometimento intestinal. Tal observação facilita a orientação propedêutica de procedimentos como a laparoscopia principalmente nessa etapa da vida da mulher, fundamentalmente, pois há discussão na literatura sobre a necessidade de procedimentos cirúrgicos nos estádios iniciais. Na prática, indicamos a dosagem do CA-125 no início do ciclo menstrual associado com a SAA na suspeita de doença intestinal e com a IgM dos anticorpos anticardiolipina na suspeita de endometriose em seus estádios iniciais[10].

Ultra-sonografia pélvica

Esse método, principalmente se realizado com transdutor vaginal possui maior efetividade na presença de cistos anexiais, quando pode sugerir a presença de endometriose baseado na ecogeneicidade dos mesmos. Porém, a dificuldade diagnóstica em estádios iniciais e a impossibilidade de se firmar o diagnóstico de certeza colocam essa modalidade propedêutica como método adjuvante para a endometriose. Mais recentemente, a dopplerfluxometria, identificando fluxos de baixa resistência, tem colaborado com o diagnóstico, apesar de sua baixa especificidade. Indicamos a ultra-sonografia preferencialmente no período pré-menstrual.

Tomografia computadorizada e ressonância magnética

Representam métodos sofisticados e caros, que não superam a ultra-sonografia dentre os métodos por imagem, na maioria das situações. Tem melhores aplicações na identificação de doença retroperitônio ou invasão do trato intestinal, assim como em suspeita da doença em outros sítios menos freqüentes. Nessas situações permitem avaliação do tratamento clínico de forma não invasiva, das lesões nessas localizações, previamente ao tratamento cirúrgico.

Laparoscopia

É, ainda hoje, a principal modalidade propedêutica para a endometriose, além de permitir, principalmente com a videolaparoscopia, tratamento da mesma. Nesse procedimento, é importante que se visualize toda pelve, o que é facilitado pelo auxílio de segunda ou terceira punções. A superfície ovariana, fossa ovárica, fundo de saco de Douglas e ligamentos útero-sacros devem ser criteriosamente examinados. Adicionalmente, a microlaparoscopia representa avanço nesta modalidade propedêutica e, eventualmente, terapêutica, que permite fazer o diagnóstico de forma menos invasiva, além de oferecer a alternativa de se realizar o mapeamento consciente da dor pélvica sob anestesia local[11].

Apesar dos avanços nestes métodos diagnósticos, a endometriose infiltrativa e de septo retovaginal continua sendo uma preocupação constante para a abordagem desta doença. Muitas vezes, apesar da anamnese e do exame físico sugerirem esta modalidade, os marcadores, os métodos de imagem convencionais e a própria laparoscopia acabam tendo dificuldade de diagnosticar com precisão este processo, que pode apresentar características subperitoneais. Assim, novos métodos têm sido desenvolvidos no sentido de predizer sua presença nesta localização e preparar o especialista para um tratamento mais adequado[12].

O PAPEL DA EE NO DIAGNÓSTICO DA ENDOMETRIOSE

O diagnóstico de infiltração do reto por endometriose através da história clínica, exame físico e dos exames subsidiários habitualmente empregados, como enema opaco, tomografia e mesmo colonoscopia, é difícil de ser firmado. Tais exames, na maioria das vezes, trazem informações limitadas. A ecoendoscopia do reto (Er) inicialmente utilizada para o estádio de tumores retais foi empregada posteriormente para o estudo de lesões submucosas e compressões extrínsecas[13]. Mais recentemente, foi observada a aplicabilidade na avaliação da endometriose pélvica[14]. A grande vantagem deste método diagnóstico é possibilitar a mensuração não somente do tamanho da lesão, como também definir as relações desta com a parede retal, verificando-se a distância entre o foco de endometriose e o reto[14,15]. Além disso, permite o reconhecimento de infiltração da parede retal e do nível e intensidade que ela ocorre. Tais informações têm impacto na condução terapêutica, podendo-se prever se o procedimento cirúrgico a ser realizado envolverá uma ressecção intestinal ou não[11,16].

A melhor fase para se realizar a Er em portadoras de endometriose é o período pré-menstrual. O exame é executado da forma habitual. Temos dado preferência aos aparelhos radiais utilizando freqüências de 7,5 e 12MHz que permitem a identificação dos tecidos suspeitos e estudo das relações destes com a parede retal[17,18].

Após o reconhecimento da morfologia da parede retal e dos órgãos e estruturas anatômicas vizinhas, deve-se pesquisar a eventual presença de tecido endometrial ectópico. As lesões de endometriose têm à Er aspecto heterogêneo com formação de nódulos perirretais anteriores ou laterais, hipoecogênicos arredondados ou tendendo a triangulares, com septações ou formação de cistos[19,20].

Desta forma as portadoras de endometriose pélvica devem ser estratificadas através da Er em: sem evidências de focos de endometriose, endometriose sem envolvimento da parede retal e com envolvimento da parede retal. O diagnóstico pré-operatório desse envolvimento é fundamental para a adoção de medida terapêutica adequada[20]. Assim sendo, temos utilizado essa classificação desde 2000 quando realizamos 43 exames em 37 pacientes com endometriose[17]. Destas 10 foram classificadas no grupo 1 (sem focos), 27 no grupo 2 (com focos sem envolvimento do reto) e em 6 pacientes verificamos a infiltração da parede retal (Figuras 30.2, 30.3 e 30.4).

Outro estudo avaliou a acurácia da Er na avaliação da invasão de endometriomas do septo retovaginal, reto e sigmóide, em 32 pacientes com suspeita clínica de endometriose do septo retovaginal. Em 6 a endometriose infiltrava a musculatura da parede, em 20 haviam infiltrado retovaginal e em 6 não haviam evidências de lesões. Em todas as mulheres onde a infiltração da parede intestinal foi suspeitada a Er e a colonoscopia confirmaram as lesões (sensibilidade de 100% e especificidade de 67%)[18].

Trabalhos comparativos entre a Er e a RM demonstraram que a primeira é a melhor técnica para a identificação de infiltrações da parede retal de focos de endometriose, apesar RM permitir um estádio completo da doença[19,21]. Por-

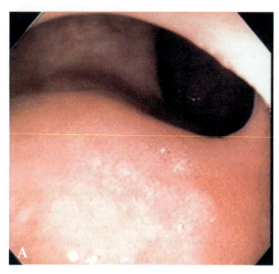 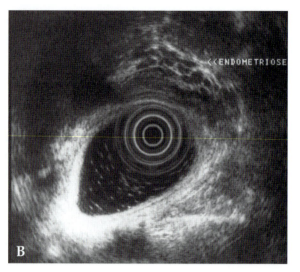

Figura 30.2. **A)** Colonoscopia: compressão extrínseca sobre o reto. **B)** Er: provável foco de endometriose perirretal sem envolvimento da parede retal.

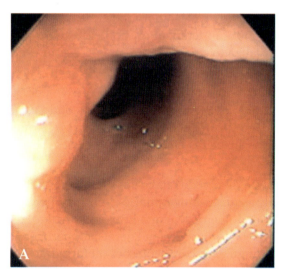 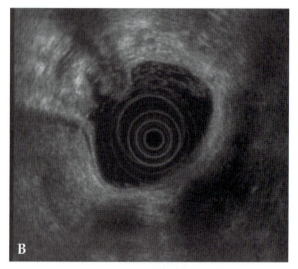

Figura 30.3. **A)** Colonoscopia: distorção de parede ântero-lateral do reto. **B)** Er: comprometimento da parede retal até a mucosa por endometriose.

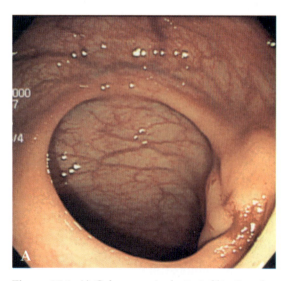 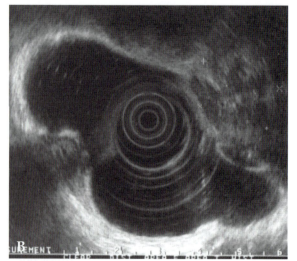

Figura 30.4. **A)** Colonoscopia: lesão infiltrativa da parede ântero-lateral do reto.
B) Er: massa heterogênea comprometendo toda a espessura da parede retal.

tanto, a Er é útil na determinação da presença de invasão da parede retal podendo ser de grande auxílio na escolha da forma de abordagem, laparoscópica ou laparotômica, quando a ressecção cirúrgica está indicada[22,23].

CONCLUSÃO

Inegavelmente a endometriose, doença freqüente, com altos índices de persistência e recidiva muitas vezes mal diagnosticada, requer instrumentos diagnósticos mais precisos e menos invasivos que possam auxiliar na sua orientação terapêutica.

A Er pode, através da melhor visualização do tamanho, localização e principalmente da distância da lesão da mucosa retal, auxiliar efetivamente na melhor orientação terapêutica da paciente.

REFERÊNCIAS BIBLIOGRÁFICAS

1. Abrão MS, Podgaec S, Izzo CR. Perfil epidemiológico e clínico da endometriose: estudo de 180 casos. Rev Bras Ginecol Obstet 1995;7:779-84.
2. Abrão MS, Neme RM. Alternativas para o tratamento clínico da endometriose. In: Revinter, editor. Endometriose, uma visão contemporânea. Rio de Janeiro; 2000. p. 149-68.
3. Chapron C, Dubuisson JB. Management of deep endometriosis. Ann N Y Acad Sci 2001;943:276-80.
4. Abrao MS, Neme RM, Averbach M. [Rectovaginal septum endometriosis: a disease with specific diagnosis and treatment]. Arq Gastroenterol 2003;40(3):192-7.
5. Koninckx PR, Martin DC. Deep endometriosis: a consequence of infiltration or retraction or possibly adenomyosis externa? Fertil Steril 1992;58(5):924-8.
6. Nisolle M, Donnez J. Peritoneal, ovarian and recto-vaginal endometriosis: the identification of three separate diseases. New York: Pathernon,; 1997.
7. Brosens IA, Puttemans PJ, Deprest J. The endoscopic localization of endometrial implants in the ovarian chocolate cyst. Fertil Steril 1994;61(6):1034-8.
8. Donnez J, Nisolle M, Smoes P, Gillet N, Beguin S, Casanas-Roux F. Peritoneal endometriosis and "endometriotic" nodules of the rectovaginal septum are two different entities. Fertil Steril 1996;66(3):362-8.
9. Wang HB, Lang JH, Leng JH, Liu ZF, Sun DW, Zhu L. [Clinical study about diagnosis and management on 10 women with rectovaginal endometriosis]. Zhonghua Fu Chan Ke Za Zhi 2003;38(5):277-9.
10. Abrao MS, Podgaec S, Filho BM, Ramos LO, Pinotti JA, de Oliveira RM. The use of biochemical markers in the diagnosis of pelvic endometriosis. Hum Reprod 1997; 12(11):2523-7.
11. Ribeiro PA, Rodrigues FC, Kehdi IP, Rossini L, Abdalla HS, Donadio N, e col. Laparoscopic resection of intestinal endometriosis: A 5-year experience. J Minim Invasive Gynecol 2006;13(5):442-6.
12. Darai E, Thomassin I, Barranger E, Detchev R, Cortez A, Houry S, e col. Feasibility and clinical outcome of laparoscopic colorectal resection for endometriosis. Am J Obstet Gynecol 2005;192(2):394-400.
13. Hirata N, Kawamoto K, Ueyama T, Iwashita I, Masuda K. Endoscopic ultrasonography in the assessment of colonic wall invasion by adjacent diseases. Abdom Imaging 1994;19(1):21-6.
14. Bahr A, de Parades V, Gadonneix P, Etienney I, Salet-Lizee D, Villet R, e col. Endorectal ultrasonography in predicting rectal wall infiltration in patients with deep pelvic endometriosis: a modern tool for an ancient disease. Dis Colon Rectum 2006;49(6):869-75.
15. Delpy R, Barthet M, Gasmi M, Berdah S, Shojai R, Desjeux A, e col. Value of endorectal ultrasonography for diagnosing rectovaginal septal endometriosis infiltrating the rectum. Endoscopy 2005;37(4):357-61.
16. Abrao MS, Podgaec S, Dias JA, Jr., Averbach M, Garry R, Ferraz Silva LF, e col. Deeply infiltrating endometriosis affecting the rectum and lymph nodes. Fertil Steril 2006; 86(3):543-7.
17. Averbach M, Abrao MS, Corrêa P, Cutait D. Aplicação do ultra-som endoscópico de reto na avaliação de pacientes com endometriose pélvica. Rev Bras Coloproct 2000; 20(supl 1):73.
18. Abrao MS, Neme RM, Averbach M, Petta CA, Aldrighi JM. Rectal endoscopic ultrasound with a radial probe in the assessment of rectovaginal endometriosis. J Am Assoc Gynecol Laparosc 2004;11(1):50-4.
19. Dumontier I, Roseau G, Vincent B, Chapron C, Dousset B, Chaussade S, e col. [Comparison of endoscopic ultrasound and magnetic resonance imaging in severe pelvic endometriosis]. Gastroenterol Clin Biol 2000;24(12):1197-204.
20. Schroder J, Lohnert M, Doniec JM, Dohrmann P. Endoluminal ultrasound diagnosis and operative management of rectal endometriosis. Dis Colon Rectum 1997;40(5):614-7.
21. Thomassin I, Bazot M, Detchev R, Barranger E, Cortez A, Darai E. Symptoms before and after surgical removal of colorectal endometriosis that are assessed by magnetic resonance imaging and rectal endoscopic sonography. Am J Obstet Gynecol 2004;190(5):1264-71.
22. Chapron C, Dumontier I, Dousset B, Fritel X, Tardif D, Roseau G, e col. Results and role of rectal endoscopic ultrasonography for patients with deep pelvic endometriosis. Hum Reprod 1998;13(8):2266-70.
23. Roseau G, Dumontier I, Palazzo L, Chapron C, Dousset B, Chaussade S, e col. Rectosigmoid endometriosis: endoscopic ultrasound features and clinical implications. Endoscopy 2000;32(7):525-30.

31

ECODEFECOGRAFIA DINÂMICA NOS DISTÚRBIOS FUNCIONAIS DO ASSOALHO PÉLVICO

STHELA MARIA MURAD REGADAS
FRANCISCO SÉRGIO P. REGADAS
DORYANE M. REIS LIMA

INTRODUÇÃO

Constipação intestinal é um sintoma ou sinal freqüente nos consultórios de clínica médica, coloproctologia e gastroenterologia. Sua expressão clínica complexa e subjetiva envolve aspectos relacionados à freqüência e ao ato evacuatório, associando-se a inúmeros sintomas relacionados à expulsão das fezes. No sentido de uniformizá-los, foram estabelecidos os denominados "Critérios de Roma II", vigentes desde 1999, que definem "constipação" quando da presença de pelo menos dois dos seguintes sintomas durante três meses consecutivos nos últimos anos em, pelo menos, 25% das evacuações, quais sejam: menos de três evacuações por semana, esforço excessivo com fezes endurecidas ou fragmentadas, sensação de evacuação incompleta; manobras manuais para facilitá-la e sensação de interrupção ou bloqueio da evacuação[1].

Na avaliação completa da constipação, é necessário inicialmente excluir as causas secundárias (intestinais e sistêmicas) que possam alterar e/ou impedir o trânsito intestinal. A exclusão destas causas secundárias define o grupo de pacientes com constipação intestinal funcional o qual é dividida em "constipação cólica e retal" (evacuação obstruída) ou a associação das duas formas. Ela apresenta etiologia multifatorial, envolvendo aspectos anatômicos, funcionais, psicológicos e socioculturais.

Constipação cólica – apresenta expressão clínica no tempo de trânsito colônico podendo se caracterizar como:

a) inércia cólica: redução completa do trânsito intestinal, inclusive no segmento direito do cólon. Pode estar associada à síndrome de dismotilidade intestinal, caracterizada por alterações no tempo de trânsito em outros segmentos do tubo digestivo;

b) constipação com trânsito lento: alteração no segmento esquerdo do cólon;

c) constipação intestinal com trânsito normal com associação de sintomas abdominais caracterizando a síndrome do intestino irritável a partir de critérios previamente estabelecidos; e

d) constipação retal (evacuação obstruída): relaciona-se às alterações anátomo-funcionais do assoalho pélvico alterando o mecanismo normal da defecação e é produzida por diversos fatores, tais como:

   1) disfunção do assoalho pélvico associada a alterações anatômicas, como o descenso perineal, retocele, intussuscepção retal e retoanal, prolapso retal completo (procidência), sigmoidocele e enterocele;

   2) disfunção do assoalho pélvico sem alterações anatômicas; e

   3) ausência de relaxamento ou contração paradoxal da musculatura do assoalho pélvico ou espasmos dos elevadores.

A constipação funcional é um sintoma que altera a qualidade de vida, mas não apresenta risco de morte. No entanto, é necessário selecionar adequadamente os pacientes que poderão se beneficiar com a investigação especializada e completa para escolher a terapêutica adequada. A anamnese detalhada aliada a exames de fisiologia anorretal atualmente disponíveis, como o tempo de trânsito cólico[2-4], manometria anorretal[5-7], eletromiografia anorretal[8,9], defecografia[10-12], ultra-sonografia (US)[13-16] e ressonância magnética (RM)[17-21] com técnicas dinâmicas, possibilitam identificar com precisão os fatores determinantes da evacuação obstruída.

A defecografia[5,10-12], manometria anorretal[5,6] e eletromiografia[8,9] são os exames mais utilizados para avaliar tais distúrbios. Com relação à defecografia, mais comumente utilizada na avaliação dinâmica do assoalho pélvico, apresenta as desvantagens de expor o paciente à radiação, não demonstra as estruturas anatômicas envolvidas e é desconfortável, sobretudo para pacientes idosos. Estudos recentes têm demonstrado a aplicabilidade da ultra-sonografia[13-16] e ressonância magnética dinâmicas[17-21] na avaliação desses distúrbios. Tais exames têm apresentado resultados satisfatórios. As técnicas desenvolvidas com a ultra-sonografia dinâmica utilizam diferentes tipos de transdutores. Barthet e col.[13] utilizaram um transdutor retal linear, demonstrando resultados semelhantes à defecografia enquanto Beer-Gabel e col.[14,15] desenvolveram a técnica com o transdutor transperineal, utilizando gel intra-retal e intravaginal, demonstrando resultados semelhantes à defecografia. Van Outryve e col.[16] avaliaram exclusivamente pacientes portadores de *"anismus"* com transdutor linear anorretal. Utilizaram as medidas de comprimento e espessura da musculatura esfincteriana para determinar o relaxamento e a contração muscular durante o esforço evacuatório.

Mais recentemente, Murad-Regadas e col.[22-26] desenvolveram nova técnica de ultra-sonografia dinâmica utilizando transdutor anorretal tridimensional para ser utilizada no diagnóstico das alterações anátomo-funcionais do assoalho pélvico, tais como o *anismus*, prolapso mucoso retal, anorretocele, intussuscepção retal e enterocele.

432 PARTE VIII – DOENÇAS DO RETO E ÂNUS

ASPECTOS TÉCNICOS

Equipamentos

É necessário obter-se a visualização longitudinal da região anorretal e pelve durante a avaliação dinâmica dos distúrbios da evacuação. Daí a limitação do transdutor axial com 360°, sem imagem tridimensional.

Utiliza-se um equipamento de ultra-sonografia Rawk® (B-K Medical®) bi e tridimensional com transdutor 360°, tipo 2050, com escaneamento automático, freqüências 10-16MHz, distância focal variando 2,8 a 5,7cm. A imagem tridimensional (3D) é formada pela seqüência de numerosas imagens paralelas transaxiais resultando num cubo. A aquisição desse cubo se faz pela varredura do segmento anorretal (6,0cm) que é obtida pela movimentação automática proximal-distal da extremidade do transdutor. Ao término do escaneamento das imagens, o transdutor é então retirado do reto e a imagem formada em cubo é gravada e amplamente movimentada, possibilitando ao operador analisá-las em múltiplos planos (sagital, transversal e diagonal), possibilitando, portanto a visualização em diferentes níveis de profundidade. Existe ainda a possibilidade da multivisão que consiste na visualização de quatro ou seis imagens especializadas simultaneamente. O exame é escaneado em tempo real, ou seja, a possibilidade de poder revisá-lo como se estivesse sendo realizado ao vivo posteriormente tantas vezes quanto desejar, melhorando significativamente a precisão do diagnóstico e a quantidade de informações obtidas. Apresenta ainda a vantagem na produção de imagens com elevada resolução espacial, pois não é necessário movimentar o transdutor durante a aquisição das imagens, pois são obtidas através de escaneamento automático, resultando em menor desconforto e maior rapidez no exame. Cada escaneamento é realizado em aproximadamente 50 segundos.

Técnica

É necessário o preparo prévio com clister retal duas horas antes do exame. O paciente deve ser devidamente informado a respeito da técnica adotada, orientando-o sobre os movimentos a serem realizados, intercalando-se seqüências de repouso e esforço evacuatório mantido durante 20 segundos. O resultado do exame depende da cooperação do paciente.

O transdutor é introduzido no reto e mantido fixo, entre 6 e 7cm da margem anal. São realizados quatro escaneamentos visando identificar todas as alterações funcionais da evacuação. As imagens obtidas são avaliadas nos planos axial e longitudinal, podendo ser necessário associar o diagonal. Cada escaneamento tem a duração de 50 segundos, podendo ser repetidos se necessário. O exame completo tem a duração média de aproximadamente 10 a 15 minutos.

Escaneamento 1

O transdutor é posicionado a 6cm da margem anal. Segue o escaneamento do reto inferior, junção anorretal e canal anal com o paciente em repouso. É avaliada a conformação anatômica do canal anal, buscando identificar eventuais lesões musculares (Figura 31.1), mesmo em pacientes assintomáticos (lesões ocultas).

Escaneamento 2

O transdutor é posicionado a 6cm da margem anal. Segue uma seqüência de repouso e esforço evacuatório no mesmo escaneamento. É iniciado com o

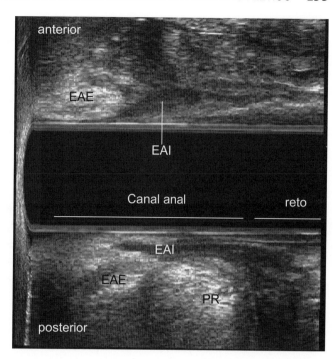

Figura 31.1. Paciente do sexo feminino em repouso. Canal anal normal. Plano longitudinal mediano (LM). Avaliação esfincteriana. Esfíncter anal externo/puborretal (EAE/PR). Imagem hiperecóica. Esfíncter anal interno (EAI). Imagem hipoecóica.

paciente em repouso durante 15 segundos, capturando imagens do reto inferior e junção anorretal. O paciente é então solicitado a fazer esforço evacuatório durante 20 segundos, capturando-se imagens dinâmicas da junção anorretal, canal anal superior e médio proximal. Finalmente, mantém-se em repouso durante os últimos 15 segundos, correspondendo ao canal anal médio distal e inferior.

Este escaneamento visa avaliar os movimentos do músculo puborretal durante o esforço evacuatório, identificando o relaxamento normal ou a ocorrência de contração paradoxal (*anismus*).

Escaneamento 3

O transdutor é posicionado a 7cm da margem anal e segue outra seqüência de repouso e esforço evacuatório semelhante ao descrito no escaneamento anterior (2). No entanto, o escaneamento é iniciado mais proximal que o anterior, a 7cm da margem anal e tem como objetivo identificar a existência de intussuscepção retorretal. Esses achados são confirmados no escaneamento seguinte.

Escaneamento 4

Injeta-se inicialmente 120ml de gel para ultra-sonografia na ampola retal, o transdutor é posicionado a 7cm da margem anal e segue a mesma técnica utilizada nos escaneamentos 2 e 3. No entanto, esse escaneamento deve ser repetido duas vezes, sendo necessário reintroduzir mais gel quando é eliminado parcial ou totalmente durante o esforço evacuatório. Nessa avaliação, a introdução do gel possibilita não somente distender a ampola retal e a visualização das camadas da parede retal, mas também despertar desejo para evacuar, simulando um ato da defecação.

Nesse escaneamento é possível identificar todas as estruturas anatômicas do canal anal, junção anorretal, assoalho pélvico além de demonstrar e quantificar todas as alterações anátomo-funcionais ocorridas durante a evacua-

434 PARTE VIII – DOENÇAS DO RETO E ÂNUS

ção, confirmando inclusive aquelas já previamente sugeridas nos escaneamentos anteriores. Daí a razão de denominarmos este exame como "ecodefecografia".

Ressalta-se a importância de se certificar que o paciente está efetivamente realizando o esforço evacuatório com o transdutor posicionado no canal anal e reto. Pode ser confirmado pela percepção do esforço evacuatório sobre o transdutor, pela eliminação do gel retal e pela mudança na posição das estruturas anatômicas.

Interpretação das imagens

Concluídos os escaneamentos, as imagens estáticas e dinâmicas são devidamente analisadas. As estruturas anatômicas envolvidas na defecação são analisadas comparando suas posições no repouso e no esforço evacuatório (imagens dinâmicas) utilizando linhas e/ou ângulos para medições de referência. Serão analisadas as imagens de acordo com cada distúrbio evacuatório.

ANISMUS

A definição utilizada para esta alteração funcional consiste na contração paradoxal dos músculos voluntários estriados do canal anal (músculos puborretal/esfíncter anal externo) durante o esforço evacuatório. Este é o único distúrbio evacuatório possível de ser avaliado na modalidade bidimensional e tridimensional.

Modalidade bidimensional

O transdutor é posicionado à altura do músculo puborretal (PR). O ângulo é calculado no repouso (escaneamento 1) e durante o esforço evacuatório (escaneamento 2). Este é formado por duas linhas diagonais que se projetam da posição de 3 e 9 horas da circunferência do transdutor (borda interna) e unem-se na borda interna do músculo PR, na posição de 6 horas. (Figuras 31.2A e B). No exame normal, o ângulo encontra-se reduzido devido ao relaxamento do PR durante o esforço evacuatório resultando no aumento da distância entre o transdutor e o músculo puborretal (Figuras 31.2A e B).

No exame com o diagnóstico de *anismus* o ângulo eleva-se devido à contração paradoxal dos músculos anais voluntários durante o esforço evacuatório, resultando em redução na distância entre o transdutor e o músculo PR (Figuras 31.3A e B).

Modalidade tridimensional (plano longitudinal mediano)

Foi desenvolvido um ângulo formado pela confluência de uma linha traçada paralela à borda interna do PR (com comprimento 1,5cm) com outra linha vertical, longitudinal ao eixo do canal anal. Esse ângulo é calculado no repouso (escaneamento 1) e no esforço evacuatório (escaneamentos 2, 3 ou 4)[25]. No exame normal ocorre elevação da distância entre o transdutor e o PR e conseqüentemente do ângulo durante o esforço evacuatório devido ao relaxamento do PR e EAE[25] (Figuras 31.4A e B).

No exame com o diagnóstico de *anismus*, ocorre, ao contrário, redução da distância entre o transdutor e o PR, resultando na redução do ângulo devido à contração paradoxal dos músculos anais estriados durante o esforço evacuatório (Figuras 31.5A e B)[25].

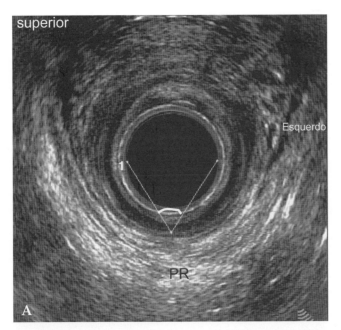 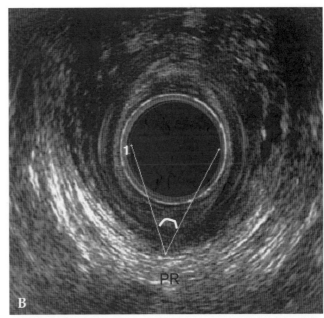

Figura 31.2. Paciente normal. Plano axial (AX). Ângulo formado pelas linhas diagonais projetadas na posição 3 e 9h da circunferência do transdutor que se unem na borda interna do puborretal (PR), na posição 6h (linhas). Em (**A**) repouso e em (**B**) esforço evacuatório (redução no ângulo).

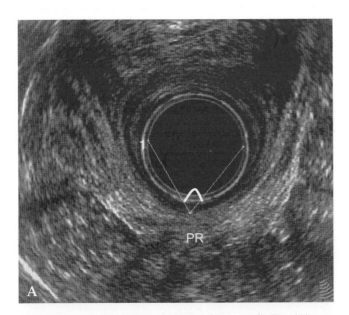 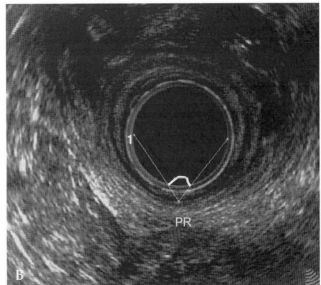

Figura 31.3. Paciente com *anismus* (plano axial). Em (**A**) repouso e em (**B**) esforço evacuatório, com aumento no ângulo.

As medidas dos ângulos são projetadas de forma contrária nos cortes axial (exame 2D) e longitudinal (3D) devido às referências estabelecidas mas são de fácil compreensão pois ambas projeções visam avaliar os movimentos do puborretal durante o esforço evacuatório. A vantagem da projeção tridimensional é que possibilita avaliar o movimento do PR e do EAE em toda sua extensão longitudinal. Devido à elevada resolução espacial das imagens, é possível identificar ainda o início e o término do esforço sem distorção das imagens, a despeito dos movimentos executados.

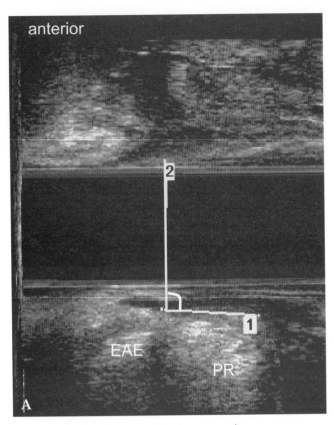
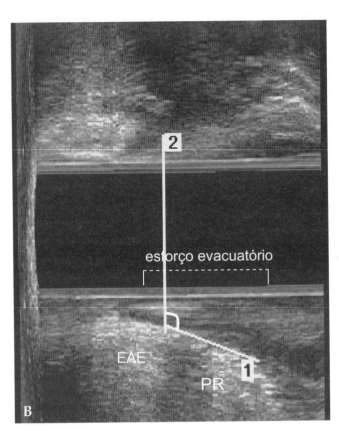

Figura 31.4. Paciente normal (plano LM). Ângulo formado pela confluência de uma linha traçada paralela a borda interna do puborretal (PR) (1) com uma outra vertical, longitudinal ao eixo do canal anal (2). Em (**A**) repouso e em (**B**) esforço evacuatório com aumento no ângulo.

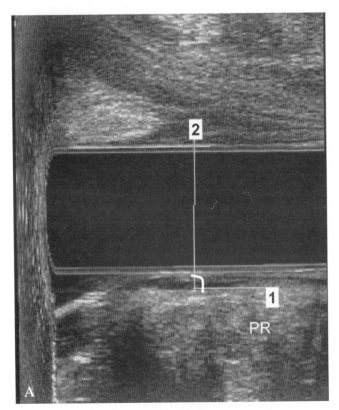
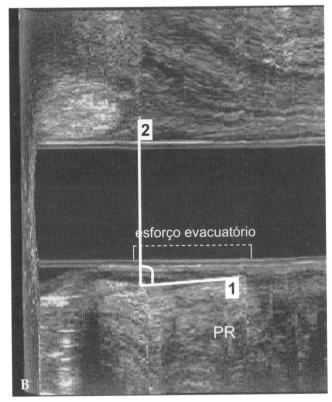

Figura 31.5. Paciente com *anismus* (plano LM). Em (**A**) repouso e em (**B**) esforço evacuatório com redução no ângulo.

ANORRETOCELE

Consiste na herniação da parede do reto inferior em direção à vagina. Conforme estudo realizado por Regadas e col.[27], foi demonstrado que, na verdade, a herniação inicia-se junto a parede anterior do canal anal superior e junção anorretal, estendendo-se em seguida para o reto inferior. Dessa forma, sugeriram denominar esta alteração anatômica e funcional como "anorretocele".

A anorretocele é identificada no "escaneamento 4" (plano longitudinal mediano), utilizando gel intra-retal. São avaliados os movimentos das paredes posterior da vagina, anterior do reto inferior, da junção anorretal e do canal anal súpero-medial. A vagina é a estrutura anatômica escolhida como referência e sua posição determinada por linhas paralelas traçadas junto da parede posterior.

Comprova-se o esforço evacuatório identificando a distância entre essas duas linhas paralelas traçadas na projeção da parede posterior da vagina no repouso e durante o esforço evacuatório. Observa-se claramente que no repouso a vagina se mantém mais elevada e no esforço evacuatório ela é deslocada para baixo (Figuras 31.6 e 31.7). Tal distância pode variar de 2 a 7mm (média = 4mm).

Ausência de anorretocele

A vagina é deslocada para baixo e para trás, empurrando a parede anterior do reto inferior, junção anorretal e canal anal superior durante o esforço evacuatório, mantendo-se em linha reta, no mesmo nível ou posteriormente à sua posição original, em repouso, na projeção do reto inferior (Figuras 31.6 e 31.7)[23,24,26].

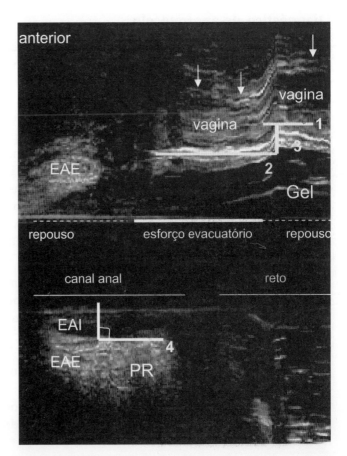

Figura 31.6. Paciente sem anorretocele ou *anismus* (plano LM). Comprovação do esforço evacuatório. Linha 1 – Paralela parede posterior vagina em repouso. Linha 2 – paralela a parede posterior vagina no esforço evacuatório. Linha 3 – Medida entre as linhas 1 e 2. Parede posterior da vagina se mantém no mesmo nível que durante o esforço evacuatório (linha 2). Esforço evacuatório com aumento do ângulo (4).

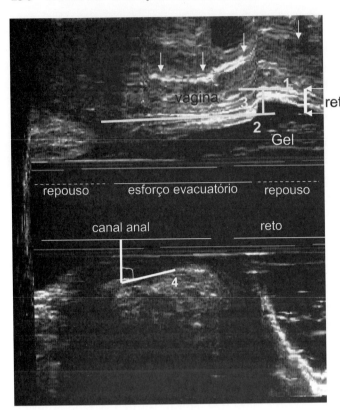

Figura 31.7. Paciente sem anorretocele e com *anismus* (plano LM). Comprovação do esforço evacuatório. Linha 1 – paralela a parede posterior da vagina durante o repouso. Linha 2 – paralela a parede posterior da vagina durante o esforço evacuatório. Linha 3 – Medida entre as linhas 1 e 2 da parede posterior da vagina que se mantém no mesmo nível no esforço evacuatório (linha 2). Esforço evacuatório com redução no ângulo (4).

Diagnóstico de anorretocele

A parede posterior da vagina é empurrada para frente quando se eleva a pressão ao nível da junção anorretal e canal anal superior durante o esforço evacuatório. A anorretocele é demonstrada e quantificada pelo cálculo da distância entre duas linhas horizontais traçadas paralelas à parede posterior da vagina, sendo uma no ponto inicial do esforço evacuatório, quando a parede posterior da vagina empurra para baixo e para trás a parede anterior do reto inferior, e a outra no ponto de máxima distensão da parede anterior da junção anorretal e canal anal superior, herniando para dentro da vagina (Figura 31.8)[23,24,26]. Na anorretocele extensa, pode ser necessário elevar a distância focal do transdutor até 4,7cm para visualização completa da herniação. Esta distância focal não produz ainda qualquer distorção na imagem e as estruturas anatômicas permanecem claramente evidenciadas (Figura 31.9).

A classificação ecodefecográfica da anorretocele com relação ao tamanho foi estabelecida comparando as distâncias entre as posições da parede posterior da vagina durante o início e o final do esforço evacuatório com os achados do exame físico (toque retal) e da cinedefecografia. Foi então estabelecido que a distância entre 2,0 a 5,0mm (média 3,5mm) corresponde a anorretocele grau I; entre 6,0 a 12,0mm (média 9,5mm) anorretocele grau II, e maior que 13mm anorretocele grau III (Figuras 31.10 a 31.13)[24]. A ecodefecografia demonstra claramente as diferentes posições de todas as estruturas anatômicas envolvidas na defecação, identificando e quantificando com facilidade a anorretocele[22-24,26].

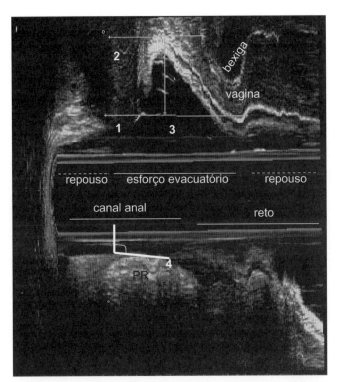

Figura 31.8. Paciente com anorretocele grau III sem *anismus* (plano LM). Linha 1 – paralela a parede posterior da vagina no início do esforço evacuatório. Linha 2 – paralela a parede posterior da vagina no ponto de maior herniação. Linha 3 – distância entre as linhas (classificação de anorretocele). Esforço evacuatório com aumento no ângulo (4).

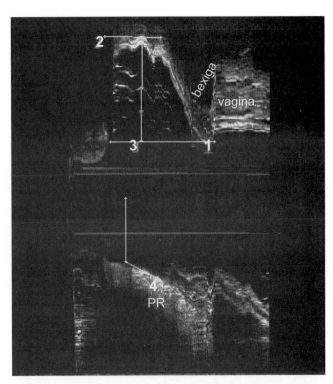

Figura 31.9. Paciente com anorretocele grau III volumosa sem *anismus* (plano LM). Esforço evacuatório com aumento no ângulo (4). Distância focal de 4,7cm possibilitou visualizar o tamanho completo da herniação (3).

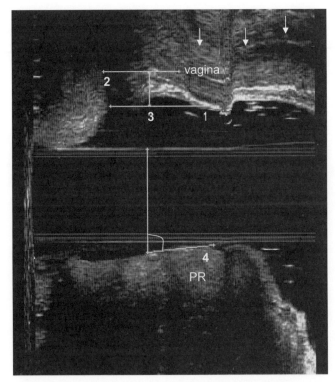

Figura 31.10. Paciente com anorretocele grau I e *anismus* (plano LM). Linha 3 – distância entre as linhas 1 e 2 variou 0,2 a 0,5cm. *Anismus* (contração paradoxal do PR) demonstrado pela redução no ângulo durante o esforço evacuatório (4).

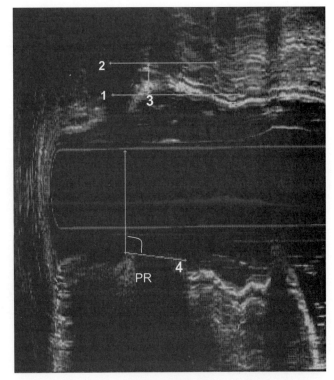

Figura 31.11. Paciente com anorretocele grau I, sem *anismus* (plano LM). Foi evidenciado relaxamento do puborretal demonstrado pelo aumento no ângulo no esforço evacuatório (4).

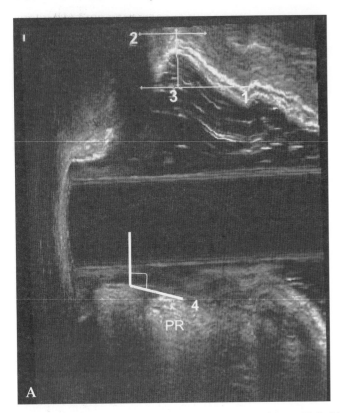
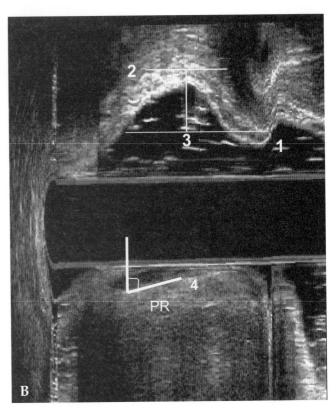

Figura 31.12. Paciente com anorretocele grau II (plano LM). Linha 3 – distância entre as linhas 1 e 2 variou de 0,6 a 1,2cm. Em (**A**) foi evidenciado relaxamento do puborretal demonstrado pelo aumento no ângulo no esforço evacuatório (4). Em (**B**) a presença de *anismus* demonstrado pela redução no ângulo durante o esforço evacuatório (4).

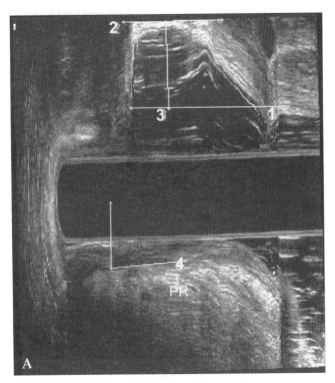
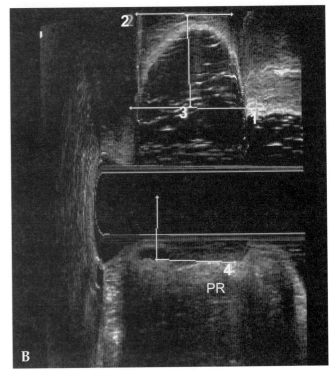

Figura 31.13. Paciente com anorretocele grau III (plano LM). Linha 3 – distância entre as linhas 1 e 2 acima de 1,2cm. Em (**A**) presença de *anismus* demonstrado pelo redução no ângulo no esforço evacuatório (4). Em (**B**) foi evidenciado relaxamento do puborretal demonstrado pelo aumento no ângulo no esforço evacuatório (4).

INTUSSUSCEPÇÃO

É definida como a projeção das camadas da parede do reto em direção ao seu lúmen. Denomina-se retorretal ou retoanal quando adentra o canal anal. A intussuscepção forma-se em qualquer quadrante, e está normalmente associada à anorretocele e este processo é claramente demonstrado em imagens obtidas pela ecodefecografia.

É identificada claramente pela visualização de duas camadas musculares paralelas durante o esforço evacuatório sem gel intra-retal nos planos axial e longitudinal (escaneamentos 2 e 3). Quando se utiliza gel intra-retal (escaneamento 4), identifica-se as camadas da parede retal projetando-se para a luz do reto (Figura 31.14). No entanto, nas intussuscepções menores (ocultas), caracterizam-se por pequenos deslocamentos mantendo as camadas retais quase paralelas entre si (Figuras 31.15 e 31.16). Já nas maiores, o deslocamento das camadas retais é mais pronunciado, projetando-se de forma perpendicular entre si (Figura 31.17). A associação do plano diagonal pode ser fundamental para visualizá-las mais claramente. Mesmo quando a intussuscepção ocorre ao nível da anorretocele, esta pode ser normalmente identificada e quantificada com relação ao seu tamanho (Figuras 31.17 e 31.18)[23,24,26]. É necessário realizar os escaneamentos 2 e 3 para identificar respectivamente a intussuscepção baixa e alta. Já na identificação da intussuscepção oculta, é realmente necessário associar os escaneamentos com e sem gel intra-retal, nas projeções axial e longitudinal.

PROLAPSO ANAL

Consiste no espessamento do tecido subepitelial do canal anal, entre o transdutor e o esfíncter anal interno. Pode ser medido nos dois planos axial e longitudinal e avaliado no repouso e durante o esforço evacuatório (escaneamentos 1 e 2)[22-24,26]. A Figura 31.19 exemplifica esse fato.

ENTEROCELE

As alças intestinais são normalmente visualizadas na projeção do quadrante anterior do reto médio e inferior, proximal à bexiga e ao útero, mesmo durante o esforço evacuatório. A enterocele é caracterizada pela identificação de alças intestinais na projeção do reto inferior e canal anal superior, ao nível do músculo puborretal e podem ser claramente visualizadas nos planos axial e longitudinal (escaneamentos 2, 3 e 4) (Figura 31.20).

CISTOCELE E HISTEROCELE

O útero é normalmente identificado durante a ultra-sonografia anorretal no escaneamento sem gel. Já a bexiga necessita encontrar-se parcialmente cheia para ser visualizada no escaneamento sem e com gel (Figuras 31.21 e 31.22). Deslocam-se normalmente até ao nível da borda proximal do músculo puborretal durante o esforço evacuatório. Sugere-se a presença de cistocele e/ou histerocele quando o deslocamento ultrapassa a borda do músculo PR em mais de 1,0cm e podem ser claramente visualizados nos planos axial e longitudinal (escaneamentos 3 e 4) (Figuras 31.23 e 31.24)[23,24,26].

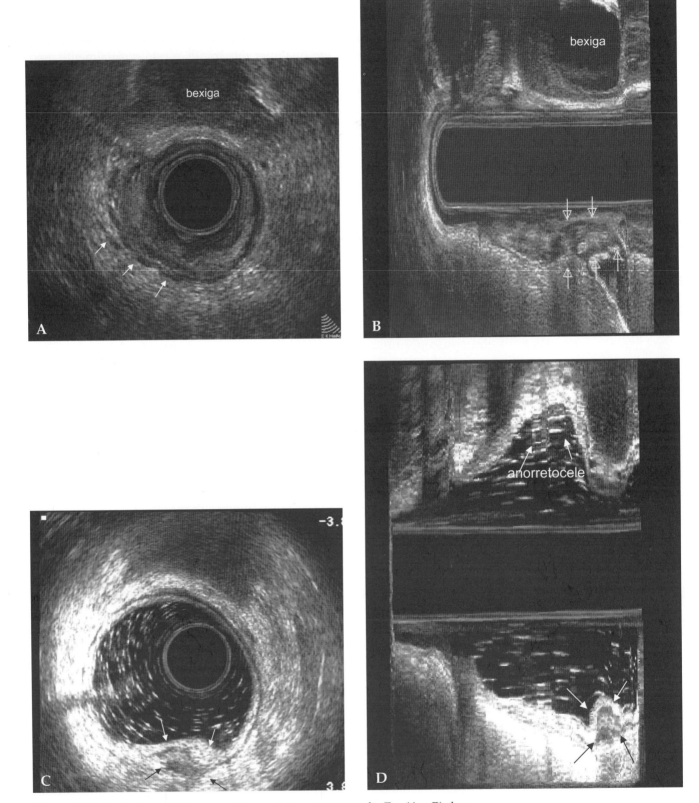

Figura 31.14. Paciente com intussuscepção posterior e anorretocele. Em (**A** e **B**) duas camadas musculares posteriores (setas). Escaneamento sem gel (plano AX e LM). Em (**C** e **D**) projeção da parede retal para luz (setas). Escaneamento com gel. Planos AX e longitudinal sagital (LS).

ECODEFECOGRAFIA DINÂMICA NOS DISTÚRBIOS FUNCIONAIS DO ASSOALHO PÉLVICO   **443**

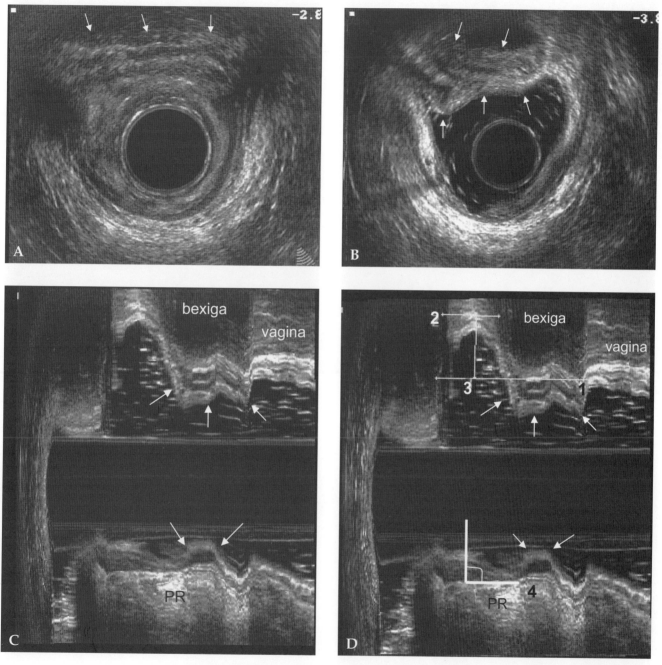

Figura 31.15. Paciente com intussuscepção anterior e posterior (oculta) associado a anorretocele grau III sem *anismus*. Em (**A**) duas camadas musculares (setas). Escaneamento sem gel (plano AX). Em (**B**) projeção das camadas retais para luz do reto. Escaneamento com gel (plano AX). Em (**C** e **D**) projeção das camadas retais para o lúmen do reto (deslocamento paralelo) (setas). As linhas 1, 2 e 3 referem-se às medidas da anorretocele. Foi evidenciado relaxamento do puborretal demonstrado pelo aumento no ângulo durante o esforço evacuatório (4).

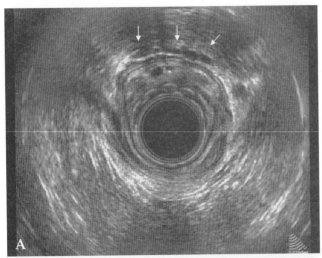
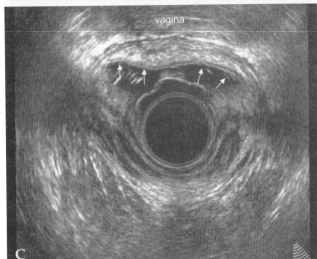
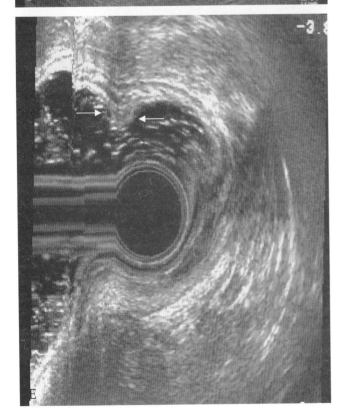
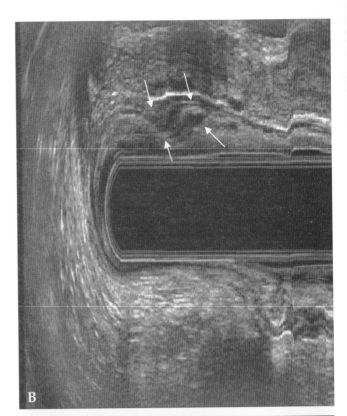
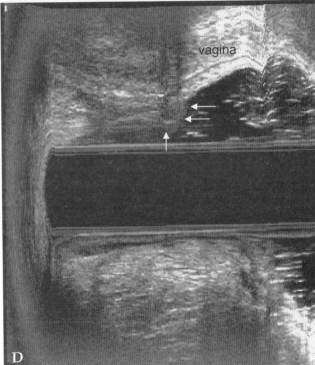

Figura 31.16. Paciente com intussuscepção anterior pequena (deslocamento paralelo) e ausência de anorretocele. Em (**A** e **B**), duas camadas musculares (setas). Escaneamento sem gel (planos AX e LS). Em (**C, D** e **E**) projeção da parede retal para o lúmen (setas). Escaneamento com gel (plano AX e LS).

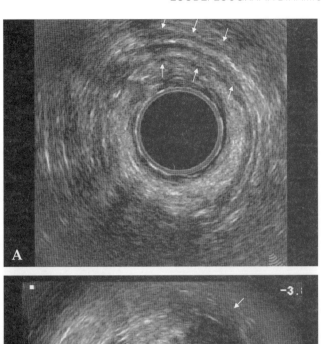
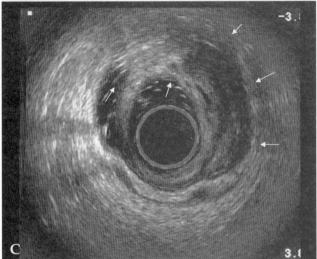
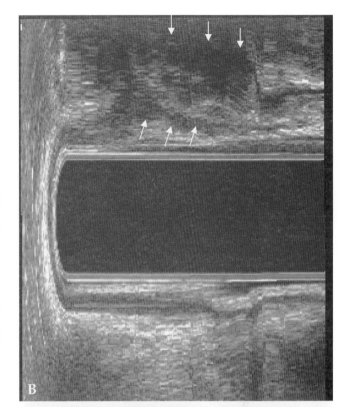
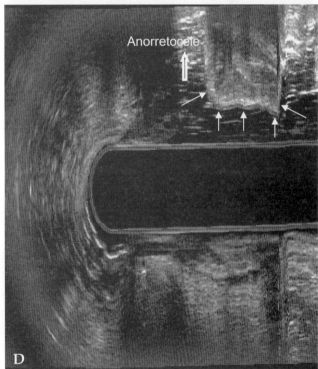
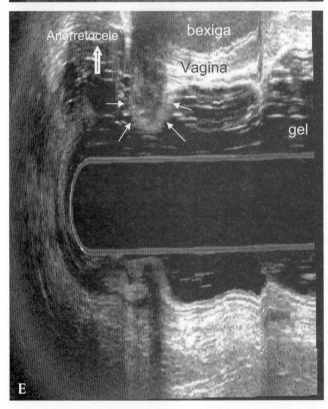

Figura 31.17. Paciente com intussuscepção anterior volumosa e anorretocele. Em (**A** e **B**) duas camadas musculares (setas). Escaneamento sem gel (plano AX e LS). Em (**C, D** e **E**) projeção da parede retal para o lúmen com deslocamento perpendicular (setas finas). Escaneamento com gel (plano AX (**C**) e LS).

446 PARTE VIII – DOENÇAS DO RETO E ÂNUS

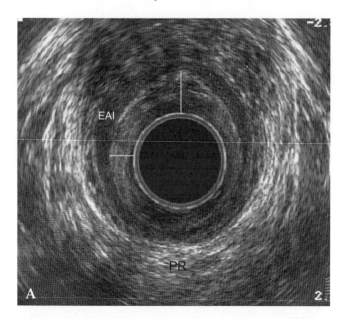
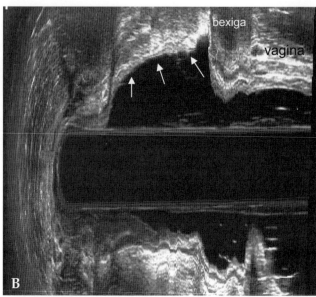
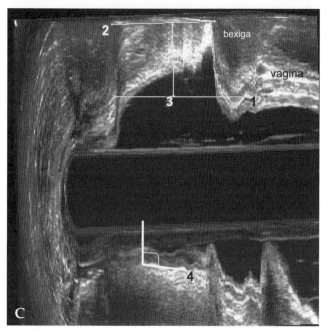

Figura 31.18. Paciente com intussuscepção anterior (setas) e anorretocele grau III sem *anismus*. Escaneamento com gel. Em (**A**) plano AX. **B**) Projeção das camadas retais dentro do lúmen retal, ao nível da anorretocele (setas). Em (**C**) linhas 1, 2 e 3 medidas da anorretocele. Foi evidenciado relaxamento do puborretal demonstrado pelo aumento no ângulo durante o esforço evacuatório (4).

COMENTÁRIOS

A técnica dinâmica reproduz os movimentos realizados durante o esforço evacuatório, mesmo com o transdutor inserido no canal anal e reto e o paciente posicionado em decúbito lateral esquerdo. O gel ultra-sônico simula as fezes mesmo com consistência gelatinosa, pois é eliminado parcial ou completamente durante o esforço evacuatório. Existe maior dificuldade em eliminá-lo em pacientes com *anismus*. Foi estabelecido o tempo de 20 segundos de esforço evacuatório para cada escaneamento, pois é o suficiente para visualizar as alterações anátomo-funcionais ocorridas durante o processo evacuatório e é bem tolerado pelo paciente. Foram realizados em torno de cinco escaneamentos com duração de 50 segundos cada, com intervalos de alguns segundos entre eles, de acordo com cada paciente. Cada exame é realizado no tempo médio de 15 minutos.

A aquisição da imagem no repouso e durante o esforço evacuatório, com e sem gel ultra-sônico, distando entre 6 e 7cm da margem anal, possibilita vi-

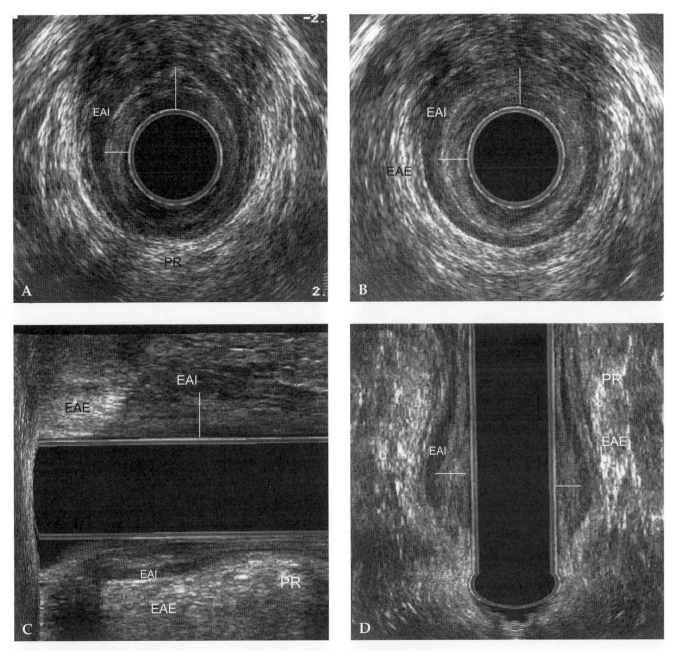

Figura 31.19. Prolapso mucoso anal. Espessamento subepitelial mais acentuado anterior (linhas). Em (**A**) canal anal superior. Em (**B**) canal anal médio. Em (**C**) plano LM e em (**D**) plano transversal.

sualizar as estruturas anatômicas pélvicas, desde o útero ao canal anal inferior, identificando a posição e os movimentos durante o esforço evacuatório. Esta seqüência de escaneamentos diferentes possibilita adicionar informações e elucidar casos duvidosos.

Conclui-se, portanto, que a ultra-sonografia dinâmica pode ser utilizada como um método de avaliação em pacientes com distúrbios da evacuação, pois demonstra claramente todas as estruturas anatômicas envolvidas na defecação, identificando exatamente onde e como se desenvolve este mecanismo. Apresenta ainda a vantagem de avaliar simultaneamente a integridade anatômica ou a presença de lesões esfincterianas. É bem tolerado, rápido, de baixo custo, não expõe o paciente à radiação e apresenta elevada resolução espacial.

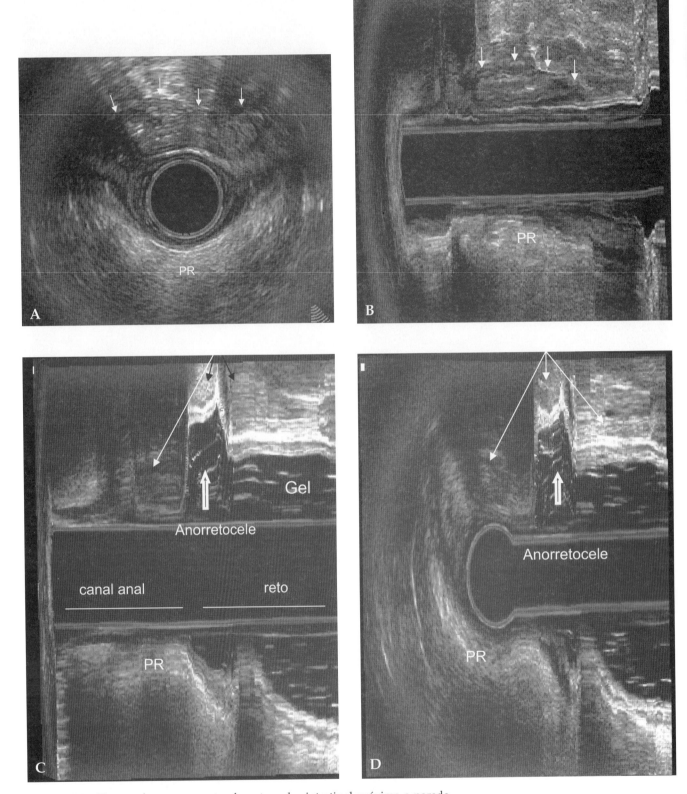

Figura 31.20. Enterocele com anorretocele note a alça intestinal próxima a parede anterior do canal anal superior (projeção do puborretal) no esforço evacuatório (setas finas). Em (**A** e **B**) escaneamento sem gel. **A**) Canal anal superior (plano axial e plano longitudinal sagital). Em (**C** e **D**) escaneamento com gel (plano LM e longitudinal com coronal).

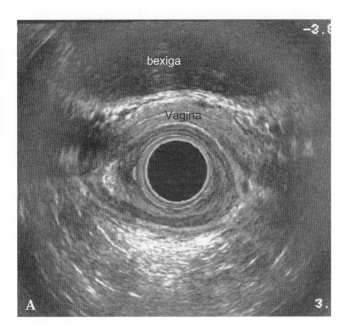
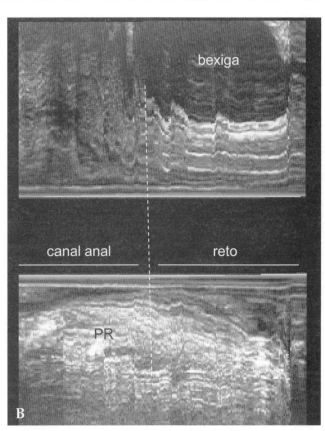

Figura 31.21. Posição da bexiga normal (acima do puborretal) no esforço evacuatório. Escaneamento sem gel. Em (**A**) junção anorretal (plano axial) e em (**B**) plano LM.

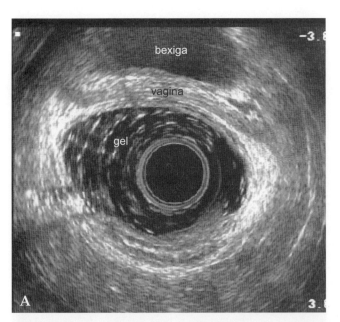
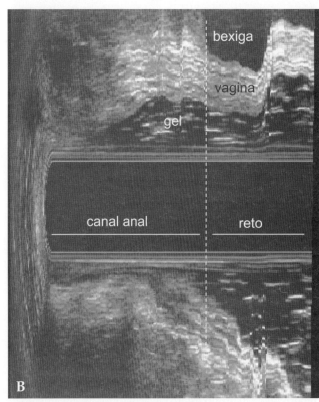

Figura 31.22. Posição da bexiga normal (acima do puborretal) no esforço evacuatório. Escaneamento com gel. Em (**A**) junção anorretal (plano axial) e em (**B**) plano LM.

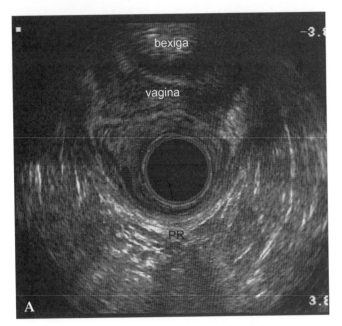
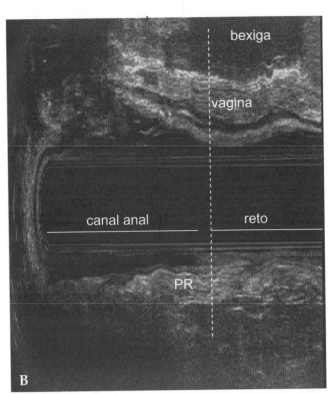

Figura 31.23. Cistocele, bexiga posicionada abaixo do puborretal (> 1cm) no esforço evacuatório. Escaneamento sem gel. Em (**A**) canal anal superior (plano AX). Em (**B**) plano LM.

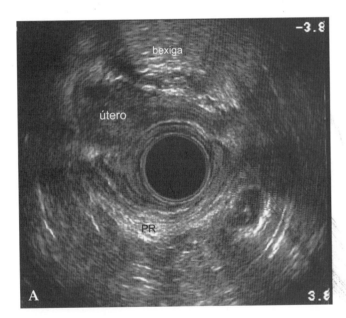
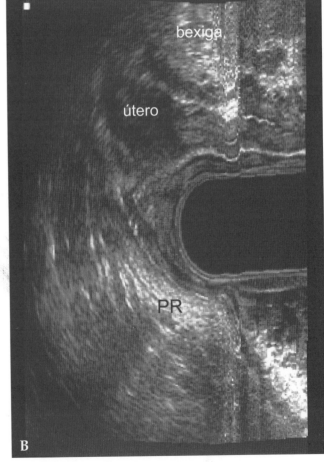

Figura 31.24. Histerocele, útero posicionado abaixo do puborretal (> 1cm) no esforço evacuatório. Escaneamento sem gel. Em (**A**) canal anal superior (plano AX) e em (**B**) plano coronal longitudinal sagital.

REFERÊNCIAS BIBLIOGRÁFICAS

1. Drossman DA. The functional gastrointestinal disorders and the Rome II process. Gut 1999;45 Suppl 2:II1-5.
2. Chaussade S, Roche H, Khyari A, Couturier D, Guerre J. [Measurement of colonic transit time: description and validation of a new method]. Gastroenterol Clin Biol 1986; 10(5):385-9.
3. Karlbom U, Pahlman L, Nilsson S, Graf W. Relationships between defecographic findings, rectal emptying, and colonic transit time in constipated patients. Gut 1995;36(6): 907-12.
4. Nam YS, Pikarsky AJ, Wexner SD, Singh JJ, Weiss EG, Nogueras JJ, e col. Reproducibility of colonic transit study in patients with chronic constipation. Dis Colon Rectum 2001;44(1):86-92.
5. Wald A, Caruana BJ, Freimanis MG, Bauman DH, Hinds JP. Contributions of evacuation proctography and anorectal manometry to evaluation of adults with constipation and defecatory difficulty. Dig Dis Sci 1990;35(4):481-7.
6. Sutphen J, Borowitz S, Ling W, Cox DJ, Kovatchev B. Anorectal manometric examination in encopretic-constipated children. Dis Colon Rectum 1997;40(9):1051-5.
7. Voderholzer WA, Neuhaus DA, Klauser AG, Tzavella K, Muller-Lissner SA, Schindlbeck NE. Paradoxical sphincter contraction is rarely indicative of anismus. Gut 1997; 41(2):258-62.
8. Jorge JM, Wexner SD, Ger GC, Salanga VD, Nogueras JJ, Jagelman DG. Cinedefecography and electromyography in the diagnosis of nonrelaxing puborectalis syndrome. Dis Colon Rectum 1993;36(7):668-76.
9. Lubowski DZ, King DW, Finlay IG. Electromyography of the pubococcygeus muscles in patients with obstructed defaecation. Int J Colorectal Dis 1992;7(4):184-7.
10. Mellgren A, Bremmer S, Johansson C, Dolk A, Uden R, Ahlback SO, e col. Defecography. Results of investigations in 2,816 patients. Dis Colon Rectum 1994;37(11):1133-41.
11. Chen HH, Iroatulam A, Alabaz O, Weiss EG, Nogueras JJ, Wexner SD. Associations of defecography and physiologic findings in male patients with rectocele. Tech Coloproctol 2001;5(3):157-61.
12. Dvorkin LS, Hetzer F, Scott SM, Williams NS, Gedroyc W, Lunniss PJ. Open-magnet MR defaecography compared with evacuation proctography in the diagnosis and management of patients with rectal intussusception. Colorectal Dis 2004;6(1):45-53.
13. Barthet M, Portier F, Heyries L, Orsoni P, Bouvier M, Houtin D, e col. Dynamic anal endosonography may challenge defecography for assessing dynamic anorectal disorders: results of a prospective pilot study. Endoscopy 2000;32(4):300-5.
14. Beer-Gabel M, Teshler M, Barzilai N, Lurie Y, Malnick S, Bass D, e col. Dynamic transperineal ultrasound in the diagnosis of pelvic floor disorders: pilot study. Dis Colon Rectum 2002;45(2):239-45; discussion 245-8.

15. Beer-Gabel M, Teshler M, Schechtman E, Zbar AP. Dynamic transperineal ultrasound vs. defecography in patients with evacuatory difficulty: a pilot study. Int J Colorectal Dis 2004;19(1):60-7.
16. Van Outryve SM, Van Outryve MJ, De Winter BY, Pelckmans PA. Is anorectal endosonography valuable in dyschesia? Gut 2002;51(5):695-700.
17. Lienemann A, Anthuber C, Baron A, Kohz P, Reiser M. Dynamic MR colpocystorectography assessing pelvic-floor descent. Eur Radiol 1997;7(8):1309-17.
18. Gufler H, Laubenberger J, DeGregorio G, Dohnicht S, Langer M. Pelvic floor descent: dynamic MR imaging using a half-Fourier RARE sequence. J Magn Reson Imaging 1999;9(3):378-83.
19. Kelvin FM, Maglinte DD, Hale DS, Benson JT. Female pelvic organ prolapse: a comparison of triphasic dynamic MR imaging and triphasic fluoroscopic cystocolpoproctography. AJR Am J Roentgenol 2000;174(1):81-8.
20. Fielding JR. Practical MR imaging of female pelvic floor weakness. Radiographics 2002;22(2):295-304.
21. Bolog N, Weishaupt D. Dynamic MR imaging of outlet obstruction. Rom J Gastroenterol 2005;14(3):293-302.
22. Murad-Regadas SM, Regadas FSP, Rodrigues LV. A novel Procedure to Assess Anismus using Three-Dimensional Dynamic Ultrasonography. Colrectal Dis 2006;in press.
23. Murad-Regadas SM, Regadas FSP, Rodrigues LV. Three-Dimensional Echodefecography. A Novel Procedure to Assess Anterior Anorectocele in Women. Tech. Coloproct 2006;in press.
24. Murad-Regadas SM, Regadas FSP, Rodrigues LV, Escalante RD, Silva FRS, Lima DMR, e col. Ecodefecografia tridimensional dinâmica: nova técnica para avaliação da Síndrome da Defecação Obstruída (SDO). Rev Bras Coloproctol 2006;26(2):168-77.
25. Murad-Regadas SM, Souza MH, Brito GA, Rodrigues LV, Regadas FS, Vasconcelos PR. Effect of soluble fiber or fructooligosaccharide supplementation upon trinitrobenzenesulphonic acid induced colitis in rats. Acta Cir Bras 2006; 21(5):315-20.
26. Murad-Regadas SMM, Regadas FSP, Lima DMR. Ultrasonografia anorretal Dinâmica. Novas Técnicas. In: Regadas FSP, Murad-Regadas SMM, editors. Distúrbios Funcionais do Assoalho Pélvico. Atlas de Ultra-sonografia Anorretal Bi e Tridimensional. Rio de Janeiro: Revinter; 2006. p. 79-94.
27. Regadas FSP, Murad-Regadas SM, Wexner SD, Rodrigues LV, Souza MHLP, Silva FR, e col. Anorectal Three-dimensional Endosonography and Anal Manometry in Assessing Anterior Rectocele in Women. A new pathogenesis concept and the basic surgical principle. Colorectal Dis 2006;0(0):(publicado on line).

PARTE **IX**

OUTRAS INDICAÇÕES

- HIPERTENSÃO PORTA
- TUMORES PULMONARES E MASSAS MEDIASTINAIS
- TUMORES SUBEPITELIAIS E COMPRESSÕES EXTRÍNSECAS
- CÂNCER DA PRÓSTATA

32

HIPERTENSÃO PORTA

GUSTAVO ANDRADE DE PAULO
LUIZ FELIPE PEREIRA DE LIMA
JOSÉ CELSO ARDENGH

"O esforço é grande e o homem é pequeno. (...)
A alma é divina e a obra é imperfeita.
Este padrão sinala ao vento e aos céus.
Que, da obra ousada, é minha a parte feita:
O por-fazer é só com Deus."

Padrão, 1934

Fernando Pessoa (1888-1935)

INTRODUÇÃO

A hipertensão porta (HP) é complicação grave de diversas doenças hepáticas crônicas[1]. É caracterizada por aumento anormal da pressão portal, sendo responsável pelas três principais complicações das hepatopatias crônicas: hemorragia digestiva alta por ruptura de varizes esofagogástricas, ascite e encefalopatia hepática[2].

Na América do Norte e Europa cerca de 90% dos pacientes com HP têm cirrose hepática[3]. Quando esta é diagnosticada, 30 a 40% dos pacientes com doença compensada (ausência de ascite, encefalopatia ou icterícia grave) e 60% daqueles com doença descompensada apresentam varizes[2-5]. Só nos Estados Unidos da América as complicações relacionas à HP contribuem substancialmente por mais de 32.000 mortes e mais de 20 milhões de dias de trabalho perdidos anualmente[6]. Além disso, naquele país, o tratamento da hemorragia digestiva secundária à HP resulta em gastos superiores a 1,2 bilhão de dólares anualmente[7]. Outras causas de HP, tais como a esquistossomose manssônica (forma hepatoesplênica), fibrose portal não-cirrótica e trombose portal são mais comuns na Ásia e América do Sul[4].

Na cirrose hepática, a HP é conseqüência do aumento do fluxo sangüíneo portal e da elevação da resistência vascular intra-hepática causada pela distorção da arquitetura hepática e aumento da pressão nos sinusóides[4]. Como resposta, uma grande rede de veias colaterais portossistêmicas se desenvolve pela abertura ou dilatação de vasos preexistentes e, possivelmente, por angiogênese[1,4]. Entre os diversos ramos colaterais que se desenvolvem, os de maior importância clínica são as varizes esofágicas e gástricas[4,7-9].

456 PARTE IX – OUTRAS INDICAÇÕES

Estima-se que a incidência de varizes de esôfago em pacientes cirróticos seja de 5 a 20%[5,10,11]. Quando acompanhadas, as varizes aumentam de diâmetro em 10 a 20% dos pacientes após um a dois anos da avaliação inicial[4,5,11,12].

O sangramento digestivo por ruptura de varizes esofágicas é complicação grave e ocorre em até 30% dos pacientes com doença hepática crônica[7,10,13-18]. A mortalidade associada ao sangramento inicial varia de 30 a 50%[5]. Se não tratados, até 60% dos pacientes que sobreviveram ao sangramento inicial apresentam ressangramento[19]. Quanto mais avançada for a hepatopatia, maior o risco de sangramento, atingindo mais de 40% dos pacientes com hepatopatia avançada (Child C) e com varizes esofágicas de grosso calibre em dois anos de seguimento[12,14,20].

ANATOMIA DO SISTEMA PORTA E DO ESÔFAGO DISTAL

Sistema porta

A veia porta é formada pela confluência das veias mesentérica superior e esplênica. A primeira drena o sangue do intestino delgado e parte do cólon, enquanto a segunda drena o sangue proveniente do baço, estômago e pâncreas. A veia mesentérica inferior, que drena o sangue do restante do cólon, junta-se à veia esplênica na maioria dos indivíduos, embora possa, ocasionalmente, drenar para a veia mesentérica superior ou veia porta. A veia gástrica esquerda, uma importante tributária da veia porta, drena a região da cárdia e a junção gastroesofágica[6,17].

A veia porta é responsável por cerca de dois terços do suprimento sangüíneo hepático. O restante, bem como 30 a 60% do oxigênio consumido, é fornecido pela artéria hepática. O sangue arterial, rico em oxigênio e com alta pressão, se mistura completamente com o sangue venoso, rico em nutrientes e pobre em oxigênio, no interior dos sinusóides hepáticos. Após perfundir os sinusóides, o sangue passa pelas vênulas hepáticas, veias hepáticas e veia cava inferior[21].

Anatomia venosa do esôfago distal

As varizes esofágicas são conseqüência da dilatação do plexo venoso na lâmina própria da porção distal do esôfago. Elas recebem sangue da veia gástrica esquerda e drenam para o sistema ázigos através de vasos perfurantes que atravessam a camada muscular. No esôfago distal, é possível a identificação da chamada "zona de paliçada" na qual inúmeros vasos finos e paralelos correm longitudinalmente através da camada superficial subepitelial da lâmina própria. Nessa zona de paliçada, que inicia-se junto à transição esofagogástrica (TEG) e estende-se cranialmente por 4 a 5cm, o plexo esofágico é mais superficial que no restante do esôfago e pouco protegido pelo tecido conectivo adjacente[22].

Em um estudo tridimensional da anatomia venosa do esôfago distal, Kitano e col.[23] descreveram quatro camadas de veias no esôfago de pacientes normais e com HP. São elas:

1) **Canais intra-epiteliais**: finos vasos que correm radialmente no interior do epitélio do esôfago e drenam a rede capilar desta área. Estes canais se unem aos plexos venosos superficiais em ângulo reto, imediatamente abaixo do epitélio.

2) **Plexo venoso superficial**: as veias formam uma complexa rede e apresentam comunicação com o plexo equivalente do estômago.
3) **Veias intrínsecas profundas**: constituem três a cinco troncos venosos principais com algumas comunicações entre si. Localizam-se abaixo do plexo superficial e mantém ampla comunicação com este. Nas porções distais do esôfago, estes troncos principais se conectam com troncos semelhantes no estômago.
4) **Veias da adventícia**: são numerosas pequenas veias localizadas na região periesofágica. Segundo Hashizume e col.[24] estas são extensões das veias subserosas do estômago proximal (Figuras 32.1 e 32.2). Veias perfurantes conectam as veias intrínsecas profundas com as da adventícia[23,25].

Em pacientes com HP, todos os canais venosos descritos por Kitano e col.[23] apresentam-se significativamente dilatados. Entretanto, são as veias intrínsecas profundas que se dilatam mais[26]. Kitano e col.[23] demonstraram que, em geral, três a cinco veias intrínsecas profundas apresentam-se tortuosas e

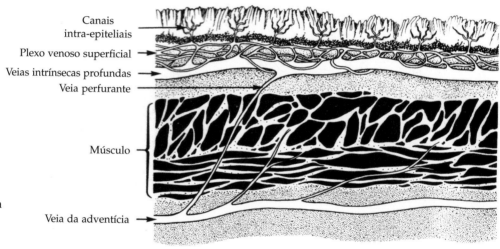

Figura 32.1. Representação da drenagem venosa do esôfago em pessoas normais[23].

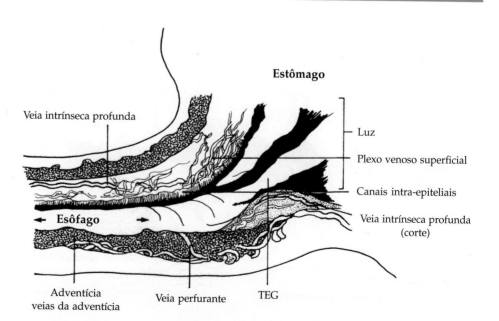

Figura 32.2. Representação da drenagem venosa da transição esofagogástrica em pessoas normais[23].

muito dilatadas, formando os canais varicosos principais vistos pela endoscopia. Assim como em indivíduos normais, estes canais quase não possuem comunicações entre si. Por outro lado, o plexo venoso superficial, também dilatado, apresenta várias intercomunicações, com uma média de quatro a cinco conexões por centímetro. Conexões entre as veias intrínsecas profundas e o plexo venoso superficial existem, porém em menor número (1 a 2 por centímetro). Com isso, pode-se dizer que as varizes esofágicas estão interconectadas de forma indireta[23,27]. Dilatação das veias da adventícia também ocorre e estas se comunicam com as veias profundas através de veias perfurantes calibrosas (Figuras 32.3 e 32.4).

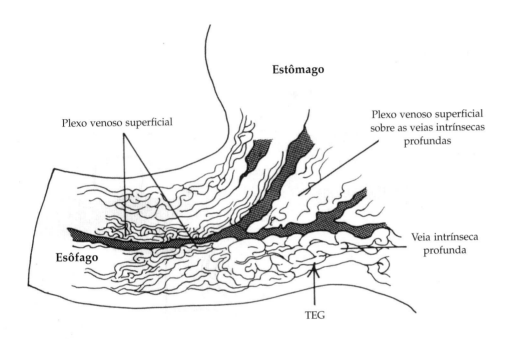

Figura 32.3. Representação da drenagem venosa da transição esofagogástrica em pacientes com hipertensão portal inicial[23].

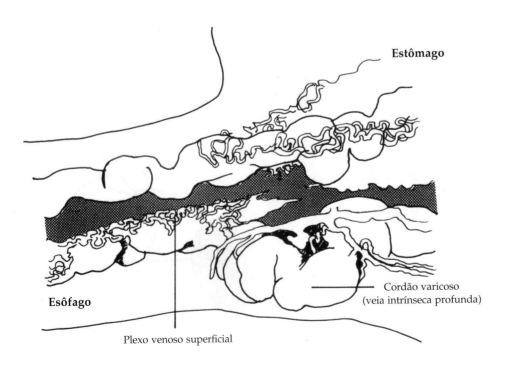

Figura 32.4. Representação da drenagem venosa da transição esofagogástrica em pacientes com hipertensão portal avançada[23].

McCormack e col.[25] demonstraram fluxo bidirecional nas varizes no terço distal do esôfago e atribuíram este fato à presença de veias perfurantes entre os vasos submucosos (intrínsecos) e os vasos da adventícia. A presença destes vasos perfurantes pode ser a explicação para a dificuldade de se erradicar as varizes em alguns pacientes[23].

Kitano e col.[23] propuseram que os sangramentos varicosos de grande quantidade ocorrem por ruptura de canais varicosos intrínsecos profundos, calibrosos, que se encontram adjacentes à superfície epitelial ou pela ruptura de um ramo principal do plexo venoso superficial no local da (ou próximo à) conexão direta com uma variz. Por outro lado, sangramentos menos volumosos, que cessam espontaneamente, podem ser originados de ramos do plexo superficial sem conexão direta com uma variz calibrosa, ou ainda de canais intra-epiteliais dilatados.

ECOENDOSCOPIA (EE) NA HIPERTENSÃO PORTA

Desde meados da década de 80, a ultra-sonografia endoscópica, também conhecida como ecoendoscopia (EE) ou endossonografia, tem sido utilizada como um método complementar importante no estudo da HP, sendo capaz de fornecer informações detalhadas e precisas sobre quase todo o sistema venoso porta. Ela pode visualizar as veias ázigos, esplênica, mesentéricas (superior e inferior), porta e gástrica esquerda, bem como varizes esofágicas, gástricas, veias colaterais periesofágicas, paraesofágicas, perigástricas e sinais de gastropatia congestiva. Além disso, a EE fornece informações sobre a presença de ascite e dilatação do ducto torácico[28-35].

Diagnóstico da hipertensão porta

A elevação da pressão portal dá origem a uma série de transformações na circulação portal que inclui diminuição ou inversão do sentido do fluxo sangüíneo pela veia porta, dilatação e aumento do fluxo sangüíneo nos vasos colaterais, incluindo a veia esplênica e os plexos venosos do esôfago distal, estômago proximal e veia ázigos e desenvolvimento de varizes esofagogástricas. A EE é capaz de detectar precocemente estas três alterações, permitindo um diagnóstico em estádios menos avançados[33,36-38].

Tanto os ecoendoscópios radiais quanto os setoriais têm sido empregados no estudo da HP. A vantagem dos setoriais é permitir a utilização do Doppler colorido, identificando a presença de fluxo no interior dos vasos.

Lee e col.[39] compararam 52 pacientes com HP com 166 pacientes dispépticos e observaram que a sensibilidade, especificidade, valor preditivo positivo (VP+) e valor preditivo negativo (VP-) da EE no diagnóstico da HP foram de 92,3%, 94,6%, 84,2% e 97,5%, respectivamente. A EE é superior à endoscopia no diagnóstico da HP, pois esta não detecta alterações vasculares extraluminais. Achados semelhantes foram relatados por Faigel e col.[29].

Outras alterações observadas pela ecoendoscopia na HP incluem dilatação da veia ázigos[32,40,41], esplênica[38], porta[36,38], do ducto torácico[31], espessamento da mucosa e submucosa gástricas[29] e presença de gastropatia hipertensiva portal[36].

Varizes gástricas

Com o transdutor posicionado logo abaixo da TEG e o estômago cheio de água, a EE detecta as varizes gástricas como estruturas hipoecóicas, arredondadas, localizadas abaixo da mucosa e submucosa, geralmente no fundo. Quando disponível, o Doppler colorido confirma o fluxo sangüíneo nestas varizes.

A EE tem-se mostrado melhor que a endoscopia convencional na detecção de varizes gástricas, sendo de valor incalculável quando a endoscopia não consegue diferenciar uma prega espessada ou uma lesão submucosa de uma variz[28,30,33,34,42-44]. Além disso, as varizes gástricas podem ser diagnosticadas mais freqüentemente com a EE que com a endoscopia (100% contra 45%; p < 0,0005)[45]. É interessante notar que as alterações vistas a EE podem preceder os achados endoscópicos.

Ao estudarem 66 cirróticos com e sem história de hemorragia varicosa, Faigel e col.[29] encontraram varizes gástricas em apenas dois (3%) durante a endoscopia e em 33 (50%) com a EE (p < 0,0001). Achados semelhantes foram relatados por Choudhuri e col.[46]. No estudo de Lee e col.[39] usando-se a EE como padrão-ouro, a sensibilidade, especificidade, VP+ e VP− da endoscopia no diagnóstico de varizes gástricas foram de 43,8%, 94,4%, 77,8% e 79,1%, respectivamente.

Varizes perigástricas

Ainda hoje, pouco se sabe sobre a real importância do estudo das varizes perigástricas no manejo dos pacientes com HP. Cerca de metade dos pacientes com HP apresentam veias perigástricas, que se mostram como numerosas estruturas arredondadas, anecóicas, externas à parede gástrica. Entretanto, é preciso fazer a diferenciação das varizes de vasos vistos em pessoas normais, como é o caso da veia gastroepiplóica, que corre pela grande curvatura do corpo[34]. Varizes perigástricas foram visualizadas em 97% dos pacientes cirróticos. Entretanto, 22% dos pacientes no grupo controle também possuíam estas varizes. Isso pode, então, corresponder a um achado normal[29].

GASTROPATIA HIPERTENSIVA PORTAL

Nos pacientes com gastropatia hipertensiva portal (GHP), múltiplas estruturas pequenas, arredondadas, anecóicas podem ser visualizadas na submucosa gástrica[28,34,36]. Caletti e col.[45] mostraram que a EE é tão sensível quanto à endoscopia na detecção de GHP.

Faigel e col. observaram que pacientes cirróticos apresentam espessamento da mucosa e submucosa gástricas. Este espessamento pode ser causado por obstrução ao fluxo venoso ou linfático. Entretanto, neste estudo, não foi possível correlacionar o espessamento encontrado com a GHP, pois muitos pacientes apresentavam anormalidades da mucosa.

Varizes esofágicas

As varizes esofágicas aparecem na EE como estruturas anecóicas, arredondadas ou ovaladas, localizadas na submucosa, projetando-se na luz do esôfago[28,46,47]. Dependendo da posição do transdutor em relação à variz, esta pode se mostrar como estrutura anecóica longitudinal[46].

Os primeiros trabalhos importantes empregando a EE radial no estudo das varizes esofágicas foram publicados em 1986 e 1988 por Caletti e col.[45,48]. A sensibilidade da EE no diagnóstico das varizes foi de 50%, quando comparada com a endoscopia (p < 0,005).

Em 1996, Burtin e col.[38] compararam-na com a endoscopia no estudo de 58 cirróticos. Ela detectou varizes em 25% dos pacientes com varizes finas, em 73% daqueles com varizes de médio calibre e em 89% daqueles com varizes grossas. No geral, varizes esofágicas foram identificadas em 88% dos cirróticos durante a endoscopia e em apenas 55% durante a EE (p < 0,01). Além disso, a EE não detectou os sinais da cor vermelha vistos à endoscopia.

No mesmo ano, Choudhuri e col.[46] mostraram que a EE detectou 100% (30/30) das varizes de grosso calibre, mas apenas 45% (9/20) das varizes de fino calibre (p < 0,00001). Os sinais da cor vermelha também não foram identificados.

Existem algumas possíveis explicações para a falta de sensibilidade dos antigos aparelhos de EE para o diagnóstico das varizes esofágicas. Em primeiro lugar, a distância focal máxima do aparelho estava fora do alcance das varizes. A segunda explicação seria a compressão dos cordões varicosos pelo balão colocado na ponta do ecoendoscópio[28,39,46,49]. Além disso, estes aparelhos eram muito grossos e de difícil manipulação, prejudicando seu desempenho[39].

Nos últimos anos, melhorias técnicas do exame mudaram radicalmente esse cenário[28,30,33,39]. Urabe e col.[50] conseguiram excelentes resultados (100%) na visualização de varizes não tratadas ao colocarem um balão 7cm acima da ponta do aparelho e preenchendo o esôfago com água (o balão impedia a broncoaspiração da água).

O emprego de miniprobes de alta freqüência (20MHz) durante a endoscopia digestiva alta também permite a avaliação direta do raio da variz e da espessura de sua parede[51,52]. Surpreendentemente, no estudo de Schiano e col.[51] não foi observada correlação direta entre o raio da variz e a espessura de sua parede. Esta falta de correlação sugere que a tensão na parede da variz não pode ser estimada corretamente apenas pela observação do diâmetro do vaso. Acredita-se que as medidas feitas pelos miniprobes de alta resolução sejam mais acuradas que as feitas durante uma endoscopia[28].

A presença de manchas hematocísticas também pode ser avaliada com miniprobes de alta freqüência[28]. Elas aparecem como projeções saculares da variz, lembrando dilatações aneurismáticas e podem ser evidenciadas em até 60% dos casos diagnosticados por endoscopia.

Recentemente, Lee e col.[39] empregaram ecoendoscópios modernos no estudo das varizes esofágicas e obtiveram resultados encorajadores quando comparados à endoscopia: sensibilidade de 96,4%, especificidade de 95,8%, VP+ de 96,4% e VP- de 95,8%. A concordância entre a endoscopia e a EE foi boa, com coeficiente *kappa* de 0,855. A definição do número de cordões também mostrou boa correlação (coeficiente *kappa* de 0,785). A EE identificou todos os pacientes com sinais da cor vermelha, com uma concordância de 100% com a endoscopia.

Considerando esta nova geração de ecoendoscópios, ela pode ser empregada como principal exame no diagnóstico da HP e varizes esofagogástricas[29,33].

Além de diagnosticar as varizes esofágicas, a EE com Doppler colorido nos traz informações importantes sobre a formação e evolução das mesmas. Em uma análise hemodinâmica da veia gástrica esquerda, Hino e col.[53] observaram que: a) a velocidade do fluxo sangüíneo hepatofugal na veia gástrica esquerda aumenta com o aumento do tamanho das varizes, podendo ser o fator mais importante no desenvolvimento destas; b) a detecção e o diâmetro das veias perfurantes aumentam com o aumento das varizes; c) pacientes com o ramo anterior da veia gástrica esquerda dominante tendem a ter varizes mais grossas, quando comparados com os que têm o ramo posterior dominante. Este ramo anterior corre em direção à TEG e após formar os vasos em paliçada, penetra nas varizes. O ramo posterior penetra no sistema ázigos/hemiázigos, outras colaterais mediastinais e/ou "shunt" renal. Acredita-se que o fluxo na veia gástrica esquerda, em seus ramos e nas perfurantes, regule o suprimento de sangue para as varizes esofágicas, contribuindo para seu desenvolvimento[53,54].

A EE com Doppler pode, ainda, ser empregada na determinação da pressão no interior das varizes, sem a necessidade de puncioná-las[55].

Varizes periesofágicas

Além das varizes esofágicas, os pacientes portadores de HP apresentam dilatação das veias localizadas externamente à parede esofágica (colaterais), originadas das veias gástricas curtas e esquerda[8]. Quanto à direção do fluxo sangüíneo, as colaterais podem ser divididas em dois grupos: 1) colaterais descendentes da veia porta, como os "shunts" gastrorrenal ou esplenorrenal; e 2) colaterais ascendentes da veia porta, como as varizes esofágicas e colaterais ao redor do esôfago[56].

As colaterais periesofágicas podem ser identificadas em 80 a 90% dos pacientes com HP[28]. Caletti e col.[45] observaram varizes periesofágicas em 57% dos pacientes com varizes esofágicas finas, em 80% dos com varizes de médio calibre e em 100% dos pacientes com varizes grossas. Houve uma correlação direta entre o grau endoscópico das varizes e o diâmetro das veias periesofágicas.

O entendimento da distribuição dos vasos colaterais porto-sistêmicos que perfuram ou correm em paralelo à parede esofágica é útil para se prever a eficácia e a segurança da injeção intravasal de esclerosantes[57].

Empregando miniprobes de 20MHz, Irisawa e col.[8] dividiram estas veias colaterais esofágicas de acordo com suas relações com a muscular externa do esôfago em: (Figura 32.5).

1) **Veias colaterais periesofágicas** – que se mostram como vasos pequenos, adjacentes à muscular externa, podendo ser classificadas em *pequenas* (até quatro vasos com diâmetro < 2mm) e *grandes* (cinco ou mais vasos finos com diâmetro ≥ 2mm).

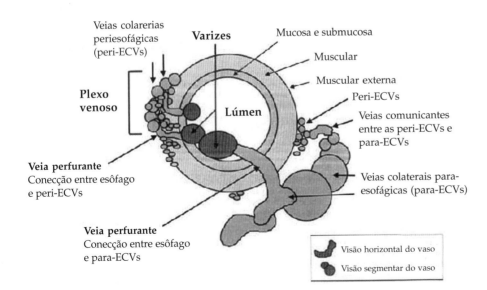

Figura 32.5. Varizes esofágicas e estruturas vasculares ao redor do esôfago[8].

2) **Veias colaterais paraesofágicas** – que se apresentam como vasos grossos, separados da muscular externa por uma nítida borda hiperecóica, também divididas em *pequenas* (poucos vasos com menos de 5mm de diâmetro) e *grandes* (vasos grossos com diâmetro > 5mm).

3) **Veias perfurantes** (*veias perfurantes periesofágicas* e *perfurantes paraesofágicas*) – que conectam as varizes de esôfago às colaterais peri e paraesofágicas.

4) **Veias conectantes** – que fazem a comunicação entre as colaterais peri e paraesofágicas[8,58].

No trabalho de Irisawa e col.[8] 18 dos 22 (81,8%) pacientes estudados apresentavam varizes periesofágicas e 14 (63,6%) paraesofágicas. Quanto maior o diâmetro das varizes esofágicas, mais facilmente identificavam-se colaterais periesofágicas. Entretanto, não houve correlação entre o calibre das varizes e a presença de varizes paraesofágicas. Estes autores observaram, ainda, a formação de um plexo venoso no interior da camada muscular do terço distal, formado a partir das colaterais periesofágicas. Este plexo venoso era tão mais freqüente quanto maior fosse o diâmetro das varizes.

Um estudo cuidadoso revelou uma conexão venosa entre as veias colaterais periesofágicas e esses plexos venosos. Essa conexão corresponde às veias perfurantes, encontradas em 59,1% (13/22) dos pacientes. As veias conectantes, ligando as periesofágicas e as paraesofágicas foram encontradas em 40,9% (9/22) dos pacientes. As conectantes foram encontradas mais freqüentemente em associação com varizes esofágicas de médio (5/8 – 62,5%) e grosso (4/7 – 57,1%) calibre. Esses autores concluíram que o desenvolvimento de colaterais periesofágicas e do plexo venoso está relacionado ao desenvolvimento de varizes esofágicas. As colaterais paraesofágicas contribuiriam para o surgimento e manutenção das varizes através das conectantes e das colaterais periesofágicas.

No estudo de Lee e col.[39] foi observada uma correlação positiva entre o tamanho das colaterais para e periesofágicas e a classificação de Child-Pugh. Também houve uma forte correlação positiva entre o tamanho das varizes esofágicas e o das colaterais peri e paraesofágicas.

Os vasos colaterais ao redor do esôfago e as perfurantes encontradas pela EE em pacientes com HP correlacionam-se perfeitamente com os achados de necropsia. Devido à sua grande precisão, Irisawa e col.[58] consideram a EE como o exame mais sensível para a avaliação da anatomia vascular do esôfago distal em pacientes com HP.

ACOMPANHAMENTO DO TRATAMENTO DAS VARIZES ESOFÁGICAS

Apesar da eficácia da escleroterapia endoscópica na erradicação das varizes, alguns pacientes são resistentes ao tratamento, mesmo com sessões repetidas. A taxa de falha varia de 2 a 10%[33]. Algumas possíveis explicações para estas falhas podem ser identificadas com a EE: volume de fluxo hepatofugal na veia gástrica esquerda, presença de perfurantes, número e tamanho das colaterais[33].

Ziegler e col.[59] demonstraram que, mesmo quando a endoscopia considera as varizes erradicadas, a EE identifica varizes residuais em quase 1/3 (10 em 32) dos pacientes. No estudo de Pontes e col.[60] esta taxa foi de 17% (6/36 pacientes). A EE pode ser empregada para monitorar o progresso da esclerose e confirmar a erradicação das varizes, reduzindo injeções excessivas e mi-

464 PARTE IX – OUTRAS INDICAÇÕES

nimizando os riscos[33]. A trombose vascular é identificada como uma massa hiperecóica no interior da variz, associada com espessamento da parede vascular e, eventualmente, desaparecimento do vaso[60].

Dhiman e col.[47] observaram que uma esclerose endoscópica bem sucedida está associada à redução do número e do diâmetro das colaterais paraesofágicas, com desaparecimento das perfurantes. Contrariamente, pacientes que não respondem ao tratamento persistem com estes vasos. A obliteração das veias submucosas pode depender (inicial ou simultaneamente) da obliteração das colaterais paraesofágicas e perfurantes, que atuam como nutridoras das varizes. De fato, um estudo empregando a portografia mostrou que o grau de embolização durante a EE é inversamente proporcional à recidiva das varizes a longo prazo[61].

Ao comparar a escleroterapia endoscópica (EsE) com a ligadura elástica (LE), Lo e col.[62] evidenciaram que pacientes submetidos a repetidas sessões de LE tinham uma maior prevalência de varizes paraesofágicas (86% contra 51%) e estas eram mais calibrosas que no grupo EsE.

A diferença nas prevalências de colaterais paraesofágicas pode ser atribuída ao tipo de tratamento. Na LE a obliteração é alcançada por estrangulamento mecânico do vaso, sendo seu efeito superficial e localizado. A irritação química causada pela EsE resulta em fibrose, que se estende profundamente para os tecidos submucosos. Portanto, pacientes tratados com LE mantêm suas varizes paraesofágicas, podendo até haver um aumento compensatório das mesmas. Por outro lado, na EsE ocorre diminuição, ou mesmo desaparecimento, das colaterais paraesofágicas.

Pontes e col.[60] observaram que os pacientes que tiveram suas varizes erradicadas com menos de três sessões de LE mantinham patentes (ou parcialmente trombosadas) pelo menos um cordão varicoso. Para tentar compensar esta falha, Nagamine e col.[63] propuseram um método de LE mais intenso, no qual os anéis são colocados nos locais das veias perfurantes identificadas pelo miniprobe. Estes autores comprovaram que o tempo médio sem recidiva aumentou para 18 meses com o método mais agressivo (3,2 sessões e 41 anéis, em média, por paciente)[64].

Lin e col.[65] mostraram que pacientes com sangramento varicoso que possuem colaterais paraesofágicas calibrosas precisam de mais sessões de EsE, maior volume de esclerosante e maior período de tratamento para conseguirem erradicação das varizes, bem como apresentam maiores taxas de recidiva e ressangramento. Eles consideram que as colaterais paraesofágicas e as veias perfurantes afetam a eficácia da EsE se a hipertensão e o fluxo sangüíneo continuarem a nutrir as varizes submucosas durante o tratamento. Após o término da EsE, a EE é capaz de identificar um espessamento fibrótico da parede esofágica, com desaparecimento das varizes submucosas em 34 a 100% dos pacientes[42,66].

AVALIAÇÃO DA RECIDIVA DAS VARIZES ESOFÁGICAS

Quando acompanhados por tempo suficientemente longo, uma significativa porcentagem dos pacientes que tiveram suas varizes erradicadas apresentam recidiva das mesmas. Nos poucos estudos controlados que estudaram tal problema, as taxas de recidiva oscilaram entre 15 e 65%[67-73]. A ampla variação entre as cifras pode ser explicada por diferenças na forma de tratamento, tempo de acompanhamento, etiologia da HP e gravidade dos pacientes estudados nos diversos trabalhos[74].

Westaby e col.[75] observaram que a recidiva é identificada, geralmente, nos primeiros 12 meses após erradicação. Além disso, estes autores notaram que, apesar da alta recidiva, apenas um terço dos pacientes com varizes neoformadas apresentou novo sangramento varicoso. Estes resultados são semelhantes aos relatados por Hou e col.[70] onde as recidivas foram mais freqüentes nos primeiros dois anos de acompanhamento e os episódios de sangramento por recidiva foram muito raros.

Os fatores responsáveis pela recidiva das varizes não são claramente compreendidos[5,76,77]. Takase e col.[61] empregando portografia trans-hepática percutânea antes e após EsE, observaram que a embolização das varizes esofágicas e dos vasos que as nutriam era essencial para reduzir a recidiva após essa técnica. Lin e col.[65] mostraram que varizes paraesofágicas calibrosas detectadas pela tomografia computadorizada estavam associadas com maior taxa de recidiva de varizes e ressangramento após EsE. Acredita-se que a persistência de veias perfurantes, peri e/ou paraesofágicas patentes após o tratamento endoscópico das varizes de esôfago esteja associada à recidiva[23,78,79]. Luketic[80] propôs que a recidiva após a LE esteja associada à presença de varizes paraesofágicas calibrosas, sugerindo que a eficácia da LE deva ser monitorada. Nesses casos, o emprego da EE poderia ser de grande importância. De fato, com o uso de miniprobes, Suzuki e col.[66] encontraram vasos intramurais no esôfago que não eram evidentes à endoscopia em 61% dos pacientes.

Leung e col.[78] avaliaram a recidiva das varizes de esôfago com relação à presença e ao calibre das varizes paraesofágicas. De um total de 40 pacientes, 24 (60%) apresentaram recidiva, sendo 13 nos primeiros seis meses após erradicação e os outros 11 antes do término do primeiro ano. A recidiva foi detectada em 13 dos 14 pacientes (93%) com paraesofágicas calibrosas e em 11 dos 24 (46%) pacientes sem ou com paraesofágicas finas (p = 0,0019). Nove pacientes apresentaram ressangramento no primeiro ano, sendo seis no grupo com paraesofágicas calibrosas (p = 0,0044). Os outros três pacientes (que estavam no grupo com paraesofágicas finas) sangraram de varizes gástricas ou na cárdia.

Lo e col.[62] avaliaram a prevalência de varizes paraesofágicas em pacientes tratados por EsE (n = 35) e LE (n = 44) e observaram 70% de recidiva no grupo LE e 43% no grupo EsE (p = 0,04), após 18 meses de acompanhamento. No grupo LE a taxa de recidiva foi mais baixa (17%) nos pacientes sem paraesofágicas e mais elevada (87%) nos com paraesofágicas maiores do que 5mm (p = 0,002). No grupo EsE, as taxas de recidiva foram de 12 e 80%, respectivamente (p = 0,001). Dez pacientes apresentaram ressangramento, sendo seis no grupo LE. Todos os 10 apresentavam paraesofágicas (calibrosas em nove).

Irisawa e col.[74] constataram recidiva das varizes em 10 de 38 pacientes tratados por EE. Colaterais periesofágicas calibrosas foram observadas com maior freqüência no grupo com recidiva (8/10 – 80%) que no grupo sem recidiva (2/28 – 7,1%) (p < 0,001). Além disso, a freqüência com que veias perfurantes foram observadas foi maior no grupo com recidiva (9/10 – 90%) do que no sem recidiva (6/28 – 21,4%) (p < 0,001). O número e o diâmetro médio das perfurantes foram maiores no grupo com recidiva (p < 0,001).

Ao compararem a EE com a cintilografia hepática após EsE, Irisawa e col.[56] observaram que, na presença de varizes paraesofágicas calibrosas e veias perfurantes patentes, o risco de recidiva das varizes é grande. Por outro lado, na ausência de perfurantes, a recidiva é improvável mesmo quando as paraesofágicas são calibrosas. Neste caso, colaterais paraesofágicas não conectadas às varizes esofágicas pelas perfurantes contribuiriam para reduzir a pressão portal e para a prevenção da recidiva após o tratamento.

ECOENDOSCOPIA COMO FORMA DE TRATAMENTO DAS VARIZES PERIESOFÁGICAS

A injeção ecoguiada de substâncias tem-se mostrado eficaz, com boas perspectivas. Em um estudo envolvendo cinco pacientes, Lahoti e col.[49] empregaram a EE para a escleroterapia das veias perfurantes esofágicas. A substância esclerosante foi injetada nos vasos perfurantes através de um cateter injetor convencional, sob controle ultra-sonográfico, até a parada completa do fluxo sangüíneo no interior do vaso. Após uma média de 2,2 sessões todas as varizes foram erradicadas com apenas uma estenose. Após um período médio de acompanhamento de 15 meses, nenhum paciente apresentou ressangramento.

Ao comparar a injeção guiada pela EE com a LE, Catalano e col.[81] observaram que houve necessidade de um número menor de sessões com a esclerose ecoguiada para alcançar erradicação (2,2 contra 3,8), menos episódios de ressangramento (0 contra 2) e redução da mortalidade (0 contra 2).

Em um estudo realizado pelos autores entre maio de 2000 e novembro de 2004, foram tratados e acompanhados prospectivamente 50 pacientes cirróticos, aleatórios, com varizes de esôfago de médio e/ou grosso calibre. Estes pacientes foram randomizados em dois grupos: escleroterapia convencional (EsE; n = 25) e escleroterapia guiada por ecoendoscopia (EsEE; n = 25). A EsE foi realizada com injeção de oleato de etanolamina a 2,5% no interior das varizes esofágicas. A EsEE foi realizada com a injeção do mesmo agente esclerosante nas colaterais periesofágicas e veias perfurantes, empregando uma agulha para punção guiada por ecoendoscopia (Figuras 32.6 e 32.7). Os pacientes foram acompanhados periodicamente por no mínimo 6 meses após a erradicação das varizes[82].

Dos 50 pacientes estudados, 33 (66%) eram do sexo masculino. A média de idade foi de 38,48 ± 11,52 anos. As principais etiologias da cirrose hepática

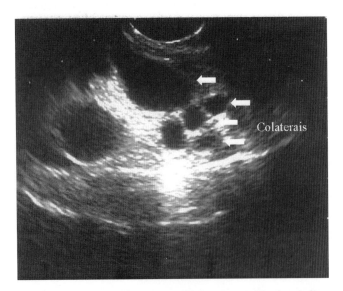

Figura 32.6. Vasos colaterais esofágicos na região da cárdia identificados pela EE.

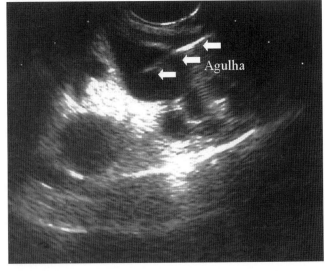

Figura 32.7. Escleroterapia das colaterais esofágicas guiada pela EE.

foram alcoolismo crônico (24 pacientes – 48%) e hepatite crônica pelos vírus B ou C (24 pacientes – 48%). Quanto à gravidade da hepatopatia, 13 pacientes (26%) eram Child A, 25 (50%) Child B e 12 (24%) Child C. Dois pacientes (4%) abandonaram o estudo antes do término do programa de escleroterapia. Todos os pacientes que aderiram ao protocolo tiveram suas varizes erradicadas. Dos 48 pacientes que completaram a erradicação, 42 foram acompanhados por mais de 12 meses após erradicação. Os demais seis pacientes foram acompanhados por pelo menos 6 meses. A média de sessões de escleroterapia foi de 4,3 ± 1,5 no grupo EsE e de 4,1 ± 1,2 no EsEE, sem diferença significativa (p = 0,52). No grupo EsE, quatro pacientes apresentaram sangramento autolimitado e dois relataram dor. No grupo EsEE, quatro pacientes relataram dor (de forte intensidade em um) e um apresentou sangramento autolimitado. O tempo médio de acompanhamento foi de 22,6 ± 6,9 meses no grupo EsE e de 24,9 ± 8,1 meses no grupo EsEE. Quatro pacientes no grupo EsE apresentaram recidiva das varizes (após quatro, cinco, sete e 25 meses) e dois no grupo EsEE (após 13 e 18 meses) (p = 0,32). A persistência de colaterais esofágicas ao término do programa de EsE esteve associada à recidiva das varizes esofágicas (p = 0,003).

CONCLUSÃO

A possibilidade da EE permitir o estudo de vasos além das varizes vistas por endoscopia convencional vem estimulando a pesquisa do seu emprego na HP, mudando o foco de atenção que, tradicionalmente, limitava-se ao desenvolvimento das varizes intramucosas. O entusiasmo justifica-se pois as informações fornecidas pela EE sobre a circulação colateral portossistêmica podem levar a um melhor entendimento dos eventos hemodinâmicos envolvidos na HP. Tais informações podem, então, ser usadas em protocolos de tratamentos mais amplos e personalizados, otimizando a terapêutica e prevenindo complicações[30,32,83].

O advento da EE intervencionista abriu uma miríade de possibilidades terapêuticas nos pacientes com HP e varizes esofágicas. Dentre estas últimas, a escleroterapia guiada por ultra-sonografia endoscópica se apresenta como uma possibilidade de tratamento mais "completo". Além de permitir melhor avaliação da anatomia venosa do esôfago distal em pacientes com HP, ela possibilita administração mais racional e controlada do agente esclerosante[49,84]. Os resultados dos estudos pioneiros[49,82] são encorajadores e fortalecem a crença de que os vasos perfurantes desempenham papel importante no desenvolvimento das varizes esofágicas[85].

REFERÊNCIAS BIBLIOGRÁFICAS

1. Gupta TK, Chen L, Groszmann RJ. Pathophysiology of portal hypertension. Baillieres Clin Gastroenterol 1997; 11(2):203-19.

2. Roberts LR, Kamath PS. Pathophysiology of variceal bleeding. Gastrointest Endosc Clin N Am 1999;9(2):167-74.

3. Burroughs AK, Patch D. Primary prevention of bleeding from esophageal varices. N Engl J Med 1999;340(13):1033-5.

4. D'Amico G, Luca A. Natural history. Clinical-haemodynamic correlations. Prediction of the risk of bleeding. Baillieres Clin Gastroenterol 1997;11(2):243-56.

5. Marrero JA, Scheiman JM. Prevention of recurrent variceal bleeding: as easy as A.P.C.? Gastrointest Endosc 2002;56(4):600-3.

6. Comar KM, Sanyal AJ. Portal hypertensive bleeding. Gastroenterol Clin North Am 2003;32(4):1079-105.

7. Roberts LR, Kamath PS. Pathophysiology and treatment of variceal hemorrhage. Mayo Clin Proc 1996;71(10):973-83.

8. Irisawa A, Obara K, Sato Y, Saito A, Takiguchi F, Shishido H, e col. EUS analysis of collateral veins inside and outside the esophageal wall in portal hypertension. Gastrointest Endosc 1999;50(3):374-80.

9. Helmy A, Hayes PC. Review article: current endoscopic therapeutic options in the management of variceal bleeding. Aliment Pharmacol Ther 2001;15(5):575-94.

10. Christensen E, Fauerholdt L, Schlichting P, Juhl E, Poulsen H, Tygstrup N. Aspects of the natural history of gas-

trointestinal bleeding in cirrhosis and the effect of prednisone. Gastroenterology 1981;81(5):944-52.

11. Calès P, Desmorat H, Vinel JP, Caucanas JP, Ravaud A, Gerin P, e col. Incidence of large oesophageal varices in patients with cirrhosis: application to prophylaxis of first bleeding. Gut 1990;31(11):1298-302.

12. Pagliaro L, D'Amico G, Pasta L. Portal Hypertension in Cirrhosis: Natural History. In: Bosch J, Groszmann R, editors. Portal Hypertension: Pathophysiology and Treatment. Cambridge, MA: Blackwell Scientific; 1994. p. 72-92.

13. Dagradi AE. The natural history of esophageal varices in patients with alcoholic liver cirrhosis. An endoscopic and clinical study. Am J Gastroenterol 1972;57(6):520-40.

14. NIEC. Prediction of the first variceal hemorrhage in patients with cirrhosis of the liver and esophageal varices. A prospective multicenter study. The North Italian Endoscopic Club for the Study and Treatment of Esophageal Varices. N Engl J Med 1988;319(15):983-9.

15. Groszmann RJ, Bosch J, Grace ND, Conn HO, Garcia-Tsao G, Navasa M, e col. Hemodynamic events in a prospective randomized trial of propranolol versus placebo in the prevention of a first variceal hemorrhage. Gastroenterology 1990;99(5):1401-7.

16. Tait IS, Krige JE, Terblanche J. Endoscopic band ligation of oesophageal varices. Br J Surg 1999;86(4):437-46.

17. Luketic VA, Sanyal AJ. Esophageal varices. I. Clinical presentation, medical therapy, and endoscopic therapy. Gastroenterol Clin North Am 2000;29(2):337-85.

18. Bhasin DK, Siyad I. Variceal bleeding and portal hypertension: new lights on old horizon. Endoscopy 2004;36(2):120-9.

19. de Franchis R, Primignani M. Endoscopic treatments for portal hypertension. Baillieres Clin Gastroenterol 1997;11(2):289-309.

20. Gores GJ, Wiesner RH, Dickson ER, Zinsmeister AR, Jorgensen RA, Langworthy A. Prospective evaluation of esophageal varices in primary biliary cirrhosis: development, natural history, and influence on survival. Gastroenterology 1989;96(6):1552-9.

21. Bass NM, Yao FY. Portal Hypertension and Variceal Bleeding. In: Feldman M, Scharschmidt BF, Sleisenger MH, editors. Sleisenger e Fordtran's Gastrointestinal and Liver Disease – Pathophysiology/Diagnosis/Management. 7th Edition ed. Philadelphia: Elsevier; 2002. p. 1488-516.

22. de Franchis R, Primignani M. Endoscopic treatments for portal hypertension. Semin Liver Dis 1999;19(4):439-55.

23. Kitano S, Terblanche J, Kahn D, Bornman PC. Venous anatomy of the lower oesophagus in portal hypertension: practical implications. Br J Surg 1986;73(7):525-31.

24. Hashizume M, Kitano S, Sugimachi K, Sueishi K. Three-dimensional view of the vascular structure of the lower esophagus in clinical portal hypertension. Hepatology 1988;8(6):1482-7.

25. McCormack TT, Rose JD, Smith PM, Johnson AG. Perforating veins and blood flow in oesophageal varices. Lancet 1983;2(8365-66):1442-4.

26. Spence RA. The venous anatomy of the lower oesophagus in normal subjects and in patients with varices: an image analysis study. Br J Surg 1984;71(10):739-44.

27. Spence RAJ. Variceal Bleeding. In: Sivak M, editor. Gastroenterologic Endoscopy: W. B. Saunders; 1999. p. CD Version.

28. Miller LS. Endoscopic ultrasound in the evaluation of portal hypertension. Gastrointest Endosc Clin N Am 1999;9(2):271-85.

29. Faigel DO, Rosen HR, Sasaki A, Flora K, Benner K. EUS in cirrhotic patients with and without prior variceal hemorrhage in comparison with noncirrhotic control subjects. Gastrointest Endosc 2000;52(4):455-62.

30. Sanyal AJ. The value of EUS in the management of portal hypertension. Gastrointest Endosc 2000;52(4):575-7.

31. Parasher VK, Meroni E, Malesci A, Spinelli P, Tommasini MA, Markert R, e col. Observation of thoracic duct morphology in portal hypertension by endoscopic ultrasound. Gastrointest Endosc 1998;48(6):588-92.

32. Kassem AM, Salama ZA, Zakaria MS, Hassaballah M, Hunter MS. Endoscopic ultrasonographic study of the azygos vein before and after endoscopic obliteration of esophagogastric varices by injection sclerotherapy. Endoscopy 2000;32(8):630-4.

33. Sung JJ, Lee YT, Leong RW. EUS in portal hypertension. Gastrointest Endosc 2002;56(4 Suppl):S35-43.

34. Caletti GC, Ferrari A, Bocus P, Togliani T, Scalorbi C, Barbara L. Portal hypertension: review of data and influence on management. Gastrointest Endosc Clin N Am 1995;5(3):655-65.

35. Lebrec D, Sogni P, Vilgrain V. Evaluation of patients with portal hypertension. Baillieres Clin Gastroenterol 1997;11(2):221-41.

36. Caletti G, Brocchi E, Baraldini M, Ferrari A, Gibilaro M, Barbara L. Assessment of portal hypertension by endoscopic ultrasonography. Gastrointest Endosc 1990;36(2 Suppl):S21-7.

37. Nakamura H, Endo M, Shimojuu K, Goseki N, Inoue H. Esophageal varices evaluated by endoscopic ultrasonography: observation of collateral circulation during nonshunting operations. Surg Endosc 1990;4(2):69-74.

38. Burtin P, Cales P, Oberti F, Joundy N, Person B, Carpentier S, e col. Endoscopic ultrasonographic signs of portal hypertension in cirrhosis. Gastrointest Endosc 1996;44(3):257-61.

39. Lee YT, Chan FK, Ching JY, Lai CW, Leung VK, Chung SC, e col. Diagnosis of gastroesophageal varices and portal collateral venous abnormalities by endosonography in cirrhotic patients. Endoscopy 2002;34(5):391-8.

40. Salama ZA, Kassem AM, Giovannini M, Hunter MS. Endoscopic ultrasonographic study of the azygos vein in patients with varices. Endoscopy 1997;29(8):748-50.

41. Lee YT, Sung JJ, Yung MY, Yu AL, Chung SC. Use of color Doppler EUS in assessing azygos blood flow for patients with portal hypertension. Gastrointest Endosc 1999;50(1):47-52.

42. Tio TL, Kimmings N, Rauws E, Jansen P, Tytgat G. Endosonography of gastroesophageal varices: evaluation and follow-up of 76 cases. Gastrointest Endosc 1995;42(2):145-50.

43. Boustiere C, Dumas O, Jouffre C, Letard JC, Patouillard B, Etaix JP, e col. Endoscopic ultrasonography classification of gastric varices in patients with cirrhosis. Comparison with endoscopic findings. J Hepatol 1993;19(2):268-72.

44. Liu JB, Miller LS, Feld RI, Barbarevech CA, Needleman L, Goldberg BB. Gastric and esophageal varices: 20-MHz transnasal endoluminal US. Radiology 1993;187(2):363-6.

45. Caletti G, Brocchi E, Zani L, Barbara L. The important role

of EUS in the assessment of patients with portal hypertension. Gastrointest Endosc 1988;34(2):154-5.

46. Choudhuri G, Dhiman RK, Agarwal DK. Endosonographic evaluation of the venous anatomy around the gastroesophageal junction in patients with portal hypertension. Hepatogastroenterology 1996;43(11):1250-5.

47. Dhiman RK, Choudhuri G, Saraswat VA, Agarwal DK, Naik SR. Role of paraoesophageal collaterals and perforating veins on outcome of endoscopic sclerotherapy for oesophageal varices: an endosonographic study. Gut 1996; 38(5):759-64.

48. Caletti GC, Bolondi L, Zani L, Brocchi E, Guizzardi G, Labo G. Detection of portal hypertension and esophageal varices by means of endoscopic ultrasonography. Scand J Gastroenterol Suppl 1986;123:74-7.

49. Lahoti S, Catalano MF, Alcocer E, Hogan WJ, Geenen JE. Obliteration of esophageal varices using EUS-guided sclerotherapy with color Doppler. Gastrointest Endosc 2000; 51(3):331-3.

50. Urabe T, Yoneshima M, Unoura M, Kobayashi K. Evaluation of patients treated by endoscopic injection sclerotherapy by endoscopic ultrasonography—variceal recurrence and rupture. Nippon Rinsho 1990;48(4):792-5.

51. Schiano TD, Adrain AL, Cassidy MJ, McCray W, Liu JB, Baranowski RJ, e col. Use of high-resolution endoluminal sonography to measure the radius and wall thickness of esophageal varices. Gastrointest Endosc 1996;44(4):425-8.

52. Miller LS, Schiano TD, Adrain A, Cassidy M, Liu JB, Ter H, e col. Comparison of high-resolution endoluminal sonography to video endoscopy in the detection and evaluation of esophageal varices. Hepatology 1996;24(3):552-5.

53. Hino S, Kakutani H, Ikeda K, Uchiyama Y, Sumiyama K, Kuramochi A, e col. Hemodynamic assessment of the left gastric vein in patients with esophageal varices with color Doppler EUS: factors affecting development of esophageal varices. Gastrointest Endosc 2002;55(4):512-7.

54. Fusaroli P, Caletti G. Endoscopic ultrasonography. Endoscopy 2003;35(2):127-35.

55. Pontes JM, Leitao MC, Portela F, Nunes A, Freitas D. Endosonographic Doppler-guided manometry of esophageal varices: experimental validation and clinical feasibility. Endoscopy 2002;34(12):966-72.

56. Irisawa A, Obara K, Bhutani MS, Saito A, Shishido H, Shibukawa G, e col. Role of para-esophageal collateral veins in patients with portal hypertension based on the results of endoscopic ultrasonography and liver scintigraphy analysis. J Gastroenterol Hepatol 2003;18(3):309-14.

57. Soderlund C, Backman L, Erwald R, Forsgren L, Marions O, Wiechel KL. Sclerotherapy of esophageal varices: an endoscopic and portographic study. Hepatology 1984;4(5): 877-84.

58. Irisawa A, Shibukawa G, Obara K, Saito A, Takagi T, Shishido H, e col. Collateral vessels around the esophageal wall in patients with portal hypertension: comparison of EUS imaging and microscopic findings at autopsy. Gastrointest Endosc 2002;56(2):249-53.

59. Ziegler K, Gregor M, Zeitz M, Zimmer T, Habermann F, Riecken EO. Evaluation of endosonography in sclerotherapy of esophageal varices. Endoscopy 1991;23(5):247-50.

60. Pontes JM, Leitao MC, Portela FA, Rosa AM, Ministro P, Freitas DS. Endoscopic ultrasonography in the treatment of oesophageal varices by endoscopic sclerotherapy and

band ligation: do we need it? Eur J Gastroenterol Hepatol 1995;7(1):41-6.

61. Takase Y, Shibuya S, Chikamori F, Orii K, Iwasaki Y. Recurrence factors studied by percutaneous transhepatic portography before and after endoscopic sclerotherapy for esophageal varices. Hepatology 1990;11(3):348-52.

62. Lo GH, Lai KH, Cheng JS, Huang RL, Wang SJ, Chiang HT. Prevalence of paraesophageal varices and gastric varices in patients achieving variceal obliteration by banding ligation and by injection sclerotherapy. Gastrointest Endosc 1999;49(4 Pt 1):428-36.

63. Nagamine N, Ido K, Ueno N, Kimura K, Kawamata T, Kawada H, e col. The usefulness of ultrasonic microprobe imaging for endoscopic variceal ligation. Am J Gastroenterol 1996;91(3):523-9.

64. Nagamine N, Ueno N, Tomiyama T, Aizawa T, Tano S, Wada S, e col. A pilot study on modified endoscopic variceal ligation using endoscopic ultrasonography with color Doppler function. Am J Gastroenterol 1998;93(2):150-5.

65. Lin CY, Lin PW, Tsai HM, Lin XZ, Chang TT, Shin JS. Influence of paraesophageal venous collaterals on efficacy of endoscopic sclerotherapy for esophageal varices. Hepatology 1994;19(3):602-8.

66. Suzuki T, Matsutani S, Umebara K, Sato G, Maruyama H, Mitsuhashi O, e col. EUS changes predictive for recurrence of esophageal varices in patients treated by combined endoscopic ligation and sclerotherapy. Gastrointest Endosc 2000;52(5):611-7.

67. Korula J. Technique of Endoscopic Sclerotherapy. In: Sivak M, editor. Gastroenterologic Endoscopy: W. B. Saunders; 1999. p. CD Version.

68. Avgerinos A, Armonis A, Manolakopoulos S, Poulianos G, Rekoumis G, Sgourou A, e col. Endoscopic sclerotherapy versus variceal ligation in the long-term management of patients with cirrhosis after variceal bleeding. A prospective randomized study. J Hepatol 1997;26(5):1034-41.

69. Sarin SK, Govil A, Jain AK, Guptan RC, Issar SK, Jain M, e col. Prospective randomized trial of endoscopic sclerotherapy versus variceal band ligation for esophageal varices: influence on gastropathy, gastric varices and variceal recurrence. J Hepatol 1997;26(4):826-32.

70. Hou MC, Lin HC, Kuo BI, Lee FY, Chang FY, Lee SD. The rebleeding course and long-term outcome of esophageal variceal hemorrhage after ligation: comparison with sclerotherapy. Scand J Gastroenterol 1999;34(11):1071-6.

71. Hou MC, Lin HC, Lee FY, Chang FY, Lee SD. Recurrence of esophageal varices following endoscopic treatment and its impact on rebleeding: comparison of sclerotherapy and ligation. J Hepatol 2000;32(2):202-8.

72. Krige JE, Bornman PC, Goldberg PA, Terblanche J. Variceal rebleeding and recurrence after endoscopic injection sclerotherapy: a prospective evaluation in 204 patients. Arch Surg 2000;135(11):1315-22.

73. Hashizume M, Ohta M, Kawanaka H, Kishihara F, Sugimachi K. Recurrence rate of oesophageal varices with endoscopic banding ligation followed by injection sclerotherapy. Lancet 1994;344(8937):1643.

74. Irisawa A, Saito A, Obara K, Shibukawa G, Takagi T, Shishido H, e col. Endoscopic recurrence of esophageal varices is associated with the specific EUS abnormalities: severe periesophageal collateral veins and large perforating veins. Gastrointest Endosc 2001;53(1):77-84.

PARTE IX – OUTRAS INDICAÇÕES

75. Westaby D, Macdougall BR, Williams R. Improved survival following injection sclerotherapy for esophageal varices: final analysis of a controlled trial. Hepatology 1985;5(5):827-30.
76. Ahmad N, Ginsberg GG. Variceal ligation with bands and clips. Gastrointest Endosc Clin N Am 1999;9(2):207-30.
77. Woods KL, Qureshi WA. Long-term endoscopic management of variceal bleeding. Gastrointest Endosc Clin N Am 1999;9(2):253-70.
78. Leung VK, Sung JJ, Ahuja AT, Tumala IE, Lee YT, Lau JY, e col. Large paraesophageal varices on endosonography predict recurrence of esophageal varices and rebleeding. Gastroenterology 1997;112(6):1811-6.
79. Sakai T, Iwao T, Oho K, Toyonaga A, Tanikawa K. Influence of extravariceal collateral channel pattern on recurrence of esophageal varices after sclerotherapy. J Gastroenterol 1997;32(6):715-9.
80. Luketic VA. Management of portal hypertension after variceal hemorrhage. Clin Liver Dis 2001;5(3):677-707, ix.
81. Catalano MF, Lahoti S, Alcocer E, Hogan WJ, Nelson JB, Geenen JE. Obliteration of esophageal varices using EUS guided sclerotherapy with color Doppler: comparison with esophageal band ligation. Gastrointest Endosc 1998;47(4): AB 65.
82. de Paulo GA, Ardengh JC, Nakao FS, Ferrari AP. Treatment of esophageal varices: a randomized controlled trial comparing endoscopic sclerotherapy and EUS-guided sclerotherapy of esophageal collateral veins. Gastrointest Endosc 2006;63(3):396-402.
83. Kassem AM, Salama ZA, Rosch T. Endoscopic ultrasonography in portal hypertension. Endoscopy 1997;29(5): 399-406.
84. Bhutani MS. Interventional endoscopic ultrasonography: state of the art at the new millenium. Endoscopy 2000;32(1): 62-71.
85. Seewald S, Seitz U, Yang AM, Soehendra N. Variceal bleeding and portal hypertension: still a therapeutic challenge? Endoscopy 2001;33(2):126-39.

33

TUMORES PULMONARES E MASSAS MEDIASTINAIS

Frank Shigueo Nakao
José Celso Ardengh

CÂNCER DE PULMÃO

Atualmente o câncer de pulmão representa um sério problema de saúde pública, apresentando altas taxas de incidência e mortalidade[1]. No momento do diagnóstico, cerca de 40% dos pacientes com câncer de pulmão já apresentam metástases à distância[1]. Recomenda-se estadiamento meticuloso destes pacientes, já que este determina o prognóstico e estratégias terapêuticas diversas[1-5].

Cerca de 70% dos pacientes com câncer de pulmão de pequenas células são considerados incuráveis cirurgicamente, por apresentarem metástases à época do diagnóstico[1,6]. Neste caso, emprega-se um sistema de estádio simplificado[6]. No estádio limitado a doença está confinada a um único portal de irradiação (tumores confinados a um hemitórax, casos com nódulos linfáticos (NL) hilares ou supraclaviculares ipsilaterais e casos com NL mediastinais ipsi ou contralaterais). Outros casos são enquadrados no estádio avançado[1,4,6].

O estádio do câncer de pulmão de grandes células (CPGC), que representa cerca de 80% dos casos novos de câncer de pulmão,[1,3,5] é baseado no sistema TNM (Tabela 33.1). Dentre os parâmetros deste sistema, o envolvimento de nódulos linfáticos (NL) é mais importante, sendo pacientes N2 e N3 improváveis candidatos a tratamento cirúrgico e curativo[3,7,8].

A tomografia computadorizada (TC), a mediastinoscopia (MC) e a toracotomia (TT) são os principais métodos utilizados no estádio dessa doença hoje em dia[10,11]. A EE tem papel definido nessa tarefa de uma variedade de neoplasias do sistema digestório, mas trabalhos vêm sendo publicados mostrando que o método pode vir a ser importante em câncer de pulmão[11-13]. O esôfago constitui-se numa importante janela para o estudo do mediastino através da EE associada a punção aspirativa com agulha fina (EE-PAAF)[14-20]. No

472 PARTE IX – OUTRAS INDICAÇÕES

Tabela 33.1. Estádio TNM para o câncer pulmonar CPGC.

Tumor primário (T)

TX	O tumor não pode ser avaliado ou não pode ser visualizado por broncoscopia ou por exame de imagem, mas confirmado pela presença de células malignas detectadas no escarro ou em lavado brônquico.
T0	Não há evidência de tumor primário.
Tis	Carcinoma *in situ*.
T1	Tumor com maior diâmetro ≤ 3cm, cercado por pulmão ou pleura visceral, sem evidência broncoscópica de invasão mais proximal do que brônquio lobar.
T2	Tumor com algumas das seguintes características: • > 3cm no seu maior diâmetro. • Acometimento de brônquio principal, nos 2cm distais à carina. • Invade pleura visceral. • Associado a atelectasia ou pneumonite obstrutiva que se estende até o hilo, mas não acomete o pulmão todo.
T3	Tumor com algumas das seguintes características: • Tumor que invade parede torácica, diafragma, pleura mediastinal ou pericárdio parietal. • Tumor em brônquio principal a menos de 2cm da carina, sem invasão da mesma. • Atelectasia ou pneumonite obstrutiva de todo pulmão.
T4	Tumor com algumas das seguintes características: • Tumor com invasão de mediastino, coração, grandes vasos, traquéia, esôfago, corpo vertebral ou carina. • Derrame pleural ou pericárdico neoplásicos. • Nódulos tumorais satélites no lobo do tumor primário.

Nódulos linfáticos regionais (N)

NX	Linfonodos regionais não podem ser avaliados.
N0	Metástases linfonodais ausentes.
N1	Metástases em linfonodos peribronquiais ipsilaterais e/ou hilares ipsilaterais e intrapulmonares atingidos por extensão direta a partir do tumor primário.
N2	Metástases em linfonodos mediastinais ipsilaterais e/ou subcarinais.
N3	Metástases em linfonodos mediastinais contralaterais, hilares contralaterais, escalenos ipsilaterais ou contralaterais ou supraclaviculares.

Metástases à distância (M)

MX	A presença de metástases à distância não pode ser avaliada.
M0	Metástases à distância ausentes.
M1	Presença de metástases à distância.

Adaptado de: Moutain, CF. Revisions in the international system for staging lung cancer[9].

estádio do câncer de pulmão, a EE-PAAF pode ao diagnosticar NL metastáticos eliminar a necessidade de procedimentos invasivos[18,21-24]. De qualquer forma a comparação com outros métodos de imagem capazes de estadiar essa doença deve ser realizada com a EE e a EE-PAAF já que ela tem a pretensão de servir para essa finalidade.

TOMOGRAFIA COMPUTADORIZADA (TC) *versus* ECOENDOSCOPIA (EE)

A TC de tórax é amplamente aceita no diagnóstico e estádio do câncer de pulmão. Além da caracterização da lesão primária, ela detecta NL aumentados, invasão mediastinal e da parede[4,16,25,26]. Ela pode ser útil na detecção de metástases à distância, como no fígado e adrenais[4,27].

TUMORES PULMONARES E MASSAS MEDIASTINAIS **473**

Entretanto, seu desempenho tem sido questionado na literatura. Numa metanálise de 42 estudos, a sensibilidade foi de 79% e a especificidade de 78% para a detecção de metástases em NL[28]. Já para a detecção de invasão mediastinal a sensibilidade foi de 62%[29]. É preciso cuidado ao definir extirpabilidade do câncer de pulmão pela TC[30].

Existe dificuldade de estudo de sítios como as artérias e veias pulmonares, o arco aórtico, o átrio esquerdo, a janela aortopulmonar, regiões subcarinal e paraesofagiana pela TC, o que não acontece com a EE, que analisa com extrema facilidade essas regiões[20,21,31-33]. Ambas demonstram infiltração de estruturas vasculares e do pericárdio[12,32]. Existem casos em que a TC é incapaz de distinguir invasão por contigüidade do tumor com relação a estruturas vizinhas, o que pode ocorrer também com a EE[10].

Os critérios de malignidade sobre os NL à TC incluem densidade nodal, delimitação e tamanho. Na prática, entretanto, o único critério realmente aplicado é o tamanho, principalmente o diâmetro no seu eixo curto (> 1cm)[10]. Ainda assim existem problemas, já que os NL podem estar aumentados por hiperplasia, inflamação, antracose ou infecção (principalmente em pacientes com pneumonia pós-obstrutiva). Por outro lado, NL aparentemente benignos já podem conter focos metastáticos microscópicos em até 64% das vezes[10]. Assim, a TC ainda é um método com deficiências, especialmente para a determinação de NL (N1)[30]. Quando são detectados NL mediastinais maiores que 1cm pela TC, normalmente estes são submetidos à biópsia guiada por TC, broncoscopia, mediastinoscopia ou toracotomia[33].

Existem critérios ecográficos usados para o diagnóstico diferencial entre NL benignos e malignos, mas não são totalmente confiáveis[2,4,34]. Devido à presença de ar, existem estruturas que não podem ser estudadas pela EE como: pulmões, traquéia, brônquios e regiões anteriores a estes[23,31,32,35]. Micrometástases podem não ser detectadas pela EE, bem como pela TC[36,37].

Bhutani e col.[18] chamaram a atenção para a falta de padronização na literatura quanto a parâmetros de ajuste dos equipamentos de ultra-sonografia e terminologia, levando a variações inter-observador. Não existem características ecográficas patognomônicas de malignidade, mas a EE pode diminuir a necessidade de MC para o estádio de pacientes com tumores malignos de pulmão[31,32,36]. Quanto maiores os eixos longo e curto de um NL medidas à EE, maior a chance de que ele seja maligno. NL arredondados são mais freqüentemente metastáticos do que os elípticos (Figura 33.1).

NL metastáticos tendem a ser hipoecóicos e homogêneos com relação ao tecido adjacente, apresentando limites nítidos (Figura 33.2). Por outro lado, há sobreposição de características entre os NL metastáticos e benignos à EE[8,13,18,23,25,34-36,38,39].

Gress e col.[33] relataram acurácia no diagnóstico de NL metastáticos utilizando apenas critérios ultra-sonográficos durante exames ecoendoscópicos de 84%. Kondo e col.[31] examinaram 101 pacientes com tumores malignos de pulmão com a EE radial e freqüência de 7,5MHz (Olympus GF-UM2). Para o diagnóstico de metástases em NL os autores levaram em conta a espessura, nitidez de contornos, lobulação e sinais de fusão de NL. O estudo histológico foi utilizado para confirmar os achados à EE, que acertou o diagnóstico em 91,6% das vezes. Nos locais examinados pela EE, foram encontrados mais NL em comparação com a TC[31].

Schuder e col.[32] estudaram a EE radial (Olympus EU-M3) em 32 pacientes de CPGC. NL de qualquer tamanho com baixa ecogeneicidade foram consi-

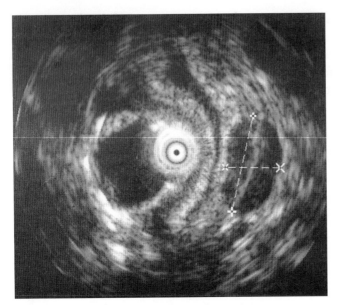 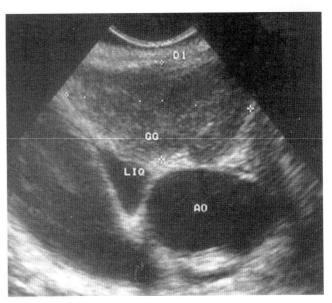

Figura 33.1. Observe nódulo linfático periesofageano em paciente com câncer de pulmão. Esse NL tem a forma elíptica e no seu interior nota-se a presença de linha hiperecóica. Essas características falam a favor de NL inflamatório. O aspecto foi confirmado pela PAAF.

Figura 33.2. Imagem ecoendoscópica de NL de grandes proporções localizado na janela aortopulmonar. As características de hipoecogeneicidade, lobularidade, tamanho maior que 1,0cm e fusão de vários nódulos falam a favor de metástase de câncer de pulmão.

derados malignos. Nesse estudo a EE obteve acurácia de 72% e a TC 60%, quando comparados ao estudo histológico. Os autores ressaltaram que nesta casuística 37% dos pacientes eram mineradores, sendo que muitos apresentavam silicose, o que deve ter contribuído para aumentar o número de resultados falso-positivos. Também concluíram que a EE poderia evitar exames mais invasivos para o estádio das neoplasias pulmonares.

Lee e col.[36] relataram o uso do ecoendoscópio de arranjo linear (Machida-Toshiba EPB-503-FS) no estádio de 37 pacientes com câncer de pulmão. A taxa de detecção de NL pela EE foi de 47% (sendo 65% para os NL metastáticos). Para a previsão de infiltração metastática, baseada em características ecográficas dos NL, os autores relataram acurácia de 84% e desempenho superior à da TC.

Potepan e col.[16] numa amostra de 30 pacientes com diagnóstico de CPGC, compararam a EE à TC de tórax. A sensibilidade, especificidade e acurácia da primeira foram de 45%, 58% e 53%, e da TC foram de 64%, 79% e 73%, respectivamente. Apesar do resultado desfavorável da EE, os autores recomendaram a associação dos dois métodos no estádio do câncer de pulmão.

Laudanski e col.[40] numa amostra de 92 pacientes com diagnóstico de CPGC, usaram ecoendoscópios setoriais (Pentax FG-32UA), comparados à TC de tórax. A sensibilidade, especificidade e acurácia da EE foram de 70%, 80% e 77%, e da TC foram de 60%, 72% e 68%, respectivamente.

Como observado anteriormente apesar dos avanços dos métodos de imagem para o diagnóstico do CPGC, o seu estádio ainda é um enorme desafio. Os trabalhos anteriores demonstraram o papel da EE na identificação e diagnóstico de metástases em NL quando presentes durante a TC, mas seu papel na ausência de NL a TC não está estabelecida. Assim é fundamental conhecermos qual é o verdadeiro impacto da EE no estádio dessa doença quando a TC não revela a presença de NL metastáticos. A EE detectou NL mediastinais metastáticos mais freqüentemente em pacientes com câncer de pulmão hilar e do lobo inferior comparado àqueles pacientes com câncer do lobo superior (p = 0,004). Ela apresentou importante papel para identificar pacientes inextirpáveis (N3). Houve mudança de estratégia em 25% dos pacientes mostrando que a EE tem um importante papel no diagnóstico de metástases quando nenhum outro exame consegue fazê-lo[41].

Outra possibilidade é o uso da EE-PAAF para confirmar os achados da EE isolada ou de outro método diagnóstico, de um NL supostamente metastático. Eloubeidi e col.[42] compararam-na com o PET-scan e a TC no estádio de pacientes com CPGC. Eles estudaram uma série consecutiva de pacientes com NL suspeitos de metástases ao PET e a TC nas cadeias mediastinais posteriores. O padrão-ouro desse trabalho prospectivo foi a toracotomia associada à linfadenectomia. A sensibilidade, especificidade, valores preditivos positivo e negativo e acurácia da EE-PAAF no diagnóstico de NL metastáticos no mediastino posterior foram de 92,5%, 100%, 100%, 94%, e 97%, respectivamente. A EE-PAAF foi mais acurada e apresentou melhor valor preditivo positivo que a TC e o PET-scan (p < 0,001) para confirmar a presença de NL metastáticos na cadeia mediastinal posterior. Além disso, documentou a presença de metástase em adrenais de 4 pacientes com doença avançada. Esse trabalho demonstra que a EE-PAAF é segura e eficaz além de ser método minimamente invasivo para o estádio de pacientes com CPGC (Figura 33.3).

Enquanto a EE permite o estudo dinâmico, em tempo real, tanto nos planos transversal (radial) como no coronal (setorial), a TC permite apenas cortes estáticos transversais, com espessura variável[35,43].

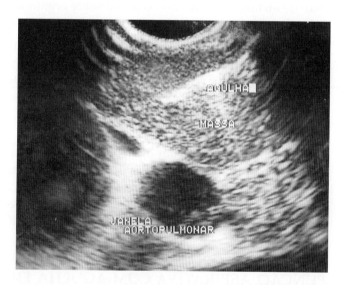

Figura 33.3. Mesmo caso da Figura 33.2. Note a agulha de punção no interior da massa nodular mediastinal confirmando a metástase contra-lateral de um CPGC.

MEDIASTINOSCOPIA versus ECOENDOSCOPIA

A MC é método de diagnóstico e estádio invasivo, no qual através de uma pequena incisão cervical obtém-se acesso principalmente aos NL no mediastino superior (paratraqueais e hilares). Outros NL como os da janela aortopulmonar e para-aórticos podem ser estudados pela EE, MC anterior e toracoscopia. Apresenta sensibilidade em torno de 90% e especificidade de até 100%. É considerado método seguro, com taxa de complicações de até 2%, porém implica em hospitalização e anestesia geral[1,4,5]. A EE pode examinar locais não acessíveis à MC, obtendo material para estudo histológico, sendo um procedimento ambulatorial[21,31,42].

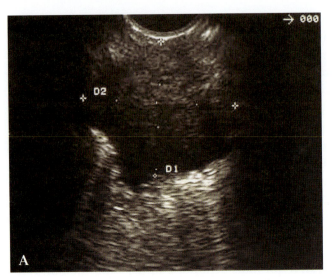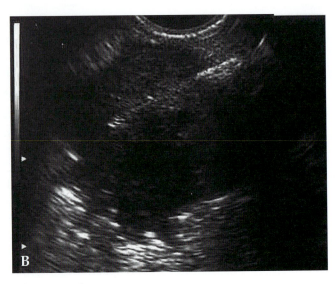

Figura 33.4. A) Imagens ecoendoscópicas de um CPGC, onde não foi possível o diagnóstico histológico pela broncoscopia e lavado broncoalveolar. A PAAF (**B**) revelou se tratar de um câncer do pulmão com invasão de órgãos adjacentes.

Mais de 40% das toracotomias realizadas para pacientes com CPGC são desnecessárias, devendo-se predominantemente a falha na detecção de NL metastáticos ou da detecção da invasão do tumor sobre o mediastino[44]. A MC é técnica que permite esse diagnóstico, mas pode ser associada à EE-PAAF que é minimamente invasiva para a detecção de metástases em NL do mediastino, além de identificar a invasão do tumor sobre órgãos adjacentes principalmente se localizados no mediastino posterior próximo ao esôfago (Figura 33.4)[44].

Um trabalho prospectivo, não randomizado e multicêntrico revelou que a combinação entre a MC e EE-PAAF identificaram mais pacientes com invasão tumoral (36%) e NL metastáticos (95%), comparada à MC isolada (20% x 95%) ou à EE-PAAF (28% x 95%), separadas. Esses resultados indicaram que 16% das toracotomias poderiam ter sido evitadas se a EE-PAAF tivesse sido realizada associada à MC[44].

Eloubeidi e col.[24] avaliaram o papel da EE-PAAF em 35 pacientes com câncer de pulmão com mediastinoscopia negativa e demonstraram que em pacientes com essa doença o uso inicial da EE-PAAF descartaria o uso da MC em aproximadamente um terço dos pacientes. Além disso, a EE-PAAF é menos invasiva e apresenta menor custo se comparada à MC.

ECOENDOSCOPIA ASSOCIADA À PUNÇÃO ASPIRATIVA COM AGULHA FINA

A EE-PAAF vem progressivamente sendo aceita no diagnóstico e estádio do câncer de pulmão[14,15,17,23,26,45-54]. Normalmente ela é realizada com ecoendoscópios setoriais, os quais permitem monitorar o trajeto da agulha em tempo real, com precisão, e com auxílio do estudo Doppler, identificar com segurança a presença de estruturas vasculares, evitando, pelo menos teoricamente, o sangramento uma complicação que pode ocorrer durante esse procedimento[11,14,15,17,21,23,26,45]. Com este tipo de equipamento, podem ser puncionadas lesões tão pequenas quanto 3mm, distantes até 3cm da parede do sistema digestório[55].

A punção ecoguiada vem sendo usada no estudo de lesões primárias e de NL no mediastino inferior e posterior, janela aortopulmonar e região subcarinal,

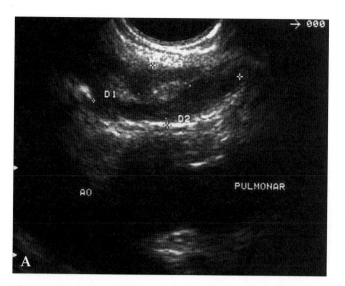 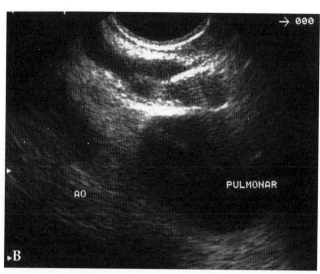

Figura 33.5. A) Paciente com NL na janela aortopulmonar. Em **(B)** notamos a agulha de punção no interior do NL. A biópsia foi positiva para metástase de CPGC.

servindo potencialmente de método complementar à MC (Figura 33.5).[4,15,21,56]. Arluk et al.[57] mostraram recentemente ser possível à punção ecoguiada de lesões mediastinais acima do arco aórtico.

Estudos recentes demonstram que a punção ecoguiada apresenta sensibilidade na faixa de 89 a 90%, especificidade de 83% a 100%, valor preditivo positivo de 100% e valor preditivo negativo de 83%. Devido à sua resolução e à capacidade de monitoração em tempo real, ela pode ser superior à punção percutânea guiada por TC ou ultra-sonografia, especialmente em NL pequenos, como acontece com os tumores do sistema digestório[46-54,58]. Em um estudo a EE-PAAF alterou a conduta em 95% dos pacientes e evitou procedimentos cirúrgicos em 58%[33].

Fritscher-Ravens e col.[23] estudaram uma série de 35 pacientes com suspeita de câncer de pulmão no qual o diagnóstico histológico não pôde ser confirmado pela broncoscopia. A EE-PAAF (com ecoendoscópio Pentax FG-34UX) obteve neste grupo acurácia de 97,1%.

A EE-PAAF do mediastino é um método diagnóstico pouco invasivo; pode ser realizada ambulatorialmente, sob sedação consciente, com segurança e taxa de complicação mínima; em muitas séries não houve complicações[4,8,15,17,23,33,57,59-61]. Normalmente antes, durante ou após a punção ecoguiada não é necessário o emprego de antibioticoterapia profilática[8,11,33]. A EE-PAAF no estadiamento de câncer de pulmão pode apresentar elevado custo benefício[59]. A possibilidade de semeadura de células malignas no trajeto da agulha já foi aventada em literatura, porém ainda não foi confirmada no seu uso em pacientes com CPGC[21].

Giovannini e col.[58] estudaram o desempenho da EE-PAAF (Pentax/Hitachi FG-32 UA) em vários sítios. Os resultados foram considerados bons em casos de massas (sensibilidade de 88,8%) e NL mediastinais (81,4%), com especificidade de 100% e acurácia de 88,8% e 83,3%, respectivamente. Não foram observadas complicações e a tolerância dos pacientes ao exame foi boa. As amostras colhidas foram satisfatórias para estudo citológico em 89,4% dos casos.

Silvestri e col.[17] numa amostra de 27 pacientes com diagnóstico ou suspeita de câncer de pulmão, usaram ecoendoscópios radiais (Olympus GIF-UM-20)

478 PARTE IX – OUTRAS INDICAÇÕES

e setoriais (Pentax FG-32UA), comparados à TC de tórax. Neste trabalho, o estudo com Doppler foi utilizado para o diagnóstico de estruturas vasculares. Havia um patologista presente durante os exames, e em todas as punções foi possível colher material adequado para o estudo citológico. A sensibilidade, especificidade, acurácia, valor preditivo positivo e negativo da EE-PAAF foram de 89%, 100%, 100%, 89% e 82%, e da TC foram de 89%, 38%, 74%, 76% e 60%, respectivamente. Não foram observadas complicações.

Gress e col.[33] estudaram 52 pacientes com diagnóstico de CPGC com ecoendoscópios radiais (Olympus GIF-UM-20) e setoriais (Pentax FG-32UA), comparados à TC de tórax. Os autores realizaram a EE-PAAF de NL contralaterais e subcarinais em 24 casos, com um citopatologista presente na sala de exame, encontrando acurácia de 96%, valor preditivo positivo de 100% e valor preditivo negativo de 90%. A acurácia da TC, no estudo, foi de 49%. Os autores sugerem que no estádio de câncer de pulmão a EE-PAAF seja realizada nos casos em que a biópsia guiada por TC ou por broncoscopia seja negativa. Não foram observadas complicações com o método.

Wiersema e col.[8] estudaram 29 pacientes com diagnóstico de CPGC com ecoendoscópios radiais (Olympus GF-UM-20 ou Olympus GF-UM-30) e setoriais (Pentax FG-32UA ou Pentax FG-36UX), comparados à TC de tórax. Os autores realizaram punção ecoguiada dos NL em todos os casos, com um citopatologista presente na sala de exame, encontrando acurácia de 98%. A acurácia da TC no estudo, foi de 79%. Um paciente desenvolveu febre 24 horas após o procedimento endoscópico, tratada com antibioticoterapia oral.

Fritscher-Ravens e col.[23] propõem que no estádio linfonodal no câncer de pulmão sejam empregados inicialmente a TC de tórax e a broncoscopia com citologia e biópsia. Sendo inconclusivos ou negativos os resultados destes métodos, a EE-PAAF deve ser empregada. A MC e a toracoscopia deveria ser utilizada na falha deste último, por serem métodos mais caros e invasivos.

Wallace e col.[46] demonstraram que a EE-PAAF identificou metástases em mais de 2/3 dos pacientes com carcinoma de pulmão, em TC anormais e concluíram que ela deva ser considerada como método de primeira linha para o estádio dessa doença, fato esse corroborado por Wang e col.[47]. Mesmo quando o PET scan é negativo, a EE-PAAF pode ser utilizada com relativa facilidade em pacientes com CPGC[62].

Por outro lado outros autores acreditam que a EE-PAAF deve ser utilizada em algumas situações e não em todos os casos de câncer de pulmão, isso se prenderia a possibilidade em ter no serviço médicos capacitados para sua realização além da experiência em conduzi-la[63,64]. Kramer e col. foram mais longe achando que apesar de promissor o método ainda está em fase experimental[64]. Fato esse que não concordamos, visto que Rintoul e col.[48] mostraram que a MC é invasiva, requer anestesia geral e apresenta apreciável taxa de morbidade. Assim o desenvolvimento de técnicas minimamente invasivas para o estádio do câncer de pulmão se faz necessário, neste contexto a EE-PAAF é um excelente método, pois além de apresentar baixa taxa de morbidade se comparada à MC é possível sua realização apenas com sedação consciente.

Para corroboram com esses dados Caddy e col.[50] avaliaram a sensibilidade, especificidade, valor preditivo positivo, negativo e acurácia da EE-PAAF no estádio do CPGC, os resultados foram de 92%, 100%, 100%, 83% e 94%, respectivamente. Os autores concluíram que essa técnica é uma importante ferramenta para o estádio dessa doença, devendo ser pensada como uma alternativa ao uso da MC.

Eloubeidi e col.[24] comprovaram os achados anteriores onde em pacientes com CPGC e MC negativa, a EE-PAAF apresentou acurácia de 98,1%, maior que a TC que foi de 41,5% e que o PET scan que foi de 40%. Em outro estudo do mesmo autor a EE-PAAF foi segura, minimamente invasiva e apresentou valor preditivo positivo maior que o PET scan e que a TC[42].

A inclusão da EE-PAAF na rotina clínica para o estádio do CPGC pode melhorar a taxa de cura desses pacientes, além de impedir a realização de toracotomias desnecessárias[51]. Van Beeh e col. demonstraram que seu uso evitou 51% das MC, demonstrando que a EE deve ser utilizada como exame de primeira escolha para o estádio do câncer do pulmão[54].

METÁSTASES À DISTÂNCIA

A prevalência de metástases à distância no câncer de pulmão é relativamente alta, sendo os principais órgãos acometidos o fígado, adrenais, cérebro, ossos, rins e NL abdominais[10]. Durante o estádio do câncer de pulmão, podem ser encontradas massas adrenais em até 16% dos casos. No caso do CPGC, as metástases podem ser a causa de massas adrenais em até 93% das vezes[65,66].

Adenomas benignos de adrenal são relativamente comuns na população normal. Cerca de dois terços dos pacientes com CPGC apresentam adenomas adrenais, que podem ser confundidos com metástases[10]. Assim, recomenda-se que haja confirmação histológica no caso de metástases adrenais. A punção-biópsia percutânea guiada por ultra-sonografia ou TC alcança acurácia de 86%. Porém a ultra-sonografia não detecta lesões pequenas e a TC apresenta a desvantagem de não guiar o procedimento em tempo real[65]. A EE-PAAF pode ser realizada no ato da detecção da massa adrenal, com orientação do procedimento em tempo real[65].

A adrenal esquerda normalmente se apresenta à EE como uma área hipoecóica adjacente ao rim, medindo 2,5cm no maior diâmetro e 0,8cm no menor. Dependendo da orientação do corte realizado, ela pode tomar uma forma triangular, elíptica, em "V" ou em "Y"[65]. Usando ecoendoscópio radial (Olympus GF-UM20), Chang e col.[65] ao estudar 31 pacientes detectaram a adrenal esquerda em 97% das vezes. Em um caso realizou punção ecoguiada (Pentax FG-32UA) de uma massa de adrenal, de um paciente com adenocarcinoma de pulmão, confirmando a presença de metástase.

Jhala e col.[66] demonstraram a eficácia e segurança da EE-PAAF em 24 pacientes com massas na glândula adrenal. Obtiveram espécimes adequados em 100% dos casos. Sete casos (29%) tinham carcinoma da glândula adrenal e destes 6 eram metástases de câncer de pulmão. Esses autores concluíram que a EE-PAAF é altamente específica para o diagnóstico etiológico das massas primárias e metastáticas da glândula adrenal, podendo até fazer o diagnóstico diferencial com o adenoma. Nguyen e col.[67] relataram dois casos e Roberts e col.[56] um caso de metástase hepática de câncer de pulmão, confirmados pela EE-PAAF.

PAPEL DA EE-PAAF NO DIAGNÓSTICO DAS MASSAS MEDIASTINAIS

A EE-PAAF deve ser considerada na investigação de massas e NL mediastinais[23,33,56,68]. Emery e col.[69] mostraram o valor da imediata análise citológica de espécimes obtidos pela EE-PAAF de NL mediastinais. Os autores demonstraram que 75% dos espécimes foram adequados. A análise imediata citológica mostrou valor preditivo positivo de 100% e negativo de 97%. A acurácia para o diagnóstico foi de 70%. Em pacientes com tuberculose, ela pode ser útil na obtenção de material para estudo histológico e cultura (Figura 33.6)[56,70].

A EE-PAAF foi estudada em casos de manifestações mediastinais da histoplasmose[71,72]. Foram observados NL hipoecóicos, com áreas anecóicas. A punção ecoguiada não foi capaz, porém, de fazer o diagnóstico etiológico. Outras séries foram publicadas nas quais a EE-PAAF no diagnóstico do comprometimento mediastinal por sarcoidose[13,21,61,70]. Normalmente são descritos NL hipoecóicos, triangulares, bem delimitados, às vezes com focos hiperecogênicos centrais. A punção ecoguiada pode ser útil e segura na confirmação do diagnóstico. Outras doenças no mediastino em que a EE-PAAF foi empregada foram a silicose mediastinal[61] e os cistos broncogênicos[73]. A EE também já foi estudada na pesquisa de metástases em NL de neoplasias biliares, pancreáticas, periampulares[74], de câncer de cólon[56], carcinoma de células renais[38,56,75] e de câncer de próstata[21]. O método foi empregado no estudo da recorrência mediastinal de câncer de mama[61] e de câncer gástrico (Figura 33.7)[21].

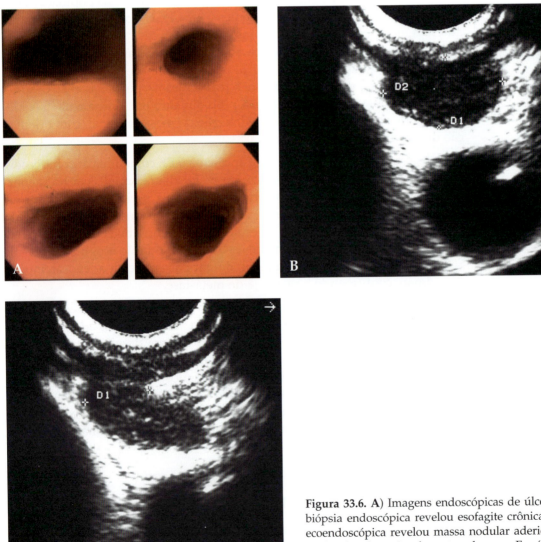

Figura 33.6. A) Imagens endoscópicas de úlcera esofagiana. A biópsia endoscópica revelou esofagite crônica. Em (**B**) imagem ecoendoscópica revelou massa nodular aderida a parede esofagiana, localizada na janela aortopulmonar. Em (**C**) o momento da introdução da agulha de 22G no interior da massa. O resultado do anátomo-patológico revelou se tratar de tuberculose mediastinal.

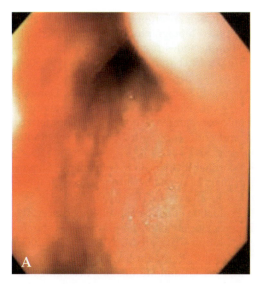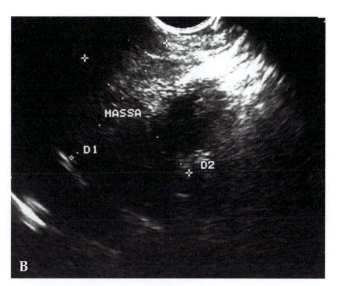

Figura 33.7. Paciente com abaulamento esofagiano e disfagia. Em (**A**) imagem endoscópica do abaulamento. Em (**B**) Imagem ecoendoscópica, demonstrando massa hipoecóica, heterogênea, com áreas de necrose, no momento da PAAF. Resultado do anátomo-patológico foi de metástase de hipernefroma renal, operado há 8 anos.

Relatos em literatura descreveram o uso do método em outras neoplasias: linfoma[8,21,23,76], coriocarcinoma[77], schwannoma[78], feocromocitoma[79], sarcoma[21], melanoma[21] e timoma[21].

Fritscher-Ravens e col.[80] descreveram a realização da punção ecoguiada em pacientes internados em unidades de terapia intensiva. Em um caso o procedimento foi empregado no diagnóstico de um abscesso mediastinal pós-traqueostomia. Também descreveram o esvaziamento de um hematoma paratraqueal que comprimia o brônquio-fonte direito em uma mulher de 78 anos.

CONCLUSÃO

A EE isolada e a EE-PAAF são exames seguros e eficazes devendo fazer parte do arsenal propedêutico de pacientes com CPGC, pois sua associação com a MC, TC pode ser útil durante o estádio dessa doença. Em nossa opinião esse é um método que deve ser utilizado como exame de primeira intenção após a identificação ou não de NL pela TC, isso por que a EE-PAAF pode confirmar ou não os achados da TC evitando assim toracotomias desnecessárias.

REFERÊNCIAS BIBLIOGRÁFICAS

1. Martini B. [Lung cancer—epidemiology, prognosis and therapy]. Med Monatsschr Pharm 2006;29(6):217-21.
2. Naruke T, Tsuchiya R, Kondo H, Asamura H, Nakayama H. Implications of staging in lung cancer. Chest 1997;112(4 Suppl):242S-248S.
3. Cote RJ, Hawes D, Chaiwun B, Beattie EJ, Jr. Detection of occult metastases in lung carcinomas: progress and implications for lung cancer staging. J Surg Oncol 1998;69(4):265-74.
4. Hyer JD, Silvestri G. Diagnosis and staging of lung cancer. Clin Chest Med 2000;21(1):95-106, viii-ix.
5. Park BJ, Louie O, Altorki N. Staging and the surgical management of lung cancer. Radiol Clin North Am 2000;38(3):545-61, ix.
6. Toloza EM, Harpole L, Detterbeck F, McCrory DC. Invasive staging of non-small cell lung cancer: a review of the current evidence. Chest 2003;123(1 Suppl):157S-166S.
7. White P, Ettinger DS. Tissue is the issue: is endoscopic ultrasonography with or without fine-needle aspiration biopsy in the staging of non-small-cell lung cancer an advance? [editorial]. Ann Intern Med 1997;127(8 (Pt 1)):643-45.
8. Wiersema MJ, Vazquez-Sequeiros E, Wiersema LM. Evaluation of mediastinal lymphadenopathy with endoscopic US-guided fine-needle aspiration biopsy. Radiology 2001;219(1):252-57.
9. Mountain CF. Revisions in the International System for Staging Lung Cancer. Chest 1997;111(6):1710-7.

10. Quint LE, Francis IR. Radiologic staging of lung cancer. J Thorac Imaging 1999;14(4):235-46.

11. Barawi M, Gress F. EUS-guided fine-needle aspiration in the mediastinum. Gastrointest Endosc 2000;52(6 Suppl): S12-7.

12. Sakio H, Yamaguchi Y. [Transesophageal endoscopic ultrasonography in lung cancer involving mediastinal organs in the assessment of resectability]. Nippon Kyobu Geka Gakkai Zasshi 1989;37(4):650-7.

13. Mishra G, Sahai AV, Penman ID, Williams DB, Judson MA, Lewin DN, e col. Endoscopic ultrasonography with fine-needle aspiration: an accurate and simple diagnostic modality for sarcoidosis. Endoscopy 1999;31(5):377-82.

14. Giovannini M, Seitz JF, Monges G, Perrier H, Castellani P. [Guided puncture-cytology under electronic sectorial ultrasound endoscopy. Results in 26 patients]. Gastroenterol Clin Biol 1993;17(6-7):465-70.

15. Pedersen BH, Vilmann P, Folke K, Jacobsen GK, Krasnik M, Milman N, e col. Endoscopic ultrasonography and real-time guided fine-needle aspiration biopsy of solid lesions of the mediastinum suspected of malignancy. Chest 1996; 110(2):539-44.

16. Potepan P, Meroni E, Spagnoli I, Milella M, Danesini GM, Laffranchi A, e col. Non-small-cell lung cancer: detection of mediastinal lymph node metastases by endoscopic ultrasound and CT. Eur Radiol 1996;6(1):19-24.

17. Silvestri GA, Hoffman BJ, Bhutani MS, Hawes RH, Coppage L, Sanders-Cliette A, e col. Endoscopic ultrasound with fine-needle aspiration in the diagnosis and staging of lung cancer. Ann Thorac Surg 1996;61(5):1441-5; discussion 1445-6.

18. Bhutani MS, Hawes RH, Hoffman BJ. A comparison of the accuracy of echo features during endoscopic ultrasound (EUS) and EUS-guided fine-needle aspiration for diagnosis of malignant lymph node invasion. Gastrointest Endosc 1997;45(6):474-9.

19. Hunerbein M, Dohmoto M, Haensch W, Schlag PM. Endosonography-guided biopsy of mediastinal and pancreatic tumors. Endoscopy 1998;30(1):32-6.

20. Serna DL, Aryan HE, Chang KJ, Brenner M, Tran LM, Chen JC. An early comparison between endoscopic ultrasound-guided fine-needle aspiration and mediastinoscopy for diagnosis of mediastinal malignancy. Am Surg 1998;64(10): 1014-8.

21. Huberbein M, Ghadimi BM, Haensch W. Transesophageal biopsy of mediatinal and pulmonary tumors by means of endoscopic ultrasound guidance. J Thorac Cardiovasc Surg 1998;116(4):554-559.

22. Bhutani MS, Suryaprasad S, Moezzi J, Seabrook D. Improved technique for performing endoscopic ultrasound guided fine needle aspiration of lymph nodes. Endoscopy 1999;31(7):550-3.

23. Fritscher-Ravens A, Soehendra N, Schirrow L, Sriram PV, Meyer A, Hauber HP, e col. Role of transesophageal endosonography-guided fine-needle aspiration in the diagnosis of lung cancer. Chest 2000;117(2):339-45.

24. Eloubeidi MA, Tamhane A, Chen VK, Cerfolio RJ. Endoscopic ultrasound-guided fine-needle aspiration in patients with non-small cell lung cancer and prior negative mediastinoscopy. Ann Thorac Surg 2005;80(4):1231-9.

25. Imamura M, Murata T, Yoshida M, Neyatani H, Imokawa S, Shirai T, e col. [Comparison of endoscopic ultrasonography and computed tomography in detecting mediastinal and hilar lymph nodes from bronchogenic carcinoma]. Nippon Igaku Hoshasen Gakkai Zasshi 1990;50(9): 1068-81.

26. Potepan P, Meroni E, Spinelli P, Laffranchi A, Danesini GM, Milella M, e col. [Non-invasive lymphatic staging of lung neoplasms: comparative study with computerized tomography and endoscopic ultrasonography]. Radiol Med (Torino) 1999;97(1-2):42-7.

27. Alzahouri K, Martinet Y, Briancon S, Guillemin F. Staging practices of primary non-small-cell lung cancer: a literature review. Eur J Cancer Care (Engl) 2006;15(4):348-54.

28. Pretreatment evaluation of non-small-cell lung cancer. The American Thoracic Society and The European Respiratory Society. Am J Respir Crit Care Med 1997;156(1):320-32.

29. Webb WR, Gatsonis C, Zerhouni EA, Heelan RT, Glazer GM, Francis IR, e col. CT and MR imaging in staging non-small cell bronchogenic carcinoma: report of the Radiologic Diagnostic Oncology Group. Radiology 1991;178(3): 705-13.

30. Deslauriers J, Gregoire J. Clinical and surgical staging of non-small cell lung cancer. Chest 2000;117(4 Suppl 1):96S-103S.

31. Kondo D, Imaizumi M, Abe T, Naruke T, Suemasu K. Endoscopic ultrasound examination for mediastinal lymph node metastases of lung cancer. Chest 1990; 98(3):586-93.

32. Schuder G, Isringhaus H, Kubale B, Seitz G, Sybrecht GW. Endoscopic ultrasonography of the mediastinum in the diagnosis of bronchial carcinoma. Thorac Cardiovasc Surg 1991;39(5):299-303.

33. Gress FG, Savides TJ, Sandler A. Endoscopic ultrasonography, fine-needle aspiration biopsy guided by endoscopic ultrasonography, and computed tomography in the preoperative staging of non-small cell lung cancer: a comparison study. Ann Intern Med 1997;127:604-612.

34. Mineo TC, Francioni F, Cristino B, Ambrogi V, Casciani CU. [Study of mediastinal lymph nodes in lung cancer using transesophageal ultrasonography]. Minerva Chir 1992;47(23-24):1755-9.

35. Wiersema JM, Hassig WM, Hawes RH, Wonn MJ. Mediastinal lymph node detection with endosonography. Gastrointest Endosc 1992;39(6):788-793.

36. Lee N, Inoue K, Yamamoto R, Kinoshita H. Patterns of internal echoes in lymph nodes in the diagnosis of lung cancer metastasis. World J Surg 1992;16(5):986-93; discussion 993-4.

37. Hawes RH, Gress F, Kesler KA, Cummings OW, Conces DJ. Endoscopic ultrasound versus computed tomography in the evaluation of the mediastinum in patients wiht non-small-cell lung cancer. Endoscopy 1994;26:784-787.

38. Faigel DO. EUS in patients with benign and malignant lymphadenopathy. Gastrointest Endosc 2001;53(6):593-8.

39. Sugimachi K, Ohno S, Fujishima H, Kuwano H, Mori M, Misawa T. Endoscopic ultrasonographic detection of carcinomatous invasion and of lymph nodes in the thoracic esophagus. Surgery 1990;107(4):366-71.

40. Laudanski J, Kozlowski M, Niklinski J, Chyczewski L. The preoperative study of mediastinal lymph nodes metastasis in lung cancer by endoscopic ultrasonography (EUS)

and helical computed tomography (CT). Lung Cancer 2001;34 Suppl 2:S123-6.

41. LeBlanc JK, Devereaux BM, Imperiale TF, Kesler K, DeWitt JM, Cummings O, e col. Endoscopic ultrasound in non-small cell lung cancer and negative mediastinum on computed tomography. Am J Respir Crit Care Med 2005;171(2): 177-82.

42. Eloubeidi MA, Cerfolio RJ, Chen VK, Desmond R, Syed S, Ojha B. Endoscopic ultrasound-guided fine needle aspiration of mediastinal lymph node in patients with suspected lung cancer after positron emission tomography and computed tomography scans. Ann Thorac Surg 2005; 79(1):263-8.

43. Zawin M. Staging tools for nonsmall cell lung cancer. Respir Care Clin N Am 2003;9(1):77-118, vi.

44. Annema JT, Versteegh MI, Veselic M, Welker L, Mauad T, Sont JK, e col. Endoscopic ultrasound added to mediastinoscopy for preoperative staging of patients with lung cancer. Jama 2005;294(8):931-6.

45. Wegener M, Adamek R. Puncture of submucosal and extrinsic tumors: is there a clinical need? Puncture techniques and their accuracy. Gastrointest Endosc Clin N Am 1995; 5(3):615-23.

46. Wallace MB, Silvestri GA, Sahai AV, Hawes RH, Hoffman BJ, Durkalski V, e col. Endoscopic ultrasound-guided fine needle aspiration for staging patients with carcinoma of the lung. Ann Thorac Surg 2001;72(6):1861-7.

47. Wang J, Sun Y, Wang Z, Wang X. [Endoscopic ultrasonography guided fine-needle aspiration in diagnosis of lung neoplasm and mediastinal lymph node metastasis]. Zhonghua Wai Ke Za Zhi 2002;40(10):743-5.

48. Rintoul RC, Skwarski KM, Murchison JT, Hill A, Walker WS, Penman ID. Endoscopic and endobronchial ultrasound real-time fine-needle aspiration for staging of the mediastinum in lung cancer. Chest 2004;126(6):2020-2.

49. Wallace MB, Ravenel J, Block MI, Fraig M, Silvestri G, Wildi S, e col. Endoscopic ultrasound in lung cancer patients with a normal mediastinum on computed tomography. Ann Thorac Surg 2004;77(5):1763-8.

50. Caddy G, Conron M, Wright G, Desmond P, Hart D, Chen RY. The accuracy of EUS-FNA in assessing mediastinal lymphadenopathy and staging patients with NSCLC. Eur Respir J 2005;25(3):410-5.

51. Larsen SS, Vilmann P, Krasnik M, Dirksen A, Clementsen P, Maltbaek N, e col. Endoscopic ultrasound guided biopsy performed routinely in lung cancer staging spares futile thoracotomies: preliminary results from a randomised clinical trial. Lung Cancer 2005;49(3):377-85.

52. Al-Haddad M, Wallace MB. Molecular diagnostics of non-small cell lung cancer using mediastinal lymph nodes sampled by endoscopic ultrasound-guided needle aspiration. Cytopathology 2006;17(1):3-9.

53. Khoo KL, Ho KY, Nilsson B, Lim TK. EUS-guided FNA immediately after unrevealing transbronchial needle aspiration in the evaluation of mediastinal lymphadenopathy: a prospective study. Gastrointest Endosc 2006;63(2): 215-20.

54. van Beek FT, Maas KW, Timmer R, Seldenrijk CA, de Bruin PC, Schramel FM. [Oesophageal endoscopic ultrasound with fine-needle aspiration biopsy in the staging of non-small-cell lung carcinoma; results from 43 patients]. Ned Tijdschr Geneeskd 2006;150(3):144-50.

55. Ikenberry S, Gress F, Savides T, Hawes R. Fine-needle aspiration of posterior mediastinal lesions guided by radial scanning endosonography. Gastrointest Endosc 1996;43(6): 605-10.

56. Roberts SA, Davies G, Howell S, Banks J. Endoscopic ultrasound guided biopsy of sub-carinal lymph nodes. Clin Radiol 2000;55(11):832-6.

57. Arluk GM, Coyle WJ. EUS and fine-needle aspiration in the evaluation of mediastinal masses superior to the aortic arch. Gastrointest Endosc 2001;53(7):793-7.

58. Giovannini M, Seitz JF, Monges G, Perrier H, Rabbia I. Fine-needle aspiration cytology guided by endoscopic ultrasonography: results in 141 patients. Endoscopy 1995; 27(2):171-7.

59. Aabakken L, Silvestri GA, Hawes R, Reed CE, Marsi V, Hoffman B. Cost-efficacy of endoscopic ultrasonography with fine-needle aspiration vs. mediastinotomy in patients with lung cancer and suspected mediastinal adenopathy. Endoscopy 1999;31(9):707-11.

60. Wiersema JM, Kochman ML, Chak A, Cramer HM, Kesler KA. Real-time endoscopic ultrasound-guided fine-needle aspiration of a mediastinal lymph node. Gastrointet Endosc 1993;39(3):429-431.

61. Wegener M, Adamek R, Wedmann B, Pfaffenbach B. Endosonographically guided fine-needle aspiration puncture of paraesophagogastric mass lesions: preliminary results. Endoscopy 1994;26:586-591.

62. Rosenberg JM, Perricone A, Savides TJ. Endoscopic ultrasound/fine-needle aspiration diagnosis of a malignant subcarinal lymph node in a patient with lung cancer and a negative positron emission tomography scan. Chest 2002; 122(3):1091-3.

63. Detterbeck FC, DeCampmm, Jr., Kohman LJ, Silvestri GA. Lung cancer. Invasive staging: the guidelines. Chest 2003; 123(1 Suppl):167S-175S.

64. Kramer H, Groen HJ. Current concepts in the mediastinal lymph node staging of nonsmall cell lung cancer. Ann Surg 2003;238(2):180-8.

65. Chang KJ, Erickson RA, Nguyen P. Endoscopic ultrasound (EUS) and EUS-guided fine-needle aspiration of the left adrenal gland. Gastrointest Endosc 1996;44(5):568-72.

66. Jhala NC, Jhala D, Eloubeidi MA, Chhieng DC, Crowe DR, Roberson J, e col. Endoscopic ultrasound-guided fine-needle aspiration biopsy of the adrenal glands: analysis of 24 patients. Cancer 2004;102(5):308-14.

67. Nguyen P, Feng JC, Chang KJ. Endoscopic ultrasound (EUS) and EUS-guided fine-needle aspiration (FNA) of liver lesions. Gastrointest Endosc 1999;50(3):357-61.

68. Eloubeidi MA, Hawes RH, Hoffman BJ. EUS to the rescue? Am J Gastroenterol 2001;96(2):595-7.

69. Emery SC, Savides TJ, Behling CA. Utility of immediate evaluation of endoscopic ultrasound-guided transesophageal fine needle aspiration of mediastinal lymph nodes. Acta Cytol 2004;48(5):630-4.

70. Fritscher-Ravens A, Sriram PV, Topalidis T, Hauber HP, Meyer A, Soehendra N, e col. Diagnosing sarcoidosis using endosonography-guided fine-needle aspiration. Chest 2000;118(4):928-35.

71. Wiersema MJ, Chak A, Wiersema LM. Mediastinal histoplasmosis: evaluation with endosonography and endo-

scopic fine-needle aspiration biopsy. Gastrointest Endosc 1994;40(1):78-81.

72. Savides TJ, Gress FG, Wheat LJ, Ikenberry S, Hawes RH. Dysphagia due to mediastinal granulomas: diagnosis with endoscopic ultrasonography. Gastroenterology 1995; 109(2):366-73.

73. Zikri MA, Rice TW. Subcarinal foregut cysts. A unique clinical problem. J Cardiovasc Surg (Torino) 2000;41(1): 137-41.

74. Hahn M, Faigel DO. Frequency of mediastinal lymph node metastases in patients undergoing EUS evaluation of pancreaticobiliary masses. Gastrointest Endosc 2001;54(3): 331-5.

75. Fritscher-Ravens A, Sriram PV, Topalidis T, Jaeckle S, Thonke F, Soehendra N. Endoscopic ultrasonography-guided fine-needle cytodiagnosis of mediastinal metastases from renal cell cancer. Endoscopy 2000;32(7):531-5.

76. Ribeiro A, Vasquez-Sequeiros E, Choin JE, Wang KK, Wiersema MJ. EUS FNA combined flow cytometry and immunocytochemistry in the diagnosis of lymphoma (abstract). Gastrointest Endosc 2000;51:AB174.

77. Lombard F, Burtin P, Ketani S, Delaby J, Cales P, Boyer J. Mediastinal posterior choriocarcinoma with hemorrhagic gastric metastasis: endosonographic features. Gastrointest Endosc 1992;38(2):187-190.

78. McGrath KM, Ballo MS, Jowell PS. Schwannoma of the mediastinum diagnosed by EUS-guided fine needle aspiration. Gastrointest Endosc 2001;53(3):362-5.

79. Jalil ND, Pattou FN, Combemale F, Chapuis Y, Henry JF, Peix JL. Effectiveness and limits of preoperative imaging studies for the localization of pheochromocytomas and paragangliomas: a review of 282 cases. Eur J Surg 1998;164: 23-28.

80. Fritscher-Ravens A, Sriram PV, Pothman WP, Fullekrug B, Jackle S, Thonke F, e col. Bedside endosonography and endosonography-guided fine-needle aspiration in critically ill patients: a way out of the deadlock? Endoscopy 2000; 32(5):425-7.

34

TUMORES SUBEPITELIAIS E COMPRESSÕES EXTRÍNSECAS

Simone Guaraldi da Silva
José Celso Ardengh

INTRODUÇÃO

Excluindo-se as lesões epiteliais por não serem objeto deste capítulo, com relação às lesões elevadas, os médicos lidam, em determinados momentos, com pacientes com deformidades no sistema digestório (SD) de significado questionável. Por definição, as lesões circunscritas de base larga ou pediculadas, que se projetam da superfície mucosa para o interior do lúmen do SD sem etiologia definida pela avaliação endoscópica ou pelo exame contrastado são chamadas de "lesões elevadas ou submucosas" (Figura 34.1).

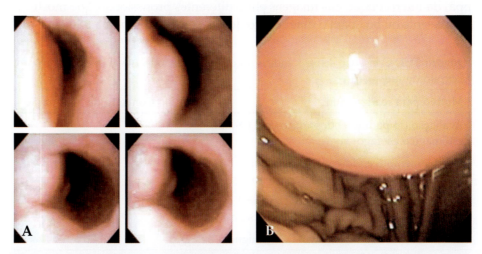

Figura 34.1. Abaulamentos visíveis por endoscopia digestiva alta. Em (**A**) observe abaulamento esofagiano e em (**B**) gástrico.

486 PARTE IX – OUTRAS INDICAÇÕES

No entanto, este termo expressa incorretamente lesões classificadas nesta categoria porque elas necessariamente não têm sua origem ou estão restritas apenas à camada submucosa, devendo, portanto serem nomeadas como "subepiteliais" (TUSE). Em geral, são achados incidentais do exame endoscópico ou radiológico, sem representar relação causal com a queixa que motivou a investigação do paciente, estando nas considerações diagnósticas uma variedade de tumores intramurais ou ainda compressões causadas por estruturas extrínsecas (CEXT), fato este que destaca a importância da condução ponderada dessa situação, não infreqüente na prática endoscópica[1-4].

O TUSE ocorre de forma uniforme entre homens e mulheres havendo predomínio após a 5ª década de vida, sendo os pacientes, em sua maioria, assintomáticos[5]. Eventualmente podem apresentar sintomas obstrutivos e anemia. Esta, ocasionada pelo sangramento gastrintestinal secundário à ulceração superficial da lesão, resulta da relação discrepante entre o tamanho da mesma e seu suprimento sangüíneo. O surgimento de dor, perda de peso e o aumento do tamanho da lesão podem sugerir malignidade[4].

À radiografia contrastada, estas lesões são visualizadas na maioria dos casos como deformidades endoluminais com contornos regulares. À endoscopia sua avaliação prende-se ao aspecto geral, tamanho, forma, consistência, cor, prega em ponte, sinal da tenda etc. Esses dados permitem no máximo o diagnóstico de suposição, haja vista a superfície mucosa habitualmente típica cuja biópsia convencional é freqüentemente normal[4].

Vários tipos de lesões podem se apresentar como TUSE. O tumor estromal gastrintestinal (TEGI), leiomioma, lipoma e tumor metastático são exemplos comuns dessas lesões. As varizes esofagianas, gástricas ou retais, cisto de duplicação, pâncreas ectópico, esplenomegalia, vesícula biliar e outras estruturas, podem simular TUSE. Algumas destas apresentam aspecto ecográfico típico, por exemplo, os lipomas que são visualizados como massas hiperecóicas situadas na 3ª camada do SD[6].

A indicação da EE para o diagnóstico diferencial de um TUSE é atualmente considerada essencial e segura[6-8] para a decisão terapêutica mais adequada (observação x remoção), pois permite o estudo ecográfico transmural detalhado da parede do SD. O Quadro 34.1 mostra o consenso sobre a indicação da EE no estudo dos TUSE baseado no conceito de adequação. Seu uso foi corroborado por Gress e col.[9] em um estudo sobre a concordância (índice de Kappa) da interpretação das imagens entre diferentes profissionais que mostrou-se excelente ou boa para o diagnóstico de CEXT, cistos e lipoma (Tabela 34.1).

Quadro 34.1. Consenso sobre a indicação da EE no estudo das TUSE baseado no conceito de adequação[10].

Motivo para realizar a EE	Conceito de adequação*
Avaliação do padrão endoscópico do TUSE no estômago e esôfago	9
Complemento à endoscopia convencional durante o seguimento dos TUSE esofagianos não-ressecados	8
Complemento à endoscopia convencional durante o seguimento dos TUSE gástricos não-ressecados	8
Diagnóstico diferencial entre TEGI maligno e benigno	6

Conceito de adequação: 1 a 3 – não indicada; 4 a 6 – indicação inconsistente; 7 – indicação apropriada, mas nem sempre necessária; 8 e 9 – indicação apropriada e necessária.

Tabela 34.1. Os valores do índice Kappa obtidos no estudo da concordância da interpretação ecoendoscópica sem Doppler® dos TUSE[9].

Tipo de lesão	N	Valor Kappa	Classificação*
Compressão extrínseca	2	0,94	Excelente
Cistos	2	0,80	Excelente
Leiomioma	4	0,53	Fraca
Estrutura vascular	4	0,54	Fraca
Lipoma	4	0,65	Boa
Outras lesões subepiteliais	4	0,34	Muito fraca

Classificação de concordância segundo os valores de Kappa: > 0,80 – excelente; 0,60 a 0,79 – boa; 0,40 a 0,59 – fraca, < 0,40 – muito fraca.

Por outro lado, enquanto a interpretação ecoendoscópica é operador dependente[5,9] e requer tempo e experiência para a adequada aplicação do método o diagnóstico histológico permanece como o padrão-ouro para o diagnóstico definitivo dos TUSE. Para o estudo ecoendoscópico dos TUSE, podem ser utilizados os ecoendoscópios radiais, lineares e as mini-sondas, estas mais úteis se as lesões forem de pequeno tamanho[10]. Entretanto, havendo a indicação de punção aspirativa com agulha fina (PAAF) é imperativa utilização do ecoendoscópio linear ou setorial[11].

A ecoendoscopia associada à punção aspirativa com agulha fina (EE-PAAF) pode aumentar o grau de exatidão desse método, mas esta técnica para os TUSE ainda não é suficientemente exata[12]. Este dado deve-se à quantidade e qualidade da celularidade no material recolhido[12]. Por outro lado, novos acessórios têm sido desenvolvidos para possibilitar a aquisição de maior quantidade de material. Hoje, por exemplo, existe a agulha tipo guilhotina.

Este capítulo tem por objetivo tecer considerações sobre a utilização da EE para o diagnóstico diferencial entre um TUSE e uma compressão extrínseca (CEXT), o diagnóstico etiológico dos TUSE, o seu possível tratamento e suas principais limitações.

O PAPEL DA EE NA AVALIAÇÃO DOS TUSE

A primeira questão a ser respondida é: o abaulamento encontrado na parede do SD é um TUSE ou uma CEXT?

O exame ecoendoscópico permite distinguir uma lesão intraparietal, que se origina da 1ª, 2ª, 3ª, 4ª ou 5ª camada da parede gastrintestinal, de uma CEXT que comprime todas as 5 camadas. Portanto, através dela é possível caracterizar a(s) camada(s) de origem da lesão (Quadro 34.2), e fazer, por conseguinte, a distinção entre uma lesão intramural de uma CEXT com um grau de exatidão acima de 95%[13-18].

Este exame descreve as características ecográficas presentes nos TUSE e com isso, permite o raciocínio entre a natureza benigna ou maligna da mesma, indicando ou não procedimentos como a punção ou ressecção (Quadro 34.3).

A respeito da CEXT, praticamente todos os órgãos ou estruturas vizinhas ao SD alto e baixo podem produzir imagens sugestivas de TUSE. Ao produzir um abaulamento endoluminar suficiente a ponto de ser visualizado e interpretado como tal, o órgão ou a estrutura normal, apresenta circunstâncias anatômicas locais de contato direto com o SD produzindo assim uma ima-

488 PARTE IX – OUTRAS INDICAÇÕES

Quadro 34.2. Camadas da parede gástrica visualizadas pela EE na freqüência de 5 e 7,5MHz.

Camadas	Ecogenicidade	Elemento representado	Sigla
1ª camada	Hiperecóica	Interface transdutor-mucosa	t-m
2ª camada	Hipoecóica	Mucosa	M
3ª camada	Hiperecóica	Submucosa	Sm
4ª camada	Hipoecóica	Muscular própria	Mp
5ª camada	Hiperecóica	Serosa	S

Quadro 34.3. Itens para avaliação dos TUSE durante a EE.

Ecogeneicidade	Anecóica		Hipoecóica		Hiperecóica	
Aspecto do conteúdo da lesão	Homogênea			Heterogênea		
Forma	Arredondada		Pediculada		Tubular	
Contorno	Regular			Irregular		
Tamanho	(mm ou cm)					
Consistência	Compressível			Firme		
Áreas anecóicas no interior	Ausentes			Presentes		
Focos hiperecogênicos	Ausentes			Presentes		
Sinal Doppler®	Ausentes			Presentes		
Camada(s) comprometida(s)	2ª		3ª		4ª	5ª
Aspecto geral da lesão	Sólido		Cístico		Misto	Vascular
Tipo de lesão sugerida pela imagem	Nódulo linfático		Vascular		Tumor	
Região onde a lesão se situa	Cervical		Mediastinal		Abdominal	Pélvica

gem semelhante ao TUSE e freqüentemente sem sintomatologia. Por outro lado, esse abaulamento pode ser secundário a um processo expansivo extra-luminar que comprimi a parede do SD, sendo visível por via endoscópica.

A interpretação endoscópica e ecoendoscópica associam o raciocínio anatômico regional às características ecográficas normais dos órgãos adjacentes (Quadro 34.4).

Motoo e col.[19] estudando 19 pacientes com CEXT encontraram 16 delas causadas por órgãos ou estruturas normais (7 pela artéria esplênica, 5 pelo baço,

Quadro 34.4. Correlação anatômica entre o sítio anatômico do SD onde a falsa-lesão é visualizada e os possíveis órgãos responsáveis pela CEXT.

Órgão	Órgãos responsáveis por compressões extrínsecas
Esôfago	Átrio esquerdo, aorta torácica, linfonodos regionais aumentados
Estômago	Lobo hepático esquerdo, vesícula biliar, baço, aorta abdominal, artéria esplênica, formações císticas pancreáticas, cólon, tumor pancreático
Reto	Próstata, útero, endometriose

2 pelo pâncreas normal, 1 pela vesícula biliar e 1 pelo cólon) e 3 por neoplasia (2 por neoplasia hepática e 1 por neoplasia neurogênica do omento). A EE apresentou acurácia de 100% (Figura 34.2).

As estruturas vasculares são freqüentemente sugeridas pelo seu aspecto tubular, eventualmente pulsátil e confirmadas a EE pela aplicação do Doppler®. Outro exemplo é o abaulamento endoluminar por órgão homogêneo, levemente hipoecóico, com bordas lisas e regulares na parede gástrica anterior. Esta descrição sugere a CEXT pelo lobo hepático esquerdo ou vesícula biliar[20]. No caso da CEXT ocorrer na porção proximal ou média do estômago ela pode derivar do baço (Figura 34.3). Além disso a simples mudança de decúbito do paciente durante uma endoscopia digestiva pode desfazer a dú-

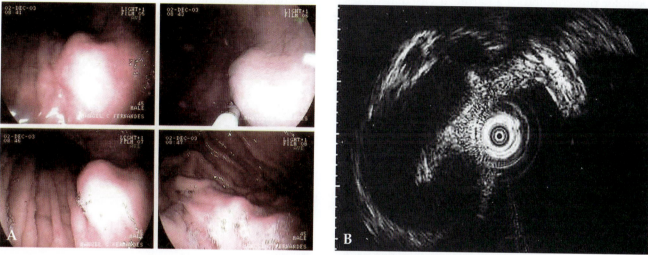

Figura 34.2. Imagens endoscópicas de TUSE localizado na parede posterior do corpo gástrico (**A**). A imagem ecoendoscópica revelou a presença de dilatação da veia esplênica comprimindo o corpo do estômago (**B**).

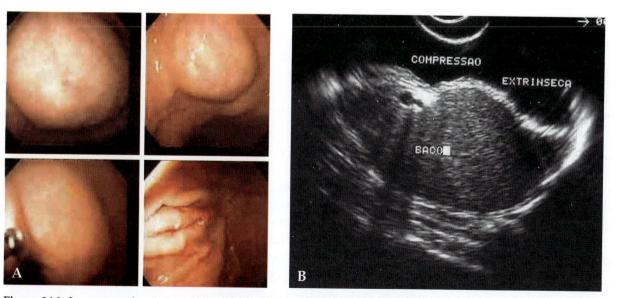

Figura 34.3. Imagens endoscópicas de abaulamento da parede do terço proximal gástrico. Note a sinal da tenda positivo. Em seguida a mudança de decúbito da paciente revelou o desaparecimento da mesma (**A**). A imagem ecoendoscópica revelou se tratar do baço comprimindo a parede gástrica (**B**).

490 PARTE IX – OUTRAS INDICAÇÕES

vida entre um TUSE e uma CEXT. O sinal ecoendoscópico que caracteriza a CEXT é a visualização da parede com todas as suas camadas normais elevadas e comprimidas pelo processo extraluminar[21].

Uma vez desfeita a dúvida entre um TUSE e uma CEXT, outra questão importante a ser respondida é: qual a etiologia do TUSE que está sendo examinado?

De acordo com a camada de origem e a aparência da lesão podemos pressupor o diagnóstico etiológico dos TUSE (Quadro 34.5). Por exemplo, enquanto uma lesão hiperecóica, homogênea, arredondada, com contorno regular, situada na 3ª camada sugere lipoma; outra hipoecóica, heterogênea, com forma e contornos irregulares e com áreas anecóicas no interior, medindo 5cm e situada na 4ª camada sugere a presença de um tumor estromal gastrintestinal (TEGI). Já a visualização de estruturas tubulares, anecóicas e com sinal do Doppler presente indica a natureza vascular da lesão. Pode haver combinações destas características, como a presença de algumas estruturas vasculares e outras anecóicas, císticas, de permeio a uma grande lesão hipoecóica, heterogênea situada na 4ª camada que evoca a hipervascularização e a natureza maligna da mesma (Quadro 34.5).

Quadro 34.5. Correlação entre a(s) camada(s) comprometida(s) pelo TUSE, a etiologia mais freqüente e a aparência destas lesões a EE[5,16,22,23].

Camada	Aparência	Etiologia
2ª ou 3ª camadas	Massa levemente hipoecóica, homogênea	Tumor carcinóide
2ª, 3ª ou 4ª camadas	Estrutura hipoecóica ou de ecogenicidade mista (estruturas tubulares ou ductais podem estar presentes)	Pâncreas ectópico
3ª camada	Lesão hiperecóica, depressível, às vezes com aspecto polipóide	Lipoma
3ª camada	Estruturas serpiginosas, tubulares, anecóicas, Doppler+*	Variz
3ª camada	Estruturas anecóicas, compressíveis, com borda bem definida e Doppler–* (3 ou 5 camadas sugerem cisto de duplicação)	Cisto
3ª camada	Massa hipoecóica, heterogênea com bordas regulares	Tumor de células granulares
3ª camada	Lesão anecóica com contorno regular	Linfangioma
2ª, 3ª e 4ª camadas	Massa hipoecóica com aspecto variável de acordo com o comportamento benigno ou maligno da lesão (este com contorno irregular, focos hiperecóicos e áreas anecóicas que sugerem malignidade)	Tumor estromal
Qualquer uma ou todas	Massa hipoecóica e heterogênea com contorno irregular	Tumor metastático

Assim sendo, a descoberta de um abaulamento pela endoscopia digestiva alta (EDA) é freqüente. Geralmente esse aspecto corresponde a uma CEXT ou a um TUSE. O diagnóstico dessas lesões por vezes se torna difícil, mesmo após a obtenção de biópsias pela EDA, que quase sempre não contribui para o diagnóstico efetivo. Como a possibilidade de tumores estromais (TEGI) é cada vez mais evidente no SD, a EE tem apresentado importante papel na elucidação diagnóstica e na eliminação de dúvidas.

Destarte nós estudamos prospectivamente e comparamos os resultados da EDA com os resultados da EE na definição da etiologia dos TUSE. Por mais de 8 anos coletamos os dados de 188 pacientes (99 homens), com média de idade de 62,5 (10 – 89) estudados por EDA e EE. O tamanho, coloração, mobilidade, localização (intramural ou extramural), consistência (sólida, cística ou vascular) e o diagnóstico de presunção foram registrados no momento da EDA. Durante a EE foram analisados o tamanho, a ecogeneicidade, a homogeneidade, a lobularidade, a presença de áreas de necrose e o diagnóstico presuntivo.

Todos os pacientes foram avaliados consecutivamente pela EDA e EE. A EDA e EE apresentaram sensibilidade para determinar se a lesão era intramural, vascular ou sólida de 87,9% e 100% e 44,4% e 100% respectivamente. O tamanho mensurado pela EDA correlacionou-se com o tamanho avaliado pela EE (r = 0,92). Os outros fatores analisados pela EE não puderam ser avaliados pela EDA. A EDA apresenta sensibilidade elevada e especificidade baixa para identificar se um tumor é intramural ou extramural. A EE aumenta a sensibilidade e especificidade, podendo diagnosticar com precisão se a lesão é da 3ª ou 4ª camadas.

A terceira questão é: baseado na imagem, esta lesão é de natureza benigna ou maligna?

Embora a apreciação e a combinação das características descritas acima permitam inferir sobre a natureza benigna ou maligna de um TUSE, a EE isolada não demonstra de forma inequívoca esta diferença[10,24]. Visto ser o próprio diagnóstico diferencial entre um leiomioma e um TEGI difícil de ser realizado baseado apenas nas imagens.

DIAGNÓSTICO DIFERENCIAL DOS TUSE

Tumor estromal gastrintestinal (TEGI)

Os TUSE mais comuns do SD são os tumores mesenquimais denominados atualmente pelo termo tumor estromal gastrintestinal (TEGI) que foi descrito pela primeira vez em 1983 por Mazur e Clark[25]. O TEGI representa um grupo de tumores mesenquimais que ocorrem no SD, omento, mesentério ou retroperitônio, originários das células de Cajal (Figura 34.4), chamadas de células "pace maker" alteradas pela ativação contínua da proteína receptora tirosinaquinase transmembrana (KIT), expressam positivamente o antígeno CD117 e apresentam 1 de 3 aspectos histológicos: tipo fusiforme (70%), tipo epitelióide (20%) ou tipo misto (10%). Apesar de originariamente terem sido estes tumores genericamente referidos como tumores miogênicos tipo leiomioma, leiomioblastoma ou leiomiossarcoma, doravante, não devem ser classificados desta maneira[4,26,27].

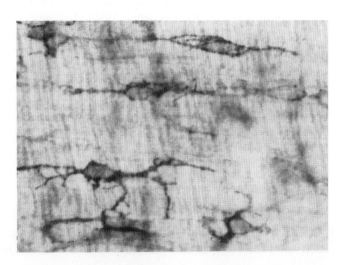

Figura 34.4. Células de Cajal, precursoras do TEGI (microscopia eletrônica).

492 PARTE IX – OUTRAS INDICAÇÕES

Após o advento da microscopia eletrônica e mais recentemente, da imuno-histoquímica, estes tumores têm sido possivelmente melhor compreendidos e classificados (Quadro 34.6). No SD, a maioria dos tumores diagnosticados previamente como tumores de células musculares lisas (leiomiomas, leiomioblastomas e leiomiossarcomas) passou a ser classificados como TEGI, incluindo desde pequenas lesões sem malignidade até sarcomas. Da mesma forma, os tumores neurais autossômicos (GANTs) passaram ser classificados como TEGI.

Quadro 34.6. Critério imuno-histoquímico para o diagnóstico diferencial dos tumores de células fusiformes do SD[28].

	CD-117 (kit)	CD-34	SMA	Desmina	S-100
TEGI	+	+ 60 a 70%	+ 30 a 40%	Muito raro (focal)	+ 5%
Leiomioma	–	+ 10 a 15%	+	+	Raro
Schwannoma	–	+	–	–	+
Fibromatose	?	Raro	+	Raras células	–

A confusão no início dos anos 90 foi devido a dificuldade de interpretação da(s) linha(s) de diferenciação destes tumores (histogênese) baseado no fato de que alguns tumores pareciam ser verdadeiramente miogênicos (células musculares lisas), outros neurogênicos e outros bidirecionais. E mais, havia alguns com "fenótipo nulo" que não eram classificáveis pelos critérios existentes[28].

A descoberta da expressão positiva para o antígeno CD-34, uma glicoproteína (transmembranase) orientou inicialmente a classificação destes tumores. Mas, como ele é expresso positivamente em 60 a 70% dos TEGI, sendo 90% apenas nos esofagianos e retais, levou a 2 abordagens destes tumores. Ou todos os tumores mesenquimais passariam a ser chamados genericamente de TEGI, o que inadequadamente incluiria os leiomiomas e os schwannomas; ou estes tumores seriam identificados de forma restrita, o que não permitiria a inclusão dos tumores não-miogênicos e não-schwannomas pela falta de um marcador específico. A descoberta da expressão positiva para o CD117 (c-KIT) e da presença de mutações na proteína KIT nos TEGI significou um fator novo determinante que tem permitido a reestruturação dos tumores mesenquimais.

Com características imunofenotípicas e genéticas diferentes de outros tumores mesenquimais, o TEGI expressa positivamente o CD-117 em 80 a 100%[29]. Os TEGI CD-117 negativos são considerados tumores mesenquimais indiferenciados e são raros[26]. Devido à semelhança fenotípica de suas células com as células intersticiais de Cajal, tem sido proposto que este tumor tem origem a partir das células-tronco mesenquimais que se diferenciam normalmente em células de Cajal ou células musculares lisas[30-34]. Uma mutação adquirida no gene kit ocorre no TEGI a qual ativa a proteína kit (tirosinaquinase) estimulando a proliferação de células mesenquimais e possivelmente inibindo a morte celular (apoptose). Uma das conseqüências desta nova nomenclatura é a evolução para o diagnóstico e tratamento baseados em dados da biologia molecular.

Diagnosticados tipicamente na 6ª década de vida, o TEGI surge em geral em pacientes entre 55 e 65 anos de idade[31]. Esta lesão representa cerca de 1% de todos os tumores gastrointestinais[35,36] e 75% das TUSE[37]. Sua incidência é estimada em 10-20/1.000.000, sendo o estômago o órgão comprometido mais comum, o que corresponde entre 60 e 70% destes tumores. Embora a maioria destas lesões seja benigna, permanecendo assintomática, 5-15% delas são malignas[16,37,38]. Segundo Nickl e col.[37] 16% dos TEGI têm potencial maligno indeterminado e segundo Pieri e col.[39] 25% de todos os TEGI evoluem com recidiva local e 33% com recidiva à distância. Com relação à origem anatômica, o estômago é o sítio mais freqüente (50 a 60%), seguido pelo intestino delgado em 20 a 30%, pelo intestino grosso em 10%, pelo esôfago em 5% e por outros sítios na cavidade abdominal em 5% dos casos[28].

Os tumores CD117 negativos com células fusiformes compreendem um outro grupo de lesões benignas, sendo os mais comuns os leiomiomas e schwannomas[29]. A desmina e a SMA (actina do músculo liso) são 2 marcadores encontrados nas células musculares normais, expressas positivamente nos leiomiomas. O S-100 e a enolase neurônio-específica são expressos positivamente nos tumores de células fusiformes de origem neural (schwannomas). A separação entre TEGI, leiomioma e schwannoma é, portanto, possível pela expressão imuno-histoquímica do CD117, podendo ser eventualmente complementada pela demonstração molecular de mutações que ocorrem neste[29]. A EE-PAAF e a análise imuno-histoquímica do material colhido têm sido útil para o diagnóstico pré-operatório destas lesões e na determinação dos fatores preditivos do comportamento maligno destas lesões (Figura 34.5)

O aspecto ecoendoscópico do TEGI é variável. De forma genérica, ele pode ser caracterizado como uma lesão hipoecóica, ovóide ou elíptica, pediculada ou multilobulada, situada na 2ª ou 4ª camada (Figura 34.6).

Entretanto, além dos elementos clássicos para a caracterização ultra-sonográfica de uma lesão como forma, ecogeneicidade e camada comprometida, outros elementos determinantes para a decisão terapêutica nestes tumores devem ser examinados. Na imagem, estes incluem o tamanho e o contorno da lesão, sua heterogeneidade, a presença de áreas anecóicas e/ou de focos ecogênicos no interior da lesão (Figura 34.7 e Quadro 34.7).

A EE-PAAF permite a colheita de material para análise citológica e desta forma, a agressividade destas lesões vem sendo estudada por vários critérios morfológicos: tamanho da lesão, celularidade, índice de mitoses e atipia nuclear (Figura 34.8)[41].

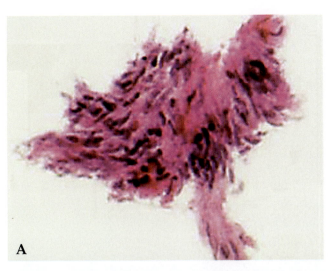
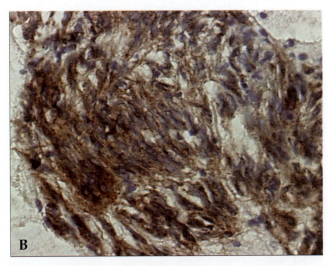

Figura 34.5. Material obtido pela PAAF de um TEGI. Observe em (**A**) as células fusiformes. Em (**B**) aspecto da imuno-histoquímica CD117 positivo.

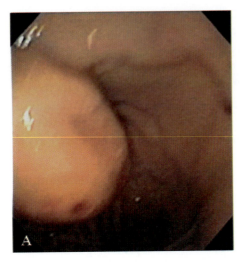
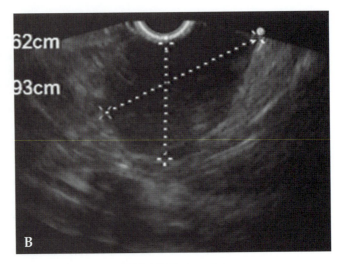

Figura 34.6. Imagens endoscópica (**A**) e ecoendoscópica (**B**) de um TEGI. Note a imagem hipoecóica, heterogênea de limites precisos. A PAAF confirmou a suspeita de TEGI.

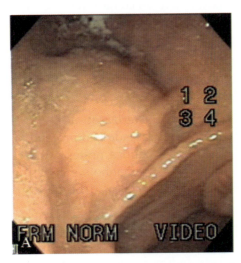
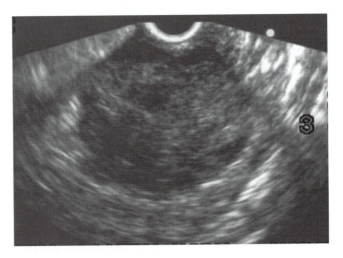

Figura 34.7. A) Imagem endoscópica de abaulamento do estômago representando um TUSE. Em (**B**) imagem ecoendoscópica de um TUSE originário da 4ª camada de grandes proporções hipoecóico e de limites imprecisos.

Quadro 34.7. Aspectos ecográficos sugestivos de malignidade nos TEGI[10,21,40].

Mucosa ulcerada

Lesão com aspecto heterogêneo

Forma irregular

Contorno irregular

Tamanho da lesão > 3-4cm

Focos hiperecogênicos no interior da lesão

Áreas anecóicas no interior da lesão

Invasão de tecidos ou órgãos adjacentes

NL regional com aspecto suspeito

Taxa de crescimento alta durante o seguimento no caso de lesões não-ressecadas

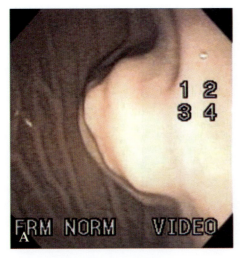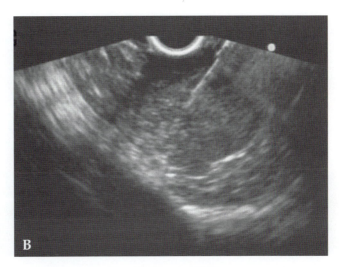

Figura 34.8. Imagem endoscópica de TUSE (**A**) e em (**B**) momento da PAAF ecoguiada. O histológico revelou a presença de TEGI.

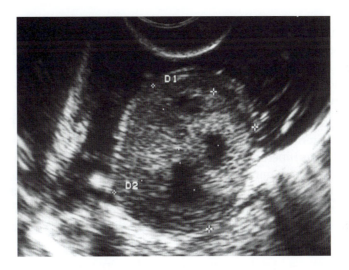

Figura 34.9. Imagem ecoendoscópica de TEGI maligno. Observe os limites imprecisos e as áreas ovalares representando áreas císticas.

Palazzo e col.[16] revisando 56 pacientes com TEGI diagnosticados histologicamente relataram como fatores preditivos de malignidade a presença de contorno irregular, áreas císticas e NL regionais suspeitos. A presença combinada destes três fatores demonstrou especificidade e valor preditivo positivo (VPP) de 100% para malignidade, mas uma sensibilidade de apenas 23%. A presença de pelo menos um fator proporcionou sensibilidade, especificidade e VPP de 91%, 88% e 83%, respectivamente. Na análise multivariada, os únicos fatores preditivos independentes do potencial maligno foram as áreas císticas e o contorno irregular (Figura 34.9).

Por outro lado, com relação aos fatores preditivos de benignidade nestas lesões foram: o contorno regular, o tamanho < 3,0cm e o padrão isoecóico e homogêneo. Eles citaram que quando os 3 fatores estavam presentes, a histologia foi benigna (Figura 34.10) (Quadro 34.7).

Chak e col.[5] reforçam esses achados, confirmando que o contorno irregular está associado aos tumores invasivos; e que áreas císticas, em geral, representam necrose e os focos hiperecóicos, fibrose. Porém, Nickl e col.[38] em seu estudo, registraram que os focos hipo e hiperecóicos não constituíram ele-

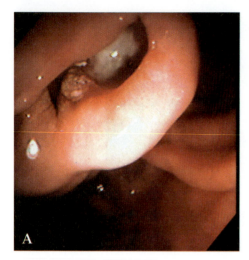 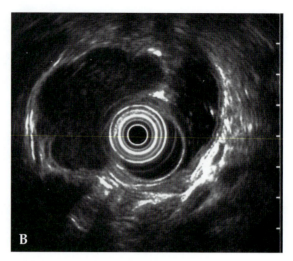

Figura 34.10. Imagem endoscópica de TUSE ulcerado localizado na segunda porção duodenal (**A**). O aspecto ecoendoscópico (**B**) mostrou lesão hipoecóica heterogênea, de limites precisos e bocelados, com áreas hipoecóicas no seu interior e septos hiperecóicos. O exame da peça operatória revelou TEGI maligno.

mentos preditivos do potencial de malignidade. Caracterizando o conflito existente no significado destes achados Wada e col.[42] reafirmam a impressão de Palazzo e col.[16] observando, em seu estudo, a associação entre o advento de malignidade e a presença de áreas anecóicas > 5mm, áreas hiperecóicas > 5mm e tamanho da lesão acima de 5cm (Figura 34.11).

Seguindo os dados da literatura, quando uma lesão sugestiva de TEGI contém múltiplos critérios, como: bordas irregulares, tamanho superior a 4 cm, áreas císticas e focos hiperecóicos, a lesão deve ser considerada como suspeita para maligna; ou se no lugar destas, encontramos tamanho < 3cm, padrão isoecóico homogêneo, bordas lisas e regulares, e conteúdo sem áreas císticas, então, a priori, deve ser considerada como benigna. Mas, por outro lado, há que se considerar a limitação da interpretação isolada da imagem (Figura 34.12).

Kimura e col.[41] publicaram um caso de TEGI gástrico operado curativamente com gastrectomia subtotal que no exame endoscópico convencional de seguimento apresentou 2 novos TUSE. A EE, estas foram interpretadas como recidivas locais aberrantes, tendo sido o paciente submetido à gastrectomia total. Na análise da peça operatória, foram encontrados os TUSE e o diagnóstico final foi de granuloma causado por corpo estranho (sutura com fio de seda).

A previsão do comportamento de um TEGI baseado apenas na interpretação dos achados de imagem com uma lesão medindo entre 3 a 4cm contendo 1 ou 2 dos critérios acima tem sido difícil. Tem sido ressaltada na literatura a importância da experiência do endoscopista e do acompanhamento rigoroso dos pacientes[5,9,14]. Mas, atualmente tem sido dada ênfase à associação dos critérios morfológicos, histológicos e imuno-histoquímicos para a análise do potencial para malignidade. A maioria dos TEGI expressa o CD34 e o C-KIT, e o Ki-67, mesmo em pequena quantidade de material obtida pela EE-PAAF, pode ser facilmente reconhecido, quando presente, permitindo a subclassificação destes tumores de acordo com o componente tecidual predominante. O gene c-KIT codifica um receptor para o fator de crescimento definido como fator da célula tronco e o seu produto regula o crescimento e a sobrevivência celular[43]. O Ki-67 parece estar relacionado com as mutações do gene c-KIT. A avaliação destes fatores associados parece possibilitar a diferenciação mais adequada entre o TEGI benigno e maligno.

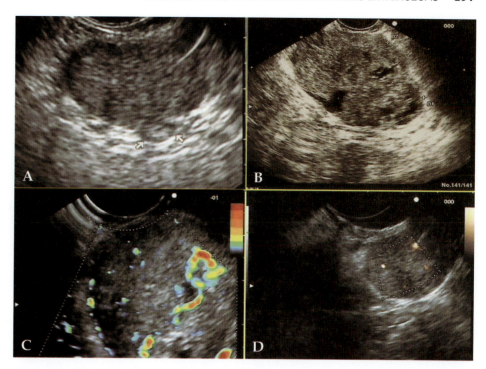

Figura 34.11. Imagens ecoendoscópicas de TEGI malignos. Em (**A**), observe a lobularidade do tumor. Em (**B**) note áreas hipoecóicas que representam áreas de necrose. Em (**C**) sinal de Doppler positivo achado freqüente em TEGI e em (**D**) momento da PAAF.

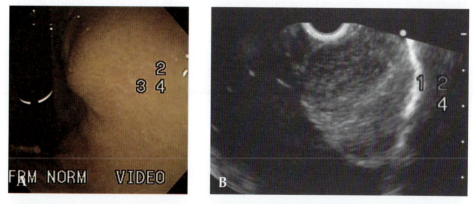

Figura 34.12. Imagem endoscópica de TUSE (**A**) e em (**B**) imagem ecoendoscópica de tumor hipoecóico, homogêneo com estrias hiperecóicas no seu interior. A PAAF mostrou se tratar de TEGI apesar da suspeita pela ecoendoscopia ser de leiomioma.

Ando e col.[43] estudaram 23 pacientes com TEGI utilizando a EE-PAAF e a análise imuno-histoquímica com o objetivo de avaliar as características fenotípicas das lesões benignas e malignas. Para a obtenção adequada de material para a avaliação citológica, os autores puncionaram as lesões em múltiplas áreas, tendo sido todo o material recolhido avaliado pelas técnicas de histopatologia e de imuno-histoquímica. Dos 23, 6 TEGI eram malignos e 17 benignos. O grau de exatidão da EE sozinha para diagnosticar o TEGI maligno foi de 78%, porém, a associação com a análise histopatológica (coloração HeE) o elevou para 91%. O diagnóstico de TEGI maligno foi correto em todos os casos, mas o de benigno foi incorreto em 2/17 casos. O estudo imuno-histoquímico destas lesões não demonstrou associação entre malignidade e os parâmetros comuns como CD-34, CD-117 (c-kit), S-100 e actina muscular;

498 PARTE IX – OUTRAS INDICAÇÕES

entretanto, a expressão do Ki-67, nas 6 lesões malignas foi acima de 3%. O número de mitoses (3 ou mais/10 campos, p = 0,011) e a expressão de Ki-67 (p < 0,0001) foram os fatores preditivos mais significativos na detecção do TEGI maligno. Todas as taxas (sensibilidade, especificidade e a acurácia) dos achados ecoendoscópicos e histopatológicos (EE-PAAF) estão resumidas na Tabela 34.2. Neste estudo, quando a análise imuno-histoquímica com Ki-67 foi utilizada para o diagnóstico de TEGI maligno, estas taxas foram de 100%. Os autores consideraram este achado importante para o estudo da tendência de transformação celular, tendo sido considerado útil no processo de decisão terapêutica.

Tabela 34.2. Comparação entre os achados ecográficos e histopatológicos para os TEGI malignos.

Lesão	EE (n)		EE-PAAF (n)	
Maligna	5	1	4	2
Benigna	4	13	0	17
Total	9	14	4	19
Sensibilidade	83,3% (5/6)		66,7% (4/6)	
Especificidade	76,5% (13/17)		100% (17/17)	
Acurácia	78,2% (18/23)		91,3% (21/23)	

Hunt e col.[29] investigando os fatores prognósticos para malignidade em 17 pacientes com tumores c-kit positivo e 12 negativos encontraram um predomínio de lesões grandes (42,4 ± 5,5mm x 19,0 ± 5,9mm) no grupo c-kit positivo. Este achado entre outros os fizeram concluir que este grupo de lesões é propenso a apresentar características de malignidade, e que uma vez tendo sido diagnosticado deve ser ressecado ou seguido criteriosamente (Figura 34.13).

LEIOMIOMAS

Diferente dos TEGI, muitos tumores mesenquimais esofagianos são leiomiomas verdadeiros e assim como os schwannomas, não expressam positivamente o antígeno CD117. Os leiomiomas são tumores originários das células do músculo liso presente na parede do SD. A sua incidência, após a reclassificação dos tumores mesenquimais, ainda não está definida na literatura, mas é considerada baixa[28].

Semelhante aos TEGI os leiomiomas são diagnosticados pela EDA convencional de forma incidental e descritos como lesões únicas de aspecto subepitelial, podendo apresentar umbilicação central. A maioria tem curso clínico assintomático.

A distinção entre leiomiomas e TEGI é difícil e importante não apenas pela questão diagnóstica, mas também pelo prognóstico, pois os tumores de células musculares lisas, com baixa atividade mitótica, têm comportamento uniforme e evolução benigna (Figura 34.14).

À EE, estas lesões apresentam aspecto ecográfico semelhante aos TEGI e são descritas como lesões hipoecóicas, homogêneas, de tamanho variável (a maioria < 2cm), forma ovóide ou redonda com contorno regular e bem definido, situadas contíguas à 2ª (Figura 34.15) ou 4ª camada (Figura 34.16) da parede

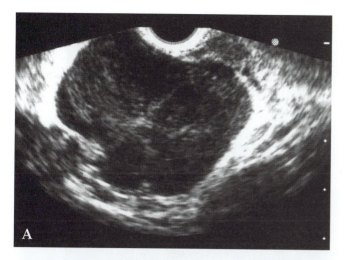
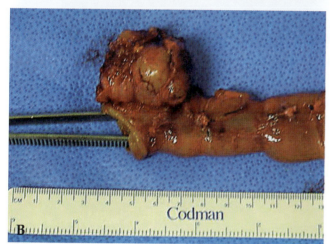
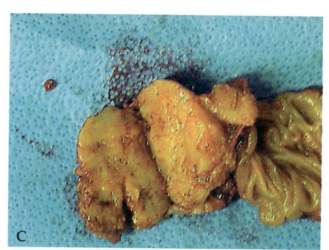

Figura 34.13. A) Imagem ecoendoscópica de tumor nodular hipoecóico, homogêneo de limites imprecisos, que mimetizava um tumor neuroendócrino de pâncreas com abaulamento na segunda porção duodenal. A PAAF revelou a presença de TEGI confirmado pela cirurgia (**B** e **C**).

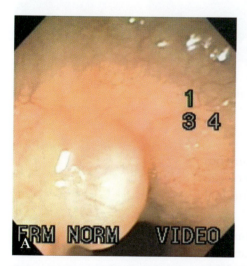
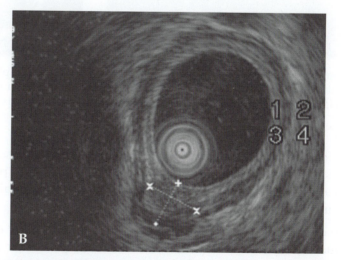

Figura 34.14. Imagem endoscópica (**A**) de diminuto TUSE esofagiano. Em (**B**) notar lesão hipoecóica, de limites precisos e arredondada. Aspecto peculiar do leiomioma, porém de difícil diagnóstico diferencial com os TEGI.

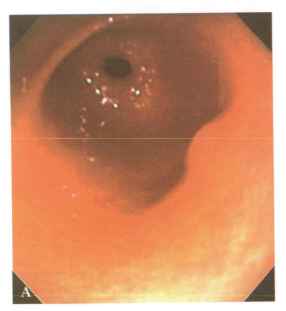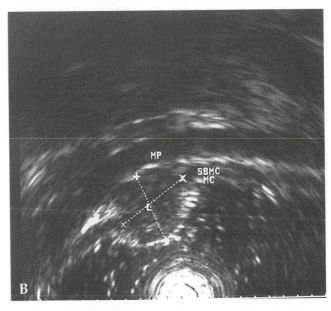

Figura 34.15. Imagem endoscópica de diminuto TUSE, localizada no antro gástrico (**A**). Em (**B**) notar área arredondada de limites precisos, hipoecóica, originária da 2ª camada. Observe a muscular própria (mp) intacta.

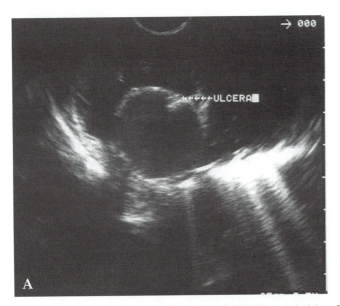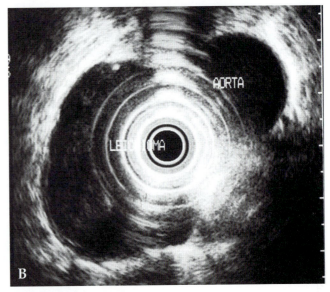

Figura 34.16. Imagens ecoendoscópicas de TUSE, originários da 4ª camada (mp). Em (**A**) leiomioma ulcerado e em (**B**) leiomioma gigante de esôfago. Ambos foram operados e confirmaram os resultados da PAAF e da imuno-histoquímica do material obtido.

do SD, onde existe tecido muscular. Dependendo do sentido de crescimento destes tumores, podem apresentar "comportamento" intraluminal (projeção com abaulamento intraluminal) ou extraluminal (abaulamento extraluminal sem projeção intraluminal)[44].

O diagnóstico diferencial entre TUSE hipoecóicos, originários da 4ª camada (TEGI e leiomioma) é difícil de ser realizado. O tamanho parece ser um dos melhores parâmetros para diferenciá-los. A imuno-histoquímica (c-Kit), como relatado anteriormente, facilita o diagnóstico dos TEGI. A EE-PAAF permite a obtenção de microfragmentos dessas lesões com o mínimo risco.

Nós estudamos prospectivamente 37 TUSE (16 leiomiomas, 21 TEGI). 26 gástricos, 6 esofagianos, 4 duodenais e 1 retal. O diagnóstico final foi feito após remoção cirúrgica (21), endoscópica (5) e follow-up em 11. O c-kit foi realizado com o material da PAAF em 30 lesões. A acurácia diagnóstica da EE-PAAF e os achados ecográficos em todos os pacientes foi comparada com o seguimento e o histológico da peça. Avaliou-se o impacto da EE-PAAF na adoção do tipo de terapêutica (remoção ou follow-up) a ser adotado em cada paciente[45].

A sensibilidade, especificidade, valores preditivo positivo e negativo e acurácia foram de 85,7%, 87,5%, 90%, 82,4% e 86,5%, respectivamente para o diagnóstico diferencial entre TEGI e leiomioma através das imagens ecográficas. A presença de sinal de Doppler positivo foi estatisticamente significativa para essa finalidade (p < 0,0001). A sensibilidade da histologia foi de 57,1% e valor preditivo negativo de 62,5%. A associação da histologia e análise do c-kit aumentou a sensibilidade para 95,2%, e valor preditivo negativo para 94,1%. Houve impacto da EE-PAAF em 83,7% dos pacientes[45].

Frente a esses resultados de nossa análise estatística pessoal (jca) conclui-se que a EE-PAAF com análise imuno-histoquímica é fundamental para o diagnóstico diferencial pré-operatório entre um TEGI e leiomioma, provocando impacto clínico relevante nesse tipo de doença[45].

LIPOMA

O lipoma é um tumor benigno originário de células adiposas. Em freqüência, são os TUSE encontrados em 2º lugar durante a endoscopia e apresentam coloração amarelada e consistência facilmente compressível ao tato pelo aparelho (Figura 34.17). A análise histopatológica destes tumores revela uma coleção de tecido adiposo circundado por uma cápsula fibrosa[44].

A EE é útil quando o aspecto endoscópico não é característico[7,46,47]. Os lipomas são identificados à EE como lesões em geral solitárias, hiperecóicas, homogêneas, originadas na submucosa (3ª camada). A avaliação ecoendoscópica destas lesões é especialmente importante se a ressecção endoscópica estiver sendo considerada como tratamento. Desta forma, estas lesões podem ser adequadamente classificadas como "lesões submucosas" (Figura 34.18).

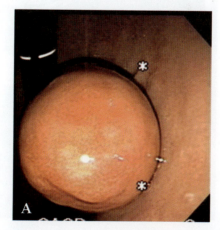
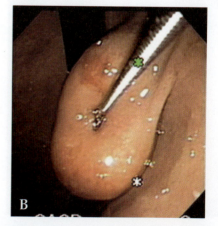

Figura 34.17. Imagens endoscópicas de TUSE amarelado e compressível à palpação com a pinça de biópsia. Essas características falam a favor de um lipoma gástrico.

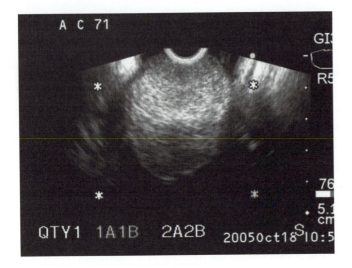

Figura 34.18. Imagem ecoendoscópica do caso da figura anterior. Observe lesão subepitelial originária da terceira camada e hiperecóica.

VARIZES E ESTRUTURAS VASCULARES

As varizes são vasos dilatados, tortuosos encontrados principalmente em pacientes com hipertensão portal. Elas aparecem no SD devida à conexão porto-sistêmica. As varizes esofagianas, as mais comuns, são freqüentemente diagnosticadas de forma correta pela endoscopia convencional. As varizes gástricas podem ocasionalmente, apresentar aspecto polipóide atípico, sem coloração azulada, podendo ser confundidas com um TUSE. Macroscopicamente, a natureza vascular destas estruturas pode não ser tão evidente a ponto de evocá-la endoscopicamente, principalmente se o pregueado gástrico for proeminente. A importância da avaliação pela EE está no diagnóstico preciso desta situação evitando complicações secundárias, por vezes graves, como por exemplo, o sangramento posterior à biópsia da falsa lesão (Figura 34.19).

À EE, as varizes são demonstradas como estruturas tubulares anecóicas de aspecto serpiginoso, com contorno bem definido, facilmente compressível pelo aparelho, situadas na 3ª camada. O sinal do Doppler® positivo ressaltando o fluxo sangüíneo presente sela o diagnóstico de estrutura vascular (Figura 34.20).

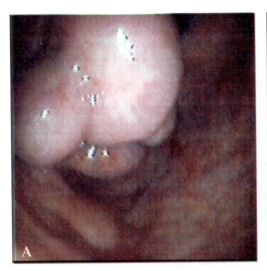
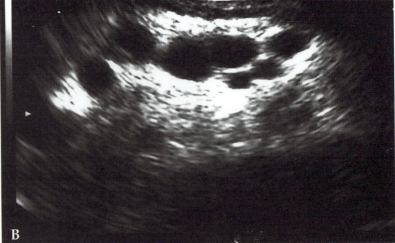

Figura 34.19. Imagem endoscópica de enorme tumor localizado na região do fundo gástrico. A ecoendoscopia revelou se tratar de varizes de fundo gástrico.

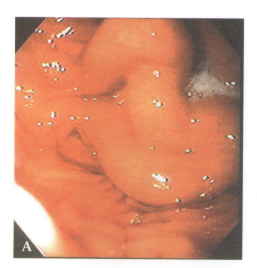 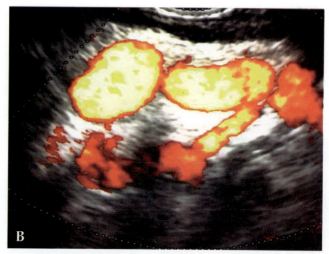

Figura 34.20. A) Imagem endoscópica de novelo localizado no fundo gástrico. Em **(B)** imagem ecoendoscópica com estruturas vasculares pérvias e sinal de Doppler positivo.

Na hipertensão portal estas estruturas estão muito acentuadas e são facilmente reconhecidas na EE[5]. Lee e col.[48] comparando a EE à endoscopia na investigação de varizes de esôfago (VE) em 52 pacientes cirróticos, demonstraram que a EE é tão boa quanto à endoscopia convencional encontrando sensibilidade, especificidade, VPP e VPN de 96,4%, 95,8%, 96,4% e 95,8%, respectivamente (Figura 34.19).

CISTOS

As formações císticas do SD constituem um grupo separado e raro de anomalias que tem origem principalmente no desenvolvimento embriológico, os cistos de duplicação (Figura 34.21), e que eventualmente podem ser produto de um processo inflamatório em resolução. No adulto, os cistos gastrintestinais são freqüentemente assintomáticos e descobertos de forma incidental durante exame radiológico ou endoscópico (Figura 34.22). Nas crianças podem ser descobertos pela presença de quadro clínico representado por dor, flatulência, sangramento e sintomas obstrutivos.

Os cistos gástricos são raros (Figura 34.23) usualmente assintomáticos e incluem, entre outros, os cistos broncogênicos. A EE é fundamental para o esclarecimento da natureza da lesão e por permitir o estudo minucioso da parede evita o diagnóstico inadequado de lesões tumorais papiliformes com componente cístico predominante como lesões císticas[44]. Neste exame, os cistos são visualizados como lesões anecóicas, arredondadas ou ovóides, com contorno bem definido e sem sinal de Doppler® situadas na 3ª camada da parede do SD[49]. Não são tão facilmente compressíveis como as varizes[44].

Os cistos de origem inflamatória apresentam parede simples representada por uma camada hiperecóica regular; diferente dos cistos de duplicação, que apresentam a sua parede em geral contendo entre 3ª a 5ª camadas representadas pela presença de submucosa e muscular própria (Figura 34.24).

A EE-PAAF destas lesões, principalmente se houver espessamento segmentar de sua parede, permite eventualmente o diagnóstico citológico das mes-

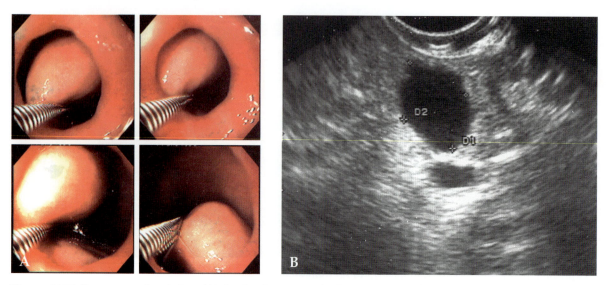

Figura 34.21. Imagens endoscópicas (**A**) de abaulamento móvel e compressível no duodeno. A EE (**B**) revelou a presença de área anecóica com reforço posterior (cisto?).

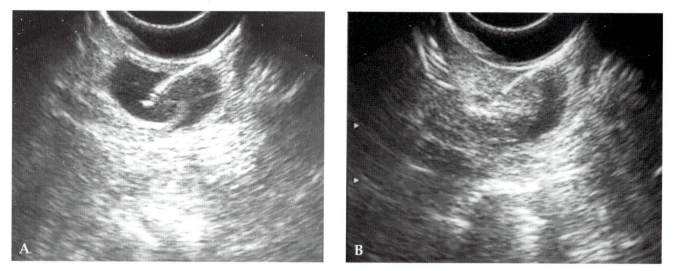

Figura 34.22. Imagens ecoendoscópicas do caso da figura anterior. Em (**A**) agulha de punção posicionada no interior da área hipoecóica. Em (**B**) observe seu desaparecimento, após aspiração de 5cc de líquido seroso. Essa manobra confirmou a suspeita diagnóstica de cisto de duplicação duodenal além de ter realizado seu tratamento.

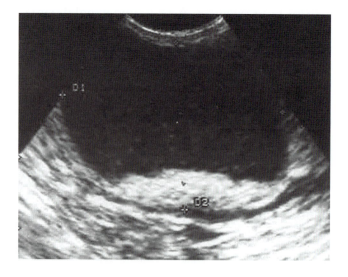

Figura 34.23. Imagem ecoendoscópica de área cística localizada na parede gástrica (cisto de duplicação). Esse caso foi tratado pela drenagem ecoguiada com agulha de 19G.

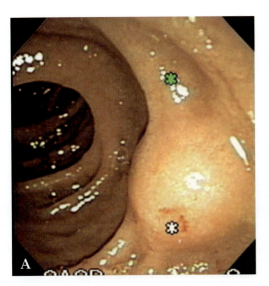
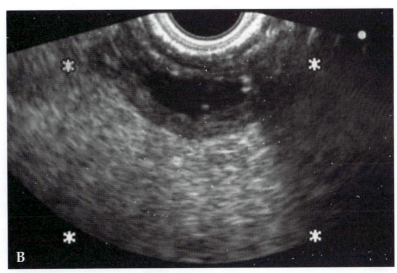

Figura 34.24. Imagem endoscópica (**A**) de abaulamento duodenal. Em (**B**) aspecto após a PAAF, que revelou a presença de líquido seroso. Note a parede espessada dessa lesão cística demonstrando que o cisto é verdadeiro e não inflamatório

mas, o que é importante para orientar a decisão sobre o tratamento destas lesões, através da punção com observação (Figuras 34.21, 34.23 e 34.24), drenagem endoscópica (Figura 34.23) ou ressecção.

PÂNCREAS ECTÓPICO

Os remanescentes pancreáticos da fase embrionária que são identificados na parede do SD alto, mais freqüentemente na grande curvatura do antro gástrico, são denominados "pâncreas ectópico". Em geral são de pequeno tamanho e não têm expressão patológica. À endoscopia esses remanescentes apresentam aspecto semelhante a qualquer TUSE podendo ser sugerida pela presença de uma umbilicação central.

Embora não tendo aspecto ultra-sonográfico tão característico como as lesões anteriores, o pâncreas ectópico à EE, pode ser descrito genericamente como uma lesão hipoecóica ou mista, situada freqüentemente entre as camadas mucosa, submucosa ou muscular própria (Figuras 34.25 e 34.26). A presença de estruturas tubulares, representada por estruturas hipoecóicas distintas no interior da lesão, embora pouco freqüente, pode facilitar o seu diagnóstico.

LESÕES SUBEPITELIAIS NO RETO

Os TUSE retais são raros, já tendo sido publicados casos de varizes retais e tumores neurogênicos. Os carcinóides (TC) ocorrem no reto e representam aproximadamente 20% de todos os tumores carcinóides do SD[22]. Em geral, estes tumores se localizam na camada submucosa, freqüentemente têm superfície mucosa lisa e regular e quando pequenos são passíveis de ressecção endoscópica. Matsumoto e col.[50] estudando 5 pacientes com TC, descreveram que estas lesões permanecem restritas à 3ª camada, possibilitando o tratamento local.

Os TEGI são imprevisíveis no comportamento, a maioria deles é assintomática e descoberta durante o exame radiológico, endoscópico ou durante o toque retal. Ocorrem com uma freqüência de 10% no cólon e reto. O seu diagnóstico é difícil e os exames de imagem pouco oferecem quanto ao diagnósti-

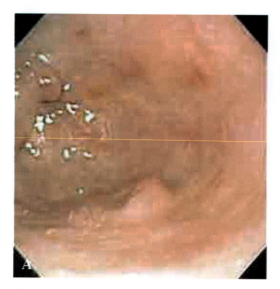 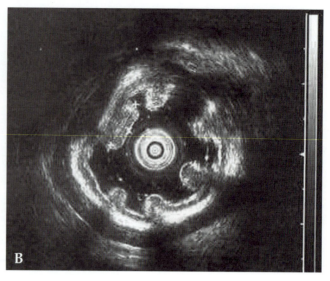

Figura 34.25. A) Imagem endoscópica de TUSE umbilicado. Em **(B)** imagem ecoendoscópica de elevação da mucosa com área de umbilicação central representativa de pâncreas ectópico.

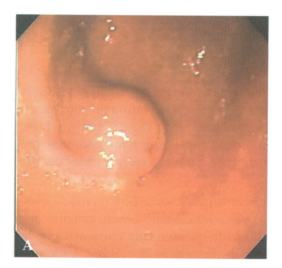 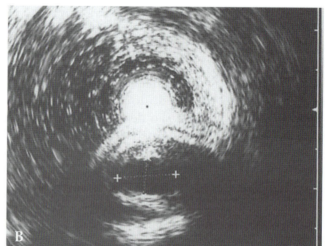

Figura 34.26. A) Imagem endoscópica de TUSE umbilicado. Em **(B)** imagem ecoendoscópica de elevação da mucosa com área de tipo polipóide, também representativa de pâncreas ectópico.

co etiológico. Destarte a EE-PAAF pode obter fragmentos de biópsia para o diagnóstico etiológico deste tipo de tumor. Com esse intuito nós a utilizamos em dois casos de TUSE de reto onde a PAAF obteve o diagnóstico de TEGI (Figuras 34.27 e 34.28).

MISCELÂNEA

O tumor carcinóide (Tc), de células granulares, pólipo fibrovascular, hematoma espontâneo de esôfago, baço acessório, entre outros, formam um grupo heterogêneo que têm em comum a freqüência rara. A aparência ecoendoscó-

TUMORES SUBEPITELIAIS E COMPRESSÕES EXTRÍNSECAS **507**

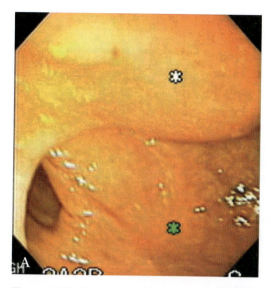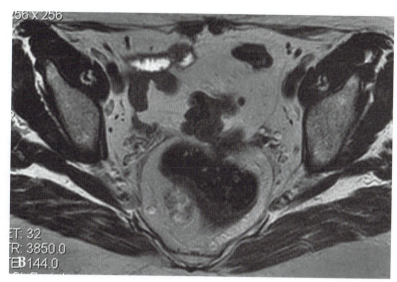

Figura 34.27. Imagem endoscópica de abaulamento da parede retal (**A**), observada ao toque retal. Em (**B**) imagem da RM onde notamos que o tumor é subepitelial e não CEXT.

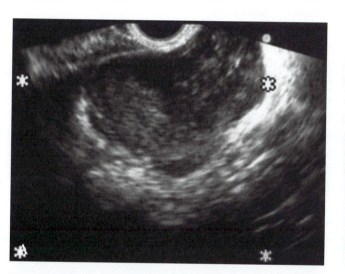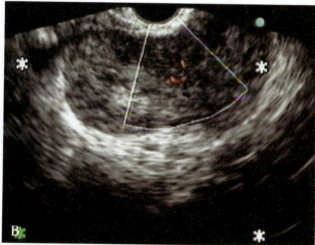

Figura 34.28. Em (**A**) imagem de área nodular, hipoecóica, heterogênea, de limites precisos e com lobularidade periférica. Em (**B**) sinal de Doppler foi positivo o que indica TEGI. A PAAF confirmou a suspeita diagnóstica de TEGI de reto.

pica destas lesões tem sido descrita na literatura, mas o número limitado de casos não permite descrever seu aspecto característico[22]. Descrevemos abaixo algumas destas lesões.

Tumor carcinóide

Os Tc são os tumores neuroendócrinos dos mais comuns do SD (capítulo 19). Entre 10 a 30% destes tumores são originários no estômago. São reconhecidos 3 tipos: tipo I (associado com gastrite atrófica tipo A), tipo II (associado com neoplasia endócrina múltipla) e tipo III (esporádica e de comportamento maligno)[51].

508 PARTE IX – OUTRAS INDICAÇÕES

Através da EE, estes tumores são visualizados como lesões ovais ou redondas, hipoecóicas com aspecto homogêneo e contorno bem definido[52,53], algumas vezes simulando a aparência de um linfonodo. Estão situadas predominantemente na camada submucosa (82% dos casos[54]) podendo também serem identificadas na 2ª camada (mucosa). Yoshikane e col.[52] relatam grau de exatidão para a determinação ecoendoscópica da invasão parietal e para a identificação de linfonodos suspeitos em 75 a 88% e 75%, respectivamente[54]. A sua natureza é inferida por seu tamanho. Uma lesão menor que 2cm, restrita à submucosa, na maioria das vezes não evoca malignidade, podendo, inclusive, se não houver linfonodos regionais suspeitos, ser totalmente ressecada por mucosectomia[55].

Matsumoto e col.[50] avaliando o valor clínico da EE em 5 pacientes com Tc retal medindo entre 5 e 15mm demonstraram o papel limitado da EE na detecção de tumores de pequeno tamanho. Ela falhou em detectá-los em 2 pacientes. Nos outros 3 pacientes, os autores visualizaram as lesões com aspectos ecográficos semelhantes às gástricas, lesão hipoecóica, homogênea restrita à camada submucosa.

Acs e col.[56] estudando a correlação entre os achados citológicos e imuno-histoquímicos do material recolhido pela EE-PAAF realizada em paciente com Tc duodenal. Os achados patológicos incluíram abundante celularidade, células tumorais arrumadas em folhetos com grupos de células isoladas sobre fundo claro, limpo. Também foram visualizados fragmentos papilares e capilares circundados por células tumorais formando aspecto tipo roseta. As células tinham tamanho médio, forma redonda a oval, e incluíam uma subpopulação de células fusiformes. Os núcleos eram uniformes, redondos, com contorno bem definido e apresentavam padrão de cromatina finamente granular com aspecto tipo "sal e pimenta". O citoplasma das células apresentava volume pequeno a moderado, cor pálida e aspecto granular fino. Os autores ressaltam o diagnóstico diferencial com os TEGI, o que segundo eles pode ser muito difícil apenas com os dados citológicos. O estudo imuno-histoquímico teve papel importante demonstrado pela expressão positiva para cromogranina, e negativa para o CD34, o que constituiu a base de seu diagnóstico[56]. A EE é útil, portanto, no estadiamento dos Tc pela determinação do grau de envolvimento parietal e pela avaliação da presença de NL adjacentes suspeitos de malignidade.

Tumor de células granulares

Os tumores de células granulares (Tcg) são neoplasias freqüentemente benignas de provável origem neural que ocorrem no SD. Apresentam incidência de aproximadamente 4 a 6% e cerca de 1/3 destas lesões estão situadas no esôfago. Entre 1 e 3% dos casos são malignos[57]. Podem incidir de forma sincrônica no mesmo órgão sendo a maioria dos pacientes assintomáticos. Em geral de achado incidental, estas lesões têm o diagnóstico definido pela biópsia realizada por endoscopia convencional, entretanto Palazzo e col.[58] em seu estudo o registraram em apenas 50% dos casos. Nakashi e col.[59] estudando Tcg do reto demonstraram que estas lesões, na imuno-histoquímica, expressaram positivamente S-100, enolase neurônio-específica e PAS, e negativamente a desmina e vimentina.

A EE tem papel complementar na avaliação destas lesões. Palazzo e col.[58], estudando 15 pacientes com Tcg de esôfago, descreveram que estes apresentaram aspecto hipoecóico sólido, tinham tamanho < que 2cm e estavam situa-

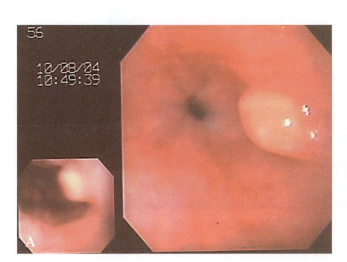 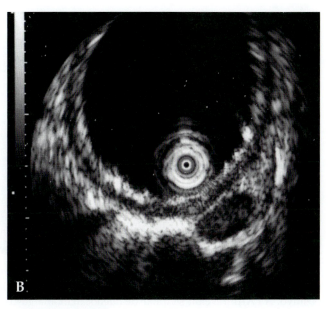

Figura 34.29. A) Imagens endoscópicas de diminuto nódulo de coloração amarelada. Em **(B)** note o nódulo hipoecóico de pequenas proporções de forma arredondada, reparada com miniprobe de 20MHz.

dos na 2ª ou 3ª camada em 100%, 95% e 95% dos casos, respectivamente. Um caso apresentou infiltração maligna transmural confirmada histologicamente. Boyce e col.[7] acrescentaram o aspecto heterogêneo com bordas bem definidas (Figura 34.29).

A EE contribui para a decisão terapêutica destas lesões demonstrando a camada comprometida e permitindo o planejamento, se restrita à parede do SD, da ressecção endoscópica. Caso a lesão demonstre características de malignidade, a EE contribui no planejamento da estratégia cirúrgica. Entretanto, o tratamento ideal ainda não está definido pela literatura[57].

Lesões metastáticas

Embora raros os tumores malignos podem cursar como lesões intramurais metastáticas ou os próprios tumores epiteliais eventualmente mimetizarem TUSE (Figura 34.24). O linfoma e o melanoma constituem exemplos destes tumores. Os melanomas são as neoplasias extra-intestinais que dão mais metástases para o SD[60]. Panagiotou e col.[61] estudando os aspectos clínicos de 385 pacientes com melanoma, encontraram 8 pacientes (4,7%) com lesão metastática para o SD, as quais foram mais freqüentes no tipo primário nodular localizado predominantemente nas extremidades. Ricaniadis e col.[62] encontraram em seu estudo uma incidência de 75%, 25% e 16% de comprometimento do intestino delgado, grosso e do estômago, respectivamente. Eles relataram inclusive a sincronismo de algumas lesões.

Szanto e col.[63] avaliando 143 pacientes com adenocarcinoma da cárdia descobriram 6 pacientes (4,19%) com metástase esofagiana intramural posteriormente confirmada pelo exame histopatológico. Destes 3 tiveram estas lesões metastáticas identificadas pela EE (Figura 34.30).

Para ilustrar o aspecto ecográfico do melanoma, na avaliação ecoendoscópica de um paciente com melanoma retal primário, Sashiyama e col.[64] descreveram a lesão como sendo hipoecóica com contorno bem definido comprometendo a camada muscular própria (4ª camada). Eles mostraram também o

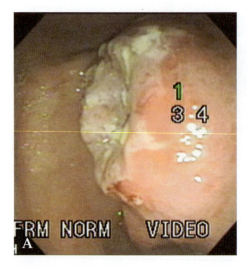 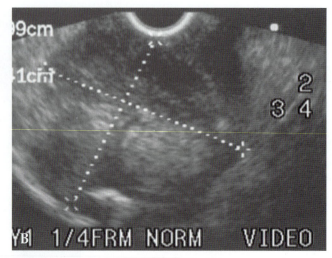

Figura 34.30. Imagem endoscópica (A) de TEGI ulcerado. Em (B) imagem ecoendoscópica de um tumor circunscrito arredondado heterogêneo e com sinal de Doppler positivo. A PAAF revelou se tratar de adenocarcinoma gástrico bem diferenciado, mimetizando TEGI.

papel complementar da ressonância magnética (RM) demonstrando a identificação de NL suspeitos de malignidade, confirmados posteriormente pela análise histopatológica da peça operatória. Desta forma, a EE e a RM são recursos diagnósticos pré-operatórios úteis para os pacientes com lesões metastáticas isoladas. De maneira geral, estas lesões se apresentam como massas hipoecóicas, heterogêneas podendo envolver qualquer camada da parede do SD ou todas elas[7,47].

Linfangioma

O linfangioma ocorre freqüentemente na cabeça, no pescoço e na região axilar de crianças[23]. Sua incidência no SD é extremamente rara, sendo a mesma estimada em 1/50.000 pacientes examinados radiologicamente.

O linfangioma gastrintestinal (Lgi) é um tumor benigno solitário composto por múltiplos canais linfáticos dilatados e com revestimento epitelial. Yamaguchi e col.[65] propõem que estes tumores derivam de um seqüestro de tecido linfático separado do tecido normal. Entretanto, ainda é controverso se o linfangioma constitui uma neoplasia verdadeira. Alguns autores relacionam a patogênese ao processo de envelhecimento dos pacientes[66].

A maioria dos Lgi ocorre no intestino, sendo rara a sua incidência no estômago (Lg). Existem 12 casos publicados na literatura inglesa[65,67-71]. Endoscopicamente, o Lg aparenta um TUSE pediculado ou não recoberto por mucosa com aspecto normal facilmente compressível com a pinça de biópsia. Na EE, estas lesões apresentam-se como estruturas anecóicas, com ou sem septos interiores, uni ou multiloculada, originária na 3ª camada (Figura 34.31).

Hizawa e col.[68] registraram um caso com LG com canais pequenos, com aspecto de massa homogênea ocupando a 2ª e a 3ª camadas. Eles postulam que o aspecto ecográfico destas lesões depende do tamanho dos seus canais linfáticos. O tratamento depende do tamanho e da localização do tumor. A ressecção endoscópica é segura e de fácil execução, principalmente se o exame ecoendoscópico demonstrar sua localização na camada submucosa.

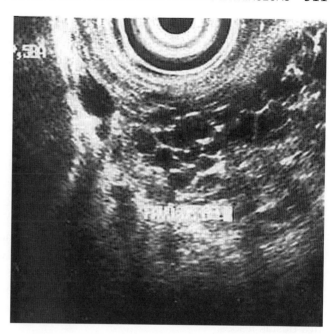

Figura 34.31. Imagem de paciente de 58 anos com linfangioma gástrico, diagnosticado pela EE. Observe as estruturas anecóicas, com septos interiores, tipo favo de mel, multiloculada e originárias na 3ª camada.

DIAGNÓSTICO CITOLÓGICO DOS TUSE

O diagnóstico de tumor benigno ou maligno não é definido de forma inequívoca apenas pelo aspecto ecográfico das lesões aqui apresentadas (Quadro 34.8). O diagnóstico citológico associado ao estudo imuno-histoquímico e eventualmente ao estudo genético determina o tipo de lesão e é considerado o padrão-ouro para o raciocínio terapêutico. A EE-PAAF é uma das formas de adquirir material para a interpretação e o diagnóstico citológico dos TUSE. Muitos trabalhos na literatura têm-na utilizado para este fim, entretanto este meio nem sempre permite o diagnóstico definitivo do paciente devido principalmente às dificuldades técnicas relacionadas ao ato da punção para a obtenção do material para interpretação anátomo-patológica[40,42-44]. Uma das razões está relacionada à própria lesão que pelo conteúdo mais fibroso confere à mesma certa rigidez, muitas vezes impedindo a colheita eficiente de material. Outras vezes, por limitação do próprio acessório de colheita. As agulhas finas específicas para aspiração usadas pela EE têm calibre entre 19 e 22 gauge. A agulha de 19 gauge, por ser de maior calibre, permite a aquisição de um fragmento maior, mas seu manuseio é difícil devido à rigidez que esta agulha apresenta.

Vários autores têm usado a EE-PAAF para o diagnóstico pré-tratamento dos TUSE. Os TEGI apresentam freqüentemente conteúdo fibrótico elevado sen-

Quadro 34.8. Características ecográficas e histológicas das lesões subepiteliais benignas e malignas.

Aspectos	Lesão benigna	Lesão maligna
Contorno/bordas	Regular	Irregular
Áreas anecóicas no interior da lesão	Ausente	Presente
Focos ecogênicos no interior da lesão	Ausente	Presente
Aspecto geral da lesão	Homogêneo	Heterogêneo
Tamanho	< de 3cm	> 3cm
Índice mitótico	Baixo	Alto

do comum haver resistência durante este procedimento o que impede a penetração da agulha no interior da lesão[5]. A obtenção de material adequado para a correta interpretação citológica é essencial, e para aumentar o volume de tecido da coleta foi desenvolvida uma agulha específica que tem sido utilizada em casos difíceis como tumores rígidos e com punções prévias negativas, conhecida como trucut[40,42-44]. Estudos recentes com análise imuno-histoquímica utilizando os antígenos CD117, CD34, e Ki-67, têm demonstrado ser possível a identificação pré-operatória do TEGI, entretanto o diagnóstico definitivo de malignidade em geral requer a avaliação histológica, e não apenas citológica, da lesão, o que questiona de certa maneira a confiança depositada no diagnóstico citológico. A *trucut* por outro lado não é suficientemente popular, provavelmente pela dificuldade de manuseio e por envolver maior risco de complicações, como o sangramento[5]. Entretanto, considerando que os patologistas têm dificuldade na determinação do comportamento maligno dos TEGI, mesmo após sua ressecção completa, ainda não está definido na literatura se o melhoramento técnico para aquisição de material pela EE irá interferir positivamente no processo de decisão terapêutica destas lesões.

TÉCNICAS ESPECIAIS PARA A AVALIAÇÃO HISTOLÓGICA DAS LESÕES SUBEPITELIAIS

Apesar de suas vantagens, a EE não permite o diagnóstico histológico dos TUSE. A biópsia endoscópica convencional e a biópsia jumbo não fazem o diagnóstico dessas lesões na maioria das vezes[22].

Algumas técnicas especiais utilizadas em conjunto com a EE têm sido relatadas na literatura. Eventualmente durante a EE pode haver dificuldade na identificação de lesões superficiais de pequeno tamanho visualizadas na endoscopia convencional.

Como alternativa Tanaka e col.[72] estudando 42 pacientes (15% do total de pacientes estudados) nos quais a EE não identificou lesões subepiteliais gástricas pequenas, demonstraram a utilidade da injeção submucosa de solução salina pela endoscopia convencional para a orientação do posicionamento do ecoendoscópio e localização ecográfica da lesão. Estes autores acrescentam à realização da ressecção endoscópica (mucosectomia) subseqüente no mesmo procedimento endoscópico caso não haja contra-indicação para o mesmo.

Caletti e col.[13] descreveram a aquisição de material adequado para interpretação histológica em 85% dos pacientes com TUSE gástrico com a utilização de uma agulha especial, desenhada para a colheita de um volume maior de tecido durante a EE-PAAF. Não houve complicações graves. Na extremidade da mesma existe um dispositivo tipo guilhotina (Flexi-Temno®) que possibilita a retirada de verdadeiro fragmento tecidual. Embora sem ter sido ainda considerada padrão-ouro, outros investigadores estão avaliando a sua utilidade na prática da EE.

PAPEL DA EE NO TRATAMENTO DOS TUSE

A ressecção cirúrgica ou endoscópica é o único tratamento efetivo para os TUSE sintomáticos. Os TUSE com características malignas devem ser tratados pela ressecção cirúrgica convencional com critérios oncológicos, enquanto

TUMORES SUBEPITELIAIS E COMPRESSÕES EXTRÍNSECAS **513**

os que apresentam critérios de benignidade podem ser *a priori*, acompanhados clinicamente[25,26,28-30]. Nickl e col.[37] no estudo dos tumores hipoecóicos do SD dão ênfase à ressecção daqueles tumores que contenham pelo menos um dos seguintes aspectos: superfície mucosa ulcerada, tamanho > 3cm, contorno irregular, forma diferente da oval ou redonda e NL regionais anormais. Eles ressaltam que seguindo esta "regra" todos os tumores malignos e 95% dos TEGI com potencial maligno indeterminado estariam tratados. O acompanhamento seriado, na opinião destes autores, foi considerado como uma estratégia inadequada principalmente pelo baixo índice de comprometimento do paciente com o seguimento e pelo diagnóstico pouco preciso.

Entretanto, em casos selecionados, é feito o acompanhamento clínico destas lesões. Ela consiste na repetição seriada da EE e comparação entre os aspectos ecográficos encontrados, antes e depois de cada exame. A freqüência ideal da verificação das lesões benignas, entretanto, ainda não foi definida pela literatura de forma padronizada, podendo ser de anos. A freqüência que um TEGI com aspecto indeterminado deve ser reexaminado é difícil de ser determinada pelo risco de transformação maligna devendo ser utilizado somente de acordo com critérios clínicos contra-indicativos da excisão.

Fusaroli e col.[73] seguiram 40 pacientes com TEGI por 13 anos. O tempo médio de seguimento deste estudo foi de 6,6 anos (3-13 anos). As lesões estavam situadas predominantemente no esôfago (31) havendo 9 com TEGI gástrico. Tanto o tamanho quanto a ecogenicidade não se alteraram respectivamente em 95 e 90% dos pacientes. Um paciente apresentou aumento do número de focos hiperecogênicos no 2º ano de seguimento e em outro a lesão aumentou de 2,7cm para 3,0cm no 3º ano de seguimento. Os autores observaram que os TEGI não-alterados dentro do período de 3 anos após a EE, não apresentaram transformação no período estudado de 13 anos. Por outro lado, também observaram que naquelas lesões alteradas, as modificações ecográficas surgiram dentro do período de 3 anos, indicando o tratamento cirúrgico. Os autores concluíram que embora os TEGI, em sua maioria, sejam benignos e têm uma taxa de crescimento lenta, raramente, estas lesões apresentam comportamento atípico com crescimento rápido e agressivo sugerindo um intervalo de 1 a 3 anos para a EE de seguimento.

Considerando tudo o que foi escrito neste capítulo sobre TEGI, inclusive o papel da EE no diagnóstico, estádio e conseqüentemente sua limitação em definir o comportamento da lesão, acrescentamos os esquemas propostos por Reith e col.[74] e Franquemont e col.[34] para a avaliação do risco de haver comportamento maligno do TEGI que inclui os dados histológicos principais (tamanho e índice mitótico) encontrados na análise da lesão (Quadro 34.9).

Quadro 34.9. Abordagem proposta para definição do comportamento agressivo nos TEGI[28].

Graduação do risco	Tamanho da lesão	Índice mitótico
Risco muito baixo	< 2cm	< 5/50 HPF
Muito baixo	2 a 5cm	< 5/50 HPF
Risco intermediário	< 5cm	6-10/50 HPF
	5-10cm	< 5/50 HPF
Risco elevado	> 5cm	> 5/50 HPF
	> 10cm	Qualquer índice mitótico
	Qualquer tamanho	> 10/50 HPF

Como alternativa ao tratamento cirúrgico convencional e em pacientes selecionados, alguns autores têm descrito a ressecção do TUSE assistida pela EE[75]. Para as lesões situadas na 2ª ou 3ª camadas, foi realizada ressecção da lesão em monobloco pela técnica de polipectomia com alça diatérmica após injeção de solução salina na camada submucosa e para as lesões situadas na 4ª camada, os autores executaram o procedimento de enucleação em 2 etapas, combinando a técnica de incisão e dissecção pelo estilete needle-knife com a excisão pela alça diatérmica. Não houve perfurações e o sangramento foi controlado com a aplicação de clipes metálicos. Neste estudo, os autores demonstram a possibilidade da ressecção pela técnica endoscópica para casos selecionados e em centros específicos. Nós tivemos a oportunidade de utilizar essa técnica em 5 casos onde a resecção ecoguiada foi segura, sem apresentar qualquer tipo de complicação (Figura 34.32).

A maioria dos lipomas identificados pela EE não requer tratamento. No entanto, se houver suspeita de que seja a causa dos sintomas do paciente (sangramento ou obstrução), a ressecção endoscópica pode ser realizada para a qual a EE contribui, definindo a vascularização da lesão (Figura 34.33)[5].

CONCLUSÃO

Após o advento da EE, os TUSE do SD não devem ser mais classificados como "lesões submucosas" porque podem estar situados desde a camada submucosa até a serosa. Os TUSE mais freqüentes são os TEGI e não os leiomiomas.

O diagnóstico definitivo dos TUSE do SD é difícil pelos métodos de imagem radiológicos convencionais: serigrafia, ultra-sonografia e tomografia compu-

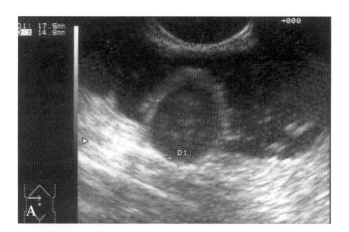
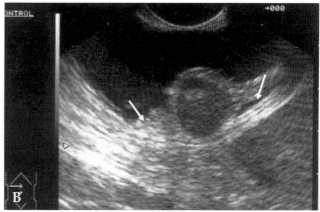
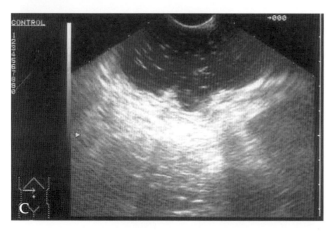

Figura 34.32. Imagens ecoendoscópicas seqüenciais da remoção ecoguiada de um TEGI. Em (**A**) imagem do TEGI, em (**B**) observe as setas que indicam o local da injeção submucosa e em (**C**) após a remoção com alça de polipectomia.

TUMORES SUBEPITELIAIS E COMPRESSÕES EXTRÍNSECAS 515

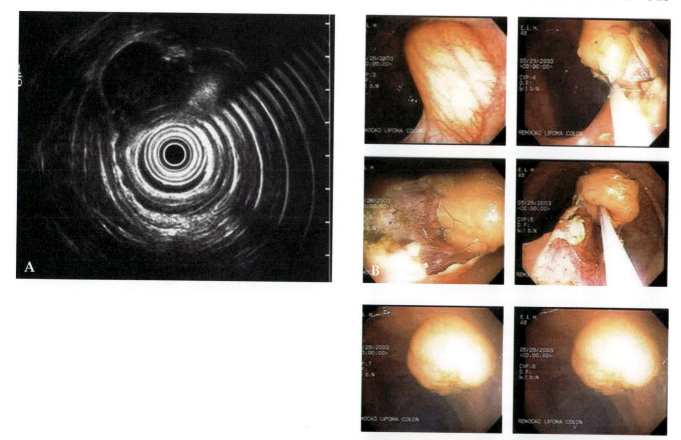

Figura 34.33. Imagem ecoendoscópica de lipoma sem estruturas vasculares. A EE revelou a possibilidade de remoção. Em (**B**) momento inicial da remoção e em (**C**) após a remoção completa da mesma. Essa lesão media cerca de 3,5cm.

tadorizada. Embora sendo a maioria destas lesões benignas, sua interpretação pela endoscopia digestiva é limitada e as técnicas de biópsia convencionais não apresentam resultados satisfatórios.

A EE representa um meio diagnóstico de alta tecnologia e hoje é considerada essencial para a avaliação dos TUSE. Através deste exame pode ser feito um estudo criterioso do tamanho, da profundidade e da sua extensão. A primeira informação fornecida pela imagem é a relação da lesão com as camadas da parede do SD, o que permite a exclusão das compressões extrínsecas. A análise global da lesão permite a categorização dos TUSE em lesões císticas, vasculares, tumorais benignas ou malignas.

A EE-PAAF deve ser considerada como instrumento para a colheita de material para o diagnóstico citológico de certas lesões, mas ainda apresenta valor limitado, especificamente nos casos dos TEGI. Neste ponto, o estudo imuno-histoquímico e o desenvolvimento de novos acessórios para a colheita de maior volume tecidual podem representar um avanço importante para o diagnóstico definitivo através de abordagens menos mórbidas no período anterior à decisão terapêutica, o que amiúde pode interferir com a escolha entre a ressecção endoscópica ou cirúrgica dos TUSE.

REFERÊNCIAS BIBLIOGRÁFICAS

1. Feczko PJ, Halpert RD, Ackerman LV. Gastric polyps: radiological evaluation and clinical significance. Radiology 1985;155(3):581-4.
2. Bolandi C, Savides T. Tumors of the stomach. In: Yamada T, Alpers D, Laine L, Owyang C, Powell D, editors. Textbook of Gastroenterology. 3a ed. United States of America: Lippincott Williams e Wilkins; 1991. p. 1500-29.
3. Chung R. Benign and malignant tumors of the stomach. In: Sivak JM, Schleutermann DA, editors. Gastroenterology Endoscopy. 2nd ed: W. B. Saunders Company; 2000. p. 671-702.
4. Polkowski M, Butruk E. Submucosal lesions. Gastrointest Endosc Clin N Am 2005;15(1):33-54, viii.
5. Chak A. EUS in submucosal tumors. Gastrointest Endosc 2002;56(4 Suppl):S43-8.
6. Ardengh JC, Paulo GA. Endossonografia. In: Castro LP, Coelho LGV, editors. Gastroenterologia. 1 ed. Rio de Janeiro: MEDSI; 2004. p. 2911-40.
7. Boyce GA, Sivak MV, Jr., Rosch T, Classen M, Fleischer DE, Boyce HW, Jr., e col. Evaluation of submucosal upper gastrointestinal tract lesions by endoscopic ultrasound. Gastrointest Endosc 1991;37(4):449-54.
8. Buscarini E, Stasi MD, Rossi S, Silva M, Giangregorio F, Adriano Z, e col. Endosonographic diagnosis of submucosal upper gastrointestinal tract lesions and large fold gastropathies by catheter ultrasound probe. Gastrointest Endosc 1999;49(2):184-91.
9. Gress F, Schmitt C, Savides T, Faigel DO, Catalano M, Wassef W, e col. Interobserver agreement for EUS in the evaluation and diagnosis of submucosal masses. Gastrointest Endosc 2001;53(1):71-6.
10. Lambert R, Caletti G, Cho E, Chang KJ, Fusaroli P, Feussner H, e col. International Workshop on the clinical impact of endoscopic ultrasound in gastroenterology. Endoscopy 2000;32(7):549-84.
11. Polkowski M. Endoscopic ultrasound and endoscopic ultrasound-guided fine-needle biopsy for the diagnosis of malignant submucosal tumors. Endoscopy 2005;37(7):635-45.
12. Okubo K, Yamao K, Nakamura T, Tajika M, Sawaki A, Hara K, e col. Endoscopic ultrasound-guided fine-needle aspiration biopsy for the diagnosis of gastrointestinal stromal tumors in the stomach. J Gastroenterol 2004;39(8):747-53.
13. Caletti GC, Brocchi E, Ferrari A, Bonora G, Santini D, Mazzoleni G, e col. Guillotine needle biopsy as a supplement to endosonography in the diagnosis of gastric submucosal tumors. Endoscopy 1991;23(5):251-4.
14. Chak A, Canto MI, Rosch T, Dittler HJ, Hawes RH, Tio TL, e col. Endosonographic differentiation of benign and malignant stromal cell tumors. Gastrointest Endosc 1997; 45(6):468-73.
15. Matsui M, Goto H, Niwa Y, Arisawa T, Hirooka Y, Hayakawa T. Preliminary results of fine needle aspiration biopsy histology in upper gastrointestinal submucosal tumors. Endoscopy 1998;30(9):750-5.
16. Palazzo L, Landi B, Cellier C, Cuillerier E, Roseau G, Barbier JP. Endosonographic features predictive of benign and malignant gastrointestinal stromal cell tumours. Gut 2000; 46(1):88-92.

17. Takada N, Higashino M, Osugi H, Tokuhara T, Kinoshita H. Utility of endoscopic ultrasonography in assessing the indications for endoscopic surgery of submucosal esophageal tumors. Surg Endosc 1999;13(3):228-30.
18. Wegener M, Adamek R. Puncture of submucosal and extrinsic tumors: is there a clinical need? Puncture techniques and their accuracy. Gastrointest Endosc Clin N Am 1995; 5(3):615-23.
19. Motoo Y, Okai T, Ohta H, Satomura Y, Watanabe H, Yamakawa O, e col. Endoscopic ultrasonography in the diagnosis of extraluminal compressions mimicking gastric submucosal tumors. Endoscopy 1994;26(2):239-42.
20. Schofl R, Potzi R, Gangl A. [Extrinsic impression or submucous tumor? Contribution of endosonography to clinical assessment]. Z Gastroenterol 1992;30(4):272-5.
21. Lightdale CJ. Endoscopic ultrasound: when does it make a difference? Endoscopy 1999;6(4):2.
22. Van Stolk RU. Subepithelial lesions. In: Van Dam J, Sivak MV, editors. Gastrointestinal Endosography: W.B.Saunders Company; 1999. p. 156.
23. Ishikawa N, Fuchigami T, Kikuchi Y, Kobayashi H, Sakai Y, Nakanishi M, e col. EUS for gastric lymphangioma. Gastrointest Endosc 2000;52(6):798-800.
24. Caletti G, Fusaroli P, Bocus P. Endoscopic ultrasonography. Digestion 1998;59(5):509-29.
25. Mazur MT, Clark HB. Gastric stromal tumors. Reappraisal of histogenesis. Am J Surg Pathol 1983;7(6):507-19.
26. Miettinen M, Lasota J. Gastrointestinal stromal tumors—definition, clinical, histological, immunohistochemical, and molecular genetic features and differential diagnosis. Virchows Arch 2001;438(1):1-12.
27. Ovali GY, Tarhan S, Serter S, Pabuscu Y. Gastric stromal tumor. Diagn Interv Radiol 2005;11(2):102-4.
28. Fletcher CD, Berman JJ, Corless C, Gorstein F, Lasota J, Longley BJ, e col. Diagnosis of gastrointestinal stromal tumors: A consensus approach. Hum Pathol 2002;33(5):459-65.
29. Hunt GC, Rader AE, Faigel DO. A comparison of EUS features between CD-117 positive GI stromal tumors and CD-117 negative GI spindle cell tumors. Gastrointest Endosc 2003;57(4):469-74.
30. Newman PL, Wadden C, Fletcher CD. Gastrointestinal stromal tumours: correlation of immunophenotype with clinicopathological features. J Pathol 1991;164(2):107-17.
31. Ueyama T, Guo KJ, Hashimoto H, Daimaru Y, Enjoji M. A clinicopathologic and immunohistochemical study of gastrointestinal stromal tumors. Cancer 1992;69(4):947-55.
32. Miettinen M, Virolainen M, Maarit Sarlomo R. Gastrointestinal stromal tumors—value of CD34 antigen in their identification and separation from true leiomyomas and schwannomas. Am J Surg Pathol 1995;19(2):207-16.
33. Kindblom LG, Remotti HE, Aldenborg F, Meis-Kindblom JM. Gastrointestinal pacemaker cell tumor (GIPACT): gastrointestinal stromal tumors show phenotypic characteristics of the interstitial cells of Cajal. Am J Pathol 1998; 152(5):1259-69.
34. Franquemont DW. Differentiation and risk assessment of gastrointestinal stromal tumors. Am J Clin Pathol 1995; 103(1):41-7.

35. Morrissey K, Cho ES, Gray GF, Jr., Thorbjarnarson B. Muscular tumors of the stomach: clinical and pathological study of 113 cases. Ann Surg 1973;178(2):148-55.

36. Shiu MH, Farr GH, Papachristou DN, Hajdu SI. Myosarcomas of the stomach: natural history, prognostic factors and management. Cancer 1982;49(1):177-87.

37. Nickl N. Endoscopic approach to gastrointestinal stromal tumors. Gastrointest Endosc Clin N Am 2005;15(3):455-66, viii.

38. Nickl NJ. Gastrointestinal stromal tumors: new progress, new questions. Curr Opin Gastroenterol 2004;20(5):482-7.

39. Pierie JP, Choudry U, Muzikansky A, Yeap BY, Souba WW, Ott MJ. The effect of surgery and grade on outcome of gastrointestinal stromal tumors. Arch Surg 2001;136(4): 383-9.

40. Eisen GM, Chutkan R, Goldstein JL, Petersen BT, Ryan ME, Sherman S, e col. Role of endoscopic ultrasonography. Gastrointest Endosc 2000;52(6 Pt 1):852-859.

41. Kimura H, Shima Y, Kinoshita S, Takahashi I, Okai T. Endosonographic misdiagnosis of tumor recurrence after surgery for malignant GIST. Endoscopy 2002;34(3):238.

42. Wada Y, Kadokura M, Kamio Y, Kitami A, Nakajima H, Inoue H, e col. [Esophageal gastrointestinal stromal tumor surrounding the middle esophagus with dysphagia for 8 years; report of a case]. Kyobu Geka 2004;57(13): 1250-3.

43. Ando N, Goto H, Niwa Y, Hirooka Y, Ohmiya N, Nagasaka T, e col. The diagnosis of GI stromal tumors with EUS-guided fine needle aspiration with immunohistochemical analysis. Gastrointest Endosc 2002;55(1):37-43.

44. Van Dam J, Sivak MV. In: Van Dam J, Sivak MV, editors. Gastrointestinal endosonography. 1st ed. Philadelphia: Saunders Co. W.B.; 1999.

45. Ardengh JC, de Paulo GA, Lourenço KG, Barbosa CFM. GIST: The role of endoscopic ultrasound (EUS) with fine needle aspiration (EUS-FNA) in the differential diagnosis of leiomiomas using c-KIT immunohistochemistry. In: World Congress of Gastroenterology, editor. Montreal: OMED, 2005.

46. Rosch T, Lorenz R, Dancygier H, von Wickert A, Classen M. Endosonographic diagnosis of submucosal upper gastrointestinal tract tumors. Scand J Gastroenterol 1992;27(1): 1-8.

47. Yasuda K, Cho E, Nakajima M, Kawai K. Diagnosis of submucosal lesions of the upper gastrointestinal tract by endoscopic ultrasonography. Gastrointest Endosc 1990; 36(2 Suppl):S17-20.

48. Brand B, Oesterhelweg L, Binmoeller KF, Sriram PV, Bohnacker S, Seewald S, e col. Impact of endoscopic ultrasound for evaluation of submucosal lesions in gastrointestinal tract. Dig Liver Dis 2002;34(4):290-7.

49. Bhutani MS, Hoffman BJ, Reed C. Endosonographic diagnosis of an esophageal duplication cyst. Endoscopy 1996;28(4):396-7.

50. Matsumoto T, Iida M, Suekane H, Tominaga M, Yao T, Fujishima M. Endoscopic ultrasonography in rectal carcinoid tumors: contribution to selection of therapy. Gastrointest Endosc 1991;37(5):539-42.

51. Caplin ME, Hodgson HJ, Dhillon AP, Begent R, Buscombe J, Dick R, e col. Multimodality treatment for gastric carci-

noid tumor with liver metastases. Am J Gastroenterol 1998; 93(10):1945-8.

52. Yoshikane H, Tsukamoto Y, Niwa Y, Goto H, Hase S, Mizutani K, e col. Carcinoid tumors of the gastrointestinal tract: evaluation with endoscopic ultrasonography. Gastrointest Endosc 1993;39(3):375-83.

53. Yoshikane H, Tsukamoto Y, Niwa Y, Goto H, Hase S, Maruta S, e col. The coexistence of esophageal submucosal tumor and carcinoma. Endoscopy 1995;27(1):119-23.

54. Yoshikane H, Tsukamoto Y, Niwa Y, Goto H, Hase S, Arisawa T, e col. [Examination of endoscopical ultrasonography (EUS) on carcinoid tumors of gastrointestinal tract]. Nippon Shokakibyo Gakkai Zasshi 1991;88(6):1297-304.

55. Yoshikane H, Suzuki T, Yoshioka N, Ogawa Y, Hamajima E, Hasegawa N, e col. Duodenal carcinoid tumor: endosonographic imaging and endoscopic resection. Am J Gastroenterol 1995;90(4):642-4.

56. Acs G, McGrath CM, Gupta PK. Duodenal carcinoid tumor: report of a case diagnosed by endoscopic ultrasound-guided fine-needle aspiration biopsy with immunocytochemical correlation. Diagn Cytopathol 2000;23(3): 183-6.

57. Norberto L, Urso E, Angriman I, Ranzato R, Erroi F, Marino S, e col. Yttrium-aluminum-garnet laser therapy of esophageal granular cell tumor. Surg Endosc 2002;16(2): 361-2.

58. Palazzo L, Landi B, Cellier C, Roseau G, Chaussade S, Couturier D, e col. Endosonographic features of esophageal granular cell tumors. Endoscopy 1997;29(9):850-3.

59. Nakachi A, Miyazato H, Oshiro T, Shimoji H, Shiraishi M, Muto Y. Granular cell tumor of the rectum: a case report and review of the literature. J Gastroenterol 2000; 35(8):631-4.

60. Vettoretto N, De Cesare V, Cervi E, Villanacci V, Ruzzenenti N, Cervi G. [Gastric metastasis from melanoma. Report of 2 surgically treated cases]. Minerva Chir 2000; 55(11):787-91.

61. Panagiotou I, Brountzos EN, Bafaloukos D, Stoupis C, Brestas P, Kelekis DA. Malignant melanoma metastatic to the gastrointestinal tract. Melanoma Res 2002;12(2): 169-73.

62. Ricaniadis N, Konstadoulakis MM, Walsh D, Karakousis CP. Gastrointestinal metastases from malignant melanoma. Surg Oncol 1995;4(2):105-10.

63. Szanto I, Voros A, Nagy P, Gonda G, Gamal EM, Altorjay A, e col. Esophageal intramural metastasis from adenocarcinoma of the gastroesophageal junction. Endoscopy 2002;34(5):418-20.

64. Sashiyama H, Takayama W, Miyazaki S, Makino H, Matsushita K, Shimada H, e col. The diagnostic value of endoscopic ultrasonography and magnetic resonance imaging for anorectal malignant melanoma: report of a case. Surg Today 2003;33(3):209-13.

65. Yamaguchi K, Maeda S, Kitamura K. Lymphangioma of the stomach—report of a case and review of the literature. Jpn J Surg 1989;19(4):485-8.

66. Aase S, Gundersen R. Submucous lymphatic cysts of the small intestine. An autopsy study. Acta Pathol Microbiol Immunol Scand [A] 1983;91(3):191-4.

67. Fleming MP, Carlson HC. Submucosal lymphatic cysts of the gastrointestinal tract: a rare cause of submucosal mass

PARTE IX – OUTRAS INDICAÇÕES

lesion. Am J Roentgenol Radium Ther Nucl Med 1970; 110(4):842-5.

68. Hizawa K, Aoyagi K, Kurahara K, Suekane H, Kuwano Y, Nakamura S, e col. Gastrointestinal lymphangioma: endosonographic demonstration and endoscopic removal. Gastrointest Endosc 1996;43(6):620-4.

69. Colizza S, Tiso B, Bracci F, Cudemo RG, Bigotti A, Crisci E. Cystic lymphangioma of stomach and jejunum: report of one case. J Surg Oncol 1981;17(2):169-76.

70. Drago JR, DeMuth WE, Jr. Lymphangioma of the stomach in a child. Am J Surg 1976;131(5):605-6.

71. Tsai CY, Wang HP, Yu SC, Shun CT, Wang TH, Lin JT. Endoscopic ultrasonographic diagnosis of gastric lymphangioma. J Clin Ultrasound 1997;25(6):333-5.

72. Tanaka M, Bandou T, Watanabe A, Sasaki H. A new technique in endoscopic ultrasonography of the upper gastrointestinal tract. Endoscopy 1990;22(5):221-5.

73. Fusaroli P, Khodadadian R, Togliani T, Caletti G. Gastrointestinal stromal tumors: long-term follow-up by EUS up to 13 years. Gastrointest Endosc 2002; 55(5):AB252.

74. Reith JD, Goldblum JR, Lyles RH, Weiss SW. Extragastrointestinal (soft tissue) stromal tumors: an analysis of 48 cases with emphasis on histologic predictors of outcome. Mod Pathol 2000;13(5):577-85.

75. Sun S, Wang M. Use of endoscopic ultrasound-guided injection in endoscopic resection of solid submucosal tumors. Endoscopy 2002;34(1):82-5.

35

CÂNCER DA PRÓSTATA

Everson L.A. Artifon

INTRODUÇÃO

O exame de toque digital é indispensável na avaliação clínica do câncer da próstata, porém a capacidade do método em determinar a extensão da lesão é limitada. Assim, a ultra-sonografia transretal (USTR) de próstata é o exame complementar mais utilizado para o estádio das lesões da próstata, além de permitir a obtenção de espécimes em biópsias de regiões suspeitas de câncer na glândula[1-4]. O aparelho convencional utilizado para a realização da USTR é probe rígido, com diâmetro alargado e introduzido por via transretal. As dimensões e a rigidez do aparelho habitualmente geram desconforto aos pacientes submetidos ao exame e, com isso, em algumas situações os exames são realizados com anestesia venosa aumentando os custos e riscos do procedimento[2,5].

A ecoendoscopia (EE) linear e radial é realizada por meio de um aparelho flexível de dimensões relativamente reduzidas quando comparadas aos aparelhos de USTR. Há uma grande variedade de indicações para a EE que incluem: estádio de neoplasias gastrintestinais e câncer de pulmão, avaliações de tumores subepiteliais, estudo do sistema biliopancreático e procedimentos ecoguiados. O estudo da próstata é uma inovadora aplicação da EE que será apresentada.

Em recente estudo, realizado na unidade de Ecoendoscopia do Serviço de Endoscopia do Hospital das Clínicas da Universidade de São Paulo (HCFMUSP) em conjunto com a Disciplina de Urologia da mesma universidade, demonstrou-se as vantagens do uso da EE em relação à USTR na avaliação do câncer de próstata. A avaliação adequada da extensão locorregional da doença com satisfatória acurácia, sensibilidade e especificidade, revelou sua aplicabilidade do método em mais essa indicação. A flexibilidade e diâmetro reduzido do aparelho conferiram ao exame menor desconforto e melhor aceitabilidade pelos pacientes submetidos ao procedimento[1].

ASPECTOS HISTOPATOLÓGICOS DO CÂNCER DE PRÓSTATA

O adenocarcinoma é a neoplasia mais comum da glândula. Durante o exame podemos identificar lesões pré-malignas e o câncer da próstata propriamente dito. As chamadas neoplasias intra-epiteliais são lesões que, reconhecidamente, conduzem ao desenvolvimento do câncer da próstata em um período médio de 10 anos após o diagnóstico. Podem ser classificados em: displasia ducto-acinar e hiperplasia adenomatosa atípica. O primeiro consiste na proliferação epitelial de ductos e ácinos, principalmente na zona periférica da próstata. As imagens histológicas são, em geral, pequenas e mantêm uma arquitetura muito similar à próstata normal, sendo freqüentemente confundidas com o tecido prostático normal e não visíveis à USTR. Podem ocorrer como áreas hipoecóicas, homogêneas e assim não distintas do carcinoma. Podem ainda, coexistir com o carcinoma. A hiperplasia adenomatosa atípica consiste na proliferação de pequenas glândulas da zona central, revestidas por uma única camada de células epiteliais, porém não apresentam os grandes nucléolos, como tipicamente verificados no carcinoma[6-8].

O carcinoma prostático é a neoplasia mais freqüente no sexo masculino. Com base em capacidade de proliferação nos padrões de crescimento e infiltração do estroma subjacente e elementos glandulares normais os autores costumam utilizar as classificações citadas por Gleason[9] e Mostaofi[3,10].

A EE DA PRÓSTATA E ANEXOS

O exame deve ser realizado por profissionais experientes e com treinamento adequado em ecoanatomia prostática e anexos. Prepara-se o reto satisfatoriamente com 250ml solução de glicerina a 12% via retal, duas horas antes do procedimento. O exame é realizado com o paciente em posição de decúbito lateral esquerdo e membros inferiores em posição genupeitoral.

Algumas condições clínicas como proctite, prostatite bacteriana aguda, amputação do reto e afecções anorretais agudas devem ser analisadas e podem representar restrição ou mesmo contra-indicação ao exame.

A EE é realizada sem sedação e com tempo médio de exame não superior a 18 minutos. O aparelho deve ser introduzido no reto por cerca de 8 a 10cm da margem anal. Inicialmente utiliza-se o aparelho de ecoendoscopia radial e posteriormente complemento com o aparelho linear. Após a insuflação do balão do transdutor instila-se água no reto com intuito de reduzir a janela aérea interposta entre o probe e a parede do reto. Padronizamos uma seqüência de obtenção e análise de imagens a saber: com o aparelho radial obtemos seqüencialmente imagens da vesícula seminal, ducto deferente, zonas central e periférica da próstata (Figura 35.1), uretra, base da bexiga, cápsula anatômica e nódulos linfáticos (NL) periprostáticos. Além da obtenção dos diâmetros póstero-anterior e látero-lateral da glândula.

Com o aparelho de EE linear obtêm-se as imagens da vesícula seminal e ducto ejaculatório, zonas central e periférica da próstata, uretra anterior e posterior, cápsula anatômica e NL. Além do diâmetro longitudinal e estudo vascular utilizando-se o Doppler.

O examinador deve obter uma janela panorâmica da glândula para verificar sua forma e tamanho, analisando a presença de efeito de massa. A obtenção de imagem da zona periférica, buscando-se áreas de interrupção hipoecóicas na cápsula anatômica ou deslocamento das estruturas adjacentes. De regra, a ecotextura padrão da glândula deve ser verificada antes do procedimento.

CÂNCER DA PRÓSTATA **521**

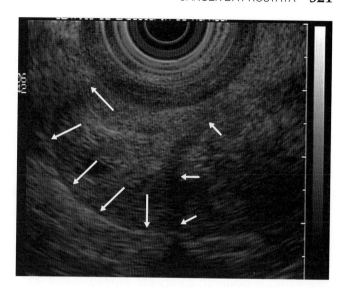

Figura 35.1. EE radial imagem das zonas periférica (setas longas) e central da próstata (setas curtas).

Distorções do contorno da glândula são comumente encontradas por nódulos hiperplásicos e neoplasia difusa bilobada. O limite entre a margem interna da glândula e a zona periférica pode ser alterado por ocasião da presença de hiperplasia nodular ou por neoplasia infiltrativa bilobar. As alterações hiperecóicas irregulares associadas ao aumento das áreas heterogêneas e de calibre da glândula podem apresentar neoplasias no estádio uT1 confirmadas apenas pela análise anátomo-patológica pós-prostatectomia (Figura 35.2).

Pacientes com estádio uT3 apresentam alterações difusas da ecogeneicidade, contornos irregulares, invasão ou não da vesícula seminal e aumento na vascularização detectável pelo Doppler.

Em nosso estudo, o acometimento dos NL pela EE mostrou taxa de sensibilidade de 62,5%, especificidade de 58,3% e acurácia de 60% nos estádios N0. Índices semelhantes foram encontrados nos casos classificados como N1, onde a sensibilidade foi de 58,3%, especificidade de 52,5% e acurácia de 57,1%[1].

O achado, pelo Doppler do aumento da vascularização da glândula é dado freqüente em pacientes com adenocarcinoma (Figura 35.3). Verificamos que dos 20 pacientes, 17 apresentaram-se com diagnóstico de câncer pela EE e

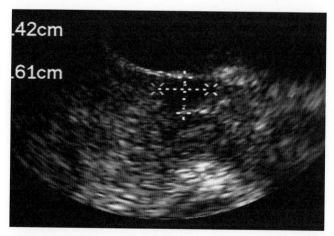

Figura 35.2. EE setorial imagem hipoecóica, homogênea e regular localizada em zona periférica, que corresponde ao adenocarcinoma de próstata.

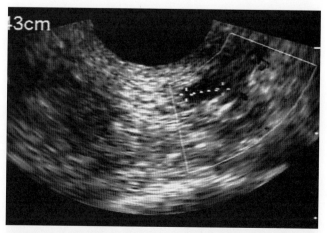

Figura 35.3. EE setorial demonstrando área hipoecóica sendo varrida pelo Doppler.

confirmados em análise do espécime cirúrgico que confirmaram a hipervascularização. Outro fato relevante foi que em nenhum paciente com doença benigna, ocorreu aumento da vascularização da glândula à EE setorial. Calcificações grosseiras em região periuretral, hiperecóicas e no parênquima central da glândula caracterizaram hiperplasia benigna da mesma.

DISCUSSÃO E ANÁLISE CRÍTICA

Métodos de imagem como a ressonância magnética (RM) e tomografia por emissão de pósitrons (PET "scan") não apresentam sensibilidade adequada para a detecção de lesões iniciais do câncer de próstata[11,12].

Em relação à USTR, modelos de transdutores rígidos são alterados para dimensões menores, porém podem causar desconforto e mesmo baixa tolerância ao exame em alguns pacientes[10,11]. A aplicação da EE no estudo de câncer da próstata possui um grande potencial de tolerabilidade. Futuramente outros estudos poderão comparar diretamente a EE x USTR nos quesitos de tolerabilidade, acurácia em procedimentos ecoguiados e, principalmente, avaliando-se o custo.

Em nosso estudo a sensibilidade, especificidade e acurácia da EE no câncer da próstata apresentaram maior acurácia em estádios mais avançados (uT3 e uT4). A acurácia para o diagnóstico de NL comprometidos foi baixa, com sensibilidade de 58,3%, especificidade de 52,5% e acurácia de 57,1% (Figura 35.4). A possibilidade do uso da punção aspirativa com agulha fina ecoguiada (EE-PAAF) poderia promover aumento na acurácia deste exame para a detecção de metástases em NL regionais. Consideramos um diâmetro maior que 10mm para o NL como suspeito do comprometimento metastático[1]. Em revisão da literatura, observamos índices semelhantes de acurácia nos exames de USTR convencional quando comparados a métodos como RM e PET-scan. Um estudo comparativo entre a USTR e a TC, realizado no Japão, com grande número de pacientes revelou que em 11,06% dos casos com comprometimento de NL por metástases, a TC apresentou maior eficácia na sua detecção[11]. Malmstrom e col.[12] demonstraram que cerca de um terço dos casos de câncer da próstata apresentam metástase para NL não detectáveis ao exame de TC. A RM não apresentou resultados melhores que os métodos de imagem anteriormente demonstrados. Ainda não há estudos comparativos entre esses métodos e a EE.

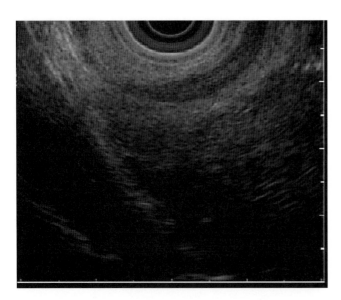

Figura 35.4. EE radial demonstrando área hipoecóica e regular em zona periférica. Observe o detalhe da invasão da cápsula anatômica que corresponde ao limite periférico hiperecóico da glândula.

CÂNCER DA PRÓSTATA **523**

Ressaltamos que o tumor no estádio T1 é caracterizado à EE como uma área irregular que apresenta aumento da vascularização em região da zona central próximo à uretra e comumente ocorrem dificuldades em se caracterizar área definida de lesão prostática suspeita[1]. Kelly e col.[13] demonstraram a importância do estudo com o Doppler em doentes com lesões hipoecóicas e de limites imprecisos na zona periférica da glândula, pois tais lesões com aumento da sua vascularização reforçam a suspeita de neoplasia maligna.

Os tumores palpáveis ao toque digital geralmente apresentam-se a EE nos estádios uT2 e uT3 e apresentam sensibilidade de 100% para ambos os estádios e especificidade de 91,67% e 100%. A acurácia é de 95% e 100%, respectivamente para os estádios uT2 e uT3[1]. É importante verificar, nestes estádios supracitados, a possibilidade de invasão da cápsula anatômica. A opção da terapêutica cirúrgica fundamenta-se neste dado verificado à EE.

A EE da próstata demonstra-se inadequada para o diagnóstico dos estádios precoces (uT1) do câncer da próstata[1]. Porém na prática clínica tumores classificados como T1a e T1b são geralmente achados incidentais e comprovados unicamente por cirurgia. Analogamente, no estudo mencionado anteriormente realizado no Japão sobre 4.529 pacientes somente nove foram casos de tumores em estádio inicial sendo que nenhum foi T1a e T1b[14].

No estudo com a USTR demonstrou-se uma relação de 45 a 71% dos casos de achados de nódulos hipoecóicos submetidos a biópsias ecoguiadas que certificaram o diagnóstico de carcinoma da próstata. O restante corresponde à hiperplasia benigna de próstata, prostatite granulomatosa crônica, infarto glandular e neoplasia intra-epitelial. O equipamento ultra-sonográfico tem a limitação em diferenciar áreas inflamatórias e patologias benignas de câncer, pois ambos aparecem como áreas hipoecóicas nas janelas estudadas[14-17].

Em nosso estudo verificamos três pacientes com alta suspeita de câncer ao exame de EE (apresentavam PSA maior que 4ng/dl) e que correspondiam a doença benigna após análise do espécime cirúrgico[1].

Os benefícios da EE aplicados ao câncer de próstata são pertinentes: a flexibilidade do aparelho, ausência de sedação e de desconforto do paciente. Reitera-se ainda a possibilidade de aquisição de material de biópsia ecoguiada, particularmente factível em pacientes com tumores nessa região.

Nossa experiência demonstrou que a EE aplicada ao estudo do câncer de próstata apresentava alta capacidade diagnóstica nos estádios uT2 e uT3 e satisfatória acurácia no estádio uT1 e na análise de NL locorregionais. Porém, estes achados ocorrem nos outros métodos de imagem disponíveis para avaliação locorregional do câncer de próstata. Futuros trabalhos comparativos, randomizados e controlados deverão fornecer respostas e estabelecer a real aplicação desse método sobre o câncer da próstata.

REFERÊNCIAS BIBLIOGRÁFICAS

1. Artifon EL, Sakai P, Ishioka S, e col. Endoscopic Ultrasound (EUS) for loco regional staging of prostate cancer – a pilot study. Gastrointest Endosc (in press) 2006.
2. Cooner WH, Mosley BR, Rutherford CL, Jr., Beard JH, Pond HS, Terry WJ, e col. Prostate cancer detection in a clinical urological practice by ultrasonography, digital rectal examination and prostate specific antigen. J Urol 1990; 143(6):1146-52; discussion 1152-4.
3. Lee F, Gray JM, McLeary RD, Lee F, Jr., McHugh TA, So-

lomon MH, e col. Prostatic evaluation by transrectal sonography: criteria for diagnosis of early carcinoma. Radiology 1986;158(1):91-5.
4. Oyen RH, Van de Voorde WM, Van Poppel HP, Brys PP, Ameye FE, Franssens YM, e col. Benign hyperplastic nodules that originate in the peripheral zone of the prostate gland. Radiology 1993;189(3):707-11.
5. Leibovici D, Kamat AM, Do KA, Pettaway CA, Ng CS, Evans RB, e col. Transrectal ultrasound versus magnetic

resonance imaging for detection of rectal wall invasion by prostate cancer. Prostate 2005;62(1):101-4.

6. Hersh MR, Knapp EL, Choi J. Newer imaging modalities to assess tumor in the prostate. Cancer Control 2004;11(6):353-7.

7. Applewhite JC, Matlaga BR, McCullough DL, Hall MC. Transrectal ultrasound and biopsy in the early diagnosis of prostate cancer. Cancer Control 2001;8(2):141-50.

8. Shvarts O, Han KR, Seltzer M, Pantuck AJ, Belldegrun AS. Positron emission tomography in urologic oncology. Cancer Control 2002;9(4):335-42.

9. Gleason DF, Mellinger GT. Prediction of prognosis for prostatic adenocarcinoma by combined histological grading and clinical staging. J Urol 1974;111(1):58-64.

10. Ekici S, Ozen H, Agildere M, Ergen A, Ozkardes H, Ayhan A, e col. A comparison of transrectal ultrasonography and endorectal magnetic resonance imaging in the local staging of prostatic carcinoma. BJU Int 1999;83(7):796-800.

11. Clinicopathological statistics on registered prostate cancer patients in Japan: 2000 report from the Japanese Urological Association. Int J Urol 2005;12(1):46-61.

12. Malmstrom PU. Lymph node staging in prostatic carcinoma revisited. Acta Oncol 2005;44(6):593-8.

13. Kelly IM, Lees WR, Rickards D. Prostate cancer and the role of color Doppler US. Radiology 1993;189(1):153-6.

14. Takahashi H, Ouchi T. The ultrasonic diagnosis in the field of urology. Proc Jpn Soc Ultras Med 1963;3:7-10.

15. Hernandez AD, Smith JA, Jr. Transrectal ultrasonography for the early detection and staging of prostate cancer. Urol Clin North Am 1990;17(4):745-57.

16. Smith JA, Jr. Transrectal ultrasonography for the detection and staging of carcinoma of the prostate. J Clin Ultrasound 1996;24(8):455-61.

17. Rifkin MD, Choi H. Implications of small, peripheral hypoechoic lesions in endorectal US of the prostate. Radiology 1988;166(3):619-22.

PARTE **X**

ECOENDOSCOPIA INTERVENCIONISTA

- PUNÇÃO ASPIRATIVA ECOGUIADA
- TRATAMENTO ECOGUIADO DO PSEUDOCISTO E ABSCESSO PANCREÁTICO
- NEURÓLISE DO PLEXO CELÍACO
- COLANGIOPANCREATOGRAFIA ECOGUIADA

36

PUNÇÃO ASPIRATIVA ECOGUIADA

José Celso Ardengh
Gustavo Andrade de Paulo
Frank Shigueo Nakao
Luiz Felipe Pereira de Lima

INTRODUÇÃO

A ecoendoscopia (EE) é uma modalidade aplicada no diagnóstico e estádio das neoplasias gastrintestinais e tumores pulmonares[1-5]. Porém, ela apresenta algumas limitações, dentre as quais a dificuldade de diferençar processo inflamatório de infiltração neoplásica, particularmente no caso da avaliação dos nódulos linfáticos (NL) e de lesões pancreáticas focais[6,7]. Para sanar essa limitação a punção aspirativa com agulha fina (PAAF) tem sido incorporada ao manejo dessas lesões desde o final da década de 1990, sendo guiada por visão ecoendoscópica em tempo real (Figura 36.1) e inserida com precisão na lesão "alvo"[8-18].

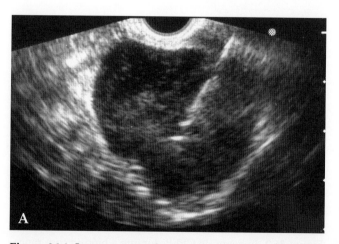 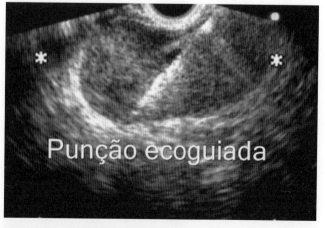

Figura 36.1. Imagens ecoendoscópicas de tumores subepiteliais no momento da PAAF. Em (**A**) TEGI de duodeno e em (**B**) retal.

MÉTODOS DISPONÍVEIS

Várias outras formas de punção são empregadas para a obtenção de tecido do mediastino e abdome. As punções podem ser guiadas pela ultra-sonografia (US), tomografia (TC) e colangiopancreatografia endoscópica retrógrada (CPER)[19,20]. Tecido de massa pulmonar obstrutiva e/ou NL paratraqueal podem ser obtidos por broncoscopia com pinça de biópsia tipo fórceps (biópsia transbrônquica) ou por punção transbrônquica[21,22]. Tecidos de massa pancreática podem ser obtidos pela CPER pelo escovado citológico, punção por agulha ou biópsias com pinça tipo fórceps intraductais (Figura 36.2)[23,24].

Quando essas lesões não podem ser acessadas pelas opções acima, métodos mais invasivos se fazem necessários, como a mediastinoscopia, para as biópsias mediastinais, ou laparoscopia para as biópsias abdominais. Assim após essa explanação uma pergunta simples deve ser formulada, se existem outras opções de PAAF, qual seria a vantagem da ecoendoscopia associada à punção aspirativa com agulha fina (EE-PAAF)?

Apesar de eficientes, as punções guiadas pela US ou TC também apresentam suas limitações como: as pequenas lesões e a necessidade de se transfixar a parede abdominal. A detecção e punção dos pequenos NL, por exemplo, é ainda hoje problemática, mesmo com TC de alta resolução[25,26]. Quando a detecção da lesão e sua punção são possíveis, o diagnóstico histológico e/ou citológico pode ser realizado em até 90% dos casos, com morbidade em torno de 1% (Figura 36.3)[19,20,22,27,28].

Já o emprego da broncoscopia nas lesões pulmonares apresenta acurácia menor. Em uma metanálise evidenciou-se sensibilidade da broncoscopia nas lesões endobrônquicas de 88% e para as periféricas de 69%[22]. Em pacientes com NL diagnosticados pela TC, a sensibilidade da punção transbrônquica foi de 76%[29]. Esses valores podem ser melhorados atualmente pelo uso da ultra-sonografia endobrônquica[29,30].

O diagnóstico dos tumores pancreáticos com biópsias realizadas pela CPER é ainda mais desafiante, com sensibilidade em torno de 20 a 80%, e outras séries desapontadoras com sensibilidade de 40 a 50%[23,24]. As complicações desse método também são alarmantes, em torno de 11% no caso da via biliar e 21% para o pâncreas, tornando o seu uso proibido[23,24,31]. Sendo assim, não há motivos para se aplicar a CPER como técnica inicial no diagnóstico dos tumores malignos do pâncreas, quando a US, a TC e a EE-PAAF têm maior acurácia com menor morbidade (Figura 36.4)[23,24,31].

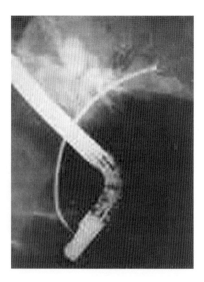

Figura 36.2. Imagem de CPER durante a biópsia com pinça no interior da via biliar.

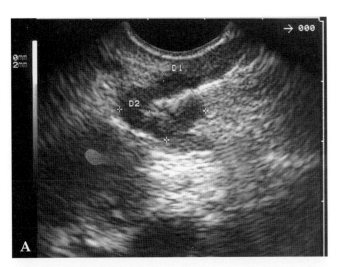 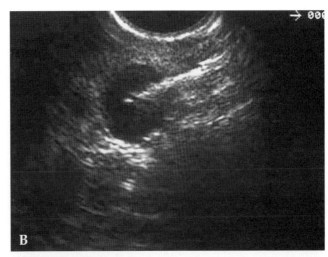

Figura 36.3. Imagens ecoendoscópicas, no momento da PAAF, de nódulos menores que 2cm reparados apenas pela EE. Em (**A**) nódulo pancreático em paciente com CA19-9 elevado, TC e RM normais. Em (**B**) imagem de nódulo linfático não reparado por outros métodos de imagem.

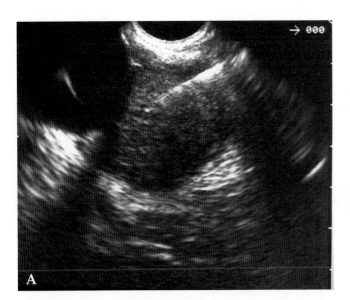 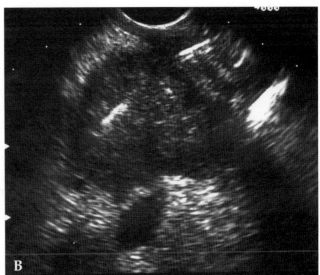

Figura 36.4. Imagens ecoendoscópicas durante a PAAF de tumores pancreáticos. Note a agulha no interior das lesões. Em (**A**) metástase de melanoma e em (**B**) metástase de tumor de cólon em paciente operado há 5 anos. Ambos foram confirmados pelo material obtido durante esse procedimento.

TÉCNICA

A EE-PAAF foi realizada primeiramente com ecoendoscópios radiais[32,33]. Mas evidentemente essa técnica foi inadequada. A agulha de punção, saindo pelo canal de trabalho do ecoendoscópio radial, produz apenas um único ponto visualizado pela ultra-sonografia, não permitindo que o curso da mesma seja seguido pelas imagens ultra-sonográficas.

Com o surgimento do sistema setorial, o curso da agulha de punção pôde ser seguido em tempo real (Figura 36.5).

Os primeiros casos foram publicados nos EUA e Europa[6,8-18,32,34-43]. Hoje em dia, um vasto número de lesões pode ser submetido a essa técnica (Tabela 36.1).

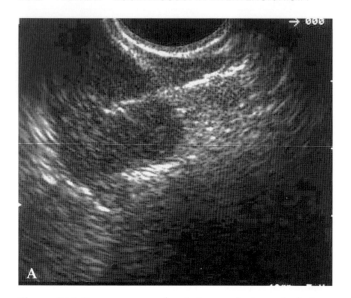
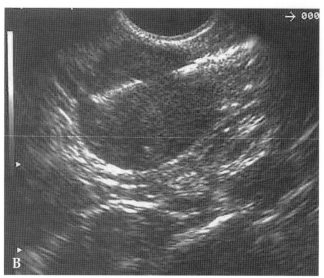

Figura 36.5. Imagens ecoendoscópicas onde é possível observar o momento da entrada da agulha de 22G no interior de um nódulo linfático mediastinal (**A**) e de um tumor subepitelial de reto (**B**). Em (**A**) o diagnóstico final foi de metástase de CEC de esôfago de terço proximal e em (**B**) o diagnóstico foi de leiomioma de reto.

Tabela 36.1. Áreas de aplicação da ecoendoscopia associada a punção aspirativa ecoguiada.

Adrenal esquerda
Baço/baço acessório
Cistos (duplicação e pancreáticos)
Ducto pancreático
Fluido ascítico e pleural
Lesão porto-hepática
Massas (retroperitoneais, renais, hepáticas e mediastinais)
Neoplasia intraductal mucinosa
Nódulos (abdominal, mediastinal e pélvico)
Pâncreas
Pleura
Tumores recorrentes
Tumores subepiteliais
Vesícula biliar

A técnica da punção ecoguiada se faz pela passagem da agulha de punção de 19, 22 ou 25 Gauge (mais comumente a de 22 Gauge), com um mandril interno, pelo canal de trabalho do ecoendoscópio, transfixando a parede gastroduodenal e atingindo a lesão. O formato da agulha permite a obtenção de fragmentos no momento em que se remove o mandril e se acopla a sucção a vácuo[44]. Toda agulha de punção possui um estilete de nitinol ou mandril, que impede a entrada de coágulos ou fragmentos de tecido, bloqueando o interior da agulha no momento que a mesma penetra na lesão. Uma vez avançada a agulha no interior da lesão, sob visão ecoendoscópica em tempo real, o mandril é removido. Em alguns casos o ultra-sonografista pode retirar um pouco esse mandril, antes de penetrar a agulha na lesão, para facilitar a entrada da mesma. No interior da massa, o mandril é novamente avançado para a direção distal da agulha (ponta) para remover qualquer fragmento ou coágulo preso a ela, e em seguida é removido. Realiza-se a seguir, movimentos de vai-e-vem com a agulha no interior da lesão, variando o trajeto sempre que possível para se obter tecido das diversas partes da massa. Depois de obtido o material, a agulha é removida do ecoendoscópio e o conteúdo é colocado em lâminas para fixação, coloração e exame citológico. A preparação da lâmina, a coloração utilizada, e o método de análise, variam de acordo com o serviço de patologia. Nos grandes centros de ecoendoscopia os melhores resultados são obtidos preparando-se duas ou três lâminas por passagem e colocando nelas uma ou duas gotas do material por lâmina, com o restante do material sendo depositado em líquidos fixadores (p. ex: formol) para posterior análise pela técnica do "cell-block".

O melhor método para se remover essas gotas e/ou fragmentos da agulha é repassar lentamente o mandril no interior da mesma, com sua ponta sob a lâmina ou o frasco com líquido fixador. Após a remoção dos fragmentos deve-se injetar água destilada no interior da agulha para a remoção dos últimos resíduos. Caso haja mais de uma lesão a ser puncionada no mesmo paciente, os fragmentos deverão ser depositados em recipientes distintos (p. ex: massa e nódulo linfático suspeito)[45,46].

O número de punções necessárias para se obter material satisfatório é questionável. Alguns estudos sugerem 3 a 4 punções para massas pancreáticas[47-51], nódulos linfáticos malignos[50,52,53] e metástases hepáticas[47,54-58] requerem 1 a 2 punções. Caso não haja patologista em sala, estudos sugerem 4 a 6 punções, para assegurar um bom material[47,59,60]. Técnica essa utilizada em nosso serviço.

Alguns recursos podem ser utilizados quando se realiza uma EE-PAAF em certos tipos de lesões. No caso dos linfomas, por exemplo, marcadores de superfície celular podem ser utilizados para caracterizar citologicamente os linfócitos[61]. Para isso poderá ser necessário um número maior de punções e o material deverá ser preservado em meio próprio para análise citométrica (Figura 36.6).

Já para as lesões císticas pancreáticas, a citologia por si só não fornece o diagnóstico de certeza, havendo a necessidade de se complementar o estudo por meio de análise química do líquido aspirado por meio de marcadores tumorais como o antígeno carcinoembrionário (CEA), Ca19-9 e pela amilase (Figuras 36.7 e 36.8)[62-70].

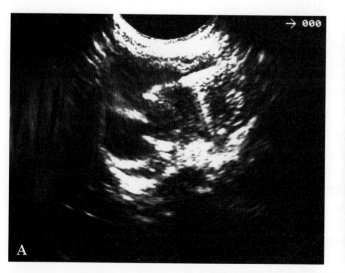
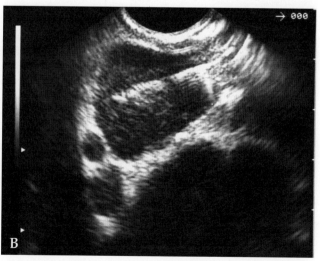

Figura 36.6. Imagens ecoendoscópicas, durante a introdução da PAAF de lesão elevada hipoecóica de limites precisos. A PAAF revelou a presença de linfoma gástrico de grandes células (**A**). Em (**B**) NL em paciente com linfoma gástrico confirmando a presença de metástase.

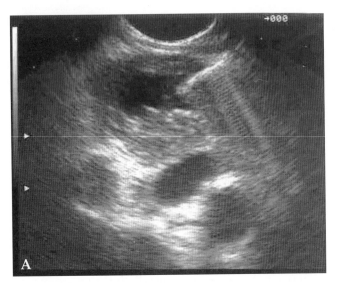 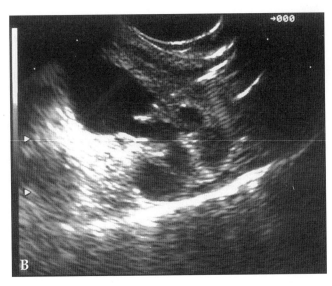

Figura 36.7. Imagens ecoendoscópicas durante a punção de lesões císticas pancreáticas em (**A**) cistoadenocarcinoma e em (**B**) neoplasia intraductal produtora de mucina.

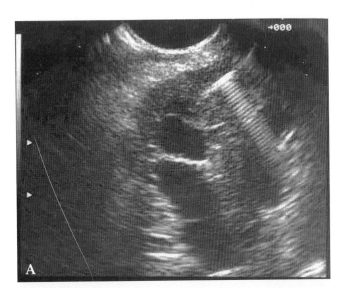 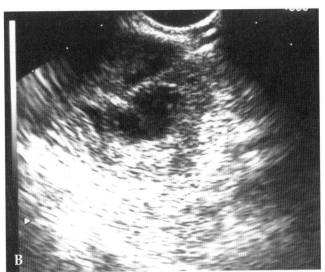

Figura 36.8. Imagens ecoendoscópicas no momento da PAAF. Em (**A**) observe a agulha posicionada no interior de uma área hipoecóica heterogênea, de limites imprecisos, que apresenta no seu interior o DPP dilatado. O aspecto é característico de pancreatite crônica focal, confirmado pelo material da biópsia. Em (**B**) notamos massa hipoecóica, heterogênea com área anecóica (área de necrose), que foi puncionada.

Mas tudo isso não evita os resultados falso-negativos obtidos em algumas punções, e nesses casos, novas técnicas têm sido estudadas e aplicadas, como por exemplo, as técnicas moleculares, que detectam marcadores genéticos nas lesões com malignidade oculta. Esse avanço nos permite não só diagnosticar e estadiar os tumores como também nos orienta quanto ao tratamento[71]. Outras opções no caso dos falso-negativos são: a utilização de agulhas de maior calibre (19 Gauge) e o emprego da agulha do tipo *trucut*, permitindo a obtenção de fragmentos maiores e em maior quantidade. Ao contrário das agulhas convencionais, a última permite a exteriorização de uma lâmina para coleta de material com até 8cm e uma bandeja para a captura de fragmentos de 2cm. Alguns estudos porém, demonstram não haver diferença estatística significante com o empregos dessas agulhas, além de apresentar

PUNÇÃO ASPIRATIVA ECOGUIADA **533**

grande dificuldade de passagem pelo canal de trabalho quando o aparelho está posicionado na 2ª porção duodenal, podendo ocasionar danos ao ecoendoscópio[41,72-77].

INDICAÇÕES E CONTRA-INDICAÇÕES

As indicações para a realização da EE-PAAF podem ser apreciadas na Tabela 36.2. Assim como em outras técnicas de punção seu sucesso depende não só da técnica empregada como também da experiência do operador[50,77] e do citopatologista[78,79]. Além das indicações claras da EE-PAAF, há casos onde a mesma pode ser empregada (Tabela 36.3) e há aqueles casos onde a técnica é contra-indicada (Tabela 36.4).

Tabela 36.2. Indicações da punção ecoguiada.

Obtenção de tecido pancreático (principalmente na falha de outros métodos)

Punção de nódulos mediastinais detectados pela TC (principalmente na falha de outros métodos)

Obtenção de tecido de lesões diagnosticadas no momento da EE e que seja de difícil acesso por outras técnicas (nódulos pancreáticos, gânglios suspeitos no tronco celíaco em paciente com carcinoma de esôfago, nódulos hepáticos suspeitos, tumores subepiteliais, ascite ou derrame pleural de etiologia indeterminada)

Tabela 36.3. Indicações possíveis para a punção ecoguiada.

Melhor custo/benefício

Menor risco de disseminar células neoplásicas pela parede abdominal

Melhor acesso a nódulos e massas do mediastino posterior

Melhor acesso aos nódulos perirretais no câncer retal

Tabela 36.4. Contra-indicações para a punção ecoguiada.

Quando a punção não alterar a conduta médica

Lesão cística de paciente com icterícia obstrutiva não drenada e sem uso de antibióticos

Lesão cística mediastinal

O uso da EE-PAAF nas massas pancreáticas e adenopatias mediastinais na falha de outros métodos apresenta evidência Grau A em alguns estudos publicados (Figura 36.9).

Gress e col.[49] demonstraram sucesso de 93% em diagnosticar massas malignas em 55 pacientes submetidos à punção guiada pela TC ou CPER com resultados insatisfatórios. Wiersema e col.[80] demonstraram acurácia da EE-PAAF de 84% em 58 pacientes com TC-PAAF de massas pancreáticas negativas e 92% de acurácia em 36 pacientes com biópsia negativa guiada pela colangiopancreatografia endoscópica.

Fritscher-Ravens e col.[81] demonstraram acurácia da EE-PAAF de 96% em 35 pacientes com biópsia de adenopatia mediastinal por broncoscopia negativa. Nesse estudo a EE-PAAF foi capaz de obter o diagnóstico citológico definitivo em 80 a 95% dos casos.

Além dos resultados negativos obtidos por esses métodos ocorreram pela incapacidade em localizar a lesão ou até mesmo acessá-las. Nesses casos a

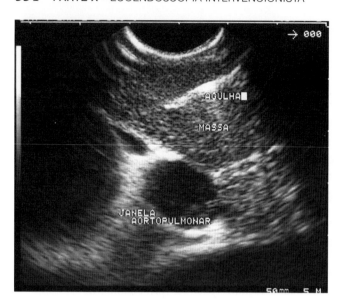

Figura 36.9. Imagem ecoendoscópica de massa mediastinal localizada na janela aortopulmonar. Note a agulha no interior da mesma.

EE-PAAF também tem sido aplicada com sucesso. Parmar e col.[82] demonstraram que a EE-PAAF foi positiva em 18 de 20 pacientes com nódulos celíacos comprometidos (M1a) em câncer esofágico, sendo que a TC somente os reparou em 30% dos casos. Outras séries demonstram acurácia da EE-PAAF nas massas pancreáticas em torno de 80 a 94%, sendo que 25 a 50% delas não foram vistas claramente pela TC[11,43,80,83-86].

Porém, quando as lesões são visíveis e acessíveis a outras técnicas de punção, as vantagens da EE-PAAF podem ser questionadas. Se a EE está sendo aplicada para diagnosticar ou estadiar uma lesão, pode-se e deve-se aproveitá-la para a realização da punção no mesmo tempo operatório. O mesmo ocorre quando existe a suspeita de coledocolitíase não confirmada pela US abdominal. Se a EE estiver disponível no serviço é recomendado realizar primeiramente a EE, menos invasiva e com menor morbidade, e caso seja diagnosticado o cálculo, no mesmo tempo operatório realiza-se a CPER com papilotomia e extração do mesmo. Erickson e Garza[60] demonstraram economia de $1000 por paciente ao adotar esse algoritmo. No caso da EE-PAAF, Chang e col.[43] demonstraram economia de $3000 por paciente com neoplasia pancreática. Harewood e col.[87] demonstraram o impacto da EE-PAAF no câncer pulmonar com adenopatias, no câncer de esôfago e no câncer de pâncreas, tendo a EE-PAAF um custo-efetivo superior comparado às demais modalidades quando utilizada como primeira ferramenta diagnóstica.

Outro fato que torna a punção ecoguiada método de escolha em relação aos demais é o menor risco de disseminação de células neoplásicas no trajeto da punção. Em um estudo retrospectivo, não randomizado, realizado por Micames e col.[88] compararam os resultados obtidos pela punção guiada pela TC e a EE-PAAF nas massas pancreáticas, havendo índice maior de falhas após radioquimioterapia para o adenocarcinoma de pâncreas nos pacientes submetidos à TC-PAAF (16,3%) vs. EE-PAAF (2,2%). Esses achados sugerem que o orifício deixado pela agulha no peritônio facilita a disseminação de células malignas pela parede abdominal, limitando o paciente a uma terapia cirúrgica curativa. Dessa forma podemos evidenciar na 6ª edição da American Joint Committee on Cancer, a recomendação para realização da EE-PAAF como técnica de escolha para o diagnóstico etiológico das massas pancreáticas, quando disponível[89].

IMPACTO DA EE-PAAF

O impacto clínico da EE-PAAF se faz quando seu resultado altera a conduta médica, principalmente naqueles pacientes com câncer avançado de pulmão, esôfago ou pâncreas, evitando intervenções cirúrgicas desnecessárias e conseqüentemente diminuindo a taxa de morbidade e despesas (Figura 36.10).

Wiersema e col.[90] relataram que 80% de 82 pacientes indicados para cirurgia por câncer de pulmão tiveram a conduta alterada após os resultados obtidos na EE-PAAF de NL mediastinais. Wallace[91] mostrou que 77% de 97 pacientes portadores de NL mediastinais detectados pela TC apresentaram diagnóstico de câncer de pulmão estádio III ou IV pela EE-PAAF e 42% dos que apresentaram TC normal para avaliação de NL mediastinais também apresentavam lesão no mesmo estádio. Larsen e col.[92] demonstraram que pacientes portadores de massas mediastinais malignas evitaram a toracotomia/toracoscopia em 18/37 (49%) dos casos e a mediastinoscopia em 28/41 (68%) dos casos após a realização da EE-PAAF.

No caso do câncer de esôfago, a detecção de NL regionais ou à distância exclusivamente pela EE-PAAF é suficiente para indicar a terapia neoadjuvante ao invés da cirurgia[93].

Em doentes com câncer de pâncreas, porém, a questão é controversa. Alguns advogam que a presença de NL metastáticos contra-indicaria a cirurgia devido à baixa sobrevida[52,94]. Outros, advogam que apesar da baixa sobrevida, a cirurgia continua sendo a melhor opção[53]. Outro estudo analisou o impacto da EE-PAAF nos tumores do sistema digestório superior[74], o manejo após a EE-PAAF alterou a conduta em 13%, 14% e 30% dos pacientes com suspeita de câncer de esôfago, estômago e pâncreas[95]. Esses resultados mostram-se mais significativos que no caso do câncer retal, onde a EE-PAAF dos NL peritumorais mudou a conduta em apenas 6% dos pacientes[96]. O mesmo ocorre nos pacientes com pancreatite crônica e suspeita de carcinoma pancreático[97,98]. Apesar de não haver muito problema em detectar adenocarcinoma em pâncreas normal, o diagnóstico diferencial do câncer bem diferenciado e do processo inflamatório pode se mostrar difícil[77,98,99]. Técnicas moleculares podem contribuir nesses casos (Figura 36.11)[100,101].

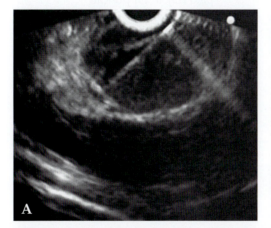
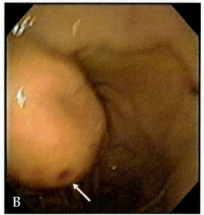

Figura 36.10. Imagem ecoendoscópica de tumor subepitelial, durante a PAAF (**A**). Em (**B**) imagem endoscópica após a punção onde observamos o local da penetração da agulha como uma área puntiforme (seta).

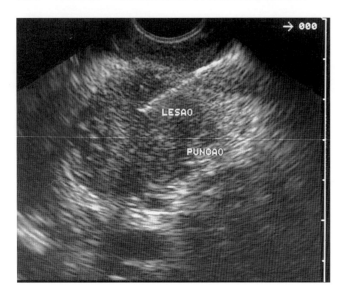

Figura 36.11. Imagem ecoendoscópica durante a PAAF. Momento da EE-PAAF de massa hipoecóica, heterogênea, de limites imprecisos localizado na cabeça do pâncreas. Adenocarcinoma ductal.

COMPLICAÇÕES DA EE-PAAF

Devido à realização da EE-PAAF nos diferentes sítios do sistema digestório, é de se esperar que ocorram complicações em alguns casos. A média de complicações estimadas em relatos publicados na literatura varia de 1 a 2%[33,48]. Dentre elas destacam-se a infecção dos cistos pancreáticos, a hemorragia, a pancreatite e a perfuração. A bacteremia, apesar de rara, pode ocorrer nos casos de punção de cistos e punções colorretais. Nesses casos a antibioticoterapia profilática se faz necessária[64,66,67]. A Tabela 36.5 mostra as principais complicações relacionadas à EE-PAAF.

Tabela 36.5. Complicações da punção ecoguiada.

Geral	Pâncreas
Pneumonia aspirativa	Coleperitonio
Bacteremia	Perfuração duodenal
Hemorragia extraluminal	Hemorragia
	Pancreatite
Cistos	Trombose da veia porta
Infecção	Disseminação de células tumorais pelo trajeto da punção
Pancreatite	
Mediastino	**Baço**
Mediastinite	Dor
Febre	Embolia portal pos punção de baço acessório
Fígado	
Sangramento	
Sepse (em casos de icterícia obstrutiva)	
Febre	
Dor	

REFERÊNCIAS BIBLIOGRÁFICAS

1. Rice TW, Boyce GA, Sivak MV, Adelstein DJ, Kirby TJ. Esophageal carcinoma: esophageal ultrasound assessment of preoperative chemotherapy. Ann Thorac Surg 1992; 53(6):972-7.

2. Akahoshi K, Misawa T, Fujishima H, Chijiiwa Y, Maruoka A, Ohkubo A, e col. Preoperative evaluation of gastric cancer by endoscopic ultrasound. Gut 1991;32(5):479-82.

3. Boyce GA, Sivak MV, Jr., Lavery IC, Fazio VW, Church JM, Milsom J, e col. Endoscopic ultrasound in the preoperative staging of rectal carcinoma. Gastrointest Endosc 1992;38(4):468-71.

4. Lee JH. Interventional gastroenterology: esophageal and pancreatic cancers. Semin Oncol 2005;32(6 Suppl 8):25-8.

5. Pavlovic AR, Krstic M, Tomic D, Bjelovic M, Jesic R, Suvajdzic N. [Endoscopic ultrasound (EUS) in initial assessment and follow-up of patients with MALT lymphoma treated drug therapy]. Acta Chir Iugosl 2005;52(1):83-9.

6. Heintz A, Mildenberger P, Georg M, Braunstein S, Junginger T. Endoscopic ultrasonography in the diagnosis of regional lymph nodes in esophageal and gastric cancer— results of studies in vitro. Endoscopy 1993;25(3):231-5.

7. Kaufman AR, Sivak MV, Jr. Endoscopic ultrasonography in the differential diagnosis of pancreatic disease. Gastrointest Endosc 1989;35(3):214-9.

8. Giovannini M, Seitz JF, Monges G, Perrier H, Castellani P. [Guided puncture-cytology under electronic sectorial ultrasound endoscopy. Results in 26 patients]. Gastroenterol Clin Biol 1993;17(6-7):465-70.

9. Vilmann P, Hancke S, Henriksen FW, Jacobsen GK. Endosonographically-guided fine needle aspiration biopsy of malignant lesions in the upper gastrointestinal tract. Endoscopy 1993;25(8):523-7.

10. Binmoeller KF, Seifert H, Soehendra N. Endoscopic ultrasonography-guided fine-needle aspiration biopsy of lymph nodes. Endoscopy 1994;26(9):780-3.

11. Chang KJ, Albers CG, Erickson RA, Butler JA, Wuerker RB, Lin F. Endoscopic ultrasound-guided fine needle aspiration of pancreatic carcinoma. Am J Gastroenterol 1994; 89(2):263-6.

12. Tio TL, Kallimanis GE. Endoscopic ultrasonography of perigastrointestinal lymph nodes. Endoscopy 1994;26(9): 776-9.

13. Wegener M, Adamek RJ, Wedmann B, Pfaffenbach B. Endosonographically guided fine-needle aspiration puncture of paraesophagogastric mass lesions: preliminary results. Endoscopy 1994;26(7):586-91.

14. Chang KJ. Endoscopic ultrasound-guided fine needle aspiration in the diagnosis and staging of pancreatic tumors. Gastrointest Endosc Clin N Am 1995;5(4):723-34.

15. Chang KJ, Albers CG, Nguyen P. Endoscopic ultrasound-guided fine needle aspiration of pleural and ascitic fluid. Am J Gastroenterol 1995;90(1):148-50.

16. Giovannini M, Seitz JF, Monges G, Perrier H, Rabbia I. Fine-needle aspiration cytology guided by endoscopic ultrasonography: results in 141 patients. Endoscopy 1995; 27(2):171-7.

17. Wegener M, Pfaffenbach B, Adamek RJ. Endosonographically guided transduodenal and transgastral fine-needle aspiration puncture of focal pancreatic lesions. Bildgebung 1995;62(2):110-5.

18. Wegener M, Adamek R. Puncture of submucosal and extrinsic tumors: is there a clinical need? Puncture techniques and their accuracy. Gastrointest Endosc Clin N Am 1995; 5(3):615-23.

19. Klein JS, Zarka MA. Transthoracic needle biopsy. Radiol Clin North Am 2000;38(2):235-66, vii.

20. Long BW. Image-guided percutaneous needle biopsy: an overview. Radiol Technol 2000;71(4):335-59; quiz 360-3.

21. Savage C, Morrison RJ, Zwischenberger JB. Bronchoscopic diagnosis and staging of lung cancer. Chest Surg Clin N Am 2001;11(4):701-21, vii-viii.

22. Schreiber G, McCrory DC. Performance characteristics of different modalities for diagnosis of suspected lung cancer: summary of published evidence. Chest 2003;123(1 Suppl):115S-128S.

23. De Bellis M, Sherman S, Fogel EL, Cramer H, Chappo J, McHenry L, Jr., e col. Tissue sampling at ERCP in suspected malignant biliary strictures (Part 1). Gastrointest Endosc 2002;56(4):552-61.

24. De Bellis M, Sherman S, Fogel EL, Cramer H, Chappo J, McHenry L, Jr., e col. Tissue sampling at ERCP in suspected malignant biliary strictures (Part 2). Gastrointest Endosc 2002;56(5):720-30.

25. Romagnuolo J, Scott J, Hawes RH, Hoffman BJ, Reed CE, Aithal GP, e col. Helical CT versus EUS with fine needle aspiration for celiac nodal assessment in patients with esophageal cancer. Gastrointest Endosc 2002;55(6):648-54.

26. Wiersema MJ. Identifying contraindications to resection in patients with pancreatic carcinoma: the role of endoscopic ultrasound. Can J Gastroenterol 2002;16(2):109-14.

27. Brandt KR, Charboneau JW, Stephens DH, Welch TJ, Goellner JR. CT- and US-guided biopsy of the pancreas. Radiology 1993;187(1):99-104.

28. Di Stasi M, Lencioni R, Solmi L, Magnolfi F, Caturelli E, De Sio I, e col. Ultrasound-guided fine needle biopsy of pancreatic masses: results of a multicenter study. Am J Gastroenterol 1998;93(8):1329-33.

29. Herth F, Becker HD, Ernst A. Conventional vs endobronchial ultrasound-guided transbronchial needle aspiration: a randomized trial. Chest 2004;125(1):322-5.

30. Falcone F, Fois F, Grosso D. Endobronchial ultrasound. Respiration 2003;70(2):179-94.

31. Vandervoort J, Soetikno RM, Montes H, Lichtenstein DR, Van Dam J, Ruymann FW, e col. Accuracy and complication rate of brush cytology from bile duct versus pancreatic duct. Gastrointest Endosc 1999;49(3 Pt 1):322-7.

32. Ikenberry S, Gress F, Savides T, Hawes R. Fine-needle aspiration of posterior mediastinal lesions guided by radial scanning endosonography. Gastrointest Endosc 1996;43(6): 605-10.

33. Gress FG, Hawes RH, Savides TJ, Ikenberry SO, Lehman GA. Endoscopic ultrasound-guided fine-needle aspiration biopsy using linear array and radial scanning endosonography. Gastrointest Endosc 1997;45(3):243-50.

34. Wiersema MJ, Wiersema LM. Endosonography of the pancreas: normal variation versus changes of early chronic pancreatitis. Gastrointest Endosc Clin N Am 1995;5(3): 487-96.

35. Cahn M, Chang K, Nguyen P, Butler J. Impact of endoscopic ultrasound with fine-needle aspiration on the sur-

538 PARTE X – ECOENDOSCOPIA INTERVENCIONISTA

gical management of pancreatic cancer. Am J Surg 1996; 172(5):470-2.

36. Chang KJ, Erickson RA, Nguyen P. Endoscopic ultrasound (EUS) and EUS-guided fine-needle aspiration of the left adrenal gland. Gastrointest Endosc 1996;44(5):568-72.

37. Pedersen BH, Vilmann P, Folke K, Jacobsen GK, Krasnik M, Milman N, e col. Endoscopic ultrasonography and real-time guided fine-needle aspiration biopsy of solid lesions of the mediastinum suspected of malignancy. Chest 1996; 110(2):539-44.

38. Pfaffenbach B, Wegener M, Bohmeke T. Hepatic portal venous gas after transgastric EUS-guided fine-needle aspiration of an accessory spleen. Gastrointest Endosc 1996; 43(5):515-8.

39. Bhutani MS, Hawes RH, Hoffman BJ. A comparison of the accuracy of echo features during endoscopic ultrasound (EUS) and EUS-guided fine-needle aspiration for diagnosis of malignant lymph node invasion. Gastrointest Endosc 1997;45(6):474-9.

40. Bhutani MS, Hawes RH, Baron PL, Sanders-Cliette A, van Velse A, Osborne JF, e col. Endoscopic ultrasound guided fine needle aspiration of malignant pancreatic lesions. Endoscopy 1997;29(9):854-8.

41. Binmoeller KF, Jabusch HC, Seifert H, Soehendra N. Endosonography-guided fine-needle biopsy of indurated pancreatic lesions using an automated biopsy device. Endoscopy 1997;29(5):384-8.

42. Bogstad J, Vilmann P, Burcharth F. Early detection of recurrent hepatocellular carcinoma by endosonographically guided fine-needle aspiration biopsy. Endoscopy 1997; 29(4):322-4.

43. Chang KJ, Nguyen P, Erickson RA, Durbin TE, Katz KD. The clinical utility of endoscopic ultrasound-guided fine-needle aspiration in the diagnosis and staging of pancreatic carcinoma. Gastrointest Endosc 1997;45(5):387-93.

44. Antillon MR, Chang KJ. Endoscopic and endosonography guided fine-needle aspiration. Gastrointest Endosc Clin N Am 2000;10(4):619-36, vi.

45. Chang KJ. Maximizing the yield of EUS-guided fine-needle aspiration. Gastrointest Endosc 2002;56(4 Suppl): S28-34.

46. Chang F, Chandra A, Culora G, Mahadeva U, Meenan J, Herbert A. Cytologic diagnosis of pancreatic endocrine tumors by endoscopic ultrasound-guided fine-needle aspiration: a review. Diagn Cytopathol 2006;34(9):649-58.

47. Erickson RA, Sayage-Rabie L, Beissner RS. Factors predicting the number of EUS-guided fine-needle passes for diagnosis of pancreatic malignancies. Gastrointest Endosc 2000;51(2):184-90.

48. Wiersema MJ, Vilmann P, Giovannini M, Chang KJ, Wiersema LM. Endosonography-guided fine-needle aspiration biopsy: diagnostic accuracy and complication assessment. Gastroenterology 1997;112(4):1087-95.

49. Gress F, Gottlieb K, Sherman S, Lehman G. Endoscopic ultrasonography-guided fine-needle aspiration biopsy of suspected pancreatic cancer. Ann Intern Med 2001;134(6): 459-64.

50. Harewood GC, Wiersema LM, Halling AC, Keeney GL, Salamao DR, Wiersema MJ. Influence of EUS training and pathology interpretation on accuracy of EUS-guided fine needle aspiration of pancreatic masses. Gastrointest Endosc 2002;55(6):669-73.

51. O'Toole D, Palazzo L, Arotcarena R, Dancour A, Aubert A, Hammel P, e col. Assessment of complications of EUS-guided fine-needle aspiration. Gastrointest Endosc 2001; 53(4):470-4.

52. Johnstone PA, Sindelar WF. Lymph node involvement and pancreatic resection: correlation with prognosis and local disease control in a clinical trial. Pancreas 1993;8(5): 535-9.

53. Delcore R, Rodriguez FJ, Forster J, Hermreck AS, Thomas JH. Significance of lymph node metastases in patients with pancreatic cancer undergoing curative resection. Am J Surg 1996;172(5):463-8; discussion 468-9.

54. Nguyen P, Feng JC, Chang KJ. Endoscopic ultrasound (EUS) and EUS-guided fine-needle aspiration (FNA) of liver lesions. Gastrointest Endosc 1999;50(3):357-61.

55. tenBerge J, Hoffman BJ, Hawes RH, Van Enckevort C, Giovannini M, Erickson RA, e col. EUS-guided fine needle aspiration of the liver: indications, yield, and safety based on an international survey of 167 cases. Gastrointest Endosc 2002;55(7):859-62.

56. Hollerbach S, Willert J, Topalidis T, Reiser M, Schmiegel W. Endoscopic ultrasound-guided fine-needle aspiration biopsy of liver lesions: histological and cytological assessment. Endoscopy 2003;35(9):743-9.

57. DeWitt JM, Chappo J, Sherman S. Endoscopic ultrasound-guided fine-needle aspiration of melanoma metastatic to the pancreas: report of two cases and review. Endoscopy 2003;35(3):219-22.

58. Awad SS, Fagan S, Abudayyeh S, Karim N, Berger DH, Ayub K. Preoperative evaluation of hepatic lesions for the staging of hepatocellular and metastatic liver carcinoma using endoscopic ultrasonography. Am J Surg 2002; 184(6):601-4; discussion 604-5.

59. Erickson RA, Sayage-Rabie L, Avots-Avotins A. Clinical utility of endoscopic ultrasound-guided fine needle aspiration. Acta Cytol 1997;41(6):1647-53.

60. Erickson RA, Garza AA. EUS with EUS-guided fine-needle aspiration as the first endoscopic test for the evaluation of obstructive jaundice. Gastrointest Endosc 2001; 53(4):475-84.

61. Henrique RM, Sousa ME, Godinho MI, Costa I, Barbosa IL, Lopes CA. Immunophenotyping by flow cytometry of fine needle aspirates in the diagnosis of lymphoproliferative disorders: A retrospective study. J Clin Lab Anal 1999;13(5):224-8.

62. Ardengh JC, Paulo GA, Ferrari A. Value of endoscopic ultrasound-guided fine-needle aspiration in the management of patients with pancreatic neoplastic cysts. Gastrointest Endosc 2002;56(4):AB75.

63. Michael H, Gress F. Diagnosis of cystic neoplasms with endoscopic ultrasound. Gastrointest Endosc Clin N Am 2002;12(4):719-33.

64. Hernandez LV, Mishra G, Forsmark C, Draganov PV, Petersen JM, Hochwald SN, e col. Role of endoscopic ultrasound (EUS) and EUS-guided fine needle aspiration in the diagnosis and treatment of cystic lesions of the pancreas. Pancreas 2002;25(3):222-8.

65. Breslin N, Wallace MB. Diagnosis and fine needle aspiration of pancreatic pseudocysts: the role of endoscopic ultrasound. Gastrointest Endosc Clin N Am 2002;12(4):781-90, viii.

66. Frossard JL, Amouyal P, Amouyal G, Palazzo L, Amaris J, Soldan M, e col. Performance of endosonography-guided fine needle aspiration and biopsy in the diagnosis of pancreatic cystic lesions. Am J Gastroenterol 2003;98(7): 1516-24.

67. Bounds BC. Diagnosis and fine needle aspiration of intraductal papillary mucinous tumor by endoscopic ultrasound. Gastrointest Endosc Clin N Am 2002;12(4):735-45, vii.

68. Stelow EB, Stanley MW, Bardales RH, Mallery S, Lai R, Linzie BM, e col. Intraductal papillary-mucinous neoplasm of the pancreas. The findings and limitations of cytologic samples obtained by endoscopic ultrasound-guided fine-needle aspiration. Am J Clin Pathol 2003;120(3):398-404.

69. Bounds BC, Brugge WR. EUS diagnosis of cystic lesions of the pancreas. Int J Gastrointest Cancer 2001;30(1-2): 27-31.

70. Brandwein SL, Farrell JJ, Centeno BA, Brugge WR. Detection and tumor staging of malignancy in cystic, intraductal, and solid tumors of the pancreas by EUS. Gastrointest Endosc 2001;53(7):722-7.

71. Carethers JM, Smith EJ, Behling CA, Nguyen L, Tajima A, Doctolero RT, e col. Use of 5-fluorouracil and survival in patients with microsatellite-unstable colorectal cancer. Gastroenterology 2004;126(2):394-401.

72. Binmoeller KF, Brand B, Thul R, Rathod V, Soehendra N. EUS-guided, fine-needle aspiration biopsy using a new mechanical scanning puncture echoendoscope. Gastrointest Endosc 1998;47(5):335-40.

73. Binmoeller KF, Thul R, Rathod V, Henke P, Brand B, Jabusch HC, e col. Endoscopic ultrasound-guided, 18-gauge, fine needle aspiration biopsy of the pancreas using a 2.8mm channel convex array echoendoscope. Gastrointest Endosc 1998;47(2):121-7.

74. Larghi A, Verna EC, Stavropoulos SN, Rotterdam H, Lightdale CJ, Stevens PD. EUS-guided trucut needle biopsies in patients with solid pancreatic masses: a prospective study. Gastrointest Endosc 2004;59(2):185-90.

75. Levy MJ, Jondal ML, Clain J, Wiersema MJ. Preliminary experience with an EUS-guided trucut biopsy needle compared with EUS-guided FNA. Gastrointest Endosc 2003; 57(1):101-6.

76. Solmi L, Muratori R, Bacchini P, Primerano A, Gandolfi L. Comparison between echo-guided fine-needle aspiration cytology and microhistology in diagnosing pancreatic masses. Surg Endosc 1992;6(5):222-4.

77. Mertz H, Gautam S. The learning curve for EUS-guided FNA of pancreatic cancer. Gastrointest Endosc 2004;59(1): 33-7.

78. Frable WJ. Needle aspiration biopsy: past, present, and future. Hum Pathol 1989;20(6):504-17.

79. Lin F, Staerkel G. Cytologic criteria for well differentiated adenocarcinoma of the pancreas in fine-needle aspiration biopsy specimens. Cancer 2003;99(1):44-50.

80. Wiersema MJ, Kochman ML, Cramer HM, Tao LC, Wiersema LM. Endosonography-guided real-time fine-needle aspiration biopsy. Gastrointest Endosc 1994;40(6):700-7.

81. Fritscher-Ravens A, Soehendra N, Schirrow L, Sriram PV, Meyer A, Hauber HP, e col. Role of transesophageal endosonography-guided fine-needle aspiration in the diagnosis of lung cancer. Chest 2000;117(2):339-45.

82. Parmar KS, Zwischenberger JB, Reeves AL, Waxman I. Clinical impact of endoscopic ultrasound-guided fine needle aspiration of celiac axis lymph nodes (M1a disease) in esophageal cancer. Ann Thorac Surg 2002;73(3):916-20; discussion 920-1.

83. Ardengh JC, Ferrari A. Tissue diagnosis of pancreatic lesions by endosonography guided fine-needle aspiration. Hepato-gastroenterology 1998;45(II):418-21.

84. David O, Green L, Reddy V, Kluskens L, Bitterman P, Attal H, e col. Pancreatic masses: a multi-institutional study of 364 fine-needle aspiration biopsies with histopathologic correlation. Diagn Cytopathol 1998;19(6):423-7.

85. Binmoeller KF, Rathod VD. Difficult pancreatic mass FNA: tips for success. Gastrointest Endosc 2002;56(4 Suppl): S86-91.

86. Faigel DO, Ginsberg GG, Bentz JS, Gupta PK, Smith DB, Kochman ML. Endoscopic ultrasound-guided real-time fine-needle aspiration biopsy of the pancreas in cancer patients with pancreatic lesions. J Clin Oncol 1997;15(4): 1439-43.

87. Harewood GC, Wiersema MJ, Edell ES, Liebow M. Cost-minimization analysis of alternative diagnostic approaches in a modeled patient with non-small cell lung cancer and subcarinal lymphadenopathy. Mayo Clin Proc 2002;77(2): 155-64.

88. Micames C, Jowell PS, White R, Paulson E, Nelson R, Morse M, e col. Lower frequency of peritoneal carcinomatosis in patients with pancreatic cancer diagnosed by EUS-guided FNA vs. percutaneous FNA. Gastrointest Endosc 2003;58(5):690-5.

89. Exocrine pancreas. In: Greene FL, Page DL, Fleming ID, Fritz AG, Balch CM, Haller DF, editors. AJCC cancer staging handbook. 6th ed. New York: Springer-Verlag; 2002. p. 182.

90. Wiersema MJ, Vazquez-Sequeiros E, Wiersema LM. Evaluation of mediastinal lymphadenopathy with endoscopic US-guided fine-needle aspiration biopsy. Radiology 2001;219(1):252-7.

91. Wallace MB, Woodward TA, Raimondo M. Endoscopic ultrasound and staging of non-small cell lung cancer. Gastrointest Endosc Clin N Am 2005;15(1):157-67, x.

92. Larsen SS, Krasnik M, Vilmann P, Jacobsen GK, Pedersen JH, Faurschou P, e col. Endoscopic ultrasound guided biopsy of mediastinal lesions has a major impact on patient management. Thorax 2002;57(2):98-103.

93. Vazquez-Sequeiros E, Wiersema MJ, Clain JE, Norton ID, Levy MJ, Romero Y, e col. Impact of lymph node staging on therapy of esophageal carcinoma. Gastroenterology 2003;125(6):1626-35.

94. Nitecki SS, Sarr MG, Colby TV, van Heerden JA. Long-term survival after resection for ductal adenocarcinoma of the pancreas. Is it really improving? Ann Surg 1995; 221(1):59-66.

95. Mortensen MB, Pless T, Durup J, Ainsworth AP, Plagborg GJ, Hovendal C. Clinical impact of endoscopic ultrasound-guided fine needle aspiration biopsy in patients with upper gastrointestinal tract malignances. A prospective study. Endoscopy 2001;33(6):478-83.

96. Shami VM, Waxman I. Technology insight: Current status of endoscopic ultrasonography. Nat Clin Pract Gastroenterol Hepatol 2005;2(1):38-45.

540 PARTE X – ECOENDOSCOPIA INTERVENCIONISTA

97. Muller MF, Meyenberger C, Bertschinger P, Schaer R, Marincek B. Pancreatic tumors: evaluation with endoscopic US, CT, and MR imaging. Radiology 1994;190(3):745-51.

98. Ardengh JC, Paulo GA, Cury MS, Hervoso CM, Ornellas LC, Lima LFP, e col. The role of endoscopic ultrasound (EUS) with fine needle aspiration (EUS-FNA) in the differential diagnosis of focal chronic pancreatitis (FCP) and pancreatic adenocarcinoma (PAC). Gastrointest Endosc 2005;61(5):AB270.

99. Marchevsky AM, Nelson V, Martin SE, Greaves TS, Raza AS, Zeineh J, e col. Telecytology of fine-needle aspiration biopsies of the pancreas: a study of well-differentiated adenocarcinoma and chronic pancreatitis with atypical epithelial repair changes. Diagn Cytopathol 2003;28(3): 147-52.

100. Tada M, Komatsu Y, Kawabe T, Sasahira N, Isayama H, Toda N, e col. Quantitative analysis of K-ras gene mutation in pancreatic tissue obtained by endoscopic ultrasonography-guided fine needle aspiration: clinical utility for diagnosis of pancreatic tumor. Am J Gastroenterol 2002;97(9):2263-70.

101. Wallace MB, Block MI, Gillanders W, Ravenel J, Hoffman BJ, Reed CE, e col. Accurate molecular detection of non-small cell lung cancer metastases in mediastinal lymph nodes sampled by endoscopic ultrasound-guided needle aspiration. Chest 2005;127(2):430-7.

37

TRATAMENTO ECOGUIADO DO PSEUDOCISTO E ABSCESSO PANCREÁTICO

José Celso Ardengh
Gustavo Andrade de Paulo
Frank Shigueo Nakao
Luiz Felipe Pereira de Lima

PSEUDOCISTO

Definição

O pseudocisto é a lesão cística mais comum do pâncreas (PSP). Por definição trata-se de uma coleção localizada de fluido, rica em secreções pancreáticas, dentro ou adjacente à glândula, envolta por uma parede não epitelizada, ocorrendo como conseqüência de um episódio de pancreatite aguda (PA), crônica (PC), trauma pancreático ou obstrução ductal. A secreção pancreática extravasada provoca uma resposta inflamatória, resultando em uma parede cística composta de tecido fibrótico e de granulação semanas após o início do quadro[1-3]. O desenvolvimento de uma parede bem definida de tecido de granulação diferencia um PSP de uma coleção líquida aguda e facilita a abordagem terapêutica[3].

O termo PSP enfatiza a origem não neoplásica desta coleção encapsulada, que deve ser diferenciada dos cistos neoplásicos do pâncreas (CNp), que contêm um revestimento epitelial[4,5]. Além disso, eles devem ser distinguidos de outras formas de coleções fluidas evanescentes freqüentemente vistas pelos exames de imagem. As mais importantes delas são as coleções líquidas agudas que ocorrem em mais de 50% dos pacientes com PA moderada ou grave. Estas coleções não devem ser confundidas com os PSP, pois mais de 50% desaparecem espontaneamente. Elas ocorrem geralmente no ou próximo ao pâncreas e carecem de uma parede de tecido de granulação. Representam

542 PARTE X – ECOENDOSCOPIA INTERVENCIONISTA

uma reação serosa ou exsudativa à injúria pancreática com inflamação e não apresentam comunicação com o ducto pancreático principal (DPP), por não conter altas concentrações de enzimas pancreáticas, sendo o fluido similar ao plasma. Aos métodos de imagem, estas coleções não apresentam parede, são irregulares em sua forma e não apresentam interface com os órgãos adjacentes (Tabela 37.1)[2,4,5].

Tabela 37.1. Coleções fluidas no ou adjacentes ao pâncreas na PA[2,6,7].

Coleções líquidas agudas	Pseudocistos
PA moderada/grave	PC, obstrução ductal ou trauma
Cerca de 65% apresentam resolução espontânea	Coleção líquida localizada
Ausência de parede bem definida	Parede bem definida, sem revestimento epitelial
Forma irregular	Arredondadas ou ovais
Podem ser múltiplas	Localizadas adjacentes ao pâncreas
Não comunicam com o ducto pancreático	Freqüente comunicação com o ducto
Podem se transformar em PSPs	Resolução espontânea em 30%

Assim sendo, conclui-se que o PSP é uma cavidade cística contínua ao pâncreas e revestida por epitélio inflamatório[6]. Diferentemente dos cistos verdadeiros ou neoplásicos, os PSPs não possuem revestimento epitelial verdadeiro[6,7].

Incidência e etiologia

A incidência do PSP varia de 1,6 a 69%[2,6,7]. Esta ampla variação deve-se ao método diagnóstico empregado. Antigamente, estudos baseados na radiografia contrastada de esôfago, estômago e duodeno relatavam incidências muito baixas (1 a 3%)[8]. A partir da década de 1970, com o advento da ultra-sonografia (US) e da tomografia computadorizada (TC), o diagnóstico do PSP passou a ser mais freqüente[2,4,9-12]. Eles são observados como complicação da PA em 10 a 50% dos casos e, em 20 a 40% após PC, sendo esta sua etiologia mais comum[4,9-12].

Aproximadamente 75% das lesões císticas do pâncreas são PSP. Cistos de retenção, respondendo por 10% das lesões císticas, são dilatações localizadas no DPP próximos a locais de obstruções causadas por PC ou carcinoma. Outras lesões císticas incluem os cistos congênitos (5%) e os CNp (10%)[2,4,11,12].

A ocorrência de PSP encontra-se ligada à pancreatite e é freqüentemente vista em pacientes entre os 30 e 50 anos. A PC secundária ao alcoolismo parece ser a principal causa na maioria dos trabalhos, respondendo por 59 a 78% dos casos[2,4,11,12]. Entretanto, a maioria desses estudos é retrospectiva. Em um trabalho prospectivo, com acompanhamento prolongado, Imrie e col.[13] observaram que a PC alcoólica não apresenta maior predisposição à formação de PSP.

Quanto à incidência há semelhança entre os casos de PA e PC (20% a 40%), sendo o álcool a principal causa nos pacientes com PSP em PC. O'Malley e col.[14] analisaram as causas de PSP com os seguintes resultados: pancreatite alcoólica 78%, pancreatite biliar 7%, idiopática 6%, trauma, hipertrigliceridemia e cirurgia recente 3%.

Em um estudo francês o PSP crônico foi associado à pancreatite alcoólica em 94% dos casos, e o agudo à colelitíase em 45% deles[15]. London e col.[16] avaliaram 102 pacientes com PA por TC com 72 horas, 1 e 6 semanas após a admis-

TRATAMENTO ECOGUIADO DO PSEUDOCISTO E ABSCESSO PANCREÁTICO **543**

são hospitalar: 14 PSPs (14%) foram identificados. Sete foram diagnosticados na admissão e 5 após 1 semana. Do total de 12 diagnosticados em 1 semana, 7 evoluíram para a resolução, 1 foi drenado e 4 persistiram à TC após 6 semanas. Esses 4 PSPs mais 2 diagnosticados após 6 semanas foram os únicos PSPs evidenciados nesse estudo. Os demais eram coleções peripancreáticas.

Localização e fisiopatologia

Os PSPs podem ser únicos (90%) ou múltiplos. Múltiplos PSPs são vistos, geralmente, na PA alcoólica[17]. O diâmetro varia de 1 a 30cm, com volume estimado oscilando entre 50 e 6.000ml. Os PSPs localizam-se na cabeça do pâncreas em 20-50%, corpo em 15-40% e cauda em 16-60% dos casos[3] (Tabela 37.2).

Tabela 37.2. Localização dos PSPs na PA e PC[18].

Localização	Cabeça		Corpo		Cauda		Extrapancreática	
	PA	PC	PA	PC	PA	PC	PA	PC
Freqüência (%)	31	67,6	38	19,4	25	12,3	5	0,6
Tamanho								
Médio (mm)	37	40,3	72	65	48	64,2	35	60
Variação (mm)	10-95	7-120	20-200	10-180	20-100	10-110	20-55	

A localização do PSP é fundamental, pois determina a sintomatologia e orienta a conduta. Muitos são retrogástricos[19], enquanto os intrapancreáticos são comuns na cabeça[20]. Já o local da ruptura ductal e conseqüentemente da formação da fístula também é importante, pois influencia no tratamento cirúrgico. É difícil saber qual coleção peripancreática após PA irá se resolver e qual irá persistir. Se a coleção persistir por mais de 4 semanas uma parede com tecido de granulação ou fibrose se desenvolve, formando assim um PSP rico em enzimas pancreáticas e contendo alguma ou nenhuma necrose. Quanto à comunicação com o DPP, os dados da literatura são conflitantes. Neoptolemos e col.[21] encontraram apenas um cisto comunicante em 18 avaliados (6%). Enquanto Barthet e col.[22] observaram comunicação em 20% dos casos.

Dois mecanismos têm sido propostos para explicar a formação do PSP na PC. No primeiro a formação se dá por exacerbações de crises de PA sobre o pâncreas crônico. No segundo o cisto se forma da obstrução de ramos secundários do DPP levando à retenção e dilatação sacular com formação dos chamados cistos de retenção. A coalizão desses cistos daria origem ao PSP. A ruptura da cápsula cística, por sua vez, originaria uma fístula. A depender da direção que a fístula toma, pode-se formar ascite pancreática e formar coleções na cavidade pleural e mediastinal. De acordo com estudos do DPP por CPER e estudos de contraste por drenos percutâneos, a localização mais freqüente da ruptura do DPP está na cabeça do pâncreas em 50% dos casos, 30% no corpo e 20% na cauda[23]. Alguns consideram a região do "isthmus ou genus" do DPP, que corresponderia à transição da cabeça para o corpo, como o local mais freqüente de ruptura. A persistência da fístula resulta de uma obstrução do DPP não resolvida ou da ruptura do mesmo, criando uma coleção de enzimas digestivas seqüestradas, que irão digerir o parênquima e formar o PSP. Dados da literatura sugerem que a fístula é mais freqüentemente encontrada na PC que na PA, ocorrendo em torno de 35 a 70% dos casos[25,26]. Nealon e col.[23] avaliaram 103 pacientes com PSP e PC em que o DPP excedia 7mm. A

544 PARTE X – ECOENDOSCOPIA INTERVENCIONISTA

comunicação entre ele e o PSP foi confirmada em 72% dos casos pela CPER. O local da ruptura foi suspeitado pelo local onde se evidenciava o extravasamento do contraste.

A ausência de plano de clivagem entre o PSP e as vísceras adjacentes afeta diretamente a conduta. A parede do cisto é descrita como friável, ficando aderida à parede gástrica, o que é necessário quando se pretende drenar o PSP por via endoscópica ou ecoendoscópica[27]. Porém, alguns autores descrevem múltiplos cistos ocorrendo em 3 a 18% dos casos, mais comun na PC e associadas ao álcool o que impediria o tratamento endoscópico[17,28]. Na presença de um PSP "complexo", o diagnóstico diferencial com CNp deve ser feito[11,29]. Para isso a análise do líquido cístico deve ser empregada. Ela inclui a pesquisa de mucina, citologia para malignidade, pesquisa de marcadores tumorais como CEA e CA19-9, amilase e cultura[11,29,30]. A cultura normalmente é positiva em 20 a 50% dos casos apesar do uso de antibiótico profilático no manejo dessas lesões[17,28].

Classificação

Muita discussão existe sobre sua classificação. De acordo com a classificação de Atlanta[31], as complicações secundárias à PA podem ser classificadas da seguinte forma:

a) coleção fluida aguda: surge precocemente no curso de uma PA, ou ao redor do pâncreas, não revestida por epitélio inflamatório (Tabela 37.1);

b) PSP agudo: composto por suco pancreático envolto por uma parede de tecido inflamatório, ocorrendo como resultado de PA ou trauma do pâncreas (Tabela 37.1);

c) PSP crônico: composto por suco pancreático envolto por uma parede de tecido inflamatório, ocorrendo como conseqüência de PC (sem crises de PA); e

d) abscesso de pâncreas: coleção intra-abdominal de pus ocorrendo junto ao pâncreas, contendo pouco ou nenhum tecido necrótico, resultante de PA, PC ou trauma.

A presença de uma parede bem definida com tecido de granulação ou fibrose é o que difere o PSP de uma coleção aguda peripancreática. Os PSPs são ricos em enzimas pancreáticas, como amilase e lipase, e normalmente são estéreis. Surgem cerca de 4 a 6 semanas após uma crise de PA[32]. As coleções com menos tempo de evolução normalmente não apresentam revestimento definido.

Não existe uma classificação "padrão" para os PSPs[10]. A classificação mais aceita é a de D'Egidio e Shein[33], útil na definição dos pacientes que necessitarão de drenagem cirúrgica:

Tipo I – Pós-necrótico: secundário a episódio de PA. Raramente existe comunicação entre o cisto e o DPP (ducto normal à pancreatografia). A cirurgia é raramente necessária.

Tipo II – Pós-necrótico: secundário a episódio de agudização em pacientes com PC sem estenose do DPP (pancreatografia com alterações morfológicas nos ductos pancreáticos). A comunicação entre o DPP e o cisto é freqüente, sendo a cirurgia necessária em alguns casos.

Tipo III – PSP de retenção: observado na PC, sem relação com episódios de agudização. Está associado com estenose do DPP e comunicação deste com o PSP.

TRATAMENTO ECOGUIADO DO PSEUDOCISTO E ABSCESSO PANCREÁTICO **545**

Os tipos II e III podem ter apenas alterações sutis, o que muitas vezes dificulta a diferenciação entre ambos. Por isso é fundamental a correta avaliação do DPP nos pacientes com PSP por causa de PC[34]. A Tabela 37.3 traz em detalhes as características de cada tipo de PSP[18].

Tabela 37.3. Classificação do PSP[33].

	Pós-necrótico Tipo I	Pós-necrótico Tipo II	Retenção Tipo III
Apresentação	Aguda	Aguda ou crônica	Crônica
Doença subjacente	Pancreatite aguda	Pancreatite crônica	Pancreatite crônica
Parede	Imatura ou madura	Imatura ou madura	Madura
Localização	Extrapancreática	Maioria extrapancreática	Maioria intrapancreática
Comunicação com ducto	Rara	Freqüente	Sempre
Pancreatografia	Ducto normal	Anormal, sem estenoses	Estenose ductal

Quadro clínico

O sintoma mais prevalente é a dor em andar superior do abdome, geralmente epigástrica e de início insidioso (até 85% dos pacientes)[18]. Ocasionalmente pode tornar-se intensa, simulando a dor do carcinoma pancreático. A dor pode ser referida mais para o hipocôndrio esquerdo que para o direito e pode apresentar irradiação para o dorso. Se houve comprometimento diafragmático, esta pode manifestar-se como dor pleurítica, às vezes sentida no ombro. A dor piora com a alimentação, sendo o emagrecimento similar ao da neoplasia pancreática. Dor de início súbito ou dor com piora aguda indicam hemorragia para dentro do cisto ou peritônio[2].

Icterícia por compressão da via biliar é observada em menos de 10% dos casos[2]. Náuseas e vômitos (secundários à obstrução duodenal), febre, ascite (quilosa), oclusão vascular e formação de fístulas (para vísceras adjacentes, pleura e pericárdio) são manifestações raras[2,4,29,30].

Clinicamente, um PSP é suspeitado quando: um episódio de PA não se resolve; níveis de amilase persistem elevados; o paciente persiste com dor abdominal após resolução da PA ou quando uma massa epigástrica é percebida após um episódio de PA. Pequenos PSPs e até mesmo alguns médios podem ser completamente assintomáticos, descobertos incidentalmente[2,4,29,30].

Diagnóstico

Não existe um teste laboratorial específico para o PSP. Nível sérico de amilase persistentemente elevado é encontrado em até 76% dos pacientes com PSP[2]. A radiografia simples de abdome ocasionalmente mostra desvio da câmara gástrica (bolha de ar) ou calcificações na parede do cisto.

A US apresenta sensibilidade de 75-90% na detecção do PSP[2]. Apresenta-se como área hipoecóica, com ou sem comunicação com o DPP. Algumas vezes apresenta material ecogênico no seu interior (sangue, tecido necrótico) podendo indicar complicação. O Doppler pode identificar pseudo-aneurismas no interior do PSP[18]. Por sua praticidade e baixo custo, a US é o método mais empregado para o acompanhamento dos PSPs.

A TC é o método de escolha para a avaliação dos PSPs, com acurácia variando entre 90 e 100%. Além de não ser operador-dependente, pode ser empregada em pacientes obesos e fornece importantes informações sobre toda a glândula pancreática (Figura 37.1)[35].

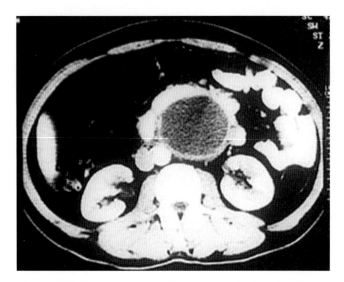 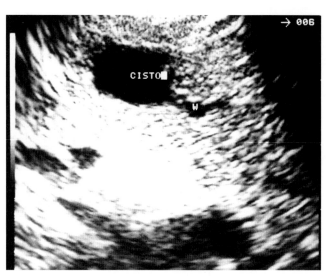

Figura 37.1. Imagem tomográfica de pseudocisto localizado no corpo do pâncreas.

Figura 37.2. Imagem ecoendoscópica de área anecóica, homogênea, de limites precisos com reforço posterior. Observe que essa lesão apresenta comunicação com o DPP.

O PSP pode ser facilmente identificado e examinado pela ecoendoscopia (EE), principalmente o intrapancreático, menor que 6,0cm. A aparência pode ser unilocular ou multilocular. A parede do cisto pode apresentar espessura variável e comunicar-se com o DPP (Figura 37.2).

Cistos de grandes dimensões são difíceis de avaliar devido à dificuldade em observar sua borda distal. A EE determina a localização exata do cisto, sua relação com a parede do sistema digestório, a distância entre a parede do cisto e a do estômago ou duodeno e a presença ou não de vasos interpostos entre elas. Esses fatores demonstram sua utilidade em determinar a possibilidade ou não da drenagem endoscópica dessas lesões[1Fockens,1997 1471,36-40]. Embora a EE radial não traga nenhuma vantagem em relação aos métodos tradicionais de imagem (US e TC), o sistema setorial eletrônico permite não só a identificação, mas com o artifício do Doppler, evidenciar a presença de vasos interpostos entre o cisto e a parede gastroduodenal, além de identificar pseudo-aneurismas[29]. Isso pode ser útil para determinar o melhor local para a abordagem endoscópica, evitando assim algumas complicações descritas com este tipo de terapêutica (perfuração e hemorragia)[29].

Diagnóstico diferencial

Aproximadamente 90% das estruturas císticas pancreáticas (ou peripancreáticas) são PSPs (Figura 37.3). Os 10% restantes são causados por enfermidades listadas na Tabela 37.4[10].

A diferenciação entre PSP e CNp é essencial na determinação da melhor abordagem terapêutica, especialmente antes da drenagem endoscópica ou percutânea. Em um estudo prospectivo baseado em critérios clínicos e radiológicos, Sand e col.[41,42] consideraram uma lesão cística como sendo PSP quando: era precedida de PA de causa conhecida, era precedida por PC conhecida, ou a CPER mostrou alterações compatíveis com PC. A lesão cística era considerada como provável CNp quando não havia história de PA ou PC ou quando a CPER revelou um pancreatograma normal[42]. Entretanto, Warshaw e col.[43] não evidenciaram nenhum critério clínico ou radiológico confiável para a diferenciação das lesões císticas (Figura 37.4).

Tabela 37.4. Diagnóstico diferencial dos PSPs pancreáticos[10].

Coleção líquida
 Biloma
 Urinoma
 Ascite localizada

Cistos pancreáticos verdadeiros
 Doença policística
 Doença de Von Hippel-Lindau
 Cistos de retenção

Cisto de colédoco

Neoplasias císticas comuns
 Adenoma (microcístico) seroso
 Cistadenoma mucinoso
 Cistadenocarcinoma mucinoso

Neoplasias císticas raras
 Tumor de ilhota
 Neoplasia epitelial papilar
 Teratoma cístico
 Sarcoma

Hemangioma

Linfangioma

Tumor sólido hipoecóico
 Linfoma

Aneurisma/pseudo-aneurisma dos vasos esplênicos

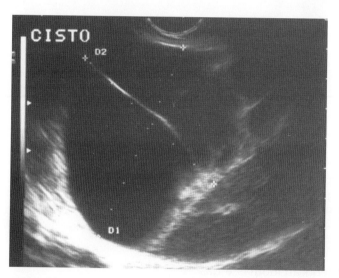

Figura 37.3. Imagem ecoendoscópica de um pseudocisto de pâncreas. Note os debris no seu interior, que podem confundir com CNp.

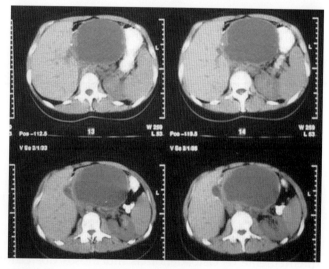

Figura 37.4. Imagem tomográfica de suposto pseudocisto de pâncreas. Repare o espessamento da parede do cisto localizado no corpo do pâncreas.

Nesse contexto a EE é excelente método no diagnóstico dos CNp podendo identificar detalhes estruturais (parede e conteúdo)[12,29,44,45]. Os CNp produtores de mucina (neoplasias papilares intraductais) apresentam aspecto similar aos PSPs à TC e à US. Os CNp mucinosos freqüentemente aparecem como cistos complexos com paredes espessas e septos internos irregulares (Figura 37.5)[29].

Podemos encontrar também componentes sólidos no seu interior e calcificações de suas paredes. As imagens ecoendoscópicas podem diferençar fre-

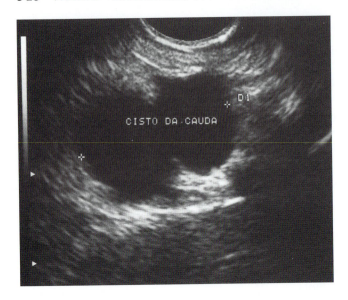

Figura 37.5: Imagem ecoendoscópica de área anecóica, bilobada, homogênea de 2,9cm. Essa lesão encontrava-se na cauda e o anátomo-patológico revelou se tratar de cistoadenoma mucinoso.

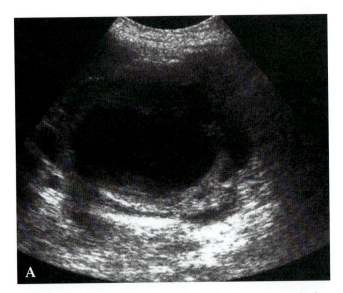
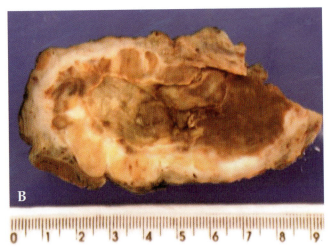

Figura 37.6. Imagem ecoendoscópica do mesmo caso da figura 37.4 (**A**). Observe que a imagem não mostra a presença de um pseudocisto e sim de um cisto complexo. Provavelmente de um CNp. Em (**B**) observe a peça operatória que confirmou os achados da ecoendoscopia revelando se tratar de um tumor neuroendócrino com degeneração cística.

qüentemente os cistoadenomas mucinosos dos cistoadenocarcinomas e das neoplasias intraductais produtoras de mucina[12,29,44,45]. Esses tumores podem apresentar dilatação regional do DPP, com elevações e massas no seu interior[29]. O parênquima da glândula pode ser normal ou atrofiado sem calcificações e/ou fibrose. Os tumores intraductais são lesões pré-malignas, sendo a EE capaz de identificar massas focais[29] (Figura 37.6).

Os cistoadenomas serosos aparecem como grandes massas sólido-císticas com predominância de microcistos, mas os cistoadenomas serosos macrocísticos podem fazer confusão com os PSPs (Figura 37.7). Esses cistos contêm líquido sem "debris" no seu interior. Essas lesões não estão associadas a massas ou alterações do DPP, mas podem apresentar áreas de calcificações no seu interior. A acurácia da EE em diferençar um cistoadenoma mucinoso de um seroso está em torno de 84%, sendo superior à TC helicoidal. A EE associada à

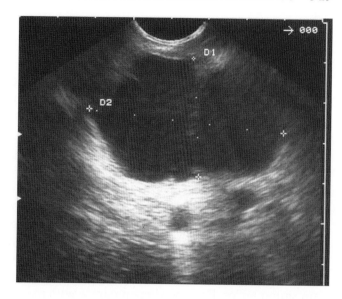

Figura 37.7. Imagem ecoendoscópica de um cistoadenoma seroso macrocístico em paciente do sexo masculino sem história de PA ou PC.

Tabela 37.5. Marcadores tumorais no aspirado de lesões císticas pancreáticas[46-49].

	PSP	Cistadenoma seroso	Cistadenoma mucinoso	Cistadenocarcinoma
Viscosidade	Baixa	Baixa	Freqüentemente Alta	Alta
Amilase	Alta	Variável	Variável	Variável
CA 72-4	Baixo	Baixo	Alto	Alto
CEA[§]	Baixo	Baixo	Alto	Alto
CA 125	Baixo	Variável	Variável	Alto
CA 15-3	Baixo	Baixo	Alto	Alto
CA 19-9	Variável	Variável	Variável	Variável
Citologia	Inflamatórias	Células ricas em glicogênio	Células mucinosas	Células mucinosas

[§] Antígeno carcinoembrionário.

punção aspirativa com agulha fina (EE-PAAF) com a finalidade de diagnóstico dessa doença tem sido usada para diferenciar os PSPs dos CNp. A análise do líquido inclui a dosagem da amilase, lipase, CA19-9, CEA, CA 72-4 e a citopatologia (Tabela 37.5)[46-48].

Embora os níveis de CEA do PSP sejam geralmente baixos, valores elevados podem ser ocasionalmente encontrados, especialmente em PSPs infectados. O marcador tumoral CA 19-9 é comumente elevado em condições inflamatórias, não sendo específico para doença maligna[41,42,47,48].

Existe algum receio quanto à possibilidade de infecção da lesão pancreática após a punção diagnóstica[45]. Wiersema e col.[50] observaram complicações infecciosas em 14% dos pacientes com lesões císticas submetidos à punção, valor bem superior aos 0,5% das punções de massas sólidas. Além disso, uma punção negativa não afasta completamente a presença de um CNp. Por estes motivos, alguns autores não advogam punção de rotina em todas as lesões císticas[45,50].

História natural

Aproximadamente 40-50% dos PSPs desaparecem espontaneamente por um mecanismo desconhecido em até 6 semanas após o diagnóstico[2,3,51]. O nú-

550 PARTE X – ECOENDOSCOPIA INTERVENCIONISTA

mero exato varia consideravelmente (entre 7 e 85%), dependendo da inclusão de coleções líquidas, tamanho do PSP, causa, multiplicidade e duração do acompanhamento[2,3].

Quase todos os PSPs com diâmetro menor que 4cm desaparecem espontaneamente[14,52]. Beebe e col.[53] observaram regressão completa em 90% dos PSP menores que 4cm, comparado a 20% nos PSPs maiores que 6cm.

Um dogma tradicional sugeria que mesmo os PSPs assintomáticos maiores que 6cm e que persistiam por mais de 6 semanas necessitavam tratamento para se prevenir as complicações (sangramento, infecção, fístula, trombose da veia esplênica/porta, obstrução de órgãos adjacentes)[2,3,10,18,51]. Entretanto, dois estudos amplamente citados na literatura sugerem uma abordagem mais conservadora[54,55]. Estes trabalhos mostraram que a ampla maioria dos pacientes assintomáticos pode ser conduzida clinicamente, mesmo aqueles com PSPs medindo entre 10-12cm, reservando-se as intervenções para aqueles com aumento progressivo do PSP (ruptura ductal persistente) ou os que se tornam sintomáticos. Esta abordagem parece ser a mais aceita atualmente[2-4,10,51].

Manejo dos pseudocistos

Quais PSPs necessitam de drenagem?

Andren-Sandberg e Dervinis[56], em revisão de artigos publicados, evidenciaram ampla variação na resolução espontânea dos PSPs, de 20 a 70%. Bradley e col.[57] acompanharam 31 doentes com PSP após PA e 62 após PC. A resolução espontânea ocorreu em 10/24 pacientes (42%) com PSP surgidos em menos de 6 semanas. Porém, apenas 1/23 (8%) dos PSPs que persistiram por 7 a 12 semanas tiveram resolução espontânea. Nenhum dos 12 PSPs remanescentes resolveu durante 18 meses de seguimento. Vitas e Sarr[55] seguiram 68 pacientes houve resolução espontânea em 57% dos 24 pacientes com satisfatório seguimento radiológico. Em 38% o tempo de resolução foi superior a 6 meses. Maringhini e col.[58] relataram que 65% dos PSPs resolveram-se até 1 ano do diagnóstico, com os menores que 5cm resolvendo mais rapidamente que os maiores. Aranha e col.[59] mostraram que apenas 4/26 PSPs maiores que 6cm tiveram resolução espontânea. A média dos PSPs que resolveram espontaneamente foi de 4cm comparado aos de 9cm que não se resolveram.

Destarte ainda vemos conflitos na indicação da drenagem dos PSPs, mas há tendência maior de resolução dos cistos menores que 6cm e também dos assintomáticos. O tratamento cirúrgico era o único realizado até bem pouco tempo com índices de mortalidade de 5 a 12% e de morbidade de 21 a 50%. Devido a esses números e com o avanço dos métodos de imagem, não só no diagnóstico como também na terapêutica, outras modalidades têm sido adotadas[60].

Drenagem percutânea

É realizada por via transgástrica ou não, anterior ou posterior através de agulhas de 18 a 22G sob controle da US, TC ou fluoroscopia. A drenagem permite aspirar líquido para análise além de realizar o tratamento da lesão. O sucesso relaciona-se ao diâmetro do PSP e sua localização. Posicionam-se drenos de teflon do tipo "pig tail" permitindo não só a colheita de material (aspiração de líquido) como a drenagem e lavagem da coleção várias vezes ao dia com o intuito de diluir seu conteúdo, facilitando ainda mais a drenagem e evitando a obstrução do mesmo. Pode-se aplicar, caso haja necessidade, aspiração negativa contínua por um período de 15 dias a 1 mês. Ao término do tratamento, antes de sacar o dreno, devemos mantê-lo fechado por 48 horas para avaliar se haverá recidiva. O sucesso da drenagem está em torno de 60 a 90%[61]. Alguns trabalhos que associam a drenagem percutânea ao uso da somatostatina mostraram resultados ainda melhores próximos de 100%[62].

Uma revisão de 5 artigos que empregaram aspiração com agulha pelas vias transperitoneal e retroperitoneal evidenciou falha no tratamento em 54% e recorrência em 63% dos casos[63]. A aspiração repetida aumenta as chances de complicação. A drenagem contínua com cateter apresenta melhores resultados, com falha em 16%, recorrência em 7%, complicações em 18% e mortalidade de 2%, sendo que a maioria dos trabalhos não relatam óbitos[63]. A complicação mais freqüente é a infecção secundária à introdução do cateter (10%). Outras complicações incluem oclusão ou deslocamento do mesmo, celulite no local de introdução da agulha ou punção acidental do baço. Complicações raras, como infarto do miocárdio, hemorragia digestiva, fístulas gástricas, jejunais ou cecais, foram encontradas. A duração do tratamento variou de 7 a 210 dias (média, 2 a 3 semanas)[4,63].

A abordagem percutânea está indicada em pacientes de alto risco que necessitam de tratamento, com PSPs imaturos em expansão ou para casos infectados. Esta não pode ser considerada como de escolha nos casos com estenose do DPP pelo risco de fístula externa permanente. É menos eficaz nos PSPs múltiplos e multiloculados. Contra-indicações incluem suspeita de doença maligna, hemorragia intracística ou presença de ascite pancreática[2].

Aspiração percutânea

Não podemos deixar de citar que em coleções estéreis de pequenas dimensões ou pequenos pseudocistos que não desaparecem e produzem sintomas a aspiração pode ser o tratamento, não devendo ser desprezada esta oportunidade, principalmente com o advento da EE.

Em um estudo comparativo entre a drenagem e aspiração percutâneas de coleções estéreis pancreáticas após episódios de PA, Walser e col.[64] não relataram benefícios clínicos aparentes, quanto ao tempo de internação hospitalar e mortalidade entre a drenagem com interposição de próteses e a simples aspiração. Entretanto cerca de 50% dos pacientes tratados com aspiração tiveram que complementar seu tratamento pela cirurgia ou drenagem percutânea (p = 0,003). A grande desvantagem da interposição de próteses foi a colonização bacteriana em mais de 50% dos casos necessitando de troca dos drenos a cada 2 meses.

Abordagem cirúrgica

Para a maioria dos cirurgiões e muitos gastroenterologistas seniores a intervenção cirúrgica continua sendo o tratamento de escolha, apesar da disponibilidade de medidas menos agressivas. A abordagem cirúrgica é escolhida nos casos de PSP recorrente, associado à estenose duodenal, coledoceana ou dilatação do DPP[2]. Por permitir a obtenção de fragmentos da parede do cisto, a cirurgia é indicada nos casos em que não se conseguiu excluir o diagnóstico de CNp.

A presença de um epitélio na parede indica um cisto verdadeiro ou uma neoplasia cística. A taxa de morbidade do tratamento cirúrgico dos PSPs varia de 6 a 37%, com mortalidade oscilando entre 0 e 16%. A recorrência após a cirurgia varia de 10 a 15%[65].

A drenagem externa está indicada nos PSPs imaturos com parede fina, sem fibrose e incapazes de suportarem uma sutura e nos cistos infectados ou rotos. A mortalidade é de aproximadamente 10%, com recorrência em 18% e

PARTE X – ECOENDOSCOPIA INTERVENCIONISTA

fístula persistente em 10% (necessitando pancreatectomia distal ou drenagem em Y de Roux). A mortalidade é elevada, pois este procedimento é indicado apenas para pacientes de alto risco[2].

A drenagem interna é o procedimento cirúrgico de escolha para todos os PSPs maduros e não complicados. Pode ser uma cistogastrostomia (PSP aderido à parede posterior do estômago), cistoduodenostomia (PSP na cabeça e processo uncinado) ou cistoenterostomia cistos grandes (> 15cm)[1].

Numa revisão de 14 artigos envolvendo 1.032 pacientes, a drenagem interna apresentou morbidade de 24%, com mortalidade em 5,8%[63]. A mortalidade vem diminuindo nos últimos anos: de 1984 a 1992 foi de 3% (5,2% para cistogastrostomia, 1,9% para cistojejunostomia e 0% para cistoduodenostomia), com recorrência em 8%[13-15,28,53].

A ressecção de PSP do corpo ou da cauda por pancreatectomia distal com ou sem esplenectomia está indicada nos casos de hemorragia por pseudo-aneurisma, cistos verdadeiros ou neoplásicos. Por ser tecnicamente difícil e estar associada a maior morbidade e mortalidade a ressecção é raramente empregada nos demais casos[2]. A experiência da cirurgia laparoscópica nos PSPs é limitada, com alguns relatos na literatura[66-69].

Drenagem endoscópica

O tratamento endoscópico dos PSPs pode ser realizado de duas formas: abordagem transpapilar ou transmural (cistogastrostomia ou cistoduodenostomia)[70]. As taxas de sucesso e recorrência são similares aos da cirurgia aberta[71]. Entretanto em mãos experientes, a terapêutica endoscópica apresenta morbidade e mortalidade significativamente inferiores[72]. Em uma revisão da literatura englobando 437 pacientes submetidos à drenagem endoscópica, Lo e col.[73] encontraram sucesso inicial em 94%, com resolução do PSP em 90%, recorrência em 16%, morbidade em 20% e mortalidade em 0,23% dos casos.

Drenagem transpapilar

Ela é possível somente nos casos em que há comunicação do PSP com o DPP o que ocorre em 55-80% dos casos, sendo mais comum nos casos de PC (49%) contra 20% para a PA[1,2].

O procedimento inicia-se com a realização de uma pancreatografia e a identificação da comunicação. A seguir, um fio-guia é introduzido no DPP até o PSP. Realiza-se uma esfincterotomia pancreática (opcional), seguida da colocação de uma prótese plástica de 5 ou 7F sobre o fio-guia. Alguns autores preconizam avançar a prótese até o PSP, enquanto outros afirmam que o simples fato da prótese estar transpapilar, ou uma simples esfincterotomia, são suficientes se não houver estenose ductal[3]. A prótese é deixada por um período médio de 2-3 meses[2-4,10,51]. Cerca de 6% dos pacientes apresentam dor ou pancreatite pela oclusão da prótese transpapilar[74]. A remoção ou troca deve ser feita após 4-6 semanas devido à elevada taxa de oclusão após este período, chegando a 100% após 9 semanas[74]. Devido à possibilidade de infecção, a profilaxia com antibióticos é sempre indicada[2,4,10,51].

A drenagem transpapilar foi bem sucedida em 84% de 117 pacientes tratados por Beckingham e col.[60], com recorrência em 9% e complicações em 12%. Nenhum óbito foi observado. A complicação mais freqüente foi PA (6 pacientes) leve e autolimitada, seguida por infecção (3 pacientes), tratada com a troca da prótese. Sua presença no interior do DPP pode levar a irregularidades ductais, semelhantes às da PC, em até 50% dos pacientes[51]. Por este motivo alguns autores preferem à abordagem transmural ou a simples esfincterotomia pancreática nos pacientes com PSP agudo e uma pancreatografia normal[3]. Salienta-se que o sucesso é maior na drenagem da porção cefálica e menor na porção caudal uma vez que o DPP se afila à medida que progride da porção proximal para a distal.

Drenagem transmural

A terapêutica endoscópica transmural, quer pela cistogastrostomia ou cistoduodenostomia, só é possível se houver um nítido abaulamento da parede digestiva. Além disso, a distância entre o lúmen do sistema digestório e o interior do cisto não deve ser superior a 10mm pela TC ou EE[70,75-77]. Quando o abaulamento gastroduodenal não é bem definido, ou ausente durante o exame endoscópico, a chance de perfuração é de 10%. Nestes pacientes, em particular, a EE pode identificar qual o melhor local para a punção e drenagem[45,78].

Na técnica mais empregada, o cisto é puncionado com uma agulha diatérmica no ponto de maior abaulamento. Um fio-guia é passado pelo cateter e enrolado no interior do cisto, injetando-se contraste para melhor definição da anatomia do PSP. O orifício de entrada é então alargado com um papilótomo. Uma ou duas próteses plásticas de 10F são então colocadas, permanecendo por um período médio de 2-4 meses, até a confirmação do desaparecimento do PSP[2-4,10,51,70,75,79,80].

Alguns autores preconizam a ampliação do orifício de punção com um balão de dilatação, reduzindo os riscos de hemorragia[2-4,10,51,70,75,79,80]. Outros preferem realizar a punção do cisto com uma agulha, injetando contraste e aspirando material do cisto para reduzir a possibilidade de hemorragia[4].

Ao relatar a experiência de seu grupo, Cremer[81] mostrou sucesso na cistogastrostomia e na cistoduodenostomia em 100% e 96%, e recorrência em 18% e 9%, respectivamente. Complicações foram raras na cistoduodenostomia, porém significativas para a cistogastrostomia (18%). Em uma revisão englobando 50 pacientes, a cistogastrostomia apresentou sucesso em 82%, com recorrência em 18%. Não houve óbito. Porém, 8% apresentaram sangramento e 8% perfuração. Nos 71 pacientes submetidos à cistoduodenostomia, o sucesso foi de 89%, com recorrência em apenas 6%. Sangramento grave e perfuração foram observados em 4% dos casos[82]. Com base nesses dados, a drenagem endoscópica dos PSPs é considerada um dos procedimentos de maior risco na rotina de um serviço de endoscopia[83].

Em alguns casos podemos ainda associar a drenagem transpapilar a transmural[1,74]. Esta associação deve ficar reservada para cistos muito grandes associados à estenose do DPP, particularmente se o cisto apresentar material muito denso ou "debris"[4].

Em um estudo retrospectivo comparando a cirurgia à endoscopia (entre 1985 e 1990), Froeschle e col.[84] observaram resultados semelhantes após um período de acompanhamento de 33 meses (50% de melhora após cirurgia e 52% após tratamento endoscópico). Resultados semelhantes foram observados por Barthet e col.[22] em 143 pacientes.

Em síntese, as orientações para a drenagem endoscópica dos PSPs estão listadas na Tabela 37.6[83].

Ecoendoscopia

A EE é uma "arma" à disposição dos endoscopistas na abordagem dos PSPs, por obter imagens pancreáticas de excelente qualidade. Ela é considerada útil na detecção e tratamento do PSP[1,29,70,75,77,80,83,85]. A EE pode ser empregada antes da drenagem, atuando de forma complementar a endoscopia convencional ou ainda ser utilizada para o tratamento propriamente dito.

554 PARTE X – ECOENDOSCOPIA INTERVENCIONISTA

Ela satisfaz vários princípios listados na Tabela 37.6 e por este motivo, vários autores recomendam seu emprego na terapêutica dessa doença. As principais vantagens da EE estão listadas na Tabela 37.7[29,80,83].

Tabela 37.6. Orientações para a drenagem endoscópica dos PSPs[83].

1. Aguardar tempo suficiente para o PSP tornar-se "maduro"
2. Identificar pseudo-aneurismas
3. Avaliar a presença de hipertensão portal e varizes gástricas
4. Assegurar a proximidade entre o cisto e a parede gástrica/duodenal
5. Realizar uma pancreatografia antes da drenagem
6. Identificar a presença de "debris" no PSP
7. Usar a via transpapilar sempre que possível
8. Usar uma agulha para testar o local de drenagem antes da punção (parece evitar hemorragia)
9. Achados clínicos devem confirmar a natureza do PSP

Tabela 37.7. Aplicações da EE na drenagem dos PSPs.

1. Mede com segurança a distância entre o PSP e a parede gastrintestinal
2. Identifica varizes gástricas (alta sensibilidade)
3. Detecta vasos gástricos submucosos
4. Identifica pseudo-aneurismas
5. Identifica "debris" no interior do PSP
6. Diferencia PSP de lesões císticas verdadeiras
7. Localiza o local de punção na ausência de abaulamento visível[29,86]
8. Permite a drenagem do PSP em procedimento único

Drenagem eco-assistida

Ela é capaz de identificar o melhor local para a punção, onde a cápsula do PSP está em íntimo contato com a parede do sistema digestório (distância < 10mm), reduzindo os riscos de perfuração para a cavidade abdominal ou retroperitônio[1,71,83,87]. Esta técnica é interessante, principalmente, em casos de cistos que não apresentam abaulamentos no estômago ou duodeno, além de permitir a punção de cistos em locais antes não drenados por via endoscópica como, por exemplo, cistos em cauda ou no processo uncinado[78].

A realização de uma EE antes da drenagem endoscópica dos PSPs parece reduzir os riscos de hemorragia (6 a 10% dos casos drenados sem EE) ao identificar com segurança a presença de vasos calibrosos entre o PSP e o tubo digestivo[29]. O emprego do Doppler aumenta ainda mais a segurança do método[1,9,36,37,39,40,45,71,83,87-89]. A presença de varizes gástricas pode contra-indicar a drenagem endoscópica ou obrigar a mudança do local de punção. Embora ainda sem comprovação, a identificação de artérias submucosas e vasos perigástricos podem reduzir os riscos hemorrágicos[85].

Outra vantagem da EE é a identificação de "debris" no interior do PSP (mais sensível que a TC). A presença de grande quantidade de material necrótico ou múltiplos lóculos necessita de abordagem mais cuidadosa, com a criação de uma comunicação de maior diâmetro (pelo menos duas próteses de 10F e um dreno nasocístico)[3,83,88-90].

A EE pré-drenagem pode ser realizada com um aparelho radial ou setorial. No primeiro caso, o local de punção é "marcado" com uma pinça de biópsia e o aparelho é trocado por um duodenoscópio[71,78]. Fockens e col.[87] indicaram a EE antes da drenagem de PSPs em 32 pacientes. Destes, 5 não apresentavam PSPs à EE. Outros 7 pacientes foram excluídos; 4 com distância entre o PSP e a luz do tubo digestivo > 9mm, 2 com varizes gástricas e 1 com pâncreas normal entre o PSP e o lúmen. Nos 20 pacientes encaminhados para drenagem, o tratamento foi bem sucedido em 16, com 3 complicações (1 perfuração e 2 episódios de sangramento) tratadas clinicamente.

No segundo caso, ao empregarmos um aparelho setorial convencional com canal de biópsia fino, o local de drenagem é puncionado sob controle ecográfico e um fio-guia é introduzido no interior do PSP. Em seguida o ecoendoscópio é trocado por um duodenoscópio (sobre o fio-guia) sob controle fluoroscópico. Uma prótese é então posicionada pelo método endoscópico convencional[1,78,86]. Binmoeller e Soehendra[1] relataram em 9 pacientes tratados por esta técnica um episódio de sangramento autolimitado. Outra técnica de drenagem assistida pela EE envolve a passagem de um "probe" de ultrasonografia pelo canal operatório do endoscópio antes da punção, para orientar o local exato para a drenagem[91].

Em resumo podemos dizer que essas técnicas têm sido abandonadas, após o desenvolvimento de aparelhos de EE com canal de trabalho largo, que permitem a realização da drenagem em um só tempo e que fazem parte hoje da drenagem ecoguiada[29,89,92-96].

Drenagem ecoguiada (DEE)

O desenvolvimento de ecoendoscópios terapêuticos, com canal operatório calibroso representou enorme avanço tecnológico no tratamento dos PSPs. Ao permitir a passagem de próteses calibrosas evitam a necessidade da troca de aparelho (por um duodenoscópio) e dispensam o uso da fluoroscopia. Atualmente, os modelos disponíveis são: Olympus XGF-UCT160 (canal de 3,7mm e elevador) e o Pentax EG 3870-UTK (canal de 3,8mm e elevador)[29,89,92-96].

O primeiro caso de drenagem realizada totalmente por EE foi relatado por Wiersema e col.[97] em 1996, utilizando um aparelho Pentax FG 36UX. Mais recentemente, Vilmann e col.[37] descreveram um novo método de drenagem ecoguiada ("one step"), empregando o aparelho Pentax FG 38UX. Independente de pequenas variações, a técnica de drenagem ecoguiada dos PSPs inclui os seguintes passos[89,98]: 1. localização do cisto e zona de contato entre este e a parede gástrica/duodenal; 2. avaliação da parede gástrica/duodenal com Doppler para afastar a presença de vasos calibrosos; 3. punção do cisto podendo ser realizada por três caminhos: a) com uma agulha de 19G (Wilson Cook ou Med Globe) e b) com um cistóstomo (WC) ou com um cateter do tipo Giovannini (WC); 4. remoção da parte metálica do "needle-knife" deixando-se a capa de teflon; 5. passagem de um fio-guia (0,035 polegada) pela capa de teflon até o cisto; 6. dilatação do trajeto com um balão de dilatação (até 8mm); e 7. introdução de uma prótese ou dreno nasocístico sobre o fio-guia.

Alguns trabalhos mostram a eficácia desta técnica. Empregando um aparelho FG 38X, Giovannini e col.[90] realizaram a drenagem de 15 pacientes com PSP e 20 com abscesso pancreático. Trinta e três pacientes foram submetidos à cistogastrostomia e 2 à cistoduodenostomia. A endoscopia revelou abaulamento gástrico em apenas 1 paciente. Foram colocadas próteses plásticas de 8,5F ou drenos nasocísticos de 7F. A drenagem foi bem sucedida em 33 dos 35 pacientes (insucesso em 2 casos de abscesso), com apenas um episódio de pneumoperitônio tratado clinicamente. Um paciente apresentou recidiva do PSP (tratado com nova punção) e 2 tiveram recidiva dos abscessos. No final, quatro pacientes com abscesso necessitaram cirurgia (sucesso final: 31/35 – 88,5%). Não foram observados sangramentos.

Seifert e col.[39] modificaram um pouco a técnica descrita acima, utilizando um sistema composto por uma agulha com 1mm de diâmetro e uma prótese de 7Fr. Este sistema permitiu a colocação da prótese sem necessidade de "needle-knife" ou balão de dilatação. A drenagem foi bem sucedida em todos os 6 pacientes na primeira tentativa, sem complicações relacionadas ao procedimento.

Potencial desvantagem da abordagem dos PSPs pela EE é a não realização de uma pancreatografia, não sendo possível a identificação de estenoses ou rupturas no DPP. Em teoria, esta limitação pode levar a uma maior taxa de recidiva[29,83].

Ardengh e col.[86] trataram 12 pacientes com PSPs sem abaulamento (drenaram 8 e aspiraram 4), todos por EE. No seguimento de 12 meses, 10 tiveram resolução do PSP, 1 apresentou recidiva que foi novamente submetido a DEE e 1 necessitou de tratamento cirúrgico. A DEE permite a inserção de próteses em locais inusitados, como a drenagem de PSPs no processo unciforme e cauda, com a colocação de drenos próximos ao hiato esofagiano, além de permitir a drenagem de PSPs sem abaulamento da parede do sistema digestório (Figuras 37.8 e 37.9)[78].

Como tentativa de diminuir os índices de complicações descritos pela drenagem endoscópica (DEnd) alguns autores preconizam o uso da DEE e a compararam com a técnica tradicional. Poley e col.[99] realizaram 53 drenagens em

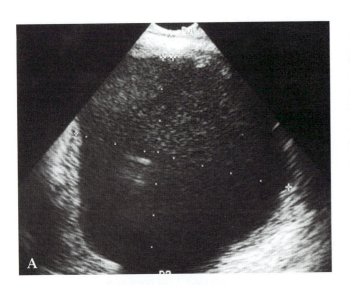
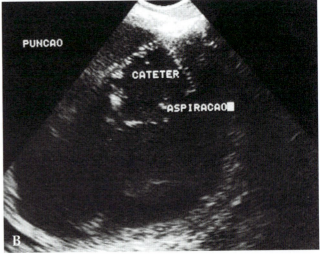
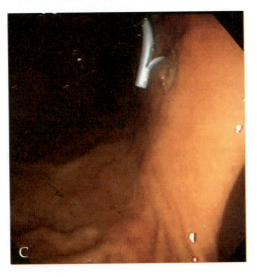

Figura 37.8. A) Drenagem ecoguiada de PSP localizado na cauda. **B)** Inserção do cateter para a colocação do fio-guia e **C)** Após o posicionamento da prótese próximo ao hiato com o aparelho de endoscopia em retroversão.

TRATAMENTO ECOGUIADO DO PSEUDOCISTO E ABSCESSO PANCREÁTICO **557**

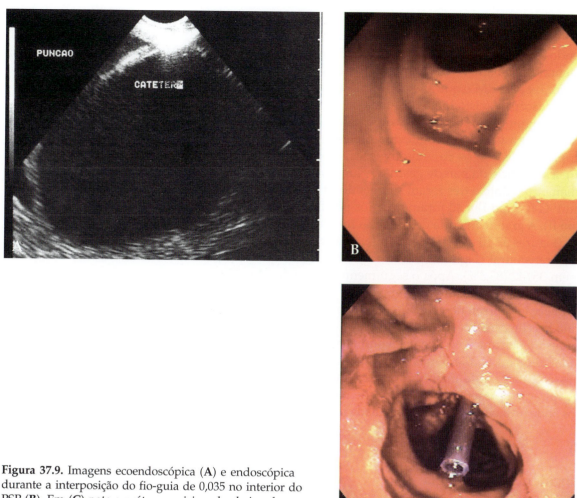

Figura 37.9. Imagens ecoendoscópica (**A**) e endoscópica durante a interposição do fio-guia de 0,035 no interior do PSP (**B**). Em (**C**) note a prótese posicionada abaixo da papila duodenal (processo uncinado do pâncreas).

49 pacientes com PSPs. Vinte e cinco DEnd e 28 DEE. Nas DEnds houve menos casos de abscesso e necrose infectada se comparada aos casos de DEE (p = 0,016). O sucesso da DEE foi de 96% (27/28) contra 56% (14/25) para o grupo de DEnd (p < 0,001). Um número maior de próteses foi possível de ser colocada no grupo da DEE em comparação aos submetidos à DEnd (média de 3 para 1 com p < 0,001). Os resultados a longo prazo foram superiores aos doentes submetidos à DEE: 81% (22/27) contra 42% (10/22) para o grupo da DEnd (p = 0,003). Nesse grupo mais complicações ocorreram: 28% (7/25) contra 7% (2/28) para aqueles submetidos à DEE (p = 0,04). Esse trabalho, apesar de alguns casos terem sido analisados de forma retrospectiva, é contundente e referenda a opinião dos autores de que a DEE dos PSPs deve ser o método de escolha quando a DEnd for a melhor forma de procedimento.

Lopes e col.[89] demonstraram que a DEE é um procedimento minimamente invasivo, seguro e efetivo para o tratamento de pacientes com com pseudocistos ou abscessos de pâncreas. Os autores estudaram retrospectivamente 51 pacientes que foram submetidos a 62 procedimentos ecoguiados. O sucesso da DEE ocorreu em 94% dos doentes. Três pacientes foram encaminhados à cirurgia. Ocorreram duas complicações leves tratadas clinicamente e a recorrência em 39 semanas foi de 17,7%. Não houve mortalidade nessa série. Em abscessos a interposição de dreno nasocístico não diminuiu a possibilidade de complicações, mas a inserção de duas próteses melhorou o número de complicações.

Até o momento estudamos 75 pacientes com coleções pancreáticas ou peripancreáticas estéreis e sem necrose. Os pacientes foram encaminhados para avaliação ecoendoscópica após a realização de TC (75), RM (29) e CPER (47). Nenhum apresentava abaulamento ou comunicação com o DPP à pancreatografia endoscópica ou pela RM o que não permitiria a drenagem transpapilar ou transmural endoscópica (cistoduodenostomia ou cistograstrostomia). Todos apresentavam algum tipo de sintoma como: dor abdominal persistente ou colestase. Indicou-se a aspiração ecoguiada simples em pacientes com PSPs sem debris ou parede visível, os parenquimatosos, os com distância maior que 2,0cm entre a superfície da parede gástrica e superfície do cisto e os com até 3,0cm de diâmetro. Trinta e três foram submetidos à aspiração ecoguiada com agulha de 19G (Grupo I) e 42 foram tratados por DEE transmural com próteses (Grupo II). A grande maioria dos doentes foi tratada (90,6%). A aspiração completa (Figuras 37.10 e 37.11) do cisto foi possível em todos os casos (100%) e a DEE transmural (Figuras 37.12 e 37.13) baseado na intenção de tratar ocorreu em 35/42 (83,3%). Após o seguimento médio de 64 ± 15,6 semanas foram observadas 3 recidivas no grupo I (9%) e 4 no grupo II (11,4%). Nenhuma complicação ocorreu no grupo I e 3 ocorreram no grupo II (4,4%), duas foram tratadas clinicamente (sangramento leve – Figura 37.14) e a outra onde houve sinais de perfuração o doente evolui para óbito pois apresentou acidente vascular cerebral (2,3%). Esses resultados nos revelam que a DEE dos PSPs é possível na grande maioria dos pacientes. Aqueles que foram submetidos à aspiração apresentaram alta taxa de recidiva e que esta é uma opção nos casos onde é difícil a drenagem ecoguiada transmural (Figura 37.15).

ABSCESSO

Definição, incidência e etiologia

Definido pela classificação de Atlanta como "coleção circunscrita de pus, contendo pouco ou nenhum tecido pancreático necrosado, que surge como conseqüência de uma PA ou trauma[31]. Sua incidência tem sido estimada em torno de 1 a 5%[100-107] com índices de mortalidade em torno de 20 a 60% em alguns estudos[105].

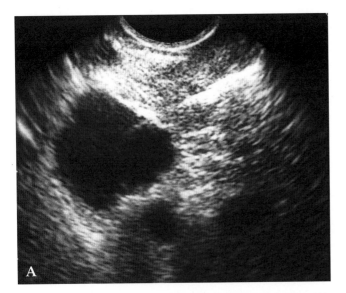
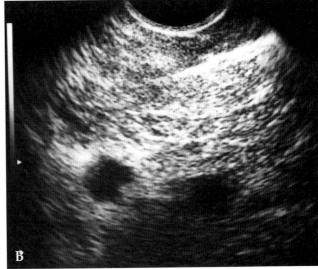

Figura 37.10. Imagens ecoendoscópicas seqüenciais. Em (**A**) momento da inserção da agulha e início da aspiração do PSP localizado no corpo do pâncreas. Em (**B**) término da aspiração com desaparecimento total do mesmo.

TRATAMENTO ECOGUIADO DO PSEUDOCISTO E ABSCESSO PANCREÁTICO **559**

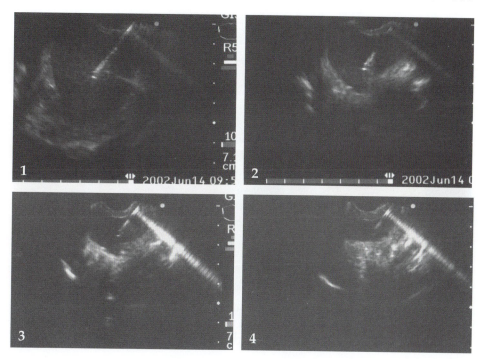

Figura 37.11. Seqüência de imagens ecoendoscópicas da aspiração ecoguiada de um PSP com agulha de 19G.

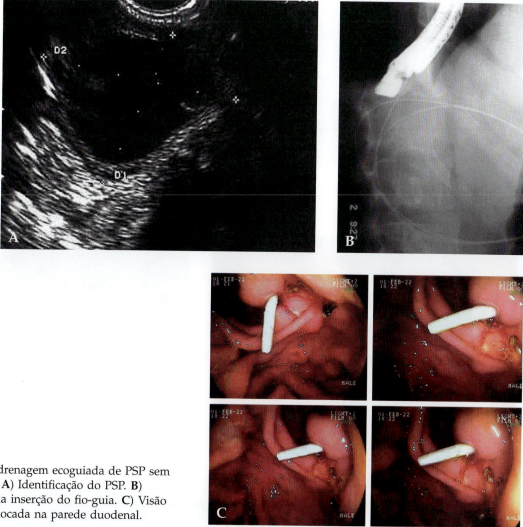

Figura 37.12. Passos da drenagem ecoguiada de PSP sem abaulamento da parede. **A)** Identificação do PSP. **B)** Controle fluoroscópico da inserção do fio-guia. **C)** Visão endoscópica da prótese locada na parede duodenal.

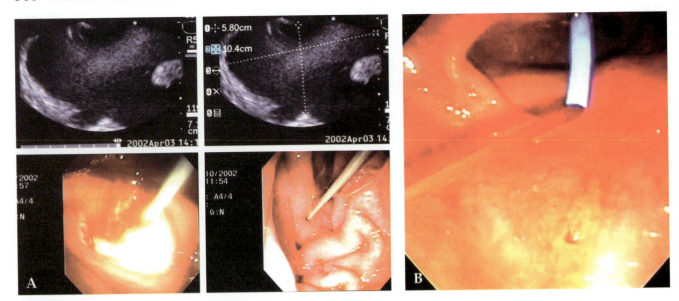

Figura 37.13. Seqüência de imagens da DEE de um PSP. Em (**A** – superior) imagens ecoendoscópicas do PSP. Em (**A** – inferiores) inserção de um fio-guia sob controle ecoendoscópico. Em (**B**) prótese drenando o líquido do interior do cisto.

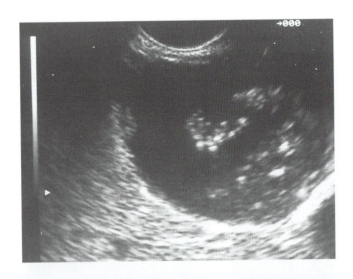

Figura 37.14. Imagem ecoendoscópica de PSP após a punção com agulha de 19G note a grande quantidade de debris (sangue) no interior do cisto.

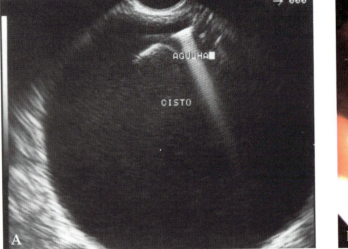
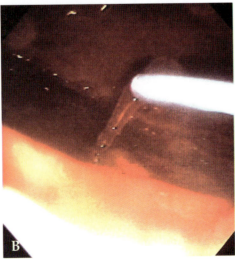

Figura 37.15. Imagem ecoendoscópica (**A**) de PSP localizado na cauda do pâncreas sem abaulamento. Em (**B**) note a prótese posicionada próximo ao hiato esofageano.

TRATAMENTO ECOGUIADO DO PSEUDOCISTO E ABSCESSO PANCREÁTICO **561**

Como uma grande proporção de pacientes é acometida por episódios de PA severa, um número maior deles tem desenvolvido infecções pancreáticas secundárias[100,101,103]. Sua correta nomenclatura tem criado discussões na literatura. Vários relatos na literatura entre os anos 60 a 80 denominaram o abscesso de pâncreas como "necrose pancreática infectada"[104]. Com a melhor compreensão da fisiopatologia da PA sabe-se que as complicações infecciosas ocorrem no curso precoce da PA resultando em necrose pancreática infectada.

A diferença entre a história natural do abscesso de pâncreas e da necrose pancreática infectada e o manejo dessas alterações tem sido mais bem entendida com o passar do tempo. Em uma série de 1.200 pacientes, Lumsden e Bradley[104] relataram que o álcool é o principal fator etiológico (34%), seguido pela litíase (25%), complicações cirúrgicas (22%), idiopática (10%), trauma (3%) e pós-colangiopancreatografia endoscópica retrógrada (CPER) em 8%.

O tempo médio entre o episódio da pancreatite e o surgimento do abscesso pancreático tem sido relatado. Widdison e col.[108], em análise de revisões da literatura, evidenciaram que 50% dos pacientes evoluíram com abscesso de pâncreas 2 semanas após o episódio de pancreatite. Kaushik e col.[109] relataram um período médio de 3 a 60 dias. Warshaw e Jin[102] relataram tempo médio de 32 dias, sendo que em 58% dos pacientes o surgimento do abscesso ocorreu em 2 semanas.

Patogênese

Na ausência de infecção as coleções líquidas secundárias à PC são absorvidas e as áreas de necrose podem cicatrizar. Porém, o acúmulo de líquido e necrose age como foco de contaminação por bactérias, e é nesses casos que o abscesso se instala. Eles podem ser únicos ou múltiplos, podendo coalescer e se disseminar para outras áreas periféricas ou peripancreáticas, desde o mediastino à pelve. Podem se formar de diâmetros variados, podendo entrar em contato com a parede de uma víscera oca, abrindo um orifício para o seu interior e drenando espontaneamente[103]. As bactérias podem infectar o abscesso por penetração transmural, via linfática, implantação hematogênica e pela bile infectada[104]. As principais bactérias envolvidas com os abscessos são: *Escherichia coli*, *Entcrococus* e *Staphilococus*, *Pseudomonus mirabilis*, *Klebisiella pneumoniae* e *Proteus mirabilis*. O uso prolongado de antibióticos para o combate a essas bactérias pode levar à contaminação por *Candida albicans*. A cultura de um abscesso é positiva em praticamente 100% dos casos e com prognóstico pior no caso de infecção multibacteriana (Tabela 37.8)[102-104].

Quadro clínico

A persistência ou o surgimento de dor, febre, taquicardia, massa abdominal acompanhada por queda do estado geral, anemia e emagrecimento, pode ocorrer, chegando ao coma nos casos graves. Temperatura acima de 38° ocorre entre 50 a 100% dos pacientes com dor por volta de 80 a 100% e massa abdominal em torno de 22 a 85%[104].

Diagnóstico

Os exames laboratoriais são inespecíficos para o quadro, mas a leucocitose com desvio à esquerda pode ser um dado importante. O Raio X de abdome mostra a presença de gases, nível hidroaéreo, aspecto de bolha de sabão ou gás mosqueado em até 35% dos casos. O Raio X de tórax pode mostrar derrame pleural. A US e a TC permitem não só a localização exata do local do

Tabela 37.8. Bactérias isoladas de fragmentos de necrosectomia.

Bactéria isolada	Nº de pacientes
Gram – (aeróbias)	
Escherichia coli	24
Enterobacter aerogenes	16
Pseudomonas aeruginosa	5
Proteus species	5
Klebisiella pneumonia	3
Citrobacter freundi	1
Gram – anaeróbias	
Bacteroides species	5
Gram + aeróbias	
Streptococcus faecalis	6
Staphlococcus aureus	4
Streptococcus viridans	1
Staphlococcus epidermidis	1
Outras	
Mycobacterium tuberculosis	1
Candida species	3

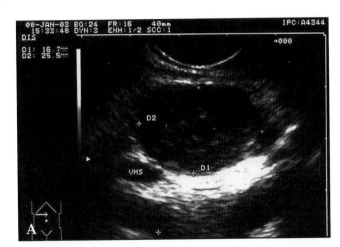 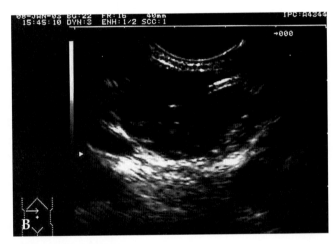

Figura 37.16. A) Aspecto ecoendoscópico de coleção infectada de pâncreas. Note os inúmeros debris dispersos por todo o conteúdo, que não é homogêneo. B) Punção aspirativa ecoguiada realizada na UTI para a confirmação do tipo de bactéria e em seguida a drenagem ecoguiada pela colocação de prótese plástica.

abscesso como também o seu seguimento durante o tratamento. A ressonância magnética (RM) não oferece vantagens além de possuir um custo superior. A EE permite não só localizar o abscesso como caracterizá-lo e drená-lo (Figura 37.16).

Tratamento

Tradicionalmente a cirurgia é a melhor forma de tratamento. A drenagem percutânea tem sido relatada nas últimas duas décadas, entretanto, seu emprego permanece controverso[104,110]. Sunday e col.[111] relataram péssimos resultados com a drenagem percutânea no tratamento das coleções infectadas do pâncreas com índice de sucesso em torno de 25%. Steiner e col.[112] anotaram os resultados em 25 pacientes portadores de abscesso de pâncreas. Dezenove inicialmente foram tratados por drenagem percutânea e 6 que necessitaram de cirurgia após a drenagem percutânea, deveu-se à presença de coleção residual. Dos 19, oito ficaram curados, 1 faleceu e os 10 restantes necessitaram de cirurgia para drenagem adequada. Já no grupo dos 6 pacientes que se submeteram à cirurgia após drenagem percutânea, todos evoluíram bem. Conclui-se que a drenagem percutânea isolada não é método inicial eficaz, mas que pode ser uma boa forma de tratamento de coleções residuais. No entanto, outros estudos mostram resultados controversos; Baril e col.[113] avaliaram 42 pacientes com cultura positiva para coleção peripancreática ou abscesso, desses, 25 foram tratados com drenagem percutânea inicialmente e 6 necessitaram de cirurgia após essa drenagem devido à presença de coleção residual. Dos seis, nenhum necessitou de drenagem percutânea após a cirurgia por coleção residual. A indicação cirúrgica para eles foi: 3 com sepse persistente, 1 com perfuração do cólon após drenagem percutânea, 1 com trombose venosa de veia esplênica evoluindo com hemorragia por varizes e 1 por indicação clínica. Dos 19 submetidos inicialmente à drenagem percutânea, 18 foram curados e 1 faleceu, havendo sucesso de 72% nesse grupo. Van Sonnenberg e col.[114] relataram 86% de sucesso com a drenagem percutânea em 59 pacientes com abscesso de pâncreas.

A terapêutica endoscópica também tem seu espaço. Park e col.[115] drenaram 11 abscessos pancreáticos comprimindo o estômago, duodeno ou ambos através da criação de um trajeto fistuloso entre o abscesso e a parede digestiva, com a lavagem da cavidade abscedada e colocação de prótese. A resolução foi considerada completa na ausência de sintomas e de imagem à TC. Dez abscessos resolveram após a colocação da prótese num período de 32 dias. Em 2 houve a necessidade de colocar um dreno nasocístico para a lavagem da cavidade abscedada e limpeza dos debris. Sangramento e recidiva ocorreram em 1% e em 13%, respectivamente, após um período de 18 meses (Figura 37.17).

Nos últimos anos a EE setorial tem ganhado espaço no arsenal terapêutico dos abscessos pancreáticos. Giovannini e col.[90] drenaram PSPs e abscessos em 35 pacientes com tamanho médio de 7,8cm. A colocação de dreno nasocístico de 7F se deu com sucesso em 18/20 casos de abscesso pancreático. A cirurgia foi realizada em outros 2 pacientes. Nos PSPs a drenagem com prótese de 8,5F se deu com sucesso em 10 pacientes. O sucesso geral da EE foi de 31/35 pacientes (88,5%), com apenas 4 pacientes com abscesso, que necessitaram de cirurgia.

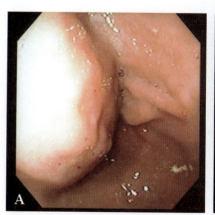 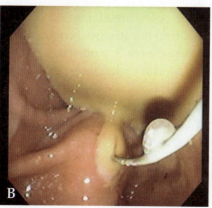 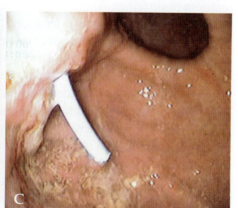

Figura 37.17. Drenagem endoscópica de abscesso pancreático por endoscopia. **A)** Note o enorme abaulamento sobre a parede gástrica. **B)** Após a prefuração do abaulamento insere-se um fio-guia. **C)** Em seguida introduz-se uma prótese.

564 PARTE X – ECOENDOSCOPIA INTERVENCIONISTA

Seewald e col.[116] drenaram 13 pacientes com abscesso e necrose pancreática, evitando a cirurgia de urgência. Por CPER foi realizada a drenagem transpapilar e por EE foi realizada a drenagem transmural. A cirurgia foi evitada em 9 pacientes com seguimento médio de 8,3 meses. A cirurgia foi combinada à endoscopia em 1 caso devido à extensão do abscesso.

Lopes e col.[89] demonstraram que a DEE em abscessos é factível, segura e a interposição de dreno nasocístico não diminuiu a possibilidade de complicações, mas a inserção de duas próteses melhorou o número de complicações.

Nossa experiência conta com 12 pacientes tratados. Todos apresentavam forte suspeita de abscesso de pâncreas e foram encaminhados para a tentativa de tratamento ecoguiado. Houve a confirmação da presença de abscesso em 100%. Dez foram drenados com sucesso pela EE com interposição de prótese de 10F e 2 foram submetidos à aspiração para confirmar a presença de infecção, uma vez confirmada, optou-se pela cirurgia. Não houve mortalidade nessa série de casos. Nenhum dos pacientes apresentava abaulamento da parede do sistema digestório. Em 3 casos foi necessária a intervenção cirúrgica, pois a DEE não foi suficiente. Esses resultados demonstram que a DEE é bom método para o tratamento de abscesso de pâncreas.

Complicações

Algumas complicações têm sido citadas com a drenagem percutânea, dentre elas a fístula pancreática, que pode ser diagnosticada pela injeção de contraste pelo cateter. O seu reconhecimento precoce indica a manutenção de uma drenagem por mais tempo. O fechamento espontâneo ocorre na grande maioria dos casos. No caso de persistência da fístula, o estudo contrastado e/ou a CPER indica a conduta cirúrgica a ser adotada[117]. O emprego de somatostatina nos casos de fístula é ainda controverso. Fístulas para o estômago, duodeno e jejuno também têm sido descritas, com o fechamento espontâneo na grande maioria dos casos, sendo a cirurgia de uso restrito nessa situação[117].

Complicações observadas pelo dreno, como sangramento, também podem ocorrer, bem como sangramento digestivo e empiema[117]. Como conseqüência às fístulas, o tempo de drenagem aumenta. Freeny e col.[118] relataram o aumento no tempo de drenagem de 29 dias em média para 96 a 104 dias.

A cirurgia, apesar de ser o método preferido para o tratamento de abscessos, também pode falhar. Alguns autores demonstraram complicações em até 75% dos pacientes submetidos à cirurgia. Bassi e col.[103] relataram 42 complicações em 53 pacientes. Fístula pancreática ocorreu em 16 casos, entérica em 13, infecção em 7, coleção residual em 2, hemorragia em 3, e obstrução colônica em 1. Nos pacientes com fístula duodenal a conduta adotada tem sido expectante, enquanto que as fístulas jejunais ou colônicas necessitaram de cirurgia (Aldridge [1989 #1526(117,119)]). O índice de mortalidade associado ao tratamento cirúrgico do abscesso pancreático está entre 14 e 85%[107]. Kaushik e col.[109] relataram mortalidade de 60% nos pacientes operados e Warshaw e Jin[102] demonstraram queda desses índices diretamente relacionados à experiência adquirida nos centros de tratamento, ao diagnóstico precoce e à melhora nas técnicas cirúrgicas. Eles relataram 24% de mortalidade em 45 pacientes com 5% nos últimos 5 anos.

A conduta expectante também tem sido adotada por alguns grupos, entre eles Dasarathy e col.[120] relataram sucesso no tratamento com antibióticos e cuidados clínicos de suporte em 5 pacientes.

REFERÊNCIAS BIBLIOGRÁFICAS

1. Binmoeller KF, Seifert H, Walter A, Soehendra N. Transpapillary and transmural drainage of pancreatic pseudocysts. Gastrointest Endosc 1995;42(3):219-24.

2. Pitchumoni CS, Agarwal N. Pancreatic pseudocysts. When and how should drainage be performed? Gastroenterol Clin North Am 1999;28(3):615-39.

3. Baron TH, Harewood GC, Morgan DE, Yates MR. Outcome differences after endoscopic drainage of pancreatic necrosis, acute pancreatic pseudocysts, and chronic pancreatic pseudocysts. Gastrointest Endosc 2002;56(1):7-17.

4. Howell DA, Elton E, Parsons WG. Endoscopic management of pseudocysts of the pancreas. Gastrointest Endosc Clin N Am 1998;8(1):143-62.

5. Hawes RH. Endoscopic management of pseudocysts. Rev Gastroenterol Disord 2003;3(3):135-41.

6. Kloppel G. Pseudocysts and other non-neoplastic cysts of the pancreas. Semin Diagn Pathol 2000;17(1):7-15.

7. Kloppel G, Kosmahl M. Cystic lesions and neoplasms of the pancreas. The features are becoming clearer. Pancreatology 2001;1(6):648-55.

8. Wade JW. Twenty-five year experience with pancreatic pseudocysts. Are we making progress? Am J Surg 1985;149(6):705-8.

9. Etzkorn KP, DeGuzman LJ, Holderman WH, Abu-Hammour A, Schlesinger PK, Harig JM, e col. Endoscopic drainage of pancreatic pseudocysts: patient selection and evaluation of the outcome by endoscopic ultrasonography. Endoscopy 1995;27(4):329-33.

10. Lawson JM, Baillie J. Endoscopic therapy for pancreatic pseudocysts. Gastrointest Endosc Clin N Am 1995;5(1):181-93.

11. Ardengh JC. Valor da ecoendoscopia na doença cística pancreática. Rev Bras Pâncreas 1998;1(6):153-9.

12. Ardengh JC, Paulo GA. Ultra-som Endoscópico das Vias Biliares e Pancreáticas. In: Magalhães AF, Cordeiro FT, Quilici FA, Machado G, Amarante HMBS, Prolla JC, e col., editors. Endoscopia Digestiva – Diagnóstico e Terapêutica. 1 ed. ed. Rio de Janeiro: Revinter; 2004. p. 439-450.

13. Imrie CW, Buist LJ, Shearer MG. Importance of cause in the outcome of pancreatic pseudocysts. Am J Surg 1988;156(3 Pt 1):159-62.

14. O'Malley VP, Cannon JP, Postier RG. Pancreatic pseudocysts: cause, therapy, and results. Am J Surg 1985;150(6):680-2.

15. Walt AJ, Bouwman DL, Weaver DW, Sachs RJ. The impact of technology on the management of pancreatic pseudocyst. Fifth annual Samuel Jason Mixter Lecture. Arch Surg 1990;125(6):759-63.

16. London NJ, Neoptolemos JP, Lavelle J, Bailey I, James D. Serial computed tomography scanning in acute pancreatitis: a prospective study. Gut 1989;30(3):397-403.

17. Goulet RJ, Goodman J, Schaffer R, Dallemand S, Andersen DK. Multiple pancreatic pseudocyst disease. Ann Surg 1984;199(1):6-13.

18. Elewaut AE, Afschrift M, Elewaut A. Treatment of pancreatic pseudocysts by percutaneous drainage. Review and personal experience. Acta Gastroenterol Belg 1998;61(2):164-8.

19. Maule WF, Reber HA. Diagnosis and management of pancreatic pseudocysts, pancreatic ascites, and pancreatic fistulas. In: Go VLW, Gardener JD, Brooks FP, Lebenthal E, DiMagno EO, Scheele GA, editors. The exocrine pancreas: biology, pathobiology and diseases. New York: Raven Press; 1986. p. 601-610.

20. Kloppel G, Maillet B. Pseudocysts in chronic pancreatitis: a morphological analysis of 57 resection specimens and 9 autopsy pancreata. Pancreas 1991;6(3):266-74.

21. Neoptolemos JP, London NJ, Carr-Locke DL. Assessment of main pancreatic duct integrity by endoscopic retrograde pancreatography in patients with acute pancreatitis. Br J Surg 1993;80(1):94-9.

22. Barthet M, Bugallo M, Moreira LS, Bastid C, Sastre B, Sahel J. Management of cysts and pseudocysts complicating chronic pancreatitis. A retrospective study of 143 patients. Gastroenterol Clin Biol 1993;17(4):270-6.

23. Nealon WH, Walser E. Duct drainage alone is sufficient in the operative management of pancreatic pseudocyst in patients with chronic pancreatitis. Ann Surg 2003;237(5):614-20; discussion 620-2.

24. Traverso LW, Kozarek RA. Pancreatoduodenectomy for chronic pancreatitis: anatomic selection criteria and subsequent long-term outcome analysis. Ann Surg 1997;226(4):429-35; discussion 435-8.

25. Nealon WH, Walser E. Main pancreatic ductal anatomy can direct choice of modality for treating pancreatic pseudocysts (surgery versus percutaneous drainage). Ann Surg 2002;235(6):751-8.

26. Nealon WH, Walser E. Surgical management of complications associated with percutaneous and/or endoscopic management of pseudocyst of the pancreas. Ann Surg 2005;241(6):948-57; discussion 957-60.

27. Lack EE. Pathology of the pancreas gallbladder, extrahepatic biliary tract and ampullary region. Oxford; 2003.

28. Shatney CH, Lillehei RC. Surgical treatment of pancreatic pseudocysts. Analysis of 119 cases. Ann Surg 1979;189(4):386-94.

29. Ardengh JC. O papel da ecoendoscopia no diagnóstico e condução das lesões císticas pancreáticas. Rev Bras Pâncreas 2005;17:57-66.

30. Ardengh JC, Paulo GA. Ecoendoscopia em Pancreatite Crônica. Rev Bras Pâncreas 2004;16:46-50.

31. Bradley EL, 3rd. A clinically based classification system for acute pancreatitis. Summary of the International Symposium on Acute Pancreatitis, Atlanta, Ga, September 11 through 13, 1992. Arch Surg 1993;128(5):586-90.

32. Bradley EL, Gonzalez AC, Clements JL, Jr. Acute pancreatic pseudocysts: incidence and implications. Ann Surg 1976;184(6):734-7.

33. D'Egidio A, Schein M. Pancreatic pseudocysts: a proposed classification and its management implications. Br J Surg 1991;78(8):981-4.

34. Grace PA, Williamson RC. Modern management of pancreatic pseudocysts. Br J Surg 1993;80(5):573-81.

35. Thoeni RF, Blankenberg F. Pancreatic imaging. Computed tomography and magnetic resonance imaging. Radiol Clin North Am 1993;31(5):1085-113.

36. Giovannini M, Bernardini D, Seitz JF. Cystogastrotomy entirely performed under endosonography guidance for

PARTE X – ECOENDOSCOPIA INTERVENCIONISTA

pancreatic pseudocyst: results in six patients. Gastrointest Endosc 1998;48(2):200-3.

37. Vilmann P, Hancke S, Pless T, Schell-Hincke JD, Henriksen FW. One-step endosonography-guided drainage of a pancreatic pseudocyst: a new technique of stent delivery through the echo endoscope. Endoscopy 1998;30(8):730-3.

38. Seifert H, Wehrmann T, Schmitt T, Zeuzem S, Caspary WF. Retroperitoneal endoscopic debridement for infected peripancreatic necrosis. Lancet 2000;356(9230):653-5.

39. Seifert H, Dietrich C, Schmitt T, Caspary W, Wehrmann T. Endoscopic ultrasound-guided one-step transmural drainage of cystic abdominal lesions with a large-channel echo endoscope. Endoscopy 2000;32(3):255-9.

40. Fuchs M, Reimann FM, Gaebel C, Ludwig D, Stange EF. Treatment of infected pancreatic pseudocysts by endoscopic ultrasonography-guided cystogastrostomy. Endoscopy 2000;32(8):654-7.

41. Sand JA, Hyoty MK, Mattila J, Dagorn JC, Nordback IH. Clinical assessment compared with cyst fluid analysis in the differential diagnosis of cystic lesions in the pancreas. Surgery 1996;119(3):275-80.

42. Sand J, Nordback I. The differentiation between pancreatic neoplastic cysts and pancreatic pseudocyst. Scand J Surg 2005;94(2):161-4.

43. Warshaw AL, Compton CC, Lewandrowski K, Cardenosa G, Mueller PR. Cystic tumors of the pancreas. New clinical, radiologic, and pathologic observations in 67 patients. Ann Surg 1990;212(4):432-43; discussion 444-5.

44. Koito K, Nagakawa K, Namieno T. [Progress in instrument used for diagnosis of obstructive jaundice. 2) Intraductal ultrasonography]. Nippon Naika Gakkai Zasshi 1997;86(4):588-96.

45. Bhutani MS. Endoscopic ultrasound in pancreatic diseases. Indications, limitations, and the future. Gastroenterol Clin North Am 1999;28(3):747-70, xi.

46. Sarr MG, Kendrick ML, Nagorney DM, Thompson GB, Farley DR, Farnell MB. Cystic neoplasms of the pancreas: benign to malignant epithelial neoplasms. Surg Clin North Am 2001;81(3):497-509.

47. Brugge WR, Lewandrowski K, Lee-Lewandrowski E, Centeno BA, Szydlo T, Regan S, e col. Diagnosis of pancreatic cystic neoplasms: a report of the cooperative pancreatic cyst study. Gastroenterology 2004;126(5):1330-6.

48. Brugge WR. Approach to cystic pancreatic lesions. Gastrointest Endosc Clin N Am 2005;15(3):485-96, viii.

49. Lehman GA, Sherman S, Hawes RH. Endoscopic management of recurrent and chronic pancreatitis. Scand J Gastroenterol Suppl 1995;208:81-9.

50. Wiersema MJ, Vilmann P, Giovannini M, Chang KJ, Wiersema LM. Endosonography-guided fine-needle aspiration biopsy: diagnostic accuracy and complication assessment. Gastroenterology 1997;112(4):1087-95.

51. Kozarek RA, Ball TJ, Patterson DJ, Raltz SL, Traverso LW, Ryan JA, e col. Transpapillary stenting for pancreaticocutaneous fistulas. J Gastrointest Surg 1997;1(4):357-61.

52. Gouyon B, Levy P, Ruszniewski P, Zins M, Hammel P, Vilgrain V, e col. Predictive factors in the outcome of pseudocysts complicating alcoholic chronic pancreatitis. Gut 1997;41(6):821-5.

53. Beebe DS, Bubrick MP, Onstad GR, Hitchcock CR. Management of pancreatic pseudocysts. Surg Gynecol Obstet 1984;159(6):562-4.

54. Yeo CJ, Bastidas JA, Lynch-Nyhan A, Fishman EK, Zinner MJ, Cameron JL. The natural history of pancreatic pseudocysts documented by computed tomography. Surg Gynecol Obstet 1990;170(5):411-7.

55. Vitas GJ, Sarr MG. Selected management of pancreatic pseudocysts: operative versus expectant management. Surgery 1992;111(2):123-30.

56. Andren-Sandberg A, Dervenis C. Pancreatic pseudocysts in the 21st century. Part I: classification, pathophysiology, anatomic considerations and treatment. Jop 2004;5(1):8-24.

57. Bradley EL, Clements JL, Jr., Gonzalez AC. The natural history of pancreatic pseudocysts: a unified concept of management. Am J Surg 1979;137(1):135-41.

58. Maringhini A, Uomo G, Patti R, Rabitti P, Termini A, Cavallera A, e col. Pseudocysts in acute nonalcoholic pancreatitis: incidence and natural history. Dig Dis Sci 1999;44(8): 1669-73.

59. Aranha GV, Prinz RA, Esguerra AC, Greenlee HB. The nature and course of cystic pancreatic lesions diagnosed by ultrasound. Arch Surg 1983;118(4):486-8.

60. Beckingham IJ, Krige JE, Bornman PC, Terblanche J. Long term outcome of endoscopic drainage of pancreatic pseudocysts. Am J Gastroenterol 1999;94(1):71-4.

61. McFarlane ME. The role of percutaneous drainage in the modern management of pancreatic pseudocysts. Int J Clin Pract 2005;59(4):383-4.

62. Neff R. Pancreatic pseudocysts and fluid collections: percutaneous approaches. Surg Clin North Am 2001;81(2): 399-403, xii.

63. Gumaste VV, Pitchumoni CS. Pancreatic pseudocyst. Gastroenterologist 1996;4(1):33-43.

64. Walser EM, Nealon WH, Marroquin S, Raza S, Hernandez JA, Vasek J. Sterile fluid collections in acute pancreatitis: catheter drainage versus simple aspiration. Cardiovasc Intervent Radiol 2006;29(1):102-7.

65. Lehman GA. Pseudocysts. Gastrointest Endosc 1999;49(3 Pt 2):S81-4.

66. Giger U, Michel JM, Wiesli P, Schmid C, Krahenbuhl L. Laparoscopic surgery for benign lesions of the pancreas. J Laparoendosc Adv Surg Tech A 2006;16(5):452-7.

67. Heniford BT, Iannitti DA, Paton BL, Duncan B, Arca M, Kercher K. Minilaparoscopic transgastric cystgastrostomy. Am J Surg 2006;192(2):248-51.

68. Seitz G, Warmann SW, Kirschner HJ, Haber HP, Schaefer JW, Fuchs J. Laparoscopic cystojejunostomy as a treatment option for pancreatic pseudocysts in children—a case report. J Pediatr Surg 2006;41(12):e33-5.

69. Singhal D, Kakodkar R, Sud R, Chaudhary A. Issues in management of pancreatic pseudocysts. Jop 2006;7(5): 502-7.

70. Weckman L, Kylanpaa ML, Puolakkainen P, Halttunen J. Endoscopic treatment of pancreatic pseudocysts. Surg Endosc 2006;20(4):603-7.

71. Chan AT, Heller SJ, Van Dam J, Carr-Locke DL, Banks PA. Endoscopic cystgastrostomy: role of endoscopic ultrasonography. Am J Gastroenterol 1996;91(8):1622-5.

72. Brant CQ, Morais M, Rohr MR, Siqueira ES, Chebli JM, Castro RR, e col. [Endoscopic therapy of pancreatic pseudocyst]. Arq Gastroenterol 1995;32(3):110-5.

73. Lo SK, Rowe A. Endoscopic management of pancreatic pseudocysts. Gastroenterologist 1997;5(1):10-25.

74. Libera ED, Siqueira ES, Morais M, Rohr MR, Brant CQ, Ardengh JC, e col. Pancreatic pseudocysts transpapillary and transmural drainage. HPB Surg 2000;11(5):333-8.

75. Yusuf TE, Baron TH. Endoscopic transmural drainage of pancreatic pseudocysts: results of a national and an international survey of ASGE members. Gastrointest Endosc 2006;63(2):223-7.

76. Will U, Wegener C, Graf KI, Wanzar I, Manger T, Meyer F. Differential treatment and early outcome in the interventional endoscopic management of pancreatic pseudocysts in 27 patients. World J Gastroenterol 2006;12(26):4175-8.

77. Teh SH, Pham TH, Lee A, Stavlo PL, Hanna AM, Moir C. Pancreatic pseudocyst in children: the impact of management strategies on outcome. J Pediatr Surg 2006;41(11): 1889-93.

78. Ardengh JC, Della Libera E, Ferrari AP. Endosonography-guided drainage of pancreatic pseudocyst without gastric or duodenal compression. Endoscopy 1998;30(6):S71-2.

79. Shah RJ, Martin SP. Endoscopic retrograde cholangiopancreatography in the diagnosis and management of pancreatic diseases. Curr Gastroenterol Rep 2000;2(2):133-45.

80. Andersson B, Nilsson E, Willner J, Andersson R. Treatment and outcome in pancreatic pseudocysts. Scand J Gastroenterol 2006;41(6):751-6.

81. Cremer M, Deviere J, Engelholm L. Endoscopic management of cysts and pseudocysts in chronic pancreatitis: long-term follow-up after 7 years of experience. Gastrointest Endosc 1989;35(1):1-9.

82. Beckingham IJ, Krige JE, Bornman PC, Terblanche J. Endoscopic management of pancreatic pseudocysts. Br J Surg 1997;84(12):1638-45.

83. Chak A. Endosonographic-guided therapy of pancreatic pseudocysts. Gastrointest Endosc 2000;52(6 Suppl):S23-7.

84. Froeschle G, Meyer-Pannwitt U, Brueckner M, Henne-Bruns D. A comparison between surgical, endoscopic and percutaneous management of pancreatic pseudocysts—long term results. Acta Chir Belg 1993;93(3):102-6.

85. Rout S, Rahman SH, Sheridan MB, Guillou PJ, Menon KV. Endoscopic ultrasound guided transgastric stenting of traumatic pancreatic pseudocyst. Jop 2006;7(4):423-6.

86. Ardengh JC, Ferrari A, Libera ED. Endosonography-guided treatment of pancreatic pseudocysts. Endoscopy 2000; 32(2):A38(P100).

87. Fockens P, Johnson TG, van Dullemen HM, Huibregtse K, Tytgat GN. Endosonographic imaging of pancreatic pseudocysts before endoscopic transmural drainage. Gastrointest Endosc 1997;46(5):412-6.

88. Dohmoto M, Akiyama K, Lioka Y. Endoscopic and endosonographic management of pancreatic pseudocyst: a long-term follow-up. Rev Gastroenterol Peru 2003;23(4): 269-75.

89. Lopes CV, Pesenti C, Bories E, Caillol F, Giovannini M. Endoscopic-ultrasound-guided endoscopic transmural drainage of pancreatic pseudocysts and abscesses. Scand J Gastroenterol 2007;42:1-6.

90. Giovannini M, Pesenti C, Rolland AL, Moutardier V, Delpero JR. Endoscopic ultrasound-guided drainage of pancreatic pseudocysts or pancreatic abscesses using a therapeutic echo endoscope. Endoscopy 2001;33(6):473-7.

91. Savides TJ, Gress F, Sherman S, Rahaman S, Lehman GA, Hawes RH. Ultrasound catheter probe-assisted endoscopic cystgastrostomy. Gastrointest Endosc 1995;41(2):145-8.

92. Malick KJ. Endoscopic management of pancreatic pseudocysts. Gastroenterol Nurs 2005;28(4):298-303; quiz 304-5.

93. Sriram PV, Kaffes AJ, Rao GV, Reddy DN. Endoscopic ultrasound-guided drainage of pancreatic pseudocysts complicated by portal hypertension or by intervening vessels. Endoscopy 2005;37(3):231-5.

94. Yamao K, Sawaki A, Mizuno N, Shimizu Y, Yatabe Y, Koshikawa T. Endoscopic ultrasound-guided fine-needle aspiration biopsy (EUS-FNAB): past, present, and future. J Gastroenterol 2005;40(11):1013-23.

95. Antillon MR, Shah RJ, Stiegmann G, Chen YK. Single-step EUS-guided transmural drainage of simple and complicated pancreatic pseudocysts. Gastrointest Endosc 2006;63(6):797-803.

96. Azar RR, Oh YS, Janec EM, Early DS, Jonnalagadda SS, Edmundowicz SA. Wire-guided pancreatic pseudocyst drainage by using a modified needle knife and therapeutic echoendoscope. Gastrointest Endosc 2006;63(4): 688-92.

97. Wiersema MJ. Endosonography-guided cystoduodenostomy with a therapeutic ultrasound endoscope. Gastrointest Endosc 1996;44(5):614-7.

98. Giovannini M. Endoscopic ultrasound-guided pancreatic pseudocyst drainage. Gastrointest Endosc Clin N Am 2005;15(1):179-88, xi.

99. Poley JW, Haringsma J, Murad SD, Dees J, Van Eijck CHJ, Kuipers EJ. Endoscopic Ultrasound (EUS) Guided Drainage of Pseudocysts: Safer and More Effective Compared to Standard Endoscopic Drainage. Gastroint Endosc 2006;63:AB266(1320).

100. Buggy BP, Nostrant TT. Lethal pancreatitis. Am J Gastroenterol 1983;78(12):810-4.

101. Renner IG, Savage WT, 3rd, Pantoja JL, Renner VJ. Death due to acute pancreatitis. A retrospective analysis of 405 autopsy cases. Dig Dis Sci 1985;30(10):1005-18.

102. Warshaw AL, Jin GL. Improved survival in 45 patients with pancreatic abscess. Ann Surg 1985;202(4):408-17.

103. Bassi C, Vesentini S, Nifosi F, Girelli R, Falconi M, Elio A, e col. Pancreatic abscess and other pus-harboring collections related to pancreatitis: a review of 108 cases. World J Surg 1990;14(4):505-11; discussion 511-2.

104. Lumsden A, Bradley EL, 3rd. Secondary pancreatic infections. Surg Gynecol Obstet 1990;170(5):459-67.

105. Beger HG. Surgery in acute pancreatitis. Hepatogastroenterology 1991;38(2):92-6.

106. Frey CF. Surgical management of pancreatic abscess. In: Bradley ELI, editor. Acute Pancreatits. Diagnosis and therapy. New York: Raven Press; 1994. p. Ch.21.

107. Bittner R. Surgical management of pancreatic abscess. In: Berger HG, Warshaw AL, Buchler MW, Carr-Locke D, Neoptolmos JP, Russel C, e col., editors. The Pancreas. Abingdon: Blackwell Science Ltd; 1998. p. Ch. 62.

108. Widdison AL, Alvarez C, Reber HA. Surgical intervention in acute pancreatitis: when and how. Pancreas 1991;6 Suppl 1:S44-51.

109. Kaushik SP, Vohra R, Verma GR, Kaushik S, Sabharwal A. Pancreatic abscess: a review of seventeen cases. Br J Surg 1984;71(2):141-3.

110. Bradley EL, 3rd, Fulenwider JT. Open treatment of pancreatic abscess. Surg Gynecol Obstet 1984;159(6):509-13.

111. Sunday ML, Schuricht AL, Barbot DJ, Rosato FE. Management of infected pancreatic fluid collections. Am Surg 1994;60(1):63-7.

112. Steiner E, Mueller PR, Hahn PF, Saini S, Simeone JF, Wittenberg J, e col. Complicated pancreatic abscesses: problems in interventional management. Radiology 1988; 167(2):443-6.

113. Baril NB, Ralls PW, Wren SM, Selby RR, Radin R, Parekh D, e col. Does an infected peripancreatic fluid collection or abscess mandate operation? Ann Surg 2000;231(3): 361-7.

114. vanSonnenberg E, Wittich GR, Chon KS, D'Agostino HB, Casola G, Easter D, e col. Percutaneous radiologic drainage of pancreatic abscesses. AJR Am J Roentgenol 1997; 168(4):979-84.

115. Park JJ, Kim SS, Koo YS, Choi DJ, Park HC, Kim JH, e col. Definitive treatment of pancreatic abscess by endoscopic transmural drainage. Gastrointest Endosc 2002; 55(2):256-62.

116. Seewald S, Groth S, Omar S, Imazu H, Seitz U, de Weerth A, e col. Aggressive endoscopic therapy for pancreatic necrosis and pancreatic abscess: a new safe and effective treatment algorithm (videos). Gastrointest Endosc 2005;62(1):92-100.

117. Bradley EL, Warshaw AL. Pancreatic Abscess. In: Go VLW, Dimagno EP, Gardner JD, Lebenthal E, Reber HA, Scheele GA, editors. The Pancreas, Biology, Pathology, Pathobiology and Disease. New York: Raven Press; 1993. p. Ch. 34.

118. Freeny PC, Lewis GP, Traverso LW, Ryan JA. Infected pancreatic fluid collections: percutaneous catheter drainage. Radiology 1988;167(2):435-41.

119. Aldridge MC, Francis ND, Glazer G, Dudley HA. Colonic complications of severe acute pancreatitis. Br J Surg 1989;76(4):362-7.

120. Dasarathy S, Buch P, Saraya A, Acharya SK, Tandon RK. Pancreatic abscess: is there a role for conservative therapy? Trop Gastroenterol 1993;14(1):28-32.

38

NEURÓLISE DO PLEXO CELÍACO

José Celso Ardengh
Gustavo Andrade de Paulo
Frank Shigueo Nakao

INTRODUÇÃO

A Associação Internacional para o Estudo da Dor define dor como "uma experiência emocional e sensorial desagradável, associada à lesão tecidual real ou potencial, ou descrita como tal lesão"[1]. A dor associada ao câncer de pâncreas (CAP) e à pancreatite crônica (PC) geralmente localiza-se na região epigástrica e umbilical (raramente nos hipocôndrios), é intensa, constante e do tipo visceral (cãibra ou torção), com irradiação dorsal. Freqüentemente melhora com a compressão abdominal e posição genupeitoral e piora com a alimentação ou o decúbito[2-4]. Em pacientes com doença avançada, a dor é o sintoma mais persistente e incapacitante e, quando não aliviada, é um componente etiológico significativo da anorexia, perda de peso, astenia, náusea, vômito e insônia. Sendo uma "experiência subjetiva e multidimensional", a dor influencia sobremaneira a qualidade de vida destes pacientes[5] sendo um grande desafio para médicos e cirurgiões a obtenção de sua melhora ou desaparecimento[4].

A dor é um sintoma prevalente tanto na PC quanto no CAP. Ela pode acometer de 80 a 85% dos pacientes com CAP avançado[6], sendo de difícil controle[7]. A dor na PC é mais variável e de difícil caracterização devido à complexidade desta enfermidade crônica[4,8].

INERVAÇÃO PANCREÁTICA

O pâncreas é um órgão altamente inervado. Os nervos pancreáticos (todos autonômicos) são sensíveis a estímulos químicos e mecânicos[2,9], transmitindo informação aferente visceral nociceptiva ao plexo celíaco. Este, essencialmente uma estrutura do sistema nervoso simpático com alguma contribuição parassimpática, está envolvido na transmissão do estímulo visceral aferente e eferente dos órgãos localizados no andar superior do abdome. O plexo celíaco, classicamente formado por dois gânglios semilunares de difícil

570 PARTE X – ECOENDOSCOPIA INTERVENCIONISTA

identificação (variam de 0,5 a 4,5cm de diâmetro), está situado anterior/lateralmente à aorta, logo abaixo da origem do tronco celíaco entre T12 e L2 (espaço retroperitoneal, geralmente junto à borda superior de L1). O gânglios celíacos direito e esquerdo situam-se 6 e 9mm abaixo da origem do tronco celíaco, respectivamente. Os nervos esplâncnicos maior (T5-T10), médio (T10-T11) e menor (T12) são compostos por fibras nervosas simpáticas que fazem sinapse no plexo celíaco e passam através do orifício diafragmático para atingir a medula. A informação nociceptiva transmitida por estas vias chega até o tálamo, sendo reconhecida pelo córtex cerebral como dor. A informação ascendente pode ser modulada por mecanismos inibitórios descendentes[2-4,10,11].

MECANISMOS DA DOR PANCREÁTICA

O CAP pode infiltrar diretamente ou comprimir os nervos do pâncreas, levando a um estado de dor neuropática[12,13]. Uma particularidade do câncer ductal do pâncreas é sua capacidade de expressar e secretar enzimas neurolíticas permitindo que o tumor infiltre e se espalhe ao longo das bainhas nervosas (irritabilidade aumentada)[14]. Independente disto, o CAP freqüentemente dá origem a metástases em nódulos linfáticos (NL) retroperitoneais, incluindo os NL próximos ao tronco celíaco e gânglios nervosos adjacentes. Estes NL aumentados podem infiltrar ou comprimir os tecidos nervosos, agravando o estado de dor[4,15,16]. Este mecanismo explica o efeito antálgico do ácido acetilsalicílico e dos antiinflamatórios não-esteróides, assim como a eficácia das infiltrações e a destruição do plexo celíaco. Por esse mesmo motivo, a pancreatectomia cirúrgica apresenta resultados limitados[3].

O CAP pode ainda causar uma forma de pancreatite "localizada", fazendo com que os nervos intrapancreáticos tornem-se sensíveis a estímulos químicos e mecânicos associados ao processo inflamatório[17]. De fato, tecido pancreático obtido de pacientes com PC (sem câncer) mostra elevado número de eosinófilos no infiltrado perineural[18]. Devido à inflamação localizada, a perda da bainha perineural pode resultar em uma hipersensibilidade dos nervos a uma variedade de estímulos químicos, incluindo prostaglandinas, bradicininas, acidose, histamina e outros. Com efeito, foi evidenciado que alguns neurotransmissores encontram-se aumentados em nervos pancreáticos de pacientes com pancreatite[19].

Um outro fator implicado na gênese da dor, tanto na PC quanto no CAP, é o aumento das pressões ductal e intersticial[14,20,21]. Alguns estudos mostraram uma pressão pancreática intraductal aumentada em pacientes com PC[22-26]. Os nervos aferentes viscerais, que já se encontram sensibilizados por estímulos químicos, tornam-se hipersensíveis aos estímulos mecânicos que podem surgir com o aumento da pressão pancreática[27]. A drenagem cirúrgica, ao reduzir a pressão pancreática, melhora a dor em 70 a 80% dos casos[28-30]. O aumento da pressão no parênquima pancreático também contribui para a dor. A elevação da pressão parenquimatosa, em um espaço limitado pela cápsula fibrótica, resulta em uma "síndrome compartimental"[18,20]. Com isto, há aumento da resistência vascular e diminuição do fluxo sangüíneo, levando à irritabilidade neural e dor por isquemia[19].

A estimulação visceral aferente repetida pelos mecanismos acima descritos, associada à dor do CAP, resulta em um "estado álgico central sensibilizado"[4]. A lesão tissular ou inflamação visceral aumenta o estímulo aferente para a medula pela ativação de receptores viscerais de dor que encontram-se latentes[9]. Com o tempo, estas terminações nervosas periféricas passam a ter

NEURÓLISE DO PLEXO CELÍACO **571**

sensibilidade aumentada, limiar reduzido à estimulação e uma resposta aumentada e prolongada aos estímulos. Uma conseqüência desta atividade aumentada na medula é a liberação aumentada de neurotransmissores do tipo glutamato, substância P dentre outras, que podem alterar a excitabilidade de neurônios medulares[31]. Este estado de hiperexcitabilidade "central" pode resultar em amplificação da dor após estímulos periféricos antes considerados normais ou fisiológicos (redução do limiar de dor, resposta álgica aumentada)[4].

TRATAMENTO DA DOR PANCREÁTICA

Para iniciarmos um tratamento antálgico adequado é necessário o diagnóstico preciso do mecanismo predominante responsável pela dor e uma avaliação adequada de sua intensidade[2,3]. É importante lembrar que os pacientes com CAP apresentam sofrimento psicológico significativo, mais freqüente que em outras neoplasias[32]. A dor incapacitante associa-se a deterioração física progressiva e perda da vontade de viver[33].

Nos pacientes com PC devemos excluir complicações como pseudocistos, obstrução de vísceras adjacentes ou outras causas que necessitem de abordagem cirúrgica ou endoscópica[2,19].

Para documentar as características da dor em suas várias dimensões e medir a eficácia terapêutica dos diversos tratamentos disponíveis podemos empregar artifícios simples, como a escala visual analógica (EVA), questionários de dor e qualidade de vida. Esta avaliação permite a dissociação entre sofrimento somático e psicológico, melhorando a abordagem terapêutica[3].

O tratamento medicamentoso respeita a progressão em 3 estágios proposta pela Organização Mundial de Saúde: (1) drogas não-opióides → (2) opióides leves → (3) opióides fortes[7,27].

O primeiro estágio comporta a utilização de analgésicos por via oral em horários fixos. Geralmente, os AINE e o paracetamol são associados[3]. Os AINE atuam na inibição das prostaglandinas (inibição da cicloxigenase); o mecanismo de ação do paracetamol permanece incerto[2]. Estas medicações são úteis em quadros leves e moderados de dor. Além disto, apresentam a vantagem de não causarem dependência, como visto com os opióides. Os AINE comercializados se diferem por suas potências e propriedades farmacocinéticas. Os efeitos colaterais destas medicações incluem alterações gastrintestinais e nefrotoxicidade. Felizmente seus benefícios superam seus efeitos secundários, e uma boa resposta ao tratamento é útil na indicação de um bloqueio do plexo celíaco[3,34,35].

O segundo estágio do tratamento emprega fármacos como a codeína, o tramadol e o dextropropoxifeno, associados ou não aos AINE. Nos quadros álgicos mais fortes a morfina é a droga mais prescrita. Apresenta como inconveniente maior a dependência, devendo ser empregado com parcimônia, principalmente em pacientes com PC alcoólica, que já possuem uma personalidade que tende à dependência[2]. A associação com os AINE permite uma redução na dose e dos efeitos colaterais. Na grande maioria dos pacientes a via oral é suficiente. Ainda é cedo para avaliar o efeito das morfinas orais de liberação prolongada e do fentanyl transdérmico na dor pancreática[3]. A administração contínua peridural de agentes morfínicos é igualmente possível[36]. Em um estudo avaliando o uso de opióides na dor neoplásica os efeitos colaterais mais freqüentes foram: xerostomia (39% dos dias), tontura (38%), constipação (35%), náuseas e vômitos (22%). Apenas 24% dos pacientes não

572 PARTE X – ECOENDOSCOPIA INTERVENCIONISTA

apresentaram efeitos colaterais[7]. Além disto, um trabalho mostra que o uso crônico de altas doses de opióides pode inibir o sistema imune, incluindo a atividade das "natural killer cells", importante na destruição tumoral e supressão do crescimento neoplásico[37].

Agentes co-antálgicos como os corticosteróides podem ser interessantes nos quadros compressivos, além de melhorarem o apetite e o estado de vigilância dos pacientes[3]. Os antidepressivos (amitriptilina, nortriptilina, fluoxetina, sertalina) potencializam as concentrações de catecolaminas e serotonina, exercendo uma ação analgésica independente, além de melhorarem o humor dos pacientes[2,3].

Nos portadores de CAP, a quimioterapia com gemcitabina (difluorodeoxicitidina, dFdC) apresenta boa tolerância, levando a um benefício clínico (estado geral e funcional) em quase 1/4 dos pacientes, principalmente sobre a dor[38]. O real valor deste tratamento na qualidade de vida ainda não está definido. Recentemente, um estudo multicêntrico francês observou este tipo de benefício em 48% dos pacientes com neoplasia localmente avançada (estabilização do índice de Karnofsky, controle no consumo de analgésicos e nos níveis de dor)[39]. O benefício clínico não foi muito alterado pela toxicidade do tratamento, sendo possível sua administração em regime ambulatorial (hospital-dia).

O efeito analgésico da radioterapia no CAP apresenta poucos dados na literatura. Haslam e col.[40] observaram diminuição significativa da dor em 48% dos casos após a administração de 45 e 50 grays na região celíaco-mesentérica.

O tratamento não-farmacológico da dor na PC e CAP reduz a dependência aos narcóticos, podendo ainda melhorar a duração e a qualidade de vida dos pacientes[4]

BLOQUEIO/NEURÓLISE DO PLEXO CELÍACO (NPC)

As neurotomias cirúrgicas ou as neurólises químicas podem interromper as mensagens dolorosas e atenuar os fenômenos álgicos de origem pancreática. O mecanismo de ação pode ser relacionado à interrupção de fibras aferentes nociceptivas que acompanham os nervos do sistema nervoso autônomo, à interrupção das fibras eferentes simpáticas e à alteração dos sistemas de controle reflexo, modificando o tratamento das informações nociceptivas[3].

A injeção no plexo celíaco é um método estabelecido no controle da dor pancreática. Desde sua descrição em 1919 por Kappis (citado por Gress e col.[41]), várias modificações foram propostas, com novas vias de abordagem, melhorando sua eficácia e reduzindo complicações[11]. Geralmente, no bloqueio do plexo celíaco (BPC) emprega-se uma combinação de um anestésico local de longa ação (bupivacaína) e a triancinolona. Na neurólise do plexo celíaco (NPC) utilizamos a injeção de bupivacaína seguida de álcool absoluto[4,11,41].

Existem 3 abordagens tradicionais para a realização da NPC nos quadros de dor pancreática: 1) cirurgia; 2) fluoroscopia; 3) guiada por tomografia computadorizada (TC)[42]. Durante a cirurgia o tronco celíaco é identificado e a área ao seu redor recebe a injeção de um agente neurolítico, geralmente bupivacaína e álcool. A injeção guiada por fluoroscopia emprega uma abordagem posterior enquanto que a guiada por TC pode ser realizada por via posterior ou anterior[42]. Todos estes procedimentos são seguros, com baixa incidência de complicações graves (paraplegia, isquemia intestinal, pneumotórax)[11]. Complicações menores como dor lombar, hipotensão postural e diarréia são mais freqüentes, porém facilmente tratadas. A realização da NPC guiada por ultra-sonografia abdominal (US) também é possível. Em comparação com a técnica fluoroscópica, a NPC guiada por TC permite um melhor posicionamento da agulha, levando a melhores resultados (70 a 90% de sucesso)[33-35,43].

Em uma metanálise de 24 artigos englobando 1.145 pacientes submetidos à NPC percutânea como tratamento paliativo da dor neoplásica (63% com CAP) Eisenberg e col.[33] observaram resultados bons/excelentes em 89% durante as duas primeiras semanas. Um acompanhamento a longo prazo (> 3 meses) revelou benefício persistente. Alívio parcial ou completo da dor foi sustentado em aproximadamente 90% dos pacientes até 3 meses após a neurólise, e em 70 a 90% até a morte (> 3 meses). A resposta do CAP à neurólise foi similar à de outras neoplasias abdominais. Os principais efeitos colaterais transitórios observados foram: dor local (96%), diarréia (44%) e hipotensão (38%). A taxa de complicação foi de 2%, incluindo fraqueza e parestesia em membros inferiores, anestesia epidural, punção lombar, pneumotórax, dor torácica, pleurítica e escapular, soluços e hematúria. Nenhum óbito relacionado a técnica foi relatado[33].

Em um estudo randomizado, controlado, prospectivo, duplo-cego, sobre a NPC cirúrgica em 137 pacientes com CAP irressecável, Lillemoe e col.[44] observaram redução significativa do escore médio de dor após 2, 4 e 6 meses no grupo que recebeu injeção de álcool em comparação ao grupo placebo. Além disto, a avaliação final do escore de dor, realizada nos dois últimos meses anteriores ao óbito, também foi significativamente menor no grupo que recebeu injeção de álcool. Cerca de 70% dos pacientes que receberam álcool tiveram redução na necessidade de narcóticos, comparado a 0% no grupo controle (p < 0,001). Não houve diferença nas curvas de sobrevida entre os dois grupos. Entretanto, quando comparadas às curvas apenas dos pacientes com dor significativa observou-se que a neurólise estava associada a melhora da sobrevida.

Em outro estudo prospectivo, randomizado, duplo-cego, envolvendo 24 pacientes com CAP, Polati e col.[45] observaram que a NPC percutânea (com álcool) estava associada a redução significativa da quantidade de analgésicos consumida, com redução dos efeitos colaterais destas drogas, quando comparada à injeção apenas de anestésicos.

Mercadante[46] comparou a NPC com o tratamento analgésico convencional (de acordo com as recomendações da OMS) em 20 pacientes com CAP, observando que a NPC permitiu o controle da dor com redução do consumo de opióides por um período médio de 51 dias. A administração isolada de analgésicos resultou em uma redução semelhante do escore de dor, porém com mais efeitos colaterais. A "meia-vida" da NPC (tempo necessário para se atingir 50% dos valores basais de dor) foi superior a 4 semanas.

Kawamata e col.[5] mostraram que a NPC percutânea combinada à morfina pode prevenir a deterioração da qualidade de vida nos pacientes com CAP, aumentando a duração do efeito analgésico e reduzindo as doses de morfina (e seus efeitos colaterais) quando comparada à terapia com AINE e morfina.

A eficácia da NPC no controle da dor secundária à PC é menos evidente. A grande maioria dos estudos que avaliaram a NPC percutânea não era prospectiva, controlada, ou randomizada e incluía poucos pacientes[47-49]. Bell e col.[47] observaram que 10 dos 16 pacientes com PC tratados com NPC apresentaram analgesia eficaz por mais de 6 meses. No trabalho de Leung e col.[48], 18 dos 23 pacientes submetidos à NPC apresentaram melhora da dor. Entretanto, a duração média da analgesia foi de 2 meses (1 semana a 4 meses). Dos

50 pacientes tratados por Owitz e Koppolu[49], 35 apresentaram resultados satisfatórios. Estes estudos limitados sugerem que a NPC percutânea é eficaz em aliviar a dor a curto prazo (semanas a meses). Para uma melhora prolongada, a repetição do procedimento faz-se necessária[2]. Considerando-se todos os aspectos deste tratamento (resultados e complicações) e as características da PC (sobrevida prolongada), fica difícil justificar a NPC em todos os pacientes com PC[2].

Alguns estudos recentes avaliaram o bloqueio do plexo celíaco com corticosteróides na PC. Busch e Atchison[12] relataram melhora da dor em 4 dos 16 pacientes tratados, por um período que variou de 2 a 6 meses. No relato de Hanowell e col.[50] de 5 pacientes com PC, o alívio da dor variou de 1 a 8 meses após o BPC. O risco de complicações neurológicas permanentes com o BPC é virtualmente nulo, favorecendo seu uso na PC[2]. Entretanto, estes estudos apresentam limitações metodológicas que impedem sua generalização[4].

ECOENDOSCOPIA ASOCIADA A NEURÓLISE DO PLEXO CELÍACO (EE-NPC)

A ecoendoscopia (EE) é, sem dúvida alguma, um dos melhores métodos de imagem para o estudo do pâncreas. Com um transdutor de alta freqüência e baixa penetração (5-6cm) colocado no estômago e no duodeno torna-se possível a obtenção de imagens de alta definição de toda a glândula pancreática[51-58]. Excetuando-se a abordagem cirúrgica, a EE é o método que permite o acesso mais direto ao plexo celíaco (Figuras 38.1 e 38.2), facilitando a neurólise[4,59].

Os gânglios celíacos estão localizados na origem da artéria celíaca, que é facilmente identificada pela EE. A relativa proximidade dos gânglios celíacos com a parede posterior do estômago garante uma passagem segura da agulha de injeção, minimizando os riscos de complicações e aumentando a eficácia do tratamento. Por empregar uma abordagem anterior, a EE-NPC apresenta menor risco de complicações potenciais decorrentes do trauma ou injeção inadvertida nas artérias e nervos espinhais (ou regiões próximas), bem como lesão diafragmática ou pleural[59,60].

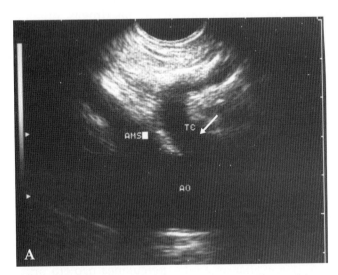

Figura 38.1. Imagem ecoendoscópica do aparelho posicionado a 45cm da ADS. Nessa imagem com o ecoendoscópio setorial notamos a emergência do tronco celíaco (TC) e da artéria mesentérica superior (AMS). A NPC deve ser realizada com a introdução da agulha no ângulo formado entre a aorta e a parede do tronco celíaco (seta).

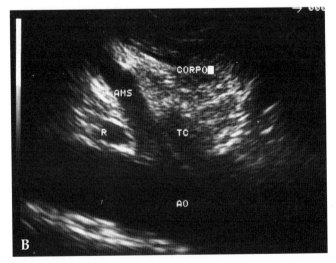

Figura 38.2. Imagem ecoendoscópica de toda a ecoanatomia da região. R = veia renal; AMS = artéria mesentérica superior; AO = aorta; e TC = tronco celíaco, bem junto ao corpo do pâncreas que está anotado na figura.

Técnica

A neurólise deve ser realizada em ambiente hospitalar. Os pacientes devem receber hidratação venosa (500 a 1.000ml de solução salina) antes e durante o procedimento. O paciente é colocado em decúbito lateral esquerdo e sedado de acordo com a preferência de cada endoscopista (diazepan, midazolan, meperidina, droperidol ou propofol), sempre sob monitorização contínua dos sinais vitais (pressão arterial e oximetria de pulso).

O exame é feito com um aparelho de EE linear eletrônico, permitindo um posicionamento correto da agulha. Os aparelhos mais comumente utilizados são o GF-UC30P da Olympus e o FG-32UA e FG-36UA da Pentax. Três tipos de agulha (22 gauges) podem ser empregadas. A agulha tipo Vilmann e Olympus possui capa metálica não teflonada e um freio que impede a manipulação da agulha durante sua introdução no canal operatório. A agulha da Wilson-Cook, descartável, é mais maleável e ecogênica que a primeira[3].

A técnica comporta os seguintes passos[10,41,56,61,62]:

- o transdutor é colocado na pequena curvatura gástrica logo abaixo da cárdia (a cerca de 45cm dos incisivos);
- a aorta é reparada em cortes sagitais, identificando-se o tronco celíaco e a artéria mesentérica superior. Os gânglios celíacos não são vistos como estruturas isoladas, mas podem ser identificados por suas posições em relação ao tronco celíaco (Figura 38.1);
- o probe é rodado para a esquerda do paciente até que a origem do tronco celíaco não seja mais visualizada mas a aorta ainda possa ser vista;
- a agulha (preenchida com álcool) é introduzida e colocada imediatamente adjacente e anterior à parede lateral da aorta, ao nível do tronco celíaco (Figura 38.3A);
- realização de um teste de aspiração. Se não houver aspiração de sangue, injeta-se de 10 a 15ml de álcool absoluto sem a necessidade de bupivacaína a 0,25% ou xilocaína a 1%. No caso do BPC o álcool é substituído por um corticosteróide (suspensão de triancinolona – 40 a 80mg). Uma "nuvem" hiperecóica é vista após a injeção do álcool, o que não ocorre com o corticosteróide;

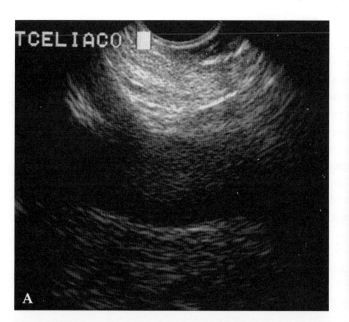 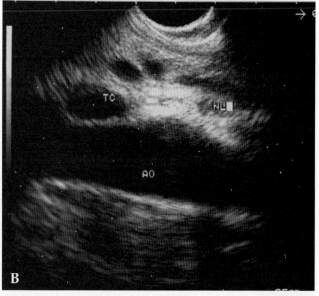

Figura 38.3. Imagens ecoendoscópicas. Em (**A**) momento do posicionamento da agulha no ângulo entre a aorta e a emergência do tronco celíaco. Em (**B**) após injeção de 30cc de álcool absoluto. Note a área hiperecóica criada após a injeção.

576 PARTE X – ECOENDOSCOPIA INTERVENCIONISTA

- limpeza da agulha com 3ml de solução fisiológica e retirada da mesma;
- repetição do processo no lado oposto da aorta. Alguns autores preferem injetar os 20ml de álcool na base do tronco celíaco esse método deixa uma área hiperecóica ao redor do tronco celíaco revelando que a injeção ocorreu no local desejado (Figura 38.3B); e
- verificação da parede gástrica ao final do procedimento.

O tempo médio da realização da NPC é de 10 minutos, com a recuperação completa do paciente ocorrendo após 2 horas. Antes de ser liberado, o paciente deve ter sua pressão arterial aferida em posição supina e ereta.

Lemelin e col.[63] concluíram que a EE-NPC bilateral é superior a EE-NPC central com apenas uma injeção. Estudando 160 pacientes submetidos à EE-NPC, os autores realizaram a NPC bilateral em 89 e central em 71 pacientes. O resultado obtido com a NPC bilateral foi superior da técnica central (70,4% x 45,9%). Os pacientes com câncer de pâncreas apresentaram melhores resultados do que os com pancreatite crônica. Houve nessa série de doentes um caso de hematoma por punção da artéria adrenal.

RESULTADOS

Em um estudo envolvendo 25 pacientes com CAP e 5 pacientes com carcinoma metastático abdominal Wiersema e Wiersema[10] observaram melhora significativa do escore de dor em até 88% dos pacientes, por um período médio de 10 semanas. Em um estudo mais amplo com 58 pacientes portadores de neoplasia irressecável de pâncreas Gunaratnam e col.[59] observaram redução significativa no escore de dor após a NPC (escore inicial: $6,4 \pm 2,4 \rightarrow$ escore médio após: $2,1 \pm 2,3$). Quarenta e cinco dos 58 pacientes (78%) tiveram uma redução superior a 2 pontos no escore de dor. Os pacientes que estavam recebendo quimioterapia isolada ou associada à radioterapia relataram escores de dor menores que os do grupo sem tratamento adicional. Uma análise multivariada mostrou que a EE-NPC estava associada à redução da dor após 2 semanas, mesmo após ajustes quanto ao uso de morfina e uso de terapia adjuvante (p = 0,0001). Quando o escore de dor foi ajustado para todas as outras variáveis, a EE-NPC reduziu a dor, em média, em 2,7 pontos.

Gress e col.[41] compararam o bloqueio do plexo celíaco guiado por EE (10 pacientes) com a técnica guiada por TC (n = 8) em portadores de PC. No grupo tratado por EE, 5 pacientes (50%) apresentaram redução da dor, por um período médio de acompanhamento de 15 semanas. O escore médio de dor caiu de 8 para 1 na quarta semana, com 20% dos pacientes permanecendo assintomáticos. Benefícios persistentes foram observados em 30% dos pacientes após 24 semanas de acompanhamento. No grupo tratado por TC, 2 pacientes (25%) tiveram redução da dor. O escore mediano de dor caiu de 10 para 9 até a 4ª semana de observação. Apenas 12% apresentaram melhora além da 12ª semana. A comparação dos escores após o bloqueio mostrou uma diferença significativa em favor da técnica guiada por EE (p = 0,02). Doze pacientes tiveram a oportunidade de experimentar as duas técnicas, sendo que 8 (67%) preferiram a técnica guiada por EE. As principais razões para tal escolha foram a sedação durante o procedimento e a ausência de dor lombar. Os 4 pacientes que preferiram a técnica guiada por TC o fizeram pela ausência de cólicas ou distensão abdominal. O bloqueio guiado por EE custou US $1100, contra US $1400 da técnica guiada por TC.

Em 2000 Ardengh e col.[56] concluíram que a EE-NPC é efetiva, fácil e muito segura para tratar a dor em pacientes com neoplasia maligna do pâncreas e estômago. Eles descreveram os resultados da técnica em 9 pacientes: câncer de pâncreas em 6, câncer gástrico em 2 e pancreatite crônica em 1. Todos apresentavam dor abdominal incoercível que não era controlada com altas doses de morfina. A técnica utilizada foi a injeção de 20cc de álcool absoluto junto ao ângulo de emergência do tronco celíaco. A intensidade da dor foi avaliada 2, 4, 8 e 12 semanas após a realização do procedimento, além da análise do uso de morfina ou outro tipo de analgésico. Em 6 doentes (66,6%) o uso da morfina não foi necessário após a EE-NPC pois a dor desapareceu por 12 semanas. Em 2 casos (25%) a dor diminuiu e a necessidade de morfina foi bem menor por 4 semanas após a EE-NPC. Após esse período a dor voltou de forma arrasadora, optando-se por outra sessão de EE-NPC, havendo melhora do quadro por mais 4 semanas. No doente com pancreatite crônica o método utilizado foi ineficaz. Não observamos nenhuma complicação de grandes proporções. Dois doentes apresentaram diarréia após o procedimento (22,2%).

Em um estudo englobando 90 pacientes portadores de PC submetidos ao bloqueio do plexo celíaco, Gress e col.[64] observaram que 55% apresentaram redução da dor por um período médio de acompanhamento de 8 semanas. O escore inicial médio era de 8 (variando entre 7 e 10), caindo para 2 após 4 e 8 semanas (p < 0,05). Uma melhora persistente foi relatada por 26% dos pacientes após 12 semanas e por 10% após 24 semanas. Uma análise de regressão múltipla mostrou que os pacientes com história prévia de cirurgia pancreática (p = 0,04) e pacientes com idade inferior a 45 anos (p = 0,03) responderam menos ao bloqueio que os demais pacientes.

EXPERIÊNCIA DO AUTOR

Nos últimos seis anos temos indicado a EE-NPC durante a mesma sessão ecoendoscópica utilizada para o estádio e diagnóstico histológico do tumor. Destarte foram tratados 53 pacientes pela EE-NPC. Todos apresentavam dor incoercível abdominal sem melhora após o uso de morfina. Quarenta apresentavam câncer de pâncreas, 9 câncer de estômago, 3 tinham pancreatite crônica calcificante e 1 mesotelioma. Selecionamos, avaliamos e apresentamos a seguir os resultados dos pacientes com câncer de pâncreas. A realização da NPC só foi indicada quando o estádio prévio pela TC ou RM e no momento do exame ecoendoscópico houvesse a constatação de doença avançada e sem condições de tratamento cirúrgico curativo (T3N1 ou T4N1), com ou sem metástases hepáticas ou NL à distância (uM1).

Dos 40 doentes com CAP (28 mulheres) a média de idade foi de 69,9 anos ± 8 anos. O seguimento dos pacientes para a avaliação dos resultados foi de 8,6 meses (1 a 18 meses). Seis pacientes foram encaminhados apenas para a EE-NPC e 34 foram submetidos durante a mesma sessão ao estádio e PAAF ecoguiadas e em seguida a NPC. O tamanho médio dos tumores avaliados pela EE foi de 4,2cm (2,4-6,5cm). A PAAF obteve sucesso para obter material em 39/40 (97,5%). O diagnóstico histológico foi obtido em 38/40 pacientes (95%). O diagnóstico histológico obtido pela PAAF foi: adenocarcinoma (32), metástases (3), cistoadenocarcinoma (2) e tumor de Frantz (1). Durante o procedimento injetamos de 25 a 30cc de álcool absoluto com agulha de 19G. A intensidade da dor foi avaliada por uma escala de dor oferecida aos doentes logo após o tratamento, 30, 60 e 90 dias após o procedimento (Tabela 38.1). A necessidade de morfina, opióides e analgésicos foi avaliada. O controle da dor em 30, 60 e 90 dias foi possível em 88,4%, 87% e 74%.

PARTE X – ECOENDOSCOPIA INTERVENCIONISTA

Tabela 38.1. Escala de dor para avaliar sua intensidade.

Nota	Tipo	Dor que
0	Sem dor	
2	Leve	é sentida aos movimentos, atividade física ou mudança de posição
4	Tolerável	pode ser ignorada se tomar analgésicos simples
6	Moderada	é contínua e piora com o aumento da atividade física, mesmo com analgésicos
8	Severa	permite apenas a realização de atividades simples, mesmo com o uso de analgésicos
9	Incapacitante	só é controlada com o uso de analgésicos

Esse trabalho demonstra que a melhor forma de tratamento racional de pacientes com câncer de pâncreas irressecável é o estádio ecoguiado associado à obtenção de material para o anátomo-patológico e em seguida o tratamento da dor, tudo em um só tempo. Os resultados foram satisfatórios para a grande maioria dos doentes que em uma única sessão puderam ser submetidos a vários procedimentos ecoguiados, inclusive se for necessário a passagem de uma prótese biliar metálica auto-expansiva em doentes com icterícia.

COMPLICAÇÕES

As complicações mais freqüentes da NPC são a diarréia e a hipotensão transitórias, sendo observadas em até 38 e 44% respectivamente, sendo secundárias ao bloqueio simpático.

Complicações graves da NPC percutânea são raras e ocorrem em até 1% dos casos[33,59,65]. Estas incluem: fraqueza e parestesia em membros inferiores, paraplegia, pneumotórax, impotência, incontinência urinária, punção renal e gastroparesia e diarréia prolongadas. As complicações neurológicas, mais comumente associadas à NPC percutânea pela via posterior, parecem ser conseqüência de isquemia medular ou injeção direta nos espaços epidural e subaracnóide ou nervos somáticos[2,46,59].

No estudo de Wiersema e Wiersema[10] as complicações foram leves e autolimitadas. Três pacientes (10%) apresentaram diarréia transitória com duração inferior a 48 horas, sendo que um outro paciente apresentou diarréia por 7 dias. Um paciente apresentou piora da dor nos primeiros 2 dias, com melhora subseqüente. Durante a neurólise houve queda de 10 a 15% nos níveis da pressão arterial média, com elevação da freqüência cardíaca, com resposta à infusão de solução salina. Não se observaram complicações tardias como abscesso abdominal ou neurite. No estudo de Gunaratnam e col.[59] 5 pacientes (9%) apresentaram piora transitória da dor por até 48 horas. A queda transitória da pressão arterial foi observada em 20% dos pacientes. Diarréia com duração inferior a 48 horas foi relatada por 9 pacientes; 1 paciente apresentou diarréia por 7 dias.

Dos 18 portadores de PC tratados por Gress e col.[41] 4 apresentaram reações adversas: 1 paciente tratado por EE e 2 por TC apresentaram diarréia. Um paciente apresentou hipotensão após o bloqueio guiado por TC. No estudo envolvendo 90 portadores de PC, 3 apresentaram diarréia, com duração inferior a 7 dias. Um paciente em uso de omeprazol desenvolveu um abscesso peripancreático 5 dias após o bloqueio. Por este motivo estes autores advogam a administração profilática de antibiótico antes da realização do bloqueio[64].

SELEÇÃO DE PACIENTES

Pacientes com CAP inoperável e dor abdominal necessitando de opióides são candidatos potenciais à NPC. Como demonstrado por Ischia e col.[35] a NPC é mais eficaz quando realizada precocemente no curso do CAP, quando o plexo celíaco é o grande responsável pela dor.

A seleção de pacientes com dor secundária à PC é mais subjetiva. Pacientes com dor refratária a altas doses de analgésicos podem ser candidatos, embora a resposta à neurólise possa ser mínima. A técnica de NPC guiada por EE também pode ser empregada em neoplasias de outros órgãos inervados pelo plexo celíaco[10,57]. Existe relato na literatura de paciente com porfiria intermitente aguda acompanhada por intensa e intermitente dor abdominal, náusea, vômito e diarréia, que foi tratada pela EE-NPC, com bons resultados clínicos e nutricionais[66].

CONCLUSÃO

Parece certo que a tecnologia da EE continuará a evoluir, trazendo novas melhorias do ponto de vista diagnóstico e terapêutico, aperfeiçoando as técnicas de tratamento ecoguiado. Devido à sua capacidade de diagnosticar, biopsiar (punção biópsia aspirativa) e permitir a neurólise do plexo celíaco em um mesmo momento, a EE torna-se o exame de excelência nos pacientes com dor pancreática, especialmente de origem neoplásica.[10,56,57,64,67]. Este procedimento não deve ser reservado como "última opção", quando nada mais pode resolver a dor, e sim empregado precocemente na evolução destas enfermidades[33,45].

REFERÊNCIAS BIBLIOGRÁFICAS

1. Merskey H. Logic, truth and language in concepts of pain. Qual Life Res 1994;3 Suppl 1:S69-76.
2. Wong GY, Sakorafas GH, Tsiotos GG, Sarr MG. Palliation of pain in chronic pancreatitis. Use of neural blocks and neurotomy. Surg Clin North Am 1999;79(4):873-93.
3. Francon D, Giovannini M. [Management of pain in pancreatic cancer]. Ann Chir 2000;125(5):413-9.
4. Gunaratnam NT, Wong GY, Wiersema MJ. EUS-guided celiac plexus block for the management of pancreatic pain. Gastrointest Endosc 2000;52(6 Suppl):S28-34.
5. Kawamata M, Ishitani K, Ishikawa K, Sasaki H, Ota K, Omote K, e col. Comparison between celiac plexus block and morphine treatment on quality of life in patients with pancreatic cancer pain. Pain 1996;64(3):597-602.
6. Kalser MH, Barkin J, MacIntyre JM. Pancreatic cancer. Assessment of prognosis by clinical presentation. Cancer 1985;56(2):397-402.
7. Ventafridda GV, Caraceni AT, Sbanotto AM, Barletta L, De Conno F. Pain treatment in cancer of the pancreas. Eur J Surg Oncol 1990;16(1):1-6.
8. Sarr MG, Sakorafas GH. Incapacitating pain of chronic pancreatitis: a surgical perspective of what is known and what needs to be known. Gastrointest Endosc 1999;49(3 Pt 2):S85-9.

9. Nagakawa T, Mori K, Nakano T, Kadoya M, Kobayashi H, Akiyama T, e col. Perineural invasion of carcinoma of the pancreas and biliary tract. Br J Surg 1993;80(5):619-21.
10. Wiersema MJ, Wiersema LM. Endosonography-guided celiac plexus neurolysis. Gastrointest Endosc 1996;44(6):656-62.
11. Abedi M, Zfass AM. Endoscopic ultrasound-guided (neurolytic) celiac plexus block. J Clin Gastroenterol 2001;32(5):390-3.
12. Busch EH, Atchison SR. Steroid celiac plexus block for chronic pancreatitis: results in 16 cases. J Clin Anesth 1989;1(6):431-3.
13. Busch M, Wilkowski R, Schaffer M, Duhmke E. Combined chemotherapy, radiotherapy, and immunotherapy for pancreatic carcinoma—a case report. Adv Ther 2000;17(3):133-9.
14. Kayahara M, Nagakawa T, Futagami F, Kitagawa H, Ohta T, Miyazaki I. Lymphatic flow and neural plexus invasion associated with carcinoma of the body and tail of the pancreas. Cancer 1996;78(12):2485-91.
15. Russell RC. Palliation of pain and jaundice: an overview. Ann Oncol 1999;10 Suppl 4:165-9.
16. Firdousi FH, Sharma D, Raina VK. Palliation by coeliac plexus block for upper abdominal visceral cancer pain. Trop Doct 2002;32(4):224-6.

17. Reber HA. Pancreatic cancer: presentation of the disease, diagnosis and surgical management. J Pain Symptom Manage 1988;3(4):164-7.
18. Keith RG, Keshavjee SH, Kerenyi NR. Neuropathology of chronic pancreatitis in humans. Can J Surg 1985;28(3):207-11.
19. Malfertheiner P, Dominguez-Munoz JE, Buchler MW. Chronic pancreatitis: management of pain. Digestion 1994;55 Suppl 1:29-34.
20. Bockman DE, Buchler M, Malfertheiner P, Beger HG. Analysis of nerves in chronic pancreatitis. Gastroenterology 1988;94(6):1459-69.
21. Karanjia ND, Reber HA. The cause and management of the pain of chronic pancreatitis. Gastroenterol Clin North Am 1990;19(4):895-904.
22. Bradley EL, 3rd. Pancreatic duct pressure in chronic pancreatitis. Am J Surg 1982;144(3):313-6.
23. Madsen P, Winkler K. The intraductal pancreatic pressure in chronic obstructive pancreatitis. Scand J Gastroenterol 1982;17(4):553-4.
24. Okazaki K, Yamamoto Y, Ito K. Endoscopic measurement of papillary sphincter zone and pancreatic main ductal pressure in patients with chronic pancreatitis. Gastroenterology 1986;91(2):409-18.
25. Okazaki K, Yamamoto Y, Kagiyama S, Tamura S, Sakamoto Y, Nakazawa Y, e col. Pressure of papillary sphincter zone and pancreatic main duct in patients with chronic pancreatitis in the early stage. Scand J Gastroenterol 1988; 23(4):501-7.
26. Okazaki K, Yamamoto Y, Nishimori I, Nishioka T, Kagiyama S, Tamura S, e col. Motility of the sphincter of Oddi and pancreatic main ductal pressure in patients with alcoholic, gallstone-associated, and idiopathic chronic pancreatitis. Am J Gastroenterol 1988;83(8):820-6.
27. Vercauteren MP, Coppejans H, Adriaensen HA. Pancreatitis pain treatment: an overview. Acta Anaesthesiol Belg 1994;45(3):99-105.
28. Prinz RA, Greenlee HB. Pancreatic duct drainage in 100 patients with chronic pancreatitis. Ann Surg 1981;194(3): 313-20.
29. Holmberg JT, Isaksson G, Ihse I. Long term results of pancreaticojejunostomy in chronic pancreatitis. Surg Gynecol Obstet 1985;160(4):339-46.
30. Caraceni A, Portenoy RK. Pain management in patients with pancreatic carcinoma. Cancer 1996;78(3 Suppl):639-53.
31. Woolf CJ. Generation of acute pain: central mechanisms. Br Med Bull 1991;47(3):523-33.
32. Shakin EJ, Holland J. Depression and pancreatic cancer. J Pain Symptom Manage 1988;3(4):194-8.
33. Eisenberg E, Carr DB, Chalmers TC. Neurolytic celiac plexus block for treatment of cancer pain: a meta-analysis. Anesth Analg 1995;80(2):290-5.
34. Ischia S, Luzzani A, Ischia A, Faggion S. A new approach to the neurolytic block of the coeliac plexus: the transaortic technique. Pain 1983;16(4):333-41.
35. Ischia S, Ischia A, Polati E, Finco G. Three posterior percutaneous celiac plexus block techniques. A prospective, randomized study in 61 patients with pancreatic cancer pain. Anesthesiology 1992;76(4):534-40.
36. Alter CL. Palliative and supportive care of patients with pancreatic cancer. Semin Oncol 1996;23(2):229-40.

37. Yeager MP, Colacchio TA, Yu CT, Hildebrandt L, Howell AL, Weiss J, e col. Morphine inhibits spontaneous and cytokine-enhanced natural killer cell cytotoxicity in volunteers. Anesthesiology 1995;83(3):500-8.
38. Burris HA, 3rd, Moore MJ, Andersen J, Green MR, Rothenberg ML, Modiano MR, e col. Improvements in survival and clinical benefit with gemcitabine as first-line therapy for patients with advanced pancreas cancer: a randomized trial. J Clin Oncol 1997;15(6):2403-13.
39. Graber MA, Ely JW, Clarke S, Kurtz S, Weir R. Informed consent and general surgeons' attitudes toward the use of pain medication in the acute abdomen. Am J Emerg Med 1999;17(2):113-6.
40. Haslam DR. Field dependence in relation to pain threshold. Br J Psychol 1972;63(1):85-7.
41. Gress F, Schmitt C, Sherman S, Ikenberry S, Lehman G. A prospective randomized comparison of endoscopic ultrasound- and computed tomography-guided celiac plexus block for managing chronic pancreatitis pain. Am J Gastroenterol 1999;94(4):900-5.
42. Soetikno RM, Nguyen PT, Chang KJ. EUS in combination with fine-needle injection celiac plexus neurolysis from within a Wallstent stent. Gastrointest Endosc 2002;56(1): 136-9.
43. Bodley J. Coeliac plexus block for patients with cancer pain. Prof Nurse 1995;10(5):278-80.
44. Lillemoe KD, Cameron JL, Kaufman HS, Yeo CJ, Pitt HA, Sauter PK. Chemical splanchnicectomy in patients with unresectable pancreatic cancer. A prospective randomized trial. Ann Surg 1993;217(5):447-55; discussion 456-7.
45. Polati E, Finco G, Gottin L, Bassi C, Pederzoli P, Ischia S. Prospective randomized double-blind trial of neurolytic coeliac plexus block in patients with pancreatic cancer. Br J Surg 1998;85(2):199-201.
46. Mercadante S. Celiac plexus block versus analgesics in pancreatic cancer pain. Pain 1993;52(2):187-92.
47. Bell SN, Cole R, Roberts-Thomson IC. Coeliac plexus block for control of pain in chronic pancreatitis. Br Med J 1980; 281(6255):1604.
48. Leung JW, Bowen-Wright M, Aveling W, Shorvon PJ, Cotton PB. Coeliac plexus block for pain in pancreatic cancer and chronic pancreatitis. Br J Surg 1983;70(12):730-2.
49. Owitz S, Koppolu S. Celiac plexus block: an overview. Mt Sinai J Med 1983;50(6):486-90.
50. Hanowell ST, Kennedy SF, Macnamara TE, Lees DE. Celiac plexus block: diagnostic and therapeutic applications in abdominal pain. South Med J 1980;73(10):1330-2.
51. Ardengh JC, Pauphilet C, Ganc AJ. Ecoendoscopia uma nova opção propedêutica. GED 1993;12(1):32-6.
52. Ardengh JC, Pauphilet C, Ganc AJ, Colaiacovo W. Endoscopic ultrasonography of the pancreas: technical aspects. GED 1994;13(2):61-68.
53. Catalano MF. Normal structures on endoscopic ultrasonography: visualization measurement data and interobserver variation. Gastrointest Endosc Clin N Am 1995; 5(3):475-86.
54. Giovannini M. An update on echoendoscopy with a curved array transducer in the evaluation of pancreatobiliary disease. Gastrointest Endosc Clin N Am 1995;5(4): 789-93.

55. Vilmann P, Hancke S. Endoscopic ultrasound scanning of the upper gastrointestinal tract using a curved linear array transducer: "the linear anatomy". Gastrointest Endosc Clin N Am 1995;5(3):507-21.

56. Ardengh JC, Ferrari A, Posso MBS, Posso IP. Control of oncologic abdominal pain with endosonography-guided celiac plexus neurolisis. Endoscopy 2000;32(2):A38(P99).

57. Wiersema MJ. Endoscopic ultrasonography. J Gastrointest Surg 2002;6(2):129-32.

58. Vilmann P. [Endoscopic ultrasound scanning]. Ugeskr Laeger 2002;164(25):3325.

59. Gunaratnam NT, Sarma AV, Norton ID, Wiersema MJ. A prospective study of EUS-guided celiac plexus neurolysis for pancreatic cancer pain. Gastrointest Endosc 2001;54(3): 316-24.

60. Snady H. Endoscopic ultrasonography in benign pancreatic disease. Surg Clin North Am 2001;81(2):329-44.

61. Malick KJ, McGrath KM. Endoscopic ultrasound-guided injection: a close look at celiac plexus block and celiac plexus neurolysis. Gastroenterol Nurs 2003;26(4):159-63.

62. Fernandez-Esparrach G, Pellise M, Gines A. [Endoscopic ultrasonography-guided celiac plexus neurolysis in patients with pancreatic disease and pain refractory to medical treatment]. Gastroenterol Hepatol 2005;28(3):114-7.

63. Lemelin V, Lam E, Sahai A. A prospective trial of central versus bilateral celiac plexus block/neurolysis in 160 patients. Bilateral injection is safe and is more effective. Gastroenterol Endosc 2005;61(5):AB77.

64. Gress F, Schmitt C, Sherman S, Ciaccia D, Ikenberry S, Lehman G. Endoscopic ultrasound-guided celiac plexus block for managing abdominal pain associated with chronic pancreatitis: a prospective single center experience. Am J Gastroenterol 2001;96(2):409-16.

65. Davies DD. Incidence of major complications of neurolytic coeliac plexus block. J R Soc Med 1993;86(5):264-6.

66. Ferrari AP, Ardengh JC. Endosonography-guided celiac plexus neurolysis in the treatment of pain secondary to acute intermittent porphyria. Endoscopy 2002;34(4):341-2.

67. Faigel DO, Veloso KM, Long WB, Kochman ML. Endosonography-guided celiac plexus injection for abdominal pain due to chronic pancreatitis. Am J Gastroenterol 1996;91(8):1675.

39

COLANGIOPANCREATOGRAFIA ECOGUIADA

José Celso Ardengh
Luiz Felipe Pereira de Lima
Marc Giovannini

INTRODUÇÃO

A colangiopancreatografia endoscópica retrógrada é o procedimento de escolha para o tratamento paliativo dos pacientes com icterícia obstrutiva maligna[1,2]. A habilidade para cateterizar a via biliopancreática, depende de vários fatores, dentre eles a experiência do endoscopista. A taxa de insucesso se encontra entre 3 a 10%[3]. Porém, mesmo em mãos experientes, o insucesso pode ocorrer em função da variação anatômica, da presença de um divertículo peripapilar, da infiltração tumoral, entre outros.

A ecoendoscopia (EE) é método sensível para identificar os tumores originários do pâncreas e da árvore biliar extra-hepática, fornecendo imagens detalhadas e de alta definição devido à proximidade do probe a região a ser avaliada[4-7]. Com a adição da técnica de punção aspirativa com agulha fina (PAAF) a confirmação histológica dos achados ecoendoscópicos tornou-se possível[8,9], além da possibilidade de injeção de contraste.

Assim como os radiologistas utilizam a ultra-sonografia convencional para auxiliar a colangiografia, a drenagem percutânea e a biópsia aspirativa com agulha fina, a EE tem sido aplicada, em um único equipamento, com a mesma finalidade[10].

Nos pacientes submetidos à CPER com finalidade diagnóstica ou terapêutica, a dificuldade de canulação ocasionalmente ocorrerá e métodos alternativos se farão necessários, como o pré-corte, a repetição da CPER, a colangiografia transparieto-hepática e mais recentemente a colangiopancreatografia ecoguiada (CPEE).

TÉCNICA DA COLANGIOPANCREATOGRAFIA ECOGUIADA

Quatro técnicas se destacam na sua realização:

1) Colangiografia transduodenal ecoguiada
2) Colangiografia trans-hepática ecoguiada
3) Pancreatografia ecoguiada
4) Rendez-vous ecoguiado

COLANGIOGRAFIA TRANSDUODENAL ECOGUIADA

O ecoendoscópio é introduzido e posicionado na 2ª porção duodenal para se visualizar o colédoco intrapancreático e o ducto pancreático principal. O colédoco é visualizado como uma estrutura tubular anecóica junto à cabeça do pâncreas. A aplicação do Doppler ajuda a confirmar a localização da via biliar pela ausência de fluxo (Figura 39.1).

Deve-se ficar atento para a interpretação correta das imagens para que não se confunda o DPP (mais medial e inferior) ou a artéria gastroduodenal (tortuosa e Doppler positivo) com o colédoco. Locando-se o ecoendoscópio na segunda porção duodenal e localizando-se o colédoco, a agulha fina de punção é inserida no seu interior, na porção justa e suprapapilar, evitando-se o extravasamento de bile para a cavidade uma vez que nesta posição o colédoco encontra-se envolvido pelo parênquima pancreático da porção cefálica. Ao se visualizar a imagem da ponta da agulha (Tip) no interior do colédoco, o contraste deverá ser injetado (Figura 39.2).

A partir desse momento a radioscopia é necessária pois a visualização do colédoco contrastado confirma o correto posicionamento da agulha (Figura 39.3).

Durante o estudo do colédoco o ecoendoscópio poderá, de forma cautelosa, avançar ou retroceder para que se obtenha uma melhor visualização do ducto. Com o colédoco e a árvore biliar intra-hepática avaliada, pode-se

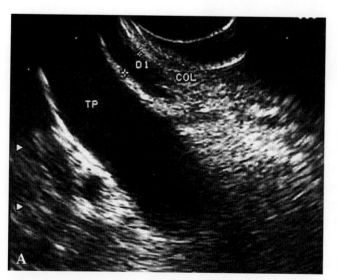
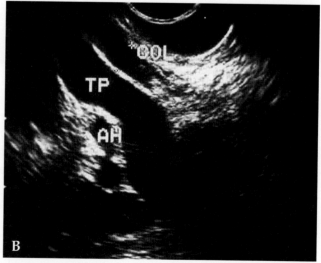

Figura 39.1. Imagens ecoendoscópicas do colédoco e do tronco porta, um ao lado do outro. Em (**A**) podemos observar o colédoco bem próximo ao hilo hepático e em (**B**) é possível reparar o colédoco bem junto ao pâncreas, local onde é possível reparar a artéria hepática.

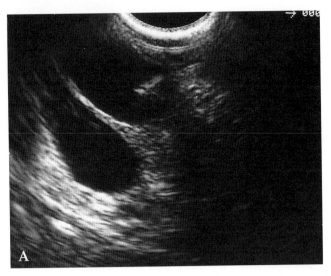 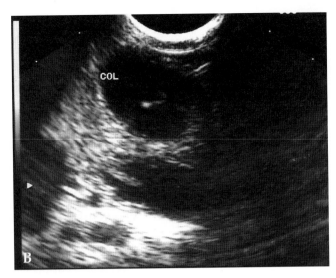

Figura 39.2. Imagens ecoendoscópicas da confirmação ecográfica da ponta da agulha de punção do interior do colédoco em posições diferentes. Em (**A**) suprapancreática, note o tronco porta ao lado e em (**B**) intrapancreática, com a veia mesentérica abaixo.

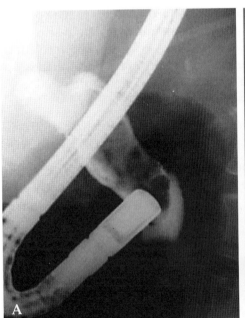 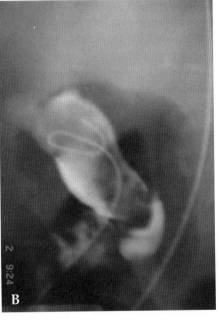

Figura 39.3. Confirmação radiológica da ponta da agulha no interior do colédoco. Nota-se a árvore biliar contrastada e o fio-guia já na árvore biliar intra-hepática. Em (**B**) inserção do dreno nasobiliar no interior do colédoco, por via transduodenal.

promover a inserção de prótese biliar ecoguiada. Através da agulha de punção ecoendoscópica insere-se um fio-guia (*guide wire*) locando-o ao nível dos ductos intra-hepáticos a fim de evitar o seu deslocamento durante o procedimento. Retira-se assim a agulha de punção e sobre o fio-guia, assim como na colangiografia convencional, avança-se a prótese com o introdutor de próteses, promovendo a drenagem da via biliar pela porção suprapapilar (Figura 39.4).

Wiersema e col.[11] realizaram CPER em 205 pacientes. Destes, a completa ductografia não foi possível em 11 pacientes que se submeteram a CTDE. O sucesso foi possível em 8 pacientes. Os achados da CTDE encontram-se na Tabela 39.1. Em 5 deles a EE evidenciou alteração que indicaram nova CPER com pré-corte. Apenas 1 paciente evoluiu com pancreatite após o procedimento.

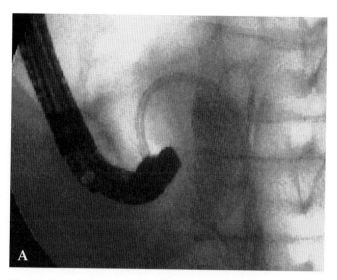
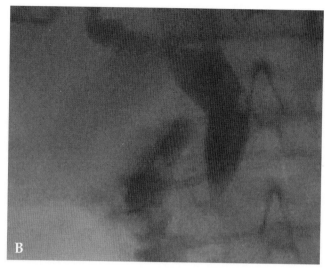

Figura 39.4. A) Inserção controlada por radioscopia de prótese biliar. **B)** Imagem radiológica do posicionamento da mesma, por via transduodenal.

Tabela 39.1. Achados da colangiografia ecoguiada.

CPEE achados	N
Coledocolitíase (cálculos < 3mm)	1
Estenose de colédoco	2
Dilatação da árvore biliar	2
Árvore biliar normal	2
Ductograma dorsal normal	1
Falha do método	3

N = número de casos.

COLANGIOGRAFIA TRANS-HEPÁTICA ECOGUIADA

É um método utilizado quando o duodenoscópio ou o ecoendoscópio não pode penetrar no duodeno, seja por obstrução tumoral ou por retração cicatricial local. A técnica consiste em posicionar o aparelho de ecoendoscopia na cárdia, visualiza-se o lobo hepático esquerdo e, no caso de obstrução biliar, a dilatação da via biliar intra-hepática. Aplica-se o Doppler para diferenciar a via biliar de vasos. A punção ecoguiada com agulha fina (19 ou 22G) é realizada inserindo-se a ponta da agulha no interior da via biliar (Figura 39.5).

Para confirmar a punção biliar acopla-se uma seringa à agulha de punção e aspira-se para que saia bile na seringa. Caso isto não ocorra significa que a punção não está no interior da via biliar. Ao sair bile e se confirmar o local exato da punção, injeta-se o contraste na via biliar para o estudo fluoroscópico (Figura 39.6).

Em seguida inserimos o fio-guia, de 0,018-inch ou 0,035-inch, de Teflon, através da agulha de punção e avançamos o mesmo em direção ao colédoco para que saia na 2ª porção duodenal pelo orifício papilar. Caso isso ocorra o procedimento passa a ser realizado como uma colangiografia endoscópica trocando-se o aparelho de ecoendoscopia pelo duodenoscópio que irá recuperar o fio-guia na 2ª porção duodenal e por ele inserir a endoprótese biliar no interior do colédoco (técnica do Rendez-vous ecoguiado). Caso o fio-guia não

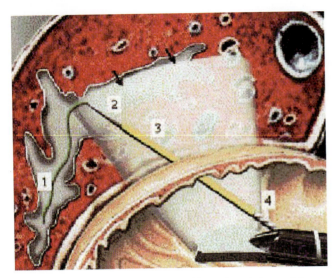

Figura 39.5. Diagrama da CTHE. Ecoendoscópio posicionado na câmara gástrica com punção ecoguiada da via biliar intra-hepática dilatada e inserção do fio-guia.

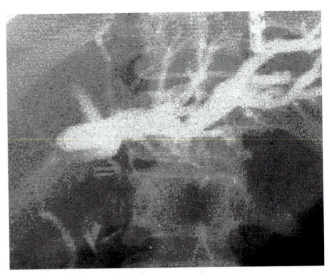

Figura 39.6. Punção da via biliar intra-hepática ecoguiada com injeção de contraste.

consiga progredir para o colédoco e para o lúmen duodenal, realizamos a dilatação do pertuito trans-hepático e em seguida inserimos a prótese biliar comunicando a via biliar intra-hepática com o lúmen gástrico (Figuras 39.7A e B).

Kahaleh e col.[10] realizaram a CTHE em seis pacientes onde a CPER não foi possível. Em 66,6% dos casos (4 pacientes) o fio-guia foi inserido na via biliar intra-hepática e posicionado no lúmen da 2ª porção duodenal, sendo realizada a inserção da prótese biliar pela técnica do Rendez-vous.

Giovannini e col.[12] relataram um caso de drenagem biliar hepaticogástrica com sucesso em paciente com obstrução biliar maligna após falha na tentativa de realizar a drenagem pela técnica percutânea.

PANCREATOGRAFIA ECOGUIADA

A PEE é uma técnica utilizada para a drenagem do DPP obstruído, quando a CPER não tem acesso a ele, seja por variação anatômica pós-operatória (pancreatojejunoanastomose ou pancreatogastroanastomose), seja pela dificuldade de cateterização do mesmo, como, por exemplo, na pancreatite crônica.

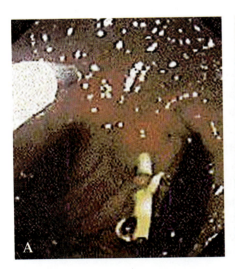
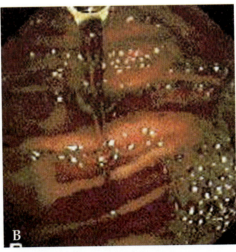

Figura 39.7. A) Prótese biliar drenando a via biliar intra-hepática para o interior da câmara gástrica. **B)** Note a drenagem de grande quantidade de bile para a câmara gástrica.

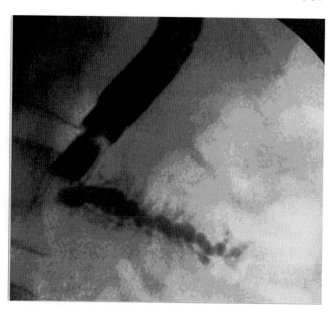

Figura 39.8. Cateterização ecoguiada do DPP com agulha fina e injeção de contraste, visualizando sua dilatação.

A técnica, guiada por fluoroscopia, consiste em posicionar o aparelho de ecoendoscopia junto ao pilórico, visualizando-se o ducto pancreático principal. A agulha fina de punção ecoguiada é inserida transgástrica na porção proximal do DPP e a seguir aspira-se o suco pancreático confirmando-se o bom posicionamento da agulha. Em seguida realiza-se a injeção do contraste, visualizando a sua dilatação (Figura 39.8).

Em seguida inserimos o fio-guia (0,18-inch ou 0,035-inch) na tentativa de ultrapassar o ponto de anastomose pancreatojejunal ou pancreatogástrica ou o ponto de obstrução do canal pancreático. Caso isso ocorra, recuperamos o fio-guia com o duodenoscópio e procedemos à inserção da prótese biliar como na CPER (técnica do Rendez-vous). Se o fio-guia não ultrapassar a anastomose, passamos um balão de dilatação para dilatar o trajeto pancreatogástrico, após removermos a agulha de punção mantendo-se o fio-guia locado no interior do DPP. Em seguida inserimos a prótese biliar no interior do pâncreas, observando a drenagem do suco pancreático para o estômago.

Poucos são os relatos desta técnica na literatura. François e col.[13] relataram 4 casos de pacientes com obstrução completa do DPP, evoluindo com dilatação e dor abdominal. A EE foi utilizada para acessar o ducto dilatado e em seguida realizar a pancreaticogastrostomia. Dos quatro pacientes, 75% (3) evoluíram satisfatoriamente durante o seguimento de 1 ano. Um caso não foi bem sucedido, pois o paciente já havia sido submetido a vários procedimentos anteriores e fazia uso crônico de derivados da morfina.

"RENDEZ-VOUS" ECOGUIADO

A técnica do "Rendez-vous" consiste na cateterização da via biliar pela EE de forma que o fio-guia seja introduzido na via biliar e saia pela papila duodenal. À partir desse ponto o ecoendoscópio é substituído pelo duodenoscópio que recupera o fio-guia, passando a se realizar CPER convencional a partir deste ponto.

Ao puncionarmos a via biliar com a agulha de punção ecoguiada, aspiramos bile para confirmar o posicionamento da mesma. Se não houver retorno de bile a agulha deve estar fora de posição. Se houver retorno de bile na seringa, procede-se à inserção do fio-guia de 0,035-inch ou 0,018-inch avançando o

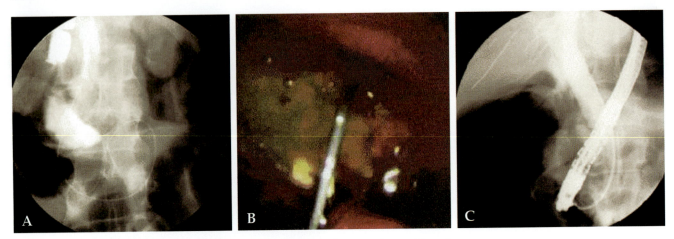

Figura 39.9. A) Punção ecoguiada da via biliar e inserção do fio-guia, com saída pelo orifício papilar no lume duodenal. **B)** Fio-guia saindo pelo orifício papilar infiltrado por tumor. **C)** Inserção de endoprótese biliar sobre o fio-guia passado pelo ecoendoscópio e recuperado pelo duodenoscópio.

fio pelo colédoco e pela papila, de forma que o mesmo saia no lúmen duodenal. Neste ponto retiramos o ecoendoscópio e introduzimos o duodenoscópio, recuperando o guia no duodeno. Sobre o guia inserimos a prótese biliar com o introdutor de prótese promovendo-se a drenagem biliar por CPRE da forma convencional (Figura 39.9).

Essa técnica (RVEE) possibilita a cateterização da via biliar pela EE quando esta não é possível pela CPER. A partir do momento em que a via biliar está reparada e o fio-guia esteja saindo pela papila duodenal, o exame passa a ser uma CPER convencional.

Calvo e col.[3] relataram 14 drenagens pela técnica de "Rendez-vous" em pacientes portadores de coledocolitíase onde as drenagens percutânea e colangiográfica endoscópica falharam. O sucesso foi obtido em 93% dos casos (13 pacientes). O único caso em que o método falhou deveu-se à presença de cálculo impactado na papila duodenal. Um caso complicou com pneumoperitônio. Não houve óbito na série estudada.

Mallery e col.[14] realizaram a drenagem da via biliar pela técnica do Rendez-vous em 6 pacientes portadores de obstrução da via biliar (colédoco ou pâncreas). O sucesso foi obtido em 5/6 pacientes (83,4% dos casos) sendo introduzida prótese biliar em 50% deles. Houve um caso de complicação discreta (febre) e nenhum óbito.

Discussão

Os procedimentos intervencionistas representam um passo lógico e inevitável na evolução da EE. Terapêuticas baseadas na injeção ecoguiada de substâncias têm incluído a neurólise do plexo celíaco[15,16], a injeção de toxina botulínica para o tratamento da acalasia e mais recentemente a injeção de substâncias no interior dos tumores malignos do pâncreas, com a finalidade de tratamento[15,17-19]. A drenagem ecoguiada do pseudocisto tem sido empregada amplamente e confirma a possibilidade da técnica de drenagem transmural[20-26].

Poucos são os relatos sobre CPEE e aspiração ecoguiada do DPP[11,27-31]. A drenagem biliar ecoguiada foi primeiramente descrita em 1998 em um modelo de porco[31], e posteriormente houveram 2 relatos em pacientes[32,33]. A técnica

COLANGIOPANCREATOGRAFIA ECOGUIADA **589**

envolve a formação ecoguiada de um trajeto fistuloso entre o colédoco e a parede do sistema digestório seguido pela colocação da prótese transmural pelo canal de biópsia do ecoendoscópio ou do duodenoscópio após a inserção do fio-guia.

A CPER associada a implantação de uma prótese tem sido referendada como tratamento de escolha nas obstruções biliares. Em casos onde a abordagem da papila duodenal torna-se difícil a técnica percutânea pode ser utilizada. Will e col.[34] estudaram 8 pacientes com colestase, que foram submetidos a 10 procedimentos ecoguiados, como novas rotas de drenagem a transesofageana ocorreu em 1 caso, a transgástrica em 4, e a transjejunal em 3. Cinco pacientes (62,5%) receberam próteses metálicas e 3 (37,5%) próteses plásticas. A taxa de sucesso foi de 90% e a melhora clínica ocorreu em 88,9%. Duas reintervenções (20%) foram necessárias por causa da piora do quadro clínico com aumento da icterícia. Não ocorreram complicações ou óbitos. Esses autores concluem que a CTDE por via transgástrica ou via transjejunal é técnica factível, segura e devendo ser pensada como opção terapêutica antes da drenagem percutânea.

Doentes com pancreatite crônica, que apresentem dor abdominal podem ser submetidos à drenagem endoscópica transpapilar, tratamento endoscópico de escolha, principalmente nos casos onde o DPP apresente dilatações e/ou estenoses. Assim sendo, a drenagem do DPP também tem sido relatada. François e col.[13], como citado acima, descreveram uma série de 4 pacientes com estenose do ducto pancreático principal secundária à pancreatite crônica submetidos à drenagem ecoguiada do DPP com colocação de prótese ligando o ducto pancreático ao estômago. O método obteve sucesso em todos os casos, sem complicações e em um paciente houve migração da prótese. Em outro caso descrito por Battaile e col.[35] a cateterização ecoguiada transduodenal do DPP com posterior cateterização endoscópica pela técnica de Rendez-vous também obteve sucesso.

Will e col.[36] investigaram os resultados da técnica de drenagem ecoguiada do DPP em 12 doentes com pancreatite crônica, dor abdominal e dilatação do DPP. Em todos os doentes o tratamento convencional cirúrgico ou endoscópico falhou. Foram necessárias 14 intervenções. A PEE foi possível em todos os casos. A drenagem do DPP foi possível em 9 casos (transgástrica 5 e transpapilar "Rendez-vous" em 4). A taxa de complicações foi de 14,3% (1 caso de perfuração e 1 de sangramento). Os autores concluem que essa técnica é uma alternativa razoável para o tratamento desse tipo de paciente.

Como podemos analisar os resultados técnicos são razoáveis e a taxa de complicações mínima, porém importante fator a ser analisado é se os pacientes em seguimento de longo tempo apresentam ou não melhora do seu quadro. Destarte uma série de 13 pacientes submetidos à drenagem ecoguiada do DPP (em 10 foi possível a inserção da prótese), foram avaliados durante seguimento de 14 ± 4,5 meses com melhora clínica em 84% deles[37]. Mais uma vez esses relatos demonstram que a técnica é factível, segura e deve ser pensada em doentes com esse tipo de sintomas.

O uso dessa técnica para acessar o sistema ductal obstruído é uma alternativa aos métodos radiológicos de drenagem guiada convencionais[38]. A drenagem ecoguiada tem a vantagem de evitar o desconforto e os múltiplos procedimentos associados à colocação dos drenos externos. Além disso, pode ser realizada na unidade de endoscopia digestiva no mesmo momento da CPER. A drenagem percutânea tem alta morbidade (4 a 32%) e mortalidade superior a 5,6%[39-42].

590 PARTE X – ECOENDOSCOPIA INTERVENCIONISTA

Embora os estudos demonstrem baixo índice de complicações com a drenagem ecoguiada, por ser um método novo e ainda pouco difundido, seria precoce dizermos que seus riscos são baixos. Pancreatite, perfuração e morte causadas pela formação de abscessos têm sido descritas após a punção ecoguiada das lesões pancreáticas ou das pancreatografias e por ser um método em crescimento, a chance das complicações pode aumentar com a difusão do método, não sendo raras no início deste aprendizado[43-45].

REFERÊNCIAS BIBLIOGRÁFICAS

1. Schofl R. Diagnostic endoscopic retrograde cholangiopancreatography. Endoscopy 2001;33(2):147-57.
2. Fogel EL, Sherman S, Devereaux BM, Lehman GA. Therapeutic biliary endoscopy. Endoscopy 2001;33(1):31-8.
3. Calvo MM, Bujanda L, Heras I, Cabriada JL, Bernal A, Orive V, e col. The rendezvous technique for the treatment of choledocholithiasis. Gastrointest Endosc 2001;54(4):511-3.
4. Rosch T, Braig C, Gain T, Feuerbach S, Siewert JR, Schusdziarra V, e col. Staging of pancreatic and ampullary carcinoma by endoscopic ultrasonography. Comparison with conventional sonography, computed tomography, and angiography. Gastroenterology 1992;102(1):188-99.
5. Yasuda K, Mukai H, Nakajima M, Kawai K. Staging of pancreatic carcinoma by endoscopic ultrasonography. Endoscopy 1993;25(2):151-5.
6. Palazzo L, Roseau G, Gayet B, Vilgrain V, Belghiti J, Fekete F, e col. Endoscopic ultrasonography in the diagnosis and staging of pancreatic adenocarcinoma. Results of a prospective study with comparison to ultrasonography and CT scan. Endoscopy 1993;25(2):143-50.
7. Tio TL, Reeders JW, Sie LH, Wijers OB, Maas JJ, Colin EM, e col. Endosonography in the clinical staging of Klatskin tumor. Endoscopy 1993;25(1):81-5.
8. Giovannini M, Seitz JF, Monges G, Perrier H, Rabbia I. Fine-needle aspiration cytology guided by endoscopic ultrasonography: results in 141 patients. Endoscopy 1995; 27(2):171-7.
9. Ardengh JC, Ferrari A. Tissue diagnosis of pancreatic lesions by endosonography guided fine-needle aspiration. Hepato-gastroenterology 1998;45(II):418-21.
10. Kahaleh M, Wang P, Shami VM, Tokar J, Yeaton P. EUS-guided transhepatic cholangiography: report of 6 cases. Gastrointest Endosc 2005;61(2):307-13.
11. Wiersema MJ, Sandusky D, Carr R, Wiersema LM, Erdel WC, Frederick PK. Endosonography-guided cholangiopancreatography. Gastrointest Endosc 1996;43(2 Pt 1):102-6.
12. Giovannini M, Dotti M, Bories E, Moutardier V, Pesenti C, Danisi C, e col. Hepaticogastrostomy by echo-endoscopy as a palliative treatment in a patient with metastatic biliary obstruction. Endoscopy 2003;35(12):1076-8.
13. Francois E, Kahaleh M, Giovannini M, Matos C, Deviere J. EUS-guided pancreaticogastrostomy. Gastrointest Endosc 2002;56(1):128-33.
14. Mallery S, Matlock J, Freeman ML. EUS-guided rendezvous drainage of obstructed biliary and pancreatic ducts: Report of 6 cases. Gastrointest Endosc 2004;59(1):100-7.
15. Harada N, Wiersema MJ, Wiersema LM. Endosonography-guided celiac plexus neurolysis. Gastrointest Endosc Clin N Am 1997;7(2):237-45.

16. Ardengh JC, Ferrari A, Posso MBS, Posso IP. Control of oncologic abdominal pain with endosonography-guided celiac plexus neurolisis. Endoscopy 2000;32(2):A38(P99).
17. Chang KJ, Nguyen PT, Thompson JA, Kurosaki TT, Casey LR, Leung EC, e col. Phase I clinical trial of allogeneic mixed lymphocyte culture (cytoimplant) delivered by endoscopic ultrasound-guided fine-needle injection in patients with advanced pancreatic carcinoma. Cancer 2000; 88(6):1325-35.
18. Hecht JR, Bedford R, Abbruzzese JL, Lahoti S, Reid TR, Soetikno RM, e col. A phase I/II trial of intratumoral endoscopic ultrasound injection of ONYX-015 with intravenous gemcitabine in unresectable pancreatic carcinoma. Clin Cancer Res 2003;9(2):555-61.
19. Goldberg SN, Mallery S, Gazelle GS, Brugge WR. EUS-guided radiofrequency ablation in the pancreas: results in a porcine model. Gastrointest Endosc 1999;50(3):392-401.
20. Ardengh JC, Della Libera E, Ferrari AP. Endosonography-guided drainage of pancreatic pseudocyst without gastric or duodenal compression. Endoscopy 1998;30(6):S71-2.
21. Ardengh JC, Ferrari A, Libera ED. Endosonography-guided treatment of pancreatic pseudocysts. Endoscopy 2000; 32(2):A38(P100).
22. Chak A. Endosonographic-guided therapy of pancreatic pseudocysts. Gastrointest Endosc 2000;52(6 Suppl):S23-7.
23. Sanchez Cortes E, Maalak A, Le Moine O, Baize M, Delhaye M, Matos C, e col. Endoscopic cystenterostomy of nonbulging pancreatic fluid collections. Gastrointest Endosc 2002;56(3):380-6.
24. Grimm H, Binmoeller KF, Soehendra N. Endosonography-guided drainage of a pancreatic pseudocyst. Gastrointest Endosc 1992;38(2):170-1.
25. Wiersema MJ. Endosonography-guided cystoduodenostomy with a therapeutic ultrasound endoscope. Gastrointest Endosc 1996;44(5):614-7.
26. Giovannini M, Binmoeller K, Seifert H. Endoscopic ultrasound-guided cystogastrostomy. Endoscopy 2003;35(3): 239-45.
27. Lai R, Linzie B, Mallery S. Pancreatic clonorchiasis diagnosed by EUS-guided pancreatic duct aspiration. Gastrointest Endosc 2001;54(2):241-4.
28. Lai R, Stanley MW, Bardales R, Linzie B, Mallery S. Endoscopic ultrasound-guided pancreatic duct aspiration: diagnostic yield and safety. Endoscopy 2002;34(9):715-20.
29. Harada N, Kouzu T, Arima M, Asano T, Kikuchi T, Isono K. Endoscopic ultrasound-guided pancreatography: a case report. Endoscopy 1995;27(8):612-5.
30. Gress F, Ikenberry S, Sherman S, Lehman G. Endoscopic ultrasound-directed pancreatography. Gastrointest Endosc 1996;44(6):736-9.

31. Sahai A, Hoffman B, Hawes R. Endoscopic ultrasound-guided hepaticogastrostomy to palliative jaundice: preliminary results in pigs. Gastrointest Endosc 1998;47:AB37.

32. Giovannini M, Moutardier V, Pesenti C, Bories E, Lelong B, Delpero JR. Endoscopic ultrasound-guided bilioduodenal anastomosis: a new technique for biliary drainage. Endoscopy 2001;33(10):898-900.

33. Burmester E, Niehaus J, Leineweber T, Huetteroth T. EUS-cholangio-drainage of the bile duct: report of 4 cases. Gastrointest Endosc 2003;57(2):246-51.

34. Will U, Thieme A-K, Gerlach R, Graf K, Wanzar I, Meyer F. Differential Treatment of Biliary Obstructions with the Alternative EUS-Guided Transgastric Or Transjejunal Cholangiodrainage. Gastrointest Endosc 2006;63(5):AB 261 (W1298).

35. Bataille L, Deprez P. A new application for therapeutic EUS: main pancreatic duct drainage with a "pancreatic rendezvous technique". Gastrointest Endosc 2002;55(6):740-3.

36. Will U, Fueldner F, Thieme A-K, Goldmann B, Gerlach R, Wanzar I, e col. Transgastric Pancreaticography and EUS-Guided Drainage of the Pancreatic Duct. Gastrointest Endosc 2006;63(5):AB263 (W1308).

37. Kahaleh M, Hernandez AJ, Tokar J, Adams RB, Shami VM, Yeaton P. Long-Term Results of EUS Guided Pancreaticogastrostomy. Gastrointest Endosc 2006;63(5):AB264 (W1310).

38. Yasuda K, Mukai H, Fujimoto S, Nakajima M, Kawai K. The diagnosis of pancreatic cancer by endoscopic ultrasonography. Gastrointest Endosc 1988;34(1):1-8.

39. Dzieniszewski GP, Neher M, Linhart P, Frank K. [Necrotising pancreatitis after ultrasonically guided fine-needle aspiration biopsy]. Dtsch Med Wochenschr 1982;107(38): 1438-40.

40. Levin DP, Bret PM. Percutaneous fine-needle aspiration biopsy of the pancreas resulting in death. Gastrointest Radiol 1991;16(1):67-9.

41. Evans WK, Ho CS, McLoughlin MJ, Tao LC. Fatal necrotizing pancreatitis following fine-needle aspiration biopsy of the pancreas. Radiology 1981;141(1):61-2.

42. Freeman ML, Nelson DB, Sherman S, Haber GB, Herman ME, Dorsher PJ, e col. Complications of endoscopic biliary sphincterotomy. N Engl J Med 1996;335(13):909-18.

43. Gress F, Michael H, Gelrud D, Patel P, Gottlieb K, Singh F, e col. EUS-guided fine-needle aspiration of the pancreas: evaluation of pancreatitis as a complication. Gastrointest Endosc 2002;56(6):864-7.

44. Wiersema MJ, Vilmann P, Giovannini M, Chang KJ, Wiersema LM. Endosonography-guided fine-needle aspiration biopsy: diagnostic accuracy and complication assessment. Gastroenterology 1997;112(4):1087-95.

45. Mergener K, Jowell PS, Branch MS, Baillie J. Pneumoperitoneum complicating ERCP performed immediately after EUS-guided fine needle aspiration. Gastrointest Endosc 1998;47(6):541-2.

PARTE **XI**

MISCELÂNEA

- ECOENDOSCOPIA COM MINIPROBES DE ALTA FREQÜÊNCIA
- PAPEL DA ANATOMIA PATOLÓGICA NO MANEJO DAS PUNÇÕES – BIÓPSIAS ASPIRATIVAS ECOGUIADAS

40

ECOENDOSCOPIA COM MINIPROBES DE ALTA FREQÜÊNCIA

KLEBER BIANCHETTI DE FARIA
JOSÉ CELSO ARDENGH

INTRODUÇÃO

Aparelhos de ecoendoscopia convencionais desenvolveram-se a partir de 1980 com o intuito de diagnosticar pequenas lesões pancreáticas de difícil visualização pela ultra-sonografia abdominal convencional. Em conjunto com os avanços dos ecoendoscópicos convencionais desenvolveram-se miniprobes com o mesmo objetivo destes, porém passariam a ser introduzidos pelo canal de trabalho dos aparelhos convencionais de endoscopia e seriam introduzidos na via biliopancreática[1].

Os protótipos iniciais apresentavam grosso calibre, com um diâmetro de 3,4mm e um transdutor de 7,0MHz, que não geravam imagens de boa qualidade e a sua fragilidade impedia seu uso na clínica diária.

Hoje os probes de fino calibre recebem diversas denominações como miniprobes, microprobes, probes em miniatura, probes finos, e por geralmente trabalharem com freqüências elevadas, chegando até 30MHz, também são chamados de probes de alta freqüência (Figura 40.1)[2-6].

Os avanços da EE em geral e a evolução tecnológica dos miniprobes, aliados a facilidade do aprendizado em relação à EE convencional, com possibilidade de realização do exame no mesmo ato em que se faz o diagnóstico sem a necessidade da troca de aparelho e o custo bem menor se comparado a um aparelho dedicado radial ou setorial, fizeram com que os miniprobes ganhassem novo fôlego para ocuparem hoje um grande espaço na EE com diversas indicações (Tabela 40.1)[7-16].

Os miniprobes são atualmente mais maleáveis, apresentam calibre de 2,6mm de diâmetro, com um comprimento de 160cm e um cristal piezoelétrico de 7,5 a 20MHz (Figura 40.2) que gira impulsionado por um rotor, gerando ima-

Tabela 40.1. Indicações da EE com miniprobe.

Esôfago, estômago e duodeno
Localização e diagnóstico de lesões submucosas
Estadiamento de lesões malignas (tumor e linfonodos)
Avaliação de tratamentos (esclerose, mucosectomia)
Diagnóstico diferencial de pregas gástricas alargadas

Cólon e reto
Localização e diagnóstico de lesões submucosas
Estadiamento de lesões malignas do reto (tumor e linfonodos)
Avaliação de lesões planas colorretais
Avaliação do esfíncter anal

Vias biliares e pâncreas (intraductal)
Detecção de microlitíase
Detecção e estadiamento de tumores pancreáticos
Avaliação de pancreatite crônica
Estadiamento do tumor da papila duodenal

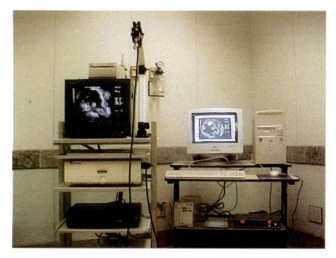

Figura 40.1. Ecoendoscópio Fujinon SP-701.

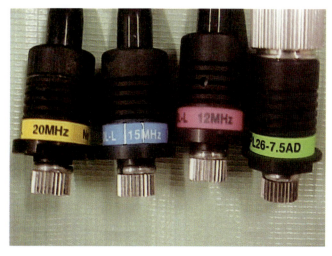

Figura 40.2. Probes de alta freqüência.

gens de 360 graus, ou é movido manualmente em direção longitudinal, sob visão endoscópica, para gerar imagens lineares da lesão ou estrutura estudada com até cerca de 20mm de extensão[9]. Os miniprobes podem ter durabilidade variável de acordo com sua utilização, podendo chegar a 50 a 70 exames, quando usados em esôfago, estômago e duodeno e 20 exames intraductais.

A preparação do exame de EE alta e baixa é semelhante ao de um exame endoscópico convencional, ou seja: jejum e anestesia geral com propofol para os exames altos e preparo de cólon habitual com sedação ou anestesia com propofol, conforme a localização da lesão a ser estudada.

A interface líquida que deve ser criada entre a parede, lesão ou órgão a ser estudado e o transdutor pode ser criado de diversas maneiras, podendo ser preenchida a cavidade com água destilada como comumente se faz no estômago, duodeno, cólon e reto, com mudanças de decúbito se esta se fizer necessária.

Hoje em dia, alguns probes já estão acoplados a um sistema de balão que pode ser preenchido com água após a passagem pelo canal de trabalho e posicionamento no local desejado, do mesmo modo como funciona um ecoendoscópio radial convencional[19,20].

O miniprobe gera imagens radiais com 360 graus de campo visual, com freqüências variando entre 12 e 20MHz, por isso sendo chamado também de probes de alta freqüência, mas já existem protótipos de probes com freqüência mais baixa (7,5MHz) como mais elevada (30MHz). A alta freqüência garante imagens com alta definição de camadas próximas ao transdutor e pouca penetração nos tecidos, o que não garante boa visualização de lesões, órgãos ou estruturas profundas.

A parede do sistema digestório pode ser visualizada com cinco camadas com o ecoendoscópico convencional e probes de baixa freqüência que seriam a mucosa, muscular da mucosa ou mucosa profunda, submucosa, muscular própria e serosa; com probes de alta freqüência pode se estratificar a parede gastrintestinal em até nove camadas quais seriam: a interface mucosa-água, restante da mucosa, interface mucosa e *muscularis mucosae*, *muscularis mucosae*, submucosa, muscular interna (circular), tecido conectivo intermuscular, muscular externa (longitudinal) e serosa.

Por existirem diversas indicações para a EE com probes de alta freqüência, para efeito didático, dividiremos este capítulo por órgãos e subdividiremos por grupos de indicação.

ESÔFAGO

O esôfago pode ser bem estudado pelos miniprobes seja em lesões benignas ou malignas[21]. Uma das grandes dificuldades encontradas para se estudar o esôfago é a criação da interface líquida, devido ao rápido esvaziamento da luz esofágica e pelo risco de aspiração quando se utiliza a água por infusão direta no lúmen do órgão, mas utilizando-se a técnica de colocação de um condon ou "dedo de luva" de látex na extremidade distal do endoscópio cria-se a interface sem haver riscos de aspiração ou perda da interface líquida[17]. Recentemente já foram lançados probes que possuem balões ao nível do transdutor que ao serem preenchidos com água criam a interface líquida desejada[17,18].

Outro benefício encontrado na realização da EE com probes é a possibilidade de transposição de lesões estenosantes, que impedem a exploração com ecoendoscópios convencionais.

Por terem alta freqüência os miniprobes detalham bem estruturas e órgãos próximos ao transdutor, mas tem baixa penetração nos tecidos e órgãos adjacentes, porém dados mostram que a EE com miniprobes acrescenta informações adicionais relevantes em 74% dos casos[12] e tem a capacidade de mudar a conduta em até 57 a 70% dos casos estudados[12,14,16].

Tumores benignos

Várias lesões podem ser estudadas por essa técnica, desde as neoplásicas, subdivididas em: lesões epiteliais e lesões não epiteliais, além de outras condições que podem ser estudadas como a acalasia, o esôfago de Barrett e as varizes esofagianas.

As lesões neoplásicas de origem epitelial raramente são indicadas para a realização de EE, pois devido a sua origem, são facilmente diagnosticadas através da biópsia endoscópica convencional, mas havendo dúvida no diagnóstico a EE encontra uma lesão originária da primeira camada ecogênica do esôfago, podendo apresentar ecogeneicidade variável de acordo com a natureza e tecido que constitui a lesão. Pólipos fibrovasculares[22] ou inflamatórios, papilomas, acantose glicogênica, heterotopias de mucosa gástrica, glândulas sebáceas, tecido pancreático ou tireoidiano, são os tumores epiteliais benignos mais encontrados na prática clínica diária.

Das lesões não epiteliais o leiomioma é o mais freqüentemente encontrado, tem forma ovalada, arredondada, semicircular ou até mesmo circunferencial, podendo simular acalasia, e o método de eleição para a confirmação do diagnóstico é a EE[21] que localiza a lesão originando-se da quarta camada ecogênica da parede esofagiana (*muscularis propria*) e raramente da segunda camada (*muscularis mucosae*), sendo hipoecogênico e homogêneo (Figura 40.3). A heterogeneidade dos leiomiomas como a presença de focos hiperecóicos significando calcificações ou anecóicos significando cistos ou áreas de necrose, são sinais que sugerem malignização do leiomioma, o que raramente acontece no esôfago, sendo mais comum no estômago, onde os leiomiomas são considerados tumores estromais com maior potencial de malignização.

A segunda lesão mais encontrada no esôfago são os cistos que apresentam-se como lesão anecóica, arredondada, originária da submucosa quando se trata de cistos de inclusão ou de mucosa profunda quando se tratam de cistos de retenção. Eles têm a mesma característica ecoendoscópica das varizes esofagianas, diferenciando-se destas por não serem contínuos e não apresentarem comunicação com estruturas vasculares periesofagianas (Figura 40.4).

Tumores de células granulares (Abrikossoff) acometem todo o sistema digestório, mas um terço deles ocorre no esôfago, apresentando-se como lesão elevada, séssil ou em placa, de superfície lisa e tamanho variável, coloração branco-amarelada e a EE define a localização, profundidade e o real tamanho da lesão, que é homogênea e hiperecogênica, originária da terceira camada ecogênica (submucosa)[23] (Figura 40.5).

Lipomas são lesões endoscopicamente arredondadas, amareladas e macias ao toque e as EE são vistas como lesões hiperecogênicas, com bordas lisas e regulares, originárias da camada submucosa[21].

Lesões vasculares são raras, a mais comum dentre elas é o hemangioma, que apresenta-se à endoscopia como lesão azulado-vinhosa, pediculada ou não, macia, podendo ter seu conteúdo esvaziado ao toque com o aparelho de endoscopia ou pelo balão de EE, mostrando um padrão anecóico com origem na terceira camada da parede do esôfago.

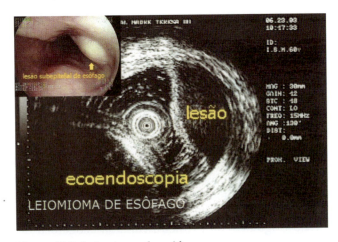

Figura 40.3. Leiomioma de esôfago

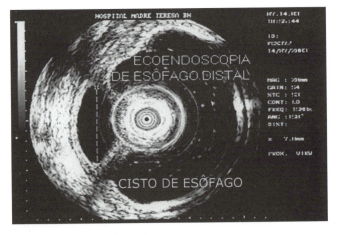

Figura 40.4. Cisto de esôfago.

Outras condições não neoplásicas como a acalasia onde observamos espessamento da camada muscular, ou da quarta camada ecogênica, que espessa-se difusamente, podendo às vezes estar subdividida pelo aparecimento do tecido conectivo que divide as camadas musculares circular interna e longitudinal externa[24,25]. Além do diagnóstico a EE avalia os efeitos da terapêutica em pacientes submetidos a dilatação pneumática[26] ou injeção de toxina botulínica[27].

Tumores malignos

O estádio da neoplasia do esôfago pelo sistema TNM pode ser feito por miniprobes com visualização da lesão neoplásica, que geralmente é heterogênea e hipoecogênica, com quatro estádios T, sendo: T1 quando acomete até a submucosa, T2 quando atinge a muscular própria (Figura 40.6), T3 quando ultrapassa a muscular própria e T4 quando atinge órgãos ou estruturas adjacentes (Figura 40.7), e apesar da baixa penetração os miniprobes obtém acurácia de 80% neste estádio[29-33].

Já para o estádio N as dificuldades aumentam, inicialmente quanto à caracterização do nódulo linfático (NL), sendo sugestivos de NL metastáticos aqueles maiores que 5mm de diâmetro, ovalados, hipoecóicos e com bordas irregulares. Em comparação com os achados histológicos pós-operatórios a acurácia do estadiamento N foi de 30% (Figura 40.8)[21].

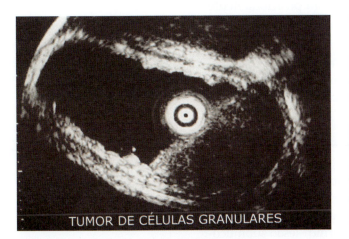

Figura 40.5. Tumor de células granulares.

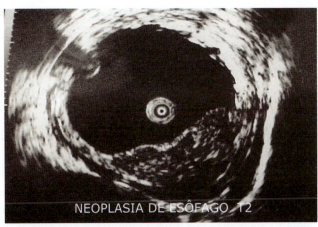

Figura 40.6. Neoplasia de esôfago estádio uT2.

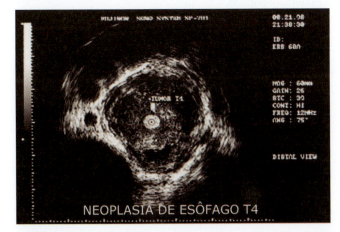

Figura 40.7. Neoplasia de esôfago estádio uT4.

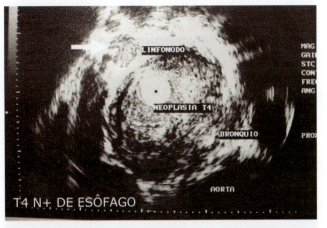

Figura 40.8. Neoplasia avançada de esôfago com NL periesofagiano (seta).

Dados adicionais e relevantes podem ser obtidos pela EE com miniprobes quando a lesão neoplásica é estenosante e não permitir a avaliação pelo ecoendoscópio convencional radial, nestes casos o miniprobe de fino calibre consegue estadiar melhor a lesão.

Erros no estádio do câncer esofágico com miniprobes ocorrem pelo superestadiamento, devido ao edema peritumoral que simula infiltração de camadas mais profundas. A compressão exagerada pelo balão ou condon, efeitos de biópsias prévias, sombra acústica posterior à lesão ou ulceração com erro de interpretação da interrupção da submucosa, causando o mesmo efeito. A subestádia também ocorre quando existem microinfiltrações não perceptíveis ao exame[1].

ESTÔMAGO

Várias lesões podem ser analisadas pela EE com miniprobes desde lesões benignas submucosas, pregas gástricas alargadas e lesões malignas como o adenocarcinoma e o linfoma[13-16].

O estômago, não apresenta a dificuldade apresentada pelo esôfago de formação da interface líquida, pois o líquido permanece por um tempo maior na luz gástrica e o risco de aspiração é bem menor. Porém existem áreas gástricas que dificultam o exame ecoendoscópico, como a região da cárdia, fundo gástrico e a região pré-pilórica, onde não se obtém um bom posicionamento paralelo do miniprobe à parede gástrica, formando imagens oblíquas, levando a erros de interpretação.

No estômago, uma vantagem que o miniprobe apresenta sobre o ecoendoscópio convencional é a conveniência de poder realizar o exame quando a lesão for visualizada em um exame de rotina, não necessitando a troca do gastroscópio por um ecoendoscópio[34].

Tumores benignos

As lesões subepiteliais são as mais comumente encontradas em exames de rotina na prática endoscópica diária, sendo vistas como elevações bem definidas da mucosa gastrintestinal, de formato variado, geralmente arredondado ou ovalado, recoberta por mucosa íntegra, e que apesar do termo "lesão submucosa" pode pertencer a qualquer camada da parede gastrintestinal ou até mesmo pode tratar-se de uma lesão extramural ou uma compressão extrínseca (Figura 40.9), tornando-se uma das maiores indicações do estudo ecoendoscópico.

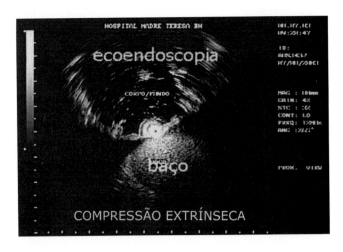

Figura 40.9. Compressão extrínseca pelo baço simulando uma lesão submucosa de corpo gástrico.

Os principais objetivos da EE em tumores subepiteliais são: diferençar lesões intramurais das extramurais, localizar a camada da parede de onde se origina a lesão, presumir a natureza histológica, avaliar o tamanho real e diferençar entre benigna e maligna.

De acordo com a localização parietal e as características ecoendoscópicas tais lesões podem ter seu diagnóstico orientado (Tabela 40.2).

Tabela 40.2. Localização e padrão ecoendoscópico dos principais tumores benignos.

Mucosa e *muscularis mucosae* (1ª camada hiperecóica e 2ª camada hipoecóica)
   Carcinóide: massa hipoecogênica, heterogênea ou homogênea, podendo atingir a submucosa.
   Varizes: cordões anecóicos, arredondados, podendo atravessar a parede do órgão (perfurantes) comunicando-se com estruturas anecóicas extraparietais (varizes perigástricas ou periesofágicas, p. ex.)

Submucosa (3ª camada hiperecóica)
   Cistos: lesão anecóica com ou sem septo
   Lipoma: lesão hiperecogênica ou isoecogênica em relação à submucosa
   Varizes: cordões anecóicos

Muscular Própria (4ª camada hipoecóica)
   Tumor estromal: lesão hipoecogênica

Subserosa (5ª camada hiperecóica)
   Neurinoma: massa hipoecogênica difusa

Indeterminado
   Tecido pancreático ectópico: variação no padrão ecográfico com cistos e ductos no centro da lesão

---

Um dos principais tumores subepiteliais vistos em endoscopias de rotina são os leiomiomas, que se pensava serem originários de células musculares lisas com baixo índice de malignização (leiomiossarcoma), porém hoje em dia sabe-se que sua origem, principalmente na parede gástrica, seriam as células marca-passo de Cajal, sendo renomeados então como tumores estromais gastrintestinais (TEGI). Estes TEGI apresentam características de malignidade bem definidas que podem ser avaliadas com o estudo ecoendoscópico e histológico (Tabela 40.3).

A EE dos TEGI revela lesões hipoecogênicas homogêneas, originando-se da quarta camada ecogênica da parede gástrica, de limites nítidos e precisos, com bordas lisas, e quando apresentam pontos hiperecogênicos ou anecóicos podem ser respectivamente sinais de calcificações ou necrose sugestivos de malignidade.

Lesões císticas são lesões anecóicas localizadas na terceira camada ecogênica da parede gastrintestinal, podendo conter septos ou não, e por apresentarem a mesma ecogeneicidade e localização que as varizes podem ser confundidas. As varizes são alongadas e podem estender-se por todas as camadas e apresentar comunicantes com estruturas anecóicas extraparietais, como ocorre na

---

Tabela 40.3. Características de malignidade de tumores estromais gastrintestinais.

Tamanho maior que 5cm
Infiltração de estruturas adjacentes
Aumento da relação núcleo-citoplasma
Índice mitótico > 1-5 por 10CGA
Infiltração da submucosa

hipertensão porta onde podemos visualizar as varizes submucosas esofágicas ou gástricas, as perfurantes ligando estas às perigástricas e periesofágicas.

Lipomas são massas de tamanho variável, geralmente pequenos, localizados na terceira camada hiperecóica, hiperecogênicas, ou seja, com a mesma ecogeneicidade da camada que se encontram, apresentam limites finos e bem definidos (Figura 40.10).

Outras lesões freqüentemente encontradas no estômago são as ectopias de mucosa pancreática, com origem na camada submucosa podendo apresentar um ducto de drenagem central (Figura 40.11).

A EE foi utilizada para o estudo de úlceras gástricas, tentando-se definir padrões que diferenciassem úlceras pépticas de neoplásicas, mas devido ao caráter penetrante da úlcera péptica, atenuação do feixe ecogênico e o edema ulceroso, não se obtiveram sucesso em apontar aspectos ecoendoscópicos patognomônicos de ambas as doenças (Figura 40.12).

Como os miniprobes ainda não dispõem do recurso de estudo com Doppler às lesões vasculares são mal estudadas, mas associando a história clínica e os achados endoscópicos podem se aproximar do diagnóstico (Figura 40.13).

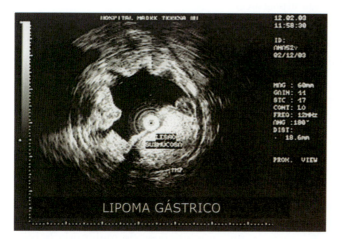

Figura 40.10: Lipoma gástrico.

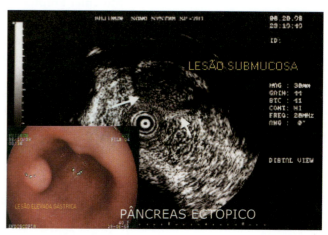

Figura 40.11. Lesão submucosa antral compatível com pâncreas ectópico.

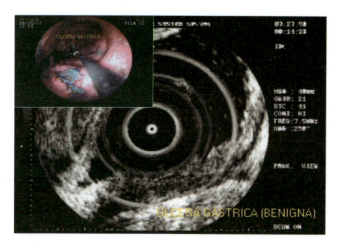

Figura 40.12. EE de úlcera gástrica péptica com infiltração até muscular própria.

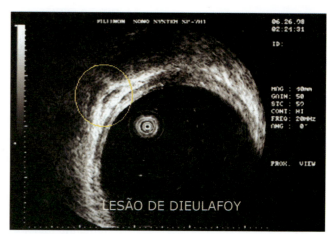

Figura 40.13. Estudo ecoendoscópico da cárdia de paciente com quadro recente de hemorragia digestiva alta e hemostasia endoscópica de provável lesão de Dieulafoy, confirmada à EE com o achado de uma estrutura anecóica vascular submucosa.

Adenocarcinoma

A partir de uma lesão neoplásica gástrica, seja ela polipóide, elevada ou ulcerada, identificada pela endoscopia e diagnosticada pela histologia, realiza-se a EE destas lesões que podem encontrar lesões hipoecogênicas, e em menor incidência hiperecogênicas, heterogêneas, com margens irregulares e que devido ao seu crescimento infiltrativo destrói, progressivamente a estrutura ecogênica da parede gástrica.

O adenocarcinoma é classificado pelo sistema TNM da seguinte forma: T1 – quando existe um espessamento ou infiltrado da mucosa e submucosa, deixando a muscular própria intacta, pela EE com miniprobe estas lesões podem ser bem estudadas principalmente quando existe a infiltração somente de mucosa (T1m), permitindo a realização da ressecção endoscópica (Figura 40.14) ou quando atingem a camada submucosa (T1sm), (Figura 40.15) o que desencoraja a realização da mucosectomia pelo risco de haver metástases sobre NL[35-39]. O estádio T2 se dá quando a muscular própria e subserosa estão acometidas, T3 quando o tumor penetra além da serosa (peritônio visceral) e T4 (Figura 40.16) quando o mesmo invade estruturas e órgãos adjacentes como o fígado, pâncreas e cólon.

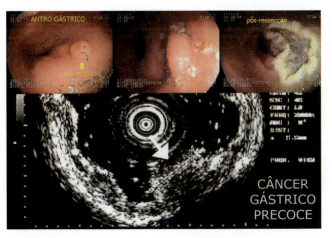

Figura 40.14. Neoplasia gástrica precoce uT1m, com ressecção endoscópica.

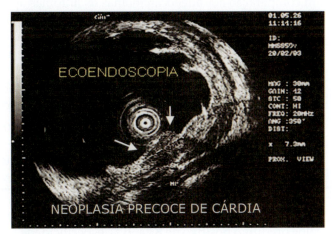

Figura 40.15. Neoplasia gástrica precoce uT1sm.

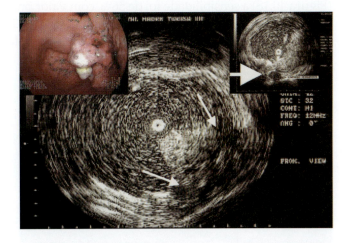

Figura 40.16. Neoplasia gástrica avançada, com NL perigástrico (seta maior).

O estádio N é – N0: quando não há NL acometidos, N1: NL perigástricos a menos de 3cm da lesão; e N2: NL perigástricos a mais de 3cm do tumor primário ou nos eixos das artérias gástrica esquerda, hepática comum esplênica ou em tronco celíaco. A sensibilidade e a especificidade na detecção do carcinoma pela EE convencional é de 92% e 87% respectivamente e a acurácia de diferenciar uma lesão maligna de benigna é de 90%[36]. Estudos comparando a EE convencional com miniprobes revelam uma superioridade da primeira em relação aos miniprobes com estádios T de 78-83% contra 67% e estádios N de 70-67% contra 50%, respectivamente, devido a baixa penetração dos probes de alta freqüência e a distância dos NL da parede gástrica[36-39].

Linfoma gástrico

O sistema digestório é o local mais comum de localização dos linfomas extranodais e mais da metade deles ocorrem no estômago, sendo responsáveis por 2 a 8% das neoplasias malignas gástricas. A apresentação endoscópica e eco-endoscópica dos linfomas gástricos podem ser de três tipos: polipóide, em massa, espalhamento lateral e infiltrativo. A EE tem a função de estádio para a orientação da conduta e acompanhamento do tratamento.

Em comparação aos adenocarcinomas os linfomas apresentam maior hipoecogeneicidade e heterogeneidade, além de apresentarem uma característica de crescimento mais horizontal, que o adenocarcinoma, que é mais vertical, com invasão precoce de camadas profundas. A mucosa no adenocarcinoma é extensamente envolvida enquanto que no linfoma ela está minimamente envolvida, podendo se dizer que infiltração extensa de submucosa e muscular da mucosa com ulcerações localizadas seria um sinal patognomônico do linfoma.

Linfomas precoces apresentam espessamento difuso da segunda e terceira camadas da parede gástrica, isoecóicas e mantendo-se como estruturas distintas, já nos casos avançados observa-se espessamento difuso com típico padrão hipoecogênico sem distinção entre as duas camadas ecogênicas (Figura 40.17).

A EE apresenta sensibilidade para o diagnóstico de linfomas de 83 a 93%, valor preditivo positivo de 83 a 91%, especificidade e valor preditivo negativo de 97 e 98%, com acurácia de 97%, respectivamente. Na avaliação da profundidade das lesões a EE foi correta em 87% dos casos e para os achados de NL (Figura 40.18) a sensibilidade foi de 56%, com valor preditivo positivo de 100%, especificidade de 100%, valor preditivo negativo de 82% e acurácia de 85%. A acurácia total no estádio T varia entre 88 a 96% e do estádio N de 72 a 88%[40-42].

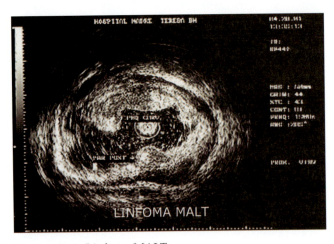

Figura 40.17. Linfoma MALT.

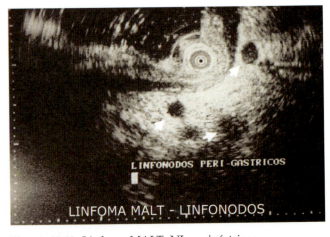

Figura 40.18. Linfoma MALT: NL perigástricos.

ECOENDOSCOPIA COM MINIPROBES DE ALTA FREQÜÊNCIA **605**

PREGAS GÁSTRICAS GIGANTES

Este achado durante a endoscopia sugere um grande número de doenças desde as mais benignas como uma infecção por *Helicobacter pylori* até neoplasias[43-46] (Tabela 40.4).

Tabela 40.4. Principais etiologias de pregas gástricas gigantes.

Malignas	Adenocarcinoma, linite plástica, linfoma e metástases
Infecciosas	Sífilis, tuberculose, CMV, *H. pylori*, histoplasmose e criptococose
Doenças infiltrativas	Crohn, sarcoidose, amiloidose, gastrite eosinofílica, granulomatosa e linfocítica
Doenças vasculares	Gastropatia da hipertensão porta e varizes gástricas
Condições benignas	Menétrier, Zollinger-Ellison, gastrite, hiperrugosidade, gastrite cística profunda

O diagnóstico etiológico das pregas gástricas aumentadas é um grande desafio, pois as biópsias convencionais são geralmente inconclusivas. A EE também pode orientar o diagnóstico ou o local para a realização de biópsias e ou macrobiópsias, que devem ser indicadas ou contra-indicadas, por exemplo, quando se encontram varizes gástricas.

O uso de miniprobes por sua característica de alto detalhamento de estruturas próximas ao transdutor, tem a capacidade de avaliar a parede gástrica e definir qual a camada está espessada e o diagnóstico provável desse espessamento.

A parede gástrica normalmente mede entre 0,8mm a 3,6mm, sendo considerada espessada a parede com mais de 3,6mm de espessura total. Quando o espessamento é limitado somente à mucosa as biópsias endoscópicas são diagnósticas. Quando existe comprometimento da quarta camada ecogênica, há forte suspeita de malignidade[44].

Quando somente a segunda camada está espessada e este espessamento é localizado, a doença de Menètrier é um dos diagnósticos mais prováveis, se existe o espessamento da terceira e quarta camadas há grande probabilidade de se tratar de uma linite plástica principalmente com um crescimento circular envolvendo toda a circunferência do órgão (Figura 40.19), e se o espessamento é da segunda e terceira camadas a presença de linfoma gástrico é fortemente sugestiva. Nas fases precoces essa doença mantém a integridade das camadas e nas avançadas existe a fusão das camadas em uma massa hipoecogênica[45], assim como ocorre em lesões metastáticas (Figura 40.20).

O encontro de estruturas anecóicas submucosas sugere varizes que contra-indicam a realização de biópsias. A infecção pelo *Helicobacter pylori* pode cursar com pregas gástricas aumentadas, apresentando espessamento das três primeiras camadas, que retornam a normalidade após a erradicação da bactéria[46].

DUODENO

Existem poucas indicações para o estudo ecoendoscópico duodenal, sendo a maioria das indicações as lesões elevadas submucosas que na maioria das vezes são carcinóides diagnosticados à endoscopia, sendo indicada a EE para avaliação do tamanho e profundidade da lesão e sua ressecabilidade endoscópica ou cirúrgica. As lesões geralmente são hipoecogênicas e homogêneas originárias e limitadas à camada submucosa (Figura 40.21).

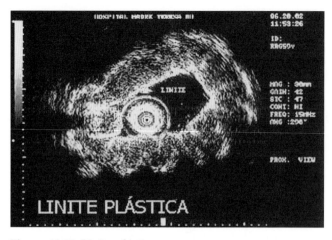

Figura 40.19. Linite plástica.

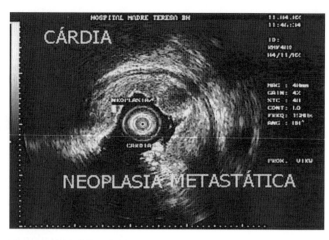

Figura 40.20. Neoplasia metastática gástrica, com tumor primário de mama.

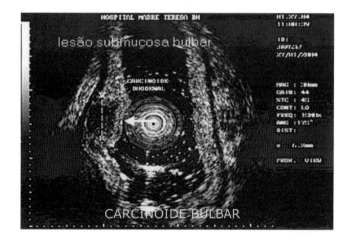

Figura 40.21. Carcinóide bulbar limitado à submucosa.

Outra lesão freqüentemente encontrada em duodeno é a heterotopia de tecido pancreático que se apresenta como uma lesão elevada com depressão ou umbilicação central e à EE encontra-se uma lesão hiperecogênica podendo em alguns casos, apresentar uma estrutura tubular anecóica em seu centro, correspondente ao ducto pancreático excretor. As demais lesões submucosas ou neoplásicas anteriormente descritas podem ser encontradas no duodeno, porém em menor freqüência. Não podemos nos esquecer também das compressões extrínsecas na parede anterior, representado pela vesícula biliar que é móvel e na parede posterior (rim direito), que é imóvel.

VIA BILIAR E PÂNCREAS

Nessa região podemos utilizar os probes para estádio de neoplasias, porém a baixa penetração dos miniprobes de alta freqüência impede a realização da EE destas vias através do estômago e do arco duodenal. Contudo podemos utilizar a via intraductal, que presta para o estádio das neoplasias de papila de Vater, hepatocolédoco ducto pancreático principal, assim como avalia lesões benignas[48-55]. Como os probes são pouco maleáveis e extremamente frágeis, o risco de quebra é grande, para diminuir estes riscos foram desenvolvidos probes guiados de fino calibre que podem ser passados pelo canal

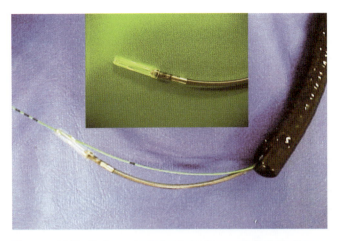

Figuras 40.22. Probe exteriorizado pelo canal de trabalho do duodenoscópio sob fio-guia, no detalhe a montagem da sonda de nelaton na extremidade distal do probe.

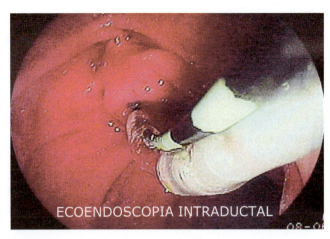

Figura 40.23. Visão endoscópica do probe passando sob o fio guia para ganhar a via biliar cateterizada.

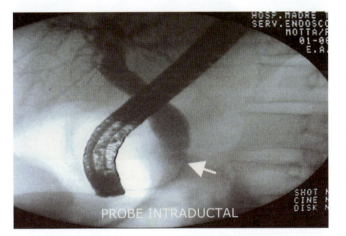

Figura 40.24. Visão radiológica do probe na via biliar.

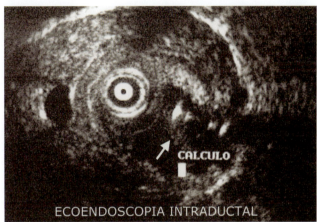

Figura 40.25. Cálculo da via biliar, visto pela EID.

de trabalho do duodenoscópio e guiados sob um fio na via que se deseja estudar.

Não dispondo de probes guiados, desenvolvemos no serviço de EE do Hospital Madre Teresa de Belo Horizonte uma técnica de acoplar uma sonda de nelaton à ponta do miniprobe que permite a sua passagem até a via a ser estudada de forma guiada, sem a utilização do elevador do duodenoscópio minimizando o risco de quebra e permitindo a realização da ultra-sonografia intraductal (USID) (Figuras 40.22, 40.23 e 40.24).

Lesões benignas

Foram estudadas pela USID, as lesões compressivas da via biliar que apareciam durante a CPER sem opacificação da vesícula, sugerindo síndrome de Mirizzi, havendo um significativo aumento das informações para a realização do procedimento cirúrgico, justificando a realização da USID nestes casos[56] assim como em casos de coledocolitíase de difícil manejo ou inconclusivas à CPER (Figura 40.25)[57,58].

Na distinção de estenoses malignas de benignas da via biliar a USID comparada a CPER com citologia apresentou acurácia, sensibilidade e especificidade de 92%, 90% e 93% contra 73%, 48% e 100%, respectivamente[59,60].

A abordagem dos adenomas de papila de Vater pela USID[61] ou por via duodenal[62], pode definir o grau de infiltração e o tamanho real da lesão sendo importante fator na decisão terapêutica endoscópica ou cirúrgica.

Tumores malignos

A USID é precisa no diagnóstico da extensão do colangiocarcinoma, especialmente na invasão da veia porta e pâncreas. A acurácia para a profundidade de invasão é de 84,6% para a invasão de veia porta, para o pâncreas é de 84,6% e 88,9% respectivamente e para o diagnóstico de tumor difuso de 84,6% [63-70]. O câncer da papila duodenal também pode ser estadiado pela USID e de acordo com seu estádio ser ressecado por cirurgia ou endoscopia [71] (Figura 40.26).

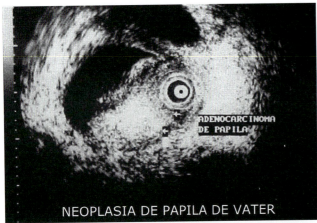

Figura 40.26. Adenocarcinoma de papila de Vater estadiado pela USID.

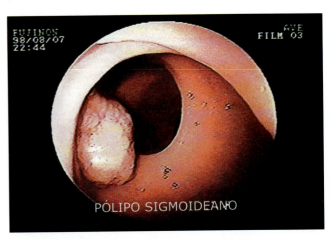

Figura 40.27. Pólipo colônico visão endoscópica.

CÓLON E RETO

Tumores benignos

O estudo ecoendoscópico do esfíncter retal e do assoalho pélvico ganha a cada dia um grande espaço nas indicações da EE, pois estudos mostram alterações do esfíncter anal e do relaxamento dos músculos pélvicos na discinesia retal[72], além de lesões traumáticas do esfíncter [73,74] e estudo das fístulas anais com o uso de peróxido de hidrogênio[75,76].

Lesões polipóides sésseis de base larga com suspeita de degeneração neoplásica (Figura 40.27) ou lesões planas e espraiadas com componente deprimido (Figura 40.28) devem ser estudadas pela EE com probes para avaliação de infiltração submucosa, que se positiva alteraria a condução do caso (Figuras 40.29 e 40.30). Pólipos pediculados não necessitam de estudo ecoendoscópico por ser o pedículo a margem de segurança para sua ressecção.

Outra lesão benigna que pode ser avaliada pela EE é a endometriose colônica, interessando principalmente o grau de invasão transmural e adesão a órgãos adjacentes (Figura 40.31).

Tumores malignos

No reto a EE com probe pode ser usada para o estádio do câncer retal, porém não alcançou os bons índices de acurácia encontrados no estádio com ecoendoscópicos rígidos (Figuras 40.32 e 40.33).

ECOENDOSCOPIA COM MINIPROBES DE ALTA FREQÜÊNCIA **609**

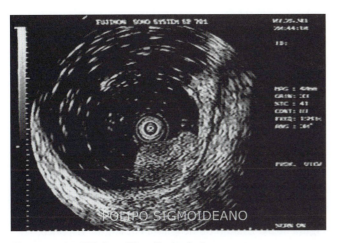

Figura 40.28. EE do pólipo limitado à mucosa.

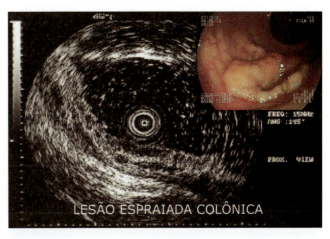

Figura 40.29. Lesão espraiada com depressão central limitada à mucosa, no detalhe visão endoscópica.

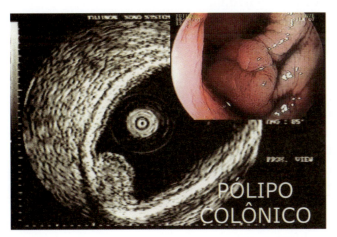

Figura 40.30. Pólipo séssil de base larga com infiltração submucosa vista à EE.

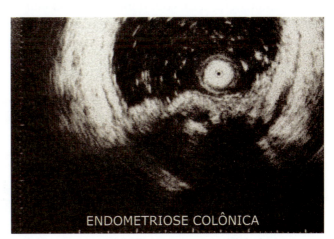

Figura 40.31. Endometriose colônica estendendo-se por toda a parede colônica.

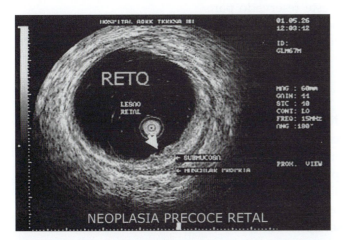

Figura 40.32. Neoplasia precoce retal.

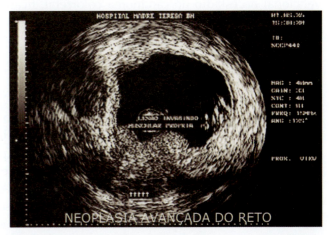

Figura 40.33. Neoplasia avançada retal.

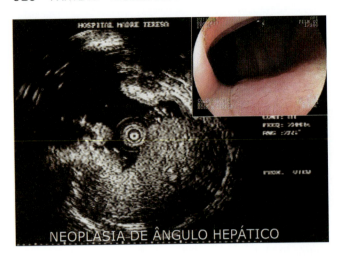

Figura 40.34. Estádio de neoplasia em ângulo hepático.

Em cólon a EE não é amplamente indicada devido a sua baixa sensibilidade em detectar NL metastáticos. Em casos de lesões precoces ou suspeitas de neoplasia maligna, a EE com miniprobes está bem indicada para determinação da camada atingida pela lesão, superando a EE convencional no detalhamento da lesão e na possibilidade de realização em todos os segmentos desde o ceco até o reto, não ficando limitada aos segmentos distais do grosso intestino (Figura 40.34)[77-81].

Comparada a EE convencional àquela realizada com miniprobes[77], em 289 pacientes com câncer colorretal, que foram divididos em três grupos: grupo A com infiltração de mucosa e terço superficial da submucosa (m e sm1), grupo B com infiltração de dois terços profundos de submucosa (sm2 e sm3) e grupo C com infiltração de muscular própria (mp) ou mais profunda; sendo encontradas taxas de acerto diagnóstico nos pacientes submetidos a EE convencional de: 74,1% no grupo A, 60% no grupo B e 85,3% no grupo C; e nos pacientes submetidos a EE com probes as taxas de acerto eram de 92,6% no grupo A, 80% no grupo B e 77,3% no grupo C, havendo diferença estatística na acurácia diagnóstica somente no grupo A.

Erros diagnósticos foram causados pela impossibilidade em se criar uma imagem adequada pelo EE convencional e pela atenuação do feixe sonoro pelos probes, portanto o estudo conclui que os miniprobes são superiores a EE convencional no estádio do carcinoma colorretal, ficando este reservado para casos onde haja uma atenuação dos feixes sonoros impedindo o estádio pelos miniprobes.

HIPERTENSÃO PORTA

A endoscopia é considerada excelente método para o diagnóstico de varizes esofagogástricas conseqüentes à hipertensão porta. Recentemente a EE convencional começou a ganhar espaço no estudo da hipertensão porta, encontrando estruturas anecóicas tubulares submucosas e periesofágicas e perigástricas correspondentes às varizes e colaterais[82]. A EE com miniprobes é superior a endoscopia no diagnóstico das varizes esofagogástricas[83,84] com percentuais de 88% contra 55% no achado de varizes esofágicas e 17% contra 41% no achado de varizes gástricas e 40% de achado de veias perfurantes, realizada pela passagem do miniprobe pelo canal de trabalho ou até mesmo por via transnasal sem a visão direta do esôfago e estômago[85]. Com os miniprobes, além da detecção das varizes [86,87] podem ser detectados finos detalhes da estrutura vascular[88] como a espessura da parede do vaso, seu raio e manchas avermelhadas[89] da junção gastroesofágica e veias perfurantes[90,91]. Além do diagnóstico a EE avançou também na terapêutica das varizes esofagogástricas, seja prevendo a recorrência através dos achados de perfurantes e varizes periesofago-gástricas[91,92], seja orientando a terapêutica adequada e no controle pós-terapêutica[93-95].

TERAPÊUTICA ECO-ASSISTIDA

A EE com miniprobe não realiza gestos terapêuticos ecoguiados como os realizados pelo ecoendoscópio setorial, onde sob visão ecoendoscópica observa-se a penetração da agulha para tratamento de diversas afecções e colheita de material para diagnóstico de lesões próximas ao sistema digestório, mas é utilizada na orientação de terapêuticas, ou seja, torna-se um direcionamento ecoendoscópico.

Este direcionamento pode ocorrer nas lesões císticas do pâncreas, através do estudo da lesão que comprime a parede gastroduodenal, primeiramente fazendo o diagnóstico diferencial entre uma compressão extrínseca que não seja o cisto, como pode ocorrer com o baço ou um aneurisma aórtico, e secundariamente analisando a estrutura parietal que divide a cavidade intestinal e a cística, marcando-se o local de maior adelgaçamento, que não contenha vasos de grosso calibre ou órgãos interpostos (Figuras 40.35 e 40.36).

Outra aplicação terapêutica é a análise das varizes gástricas pré e pós-injeção de cianoacrilato (Figuras 40.37 e 40.38), onde se observam trombos hiperecóicos em seu interior, direcionando para o tratamento das varizes esofagianas, ou complementando-se seletivamente o tratamento de varizes gástricas ainda não ocluídas.

A principal utilização terapêutica da EE com miniprobe é para determinar a profundidade da invasão de lesões e a estratégia terapêutica a ser adotada, onde demonstra altas taxas de sensibilidade, especificidade e acurácia[96-99]. Utilizando-se a técnica de injeção sublesional de solução salina o miniprobe pode ser utilizado para confirmar a completa elevação da lesão dos planos profundos assegurando a ressecção da total da lesão (Figura 40.39).

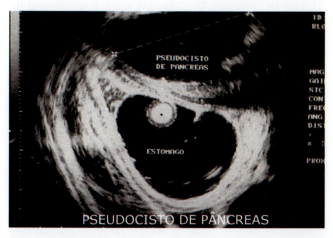

Figura 40.35. Pseudocisto de pâncreas comprimindo o antro gástrico.

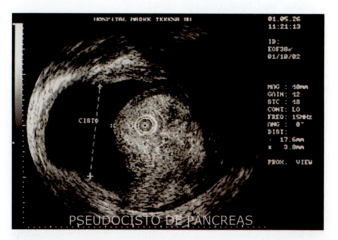

Figura 40.36. Pseudocisto de pâncreas comprimindo o duodeno.

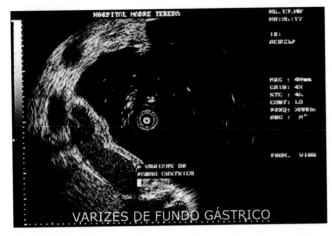

Figura 40.37. Varizes gástricas pré-injeção de cianoacrilato.

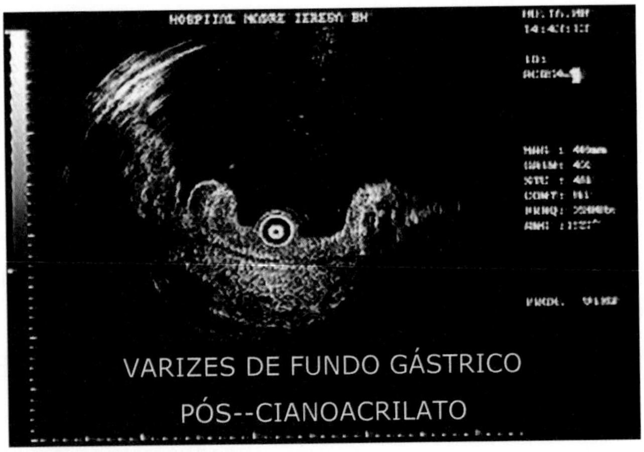

Figura 40.38. Controle pós-injeção de cianoacrilato.

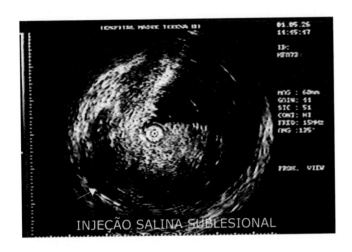

Figura 40.39. Injeção sublesional de solução salina vista à EE.

REFERÊNCIAS BIBLIOGRÁFICAS

1. Yasuda K. The handbook of endoscopic ultrasonography in digestive tract. Japan: Blackwell Science, First Edition, 2000.
2. Yamanaka T, Yoshida Y, Futamura M, e col. Newly developed ultrasonic microprobe, basic and clinical evaluation in the diagnosis of digestive diseases [abstract]. Ultrasound Med Biol 1994;20(Suppl 1):S44.
3. Yasuda K. Development and clinical use of ultrasonic probes. Endoscopy 1994;26:816-7.
4. Saisho H, Sai K, Tsuyuguchi T, Yamaguchi T, e col. A new small probe for ultrasound imaging via conventional endoscope. Gastrointest Endosc 1995;41:141-5.
5. Frank N, Grieshammer B, Zimmerman W. A new miniature ultrasonic probe for gastrointestinal scanning: feasibility and preliminary results. Endoscopy 1994;26:603-8.
6. Martin RW, Silverstein FE, Kimmey MB. A 20-MHz ultrasound system for imaging the intestinal wall. Ultrasound Med Biol 1989;15:273-80.
7. Kimmey MB, Martin RW, Silverstein FE. Endoscopic ultrasound probes. Gastrointest Endosc 1990;36:S40-6.
8. Rösch T, Classen M. A new ultrasonic probe for endosonographic imaging of the upper GI tract. Endoscopy 1990;22:41-6.
9. Kimmey MB, Martin RW, Silverstein FE. Clinical application of linear ultrasound probes. Endoscopy 1992;24(suppl):364-9.
10. Maruta S, Tsukamoto Y, Niwa Y, e col. Evaluation of upper gastrointestinal tumors with a new endoscopic ultrasound probe. Gastrointest Endosc 1994;40:603-8.
11. Jafri IH, Saltzman JR, Colby JM, e col. Evaluation of the clinical impact of endoscopic ultrasonography on gastrointestinal disease. Gastrointest Endosc 1996;44:367-70.
12. Nickl NJ, Buthani MS, Catalano M, e col. Clinical implications of endoscopic ultrasound: the American Endosonography Club Study. Gastrointest Endosc 1996;44:371-7.
13. Chak A, Canto M, Stevens PD, e col. Clinical applications of a new trough-the-scope ultrasound probe: prospective comparison with an ultrasound endoscope. Gastrointest Endosc 1997;45:291-5.
14. Nesje LB, Odegaard S, Kimmey MB. Transendoscopic ultrasonography during conventional upper gastrointestinal endoscopy. Clinical evaluation of a linear 20-MHz probe system. Scand J Gastroenterol 1997;32:500-8.
15. Chak A, Soweid A, Hoffman B, e col. Clinicla implications of catheter probe-assisted endoluminal ultrasonography. Endoscopy 1998;30:169-72.
16. Waxman I. Clinical impact of high-frequency ultrasound

probe sonography during diagnostic endoscopy – A prospective study. Endoscopy 1998 30(suppl 1):A166-8.

17. Wallace MB, Hoffman BJ, Sahai AS, Inoue H, Velse AV, Hawes RH. Imaging of esophageal tumors with a water-filled condom and a catheter US probe. Gastrointest Endosc 2000;51(5)597-600.

18. Inoue H, Kawano T, Takeshita K, Iwai T. Modified soft-ballon methods during ultrasonic probe examination for superficial esophageal cancer. Endoscopy 1998;30(suppl 1): A41-3.

19. Fockens P, van Dullemen HM, Tytigat GNJ. Endosonography of stenotic esophageal carcinomas: preliminary experience with an ultra-thin, balloon-fitted ultrasound probe in four patients. Gastrointest Endosc 1994;40: 226-8.

20. Tseng LJ, Jao YTFN, Mo LR. Preoperative staging of colorectal Cancer with a balloon-sheathed Mniprobe. Endoscopy 2002;34:564-8.

21. Guo-ming X, Yan-lin N, Xiao-pin Z, e col. The diagnostic value of transendoscopic miniature ultrasonic probe for esophageal diseases. Endoscopy 1998;30:A28-32.

22. Lawrence SP, Larsen BR, Stacy CC e col. Echoendosonographic and histologic correlation of a fibrovascular polyp of the esophagus. Gastrointest Endosc 1994;40:81-4.

23. Murata Y, Yoshida M, Akimoto S e col. Evaluation of endoscopic ultrasonography for the diagnosis of submucosal tumors of the esophagus. Surg Endosc 1988;2:51-8.

24. Miller LS, Liu J-B, Barbarevech CA, e col. High-resolution endoluminal sonography in achalasia. Gastronitest Endosc 1995;42:545-9.

25. Trowers EA, Kimmey MB, Yee HC, Mrtin RW, Taniguchi DK, Silverstein FE. Assessment of esophageal muscle tickness in achalasia using a high frequency linear endoscopic ultrasound probe [abstract]. Gastrointest Endosc 1992; 38:244.

26. Schiano TD, Fisher RS, Parkman HP, e col. Use of high-resolution endoscopic ultrasonography to asses esophageal wall damage after pneumatic dilation and botulinum toxin injection to treat achalasia. Gastrointest Endosc 1996;44:151-7.

27. Hoffman B, Knapple WL, Bhutani MS, Verne GN, Hawes RH. Treatment of achalasia by injection of botulinum toxin under endoscopic ultrasound guidance. Gastrointest Endosc 1997;45:77-9.

28. Adrian AL, Ter H-C, Cassidy MJ, e col. High-resolution endoluminal sonography is a sensitive modality for the identification of Barrett's metaplasia. Gastrintest Endosc 1997;46:147-51.

29. Murata Y, Muroi M, Yoshida M, e col. Endoscopic ultrasonography in the diagnosis of esophageal carcinoma. Surg Endosc 1987;1:11-6.

30. Inoue H, Nara S, Izumi Y, e col. Improved technique for endosonographic evaluation of superficial esophageal cancer using a miniature probe. Gastroenterol Endosc 1994; 36:800-3.

31. Yanai H, Yoshida T, Harada T, e col. Endoscopic ultrasonography of superficial esophageal cancers using a thin ultrasound probe system equipped with switchable radial and linear scanning modes. Gastrointest Endosc 1996; 44:578-82.

32. Hasegawa N, Niwa Y, Arisawa T, e col. Preoperative staging of superficial esophageal carcinoma: comparison of

an ultrasound probe and standard endoscopic ultrasonography. Gastronitest Endosc 1996;44:388-93.

33. Murata Y, Suzuki S, Ohta M, e col. Small ultrasonic probes for determination of the depth of superficial esophageal cancer. Gastrointest Endosc 1996;44:23-8.

34. Okai T, Sawabu N. Minprobe or ultrasound Endoscope for gastric lesions? Endoscopy 1998;30(suppl1):A60-2.

35. Takemoto T, Yanai H, Tada M, e col. Application of ultrasonic probes prior to endoscopic resection of early gastric cancer. Endoscopy 1992;24(suppl):329-33.

36. Rösch T, Dittler HJ, Classen M. First clinical application of an ultrasound probe for endoluminal ultrasound in esophagogastric tumors: Comparison with conventional endosonography. Gastrointest Endosc 1990;36:A216.

37. Yanai H, Fujimura H, Suzumi M, e col. Delineation of the gastric muscularis mucosae and assessment of depht of invasion of early gastric câncer using a 20-megahertz endoscopic ultrasound probe. Gastrointest Endosc 1993;39: 505-12.

38. Akahoshi K, Chijiiwa Y, Tanaka M, e col. Endosongraphy probe-guided endoscopic mucosal resection of gastric neoplasms. Gastrointest Endosc 1995;42:248-52.

39. Yanai H, Tada M, Karita M, e col. Diagnostic utility of 20-megahertz linear endoscopic ultrasonography in early gastric câncer. Gastrointest Endosc 1996;44:29-33.

40. Suekane H, Iida M, Yao T, e col. Endoscopic ultrasonography in primary gastric lymphoma: correlation with endoscopic and histologic findings. Gastrointest Endosc 1993; 39:139-45.

41. Caletti GC, Ferrari A, Bocus P, e col. Endoscopic ultrasonography in gastric lymphoma. Schweiz Med Wochenschr 1996;126:819-25

42. Caletti G, Ferrari A, Brocchi E, Barbara L. Accuracy of endoscopic ultrasonography in the diagnosis an staging of gastric cancer and lymphoma. Surgery 1993;113:14-27.

43. Caletti G, Fusaroli p, Bocus P. Endoscopic ultrasonography in large gastric folds. Endoscopy 1998;30(suppl 1):A72-5.

44. Mendis RE, Gerdes H, Lightdale CJ, Botet JF. Large gastric folds: a diagnostic approach using endoscopic ultrasonography. Gastrointest endosc 1994;40:437-41.

45. Songur Y, Takashi O, Watanebe H, e col. Endosonographic evaluation of giant gastric folds. Gastrointest Endosc 1995; 41:468-74.

46. Avunduk C, Navab F, Hampf F, e col. Prevalence of Helicobacter pylori infection in patients with large gastric folds: Evaluation and follow-up with endoscopic ultrasound before and after antimicrobial therapy. Am J Gastroenterol 1995;90:1969-73.

47. Nishimori I, Morita m, Sano S, e col. Endosonography-guided endoscopic resection of duodenal carcinoid tumor. Endoscopy 1997;29:214-7.

48. Inui K, Nakazawa S, Yoshino J, e col. Ultrasound probes for biliary lesions. Endoscpy 1998;30(suppl 1):A120-3.

49. Mukai H, Konishi J, Ikeda E,e col. Clinical evaluation of the ultrasonic probe in the diagnosis of biliary and pancreatic diseases. Gastroenterol Endosc 1991;33;519-26.

50. Furukawa T, Naitoh Y, Tsukamoto Y, e col. New technique using intraductal ultrasonography for the diagnosis of disease of the pancreatobiliary system. J Ultrasound Med 1992;11:607-12.

51. Yasuda K, Mukai H, Nakajima M e col. Clinical Aplication of ultrasonic probes in the biliary and pancreatic duct. Endoscopy 1992;24(Supp1):370-5.

52. Furukawa T, Tsukamoto Y, Naitoh Y, e col. New endoscopic approach to diagnosing pancreatic diseases using an intraductal ultrasound system. Dig Endosc 1993;5:18-22.

53. Cushing GL, Fitzgerald PJ, Bommer WJ, e col. Intraluminal ultrasonography during ERCP with high-frequency ultrasound catheters. Gastrointest Endosc 1993;39:432-5.

54. Gress F, Chen YK, Sherman S, e col. Experience with a catheter-based ultrasound probe in the bile duct and pancreas. Endoscopy 1995;27:178-84.

55. Chak A, Isenberg G, Kobayashi K, e col. Prospective evaluation of an over-the-wire catheter US probe. Gastrintest Endosc 2000;51:202-5.

56. Moon JH, Cho DY, Cheon YK, e col. Wire-guided intraductal US in the assessment of bile duct strictures with Mirizzi syndrome-like features ar ERCP. Gastrintest Endosc 2002;56:873-9.

57. Das A, Isenberg G, Wong RC, Sivak MV Jr, Chak A. Wire-guided intraductal US: an adjunct to ERCP in the managment of bile duct stones. Gastrointest endosc 2001; 54:31-6.

58. Tseng LJ, Jao YT, Mo LR, Lin RC. Over-the-wire US catheter probe as an adjunct to ERCP in the detection of choledocholithiasis. Gastrointest Endosc 2001; 54:720-3

59. Farrell RJ, Agarwai B, Brandwein SL, e col. Intraductal US is a useful adjunct to ERCP for distinguishing malignant from benign biliary strictures. Gastrointest Endosc 2002; 56:681-7.

60. Vazquez-Sequeiros E, Baron TH, Clain JE, e col. Evaluation of indeterminate bile duct strictures by intraductal US. Gastronitest Endosc 2002;56:372-9.

61. Menzel J, Foerster EC, Domschke W. Adenoma of the papilla of Vater: a possible role for intraductal ultrasound (IDUS). Z Gastroenterol 1995;33:539-42.

62. Itoh A, Tsukamoto Y, Naitoh Y, Hirooka Y, e col. Intraductal ultrasonography for the examination of duodenal papillary region. J Ultrasound Med 1994;13:679-84.

63. Tamada K, Kanai N, Ueno N, e col. Limitation of intraductal ultrasonography in differentiating between bile duct cancer in stage T1 and stage T2 in-vitro and in-vivo studies. Endoscopy 1997;29:721-5.

64. Furukawa T, Tsukamoto Y, Naitoh Y, e col. Evaluation of intraductal ultrasonography in the diagnosis of pancreatic cancer. Endoscopy 1993;25:577-81.

65. Tamada k, Nagai H, Yasuda Y, e col. Transpapillary intraductal US prior to biliary drainage inthe assessment of longitudinal spread of extra-hepatic bile duct carcinoma. Gastrointest Endosc 2001;53:300-7.

66. Tamada K, Ido K, Ueno M, et al Preoperative staging of extrahepatic bile duct cancer with intraductal ultrasonography. Am J Gastroenterol 1995;90:239-46.

67. Tamada K, Ido K, Ueno M, e col. Assessment of portal vein invasion by bile duct cancer using intraductal ultrasonography. Endoscopy 1995;27:573-8.

68. Tamada K, Ido K, Ueno M, e col. Assessment of hepatic artery invasion by bile duct cancer using intraductal ultrasonography. Endoscopy 1995;27:579-83.

69. Ariyama J, Suyama M, Satoh K, Wakabayashi K. Endoscopic ultrasound and intraductal ultrasound in the diagnosis of small pancreatic tumors. Abdom Imaging 1998; 23:380-6.

70. Kanemaki N, Nakazawa S, Inui K, e col. Three-dimensional intraductal ultrasonography; preliminary results of a new technique for the diagnosis of diseases of the pancreatobiliary system. Endoscopy 1997;29:726-31.

71. Itoh A, Goto H, Naitoh Y, Hirooka Y, Furukawa T, Hayakawa T. Intraductal ultrasonography in diagnosing tumor extension of cancer of the papilla of Vater. Gastrointest Endosc 1997;45:251-60.

72. Van Outryve SM, Van Outryve MJ, De Winter BY, Pelckmans PA. Is anorectal endosonography valuable in dyschezia? Gut 2002;51:695-700.

73. De leeuw JW, Vierhout ME, Strijk PC e col. anal sphincter damage after vaginal delivery: relationship of anal endosonography and manometry to anorectal complaints. Dis Colon rectum 2002;45:1004-10.

74. Voyvodic F, Rieger NA, Skinner S e col. Endosonographic imaging of anal sphincter injury: does the size of the tear correlate with the degree of dysfunction? Dis Colon Rectum 2003;46:735-41.

75. Sudol-Szopinska I, Jakubowski W, Szczepkowski M, Sarti D. Usefulness of hydrogen peroxide enhancement in diagnosis of anal and ano-vaginal fistulas. Eur Radiol 2003; 13:1080-4.

76. Chew SS, Yang JL, Newstead GL, Douglas PR. Anal fistula: Levovist-enhanced endoanal ultrasound: a pilot study. Dis Colon Rectum 2003;46:377-84.

77. Tsuda S, Hoashi T, Yao T. Endoscopic ultrasonography versus probe for diagnosis of depth of infiltration of colorectal cancer. Endoscopy 1998;30(suppl 1):A85-7.

78. Yoshida M, Tsukamoto Y, NiwaY, e col. Endoscopic assessment of invasion of colorectal tumors with a new high-frequency ultrasound probe. Gastrointest Endosc 1994; 41:587-92.

79. Hamada S, Akahoshi K, Chijiiwa Y, e col. Preoperative staging of colorectal cancer by a 15MHz ultrasound mini-probe. Surgery 1998;123:264-9.

80. Saitoh Y, Obara T, Einami K, e col. Efficacy of high-frequency ultrasound probes for the preoperative staging of invasion depth in flat and depressed colorectal tumors. Gastrointest Endosc 1996;44:34-9.

81. Hunerbein M, Totkas S, Ghadimi BM, Schlag PM. Preoperative evaluation of colorectal neoplasms by colonoscopic miniprobe ultrasonography. Ann Surg 2000;232:46-50.

82. Caletti G, Brocchi E, Baraldini M, e col. Assessment of portal hypertension by endoscopic ultrasonography. Gastrointest Endosc 1990;36:521-7.

83. Burtin P, Calès P, Oberti F, e col. Endoscopic ultrasonographic signs of portal hypertension in cirrhosis. Gastrointest Endosc 1996;44:257-61.

84. Miller LS, Schiano TD, Adrain AL, e col. Comparison of high resolution endoluminal ultrasonography to video endoscopy in the detection and evaluation of esophageal varices. Hepatology 1996;24:552-5.

85. Liu J-B, Miller LS, Feld RI, e col. Gastric and esophageal varices: 20MHz transnasal endoluminal US. Radiology 1993;187:363-7.

86. Nishizono M, Haraguchi Y, Eto T, e col. Endoscopic ultrasonography using a 15/20MHz probe in a direct contact technique: evaluation and application in esophageal and gastric varices. Fukuoka Igaku Zasshi 1994;85:251-5.

87. Lee YT, Chan FKL, Ching JYL, e col. Diagnosis of gastroesophageal varices and portal collateral venous abnormalities by endosonography in cirrhotic patients. Endoscopy 2002;34(5):391-8.

88. Tio TL, Kimmings N, Rauws E, e col. Endosonography of gastroesophageal varices: evaluation and follow-up of 76 cases. Gastrointest Endosc 1995;42:145-50.

89. Schiano TD, Adrain AL, Cassidy MJ, e col. Use of high resolution endoluminal sonography to measure the radius and wall thickness of esophageal varices. Gastrointest Endosc 1996;44:425-8.

90. Schiano TD, McCray WH, Liu JB, e col. In vivo comparison of esophageal varices and above the diaphragmatic high pressure zone using high resolution endoluminal sonography. J Clin Gastroenterol 1998;26:249-52.

91. Irisawa A, Obara K, Sato Y, e col. EUS analysis of collateral veins inside and outside the esophageal wall in portal hypertension. Gastrointest Endosc 1990;50:374-80.

92. Konishi Y, Nakamura T, Kida H, e col. Catheter US probe EUS evaluation of gastric cardia and perigastric vascular structures to predict esophageal variceal recurrence. Gastrointest Endosc 2002;55:197-203.

93. Leung VKS, Sung JJK, Ahuja AT, e col. Large paraesophageal varices on endosonography predict recurrence of esophageal varices and rebleeding. Gastroenterolgy 1997;112:1811-6.

94. Nagamine N, Ido K, Ueno N, Kimura K, e col. The usefulness of ultrasonic microprobe imaging for endoscopic variceal ligation. Am J Gastroenterol 1996;91:523-9.

95. Kishimoto H, Sakai M, Kajiyama T, Torii A, e col. Miniature ultrasonic probe evaluation of esophageal varices after endoscopic variceal ligation. Gastrointest Endosc 1995;42:256-60.

96. Raju GS, Waxman I. High frequency US probe sonography-assisted endoscopic mucosal resection. Gastrointest Endosc 2000;52:S39-49.

97. Waxman I, Saitoh Y. Clinical outcome of endoscopic mucosal resection for superficial GI lesions and the role of high-frequency US probe sonography in an American population. Gastrointest Endosc 2000;52:322-7.

98. Akahoshi K, Chijiiwa Y, Tanaka M, Harada N, Nawata H. Endosonography probe-guided endoscopic mucosal resection of gastric neoplasms. Gastrointest Endosc 1995;42:248-52.

99. Waxman I, Saitoh Y, Raju Gs, e col. High-frequency probe EUS-assisted endoscopic mucosal resection: a therapeutic strategy for submucosal tumors of the GI tract. Gastrointest Endosc 2002;55:44-9.

41

PAPEL DA ANATOMIA PATOLÓGICA NO MANEJO DAS PUNÇÕES – BIÓPSIAS ASPIRATIVAS ECOGUIADAS

GENEVIÈVE MONGES
MARIA SALETE TRIGUEIRO DE ARAÚJO
SIMONE GUARALDI DA SILVA

INTRODUÇÃO

A ecoendoscopia (EE) permite a realização de punções aspirativas com agulha fina (PAAF) de órgãos profundos com extrema precisão. É função exclusiva do patologista a análise dos aspirados citológicos, mesmo com baixa celularidade bem como a dos espécimes de microbiópsias. Para tanto, deve o mesmo fazer uso de todos os procedimentos técnicos necessários à definição diagnóstica. É evidente que no caso de estádio de uma neoplasia, previamente conhecida o simples exame citológico pode ser suficiente para estabelecer o estádio evolutivo da doença. Entretanto, em se tratando de diagnóstico de determinados tumores, notadamente aqueles com baixo grau de diferenciação, o estudo imuno-histoquímico torna-se indispensável. Tais exames complementares podem ser realizados em material de microbiópsias incluído em parafina e nas amostras citológicas, em monocamada.

Este capítulo tem por objetivo avaliar as técnicas, hoje, disponíveis, analisar as amostragens citológicas e histológicas obtidas pela PAAF e relatar os diagnósticos, mais freqüentemente encontrados por esse método, além de discutir as principais causas de erro. Novas técnicas de citologia de camada única e as aplicações possíveis da biologia molecular serão alvo de discussão.

TÉCNICAS CITOPATOLÓGICAS

Durante longo tempo, a EE foi utilizada para obtenção de microbiópsias, destinadas ao estudo histológico ou de aspirados dos órgãos, com os quais se preparavam esfregaços, ditos convencionais (citologia convencional). Atualmente, esse método de punção tem permitido um ganho de sensibilidade no diagnóstico, com base na evolução das técnicas citológicas, que primam pela qualidade das amostragens obtidas, a partir da preparação de lâminas citológicas, em monocamada.

Microbiópsias

A obtenção de microbiópsias depende do cuidado, por parte do endoscopista, em recuperar todos os fragmentos, inclusive os menores (microfragmentos) retidos na agulha de biópsia. Tal material não deve ser seccionado, nem utilizado para *imprint* ou esmagamento sobre lâminas, visto que sua inclusão em parafina e cortes histológicos seriados poderão render excelentes resultados diagnósticos. Os espécimes de microbiópsias devem ser manipulados, de forma bastante meticulosa, pelo reposicionamento lento do estilete no interior da agulha de punção, após o que serão fixados em formalina tamponada ou outro fixador adequado. A obtenção de verdadeiros cilindros tissulares de biópsia (Figura 41.1) é excepcional, sendo a amostra, mais comumente, representada por material fibrino-hemorrágico, em meio ao qual pode-se recolher ilhotas celulares (Figura 41.2).

No laboratório, os fragmentos imersos na solução fixadora, mesmo os mínimos *debris*, deverão ser tecnicamente recuperados, da maneira mais criteriosa possível, afim de que possam ser submetidos ao processamento histotécnico, em etapa que precede a inclusão em parafina. A confecção do bloco tecidual permite a realização dos cortes microtômicos, que, dispostos em lâminas, serão destinados ao estudo histológico, após a coloração de rotina por hematoxilina-eosina. Em função do tipo de lesão observada pelo patologista, recortes seriados do tecido remanescente emblocado em parafina e submetidos a colorações especiais e/ou técnicas imuno-histoquímicas serão fundamentais para esclarecimentos diagnósticos finais (Figuras 41.3 e 41.4).

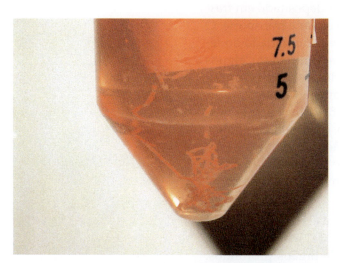

Figura 41.1. Filamentos longos de microbiópsias, em suspensão no meio líquido.

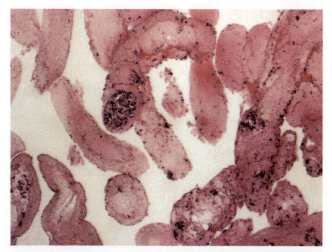

Figura 41.2. Microbiópsias após a inclusão em parafina (HES, 25x).

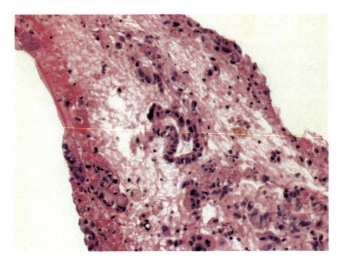

Figura 41.3. Punção por ecoendoscopia de tumor sólido de pâncreas – adenocarcinoma ductal. Microbiópsia – aglomerados celulares tumorais esboçando arranjos ductais (HES, 50x).

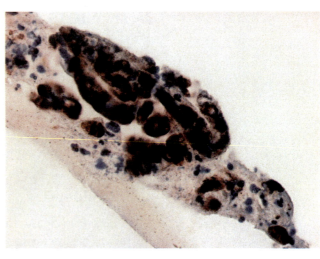

Figura 41.4. Mesmo caso anterior. Microbiópsia – imunoexpressão citoplasmática fortemente positiva pelo anticorpo MUC-1 H23, característica de tumor maligno (200x).

Citologia convencional

Trata-se de procedimento realizado imediatamente após a punção, pelo endoscopista ou patologista associado, constando da preparação de esfregaços sobre lâminas, previamente lavadas, desengorduradas e secas ao ar. As lâminas, em seguida, coradas pelo MGG (May Grünwald Giemsa), apresentam fundo sempre hemorrágico, o que pode prejudicar sua leitura e interpretação (Figura 41.5). Esta técnica não permite estudos complementares. O número de lâminas é variável de duas a trinta, tornando extremamente exaustivo o trabalho do patologista.

Citologia em monocamada

Também denominada citologia em camada fina e única, em base líquida ou em amostra líquida, tal método trouxe modificação e simplificação na obtenção de amostras celulares, na sala de endoscopia. Sistematicamente, apenas duas lâminas de citologia convencional deverão ser preparadas, no ato da punção. Em seguida, todo o produto aspirado deverá ser depositado em frasco contendo um meio líquido adequado à preservação celular e transporte. O frasco, conservado à temperatura ambiente, deverá ser encaminhado ao laboratório de patologia, num tempo ideal de 24 a 48 horas. Entretanto, alguns produtos, recentemente lançados, garantem estabilidade das amostras celulares à temperatura ambiente por quinze dias ou em câmara fria, de 2 a 8°C, por até seis meses, permitindo novos estudos a longo prazo, inclusive citogenéticos, quando se fizerem necessários. No laboratório, com ajuda de pipeta específica, os fragmentos, imersos na base líquida, serão recuperados e submetidos à fixação em solução de formol ou outro tipo de fixador, por no mínimo 1 hora. A etapa subseqüente consiste em processamento histotécnico de rotina, segundo normas padrão.

A citologia em camada fina exige equipamento específico (Thinprep®) concebido para as citologias cervicovaginais, o mais utilizado. Tal instrumento foi, posteriormente, adaptado para material de punções de órgãos profundos. Esta técnica apresenta várias vantagens, notadamente, a eliminação das hemácias da substância de fundo (Figura 41.6), que tanto prejudicam a leitura

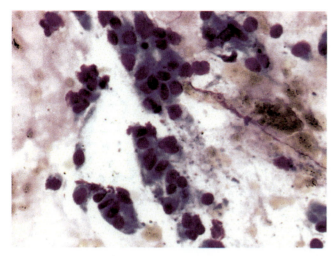

Figura 41.5. Punção por ecoendoscopia de tumor sólido de pâncreas – adenocarcinoma ductal. Esfregaço de citologia convencional com células tumorais sobre fundo hemorrágico (MGG, 400x).

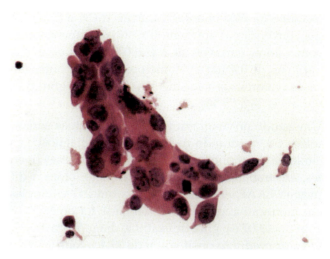

Figura 41.6. Punção por ecoendoscopia de tumor sólido de pâncreas – adenocarcinoma ductal. Citologia em monocamada com ilhas de células tumorais. Fundo da preparação destituído de hemácias (HES, 400x).

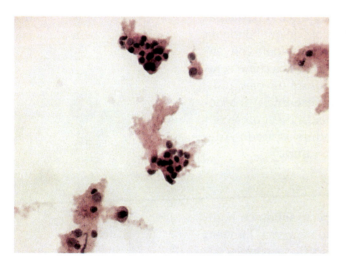

Figura 41.7. Punção por ecoendoscopia de tumor sólido de pâncreas – tumor neuroendócrino. Citologia em monocamada mostra pequenas ilhas de células monomórficas (HES, 200x).

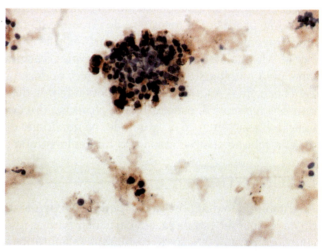

Figura 41.8. Punção por ecoendoscopia de tumor sólido de pâncreas – tumor neuroendócrino. Citologia em monocamada do caso anterior revela imunoexpressão citoplasmática positiva pelo anticorpo anticromogranina A (200x).

das lâminas, como visto na citologia convencional, além do que possibilita a realização de estudos imuno-histoquímicos posteriores (Figuras 41.7 e 41.8).

A técnica consiste, basicamente, em sedimentação das células imersas na base líquida, através da citocentrifugação, dispersão e filtragem, com deposição, subseqüente, da população celular sobre lâmina de vidro. Como inconveniente esta técnica tem custo elevado e exige do patologista certo treinamento e perícia, para a interpretação das imagens observadas, que se revelam, em decorrência da retração celular, um pouco diferentes daquelas da citologia convencional.

RESULTADOS

Em antigo estudo multicêntrico, Wiersema e col.[1] obtiveram aspirados representativos em 80% dos casos (valores variáveis de 56 a 85%), com grau de

620 PARTE XI – MISCELÂNEA

exatidão de 74% (valores variáveis de 31 a 81%). Em contrapartida, a citologia convencional apresentou resultados menos satisfatórios (70% dos casos, com valores variáveis de 0 a 100% e grau de exatidão de 70%, com valores variáveis de 0 a 100%). A microbiópsia, por outro lado, foi obtida em 77% dos casos (valores variáveis de 56 a 83%) com grau de exatidão de 67% (valores variáveis 38 a 75%).

Um estudo norte-americano comparou duas séries sucessivas de exames citológicos, mostrando melhor acurácia diagnóstica, quando da utilização da citologia em monocamada[2]. Autores franceses tiveram resultados semelhantes, em trabalho com abordagem metodológica diferente. A partir de uma mesma PAAF, esse estudo comparou 241 citologias convencionais com 241 em monocamanda[3]. A sensibilidade foi de 86,8% e 91,7%, respectivamente com p = 0,007 e o grau de exatidão diagnóstica, 89,6% contra 93,8% (p = 0,004). O valor preditivo positivo foi de 99,4% contra 100% e o negativo, 70,7% contra 79,7%. Estes resultados permitiram destacar o valor da citologia em monocamada, para punções ecoguiadas de órgãos profundos.

A prática atual preconiza o uso simultâneo de três técnicas, a fim de refinar a acurácia diagnóstica. A necessidade da presença do patologista na sala de endoscopia, para avaliar a representatividade das amostras é objeto de discussão, quando se trata do método de citologia em base líquida. A participação desse profissional reveste-se de importância no controle de qualidade da amostragem celular, no ato da punção, quando se opta pela citologia convencional. Mesmo assim, deve-se ressaltar que os aspirados julgados como celulares pelo patologista, naquele momento, poderão não contribuir para o diagnóstico final. Outros fatores, independentes dessa análise inicial interferem nos resultados, especialmente o preciso direcionamento da agulha com relação à lesão em foco e, sobretudo, na qualidade do produto aspirado. Ademais, a relação custo-eficácia não foi demonstrada na literatura[4].

DIAGNÓSTICO

A rentabilidade diagnóstica das punções depende do aspecto sólido ou líquido da lesão a ser estudada, em particular para as lesões do pâncreas. Também contribui para obtenção de resultados satisfatórios, o respeito às correlações clínico-patológicas, necessárias à elucidação diagnóstica pelo patologista, o qual deve ter acesso à história clínica precisa do paciente, ao laudo endoscópico, bem como aos dados referentes ao trajeto atravessado pela agulha de punção. Com efeito, uma das armadilhas para o patologista é o reconhecimento dos tecidos normais dos órgãos puncionados, que, mais ou menos alterados, poderão representar elementos contaminantes do produto de punção, chamando atenção às células malpighianas da mucosa esofágica, células glandulares de origem digestiva ou células mesoteliais pleurais ou peritoneais.

PUNÇÕES PANCREÁTICAS

Adenocarcinomas

Nódulos de aspecto sólido, ecograficamente, identificados, podem corresponder a inúmeras entidades nosológicas descritas para o pâncreas, sendo o adenocarcinoma ductal, com todas as suas variantes relatadas na classificação da OMS, a mais freqüente[5]. Do ponto de vista citológico, é importante a identificação das anomalias citonucleares francas, incluindo o aumento da relação núcleo-citoplasma, não se devendo superestimar as atipias celulares discretas, associadas à pancreatite crônica.

O diagnóstico do adenocarcinoma, nas microbiópsias, é estabelecido pela presença de aglomerados celulares com aspecto epitelial, exibindo atipias nucleares, com destaque para a inversão da relação núcleo-citoplasma. O estudo da imunoexpressão das mucoglicoproteínas do tipo 1 (MUC 1) reforça esse diagnóstico. As células endócrinas não apresentam tal expressão antigênica, enquanto que a transformação maligna das células canaliculares e acinares está associada à super-expressão intracitoplasmática da MUC 1, de modo praticamente constante (Figura 41.4)[6]. Ao contrário, nesses constituintes glandulares normais, a imunorreação a MUC 1 limita-se apenas ao pólo apical das células. Em menos de 2% dos casos existe perda da expressão da MUC 1. Ressalte-se a importância do estudo da distribuição celular dessa mucoglicoproteína, no diagnóstico diferencial entre remanescentes glandulares distróficos e adenocarcinomas pancreáticos. Por outro lado, visando-se determinar a origem primitiva de lesões detectadas no pâncreas, deve-se ter em mente que as imunorreações com a MUC 1 tornam-se limitadas, quando se tratam de suspeição de outros adenocarcinomas, como os de origem mamária, tubária ou prostática, que também demonstram imunoexpressão similar.

O diagnóstico diferencial entre nódulo de pancreatite crônica e nódulo tumoral associado a quadros inflamatórios da glândula, são, por vezes, difíceis de serem esclarecidos, do ponto de vista, puramente, citológico. Considerando-se que ambas as lesões apresentam estroma fibroso importante, as punções são, freqüentemente, pouco produtivas. O estudo da MUC 1 é, portanto, de extrema valia, para distinguir os sinais de distrofia ductal ou acinar das displasias de baixo grau e das imagens de transformação maligna, as quais são acompanhadas de super-expressão a mucoglicoproteína.

Outros tumores sólidos

Os tumores neuroendócrinos representam o segundo grupo tumoral mais freqüente, perfazendo uma média de 30% dos resultados das punções. A lesão é constituída por proliferação de pequenas células, com citoplasmas escassos, em geral regulares, constituindo arranjos planos, organóides ou trabeculares. O diagnóstico sugerido pelo exame citológico pode ser confirmado através de estudo imuno-histoquímico, utilizando-se os anticorpos monoclonais cromogranina A e/ou sinaptofisina (Figuras 41.7 e 41.8). O estudo dos índices de atividade mitótica, através do antígeno de proliferação celular KI-67 (clone MIB1) e a eventual expressão nuclear da proteína oncogênica p53[7] corroborando na avaliação do grau de diferenciação desses crescimentos neoplásicos.

Problemas de diagnóstico diferencial têm sido impostos por ocasião da definição de linfomas pancreáticos primários ou secundários, bem como nas infiltrações metastáticas, em particular as de origem renal, pulmonar e mamária.

Bories e col.[8] relataram casuística de 432 PAAF, interessando lesões sólidas do pâncreas, das quais 252 corresponderam a adenocarcinomas. A série restante constituiu-se de 65 tumores neuroendócrinos, 24 metástases, 22 nódulos de pancreatite crônica, 16 abscessos, 4 sarcomas, 3 linfomas, 3 carcinomas epidermóides e 43 amostras inconclusivas[8]. Os pacientes correspondentes aos resultados inconclusivos foram novamente puncionados, na mesma topografia ou sobre lesões de aspecto metastático ou ainda foram submetidos a intervenções cirúrgicas. Os novos procedimentos técnico-operatórios empregados resultaram em decisão diagnóstica, tendo as novas análises cito-histológicas revelado 26 adenocarcinomas, 13 nódulos de pancreatite crônica, 3 tumores neuroendócrinos e 1 caso de sarcoma.

622 PARTE XI – MISCELÂNEA

O rendimento das punções estudadas, nessa série, demonstrou sensibilidade de 89,8% e especificidade de 98,8%. Os valores preditivos positivos e negativos foram, respectivamente, 99,4% e 31,4%. Tais resultados aproximam-se dos, inicialmente, publicados por Wiersema e col.[9] e por Vilmann e col.[10], assim como daqueles que constituíram objeto de trabalho de Giovannini e col.[11], para os quais a sensibilidade e especificidade foram, respectivamente, 75% e 100%.

Tumores císticos

Nas lesões císticas pancreáticas, o material aspirado revela-se, na maioria das vezes paucicelular, pelo que o estudo bioquímico adicional tem sido preconizado de forma sistemática, particularmente, a dosagem do antígeno carcinoembriônico (CEA) específico, sobretudo em caso de secreção mucinosa. A investigação das enzimas pancreáticas contribui pouco para o esclarecimento diagnóstico e a dosagem da mucina, realizada em um número reduzido de laboratórios, tem validade ainda questionada.

As lesões císticas pancreáticas representam um grupo heterogêneo de doenças, podendo ter origem inflamatória, tumoral ou congênita. Cerca de 90% delas corresponde a pseudocistos pancreáticos. Os tumores benignos, malignos ou potencialmente malignos constituem em média 5% dos casos, enquanto que os 5% restantes representam entidades raras, como os cistos congênitos, linfoepiteliais, peripancreáticos e os linfangiomas.

Com objetivo terapêutico, os pseudocistos podem ser puncionados durante a ecoendoscopia. O seu produto paucicelular é composto por histiócitos, detritos celulares e, eventualmente, células inflamatórias. As neoplasias glandulares císticas são representadas, principalmente, por cistoadenomas serosos e mucinosos. Podem ser dispensadas as punções diagnósticas dos cistoadenomas serosos que apresentem características ecoendoscópicas em "favo de mel" e com cicatriz central. Por outro lado, lesões pancreáticas de mesma natureza, com aspecto macrocístico, consideradas como de difícil diagnóstico diferencial ecográfico com os cistoadenomas mucinosos, devem ser submetidas a esse método intervencionista, o que possibilita esclarecimento diagnóstico por meio de estudo citológico ou histológico (microbiópsia). O mesmo procedimento também deverá ser incluído no protocolo de diagnóstico para quaisquer outras lesões enquadradas dentro do contexto de interpretação iconográfica pouco precisa. Considerando-se o cistoadenoma seroso como lesão benigna, sem risco de transformação maligna, não há indicação para sua ressecção cirúrgica, salvo na vigência de complicações, explicando-se, assim, o interesse em se ter o diagnóstico formal efetuado pela PAAF.

Freqüentemente é problemático distinguir um cistoadenoma seroso de um mucinoso pela microbiópsia. Do ponto de vista citológico, essa distinção torna-se, praticamente, impossível de ser efetuada. Nessa situação, tem-se apelado para os estudos histoquímicos, como as colorações especiais pelo PAS, PAS-diastase e azul alcian, no sentido de diferenciar uma sobrecarga citoplasmática glicogênica, característica de um cistoadenoma seroso, da secreção mucinosa PAS positiva de um tumor mucinoso.

O próprio diagnóstico diferencial, através de punções aspirativas, entre o cistoadenoma e o cistoadenocarcinoma mucinoso é difícil[12]. As microbiópsias pouco contribuem para a solução desse dilema, visto que as anomalias citonucleares podem ser limitadas. Nesses casos, a detecção da hiper-expressão intracitoplasmática da MUC 1 indica crescimentos neoplásicos malignos (Figura 41.9).

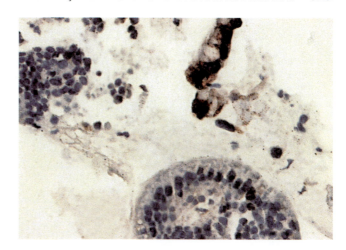

Figura 41.9. Punção por ecoendoscopia de tumor cístico de pâncreas – cistoadenoma mucinoso, com transformação maligna parcial. Super-expressão de MUC-1, em células tumorais malignas (400x).

Outros tumores pancreáticos, incluindo a neoplasia sólida epitelial pseudopapilar, tumores intracanaliculares papilares e mucinosos podem ter seus diagnósticos sugeridos pela punção.

Os resultados das punções de tumores císticos nem sempre são satisfatórios. A literatura menciona taxa de sensibilidade de 50 a 60%, com especificidade de 75 a 100%[12,13]. Entretanto, teoricamente, tais valores poderiam ser majorados com o aumento do número de punções. Infelizmente, no caso de tumores císticos, o endoscopista limita sua estratégia técnica, em face do risco de complicações, que são mais elevadas neste grupo de pacientes.

PUNÇÕES SOBRE OS NÓDULOS LINFÁTICOS

Dentro do contexto de se estadiar uma neoplasia maligna de origem conhecida, o diagnóstico citológico e a análise histológica da microbiópsia são de relativa simplicidade, sendo boa à rentabilidade das punções (Figuras 41.10, 41.11 e 41.12). O resultado dessas punções têm impacto terapêutico definido, para os cânceres esofágicos, pulmonares e pancreáticos sendo capaz de modificar a estratégia terapêutica[14].

Nas massas linfonodais de origem desconhecida, a acurácia do método é inferior e depende da patologia. Entretanto é possível estabelecer diagnósticos como o de lesões inflamatórias específicas ou não, sarcoidose, metástases e carcinomas. Na experiência dos autores desse trabalho, o diagnóstico de linfoma é difícil, exceto em algumas formas muito atípicas.

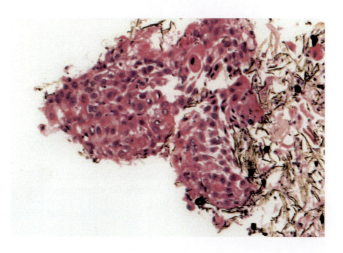

Figura 41.10. Punção por ecoendoscopia de linfonodo mediastinal, durante estadiamento de carcinoma epidermóide pulmonar. Microbiópsia – lençóis de células tumorais de natureza epidermóide, em parte com diferenciação queratínica. Depósitos escuros correspondentes a detritos provenientes do tubo de endoscopia (HES, 50x).

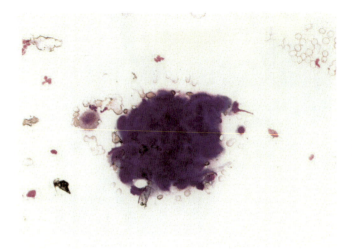

Figura 41.11. Punção por ecoendoscopia de linfonodo mediastinal, durante estadiamento de carcinoma epidermóide pulmonar. Citologia convencional evidenciando a presença de células tumorais (MGG, 100x).

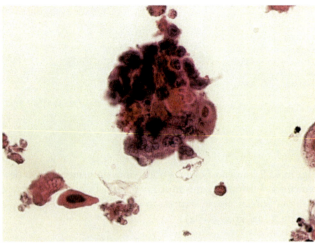

Figura 41.12. Punção por ecoendoscopia de linfonodo mediastinal, durante estadiamento de carcinoma epidermóide pulmonar. Citologia em monocamada evidenciando a presença de células tumorais queratinizadas (MGG, 100x).

Punções gástricas

As lesões subepiteliais ou parietais representam importante alvo da PAAF. A riqueza do aspirado e, conseqüentemente, a qualidade do diagnóstico depende da natureza da própria da lesão. Wiersema e col.[15], em estudo multicêntrico, demonstraram que o grau de exatidão diagnóstica das biópsias foi significativamente menor, para as punções da parede digestiva e dos tumores subepiteliais, quando comparada as punções de nódulos linfáticos ou de pâncreas[15]. Portanto, os resultados refletem o conteúdo destas lesões, merecendo destaque. Atualmente, o diagnóstico dos tumores estromais, através da pesquisa da expressão do c-Kit é factível e apresenta resultados animadores (Figuras 41.13 e 41.14).

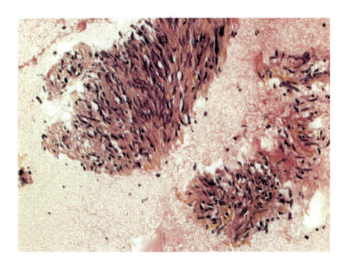

Figura 41.13. Punção por ecoendoscopia de tumor da parede gástrica. Microbiópsia – lençóis de elementos fusocelulares tumorais (HES, 50x).

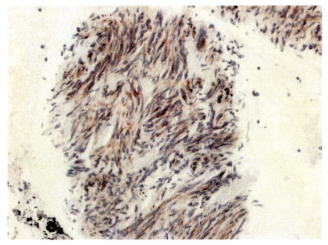

Figura 41.14. Punção por ecoendoscopia de tumor da parede gástrica. Microbiópsia – imunoexpressão positiva pelo anticorpo CD117 testemunha a expressão do antígeno c-Kit, o que permite estabelecer o diagnóstico de GIST – *Gastrointestinal Stromal Tumor* (100x).

Punções hepáticas

São os pequenos tumores localizados no lobo hepático esquerdo, os considerados mais accessíveis a PAAF. Essa técnica tem sido indicada em todos os casos suspeitos de metástase, sobretudo, se encontradas durante o estadiamento dos tumores esofágicos, broncopulmonares, gástricos e pancreáticos.

EVOLUÇÃO TÉCNICA

Citologia em monocamada

Esse método, além de simplificar a preparação de esfregaços, pelo endoscopista, no ato da colheita, oferece a vantagem de eliminar o fundo hemático do material a ser examinado, permitindo também o preparo de novas amostras citológicas, presumindo a realização de exames complementares, dentre os quais a análise imuno-histoquímica, citometria de fluxo ou estudos de biologia molecular[16]. Pela obrigatoriedade do uso de aparelhagem específica, a técnica não tem sido universalmente utilizada, em razão do seu alto custo.

Punção e biologia molecular

A pesquisa da mutação do códon 12 no gene K-ras foi desenvolvida por várias equipes, para as punções pancreáticas. Algum tipo de mutação tem sido registrada em 65 a 100% dos adenocarcinomas pancreáticos e em lesões de pancreatite crônica. No estudo de Villanueva e col.[16], essa pesquisa apresentou taxa de sensibilidade de 54% e especificidade de 100%, enquanto que a sensibilidade da citologia isolada foi de 64%, com especificidade de 100%. As duas técnicas combinadas melhoram a sensibilidade dos resultados que se aproximou de 77,4%[16], sendo de interesse específico nos aspirados necróticos, não representativos, sob o ponto de vista citológico e histológico.

Para as punções linfonodais, a pesquisa de micrometástases pode ser realizada, através do estudo *Real Time PCR*, cujos resultados preliminares foram publicados em 2003[17].

CONCLUSÃO

As PAAF ecoguiadas têm sido consideradas método de eleição para a obtenção de aspirados celulares dos órgãos profundos, em especial, pâncreas, nódulos linfáticos e parede do sistema digestório. Diagnósticos de tumores hepáticos, em especial os metastáticos, também podem ser viabilizados pela PAAF, sobretudo, quando localizados no lobo esquerdo.

Para os tumores do pâncreas, a PAAF representa a melhor técnica de abordagem diagnóstica, sobretudo quando a definição do tipo histológico é indispensável para a decisão terapêutica.

As punções linfonodais são consideradas de capital importância, no que diz respeito ao estádio das neoplasias metastáticas, em particular, nos casos de cânceres digestivos, pulmonares e mamários.

A adoção da técnica de citologia em monocamada ou base líquida aumenta a acurácia do diagnóstico, possibilitando a obtenção de microfragmentos para exame histológico e permite a realização adicional de análises bioquímicas, imuno-histoquímicas e de biologia molecular.

626 PARTE XI – MISCELÂNEA

Os argumentos expostos são suficientes para se pensar em preterir a utilização, de forma sistemática, da citologia convencional, substituindo-a, de modo universalizado, pela técnica da amostragem celular em base líquida, se não fosse o custo momentâneo elevado da aparelhagem específica, para sua realização.

REFERÊNCIAS BIBLIOGRÁFICAS

1. Wiersema, M., e col., Prospective multicenter evaluation of EUS guided fine needle aspiration biopsy (FNA): diagnostic accuracy and complication assessment. (abstract566). Gastrointestinal Endoscopy, 1996. 43(4): p. 432.

2. Leblanc, J.K., D. Coffey, and I. Ramzy, The use of thin prep (Cytolyt) in endoscopic ultrasound-guided fine-needle aspiration (abstract). Gastrointest Endosc, 2002. 56(4): p. 157.

3. Monges, G., e col., Fine needle aspiration (FNA) under EUS: A comparison between monolayer cytology (Thin-Prep Method) and routine slide preparation—A multicentric study. Gastrointest Endosc, 2003. 57(5): p. T1451.

4. Layfield, L.J., J.S. Bentz, and E.V. Gopez, Immediate on-site interpretation of fine-needle aspiration smears: a cost and compensation analysis. Cancer, 2001. 93(5): p. 319-22.

5. Kloppel, G., e col., Histological Typing of Tumours of the Exocrine Pancreas, in Histological Typing of Tumours of the Exocrine Pancreas (International histological classification of tumors), G. Kloppel, e col., Editors. 1996, Springer-Verlag: Berlin. p. 61.

6. Monges, G.M., e col., Differential MUC 1 expression in normal and neoplastic human pancreatic tissue. An immunohistochemical study of 60 samples. Am J Clin Pathol, 1999. 112(5): p. 635-40.

7. Solcia, E., G. Kloppel, and L. Sobin, Histological typing of endocrine tumours, in Histological Typing of Endocrine Tumours (International Histological Classification of Tumours), E. Solcia, G. Kloppel, and L. Sobin, Editors. 2000, Springer-Verlag: Berlin – Heidelberg. p. 176.

8. Bories, E., G. Monges, and M. Giovannini, EUS endoscopic guided biopsy. Results of a monocentric study including 1323 patients. Acta Endoscopica, 2002. 33(2): p. 153-61.

9. Wiersema, M.J., e col., Endoscopic ultrasonography as an adjunct to fine needle aspiration cytology of the upper and lower gastrointestinal tract. Gastrointest Endosc, 1992. 38(1): p. 35-9.

10. Vilmann, P. and S. Hancke, [Endoscopic ultrasound scanning of the upper gastrointestinal tract. Preliminary results]. Ugeskr Laeger, 1991. 153(6): p. 422-5.

11. Giovannini, M., J. Seitz, and G. Monges, Fine-needle aspiration cytology guided by endoscopic ultrasonography: Results in 141 patients. Endoscopy, 1995. 27: p. 171-177.

12. Centeno, B. and M. Pitman, Fine Needle Aspiration Biopsy of the Pancreas., in Fine Needle Aspiration Biopsy of the Pancreas., B. Centeno and M. Pitman, Editors. 1999, Butterworth-Heinemann Medical: Heinemann. p. 181.

13. Hernandez, L.V., e col., Role of endoscopic ultrasound (EUS) and EUS-guided fine needle aspiration in the diagnosis and treatment of cystic lesions of the pancreas. Pancreas, 2002. 25(3): p. 222-8.

14. Giovannini, M., e col., Distant lymph node metastases in esophageal cancer: impact of endoscopic ultrasound-guided biopsy. Endoscopy, 1999. 31(7): p. 536-40.

15. Vinnicombe, S.J. and R.H. Reznek, Computerised tomography in the staging of Hodgkin's disease and non-Hodgkin's lymphoma. Eur J Nucl Med Mol Imaging, 2003. 23: p. 23.

16. Villanueva, A., e col., Diagnostic utility of K-ras mutations in fine-needle aspirates of pancreatic masses. Gastroenterology, 1996. 110(5): p. 1587-94.

17. Wallace, M.B., e col., Detection of Telomerase Expression in Mediastinal Lymph Nodes of Patients with Lung Cancer. Am J Respir Crit Care Med, 2003. 20: p. 20.

PARTE **XII**

FUTURO DA ECOENDOSCOPIA

- **PERSPECTIVAS PARA O USO DA ECOENDOSCOPIA NA PRÁTICA CLÍNICA DA GASTROENTEROLOGIA**

42

PERSPECTIVAS PARA O USO DA ECOENDOSCOPIA NA PRÁTICA DA GASTROENTEROLOGIA

GULSHAN PARASHER
KENETH CHANG

INTRODUÇÃO

A ultra-sonografia endoscópica, também conhecida por ecoendoscopia (EE) ou endossonografia foi introduzida na prática clínica diária em 1980[1,2]. Essa técnica foi desenvolvida para acabar com as limitações da ultra-sonografia convencional (US) e da imagem endoscópica.

Desde que foi criada, ela ganhou importância na prática da gastroenterologia e mudou drasticamente a investigação diagnóstica das doenças gastroenterológicas pouco comuns. Ela é uma importante modalidade da endoscopia, que ajuda no diagnóstico estádio e seguimento das doenças gastrintestinais, bem como outros tipos de doenças não relacionadas ao sistema digestório. A técnica também é útil na avaliação de doenças benignas. Além do uso diagnóstico, ela tornou-se intervencionista e está agora aumentando sua aplicabilidade terapêutica[3,4].

Trata-se da combinação da endoscopia à US. A colocação de um transdutor de US em contato com o sistema digestório, ajuda a definir as várias camadas da parede dos órgãos componentes do sistema digestório de uma forma mais precisa e elimina os artefatos causados por ossos e estruturas cheias de ar. As cinco camadas histológicas do sistema digestório, são definidas como camadas ecográficas e são vistas com diferentes ecogeneicidades durante a obtenção das imagens ecoendoscópicas. Essa correlação forma a base do estádio TNM. Com o passar dos anos ela evoluiu de uma intrigante tecnologia para uma ferramenta avançada com utilidade clínica. Com a introdução da punção aspirativa com agulha fina (PAAF), os experimentos com a EE intervencionista começaram a desenvolver-se. Novas aplicações terapêuticas incluin-

630 PARTE XII – FUTURO DA ECOENDOSCOPIA

do neurólise do plexo celíaco, cistogastrostomia ecoguiada, citoimplantes e a mucosectomia, podem ser guiadas por essa técnica[3-7]. Este capítulo irá brevemente revisar a presente literatura, as indicações, os envolvimentos terapêuticos, suas aplicações e perspectivas futuras.

EQUIPAMENTOS

A EE é realizada com a ajuda de endoscópios flexíveis especializados chamados ecoendoscópios. Os sistemas existentes até o momento são tanto radiais com 360° de área abrangida, como os lineares com 180° de área setorial escaneada.

Ecoendoscópios radiais

São equipados com transdutor acoplado a um disco móvel que gira em plano perpendicular ao longo do eixo do endoscópio. O campo visual ultra-sônico é gerado por um cristal, que gira em 360°. As imagens obtidas representam um plano circular de 360°, com o endoscópio no centro. A orientação espacial dessas imagens parece com as obtidas durante a tomografia computadorizada (TC). Os aparelhos convencionais foram feitos com duas diferentes freqüências: 7,5 ou 12MHz. O novo aparelho radial, Olympus GFUC-160P, é equipado com quatro diferentes freqüências: 5, 7, 12 e 20MHz. A maioria dos ecoendoscópios radiais não tem Doppler. Os aparelhos novos são equipados com transdutores eletrônicos que são comparados aos antigos transdutores mecânicos, porém, é possível hoje o uso do Doppler, power Doppler, além da redução no diâmetro do tubo de inserção.

Ecoendoscópios lineares

Esses consistem em cristais fixados e alinhados paralelamente ao eixo do aparelho. O transdutor curvilíneo gera 120° de escaneamento setorial em um plano longitudinal, com a direção do escaneamento em um plano ao longo do eixo do endoscópio. Esses aparelhos possuem Doppler com variada capacidade de coloração. O eixo óptico e o canal de trabalho, localizam-se sob o mesmo plano, o que possibilita a visualização de instrumentos intervencionistas no endoscópio bem como na imagem. Isto é muito útil para a realização da EE-PAAF e outros procedimentos intervencionistas. Atualmente estão disponíveis em freqüências entre 5 e 7,5MHz ou imagens contínuas entre 5 e 10MHz. O desenvolvimento recente de sistemas ultra-sônicos digitais representa enorme avanço. A imagem digitalmante processada resulta em aumento da resolução, da homogeneidade, reduz o barulho, diminui os artefatos o que resulta em melhor resolução para a análise de vasos e camadas. Outras inovações serão os transdutores de menor calibre e de mais fácil manuseio, além da interposição de novas técnicas endoscópicas como, por exemplo, o uso de harmônicas, do Doppler especial e da elastografia.

Miniprobes

Sao cateteres probes de alta freqüência, que podem ser introduzidos por dentro do canal de trabalho dos endoscópios convencionais. Eles tipicamente utilizam imagem em plano radial de alta freqüência (12 a 30MHz). Podem ser introduzidos dentro dos ductos biliar e pancreático e ser colocados diretamente sobre uma alteração observada à endoscopia. Os novos miniprobes têm a capacidade de reconstruir imagens em duas ou três dimensões. Provavelmente nenhuma nova inovação ocorrerá com esse tipo de instrumento, pois poucas são as possibilidade tecnológicas.

TÉCNICA

A EE é realizada de forma idêntica a uma endoscopia alta de rotina. Muitos casos são realizados sob sedação consciente. A anastesia geral é preferida em algus casos selecionados. A sedação necessária é normalmente aquela realizada para a colangiopancreatografia endoscópica retrógrada (CPER), já que o tempo do exame é maior que uma esôfagogastroduodenoscopia (EDA). A duração do exame depende da indicação, necessidade da PAAF ou outros procedimentos como a mucosectomia.

Para o exame do sistema digestório alto, o paciente é posicionado em decúbito lateral esquerdo. Anestesia tópica da faringe é pouco usada. O ecoendoscópio é inserido oralmente como em uma EDA, e avançado atá a terceira porção duodenal onde a imagem ultra-sonográfica é obtida com o aparelho em movimento ou travado. Na maioria dos casos, uma combinação das duas técnicas é usada. A técnica ideal é obtida insuflando o balão de água colocado na ponta do transdutor ou aspirando o ar residual do lúmen intestinal. Em alguns casos, especialmente com o miniprobe, a colocação de água estéril no lúmen intestinal se faz necessária. Em casos de exames da região retossigmoideana, enema é necessário.

IMAGEM DIAGNÓSTICA

Realiza-se a EE de forma semelhante a uma EDA de rotina. A água é usada como meio de propagação para os feixes ultra-sonoros melhorando a delimitação das camadas do intestino e as estruturas vizinhas. Isto pode ser feito utilizando o balão do endoscópio ou colocando água no lúmen intestinal. Para avaliar estruturas extraluminais e/ou retroperitoneais, o trandutor é posicionado em diferentes locais incluindo o esôfago, estômago e duodeno. A ultra-sonografia intraductal (USID) com probes utiliza fios-guia para a introdução do catéter e controle fluoroscópico.

ECOENDOSCOPIA ASSOCIADA À PUNÇÃO ASPIRATIVA COM AGULHA FINA

A limitação da EE como meio diagnóstico mudou com o desenvolvimento da EE-PAAF, realizada com a ajuda de aparelhos lineares, possibilitando a visualização da entrada da agulha. Uma variedade de agulhas, de 18 a 23 gauge (G), pode ser introduzida através da parede intestinal sendo ecoguiadas. Com isso foi possível além do diagnóstico preciso, realizar punções e estabelecer diagnósticos de tumores primários, bem como de nódulos linfáticos (NL) e metástases hepáticas. A sensibilidade e especificidade relatada para a EE-PAAF é de 77% e 100%, respectivamente[8,9]. A técnica da punção é geralmente segura, a despeito da penetração na parede do intestino, com risco potencial de perfuração e contaminação bacteriana. As complicações são relatadas em 1 a 2% dos casos e incluem: sangramento, infecção, perfuração e pancreatite. Sangramentos menores são sempre vistos no local de punção, mas são limitados na maioria dos casos. O advento de Doppler pulsátil, aumentou significativamente a segurança do procedimento e ajuda na visualização de vasos sangüíneos e conseqüentemente em evitá-los[8,9]. A infecção é significa-

632 PARTE XII – FUTURO DA ECOENDOSCOPIA

tiva em lesões císticas e pode ser reduzida com uso de antibióticos antes e depois do procedimento[8]. Pancreatite leve é descrita em poucos casos[8]. Disseminação tumoral no trajeto da agulha permanece um problema potencial, mas com poucos casos relatados na literatura[10,11]. Problemas técnicos como "alvo móvel", não cooperação do paciente, lesões pequenas ou vasos interpostos podem tornar o procedimento mais difícil, mas não impossível.

USO COTIDIANO

Até o momento a EE e a EE-PAAF são realizadas nos Estados Unidos para várias indicações que serão descritas a seguir. A partir do momento que equipamentos mais sofisticados vão surgindo novas indicações aparecerão.

INDICAÇÕES

As várias indicações de uso da EE serão descritas em duas: aplicações diagnósticas (Tabelas 42.1) e terapêuticas (Tabela 42.3).

Tabela 42.1. Indicações diagnósticas da EE.

Indicações já estabelecidas	Indicações potenciais
Estádio	Avaliação
tumores malignos gastrintestinais	hipertensão portal
tumores pancreáticos, ampulares	doenças inflamatórias intestinais
colangiocarcinoma	Detecção
câncer do reto	*pancreas divisum*
câncer de pulmão de grandes células	
Avaliação	
cistos pancreáticos	
pancreatite crônica	
massas subepiteliais	
massas mediastinais e adenopatias	
coledocolitíase	
integridade do canal ana	

ECOENDOSCOPIA DIAGNÓSTICA

Esôfago

A EE é agora reconhecida como melhor método para estádio do câncer do esôfago, respeitando a profundidade do tumor, sua infiltração e NL regionais envolvidos, utilizando para isso a classificação TNM. Além de ser útil para o estádio dos tumores, ela é utilizada para a avaliação do câncer precoce sobre o esôfago de Barrett, lesões pépticas, avaliação de lesões subepiteliais e no diagnóstico da compressão extrínseca, acalásia e varizes de esôfago.

Esôfago de Barrett

Ela é útil na identificação da presença de carcinoma precoce pouco invasivo em pacientes com esôfago de Barrett e displasia de alto grau. Isto é possível com o uso de probes de alta freqüência (20 a 30MHz). A EE deve ser realizada antes de se tentar a terapia de ablação para o Barrett com displasia de alto grau. Deve ser realizada a EE radial compressiva da parede esofageana na área do Barrett visando o mediastino, para isso, o auxílio de balões cheios de água aclopados aos endoscópios são necessários. A realização de rotina da

EE para pacientes com esôfago de Barrett *screeening*, não é justificável e inviabilizada pelo custo, já que ainda não está bem definida sua indicação nestes casos até o momento. Entretanto, a realização da EE é importante para o planejamento da terapia ablativa para pacientes com alto grau de displasia ou ainda para a realização de mucosectomia em câncer precoce. Estudos futuros se fazem necessários para estabelecer seu papel em casos de esôfago de Barrett com alto grau de displasia.

Câncer do esôfago

A EE é o melhor método individual para estádio T (tumor) e N (NL) em pacientes com carcinoma e o único método de imagem disponível atualmente para a visualização individual dos tecidos das diferentes camadas da parede esofageana. Os índices de acurácia da EE em mãos experientes para a classificação T, encontram-se entre 80 e 90%[12,13]. A EE é útil na identificação de NL metastáticos em locais comuns, particularmente mediastino, tronco celíaco e ligamento gastro-hepático. A acurácia da EE para o estádio N é de aproximadamente 90%[12,13].

Catalano e col.[14] relataram sensibilidade de 83% e especificidade de 98% para o diagnóstico de NL malignos no eixo celíaco, baseados na realização somente da EE (tamanho, forma, ecotextura e bordas) em pacientes com adenocarcinoma de esôfago. Outro estudo relatou que a EE foi útil na detecção de NL à distância (cervical, celíacos e mediastino superior) em 20% de pacientes com câncer de esôfago de uma amostragem de 198 pacientes. A EE-PAAF nesses 40 pacientes encontrou sensibilidade e especificidade de 97 e 100%, respectivamente. Isto mudou o estádio em 77% e a EE-PAAF influenciou na decisão do tratamento em 60% dos casos[15]. Estudos demonstraram que houve uma correlação entre a EE pré-terapêutica que diagnósticou NL no plexo celíaco e diminuição da sobrevida (prognóstico pobre) em pacientes com adenocarcinoma de esôfago[16]. A EE-PAAF, não é relevante para verificar NL (N1) a não ser para casos em que a terapia endoscópica possa ser realizada, como no Barrett com displasia de alto grau ou no carcinoma *in situ*.

Um grande número de pacientes com câncer de esôfago apresenta-se com estenose, nestes casos é necessária a dilatação para posterior passagem do ecoendoscópio. Em alguns casos uma abordagem diferente, como simplesmente colocar a ponta do ecoendoscópio na região estenótica e realizar o estádio limitado à região proximal, restringe o acesso completo ao mediastino, bem como o acesso às adenopatias celíaca e metástases hepáticas. Séries mais antigas de pacientes com câncer de esôfago estenosantes, submetidos à dilatação antes da EE, relataram perfuração em 25% dos casos[17]. Entretanto, estudos recentes, sugerem que tumores não tranversais, podem e devem ser dilatados para completar o exame e punção de NL no plexo celíaco[18,19]. Estes estudos também mostraram a facilidade e a segurança em realizar a dilatação gradual em um grande número de doentes. As perfurações relatadas nos estudos mais antigos associam-se a endoscópios mais calibros, rígidos e com visão lateral.

Nos Estados Unidos um grande número de pacientes com câncer de esôfago são tratados com terapia adjuvante antes da cirurgia. Após radioterapia, a EE não tem acurácia para detectar e estadiar T e N, dada à dificuldade em diferençar inflamação de tumor[20]. Estudos recentes, entretanto, mostram que a diminuição do tamanho do tumor, medido pela EE antes da terapia adjuvante, prevê a evolução da doença e sobrevida a longo prazo[21]. Entretanto, uma

634 PARTE XII – FUTURO DA ECOENDOSCOPIA

questão importante ainda continua muito atual: a EE pode identificar os pacientes que se beneficiariam de cirurgia após terapia adjuvante? Isto é muito dificil de afirmar devido a impossibilidade de detectar micrometástases sistêmicas. No futuro a combinação da EE-PAAF e outras técnicas sofisticadas como, por exemplo, as moleculares vão ser úteis para a detecção da doença residual após terapia adjuvante. Isto será útil na prevenção de morbimortalidade em pacientes que realmente não precisariam de cirurgia.

Além do estádio e diagnóstico, a EE também tem-se mostrado útil, com maior acurácia e bem superior à endoscopia na detecção de doença recorrente em pacientes sintomáticos ou assintomáticos[22]. Sobretudo, ela é a ferramenta que tem maior acurácia no estádio T dos pacientes com câncer de esôfago. A acurácia do estádio N é menor que o T, mas é melhor para os NL mediastinais se comparada a outros métodos. A combinação da EE-PAAF aumenta o diagnóstico e estádio N, pois adiciona a citologia de lesões extraluminais vistas à EE. O estádio correto pré-tratamento é crucial nos casos uT2 e uT3 para relatar os benefícios da cirurgia *versus* cirurgia seguida de terapia adjuvante ou esta sozinha. Além disso, a EE é útil na indicação de terapia pré-operatória para diminuir tumores com estadiamento avançado locorregional.

ESTÔMAGO

Câncer gástrico

A EE tem-se mostrado mais eficaz que outra técnica não operatória para o estádio da neoplasia gástrica[23,24]. A TC é importante para avaliar o estádio M da doença, entretanto ela é muito mais eficaz em estadiar o T que a TC. Isso é verdade para os tumores gástricos precoces com envolvimento de pequenos NL regionais que podem ser facilmente perdidos pela TC. A EE tem sido eficaz em 89% dos casos sobre os critérios de ressecabilidade[24]. Também o estádio T inicial tem sido correlacionado à presença de NL, sobrevivência e freqüência de recorrência[24,25]. A acurácia para o estádio T é de: 80% para uT1, 65% para uT2, 87% para uT3 e 79% para uT4[23-25]. A acurácia para o estádio N e de 84% uN0, 74% para o uN1 e 63% para o uN2[24]. As limitações do estádio do câncer gástrico pela EE, incluem: partes do estômago proximal não recobertas por serosa dificultando a interpretação pela EE; dificuldade em diferençar tumor de inflamação e fibrose em casos de carcinomas ulcerados e as lesões que infiltram somente a serosa podem ser superestimadas porque a associação entre as alterações de fibrose e inflamação deixam o limite entre a muscular própria e a serosa obscuros; a diferenciação entre uT2 e uT3 é dificil nestes casos.

Linfoma

A EE diferencia os tipos superficiais de infiltrativos nos casos de linfomas MALT. A acurácia para profundidade de invasão é relatada em 96% para uT1, 67% para uT2, 100% para uT3 e 80% para uT4[26,27]. Na avaliação do estádio N, a sensibilidade para os NL perigátricos foi de 44% com especificidade de 100% e valores preditivos positivo e negativo de 100 e 72%, respectivamente[26]. A EE é instrumento útil no estádio do linfoma MALT e ajuda na seleção de pacientes com estádio precoce que se beneficiarão com a terapia antimicrobiana para sua erradicação[28]. Um estudo realizado utilizando a EE antes do tratamento para estadiar a doença foi útil para indicar a terapia antimicrobiana[29]. Este estudo incluiu apenas pacientes com linfoma MALT de baixo grau, 12 dos 14 pacientes com linfomas restritos a mucosa e submucosa mostrados pela EE, mostraram regressão completa do tumor após a erradicação do *Helicobacter pylori*[29]. Nakamura e col. relataram que a EE realizada antes do tratamento pode indicar terapia não cirúrgica e conseqüentemente evitar uma cirurgia desnecessária[30,31].

Tumores subepiteliais

A EE é excelente método para avaliar as lesões subepiteliais que são freqüentes na endoscopia de rotina. Diagnósticos diferenciais incluem: cistos benignos, lipomas, fibromas, linfomas, leiomiomas, leiomioblastomas e leiomiossarcomas, resíduos pancreáticos (pâncreas ectópico), metástases tumorais e varizes. A EE é importante para caracterizar o tamanho, forma, ecotextura e o mais importante a camada de origem. Ela também informa se a lesão é intra ou extramural, cística ou sólida, vascular ou sólida e certamente ela pode avaliar se há ou não transformação maligna[32].

Geralmente se tais lesões são maiores que 3cm com arquitetura heterogênea ou bordas irregulares devem ser consideradas para a ressecção cirúrgica. A EE-PAAF é factível e pode ser realizada nas lesões subepiteliais, mas não diferencia lesões malignas de benignas. Nos casos de tumores estromais a imuno-histoquímica das células preparadas é fundamental para o diagnóstico[32].

PÂNCREAS

O grande impacto clínico da EE é na avaliação das doenças do pâncreas. Posicionando o transdutor em contato com o lúmen do estômago ou duodeno, obtêm-se imagens extremamente detalhadas do pâncreas. Isto é útil para analisar tanto o parênquima quanto anomalias ductais. A alta resolução da imagem detecta neoplasias focais pequenas. A EE é mais sensível que a TC para detectar câncer do pâncreas. Isto é mais evidente em tumores menores que 2 a 3cm[33-35].

Câncer de pâncreas

Estudos iniciais do estádio do câncer de pâncreas através da EE relatam acurácia de 85 a 94% e acurácia para o estádio N de 72 a 80%[35-38]. Estudos recentes, entretanto mudaram essa noção e sugerem que a EE é boa para o estádio local e não é tão útil para a avaliação de metástase M, portanto seu uso se restringiria a avaliação local. A acurácia para o estádio T, na literatura recente varia de 69 a 85%[35,37-39]. A grande variação dos resultados deve-se ao fato de que nem todos os pacientes nos grandes estudos recentes foram submetidos a cirurgia. Também inovações recentes na TC, como a nova geração da TC helicoidal, que tem melhores imagens para doença metastática não foram incluídas no grupo relacionado à cirurgia. Um recente estudo relata 23% de superestadiamento pela EE, onde pacientes tidos como uT4 (irressecáveis), pela EE, quando submetidos à cirurgia descobriu-se que eram uT3 (ressecáveis)[39]. Em uma revisão recente de 4 estudos Faigel e col. demonstraram que a EE é superior a TC (97% *vs.* 73%) para identificar os tumores, na acurácia da ressecabilidade (91% *vs.* 83%) e na avaliação da invasão vascular (91% *vs.* 64%)[40]. A EE, entretanto, continua sendo o método mais eficaz para a detecção tumoral com uma acurácia relativamente alta para o estádio local, associado a isto a EE e a EE-PAAF mostraram-se superiores em relação aos custos[41]. A EE-PAAF é util para o acesso da maior parte do fígado, detectando e

636 PARTE XII – FUTURO DA ECOENDOSCOPIA

obtendo tecidos de áreas suspeitas de metástases do lobo esquerdo e direi-to[42-44]. Ela detecta pequenas coleções de líquido intra-abdominal (ascite), aces-sando metástases peritoneais[45]. A nova geração de ecoendoscópios vai abre-viar as limitações da visão parcial do fígado, melhorando sensivelmente sua observação.

Concluindo a EE e a EE-PAAF podem ser realizadas tanto para massas resse-cáveis vistas a TC, quanto para casos onde a TC é negativa, bem como no estádio pelo critério ecoendoscópico para ressecabilidade.

Pancreatite crônica (PC)

A EE tem-se mostrado método sensível para o diagnóstico da PC. Ela oferece a vantagem de visualizar o parênquima e o ducto pancreático principal. Além disso, mudanças morfológicas podem ser detectadas pela EE antes da CPER. Existe correlação entre CPER e a EE para pacientes com doença moderada e severa. A EE também detecta mudanças morfológicas no parênquima pan-creático em pacientes com suspeita de pancreatite crônica com CPER normal.

O padrão-ouro inclui a histologia, que é mais específica. Em um estudo com-parativo entre a EE e a histologia em 34 pacientes operados (pancreatectomia ou biópsia cirúrgica aberta), a presença de mais de 4 anormalidades de PC a EE, resultou em uma sensibilidade de 78% e especificidade de 73% (Tabela 42.2). Outros estudos relataram achados similares[46]. Concluindo a EE é boa para detectar anormalidades do parênquima na PC e pode ser particular-mente útil em casos avançados. Mais estudos histológicos são necessários para confirmar esses achados.

Tabela 42.2. Critérios ecoendoscópicos para o diagnóstico de pancreatite crônica.

1. Parenquimatosos
> Focos ecogênicos
> Septos hiperecóicos
> Lobularidade
> Microcistos
> Calcificações com sombra acústica

2. Ductais
> Dilatação do ducto pancreático principal
> Irregularidade ductal
> Paredes hiperecóicas
> Ductos secundários dilatados

Lesões císticas do pâncreas

A EE é útil para a correta localização, tamanho e número; sua associação ou não com o ducto pancreático, a espessura da parede do cisto, sua extensão e irregularidades das suas paredes, a presença de lesões polipóides internas, septações, ecogeneicidade, debris internos e cálculos[47]. Estes achados per-mitem suspeitar e diagnosticar as lesões potencialmente malignas e a poste-rior necessidade de ressecção. Critérios ecoendoscópicos que correlacionam o potencial maligno com lesões císticas potencialmente malignas incluem: ecogeneicidade da parede, presença de massa, nódulos murais, projeções papilares dentro do lúmen do cisto, espessura da parede maior que 3mm, múltiplas septações e múltiplos cistos maiores que 2cm de diâmetro.

Importantes critérios para a definição de um cisto benigno incluem: parede fina e cisto solitário. Além disso, a EE é útil na diferenciação entre cistos serosos e mucinosos que têm vários potenciais dependendo da análise e da aspiração do fluido cístico. Nos fluidos císticos mucinosos com CEA maior que 5ng/ml, a ressecção está recomendada porque o risco de malignidade é significativo. Com certeza num futuro não muito distante a EE-PAAF associada à biologia molecular se tornará a melhor ferramenta diagnóstica dos cistos neoplásicos do pâncreas com índices de efetividade bem superior aos atuais[47].

Tumores neuroendócrinos do pâncreas

A EE é útil na localização dos tumores neuroendócrinos. A despeito dos métodos de imagem e da cirurgia cerca de 30% dos gastrinomas e insulinomas não podem ser localizados. A EE é bem indicada na detecção de insulinomas que se apresentam como pequenas áreas circulares hipoecóicas com bordas hiperecóicas localizadas dentro do parênquima pancreático[48]. Além disso, a EE tem sensibilidade na detecção de insulinomas em torno de 82% se comparada à angiografia. A especificidade da EE para a detecção de insulinomas foi de 95%[49]. Entretanto os resultados não são encorajadores para os gastrinomas, que se encontram em torno de 60%, já que a maioria desses tumores localizam-se fora do parênquima do pâncreas[50].

FÍGADO

O exame desse órgão pela EE pode ser realizado colocando o aparelho no antro ou no bulbo duodenal para o lobo direito e no corpo gástrico ou cárdia para avaliação do lobo esquerdo. A EE pode detectar pequenas lesões focais, que não são vistas à TC. A EE-PAAF pode fazer o diagnóstico citológico em pacientes com lesões metastáticas pequenas e pode causar impacto significativo no manejo dos pacientes oncológicos.

DUCTO BILIAR E PAPILA

Colangiocarcinoma e tumores papilares

Vários estudos documentaram que a EE é altamente efetiva e tem acurácia no estádio local do colangiocarcinoma e carcinoma de papila[35,51]. Os índices de acurácia para o estádio T são de 86% e N de 87% para tumores papilares comparados à histologia. Outros estudos relataram resultados menos convincentes. O uso da ultra-sonografia intraductal (USID) é útil no estádio dos colangiocarcinomas. Ela é superior à EE para os estádios uT1 dos colangiocarcinomas[35,51]. Alguns estudos demonstraram superioridade da EE em comparação à TC espiral para colangiocarcinomas e tumores de papila[52]. Sem sombra de dúvida, para essa indicação a EE vai apresentar um papel cada vez maior no diagnóstico e também no manejo terapêutico desses doentes[37].

Coledocolitiase e microlitiase

O índice de acurácia relatado da EE para detectar coledocolitíase está em torno de 95%, similar a CPER. Para a detecção de microlitíase a US tem sensibilidade de 50%, enquanto que a EE parece ter sensibilidade muito maior com um mínimo de 80 e 95% para o barro biliar. A EE é o método mais sensível para a detecção de barro biliar[53]. Ela realiza a investigação clínica na avaliação da suspeita de coledocolitíase, particularmente em pacientes com

638 PARTE XII – FUTURO DA ECOENDOSCOPIA

moderada probabilidade de coledocolitíase[54]. A CPER pode então ser realizada de forma selecionada naqueles pacientes em que foram encontrados cálculos na via biliar à EE. Pacientes com alta probabilidade deverão se submeter à CPER e colecistectomia laparoscópica e aqueles com baixa probabilidade de coledocolitiase, possivelmente deverão ser indicados diretamente para a colecistectomia laparoscópica. Esse algoritmo apresenta bom custo beneficio devendo ser adotado em futuro próximo[55].

HIPERTENSÃO PORTA

A EE está apta para avaliar tanto a circulação venosa intrínseca quanto extrínseca no esôfago e na junção gastroesofágica. Indicações para o uso potencial da EE na hipertensão porta incluem: o diagnóstico da presença de hipertensão porta, cirrose e varizes; avaliar o risco de hemorragia varicosa e predizer o sucesso do tratamento farmacológico e endoscópico das varizes[56].

A EE tem sido usada na identificação de varizes gástricas e pode realmente distinguir tumores subepiteliais de varizes[56]. A cirrose encontra-se associada com grande aumento da espessura da mucosa gástrica, aumentando a veia ázigos e o diâmetro do ducto torácico comparado a pacientes sem hipertensão porta[57]. Sobretudo ela é um excelente método para documentar a presença de varizes gástricas. O seu papel em avaliar o risco de sangramento e a resposta à terapia, atualmente é experimental. Estudos futuros serão necessários para recomendar o seu uso de rotina nessas indicações.

RETO

Tumores retais

A ultra-sonografia intraluminal retal tem sido usada por cirurgiões e radiologistas com probes rígidos para estadiar tumores retais. Ultra-sonografia transretal é util e tem acurácia elevada para o estádio dos tumores retais e os resultados desse exame podem influenciar dramaticamente o manejo desses pacientes. A acurácia do estádio T nos tumores de reto encontra-se entre 73 e 94% e N aproxima-se a 70%[58]. A variabilidade do T relaciona-se com a inflamação associada ao tumor, invasão microscópica e com o N com pequenos NL malignos e grandes NL benignos[58]. Estes problemas causam variação para subestadiamento e superestadiamento diminuindo sua acurácia.

O reestadiamento do câncer retal após terapia adjuvante mostrou-se irrelevante em um estudo[59]. Entretanto, a EE é útil na punção de NL em massas de tecidos livres e em pacientes com suspeita de doença recorrente.

Doença inflamatória intestinal

A EE ajuda nestes casos avaliando abcessos perirretais, fístulas e pode ser útil na diferenciação da colite ulcerativa e doença de Cröhn baseado no envolvimento das diferentes camadas[60].

Incontinência fecal

Ela determina a integridade do esfíncter em casos de pacientes com incontinência fecal como resultado de trauma no esfíncter interno ou externo durante o nascimento ou por violência.

PULMÃO

A EE-PAAF tem sido usada para o acesso à NL mediastinais para o estádio pré-operatório de pacientes com carcinoma pulmonar de grandes células[38,61]. Ela obtém material através do esôfago de NL localizados na cadeia paratraqueal esquerda, aortopulmonar, subcarinal, posteriores e ocasionalmente na região paratraqueal direita sob visão direta. Estudos iniciais em pacientes com câncer de pulmão e NL mediastinal posterior reparados a TC demonstraram superioridade da EE-PAAF sobre a TC, na detecção de malignidade, com sensibilidade e especificidade de 90% e 100%, respectivamente[38]. Wallace e col.[61] relataram que 75 dos 97 pacientes (77%), com carcinoma de pulmão e aumento de NL mediastinais na TC foram evidenciados com doença mediastinal avançada. A EE-PAAF detectou doença mediastinal em 10 de 24 pacientes (42%) sem adenopatia a TC. A EE também identificou tumores T4 avançados em 12 pacientes. A sensibilidade para a detecção de NL mediastinais foi de 87% e a especificidade de 100%. Além disso, a EE com punção ou não do mediastino pode detectar metástases hepáticas e de supra-renal esquerda que são locais freqüentemente acometidos. O procedimento é seguro e a maioria dos estudos não demonstrou complicações[38,61].

ULTRA-SONOGRAFIA INTRADUCTAL (USID)

A USID do sistema pancreatobiliar é atualmente empregada sob avaliação clínica. A maioria dos ductos pancreáticos e biliares pode ser visualizada usando probes de alta freqüência especialmente aqueles desenvolvidos e introduzidos sobre fio-guia (*over the wire*). O pequeno tamanho dos probes atuais (5 a 10F) e a alta freqüência (20 a 30MHz), associados a capacidade de serem inseridos pelo canal de trabalho, despertou interesse considerável para a sua aplicação em doenças dos ductos biliares e pâncreas. Em geral, além de serem utilizados para a avaliação de tumores do ducto biliar, o uso desses catéteres é limitado pela pobre capacidade de penetração profunda relatada pelas ondas de alta freqüência. A USID mostrou-se útil para ajudar no diagnóstico e estádio dos ductos biliares extra-hepáticos. Esses probes são úteis na visualização da artéria hepática e veia porta desde o ducto biliar proximal e também em afirmar o envolvimento da artéria hepática direita e da veia porta nos colangiocarcinomas e outros tumores do hilo[62,63]. Um estudo demonstrou que ela tem excelente acurácia para afirmar a extensão longitudinal dos cânceres da via biliar extra-hepática[63]. O aumento da acurácia da USID no pré-operatório, para determinar a margem tumoral, parece melhorar o planejamento cirúrgico e diminuir o número de secções intra-operatórias de margens congeladas. A USID, também foi relatada como melhor que a EE convencional para o estádio das neoplasias ampulares[64].

ECOENDOSCOPIA INTERVENCIONISTA

Com o advento da EE-PAAF, e da EE associada à injeção de substâncias com agulha fina (EE-IAF), novas aplicações ligadas à EE intervencionista aparecerão (Tabela 42.3). Ela ainda se encontra em fase inicial, mas com o surgimento de novas tecnologias vai gradualmente se tornando uma realidade e suas principais indicações são demonstradas a seguir.

EE-PAAF para obtenção de líquido ascítico ou toracocentese

Ela pode ser usada para a retirada de líquido pleural e ascite[42,45]. Deve ser usada quando a quantidade de líquido for muito pequena para ser visuali-

640 PARTE XII – FUTURO DA ECOENDOSCOPIA

Tabela 42.3. Indicações da EE intervencionista.	
Estabelecidas	**Potencial**
Toracocentese e paracentese ecoguiada	Terapia antitumoral
EE-PAAF de lesões hepáticas	Anastomose hepaticogástrica
Neurolise do plexo celíaco	Anstomose pancreatogástrica
Drenagem dos pseudocistos pancreáticos	Colangiopancreatografia ecoguiada
Ressecção endoscópica de mucosa	Ablação tumoral
Injeção de toxina botulínica na acalasia	Radiofraqüência
	Ultra-sonografia
	Escleroterapia de varizes

zada ao raio X, US transabdominal ou TC. A técnica para aspiração do líquido ascítico é semelhante à da punção de NL ou lesões pancreáticas[45]. Com a ponta da agulha vista no fluido, o estilete é retirado e uma sucção constante é aplicada até o fluido ser coletado na seringa. Então a sucção é realizada até a retirada do líquido. A punção não deve ser realizada se a quantidade de líquido for pequena ou se o líquido é peritumoral. Em uma série de 332 pacientes, 26 (8%) foram diagnosticados com líquido pleural à EE. Oito foram puncionados (toracocentese ecoguiada), 6 benignos e 2 malignos. Todas as punções realizadas obtiveram sucesso. A média de volume do líquido pleural foi de 7,5ml. Naqueles onde a punção mostrou células malignas 1 tinha câncer gástrico e foi encaminhado para cirurgia baseado nesses achados e o outro foi indicada quimioterapia devido a carcinoma gástrico recorrente[42].

Em uma série de 33 pacientes que foram indicados para a EE e diagnosticados com líquido abdominal presente nos seus exames, somente 5 de 33 (15%) tinham ascite a TC realizada previamente. Treze dos 33 pacientes realizaram paracentese ecoguiada (12 benignos e 1 maligno). Todas as punções obtiveram sucesso e não houve complicações[45]. A toracocentese e a paracentese ecoguiadas, parecem ser técnicas seguras sem complicações e podem ser realizadas em pacientes com ascites inexplicadas ou em pacientes com câncer onde o líquido ascítico é presumidamente relatado como maligno e isto pode ter impacto significativo no manejo destes pacientes.

EE-PAAF de lesões hepáticas

A EE-PAAF é útil no diagnóstico de pequenas metástases do lobo esquerdo, segmento medial do lobo direito ou lobo caudado. Vários relatos de casos documentaram que esta punção pode ser realizada seguramente sendo ecoguiada. Após o cuidado com o posicionamento e a realização do Doppler, a punção pode ser realizada como para os NL ou para o pâncreas. Múltiplas entradas e saídas na lesão devem ser evitadas. Em um estudo prospectivo com 574 pacientes consecutivos com história ou suspeita de tumores malignos pulmonares ou gastrintestinais que se submeteram à EE, 14 (2,4%) tinham lesões hepáticas focais e foram submetidos à punção. Em 7 o diagnóstico inicial de câncer foi feito pela EE-PAAF das lesões hepáticas. Não ocorreram complicações imediatas ou tardias[43]. Em um estudo retrospectivo multicêntrico sobre 167 pacientes o índice de complicação com a EE-PAAF foi de 1%. A EE-PAAF diagnósticou malignidade em 23 de 26 pacientes (89%) após o não diagnóstico através da aspiração com agulha fina realizada por US transabdominal[44]. A EE nesse estudo localizou e reconheceu o tumor primário em 17 de 33 pacientes que à TC tinha demonstrado somente metástase hepática. A EE-PAAF pode então ser indicada se uma lesão hepática é inacessível à US transabdominal ou à punção guiada pela TC e também quando essas modalidades falham em fazer o diagnóstico ou ainda quando uma lesão hepática é detectada pela EE na investigação de possível tumor primário gastrintestinal alto.

INTERVENÇÕES ESPECÍFICAS DA EE-PAAF ATRAVÉS DA INJEÇÃO DE SUBSTÂNCIAS COM AGULHA FINA (IAF)

Neurólise do plexo celíaco (NPC)

A NPC pode aliviar ou controlar a dor pancreática de origem maligna e benigna. Ela localiza a artéria celíaca a partir da parede gástrica posterior perto da junção gastroesofágica. O gânglio celíaco é usualmente localizado aproximadamente 3cm da parede gástrica junto a artéria gástrica. A técnica envolve a passagem de uma agulha de 22 gauge através do canal de trabalho de um ecoendoscópio linear com visão ecoguiada em tempo real. A agulha é avançada atravessando a parede gástrica cranialmente até a origem do tronco celíaco sob visão ultra-sonográfica. Após injeta-se bupivacaína, álcool absoluto ou um esteróide é injetado dentro e ao redor da área do gânglio celíaco (Figura 42.1).

Em um estudo randomizado com 22 pacientes com PC submetidos tanto a EE-NPC ou TC-NPC, índices de dor pré e após os procedimentos foram comparados. Mais de 40% dos pacientes do grupo da EE-NPC ficaram livres da dor se comparados a 25% dos pacientes do grupo TC-CPN; com média de acompanhamento de 6 semanas[65]. Em outro estudo, Harada e col. acharam que o controle da dor com a EE-NPC tem média de duração de 2 semanas para pacientes com PC e mais de 20 semanas para pacientes com doença maligna[66]. As importantes complicações do procedimento incluem diarréia e episódios leves de hipotensão. Outras complicações como a paralisia motora total ou parcial, pneumotórax, dissecção aórtica, abscesso peripancreático[65,66] e pseudoaneurisma, podem ocorrer em menor freqüência.

Até o momento, a EE-NPC apresenta-se como a forma mais segura e eficiente nas mãos de endoscopistas experientes, para pacientes com dor intratável associada com câncer pancreático. Entretanto, o uso em pacientes com pancreatite crônica necessita de melhores estudos.

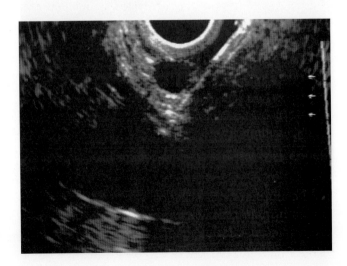

Figura 42.1. Essa imagem demonstra o momento da injeção ecoguiada ao redor do plexo celíaco para a realização da neurólise do plexo celíaco.

Injeção de toxina botulínica ecoguiada

Com a boa visualização que a EE oferece está sendo realizada a injeção de toxina botulínica em pacientes com acalasia. Hoffman e col. trataram 7 pacientes injetando no esfíncter esofageano inferior, 20 unidades em cada um dos 4 quadrantes[67]. Os pacientes foram acompanhados em média por 6,5 meses. Seis dos 7 pacientes não tiveram disfagia. É difícil precisar como a EE teve impacto nessa doença, na ausência de um estudo randomizado e prospectivo. Outros usos potenciais incluem: as injeções de toxina botulínica no esfíncter anal para doenças como a fissura anal, proctalgia fugaz etc.

Colangiopancreatografia ecoguiada

A EE é útil para a obtenção de um colangiograma ou um pancreatograma, após o insucesso de uma CPER por dificuldade ou alteração anatômica. A pancreatografia transgástrica ou transduodenal ecoguiada pode ser acompanhada de injeção de contraste subseqüente à punção ecoguiada do ducto biliar ou pancreático[68]. Em uma série de 10 pacientes, a colangiografia foi possível em 8. Nenhuma complicação foi anotada[68]. Em 5 pacientes foram identificadas as anormalidades e conseqüentemente houve a realização de CPER com o uso do pré-corte para o acesso a via biliar[68].

O pancreatograma transgástrico ecoguiado fornece informações adicionais, analisando o parênquima pancreático e o sistema ductal proximal à obstrução (Figura 42.2). Isto pode ser útil aos cirurgiões para estabelecer o plano cirúrgico. Até o presente momento, o papel exato desta técnica ainda não foi identificado, especialmente na visão de métodos diagnósticos de imagem menos invasivos como a colangiopancreatoressonância e provavelmente deve ser restrito a casos de alto risco nos quais a canulação pela CPER não obteve sucesso, principlmente se existe a necesidade de uma intervenção terapêutica sobre o pâncreas[6,7].

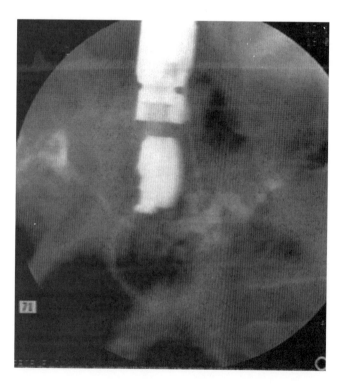

Figura 42.2. Pancreatografia ecoguiada. Imagem radiológica mostrando a injeção de contraste no interior do ducto pancreático principal.

Manejo ecoendoscópico do sangramento intestinal alto

A EE se mostrou útil na hemostasia. Fockens e col.[69] descreveram a injeção de esclerosantes na lesão de Dieulafoy usando ecoendoscópios convencionais. Além disso, com a ajuda de miniprobes, Kohler e Riemann[70] demonstraram vasos sangüíneos superficiais na base das úlceras em 62% de 106 casos de sangramento agudo por úlcera. Nestes pacientes, aqueles que realizaram escleroterapia sem que o sinal de Doppler desaparecesse, houve um índice de ressangramento de 8%. Varizes gastroesofágicas também têm sido avaliadas pela EE, mas a EE parece ser apta a revelar importantes informações, porém o seu uso regular para o diagnóstico e avaliação ainda permanece em debate. Os dados ainda são limitados sobre a terapia direta com a EE para varizes sangrantes ou não. Em um estudo pequeno com 14 pacientes, a escleroterapia ecoassistida demonstrou significativa redução do índice de ressangramento e do número de mortes[71].

Concluindo, a EE até o presente momento não é uma rotina no manejo do sangramento gastrintestinal, porém estudos complementares são necessários para chegar a conclusão baseados em controle clínico e de custo-benefício.

Cistogastrostomia ecoguiada para pseudocisto pancreático

A cistogastrostomia endoscópica é uma alternativa às técnicas cirúrgicas. A EE é um metodo de imagem eficaz oferecendo informações detalhadas do parênquima pancreático, incluindo a anatomia do cisto, sua localização, comunicação com o ducto pancreático principal, vascularização e envolvimento do cisto com a parede do estômago e duodeno[47,72,73]. A avaliação ecoendoscópica pode ser realizada tanto pelos equipamentos radiais quanto pelos lineares ou até mesmo usando os miniprobes. O linear é preferido devido à possibilidade de tratamento e determinação da vascularização na parede do cisto, que ajuda na prevenção de hemorragias catastróficas.

Antes de realizar a cistoenterostomia, a punção ajuda a localizar o cisto e diferenciar pseudocisto pancreático de outros tipos de cistos neoplásicos. O líquido cístico pode ser analisado: amilase, lipase, marcadores tumorais (CEA e CA 19-9) e bacteriologia[47]. Quando o diagnóstico de pseudocisto é estabelecido, o mesmo é então examinado para a possibilidade de cistoenterostomia, analisando os detálhes anatômicos, especialmente os vasos submucosos e as varizes gástricas, a distância entre o cisto e a parede do estômago. A cistogastrostomia ou cistoduodenostomia é então realizada, sendo ecoassistida ou diretamente ecoguiada. No método ecoassistida, o lugar ideal para a punção do cisto é achado e marcado com uma pinça de biópsia, em seguida a colocação do "stent" é realizada "semi-blindly", às cegas usando o duodenoscópio convencional[72].

No segundo procedimento (ecoguiado), o pseudocisto é puncionado sob visualização direta do ecoendoscópio usando uma agulha diatérmica envolvida em um catéter plástico[73]. Quando a agulha entra no pseudocisto é passado um fio-guia. Os novos ecoendoscópios com *scanning* setorial têm canais largos e possibilitam a colocação de próteses sem a necessidade de troca de aparelho, como era feito antigamente sendo úteis em realizar a drenagem ecoguiada em um só tempo[4].

Os pseudocistos à EE podem ser puncionados e drenados com suceso em pelo menos 90% das vezes. O índice de recidiva varia de 6 a 18% com seguimento de 7 anos. A drenagem endoscópica, portanto propicia uma abordagem minimamente invasiva no manejo do pseudocisto com sucesso e índice de recidiva igual ao da cirurgia aberta com menos morbimortalidade.

Hepaticogastrostomia ecoguiada

Sahai e col.[74] estudaram a factibilidade dessa técnica experimentalmente em animais. O colangiograma ecoendoscópico direto foi obtido após ligadura laparoscópica distal do ducto biliar comum em cinco porcos. Um fio-guia de 0,035 foi introduzido sob fluoroscopia dentro do ducto biliar comum. O trajeto da agulha foi dilatado sobre o fio-guia com um balão, seguido da inserção de uma prótese biliar de polietileno tipo *pig tail* dupla de 5F entre o sistema hepático ductal esquerdo e o estômago. Este estudo sugere que este procedimento é factível sem causar importantes complicações.

Atualmente essa técnica já está sendo realizada em humanos[75] e sem sombra de dúvida irá suplantar em muito os procedimentos realizados pela colangiopancreatografia transparieto-hepática. Ainda são necessários estudos comparativos entre as duas técnicas, para que ela deixe de ser experimental e se torne parte integrante do armamentário terapêutico de doenças obstrutivas biliares. A melhora dos acessórios impulsionará esse tipo de procedimento, evitando assim as técnicas transparieto-hepáticas que apresentam altas taxas de morbimortalidade[76].

USO DE TERAPIA ANTITUMORAL ECOGUIADA

Este uso particular da EE está em investigação e somente foi estudado para lesões pancreáticas[77]. A aplicação direta de imunoterápicos, ou de terapia genética ou a destruição seletiva de células tumorais através do uso da radiofreqüência, ou da terapia fotodinâmica são métodos desejáveis para o tratamento dos tumores pancreáticos já que esta terapia seletiva minimiza o dano colateral a outros órgãos. Estas terapias estão atualmente sendo investigadas[78].

Injeção ecoguiada de agentes antitumorais

Nós estudamos a segurança e a eficácia da injeção de cultura linfocítica alogênica (citoimplante) nos tumores pancreáticos em uma fase 1 de uma amostragem clínica[77]. O objetivo desta terapia foi estimular a imunossupressão local injetando diretamente um grande número (3 a 9 bilhões) de linfócitos autólogos, revestidos e ativados *ex vivo* em culturas celulares pela exposição a antígenos externos. Resultados precoces em humanos mostraram que o procedimento é seguro, com naúsea transitória e vômitos. Três pacientes apresentaram grau 3 de toxicidade e 3 apresentaram hiperbilirubinemia transitória, que foi resolvida com a troca da prótese biliar. O paciente tratado com citoimplante apresentou aumento médio da sua sobrevida. Este estudo mostrou a factibilidade da injeção ecoguiada de citoimplantes no tumor, mas as conclusões incluindo os benefícios locais e os efeitos prognósticos necessitam de maior avaliação complementar com séries maiores de pacientes. Similarmente, Bradford e col. relataram resultados preliminares da injeção de adenovírus modificado que preferencialmente replicam-se e destroem célu-

PERSPECTIVAS PARA O USO DA ECOENDOSCOPIA NA PRÁTICA DA GASTROENTEROLOGIA **645**

las tumorais. A injeção desse vírus foi realizada semanalmente por 8 semanas com tratamento concomitante utilizando gemcitabina[79]. As maiores complicações foram perfuração duodenal e sepsis. Os resultados foram desanimadores; 3 pacientes apresentaram redução tumoral em menos de 50% da massa. A terapia tumoral ecoguiada é uma área particularmente excitante e ainda em desenvolvimento. Os resultados preliminares são encorajadores e os resultados a longo prazo devem ser aguardados[80].

Ablação por radiofreqüência ecoguiada

A radiofreqüência ecoguiada aplicada ao tumor está sendo investigada usando uma agulha de 19 gauges em 13 porcos. A ablação por radiofreqüência causa necrose e coagulação de 1cm de área imediatamente após o procedimento, o que foi documentado por necropsia[81]. Esta técnica é promissora e no futuro vai ser usada na ablação de outros tumores como as metástases hepáticas de díficil acesso.

Outra área de potencial interesse é a ultra-sonografia focada com alta freqüência. Ela aumenta a temperatura do tecido a um nível suficiente para causar ablação tecidual em tumores. O laser direcionado também é outra possibilidade como técnica ablativa.

Mucosectomia ecoassistida

A ressecção endoscópica da mucosa (REM) envolve a remoção de lesões subepiteliais gastrintestinais tanto para o diagnóstico como para a terapia. O campo para biópsias endoscópicas de lesões mucosas profundas e submucosas é mínimo. A REM vem ganhando aceitação como alternativa para lesões mucosas profundas e submucosas. A EE é útil em localizar a profundidade da lesão e isto é importante para assegurar a segurança e a factibilidade da técnica. Ela é usualmente realizada após a injeção submucosa de solução salina, para evitar o risco de perfuração e ressecção inadvertida de camadas musculares profundas. A EE pode ser usada para avaliar a injeção submucosa e ou localização da lesão antes da REM. Os estudos preliminares sugerem que está técnica é segura[82].

DESENVOLVIMENTOS FUTUROS

O aparecimento da EE-PAAF e da EE-IAF abriu as portas para aplicações intervencionistas. As indicações atuais para seu uso estão sendo substituídas por métodos de imagem menos invasivos e por alternativas com menor custo. A presença contínua da EE na imagem e terapia gastrintestinal vai requerer novas aplicações. Inovações constantes em imagem com alta resolução, aquisição de tecidos e terapia ecoguiada também vão gerar novas indicações para a EE. Um número não desprezível de mudanças nos equipamentos e acessórios aumentará suas aplicações num futuro muito próximo.

Os ecoendoscópios da próxima geração apresentarão redução de diâmetro e do tamanho dos transdutores o que tornará mais fácil a manobra do equipamento e da ponta do aparelho. Localizar a papila e posicionar os acessórios para realizar esfincterotomia e outros procedimentos intervencionistas endoscópicos sem ter que utilizar múltiplos aparelhos é outra meta que já foi alcançada. Isto será útil em direcionar procedimentos mais invasivos como esfinterectomia através do pré-corte, para um pequeno número de pacientes.

646 PARTE XII – FUTURO DA ECOENDOSCOPIA

Outra área com potencial desenvolvimento futuro será o uso de várias agulhas finas e acessórios para a ablação, o que poderá posicionar em tempo real a EE sobre lesões benignas e malignas com a finalidade ablativa. O desenvolvimento do ecoendoscópio tridimensional e o uso de contrastes são também inovações que de forma experimental já estão sendo realizadas. Estas inovações e refinamentos farão com que a EE intervencionista se torne um procedimento de rotina a despeito de sua aplicação potencialmente diagnóstica. Há literatura abundante sobre a acurácia da EE para o estádio do câncer, entretanto ainda são carentes as informações sobre o efeito do seu uso em relação ao custo benefício, comparando-a a outros métodos de imagem, quanto a qualidade de vida e sobrevivência em oncologia gastrointestinal.

CONCLUSÃO

A EE é excelente modalidade diagnóstica e terapêutica e está agora sedimentada como o método de escolha para o estádio locorregional de várias malignidades gastrintestinais, atrávez do tempo ela evoluiu de uma técnica diagnóstica restrita para um método de imagem diretamente terapêutico. Com o desenvolvimento da EE-PAAF várias aplicações terapêuticas desenvolveram-se. Os esforços atuais para melhorar esta tecnologia estão focados no desenvolvimento de novos endoscópios e modificações nos acessórios. Os acompanhamentos futuros da EE intervencionista devem ser focados na avaliação da utilização e os efeitos com o custo, comparados às técnicas existentes bem como a monitorização cuidadosa das complicações.

REFERÊNCIAS BIBLIOGRÁFICAS

1. DiMagno EP, Buxton JL, P.T. R, al. e. Ultrasonic endoscope. Lancet 1980;1:629-31.
2. Dimagno EP, Regan PT, Clain JE, James EM, Buxton JL. Human endoscopic ultrasonography. Gastroenterology 1982;83(4):824-9.
3. Mallery S, Van Dam J. Interventional endoscopic ultrasonography: current status and future direction. J Clin Gastroenterol 1999;29(4):297-305.
4. Fazel A, Draganov P. Interventional endoscopic ultrasound in pancreatic disease. Curr Gastroenterol Rep 2004;6(2):104-10.
5. Mallery S, Matlock J, Freeman ML. EUS-guided rendezvous drainage of obstructed biliary and pancreatic ducts: Report of 6 cases. Gastrointest Endosc 2004;59(1):100-7.
6. Kahaleh M, Hernandez AJ, Tokar J, Adams RB, Shami VM, Yeaton P. Interventional EUS-guided cholangiography: evaluation of a technique in evolution. Gastrointest Endosc 2006;64(1):52-9.
7. Kahaleh M, Wang P, Shami VM, Tokar J, Yeaton P. EUS-guided transhepatic cholangiography: report of 6 cases. Gastrointest Endosc 2005;61(2):307-13.
8. Wiersema MJ, Vilmann P, Giovannini M, Chang KJ, Wiersema LM. Endosonography-guided fine-needle aspiration biopsy: diagnostic accuracy and complication assessment. Gastroenterology 1997;112(4):1087-95.
9. Antillon MR, Chang KJ. Endoscopic and endosonography guided fine-needle aspiration. Gastrointest Endosc Clin N Am 2000;10(4):619-36, vi.
10. O'Toole D, Palazzo L, Arotcarena R, Dancour A, Aubert A, Hammel P, e col. Assessment of complications of EUS-guided fine-needle aspiration. Gastrointest Endosc 2001;53(4):470-4.
11. Paquin SC, Chua TS, Tessier G, Gariepy G, Raymond G, Bourdages R. A first report of tumor seeding by EUS-FNA. Gastrointest Endosc 2004;59:AB235.
12. Botet JF, Lightdale CJ, Zauber AG, Gerdes H, Urmacher C, Brennan MF. Preoperative staging of esophageal cancer: comparison of endoscopic US and dynamic CT. Radiology 1991;181(2):419-25.
13. Ziegler K, Sanft C, Zeitz M, Friedrich M, Stein H, Haring R, e col. Evaluation of endosonography in TN staging of oesophageal cancer. Gut 1991;32(1):16-20.
14. Catalano MF, Alcocer E, Chak A, Nguyen CC, Raijman I, Geenen JE, e col. Evaluation of metastatic celiac axis lymph nodes in patients with esophageal carcinoma: accuracy of EUS. Gastrointest Endosc 1999;50(3):352-6.
15. Giovannini M, Monges G, Seitz JF, Moutardier V, Bernardini D, Thomas P, e col. Distant lymph node metastases in esophageal cancer: impact of endoscopic ultrasound-guided biopsy. Endoscopy 1999;31(7):536-40.
16. Eloubeidi MA, Wallace MB, Hoffman BJ, Leveen MB, Van Velse A, Hawes RH, e col. Predictors of survival for esophageal cancer patients with and without celiac axis lymphadenopathy: impact of staging endosonography. Ann Thorac Surg 2001;72(1):212-9; discussion 219-20.
17. Van Dan J, Rice TW, Catalano MF, Kirby T, al. e. High-grade malignant stricture is predictive of esophageal tumor stage. Risks of endosonographic evaluation. Cancer 1993;71:2910-7.
18. Kallimanis GE, Gupta PK, al-Kawas FH, Tio LT, Benjamin

SB, Bertagnolli ME, e col. Endoscopic ultrasound for staging esophageal cancer, with or without dilation, is clinically important and safe. Gastrointest Endosc 1995;41(6): 540-6.

19. Pfau PR, Ginsberg GG, Lew RJ, Faigel DO, Smith DB, Kochman ML. Esophageal dilation for endosonographic evaluation of malignant esophageal strictures is safe and effective. Am J Gastroenterol 2000;95(10):2813-5.

20. Zuccaro G, Jr., Rice TW, Goldblum J, Medendorp SV, Becker M, Pimentel R, e col. Endoscopic ultrasound cannot determine suitability for esophagectomy after aggressive chemoradiotherapy for esophageal cancer. Am J Gastroenterol 1999;94(4):906-12.

21. Chak A, Canto MI, Cooper GS, Isenberg G, Willis J, Levitan S, e col. Endosonographic assessment of multimodality therapy predicts survival of esophageal carcinoma patients. Cancer 2000;88:1788-95.

22. Fockens P, Manshanden CG, van Lanschot JJ, Obertop H, Tytgat GN. Prospective study on the value of endosonographic follow-up after surgery for esophageal carcinoma. Gastrointest Endosc 1997;46(6):487-91.

23. Botet JF, Lightdale CJ, Zauber AG, Gerdes H, Winawer SJ, Urmacher C, e col. Preoperative staging of gastric cancer: comparison of endoscopic US and dynamic CT. Radiology 1991;181(2):426-32.

24. Dittler HJ, Siewert JR. Role of endoscopic ultrasonography in gastric carcinoma. Endoscopy 1993;25(2):162-6.

25. Smith JW, Brennan MF, Botet JF, Gerdes H, Lightdale CJ. Preoperative endoscopic ultrasound can predict the risk of recurrence after operation for gastric carcinoma. J Clin Oncol 1993;11(12):2380-5.

26. Caletti G, Barbara L. Gastric lymphoma: difficult to diagnose, difficult to stage? Endoscopy 1993;25(8):528-30.

27. Caletti G, Ferrari A, Brocchi E, Barbara L. Accuracy of endoscopic ultrasonography in the diagnosis and staging of gastric cancer and lymphoma. Surgery 1993;113(1):14-27.

28. Nobre-Leitao C, Lage P, Cravo M, Cabecadas J, Chaves P, Alberto-Santos A, e col. Treatment of gastric MALT lymphoma by Helicobacter pylori eradication: a study controlled by endoscopic ultrasonography. Am J Gastroenterol 1998;93(5):732-6.

29. Sackmann M, Morgner A, Rudolph B, Neubauer A, Thiede C, Schulz H, e col. Regression of gastric MALT lymphoma after eradication of Helicobacter pylori is predicted by endosonographic staging. MALT Lymphoma Study Group. Gastroenterology 1997;113(4):1087-90.

30. Nakamura S, Akazawa K, Yao T, Tsuneyoshi M. A clinicopathologic study of 233 cases with special reference to evaluation with the MIB-1 index. Cancer 1995;76(8):1313-24.

31. Nakamura S, Matsumoto T, Iida M, Yao T, Tsuneyoshi M. Primary gastrointestinal lymphoma in Japan: a clinicopathologic analysis of 455 patients with special reference to its time trends. Cancer 2003;97(10):2462-73.

32. Palazzo L, Landi B, Cellier C, Cuillerier E, Roseau G, Barbier JP. Endosonographic features predictive of benign and malignant gastrointestinal stromal cell tumours. Gut 2000; 46(1):88-92.

33. Müller MF, Meyenberger C, Bertschinger P, Schaer R, Marincek B. Pancreatic tumors: evaluation with endoscopic US, CT, and MR imaging. Radiology 1994;190(3):745-751.

34. Palazzo L, Roseau G, Gayet B, Vilgrain V, Belghiti J, Fekete F, e col. Endoscopic ultrasonography in the diagnosis and staging of pancreatic adenocarcinoma. Results of a pro-

spective study with comparison to ultrasonography and CT scan. Endoscopy 1993;25(2):143-50.

35. Rosch T, Braig C, Gain T, Feuerbach S, Siewert JR, Schusdziarra V, e col. Staging of pancreatic and ampullary carcinoma by endoscopic ultrasonography. Comparison with conventional sonography, computed tomography, and angiography. Gastroenterology 1992;102(1):188-99.

36. Buscail L, Pages P, Berthelemy P, Fourtanier G, Frexinos J, Escourrou J. Role of EUS in the management of pancreatic and ampullary carcinoma: a prospective study assessing resectability and prognosis. Gastrointest Endosc 1999; 50(1):34-40.

37. Gress F, Ikenberry S, Sherman S, al. e. A prospective comparison of endoscopic ultrasound versus spiral computed tomography for pancreatic, biliary and ampullary cancer staging and determination of vascular invasion and resectability. Gastrointest Endosc 1996;43:422 Abstract.

38. Gress FG, Savides TJ, Sandler A, Kesler K, Conces D, Cummings O, e col. Endoscopic ultrasonography, fine-needle aspiration biopsy guided by endoscopic ultrasonography, and computed tomography in the preoperative staging of non-small-cell lung cancer: a comparison study. Ann Intern Med 1997;127(8 Pt 1):604-12.

39. Ahmad NA, Lewis JD, Siegelman ES, Rosato EF, Ginsberg GG, Kochman ML. Role of endoscopic ultrasound and magnetic resonance imaging in the preoperative staging of pancreatic adenocarcinoma. Am J Gastroenterol 2000;95(8):1926-31.

40. Hunt GC, Faigel DO. Assessment of EUS for diagnosing, staging, and determining resectability of pancreatic cancer: a review. Gastrointest Endosc 2002;55(2):232-7. teartType=abseid=a121342etarget=.

41. Harewood GC, Wiersema MJ. A cost analysis of endoscopic ultrasound in the evaluation of pancreatic head adenocarcinoma. Am J Gastroenterol 2001;96(9):2651-6.

42. Nguyen P, Rezvani F, Chang K. Endoscopic ultrasound (EUS) and EUS-guided fine-needle aspiration (FNA) thoracentesis of pleural fluid. Gastrointest Endosc 1997;45: A176.

43. Nguyen P, Feng JC, Chang KJ. Endoscopic ultrasound (EUS) and EUS-guided fine-needle aspiration (FNA) of liver lesions. Gastrointest Endosc 1999;50(3):357-61.

44. tenBerge J, Hoffman BJ, Hawes RH, Van Enckevort C, Giovannini M, Erickson RA, e col. EUS-guided fine needle aspiration of the liver: indications, yield, and safety based on an international survey of 167 cases. Gastrointest Endosc 2002;55(7):859-62.

45. Nguyen PT, Chang KJ. EUS in the detection of ascites and EUS-guided paracentesis. Gastrointest Endosc 2001;54(3): 336-9.

46. Bhutani MS, Moezzi J, Suryaprasad N. Histopathologic correlation of endoscopic ultrasound findings of chronic pancreatitis. Gastrointest Endosc 1997;45:167 Abstract.

47. Brugge WR, Saltzman JR, Scheiman JM, Wallace MB, Jowell PS, Pochapin M, e col. Diagnosis of cystic neoplasm's of the pancreas by EUS: The report of the cooperative pancreatic cyst study. Gastrointest Endosc 2001;53:AB 71.

48. Glover JR, Shorvon PJ, Lees WR. Endoscopic ultrasound for localisation of islet cell tumours. Gut 1992;33(1):108-10.

49. Rosch T, Lightdale CJ, Botet JF, Boyce GA, Sivak MV, Jr., Yasuda K, e col. Localization of pancreatic endocrine tumors by endoscopic ultrasonography. N Engl J Med 1992; 326(26):1721-6.

50. Ruszniewski P, Amouyal P, Amouyal G, Grange JD, Mignon M, Bouche O, e col. Localization of gastrinomas by endoscopic ultrasonography in patients with Zollinger-Ellison syndrome. Surgery 1995;117(6):629-35.

51. Tio TL, Tytgat GN, Cikot RJ, Houthoff HJ, Sars PR. Ampullopancreatic carcinoma: preoperative TNM classification with endosonography. Radiology 1990;175(2):455-61.

52. Cahen DL, Fockens P, de Wit LT, Offerhaus GJ, Obertop H, Gouma DJ. Local resection or pancreaticoduodenectomy for villous adenoma of the ampulla of Vater diagnosed before operation. Br J Surg 1997;84(7):948-51.

53. Dill JE, Hill S, Callis J, Berkhouse L, Evans P, Martin D, e col. Combined endoscopic ultrasound and stimulated biliary drainage in cholecystitis and microlithiasis—diagnoses and outcomes. Endoscopy 1995;27(6):424-7.

54. Dill JE, Hill S, Callis J, Berkhouse L, Evans P, Martin D. Combined endoscopic ultrasound and stimulated biliary drainage in the diagnosis of cholecystitis and microlithiasis. Endoscopy 1995;27(2):218.

55. Erickson R, Chavez A. EUS versus ERCP for choledocholithiasis; how much additional information is provided by EUS? Endoscopy 2000;32:AB3.

56. Chen TK, Wu CH, Lee CL, Lai YC, Yang SS. Endoscopic ultrasonography in the differential diagnosis of giant gastric folds. J Formos Med Assoc 1999;98(4):261-4.

57. Faigel DO, Rosen HR, Sasaki A, Flora K, Benner K. EUS in cirrhotic patients with and without prior variceal hemorrhage in comparison with noncirrhotic control subjects. Gastrointest Endosc 2000;52(4):455-62.

58. McClave SA, Jones WF, Woolfolk GM, Schrodt GR, Wiersema MJ. Mistakes on EUS staging of colorectal carcinoma: error in interpretation or deception from innate pathologic features? Gastrointest Endosc 2000;51(6):682-9.

59. Lin D, Vanagunas A, Stryker S. Endoscopic ultrasound restaging of rectal cancer is inaccurate following neoadjuvant chemoradiation therapy. Gastrointest Endosc 2000; 51:AB172.

60. Gast P, Belaiche J. Rectal endosonography in inflammatory bowel disease: differential diagnosis and prediction of remission. Endoscopy 1999;31(2):158-66.

61. Wallace MB, Silvestri GA, Sahai AV, Hawes RH, Hoffman BJ, Durkalski V, e col. Endoscopic ultrasound-guided fine needle aspiration for staging patients with carcinoma of the lung. Ann Thorac Surg 2001;72(6):1861-7.

62. Furukawa T, Tsukamoto Y, Naitoh Y, Hirooka Y, Hayakawa T. Differential diagnosis between benign and malignant localized stenosis of the main pancreatic duct by intraductal ultrasound of the pancreas. Am J Gastroenterol 1994;89(11):2038-41.

63. Tamada K, Ueno N, Ichiyama M, Tomiyama T, Nishizono T, Wada S, e col. Assessment of pancreatic parenchymal invasion by bile duct cancer using intraductal ultrasonography. Endoscopy 1996;28(6):492-6.

64. Menzel J, Hoepffner N, Sulkowski U, Reimer P, Heinecke A, Poremba C, e col. Polypoid tumors of the major duodenal papilla: preoperative staging with intraductal US, EUS, and CT—a prospective, histopathologically controlled study. Gastrointest Endosc 1999;49(3 Pt 1):349-57.

65. Gress F, Schmitt C, Sherman S, Ikenberry S, Lehman G. A prospective randomized comparison of endoscopic ultrasound- and computed tomography-guided celiac plexus block for managing chronic pancreatitis pain. Am J Gastroenterol 1999;94(4):900-5.

66. Harada N, Wiersema MJ, Wiersema LM. Endosonography-guided celiac plexus neurolysis. Gastrointest Endosc Clin N Am 1997;7(2):237-45.

67. Hoffman BJ, Knapple WL, Bhutani MS, Verne GN, Hawes RH. Treatment of achalasia by injection of botulinum toxin under endoscopic ultrasound guidance. Gastrointest Endosc 1997;45(1):77-9.

68. Wiersema MJ, Sandusky D, Carr R, Wiersema LM, Erdel WC, Frederick PK. Endosonography-guided cholangiopancreatography. Gastrointest Endosc 1996;43(2 Pt 1):102-6.

69. Fockens P, Meenan J, van Dullemen HM, Bolwerk CJ, Tytgat GN. Dieulafoy's disease: endosonographic detection and endosonography-guided treatment. Gastrointest Endosc 1996;44(4):437-42.

70. Kohler B, Riemann JF. The endoscopic Doppler: its value in evaluating gastroduodenal ulcers after hemorrhage and as an instrument of control of endoscopic injection therapy. Scand J Gastroenterol 1991;26(5):471-6.

71. Lahoti S, Catalano MF, Alcocer E, Hogan WJ, Geenen JE. Obliteration of esophageal varices using EUS-guided sclerotherapy with color Doppler. Gastrointest Endosc 2000; 51(3):331-3.

72. Fockens P, Johnson TG, van Dullemen HM, Huibregtse K, Tytgat GN. Endosonographic imaging of pancreatic pseudocysts before endoscopic transmural drainage. Gastrointest Endosc 1997;46(5):412-6.

73. Binmoeller KF, Soehendra N. Endoscopic ultrasonography in the diagnosis and treatment of pancreatic pseudocysts. Gastrointest Endosc Clin N Am 1995;5(4):805-16.

74. Sahai AV, Hoffman BJ, Hawes RH. Endoscopic ultrasound-guided hepaticogastrostomy to palliate obstructive jaundice: preliminary results in pigs.. Gastrointest Endosc 1998; 47:AB37.

75. Giovannini M, Dotti M, Bories E, Moutardier V, Pesenti C, Danisi C, e col. Hepaticogastrostomy by echo-endoscopy as a palliative treatment in a patient with metastatic biliary obstruction. Endoscopy 2003;35(12):1076-8.

76. Raj M, Chen RY. Interventional applications of endoscopic ultrasound. J Gastroenterol Hepatol 2006;21(2):348-57.

77. Chang KJ, Nguyen PT, Thompson JA, Kurosaki TT, Casey LR, Leung EC, e col. Phase I clinical trial of allogeneic mixed lymphocyte culture (cytoimplant) delivered by endoscopic ultrasound-guided fine-needle injection in patients with advanced pancreatic carcinoma. Cancer 2000; 88(6):1325-35.

78. Chang KJ. State of the art lecture: endoscopic ultrasound (EUS) and FNA in pancreatico-biliary tumors. Endoscopy 2006;38 Suppl 1:S56-60.

79. Bedford RA, Hecht JR, Lahoti S, Abbruzzese L, So L, Kim D. Tolerability and efficacy of direct injection of pancreatic adenocarcinomas with ONYX-015 under endoscopic ultrasound guidance. Gastrointest Endosc 2000;51:AB97.

80. Chang KJ. EUS-guided fine needle injection (FNI) and anti-tumor therapy. Endoscopy 2006;38 Suppl 1:S88-93.

81. Goldberg SN, Mallery S, Gazelle GS, Brugge WR. EUS-guided radiofrequency ablation in the pancreas: results in a porcine model. Gastrointest Endosc 1999;50(3):392-401.

82. Akahoshi K, Chijiiwa Y, Hamada S, Sasaki I, Maruoka A, Kabemura T, e col. Endoscopic ultrasonography: a promising method for assessing the prospects of endoscopic mucosal resection in early gastric cancer. Endoscopy 1997; 29(7):614-9.

ÍNDICE REMISSIVO

ÍNDICE REMISSIVO

A

Abaulamento (ver parede)

Abscesso(s), 40, 558
- complicações, 564
- definição, 558
- diagnóstico, 561
- drenagem, 562
- etiologia, 558
- incidência, 558
- mediastinal, 481
- patogênese, 561
- pélvico, 62
  -- tratamento, 67
- peripancreático, 558
- perirretais, 417
- tratamento, 562

Acalasia, 66, 642

Acantose glicogênica, 598

Acessórios
- ecoendoscópicos
  -- drenagem, 61
  -- punção, 58

Ácido 5 hidroxi-indolacético, (5-HIAA), 247

Acromegalia, 295

ACTHoma, 295

Adenocarcinoma (ver câncer)

Adenoma da
- vesícula biliar, 371

Adenomiomatose da
- vesícula biliar, 373

Adenopatia, 72, 407

Adrenal
- glândula, 80

Agente(s)
- anti-tumor
  -- injeção de, 66, 644

- de contraste, 36
  -- albumina desnaturada, 36
  -- albunex, 37
  -- farmacocinética, 36
  -- galactose, 36
  -- levovist, 36

Agulha(s)
- modelo
  -- fina, 58, 59
  -- "shot gun", 59
- para punção aspirativa ecoguiada, 58

Alcoolismo, 335

Alcoolização, 66
- cisto(s)
  -- neoplásicos do pâncreas, 62
- plexo celíaco (ver neurólise)
- tumores subepiteliais, 62

American Joint Commitee on Câncer, 121, 213

Amilase, 643

Amiloidose, 605

Ampola de Vater (ver papila duodenal)

Analgésicos, 571

Análise microscópica da bile, 350

Anastomose(s)
- coloanal, 415
- ecoguiada(s)
  -- coledocoduodenal, 583, 643
  -- hepáticogástrica, 585, 644
  -- wirsungogástricas/pancreaticogástricas, 586, 642

Anatomia/anatômica
- anorretal, 99, 413
- normal, 84
- orientação, 84
- patológica, 616

- venosa,
  -- esôfago, 456
  -- pancreática, 90

Anecóico, 12

Angiogênese, 455

Angiografia
- por tomografia computadorizada mult-slice, 183

Ângulo
- de insonação, 20
- ômega, 33

Anismus, 431, 434

Anorretal
- anomalia(s), 414

Anorretocele, 431
- ausência, 437
- diagnóstico, 138

Antibióticos
- profiláticos, 271

Antígeno carcinoembrionário (ver CEA)

Antiinflamatórios não esteróides, 570, 571

Antracose, 473

Ânus (ver anatomia anorretal)

Aorta/aórtico
- abdominal, 87
- arco, 87
- descendente
  -- invasão, 166
- janela aortopulmonar, 86, 87
- torácica, 84, 85

Apêndice
- vermiforme, 247

Armadilhas
- na avaliação do colédoco, 390

Arranjo de fase, 14

Artefatos, 17, 22

651

652 ÍNDICE REMISSIVO

- ambigüidade, 21
- cauda de cometa, 25
- de propagação, 22
- de resolução, 21, 29
- erros de velocidade/
distância, 21, 29
- espelho, 24
- induzidos por ar, 22
- profundidade, 29
- reverberação, 22

Artéria
- carótida, 88
- esplênica, 90
- gástrica
-- esquerda, 90
- gastroduodenal, 583
- hepática, 90
- ilíaca, 99
- mesentérica superior, 90

Arteriografia (ver angiografia)

Árvore traqueobrônquica
- invasão, 166

Ascaris lumbricoides, 392

Ascite/ascítico, 282, 455, 459
- carcinomatose
-- EE-PAAF, 639
- líquido, 282, 455, 459

Aspiração
- agulha fina (ver PAAF), 312
-- citologia, 620
- ecoguiada, 312

Assoalho pélvico, 608

Associação internacional para o
estudo da dor, 569

Atenuação, 12, 21, 27

Átrio
- esquerdo, 87

B

Baço/esplênico, 81

Bacteriologia, 643

Barrett
- esôfago de
-- adenocarcinoma relacionado
ao, 206

Barro biliar (ver cálculo)

Bexiga, 81, 420

Biologia molecular, 328

Biópsia
- ecoguiada, 108, 195, 616
- guiada por TC, 473
- virtual (ver elastografia)

Bloqueio
- do plexo celíaco (ver neurólise)

Braquiterapia, 365

Brônquio/brônquico, 86

C

Cálculo(s)
- colédoco/via biliar principal, 62,
64, 382, 384, 637
- vesícula biliar, 348, 637

Câmaras cardíacas, 86

Canal anal, 100, 147, 405

Câncer
- canal anal, 418
- cárdia, 222, 456
-- avaliação da extensão
horizontal, 223
- esôfago, 125, 164, 633
-- avançado, 191
-- detecção precoce da recidiva,
203
-- precoce, 206
-- recidiva, 203, 209
-- residual, 209
- estômago, 130, 168, 212, 634
-- avançado, 214
--- características ecoendoscópicas, 214
--- classificação R, 216
--- terço
---- distal, 133
---- médio, 134
---- proximal, 134
-- coto, 224
-- precoce, 3, 206, 220
- pâncreas, 138, 140, 179, 255, 635
-- detecção/identificação, 255,
257
-- diagnóstico diferencial, 255
- papila duodenal, 365, 375
- próstata, 519, 520
- pulmão
-- grandes células, 471
- reto, 172, 405
-- recorrência, 409
- vesícula biliar, 137, 369
-- pediculado, 370
-- plano, 370
-- séssil, 370
-- superficial elevado, 370
- via biliar (ver colangiocarcinoma), 176, 365, 366, 637

Carcinóide, 601
- duodenal, 249
- gástrico, 248
- pancreático, 291

Carcinoma (ver câncer)

Cauda
- de cometa, 22, 25
- do pâncreas, 79

Células
- B, 231, 232
- *Centrocyte Like*, 232
- de Cajal (marca-passo), 601

- de Kuppfer, 36
- epiteliais colunares, 314
- granulares, 506
- T, 231
- tumorais, 68

Cintilografia, 247, 465

Cisto(s)/cístico(s), 487, 490, 503, 601
- benignos, 635
- colédoco, 176
- colóide, 25
- congênitos, 622
- inclusão, 598
- mesentérico, 311
- neoplásico, 66, 308
-- avaliação diagnóstica, 316
-- prognóstico, 317
- retenção, 598

Cisto neoplásico do pâncreas, 308
- calcificações periféricas, 311

Cistoadenocarcinoma, 308

Cistoadenoma
- mucinoso, 308, 313
- seroso, 308, 312, 330

Cistocele, 441

Cistogastrostomia
- ecoguiada, 630, 643

Citoimplante, 630, 644

Citologia
- análise, 314, 616
- convencional, 617, 618
- monocamada, 618, 625

Classificação TNM, 121, 169, 170,
171, 174, 176, 179, 180, 181, 182, 407
- câncer
-- canal anal, 147
-- colangiocarcinoma, 366
-- esôfago, 125
-- estômago, 130
-- pâncreas, 138
-- papila duodenal, 375
-- reto, 144
'-- vesícula biliar, 137

Clonorchis sinensis (ver clonorquíase)

Clonorquíase, 176, 368, 392

Codeína, 571

Códon 12 (gene K-ras), 625

Colangiocarcinoma (ver câncer)

Colangiografia
- ecoguiada
- por tomografia computadorizada
helicoidal, 383
- Rendez-vous, 587
- transduodenal, 583
- transhepática, 583, 585

Colangiopancreatografia
- ecoguiada
-- diagnóstica, 582, 640, 642
- endoscópica retrógrada, 326, 365

ÍNDICE REMISSIVO 653

- por ressonância magnética, 326, 383, 384
- por tomografia computadorizada, 386

Colangite esclerosante, 176
Colecistectomia laparoscópica, 382
Colecistocinéticos, 350
Colédoco, 74, 92
 - intrapancreático, 583
Coledocolitíase (ver cálculos da via biliar pricipal)
Colesterolose
 - sob a forma de pólipos, 373
 - vesícula biliar, 372
Coleta da bile, 350
Colite ulcerativa, 368
 - crônica, 366
Cólon, 75, 78
Coloração
 - hematoxilina e eosina (HE), 618
 - Giemsa, 618
Colostomia definitiva, 418
Complicações, 399
 - drenagem ecoguiada, 564
 - ecoendoscopia, 62
 - punção aspirativa, 536
Compressões extrínsecas, 62, 64, 485, 487
Confluente esplenomesentérico, 95
Constipação
 - cólica, 430
 - funcional, 430, 431
Contra-indicação
 - ecoendoscopia, 62
Coração, 81
Corpo estranho, 79
Correção
 - Bonferroni, 193
Cricofaríngeo, 86
Criptococose, 605
Cristais de colesterol, 350
Critérios
 - de Roma II, 430
 - preditivos de malignidade, 329
Custo
 - análise, 646
 - efetividade, 646

D

Defecografia, 431
Defeitos de
 - calibragem, 19
 - funcionamento, 19
Definity, 37
Derivação(ões)
 - ecoguida
   - - coledocoduodenal, 62,67

- - hepatogástrica, 62, 67
- - pancreatogástrica, 62,67
Dextropropoxifeno, 571
Dextrose, 36
Diabete, 322
Diafragma, 86, 87
Disfunção
 - assoalho pélvico, 608
 - esfíncter de Oddi, 329
Displasia
 - alto grau, 206, 632
Doença
 - anorretal, 412
 - de Caroli, 368
 - de Crohn, 412, 417, 605
 - de Ménétrier, 605
 - de Von Hippel Lindau, 309, 330
 - hereditária, 335
 - inflamatória intestinal, 638
 - metastática, 155
 - sombra acústica
Doppler
 - amplitude, 34
 - colorido, 33
   - - fluxo, 33
   - - modo, 33
   - - sinal, 33
Dor
 - pancreática
   - - mecanismos, 569, 570
   - - tratamento
DPC4, 328
Drenagem, 62
 - eco-assistida, 554
 - ecoguiada, 555
 - endoscópica, 552
 - percutânea, 550, 589
 - pseudocisto drenagem
   - - pancreática
     - - - transmural, 553
     - - - transpapilar, 552
Ducto/ductal
 - biliar, 637
 - cístico, 75
 - colédoco (ver colédoco)
 - pancreático
   - - principal, 76, 92, 308, 583
   - - secundário, 583
 - torácico
   - - dilatação do, 459
Duodeno/duodenal, 247, 596
Dynamic range, 15

E

Echinococcal, 392
Ecoanatomia
 - canal anal, 100
 - mediastinal, 86

- radial, 84
- retal, 99
- retroperitoneal, 89, 91, 95
- setorial, 84
Ecodefecografia dinâmica, 430
Ecoendoscopia, 3, 128, 198, 247, 365, 387, 427, 466, 553
 - anatomia normal, 84
 - anorretal dinâmica, 415, 420
 - bidimensional, 103
 - complicações, 68
 - contra-indicações, 68
 - Doppler colorido, 31
 - EE-DRN, 66
 - EE-NPC, 574
 - EE-PAAF, 301, 476, 631
 - futuro, 400
 - indicações, 62
 - intervencionista, 639
 - miniprobes, 595
 - no Brasil, 6
 - no diagnóstico, 632
   - - da coledocolitíase, 392
   - - da hipertensão porta, 459
   - - de massas pancreáticas, 262
 - radial, 71
 - setorial, 71
 - técnica, 388, 631
 - tolerância, 68
 - tridimensional, 103
 - vaginal, 415
Ecoendoscópios
 - convencionais, 51, 595
   - - eletrônico linear e setorial, 54, 630
   - - mecânico setorial, 53
 - radiais, 55, 630
   - - eletrônico, 55
   - - mecânico, 51
Ecogeneicidade, 15
 - do parênquima, 259
Ecolocalização, 11
Ecos, 11
Ectopia da mucosa pancreática, 602
Edema peritumoral, 600
Elasticidade, 110
Elastografia, 110, 116
Eletromagnéticas, 31
Eletromiografia anorretal, 415, 431
Emissão acústica estimulada, 40
Encefalopatia hepática, 455
Endometriose, 420, 423
 - invasão retal, 423
 - ovário, 424
 - peritônio, 421
 - septo retovaginal, 422
Endoscopia
 - convencional, 212

654 ÍNDICE REMISSIVO

- drenagem, 643
- ressecção mucosa eco-assistida, 645

Endossonografia (ver ecoendoscopia)

Enterocele, 431, 441

Equipamentos, 51

Erradicação do *Helicobacter pylori*, 635

Erros velocidade, 21, 29

Escleroterapia
- de varizes, 640
- ecoguiada, 466
- endoscópica, 463, 464

Esfíncter anal, 608
- externo, 100, 412
- interno, 100, 412

Esfincterotomia
- extensa, 414
- interna lateral, 414

Esfregaço, 617

Esôfago, 62, 63, 206, 596, 597, 632
- anatomia venosa, 456
- Barrett (ver Barrett), 206, 632

Esplênico (ver baço)

Estádio de tumores (ver classificação TNM)

Estenose, 633

Estômago, 62, 63, 247, 596, 600, 634

F

Falso resíduo, 29

Feixe
- pulsado, 12
- ultra-sônico, 12

Feocromocitoma, 481

Fibroma, 635

Fibrose portal não cirrótica, 455

Fígado, 74, 154, 637

Fístula perirretal, 405, 412

Fistulotomia, 415

Fluxo sangüíneo hepatofugal, 461

Foco/focal
- aguda, 345
- crônica, 335
- do feixe, 14

Formações císticas, 259

Fragmentos internos, 312

Freqüência audível
- faixa de, 12

Funções
- endócrinas, 335
- exócrinas, 335

Fundo, 76

G

Gastrina, 295

Gastrinoma, 247, 295, 637

Gastrite, 605
- cística, 605
- congestiva, 459, 460, 605
- eosinofílica, 605
- linfocítica, 605

Gastrointestinal/lesões gástricas (ver estômago)

Gastrojejunal (ver anastomose)

Gastropatia hipertensiva portal (ver gastrite congestiva)

Gemcitabina, 645

Geração da onda, 18
- equipamento, 18
- técnica, 18

Glândulas sebáceas, 598

Glicose, 295

Glucagonoma, 247, 295

Gordura mediastinal
- invasão, 165

Gradação histopatológica
- bem diferenciado, 124
- indiferenciado, 124
- moderadamente diferenciado, 124
- pouco diferenciado, 124

H

Helicobacter pylori, 231, 605

Hemangioma, 44, 598

Hematoma
- espontâneo do esôfago, 506

Hemitórax, 471

Hemorragia, 68

Hemorróidas, 420

Hemorroidectomia, 415

Hepaticogastrostomia ecoguiada, 644

Hepatobiliar
- tumor (ver tumor de Klatskin), 43

Hepatocarcinoma, 43

Hepatopatia crônica, 455

Hertz, 12

Heterotopia de mucosa gástrica, 598

Hilar, 471

Hipercalcemia, 295, 335

Hiperecogênico, 12

Hiperexcitabilidade central, 571

Hiperfonograma, 11

Hiperlipidemia, (tipos I, IV e V), 335

Hiperplasia nodular focal, 43, 473

Hipertensão porta, 455, 610, 638
- diagnóstico, 459
- ecoendoscopia, 459

- endoscopia, 466
- ligadura elástica, 466
- tratamento, 463
  - - ecoguiado, 466

Hipoecóico (mesmo que hipoecogênico)

Histerocele, 441

Histopatológico, 520

Hormônio
- da tireóide
  - - fator de liberação, 295
- do crescimento
  - - fator de liberação, 295

I

Idiopática
- pancreatite aguda, 345

Íleoanal, 415

Imagem
- amareladas, 117
- azuis, 117
- bidimensional, 11
- convencional, 39
- diagnóstica, 631
- espelho, 21, 24
- esverdeadas, 117
- harmônica, 41
- tridimensional, 283
- vermelhas,117

Imprint, 617

Imuno-histoquímica, 616

Incontinência fecal, 405, 414, 638

Indicação(ões)
- CPEE, 586
- CTDE, 583
- CTHE, 585
- EE, 62
- EE-DRN, 553
- EE-NPC, 569
- EE-PAAF, 527
- miniprobe, 596

Índice mecânico, 38

Inervação pancreática, 569

Inextirpabilidade, 282

Infecção, 62, 271, 473

Infiltração, 366, 423

Inflamação, 473

Infundíbulo, 76

Inibidores
- dos receptores da quinase
  - - tirosina, 365

Injeção
- de H2O2, 412
- ecoguiada
  - - álcool, 66
  - - antitumor, 644
  - - imunoterápico

ÍNDICE REMISSIVO 655

- -- intratumoral, 62, 66, 644
- -- quimioterápico
- -- toxina botulínica, 642
- - inadivertida, 574
Instrumentos, 51
Insuficiência
- - pancreática exócrina, 335
Insulinoma, 247, 295, 637
Interferência, 21, 22
Intestino delgado, 161
Intestino grosso, 161
Intraductal
- - ultra-som (ver ultra-som intra-ductal)
Intussuscepção, 441
- - retal, 420, 431
Istmo (ver colo do pâncreas)

J

Janela aortopulmonar (ver aorta), 87
Japanese Research Society for Gastric Câncer, 213
Jejunostomia (ver anastomose)
Junção
- - gastroesofágica, 456
- - retossigmoideana, 406

K

KI-67 (clone MIB1), 621
Klatskin
- - tumor de (ver colangiocarcinoma)
K-ras, 260, 316

L

Laparoscopia, 128,
- - endometriose, 426
- - ultra-sonografia, 132
Latência do nervo pudendo, 415
Lei de Snell, 12
Leiomioblastoma, 635
Leiomioma, 487, 498, 598, 601, 635
Leiomiossarcoma, 420, 601, 635
Lesões
- - císticas
- - - do pâncreas, 636
- - - neoplásicas, 329
- - do esfíncter, 405
- - epiteliais, 597
- - não epiteliais, 597
- - subepiteliais no reto, 505
- - submucosas, 596
Ligadura elástica, 464
Ligamento anococcígeo, 415
Linfadenectomia extensa, 135
Linfadenopatia mediastinal, 166

Linfangioma, 490, 510, 622
Linfócitos autólogos, 644
Linfoepiteliais, 622
Linfoma
- - gástrico, 229, 604
- - - MALT, 230
- - pancreático, 621
Linfonodos, 596
Linite plástica, 605
Lipoma, 487, 490, 501, 598, 601, 602, 635
Lobo(s)
- - esquerdo, 86
- - laterais, 21, 29
Locais anatômicos, 122

M

Macrocisto, 311
MALT (mucosa associada a tecido linfóide)
- - linfoma (ver linfoma MALT)
Manchas
- - hematocísticas, 461
Manometria
- - anorretal, 431
Mapeamento
- - eletromiográfico, 414
- - ósseo, 127
Marcadores biológicos/tumorais, 316, 643
- - CA 125, 424
- - CD 34, 492
- - CD 117(c-KIT), 492, 624
- - CEA, 316, 329, 330, 622
- - K-ras, 260
- - MUC 1, 621
- - p53, 328, 621
- - PCR, 425
- - SAA (Proteína sérica amilóide A), 425
- - CA 72-4, 316
- - CA 19-9, 329, 330
Massa
- - abdominal, 62, 64
- - mediastinal, 62, 64, 471
- - pancreática, 116, 265
- - - diagnóstico diferencial, 259
- - perirretal, 62, 64
May Grünwald Giensa, 618
Mediastinoscopia, 471, 473, 475
Melanoma, 420, 481, 509
Mesenquimal
- - tumor (ver tumor estromal)
Mesorreto, 108
Metástases
- - a distância, 191, 281, 479
- - hepáticas
- - - tumores neuroendócrinos, 251

- - implantação/peritoneais, 220
- - nodulares linfáticas, 282
- - - celíacos, 282
- - - mediastinais, 282
Microbiópsias, 616, 617
- - inclusão em parafina, 617
Microbolhas, 36
Microcálculos, 62, 64, 348, 350, 637
Microcirculação (sinusóides), 40
Microcistos, 311, 312
Microcristais, 350
- - bilirrubinato de cálcio, 350
Microlitíase (ver microcálculo)
Minilitíase (ver microcálculo)
Miniprobes, 200, 594, 597, 630
- - alta freqüência, 200, 220
Miopatia
- - do esfíncter anal interno, 420
Modulus Young, 111, 112
- - aplicação, 112
- - cálculo, 113
- - direção, 112
- - linear, 112
- - materiais, 112
- - não linear, 112
- - tensão, 113
- - unidade, 112
Monocamada, 616
Mucina, 314
Mucosectomia, 206, 630
- - eco-assistida, 645
- - endoscópica, 200
Muscular
- - mucosa, 100
Músculo
- - elevador do ânus, 413
- - puborretal, 100, 413, 420

N

Necrosectomia, 66
- - ecoguiada, 62
Neoplasia
- - intra-epitelial mucinosa papilífera, 308
- - - anatomia patológica, 320
- - - diagnóstico, 322
- - - epidemiologia, 321
- - - etiologia, 321
- - - prognóstico, 331
- - - quadro clínico, 321
- - - seguimento, 331
- - - tratamento, 331
- - malignas, 369
- - sólida epitelial pseudopapilar, 623
Neurinoma, 601
Neuroendócrino
- - tumor
- - - funcionante, 295
- - - não funcionante, 295

656 ÍNDICE REMISSIVO

Neurólise do plexo celíaco, 62, 65, 569, 572, 630
- cirurgia, 572
- complicações, 578
- fluoroscopia, 572
- guiada por tomografia computadorizada, 572

Nódulos linfáticos, 72, 191, 471
- celíacos, 196, 574
- EE-PAAF, 623
- perirretais, 406

Non-small cell carcinoma, 63

O

Onda(s)
- harmônicas, 38
- sonoras, 37
-- interação, 18
--- tecidual, 21
- ultra-sonografia, 11

Ovários, 82

P

Padrão-ouro, 263, 365
Pâncreas, 62, 63, 76, 159, 247, 606, 635
- cabeça, 78
- câncer/carcinoma, 255
-- EE-PAAF, 279
-- estádio M, 281
-- estádio N, 273
-- estádio T, 273
-- injeção ecoguiada, 283
-- metastático, 282
- cauda, 79
- cisto
-- neoplásico, 308
- cistoadenocarcinoma, 313
- cistoadenoma, 312, 313
- colo, 75, 78
- corpo, 79
- *divisum*, 329
- ducto pancreático principal, 76
- ectópico/heterotópico, 490, 505
- EE-PAAF
- processo unciforme, 95
- pseudocisto
-- aspiração, 557
-- drenagem interna, 555

Pancreatite(s), 271
- aguda, 34
-- causas, 345
-- métodos diagnósticos, 346
-- quadro clínico, 346
-- sem causa aparente, 345, 358
- crônica, 259, 335, 636
-- alterações
--- do parênquima, 352
--- ductais, 259

-- calcificações, 259
-- focal, 329
-- *groove pancreatitis*, 339

Pancreatografia, 336
- por ressonância magnética, 365
- transgástrica ecoguiada, 583, 642

Papila de Vater, 365, 606
Papila duodenal, 76, 92
Papiloma
- vesícula biliar, 371, 598

Papilotomia endoscópica (ver esfincterotomia)
Paracentese ecoguiada, 640
Parede
- abaulamento, 67, 550
- normal
-- retal, 405

PAS, 622
Performance
- da ecoendoscopia, 71

Perfuração, 68, 271
- de colédoco com peritonite, 271
- duodenal, 68
- faríngea, 68

Peritônio, 424
PET scan, 311, 475
Phantom, 18
Piezoeletricidade, 13
Pixel, 33
Plasma de argônio, 200, 206
Plexo venoso superficial, 457, 458
Polipeptídeo intestinal vasoativo, 295

Pólipo de colesterol (ver colesterolose)
Pólipo(s)
- fibrovasculares, 506, 597
- inflamatórios, 597

Portografia trans-hepática percutânea, 465
Potência acústica
- alta, 39
- baixa, 39
- intermediária, 39

Power shot Gun, 55
Pregas gástricas gigantes
- benignas, 605
- infecciosas, 605
- infiltrativas, 605
- vasculares, 605

Pressão
- acústica local, 38
- portal, 459

Processadoras
- de ultra-sonografia, 56

Prolapso
- anal, 441
- mucoso retal, 431

Prostaglandina, 295
Próstata, 82, 520
Prótese(s)
- inserção de
-- biliares, 365

Pseudocisto, 308, 314, 330, 541
- classificação, 544
- de retenção, 544
- diagnóstico, 545
- etiologia, 542
- fisiopatologia, 543
- incidência, 542
- intrapancreáticos, 543
- localização, 543
- retrogástricos, 543
- tratamento, 67

Pulmão, 62, 63, 639
Pulsado
- Doppler, 13

Pulso invertido, 41
Punção aspirativa ecoguiada, 527, 625
- biologia molecular, 625
- complicações, 271, 536
- contra-indicações, 533
- desempenho da, 267
- fígado, 625
- indicações, 271, 533
- técnica da, 265

Q

Quimioterapia, 191, 365
Quimioterápicos, 365

R

Radiofreqüência, 640
Radiografia
- simples do tórax, 127

Radioterapia, 191, 365
- efeito analgésico da, 572
- pré-operatória, 407

Radiotransparência, 348
Ramos colaterais, 455
Real time PCR (ver PCR)
Recidiva locorregional, 406
Reconstrução
- 3D, 105
- da imagem, 14
- modo A, 14
- modo B, 14
- modo M, 15

Reflexão, 21, 22
Reforço posterior, 21, 27
Refração, 21, 27
Região
- perirretal, 108
- subcarinal, 86

ÍNDICE REMISSIVO **657**

Renal
- artéria, 92
- veia, 92
Rendez-vous ecoguiado, 583
Resolução
- axial, 29
- contraste, 15
- lateral, 21
- temporal, 15
Ressonância magnética, 165, 426
- abdominal, 296
- colangiopancreatografia, 181, 384
Reto/retal, 62, 63, 247, 596, 608, 638
- câncer, 405
- EE-PAAF, 410
Retocele, 420
Reverberação, 21, 22
Rim
- direito, 95
- esquerdo, 79
Ruído eletrônico, 18

S

Sangramento, 271
- gastrointestinal alto
-- manejo, 643
Sarcoidose, 605
Sarcoma, 481
Schwanoma, 481, 498
Secretina (teste), 337
Sedação, 95
Segunda Harmônica, 42
Septo(s), 312
- interlobulares, 259
- retovaginal, 424
Serotonina, 247, 295
Shunt renal, 462
Sífilis, 605
Sinaptofisina, 621
Síndrome
- carcinóide, 295
- de Cushing, 295
- de Mirizzi, 607
- de Zollinger-Ellison, 299
- hipocalcemia, 295
Sistema
- ázigos, 456
- digestório, 67, 159, 485
-- parede, 71
-- primeira camada, 71
-- quarta camada, 72
-- quinta camada, 72
-- segunda camada, 71
-- terceira camada, 72
- duplex porta, 33, 456
-- anatomia, 456
Somatostatina, 295
Somatostatinoma, 247, 295

Sombra acústica, 21, 27
Sondas, 13
- radiais, 405
- setoriais, 405
Subaórtica
- região, 89
Subclávia
- artéria, 88
Subestima/subestádio, 331
Superestima/superestádio, 219
Superior
- mesentérica
-- artéria, 92, 98
-- veia, 91, 99,
- veia cava, 95
Supra-renal (ver glândula adrenal), 80
Surfactante, 36

T

Tecido, 110
- endometrial extra-uterino, 423
- hiperplásico linfóide (MALT), 230, 231
- pancreático ectópico (heterotópico), 601, 598, 601
- tireoideano, 598
Técnica(s)
- citopatológicas, 617
- do exame ecoendoscópico, 631
-- alto, 95
-- associado a punção aspirativa ecoguiada, 529
-- baixo, 99
Telomerase, 328
Terapia
- adjuvante e neoadjuvante, 365
- ecoguiada
-- antitumoral, 640, 644
-- do carcinoma pancreático, 283
-- fotodinâmica, 200, 206
Tireóide, 25, 81
TNM, 122
- subdivisões, 122
Tolerância, 62, 68
Tomografia
- computadorizada
-- convencional, 213
-- helicoidal, 127, 171, 179, 213, 247, 323
- por emissão de positrons, 127
Toracocentese, 640
Toracoscopia, 128
Toracotomia, 471, 473
Toxina
- botulínica
-- injeção de, 62, 66
Trajetória múltipla, 21, 24

Transdutor, 13, 18, 32
- anorretal tridimensional, 431
- balão, 52
- radial,
-- eletrônico, 55
-- mecânico, 51
- setorial
-- eletrônico, 54, 263
-- mecânico, 53
Traquéia, 81, 86
Traqueobroncoscopia, 127
Tratamento ecoguiado, 541
- abscessos, 562
-- pancreáticos, 66
-- pélvicos, 67
- pseudocistos, 67, 550
-- cirúrgico, 551
-- eco-assistida, 554
-- ecoguiado, 555
-- endoscópico, 552
--- transmural, 553
--- transpapilar, 552
-- percutâneo, 550, 551
Trombose
- portal, 45
-- aguda, 271
- vascular, 464
Tronco
- celíaco, 89
-- bloqueio nervoso, 572
--- injeção ecoguiada, 574
- porta, 92
Tubagem duodenal, 350
Tuberculose, 605
Tumor, 62, 596
- ablação de, 640
-- por radiofreqüência ecoguiada, 645
- Abrikossoff (ver tumor de células granulares)
- carcinóide(s), 247, 420, 490, 506, 507
-- duodenal, 249, 251, 507
-- gástrico, 248, 250, 507
-- retal, 250, 507
- células granulares, 490, 598
- cístico, 308, 503
- da via biliar principal, 365, 366
- do pedículo coledoceano (ver Klatskin), 368
- endócrino, 247, 291
-- funcionante, 294
-- maligno, 294
-- não funcionante, 294
- estromal gastrointestinal, 490, 491, 601
-- diagnóstico citológico, 511
- intraductal mucinoso papílífero, 319
- Klatzkin, 176, 365, 368
- vesicular, 369

658 ÍNDICE REMISSIVO

U

Ultra-sonografia endoscópica (ver ecoendoscopia)
Ultra-sonografia, 127, 153, 640
- abdominal, 296, 323, 365
- agentes de contraste, 35, 36
- convencional, 595
- dinâmica, 431
- endoscópica, 3
- intraductal, 282, 378
- intra-operatória, 223
- pélvica, 426
- percutânea, 213
- princípios básicos e físicos da, 11
- transretal, 519
Uncinado
- processo, 78
Unilocular, 311
Union Internationale contre le Cancer, 121, 212
Útero, 81

V

Válvula mitral, 87
Varizes, 490, 601, 635
- esofágicas, 455, 456, 459, 460
-- esclerose ecoguiada, 466
-- esclerose endoscópica, 466
-- ligadura elástica, 466
- gástricas, 455, 459, 605
-- controle eco-assistido, 460
-- esclerose endoscópica, 460
- periesofagágicas, 462
- perigástricas, 460
- retais, 420
Vasos
- perfurantes, 456
Vegetações, 312
Veia(s)
- ázigos, 86, 459
- cava (inferior superior), 87, 95
- conectantes, 463
- esofágicas, 466
-- paraesofágicas, 459, 462, 463
-- perfurantes, 461, 463
- esplênica, 456, 459
- gástrica esquerda, 456, 459
- intrínsecas profundas, 457
- mesentérica (superior inferior), 456, 459
- perigástricas, 459
- porta, 459
Velocidade do som, 12
Ventrículo
- esquerdo, 87
Verde de indometacina, 36

Vesícula
- biliar, 75, 92, 157, 365
- seminal, 82
Via
- biliar, 158, 596, 606
- transabdominal, 13
- transduonal, 67
- transgástrica, 67, 589
- transjejunal, 589
Vibrações, 12
VIPoma (Verner-Morrison), 247, 295

W

Wirsungogástrica
- derivação ecoguiada (ver pancreatogástrica)
Wirsungografia
- ecoguiada (ver colangiopancreatografia)

Z

Zollinger-Ellison
- síndrome de, 295, 605
Zonas de
- Fresnel, 14
- paliçada, 456
- sombra, 19